中文翻译版

肝胆胰外科手术技巧

Operative Techniques in Hepato-Pancreato-Biliary Surgery

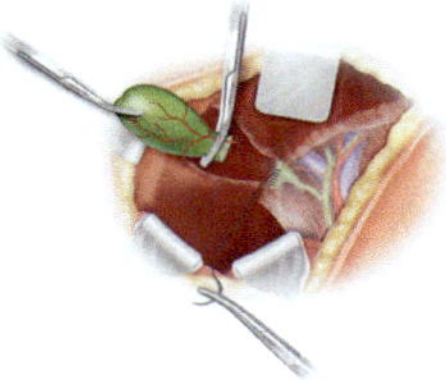
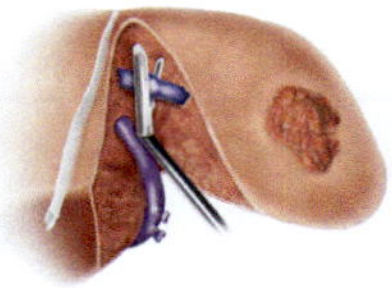
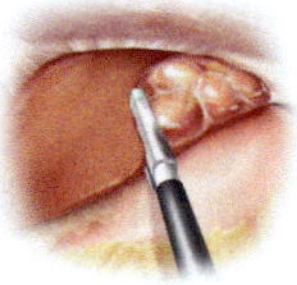
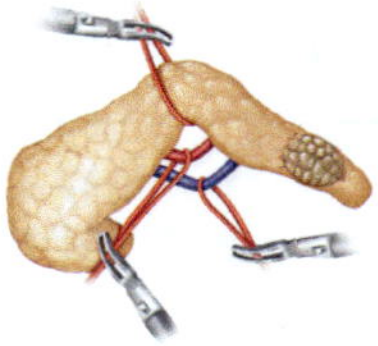
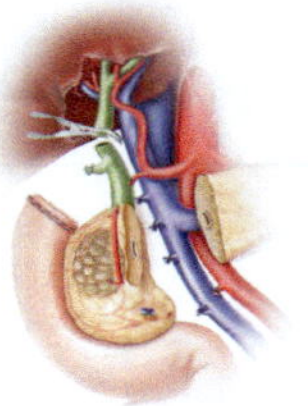
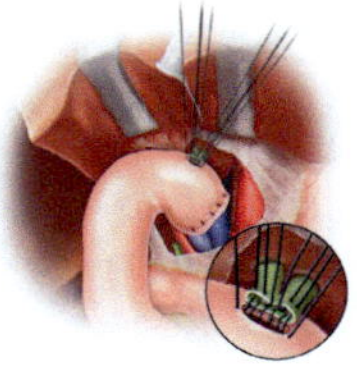

原书主编　Steven J. Hughes

丛书主编　Michael W. Mulholland

主　　译　刘　荣

副 主 译　唐文博　王子政

科 学 出 版 社

北　京

图字：01-2018-3199

内 容 简 介

本书分肝、胆、胰、脾及门静脉高压外科治疗五部分，共 56 章。以具体术式为依据划分章节，每章均对手术的定义、术前评估和准备、手术步骤、术后管理、经验与教训等做了详细论述，并配以大量详细、高质量的图片进行诠释。不仅论述了传统开腹手术的相关知识，还介绍了微创手术（包括机器人手术和传统腹腔镜手术）的内容，并对内镜逆行胰胆管造影术等介入性手段也做了详细介绍。这些内容尽管不属于传统意义的外科内容，但已成为外科工作必不可少的组成部分，对整体的外科诊疗具有不可忽视的作用。

本书适合各个级别的普通外科医师对本专业进行系统、全面、规范地学习，是难得的临床实践指导性用书。

图书在版编目（CIP）数据

肝胆胰外科手术技巧 /（美）史蒂文 • 休斯（Steven J. Hughes）主编；刘荣主译. 一北京：科学出版社，2019.3

书名原文：Operative Techniques in Hepato-Pancreato-Biliary Surgery

ISBN 978-7-03-060662-4

Ⅰ. 肝… Ⅱ. ①史… ②刘… Ⅲ. ①肝疾病－外科手术②胆道疾病－外科手术③胰腺疾病－外科手术 Ⅳ. R656

中国版本图书馆CIP数据核字（2019）第038009号

责任编辑：肖 芳 / 责任校对：郑金红
责任印制：李 彤 / 封面设计：牛 君

Steven J. Hughes; editor-inchief, Michael W. Mulholland. : Operative techniques in hepato-pancreato-biliary surgery.

ISBN: 978-1-4511-9019-9

本书中提到了一些药物的适应证、不良反应和剂量，它们可能需要根据实际情况进行调整。

读者须仔细阅读药品包装盒内的使用说明书，并遵照医嘱使用，本书的作者、译者、编辑、出版者和销售商对相应的后果不承担任何法律责任。

科 学 出 版 社 出版
北京东黄城根北街 16 号
邮政编码：100717
http://www.sciencep.com
北京建宏印刷有限公司 印刷
科学出版社发行 各地新华书店经销
*
2019 年 3 月第 一 版 开本：889 × 1194 1/16
2021 年 12 月第三次印刷 印张：28
字数：720 000

定价：380.00 元

（如有印装质量问题，我社负责调换）

主译简介

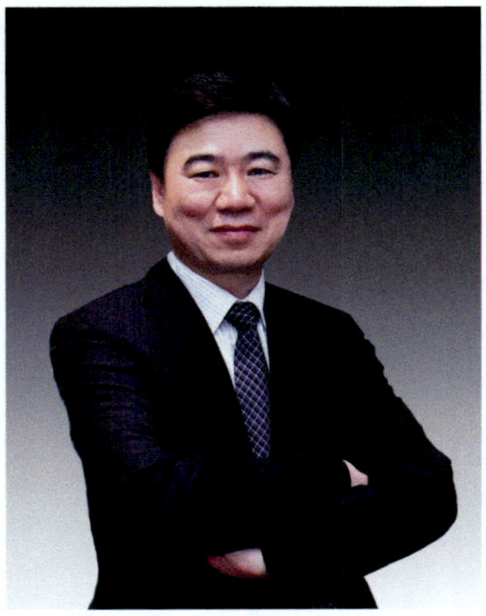

刘　荣　主任医师、教授、博士生导师。中国人民解放军总医院肝胆外科研究所所长、肝胆外二科主任，《中华腔镜外科杂志》总编辑，原总后勤部“科技银星”，荣立二等功、三等功各一次，享受国务院政府特殊津贴。任中国医学装备协会智能技术装备分会主任委员、中国医药教育协会肝胆胰外科专业委员会主任委员、亚太肝切除发展委员会副主任委员、全军医学科学委员会肝胆外科专业委员会副主任委员、中华预防医学会循证医学分会副主任委员、中国研究型医院学会微创外科专业委员会副主任委员、中华医学会外科分会委员、中华医学会数字医学分会委员等多项职务。

在肝胆胰肿瘤外科临床及科研一线工作31年，攻克了一系列微创外科技术难题，创建了完整的肝胆胰外科腹腔镜技术体系和机器人技术体系，提出了以“拟切除区域的入出血流控制”为特征的风险预控理论和以“损伤最小化”为特征的干预优化理论。主导制订国家卫生健康委员会《腹腔镜肝胆胰外科技术指南》和《机器人肝胆胰外科技术指南》等文件，著有英文专著1部，中文专著2部，多媒体手术著作1部。其临床工作于2011年及2012年分别以第一完成人获北京市科学技术二等奖及三等奖，2013年以第一完成人获中华医学科技一等奖，2014年以第一完成人获得国家科技进步二等奖。

目前已完成肝胆胰腺肿瘤手术10 000余例，完成腹腔镜手术3000余例，机器人手术2000余例。相继开展了国内或国际首例腹腔镜半肝切除术、腹腔镜肝门部胆管癌切除术、腹腔镜肝右三叶切除术、腹腔镜下胰腺恶性肿瘤切除、“模式化”腹腔镜肝左外叶切除术、腹腔镜下经肝断面顺行胆道镜取石术、腹腔镜下肝段切除、复发性肝癌腹腔镜再切除、经小网膜腹腔镜胰腺切除术、脾结肠韧带入路腹腔镜胰腺切除、经结肠系膜孔的胰腺钩突肿瘤切除术、单孔腹腔镜肝切除术、后腹腔镜胰腺切除术、后腹腔镜肝切除术、单孔胰腺切除术、结直肠癌肝转移一期腹腔镜联合切除、“模式化”腹腔镜左半肝切除术、“模式化”腹腔镜右半肝切除术、机器人辅助下Ⅲ型肝门部胆管癌根治术、单孔机器人辅助下胰腺切除术、机器人辅助下后腹腔镜胰腺切除术、后腹腔镜右侧胰腺肿瘤切除术、机器人荧光显影肝切除、艾滋病病人机器人胰十二指肠切除术等20余项创新性术式。

主编简介

主　编

Steven J. Hughes, MD
普通外科主任，教授
弗罗里达大学
盖恩斯维尔市，弗罗里达州

丛书主编

Michael W. Mulholland, MD, PhD
外科部主任，教授
密歇根大学医学院
安阿伯市，密歇根州

插图：BodyScientific International, LL C 有限责任公司提供

译者名单

主　　译　刘　荣

副 主 译　唐文博　王子政

译者名单　（以姓氏笔画为序）

丑　赛　纪洪辰　汪　洋　宋昱垚

张　斌　张柯迪　陈　洋　潘立超

编者名单

David B. Adams, MD, FACS
Professor and Head
Division of Gastrointestinal and Laparoscopic Surgery
Director
Digestive Diseases Center
Medical University of South Carolina
Charleston, South Carolina

Reid B. Adams, MD
Claude A. Jessup Professor of Surgery
Department of Surgery
Chief
Division of Surgical Oncology
Hepatobiliary and Pancreatic Surgery
University of Virginia Health System
Charlottesville, Virginia

Megan B. Anderson, MD
Resident
Department of Surgery
University of Colorado
Aurora, Colorado

Carlton C. Barnett, Jr., MD, FACS
Director of Surgical Oncology
Denver Health Medical Center
Professor of Surgery
University of Colorado Denver School of Medicine
Aurora, Colorado

David L. Bartlett, MD
Department of Surgery
Chief
Division of Surgical Oncology
University of Pittsburgh Medical Center
Pittsburgh, Pennsylvania

Kevin E. Behrns, MD
Edward R. Woodward Professor and Chairman of Surgery
Department of Surgery
Division of General Surgery
University of Florida College of Medicine
Gainesville, Florida

Kfir Ben-David, MD
Assistant Professor of Surgery
Division of General Surgery
University of Florida College of Medicine
Gainesville, Florida
Michael E. DeBakey VA Medical Center
Baylor College of Medicine
Houston, Texas

Neil H. Bhayani, MD, MHS
Clinical Instructor of Surgery
Penn State Milton S. Hershey Medical Center
Penn State Hershey College of Medicine
Hershey, Pennsylvania

Walter L. Biffl, MD, FACS
Professor of Surgery
Associate Director of Surgery
Assistant Director of Patient Safety and Quality
Denver Health Medical Center
University of Colorado Denver School of Medicine
Aurora, Colorado

Mark Bloomston, MD, FACS
Director
Surgical Oncology Fellowship Program
Associate Professor of Surgery
Department of Surgery
Division of Surgical Oncology
The Ohio State University Wexner Medical Center
Columbus, Ohio

Richard J. Bold, MD
Professor
Chief
Department of Surgery
Division of Surgical Oncology
UC Davis Medical Center
Sacramento, California

Brian A. Boone, MD
Resident
Department of General Surgery
University of Pittsburgh Medical Center
Pittsburgh, Pennsylvania

Adam S. Brinkman, MD
Department of Surgery
University of Wisconsin Health
Madison, Wisconsin

Jon S. Cardinal, MD
Assistant Professor of Surgery
Department of Surgery
Division of Surgical Oncology
West Virginia University
Morgantown, West Virginia

Jason A. Castellanos, MD
Resident
Research Fellow
Department of Surgery
Vanderbilt University Medical Center
Nashville, Tennessee

Eugene P. Ceppa, MD
Assistant Professor of Surgery
Section of Hepatopancreatobiliary Surgery
Indiana University School of Medicine
Indianapolis, Indiana

Shailendra S. Chauhan, MD
Associate Professor of Medicine
Division of Gastroenterology, Hepatology, & Nutrition
University of Florida College of Medicine
Gainesville, Florida

Disaya Chavalitdhamrong, MD
Division of Gastroenterology, Hepatology, & Nutrition
University of Florida College of Medicine
Gainesville, Florida

Charles S. Cox, Jr., MD
Children's Fund Distinguished Professor of Pediatric Surgery
Department of Pediatric Surgery
Director
Pediatric Trauma Program
Children's Memorial Hermann Hospital
University of Texas Health Science Center at Houston
Houston, Texas

Vanessa Cranford, MD, FRCSC
Trauma and Surgical Critical Care Fellow
Department of Surgery
UF Health Shands Hospital
Gainesville, Florida

Chasen A. Croft, MD
Assistant Professor of Surgery
Department of Surgery
Division of Acute Care Surgery
UF Health Shands Hospital
Gainesville, Florida

Kristopher Croome, MD
Resident
Department of Surgery
Division of Subspecialty General Surgery
Mayo Clinic
Hepatopancreatobiliary Surgery Fellowship
Mayo Medical School
Rochester, Minnesota

Dawood G. Dalaly, DO, MS
Surgical Critical Care Fellow
Department of Surgery
UF Health Shands Hospital
Gainesville, Florida

Narasimham L. Dasika, MD
Associate Professor of Radiology
Department of Radiology
Division of Vascular and Interventional Radiology
University of Michigan Health System
Ann Arbor, Michigan

Daniel J. Delitto, MD
Department of Surgery
Division of General Surgery
University of Florida College of Medicine
Gainesville, Florida

Barish H. Edil, MD, FACS
Associate Professor of Surgery
Director
Pancreas and Biliary Surgery
Gastrointestinal Tumor and Endocrine Surgery
University of Colorado
Denver, Colorado

Michael J. Englesbe, MD
Associate Professor of Surgery
Department of Surgery
University of Michigan Medical School
Ann Arbor, Michigan

Laureano Fernández-Cruz, MD, FRCS Ed (Hon), FCRSI (Hon)
Department of Surgery
Hospital Clínic University of Barcelona
Hospital Clínic de Barcelona
Villarroel, Barcelona, Spain

William E. Fisher, MD
Professor
Department of Surgery
Michael E. DeBakey VA Medical Center
Director
Elkins Pancreas Center
Baylor College of Medicine
Houston, Texas

T. Clark Gamblin, MD, MS
Chief
Surgical Oncology
Stuart D. Wilson Professor of Surgery
Department of Surgery
Division of Surgical Oncology
Medical College of Wisconsin
Milwaukee, Wisconsin

Brian S. Geller, MD
Assistant Professor
Chief
Department of Radiology
Division of Vascular and Interventional Radiology
University of Florida
UF Health Shands Hospital
Gainesville, Florida

Andres Gelrud, MD, MMSc
Associate Professor of Medicine
Center for Endoscopic Research
Department of Gastroenterology
Therapeutics Section
University of Chicago Medicine
Chicago, Illinois

Ravit Geva, MD
The Oncologic Institute
Tel Aviv Sourasky Medical Center
Tel Aviv University
Tel Aviv, Israel

Ryan T. Groeschl, MD
Resident
Department of Surgery
Division of Surgical Oncology
Medical College of Wisconsin
Milwaukee, Wisconsin

Anand R. Gupte, MD
Assistant Professor of Medicine
Division of Gastroenterology
University of Florida
North Florida/South Georgia VA Medical Center
Gainesville, Florida

Niraj J. Gusani, MD, MS, FACS
Associate Professor of Surgery
Department of Surgery
Section of Surgical Oncology
Penn State Milton S. Hershey Medical Center
Penn State College of Medicine
Hershey, Pennsylvania

Paul D. Hansen, MD, FACS
Medical Director
Division of Surgical Oncology
Providence Cancer Center
Portland, Oregon

Kathleen Hertzer, MD, PhD
Division of General Surgery
University of California, Los Angeles
Los Angeles, California

Robert Hetz, MD
Resident
Children's Memorial Hermann Hospital
University of Texas Health Science Center at Houston
Houston, Texas

O. Joe Hines, MD
Professor
Chief
Division of General Surgery
University of California, Los Angeles
Los Angeles, California

Steven J. Hughes, MD
Cracchiolo Family Professor and Chief, Division of General Surgery
Department of Surgery
University of Florida
Gainesville, Florida

Kamran Idrees, MD
Assistant Professor of Surgery
Department of Surgery
Division of Surgical Oncology
Vanderbilt University Medical Center
Nashville, Tennessee

Saleem Islam, MD, MPH
Associate Professor
Department of Surgery
Division of Pediatric Surgery
UF Health Shands Hospital
Gainesville, Florida

W. Cory Johnston, MD
Fellow
Hepatobiliary and Pancreas Surgery
Providence Cancer Center
Portland, Oregon

Janeen R. Jordan, MD
Assistant Professor
Department of Surgery and Anesthesia
UF Health Shands Hospital
Gainesville, Florida

Tara S. Kent, MD, MS
Residency Program Director
Department of Surgery
Beth Israel Deaconess Medical Center
Assistant Professor of Surgery
Harvard Medical School
Boston, Massachusetts

Mohammad Khreiss, MD
Department of Surgery
Division of Surgical Oncology
University of Pittsburgh Medical Center
Pittsburgh, Pennsylvania

Song Cheol Kim, MD, PhD
Department of Hepatobiliary and Pancreatic Surgery
University of Ulsan College of Medicine and Asan Medical Center
Seoul, South Korea

Eric T. Kimchi, MD
Associate Professor of Surgery
Medical University of South Carolina
Charleston, South Carolina

Shawn D. Larson, MBChB
Assistant Professor
Department of Surgery
Division of Pediatric Surgery
UF Health Shands Hospital
Gainesville, Florida

Kenneth K. W. Lee, MD, FACS
Jane and Carl Citron Professor of Surgery
Division of Surgical Oncology
Vice Chair for Graduate Education and
Program Director
Department of Surgery
University of Pittsburgh School of Medicine
Pittsburgh, Pennsylvania

Aijun Li, MD
Associate Chief
Hepatobiliary Surgery Department III
Associate Professor
Eastern Hepatobiliary Surgery Hospital
Shanghai, China

KMarie Reid Lombardo, MD, MS, FACS
Consultant
Associate Professor of Surgery
Department of Surgery
Division of Subspecialty General Surgery
Mayo Clinic
Rochester, Minnesota

Amit K. Mathur, MD
Clinical Lecturer
Transplant Fellow
Section of Transplantation Surgery
Department of Surgery
University of Michigan Health System
Ann Arbor, Michigan

Nipun B. Merchant, MD
Professor of Surgery and Cancer Biology
Department of Surgery
Division of Surgical Oncology
Vanderbilt University Medical Center
Nashville, Tennessee

Rebecca M. Minter, MD
Associate Professor
Department of Surgery
Division of Hepatopancreatobiliary and Advanced Gastrointestinal Surgery
University of Michigan Health System
Ann Arbor, Michigan

Sean P. Montgomery, MD
Director
Surgical Intensive Care Unit
Assistant Professor of Surgery
Department of Surgery
Division of Acute Care Surgery
University of North Carolina School of Medicine
Chapel Hill, North Carolina

Frederick A. Moore, MD
Professor
Chief
Acute Care Surgery
Department of Surgery
UF Health Shands Hospital
Gainesville, Florida

Katherine A. Morgan, MD, FACS
Associate Professor
Division of Gastrointestinal and Laparoscopic Surgery
Medical University of South Carolina
Charleston, South Carolina

Ido Nachmany, MD
Hepatobiliary, Transplant, and Laparoscopic Surgery
Tel Aviv Sourasky Medical Center
Tel Aviv, Israel

Bharath D. Nath, MD, PhD
Resident
Beth Israel Deaconess Medical Center
Clinical Fellow in Surgery
Harvard Medical School
Boston, Massachusetts

Udayakumar Navaneethan, MD
Department of Gastroenterology
Digestive Disease Institute
The Cleveland Clinic
Cleveland, Ohio

Kevin T. Nguyen, MD, PhD
Assistant Professor of Surgery
Department of Surgery
University of Michigan Health System
Ann Arbor, Michigan

Trang K. Nguyen, MD
Postdoctoral Scholar
Department of Surgery
Division of Surgical Oncology
University of Pittsburgh School of Medicine
Pittsburgh, Pennsylvania

Shawnn Nichols, MD, MS, FACS
Surgical Oncology Fellow
Department of Surgery
Division of Surgical Oncology
The Ohio State University Wexner Medical Center
Columbus, Ohio

Janak Parikh, MD
Co-Director
Hepato-Pancreato-Biliary Surgery Program
Providence Park Hospital
Novi, Michigan

Purvi Y. Parikh, MD
Assistant Professor
Albany Medical Center
Albany, New York

Flavio Paterno, MD
Assistant Professor of Surgery
Department of Surgery
Division of Transplantation
University of Cincinnati
Cincinnati, Ohio

Timothy M. Pawlik, MD, MPH, PhD, FACS
Professor of Surgery and Oncology
Chief
Division of Surgical Oncology
John L. Cameron MD Professor of Alimentary Tract Diseases
Director
Johns Hopkins Medicine Liver Tumor Center Multidisciplinary Clinic
The Johns Hopkins Hospital
Baltimore, Maryland

Darren W. Postoak, MD
Assistant Professor
Department of Radiology
Division of Vascular and Interventional Radiology
University of Florida College of Medicine
Gainesville, Florida

Christopher D. Raeburn, MD, FACS
Associate Professor of Surgery
Gastrointestinal Tumor and Endocrine Surgery
University of Colorado
Denver, Colorado

Preston B. Rich, MD, MBA, FACS
Professor of Surgery
Chief
Department of Surgery
Division of Acute Care Surgery
University of North Carolina School of Medicine
Chapel Hill, North Carolina

Georgios Rossidis, MD
Assistant Professor
Department of Surgery
University of Florida College of Medicine
Gainesville, Florida

Shirin Sabbaghian, MD
Fellow of Surgical Oncology
Department of Surgery
Division of Surgical Oncology
University of Pittsburgh Medical Center
Pittsburgh, Pennsylvania

Teviah Sachs, MD, MPH
Clinical Fellow in Surgery
Division of Surgical Oncology
The Johns Hopkins Hospital
Baltimore, Maryland

C. Max Schmidt, MD, PhD, MBA
Professor of Surgery
Section of Hepatopancreatobiliary Surgery
Indiana University School of Medicine
Indianapolis, Indiana

Shimul A. Shah, MD, MHCM
Director, Liver Transplantation and Hepatobiliary Surgery
Associate Professor of Surgery
University of Cincinnati
Cincinnati, Ohio

Ashish Singhal, MBBS, DNB
Department of Surgery
Division of Transplantation
University of Cincinnati
Cincinnati, Ohio

Ki Byung Song, MD, PhD
Department of Hepatobiliary and Pancreatic Surgery
University of Ulsan College of Medicine and Asan Medical Center
Seoul, South Korea

Kevin Staveley-O'Carroll, MD, PhD
Alice Ruth Reeves Folk Endowed Chair of Clinical Oncology
Professor
Chief
Oncologic and Endocrine Surgery
Medical Director
Hollings Cancer Center
Medical University of South Carolina
Charleston, South Carolina

Jose G. Trevino, MD
Assistant Professor
Division of General Surgery
UF Health Shands Hospital
Gainesville, Florida

Allan Tsung, MD
Roberta G. Simmons Assistant Professor of Surgery
Department of Surgery
Division of Hepatobiliary and Pancreatic Surgery
UPMC Montefiore
Pittsburgh, Pennsylvania

George VanBuren, II, MD
Assistant Professor
Department of Surgery
Division of Surgical Oncology
Michael E. DeBakey VA Medical Center
Baylor College of Medicine
Houston, Texas

Ranjith Vellody, MD
Assistant Professor of Radiology
Division of Vascular and Interventional Radiology
Department of Radiology
University of Michigan Health System
Ann Arbor, Michigan

Charles M. Vollmer, MD
Director
Pancreatic Surgery
Department of Surgery
Division of Gastrointestinal Surgery
Perelman School of Medicine
University of Pennsylvania
Philadelphia, Pennsylvania

Mihir S. Wagh, MD
Assistant Professor of Medicine
Division of Gastroenterology, Hepatology, & Nutrition
University of Florida College of Medicine
Gainesville, Florida

Susanne G. Warner, MD
Clinical Instructor
Department of Surgery
Division of Hepatopancreatobiliary and Advanced Gastrointestinal Surgery
University of Michigan Health System
Ann Arbor, Michigan

Sharon M. Weber, MD
Professor
Department of Surgery
Section of Surgical Oncology
University of Wisconsin Health
Madison, Wisconsin

Mengchao Wu, MD
Chief Physician
Professor
Director
Eastern Hepatobiliary Surgery Hospital
Shanghai, China

Victor Zaydfudim, MD
Assistant Professor of Surgery
Department of Surgery
University of Virginia Health System
Charlottesville, Virginia

Herbert J. Zeh, MD, FACS
Chief
Division of Gastrointestinal Surgical Oncology
Co-Director
University of Pittsburgh Medical Center Pancreatic Cancer Center
Associate Professor of Surgery
University of Pittsburgh School of Medicine
Pittsburgh, Pennsylvania

Ivan R. Zendejas, MD
Clinical Assistant Professor
Department of Surgery
Division of Transplantation and Hepatobiliary Surgery
University of Florida College of Medicine
Gainesville, Florida

Amer H. Zureikat, MD, FACS
Assistant Professor of Surgery
Division of Surgical Oncology
University of Pittsburgh School of Medicine
Pittsburgh, Pennsylvania

Nicholas J. Zyromski, MD
Associate Professor
Department of Surgery
Indiana University School of Medicine
Indianapolis, Indiana

原书丛书前言

外科手术操作复杂，对技术要求高，尽管有许多经典的教科书已详述了普通外科、胸外科、血管外科及移植外科手术操作，但本丛书“外科手术技巧”（*Operative Techniques in Surgery*）侧重于综合考虑并选择现有的多种技术，是其独特之处。本系列专著包括开腹、腹腔镜及最新的机器人技术，也同时囊括存在可选性或辅助性的治疗技术。全面地论述范围和研究方向是本系列专著与众不同的特点。

本系列专著按照解剖学依据，分为胸外科分册、上消化道外科分册、肝胆胰外科分册和结直肠外科分册。此外，乳腺外科、内分泌外科与肿瘤外科相关专题、现代血管外科技术和移植外科也均单独成册讨论。

本书编委均为各专业领域的知名专家，他们都是行业翘楚，有着非凡的手术决断力和卓然的手术技巧。乳腺外科、内分泌技术和肿瘤外科由密歇根大学的 Michael Sabel 医生负责；胸外和胃肠外科由阿拉巴马大学伯明翰分校的 Mary Hawn 医生负责；佛罗里达州立大学的 Steven Hughes 医生负责肝胆胰外科；贝勒医学院的 Daniel Albo 医生负责结直肠分册；斯坦福大学 Ronald Dalman 医生负责血管外科，包括开腹和血管内介入两个方面；密歇根大学的 Michael Englesbe 医生负责移植外科。编者们在各自领域内享誉世界，其成果在国际范围内的学术影响力不言而喻，使得本丛书具有国际化风范。

外科是一门视觉艺术。本丛书以示意图和术中照片紧密结合的方式对外科操作技术进行详尽展示。这些插图素材由 Body Scientific International 公司独家提供，具有图片清晰、简洁明快的统一风格。手术照片均由术者视角拍摄，可如实显示手术过程中的场景。本丛书图片精美，具有视觉冲击力，所配文字意在精简，重点放在关键手术技术和术后管理上。

本系列丛书适用于外科住院医师、专科主治及经验丰富的术者的各阶段的外科医师。外科技术的日新月异意味着本系列丛书将为所有外科医师提供崭新的理念与先进的技术。

“外科手术技巧”丛书由 Wolters Kluwer 公司独家出版，这是一家眼光独到、规范而专业的机构。感谢执行编辑 Brian Brown，策划编辑 Keith Donnellan 和项目编辑 Brendan Huffman 的肯定与坚持。

Michael W. Mulholland, MD, PhD

译者前言

根据卫生健康委员会（原卫生和计划生育委员会）的统计结果，我国每年超过37万人被诊断为肝癌，超过9万人被诊断为胰腺癌。此外，肝良性肿瘤、胆道结石、胰腺炎、胰腺良性肿瘤等也都是影响我国人民身体健康的常见疾病。

外科手术是肝胆胰系统疾病最重要的治疗手段。然而，由于肝胆胰系统解剖结构复杂、位置特殊、易于出血和出现并发症、生理功能重要、一旦损伤可影响全身多脏器功能等原因，造成其手术难度较大，所涉及操作技术较为复杂，故而难以广泛开展，其手术的微创化也就更加困难。基于上述原因，从解剖生理基础到临床相关学科知识的全面掌握，对于安全、有效开展肝胆胰外科至关重要。

本专著由 Michael W. Mulholland 教授主编，联合了诸多相关领域的知名教授编撰而成。该书涉猎广泛、内容前沿，系统性论述了肝胆胰外科开展过程中的关键性技术和技巧。该书最大的特色在于内容翔实、图片丰富，可给读者以清晰、直观的认识。值得称道的是，该专著还对一些外科临床实践中非常重要的相关学科知识，如内镜下造影技术、术中超声技术、射频消融技术等进行了详细论述，这对于充分拓宽医师的知识面、在临床中进行最优决策有重要作用，对于开展肝胆胰外科实践的初中级医师和有丰富临床经验的高级外科医师，也有较大的参考意义。

本书由我团队成员基于原版专著，并结合本团队的临床经验翻译而成。在翻译过程中，本团队本着“信达雅”的翻译原则，充分尊重原著思想和说法，尊重客观科学，并在此基础上采用我国医学的通用术语和专业习惯，以保证读者在阅读该专著时能够迅速、准确、无误地领会其思想和内容。

当然，对于译稿中存在的纰漏之处，本人与所有译者衷心欢迎国内所有专家、同行批评指正。手术作为一门艺术，有很多不同的路径和方法，尽管本专著在撰写过程中组织了一大批顶级医疗机构的知名专家，但仍有部分知识可能出现滞后，或者并非最优的技术方法，或者已非目前首要选择。故而，读者在阅读本专著和其他所有专业著作时，仍应当带着批判眼光和理性思维，在学习的同时认真、深入地思考。

最后，感谢为此书的翻译做出努力的所有机构和个人，衷心希望本专著能够使更多同行学者获益！

中国人民解放军总医院　**刘　荣**

2019年3月

原书前言

《肝胆胰外科手术技巧》的撰写初衷是使其成为外科医师在轮转、专科培训和实践过程中独特而必不可少的工具书，尤其是关注微创技术和机器人手术在肝胆胰外科中的快速发展。由于内镜和介入治疗已成为外科治疗的重要辅助手段，在部分疾病中甚至已取代外科治疗。本书设计了供外科医师学习的多学科治疗章节，并由消化科和影像科的知名教授进行撰写。

肝胆胰手术的计划与实施要求术者熟悉复杂且常出现变异的解剖结构，这一点通常通过断层图像的三维空间关系实现。本著作要求所有作者都重视该问题的解决，因此全书配以丰富的图片和术中照片，每一张都经过专业的图像设计机构精心处理，如果作者可提供相应图片，也一并编入本书。

当代医生必须关注医疗的有效性，故而需要提供有效更新和教育的资料。为此，本书各章节以大纲式结构呈现，首先是术前评估和准备的各要点，再将手术分解为程序性步骤，总结术后管理要点，并在最后以列表形式总结出作者们弥足珍贵的经验心得和注意事项。多样的需求也进一步要求书籍具备易于获取的特点，故本书也可安装至各种电子设备中。

本书涵盖绝大多数肝、胰腺、胆道和脾的术式，可为各阶段外科医师提供理想的资料。主编 Michael W. Mulholland 医生和 Wolters Kluwer 医疗公司其他的编辑们的卓越眼光和辛勤工作值得我们高度赞扬。

Steven J. Hughes, MD

致 谢

致 Lynn——一位伟大的妈妈、无私的妻子、慈善的活动家、无偿的志愿者乃至我的挚友。

Steven J. Hughes

目 录

第一部分 胆道外科

第二部分 肝 外 科

第三部分 门静脉高压的外科治疗

第四部分 胰 腺 外 科

第五部分 脾 外 科

第一部分

胆道外科

第 1 章　腹腔镜胆囊切除术

Georgios Rossidis

一、定义

腹腔镜胆囊切除术是利用腹腔镜将胆囊切除的一种手术。

二、鉴别诊断

腹腔镜胆囊切除术有一系列手术指征。随着超声检查的广泛应用，越来越多无症状的胆囊结石病人被筛检出来，他们之中，每年仅有 2% ～ 3% 的人新发临床症状，因此对这部分病人的处理尚存在争议。

（一）无症状胆囊结石的手术指征

- 免疫功能不全病人、等待器官移植病人或者镰状红细胞贫血病人。
- 伴有胆囊息肉，并且直径超过 10mm 或迅速增大的病人。
- 瓷性胆囊。
- 胆囊结石直径超过 3cm，并位于胆囊癌好发部位。

（二）有症状胆囊结石的手术指征

- 有明确的胆囊结石，并出现胆绞痛症状。
- 伴有急性胆囊炎。
- 经缩胆囊素 -胆道闪烁显像确定伴有胆囊收缩功能障碍。
- 伴有胆源性胰腺炎，经影像学与实验室检查确定无胆总管结石。
- 伴有胆总管结石。大部分情况下，应先行内镜逆行胰胆管造影（endoscopic retrograde cholangiopancreatography，ERCP）取出胆总管结石，后行胆囊切除术。

三、病史及体格检查

- 全面获取病人的病史，充分了解病人的合并症情况。这些合并症可能影响病人对气腹及手术等操作的耐受性。
- CO_2 气腹可影响心排血量和体内 CO_2 的排出，故有心血管系统或呼吸系统疾病的病人可能对 CO_2 气腹缺乏耐受性。
- 需确认病人是否存在凝血功能异常或使用抗凝剂的情况。
- 病史采集可以发现高度怀疑伴有胆总管结石的病人（出现黄疸、伴有胆囊结石的胰腺炎或胆管炎）。
- 腹部体格检查能够发现手术瘢痕、疝或者造瘘口，这些情况可能需要更改戳卡位置。腹部手术史并不是腹腔镜胆囊切除术的禁忌证，同样，腹腔镜手术也很少因腹腔粘连而中转开腹。

四、影像学检查和其他检查

（一）超声检查

超声检查是现今无创性诊断胆石症的金标准；诊断准确率较高（> 96%），可以在床旁进行，无电离辐射。胆囊结石诊断成立需要同时满足以下 3 个主要声像特征：①强回声光团；②后方伴声影；③随体位改变而移动（图 1-1）。超声检查发现胆总管扩张提示有胆总管结石。对于急性胆囊炎的病人，超声可提示胆囊周围积液、胆囊壁增厚。在行超声检查时病人可能出现墨菲征（Murphy sigh）阳性表现，胆囊周围局限性压痛。

（二）亚氨基二乙酸胆道闪烁成像

非典型胆囊结石病人可利用亚氨基二乙酸胆道闪烁成像来评估胆囊管有无梗阻，从而明确诊断胆囊炎；如果检查时亚氨基二乙酸可顺利充盈胆囊，则可排除胆囊炎（图 1-2）。

对于疑似胆囊收缩功能障碍的病人，可在胆道闪烁成像同时使用缩胆囊素。如胆囊排空指数小于 20%，则提示胆囊收缩功能障碍。

（三）磁共振胰胆管水成像

如果病人伴有黄疸、胰腺炎、胆管炎或者超声提示胆总管扩张，则应高度怀疑有胆总管

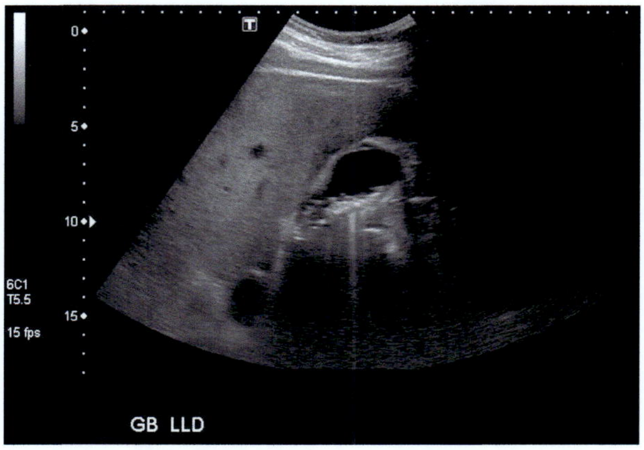

图 1-1　**腹部 B 超**

提示胆囊腔内多发结石，无胆囊周围积液及胆囊壁增厚表现，可排除急性胆囊炎

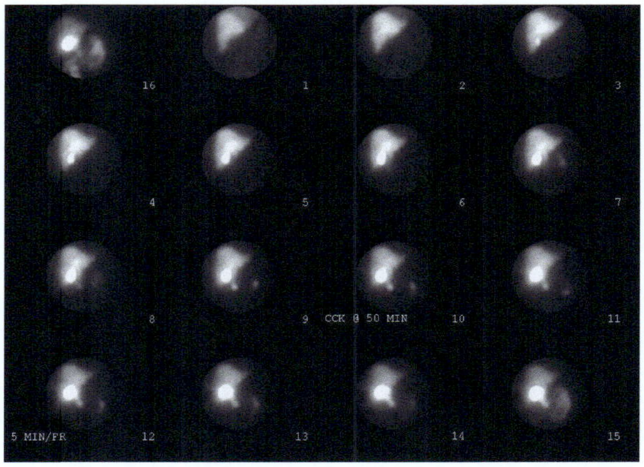

图 1-2　**亚氨基二乙酸胆道闪烁显像（本例显示胆囊充盈可，可排除胆囊炎）**

结石，可行磁共振胰胆管水成像（MRCP）检查胆管系统中是否有结石的存在（图 1-3）。MRCP 诊断胆系结石敏感度高（> 90%）、特异度接近 100%。作为非侵入性检查，MRCP 能清晰地提供胆管系统的状况，但对胆总管结石并无治疗作用（与 ERCP 相比）。

（四）经内镜逆行胰胆管造影

经内镜逆行胰胆管造影（ERCP）可用于胆系疾病的诊断及治疗（图 1-4）。如 ERCP 检查时发现胆总管内有结石，可行 Oddi 括约肌切开术，扩大十二指肠乳头，并使用网篮或者球囊将结石经十二指肠乳头取出（图 1-5，图 1-6）。通过这种方法，80% 以上的胆总管结石可成功取出。而较大的结石需要一些其他技术，如机

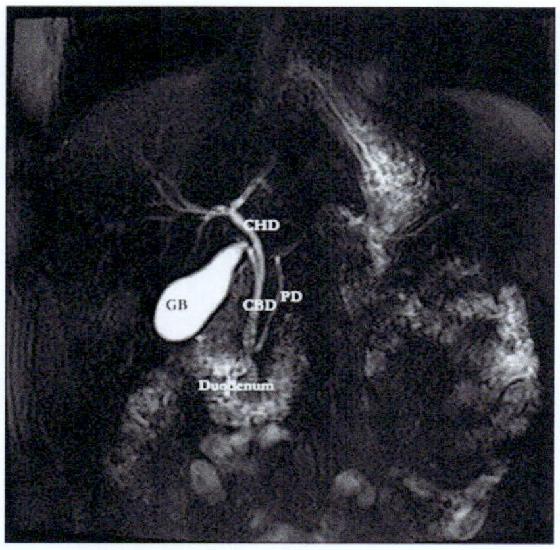

图 1-3　**磁共振胰胆管水成像**

本例胆总管远端充盈缺损，提示胆总管结石（CBD. 胆总管；CHD. 肝总管；GB. 胆囊；PD. 胰管 PD）

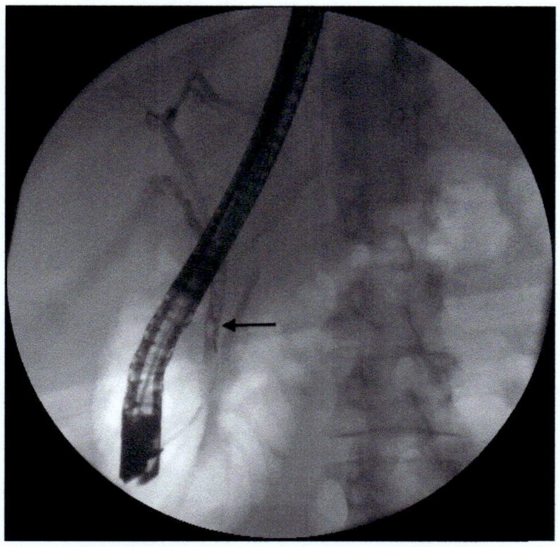

图 1-4　**经内镜逆行胰胆管造影（箭头所示为胆总管远端充盈缺损，提示胆总管结石）**

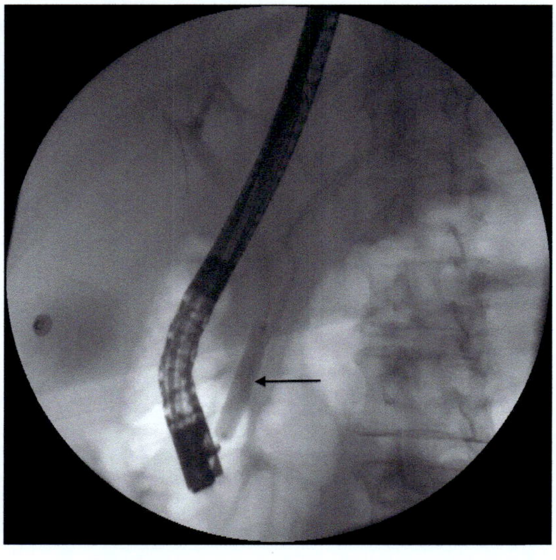

图 1-5　**与图 1-4 同一病例，ERCP 下行 Oddi 括约肌切开术、球囊取石术（箭头所示为内镜球囊）**

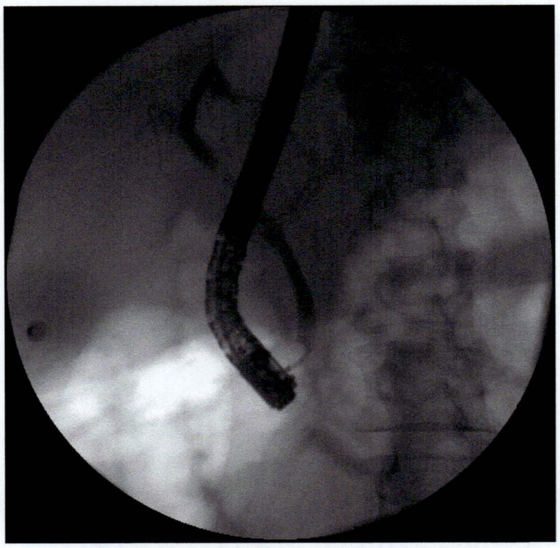

图 1-6 取石完成后胆管造影显示完整的胆总管，充盈缺损消失

械性或导管内碎石术。ERCP 术后相关并发症包括麻醉并发症、胰腺炎、出血、穿孔和感染，发生率约为 8%。

（五）术前实验室检查

术前实验室检查应包括肝功能、肾功能、电解质和凝血功能。肝功能异常可提示胆总管结石或原发性肝功能障碍。

五、外科治疗

（一）术前准备

- 询问病人住院时是否出现前次就诊时没有的症状或疾病，避免影响手术决策。例如，病人在等待住院期间是否发生心肌梗死或其他心脑血管疾病。
- 术前嘱病人排空膀胱，避免留置导尿管。因为腹腔镜胆囊切除术并非留置导尿管的指征。
- 再次检查病人的手术同意书、影像学及实验室检查报告。

（二）体位

- 病人取仰卧位，右上肢水平外展，左上肢置于躯干旁（图 1-7）。
- 病人足部放置踏板，股及小腿缚以束带，避免转换为头高足低位（reverse trendelenburg position）时从手术台跌落（图 1-8）。
- 妥善安置足跟护垫、预防下肢深静脉血栓

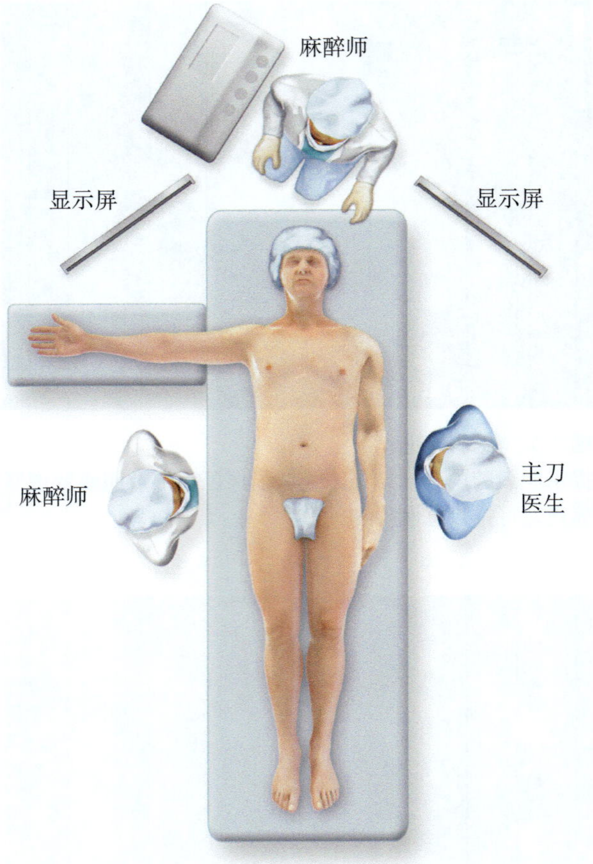

图 1-7 病人体位

病人取仰卧位，右上肢外展，左上肢置于躯干旁；主刀医生站于病人左侧，助手站于病人右侧

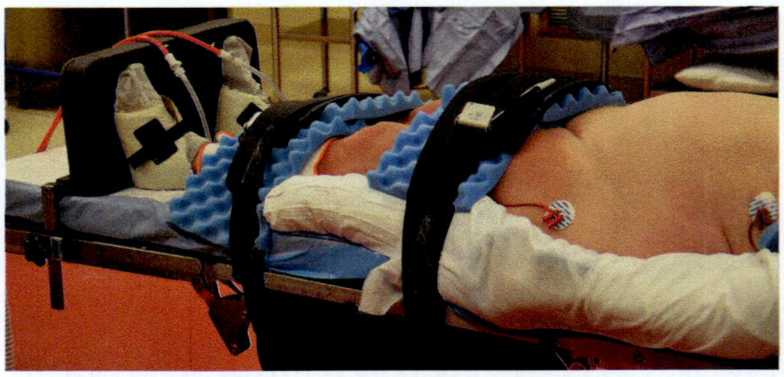

图 1-8 放置足部踏板，于小腿与股处紧缚病人，以在头高足低位时支撑病人

的连续加压装置和保温装置。

- 留置鼻胃管，术中持续胃肠减压。
- 主刀医生站于病人左侧，助手站于病人右侧。
- 显示屏置于病人头端，左、右各一，分别面向主刀医生及助手。
- 腹腔镜及冷光源线、吸引器管、气腹导管、电钩及电凝线连于病人足侧的器械塔。

进入腹腔，建立气腹

■ 用 2 把布巾钳穿破脐部基底并向上提起以便穿入腹腔，用 11 号刀片于脐底部做一长约 5mm 切口。

■ 气腹针于切口处穿刺入腹腔（图 1-9）。气腹针接注射器，内装生理盐水。首先，回抽注射器以排除气腹针误入肠腔或血管；随后，注射生理盐水并感受阻力；若注射无阻力则提示穿刺成功，气腹针已位于腹腔，不在皮下组织中。气腹针接气腹导管，将 CO_2 气体压力调整为 15mmHg。

■ 将 0° 腹腔镜插入直径 5mm 的穿刺器，直视下将穿刺器于同一切口处穿入腹腔（图 1-10）。

■ 如病人前正中线有手术瘢痕或有多次腹部手术史，则应于左腋前线与左肋下缘交点以下处进入腹腔。

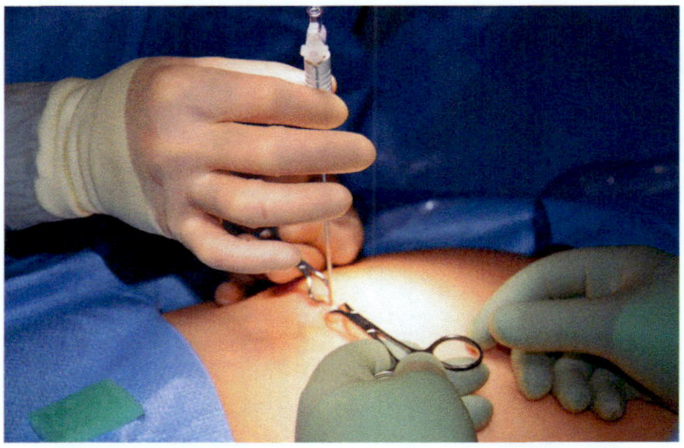

图 1-9 气腹针的放置

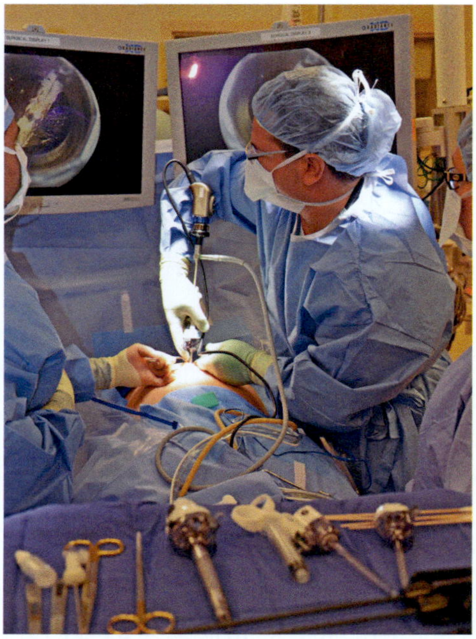

图 1-10 将腹腔镜插入 5mm 穿刺器，直视下放置第 1 枚穿刺器（图中医生推进穿刺器时观察屏幕以确保安全）

其余穿刺套管的安置

■ 第 1 枚穿刺套管安放完毕后立即观察位于穿刺部位下方的肠管以排除副损伤。用 30° 腔镜代替 0° 腔镜，扩大观察范围。

■ 调整手术台，使病人取头高足低位，通常此种体位更易暴露胆囊。

■ 第 2 枚 5mm 穿刺套管应置于病人的右上腹部。穿刺点位于右肋下缘与右腋前线交点以下二横指处。经此套管，手术助手可利用无创抓钳夹持胆囊底部，有利于将胆囊和肝向前、向头侧的膈肌方向牵拉。此手法可帮助暴露胆囊三角区（Calot 三角）。如胆囊炎症或肿胀严重无法抓持，可于镜下穿刺抽液减压。

■ 若因个人肝解剖差异导致 Calot 三角暴露困难，应于左侧腋前线与左肋下缘交点处追加一副操作孔，置入肝拉钩。

■ 暴露好之后仔细观察，决定主操作孔位置。通常于剑突下、镰状韧带右侧做切口，插入 12mm 戳卡，此为主操作孔。最理想的状态下，此操作孔恰好位于肝缘下方，Calot 三角上方。

■ 第 3 枚 5mm 穿刺套管置于右锁骨中线与右肋下缘交点下方，此处位于两个戳卡中间，有充足空间有利于操作（图 1-11）。

■ 手术助手扶持腹腔镜，并于右侧腹部的副操作孔处牵拉胆囊；主刀医生利用上腹部的主操作孔和右锁骨中线上的副操作孔进行手术操作。

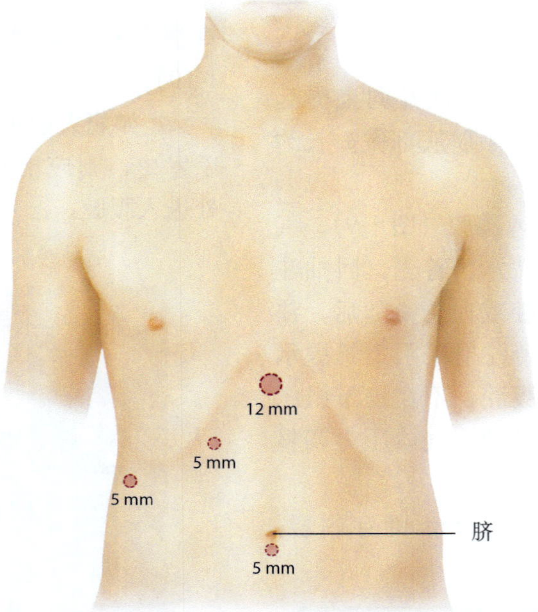

图 1-11 **4 枚穿刺套管的安置部位**

胆囊三角的暴露

■ 通过主操作孔钝性分离胆囊与大网膜或横结肠系膜之间的粘连，沿胆囊壁的方向分离粘连，以减少出血（图 1-12）。

■ 将无创抓钳放入锁骨中线上 5mm 套管，在 Hartman 囊处抓取胆囊，向外侧牵拉（图 1-13）。此手法可使胆囊远离重要结构，使胆囊管与胆总管成 90°，最大限度地降低胆囊切除术中胆总管或肝管的意外损伤风险。

■ 将腹膜自胆囊壁钝性分离以暴露胆囊壶腹与胆囊管汇合部。此步骤是将位于胆囊外侧边缘壶腹抓取部位以下的腹膜钝性剥离（图 1-14）。

■ 将腹膜自胆囊壁剥离后常可同时显露 Calot 三角中的淋巴结，胆囊淋巴结常沿胆囊动脉分布，是重要的解剖标志。胆囊淋巴结周围附着的腹膜可用电钩烧灼，减少出血。

■ 以上初步的分离操作可显示 Calot 三角，也称胆囊三角，由胆囊管、肝总管、肝下缘围成，其重要内容物为胆囊动脉（图 1-15）。

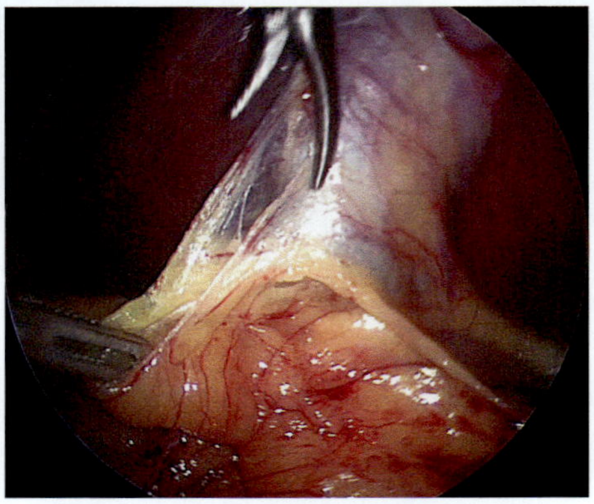

图 1-12 **将大网膜自胆囊壁钝性分离**

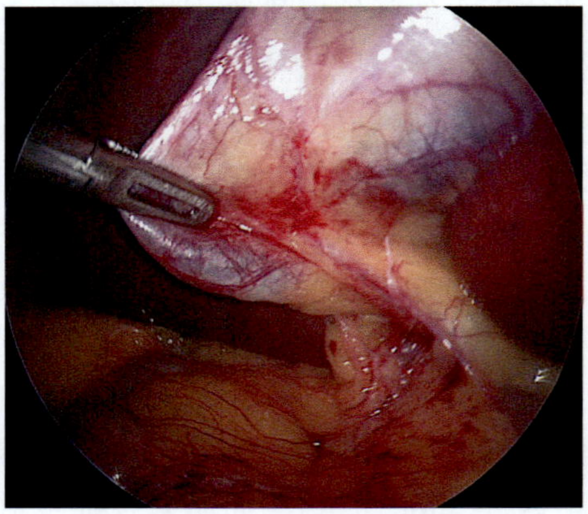

图 1-13 **钳夹胆囊壶腹部，并向病人的右方横向牵引**
此步骤非常重要，其可使胆囊管与肝总管成 90°，降低误认及误伤胆总管的概率

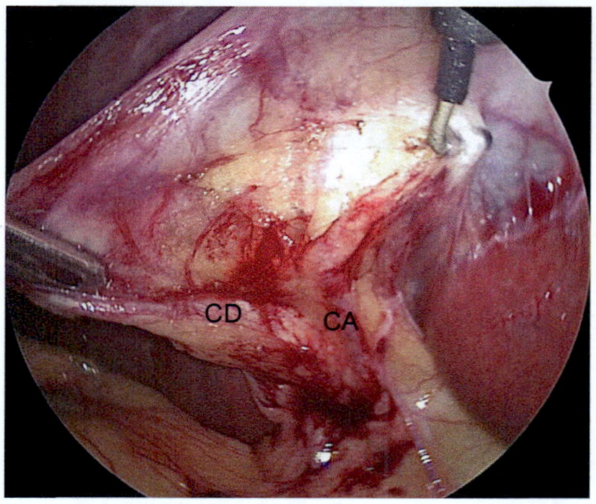

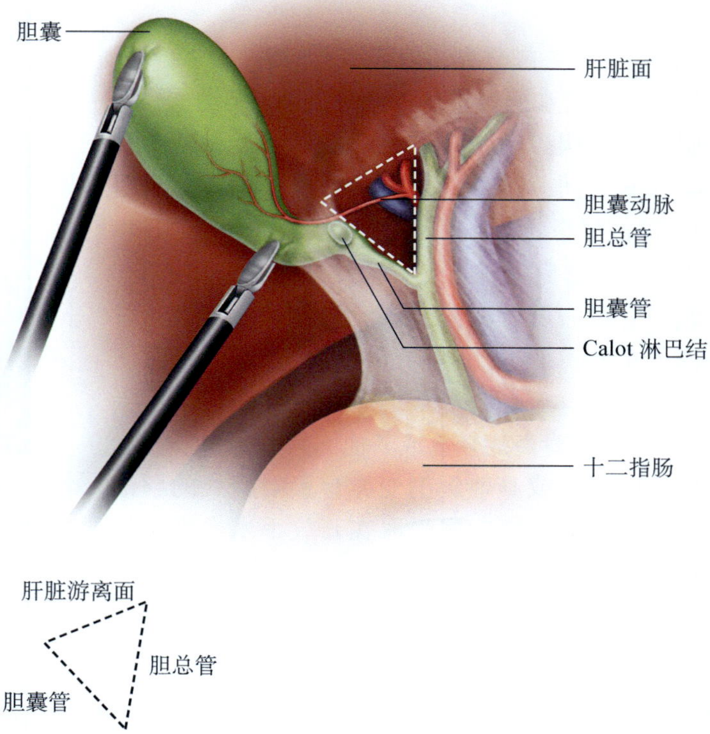

图 1-14 将腹膜自胆囊分离，Calot 三角及其内部结构得以暴露
注意分离操作应始终紧沿胆囊壁以避免损伤肝管及胆总管；CA. 胆囊动脉；CD. 胆囊管

图 1-15 Calot 三角的解剖
显示其边缘及内容物，如胆囊动脉；虚线表示胆囊三角边缘；注意三角中的胆囊淋巴结，恰好位于胆囊动脉上；淋巴结可作为辨认胆囊动脉的标志

胆囊后三角的暴露

- 胆囊后三角是由胆囊管、胆囊下外侧缘和肝右叶共同构成的三角形间隙。
- 为暴露胆囊后三角，应将胆囊壶腹部向内向上牵拉，并将附着的腹膜钝性分离或用电钩分离（图 1-16）。此操作可帮助术者进一步暴露胆囊管与胆囊动脉、将胆囊壶腹部自内侧牵向外侧、充分暴露两个胆囊三角（Calot 三角及胆囊后三角），易将胆囊管与胆囊动脉完整的分离出来。
- 分离胆囊三角时优先松解胆囊后三角的腹膜，有利于牵引胆囊壶腹部远离其他肝门结构，从而便于暴露胆囊前三角，这一点非常重要。

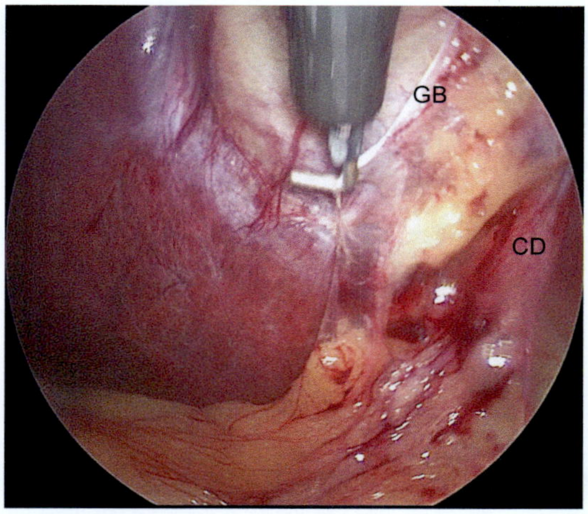

图 1-16 胆囊后三角的暴露
将胆囊牵向中线，将腹膜自胆囊壶腹分离，可暴露胆囊后三角。CD. 胆囊管；GB. 胆囊

重要视野

- 在钳夹或分离任何组织结构之前，找到可显示胆囊管和胆囊动脉的清晰视野都至关重要。胆囊管与胆囊动脉被完全解剖暴露后，胆囊管与动脉之间、胆囊管的内侧具有操作间隙（图 1-17），理想状态下，胆囊内侧壁应分离至肝水平。这种暴露方法可最大限度地降低分离肝管、胆总管或右肝管变异分支时的风险。胆囊动脉内侧的操作间隙可降低肝右动脉侧支的误伤风险。
- 如胆囊炎症较重或其他因素（如肝内胆囊、肝左叶肥大或其他解剖变异）影响胆囊的解剖分离和暴露，应考虑采取在开放手术中常用的逆行性胆囊分离法，或考虑是否中转开腹手术。

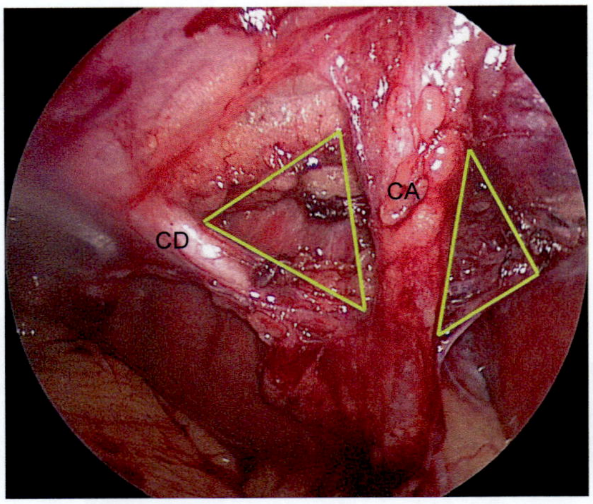

图 1-17 **关键视野**

图中两个三角代表术中应于胆囊管与胆囊动脉之间及胆囊动脉内侧建立的两个操作间隙；术者需要在两个操作窗内观察到肝的脏面。CA. 胆囊动脉；CD. 胆囊管

离断胆囊管及胆囊动脉

获得上述关键视野后，可安全结扎并离断胆囊管及胆囊动脉。施夹器由主操作孔放入，胆囊管及胆囊动脉近端施以 2 ～ 3 个钛夹，远端 1 个钛夹（图 1-18）。施夹器的后尖应完全穿过上述结构后方，以确保钛夹可以横行夹闭整个管腔。钳夹并切断上述结构后应立即检查残端情况（图 1-19）。若胆囊管较粗或组织质地较脆，应尝试应用内镜圈套器或吻合器处理胆囊管。

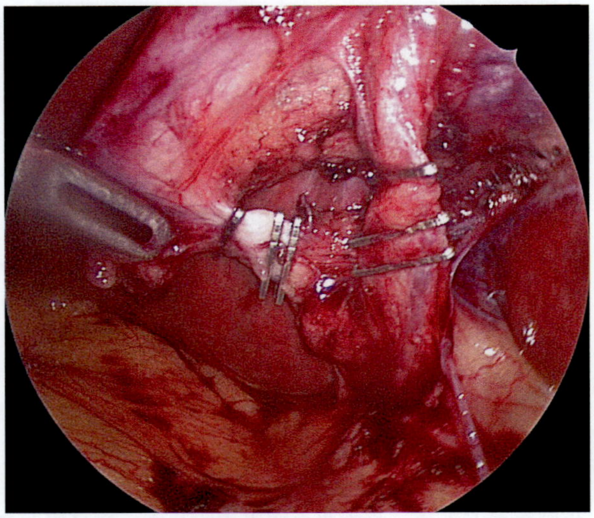

图 1-18 **夹闭胆囊管及胆囊动脉**

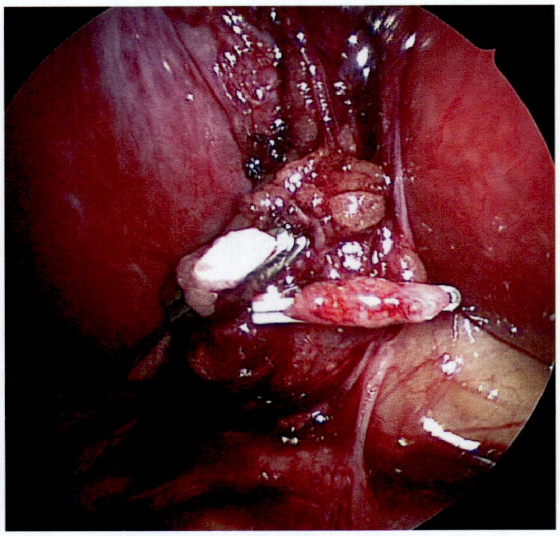

图 1-19 **检查夹闭后的胆囊管及动脉残端**

手术技巧

将胆囊自胆囊床分离

电钩或电凝刀分离胆囊与肝脏面，抓取胆囊壶腹并向外、向前的腹壁方向牵引上提制造张力，将胆囊体部自胆囊床分离（图 1-20）。为分离胆囊外侧，将胆囊壶腹向内、向上牵拉，电钩分离胆囊外侧壁的全程（图 1-21）。将胆囊完全游离之前，可利用其提起肝，观察手术区域出血情况后将胆囊与肝完全分离（图 1-22）。

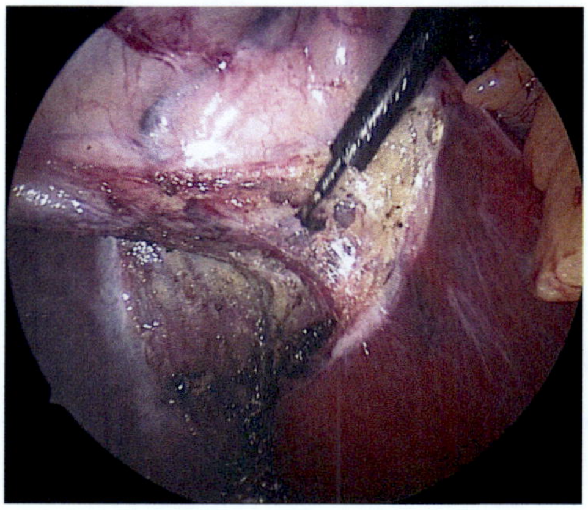

图 1-20　自胆囊窝解剖胆囊床外侧壁

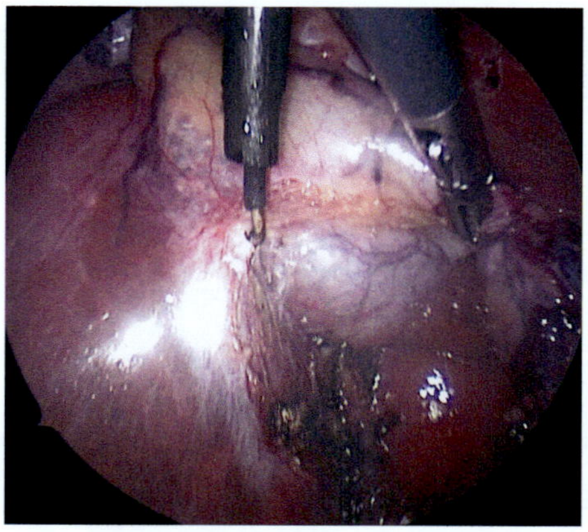

图 1-21　将胆囊侧壁自胆囊床分离

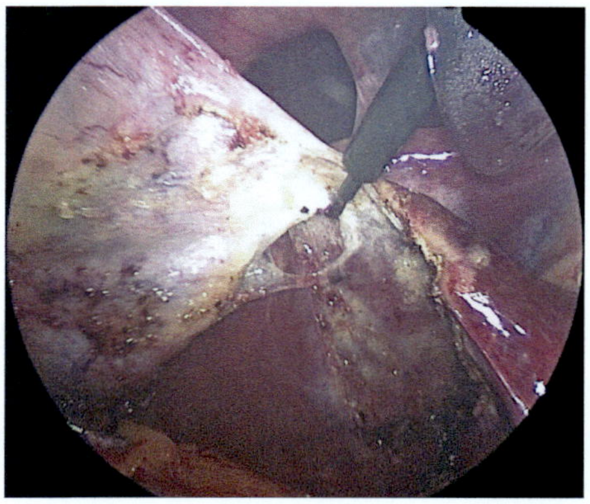

图 1-22　将胆囊牵拉远离肝，在壶腹部顶点离断胆囊壶腹和肝，完成胆囊切除

胆囊的取出

- 胆囊完全游离后，将 10mm 大小的标本袋自主操作孔置入，开口朝向镜头打开。将胆囊装入标本袋（图 1-23）自腹壁戳孔取出。若胆囊较大或内有较大结石，可能需要扩大戳孔长度以顺利取出标本。
- 将标本送病理进行组织学检查。

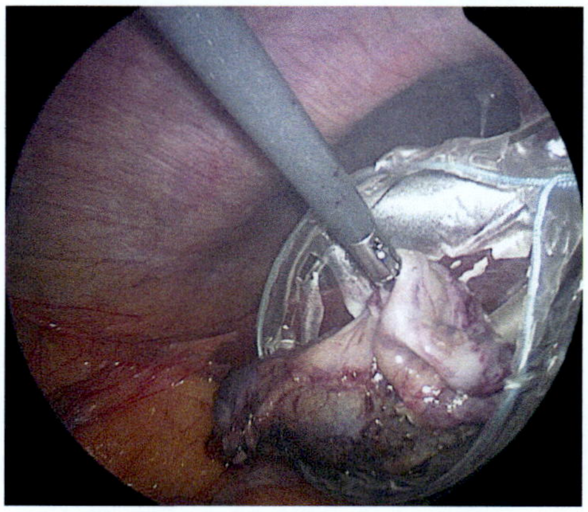

图 1-23　将胆囊放入标本袋

手术技巧

关闭戳孔

■ 用 0 号可吸收缝线与筋膜穿针将主操作孔的筋膜水平缝闭（图 1-24）。

■ 其他穿刺套管依次直视观察下拔除，以除外戳孔部位出血。

■ 戳卡止血确切后，排空气腹，并用 4-0 可吸收线皮下缝合皮肤切口。

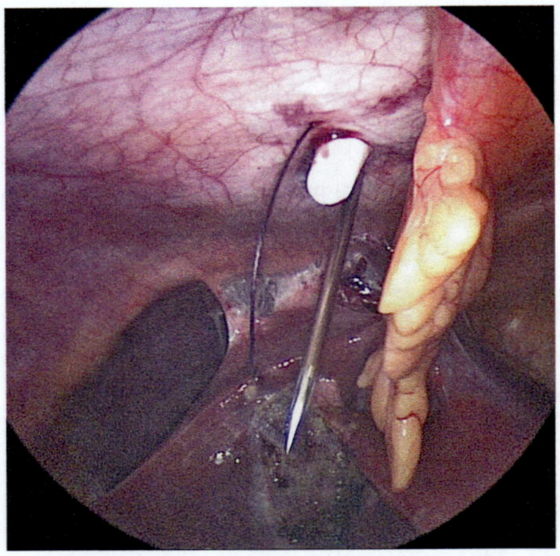

图 1-24 **用 0 号可吸收缝线与筋膜穿针穿透筋膜层，将切口缝闭**

经验与教训

12mm 穿刺套管的放置	许多学者将 12mm 穿刺套管置于脐处。笔者认为应将其放置于上腹部的主操作孔处，因脐是腹壁最薄弱处，切口疝的发生率更高。同时，即使在主操作孔处发生切口疝，因该部位高，在肝水平之上，可最大程度降低发生肠管嵌顿绞窄的风险
术中胆管造影	腹腔镜手术医生应熟练掌握术中胆管造影技术。虽然我们并不提倡在腔镜手术时常规进行胆管造影，但当出现解剖疑难或变异病例，或怀疑术中胆道损伤，应尽可能行胆管造影
Calot 三角的解剖	在解剖胆囊三角辨认重要结构时，应尽可能贴近胆囊游离。这可以最大限度地降低位于腹膜之下的胆总管或肝管误伤风险
双手操作	依上所述，主刀医生应边牵拉胆囊，同时进行分离。在教学机构学习时，或年轻医生进行腹腔镜胆囊切除术时，双手腹腔镜胆囊切除术是一个非常好的起始操作，可在应对更复杂的病例之前锻炼双手配合能力
结石脱落	术中应尽量避免胆囊穿孔及结石脱落，如若发生，应彻底取净。避免发生相关并发症，如术后腹腔异物肉芽肿或脓肿

六、术后护理

大多数腹腔镜胆囊切除术属于门诊手术，因此，常于手术结束当天出院。如果手术病人为胰腺炎好转后或者胆总管结石的住院病人，术后应常规观察 1 日，术后可即刻饮食。

七、并发症

■ 围术期并发症发生率为 0 ～ 0.3%。

■ 需要手术修复的胆管损伤发生率为 0.1% ～ 0.3%。而胆道损伤修复手术也有相应的风险，围术期并发症发生率为 1% ～ 4%；继发性胆汁性肝硬化发生率为 11%；胆管吻合口狭窄发生率为 9% ～ 20%；胆管炎发生率为 5%。

■ 其他并发症

（1）胆漏，可非手术治疗的胆漏发生率为 0.1% ～ 0.2%；需介入治疗的胆漏发生率为 0 ～ 0.1%；需腔镜手术治疗的胆漏发生率为 0.05% ～ 0.1%；需开放手术治疗的胆漏发生率为 0 ～ 0.05%。

（2）需要手术治疗的腹膜炎，通常由于术中肠管误损伤引起，发生率为 0.2%。

（3）需要手术治疗的术后出血发生率为 0.1% ～ 0.5%。

（4）需要手术治疗的腹腔脓肿发生率为 0.1%。

第 2 章 开腹胆囊切除术

Sean P. Montgomery　Preston B.Rich

一、定义

开腹胆囊切除术是指腹腔镜胆囊切除术不够安全时利用开腹手术治疗胆囊良性疾病。

二、鉴别诊断

- 急性胆囊炎。
- 胆绞痛。
- 无结石性胆囊炎。
- 其他与胆囊疾病症状相似且无法通过单纯的胆囊切除而治愈的疾病，包括消化性溃疡、肝炎、胰腺炎、胆管炎、胆囊癌、结肠炎、肠易激综合征、非典型阑尾炎等。

三、病史及体格检查

胆绞痛（有症状的胆石症）的典型表现为右上腹或上腹部的餐后痛。症状多出现于餐后 30 ～ 90 分钟，病人常有高脂肪食物摄入史，恶心或腹胀等症状也很常见。胆绞痛常于 6 小时内缓解，若疼痛持续超过 6 小时，或者出现发热，体格检查常有右上腹压痛。而 Murphy 征（触诊左上腹时出现吸气骤停）阳性是急性胆囊炎的表现。

四、影像学及其他检查

（一）超声检查

空腹时右上腹超声检查是胆囊结石诊断的金标准，通常也是诊断急性胆囊炎唯一需要进行的检查。胆囊结石的声像学表现为胆囊内可随体位移动的强回声光团，后方伴声影（图 2-1）。胆囊炎表现为胆囊壁厚度＞ 3mm，胆囊周围积液，或超声探头在胆囊区加压引起的呼吸骤停（超声检查 Murphy 征）。超声检查诊断结石性胆囊炎的灵敏度和特异度在 82% 左右。如病人无结石性胆囊炎，超声诊断的特异度大为下降。

（二）亚氨基二乙酸闪烁扫描

另外一项常用于诊断胆囊疾病的影像学检查是一项核医学检查，称为肝胆闪烁成像或亚氨基二乙酸闪烁扫描（HIDA 扫描）。此项检查需要静脉注射核素标记的造影剂，经肝摄取并经胆系排泄（图 2-2）。若造影剂无法于 1 小时内充盈胆囊，可诊断为急性胆囊炎，其灵敏度为 96%。HIDA 扫描同样可以为诊断胆总管梗阻提供证据，若胆总管无梗阻，造影剂将顺利集聚于十二指肠。在患有肝衰竭或胆汁淤积症

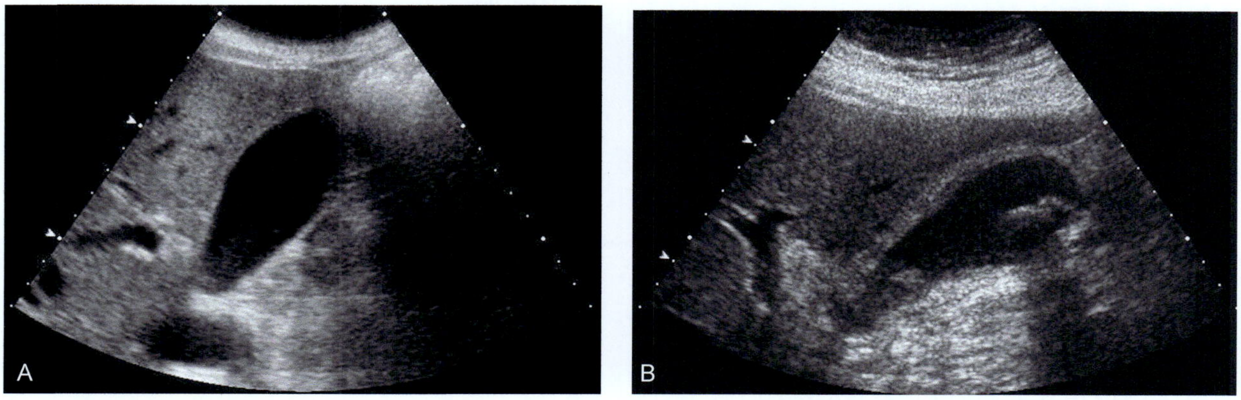

图 2-1　**胆囊的超声表现**

A. 正常胆囊；B. 胆囊结石，胆囊壁增厚、水肿提示急性胆囊炎

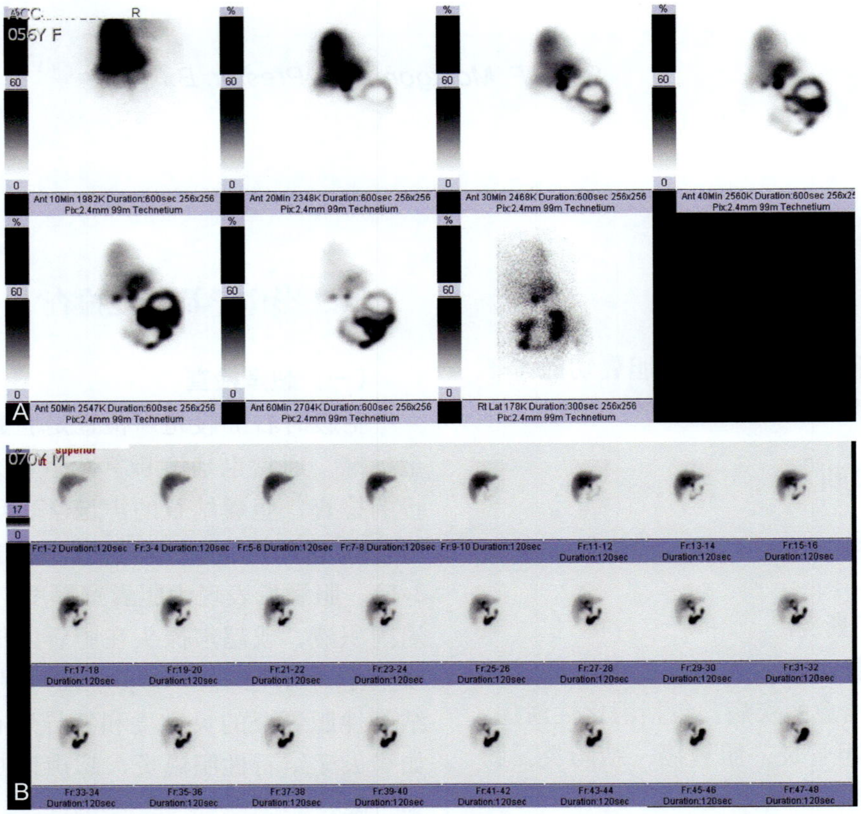

图 2-2 HIDA 闪烁扫描

A. 造影剂迅速充盈胆囊与十二指肠，证实胆囊生理功能正常，胆道无梗阻；B. 造影剂注射后 1 小时胆囊未充盈，考虑急性胆囊炎

的病例中，肝无法自血液中摄取足够量的造影剂进行成像，故此检查缺乏诊断意义。胆囊结石于此项检查中虽无法显示，但无论何种病因，有无胆囊炎是基于胆囊管的功能而进行诊断的。HIDA 扫描通常用于临床表现与超声检查难以确诊的结石性胆囊炎病人或病情严重的、可疑的非结石性胆囊炎病人。

五、外科治疗

(一) 术前规划

大部分病人适合行腹腔镜胆囊切除术。开腹手术常由于解剖变异或重度胆囊炎症造成的腹腔镜手术中转开腹。有以下情况者应首先考虑开腹手术。

- 合并脓毒血症时应用血管活性药物维持血流动力学稳定，且经皮穿刺胆汁引流失败者。
- 有腹腔粘连等前腹壁复杂状况的病人。于脐区或上腹部有大面积人工补片植入或有上腹部手术史的病人，完全腹腔镜胆囊切除术将会非常困难。
- 需要同时进行胆总管切开探查术者。

(二) 体位

病人取仰卧位，双上肢可收于躯干两侧，或外展与手术台成直角。留置鼻胃管，胃肠减压。

手术技巧

切口

上腹斜切口最易暴露胆囊（图 2-3）。于右肋缘下两横指处取斜行切口，以便术后腹壁各层筋膜的缝合。若病人有严重肝大，可将切口取于所触摸到的肝边缘以下两横指处，切口深度应达腹横筋膜。

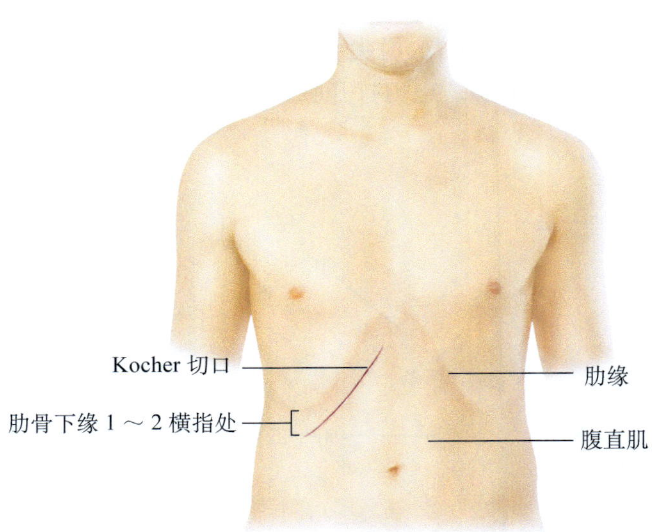

图 2-3　于右肋缘下两横指处取上腹斜切口 (Kocher 切口)（进腹前应分离右侧腹直肌）

打开腹壁

使用电刀切开腹直肌鞘前层。用 Kelly 弯止血钳或大号止血钳钳夹腹直肌外侧缘，向前方提起，以便使用电刀分离肌肉。解剖腹直肌过程中会遇到腹壁上血管，可将其结扎或烧闭，或向内侧隔挡，与腹直肌内侧半一同保留。

拉钩的放置

是手术成功的关键。小心将肠道隔离出术野，使胆囊暴露于术野中央，准确暴露胆囊可使医生清楚看到胆囊周围的病变。使用 Bookwalter 腹腔拉钩装置或其他台式安装拉钩 (图 2-4)。若胆囊与周围组织粘连紧密，应于切口上下缘安装腹壁拉钩。若粘连较轻或初步进行了粘连松解后，用生理盐水湿润的纱布垫将横结肠、下方及内侧的十二指肠分别推离胆囊。可伸展拉钩或用长臂直角拉钩将上述纱布垫分别固定于下内侧和下外侧（相对于胆囊），使其远离胆囊。在胆囊下方，用腹壁深拉钩充分暴露胆囊与十二指肠之间的间隙。术野上内侧，方叶片深拉钩如 Harrington 拉钩、Sweetheart 拉钩或中号直角拉钩将肝牵向上方。随着胆囊逐渐自胆囊床分离，上外侧的体壁拉钩可更换为深拉钩以提高肝，便于继续分离。Kelly 弯止血钳或大号止血钳钳夹胆囊壶腹，方便各种操作。

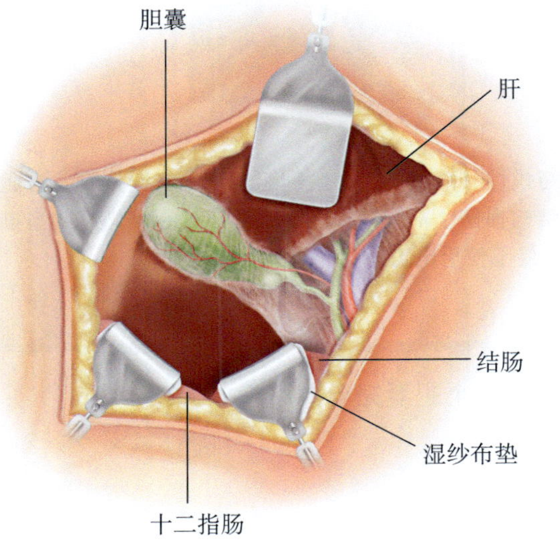

图 2-4　拉钩的放置
正确的应用拉钩固定装置（Bookwalter）保证了开腹胆囊切除术的安全；术野下方深部拉钩内衬湿纱布垫，将十二指肠、结肠、小肠隔离至手术区之外；术野上方用拉钩将肝牵开；当胆囊自胆囊床分离后，上外侧的腹壁拉钩可更换为深部拉钩，放置于胆囊床帮助显露

切开腹膜脏层

于肝下缘胆囊前端切开腹膜（图 2-5，图 2-6）。用尖头血管钳插入腹膜与胆囊之间的间隙，电刀打开脏腹膜。

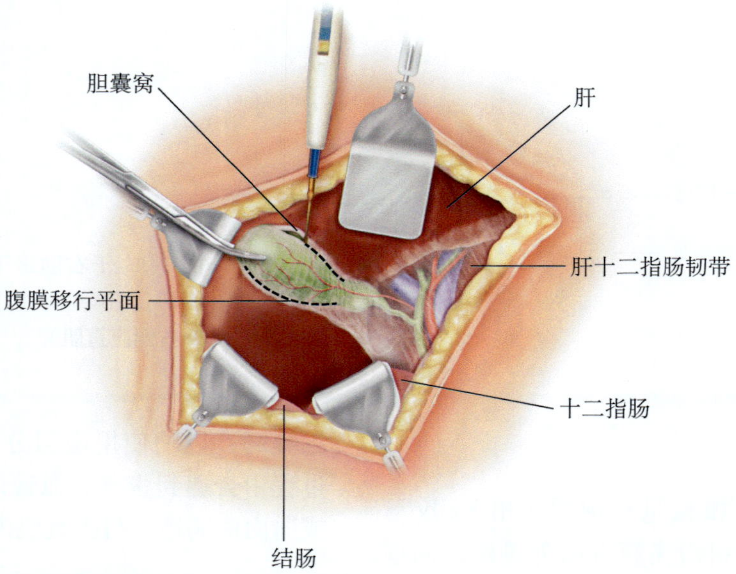

图 2-5 切开胆囊表面的脏层腹膜，自胆囊窝分离胆囊

用血管钳夹持胆囊壶腹便于操作；在胆囊和肝移行区的脏腹膜（胆囊浆膜）取 3 ～ 5mm 长切口，电刀分离胆囊与肝之间的结缔组织；逆行性分离胆囊（自胆囊底分离至肝门部胆囊管）

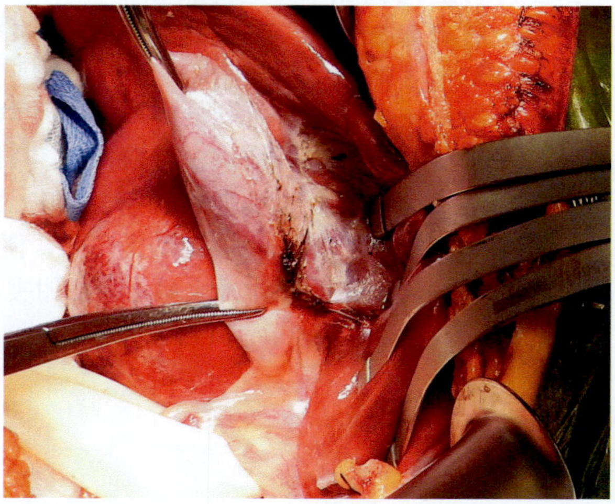

图 2-6 结扎胆囊管和胆囊动脉

当胆囊自胆囊窝完全游离后，应钝性与锐性分离相结合，解剖胆囊动脉与胆囊管；自胆囊底向肝门方向分离，避免肝门重要结构损伤；不同结构应明确分离并逐个结扎；当操作接近结肠、十二指肠或肝门部时应尽量不使用电刀

自胆囊窝逆行分离胆囊

电刀分离胆囊，自上而下，自前向后，直至胆囊完全游离。

结扎胆囊管与动脉

钝性分离与锐性分离相结合，分别显露胆囊管与动脉（图 2-7，图 2-8，图 2-9）。若发现管状结构直接自胆囊发出，无须解剖至其与胆总管汇合部。因开腹胆囊切除术指征为胆囊重度炎症，肝门过度解剖会导致不必要的麻烦，应分别结扎胆囊管与胆囊动脉后切除胆囊。若胆囊或胆囊管有坏死征象，应放置引流管以防胆漏。

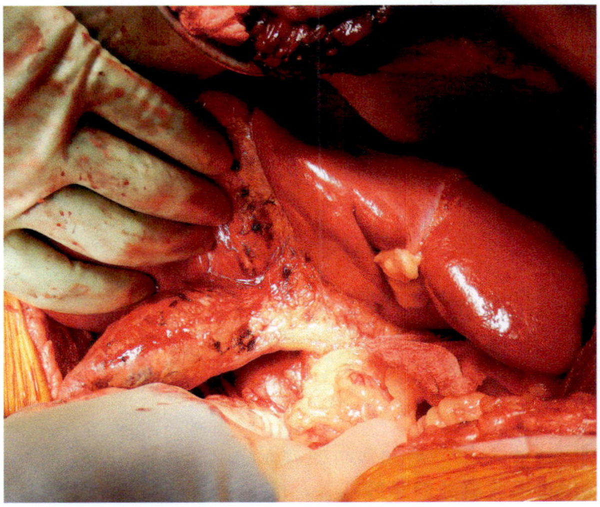

图 2-7 肝脏脏面自上而下分离胆囊

Calot 三角表面的腹膜已切开，暴露了胆囊壶腹周围的脂肪组织和肝门部的关键结构

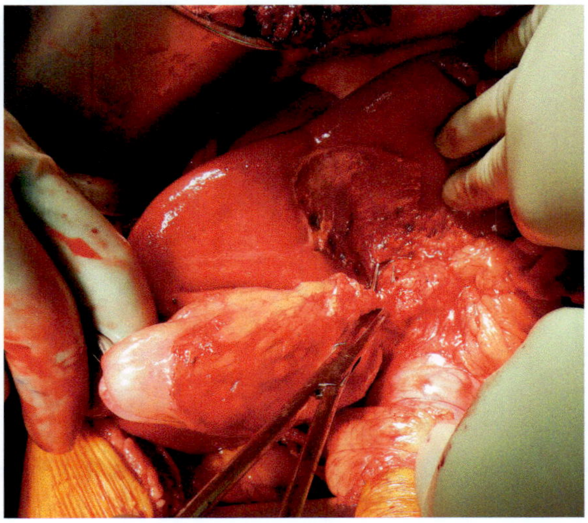

图 2-8 分离胆囊动脉（向外下方牵引胆囊，帮助辨认胆囊动脉）

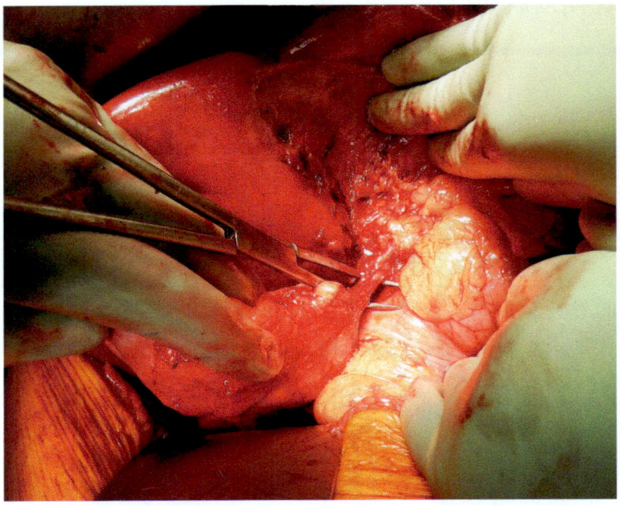

图 2-9 分离胆囊管（一旦胆囊动脉被分离结扎，可放心结扎胆囊管）

胆囊次全切除术

胆囊重度炎症病例多行开腹胆囊切除术。有些患者炎症较重引起胆囊颈周围粘连严重，解剖辨认胆囊管困难。如果胆囊管无法安全顺利的暴露，可行胆囊次全切除术。此种病例，解剖胆囊颈直至炎症粘连处，于此水平横断胆囊，胆囊管残端用缝线结扎（图 2-10）。如果胆囊壁残余较多，应用电刀烧灼残端，并连续缝合边缘，并留置引流管，因胆囊次全切除术后出现胆漏的概率 > 20%。因此，只要胆囊管可顺利暴露解剖，应尽量行胆囊全部切除术。

若术中出现肝脏出血，例如门静脉高压，可将胆囊后壁遗留于肝脏表面，但需使用电刀灼烧可见的胆囊黏膜。

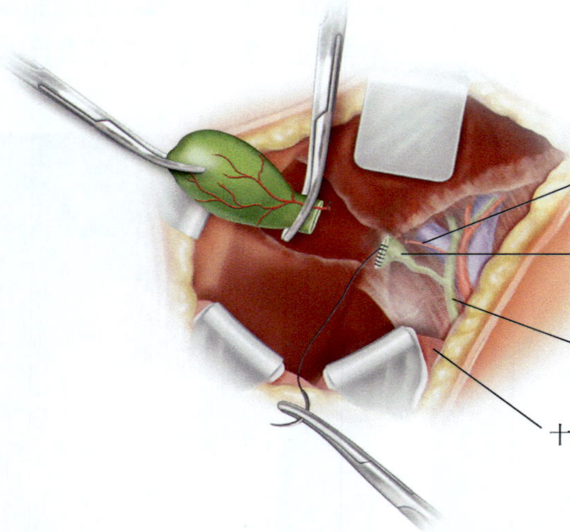

图 2-10 胆囊次全切除术

若病例炎症严重，解剖至胆囊管水平困难，可于无法继续分离处横断胆囊壶腹，胆囊管残端结扎；若有胆囊部分残留，应电刀烧灼并用可吸收缝线缝闭残端

关腹

逐层关腹，钉合器关闭皮肤切口（清洁 - 污染切口）。

经验与教训

电灼	当手术分离至十二指肠、结肠、胆管结构或肝门时，应避免电灼，防止上述结构损伤
暴露	如果结肠或十二指肠充满手术野，应使用深拉钩隔离上述结构并内衬以纱布垫
胆总管损伤	如果炎症较重，解剖胆囊管受阻，可考虑行胆囊次全切除术，此时应留置引流管
出血	急性胆囊炎手术时，自胆囊窝逆行分离胆囊时常发生炎性出血。若发生出血，应用止血纱布直接加压胆囊窝止血。腹部深拉钩可向上隔挡肝，维持胆囊分离时的张力，同时利于暴露

六、术后护理

开腹胆囊切除术后常发生肠梗阻，因此术后应早期进食。与腹腔镜胆囊切除术相比，开腹手术对术后镇痛需求略高，病人应有 2 ～ 3 天的住院时间以彻底控制疼痛。若出现胆管残端漏，术后常不会立即出现症状（平均 2 ～ 3 天之后才出现明显的临床表现）。因此，若胆囊管残端处理不确切，发生胆漏风险较高，应留置引流管几天，确保无恙后再行拔除。

七、转归

胆囊切除术的长期效果令人满意。短期并发症包括胆囊管漏，择期胆囊切除术发生率为 0.4%，急诊胆囊切除术发生率为 1.2%。胆囊次全切除术后，残余胆囊很少发生问题。

八、并发症

- 胆囊管瘘。
- 胆总管损伤（概率＜ 1/‰）。
- 切口感染。
- 肝源性出血。

第 3 章　根治性胆囊切除术

Richard J.Bold

一、定义

根治性胆囊切除术用于治疗胆囊癌，是指将胆囊、胆囊窝及十二指肠上淋巴结切除的手术。其中，肝的切除范围从胆囊床部分的肝实质非解剖性切除到标准的解剖性肝Ⅳ b 段 /Ⅴ段切除不等（图 3-1）。胆囊切除术附加肝Ⅳ b 段、Ⅴ段切除术后患者的生存率较行标准胆囊切除术者高。手术目的是将所有的病理组织完全切除，若仅将手术范围设定于胆囊管与肝总管汇合处水平无法根治，则应一并切除胆总管 / 肝总管。

二、鉴别诊断

多种其他疾病也可出现与胆囊腺癌相似的临床表现。包括良性胆囊息肉（影像学发现胆囊腔内肿物）、慢性胆囊炎（胆囊腔缩小，慢性炎症导致的胆囊壁增厚）、胆囊窝附近的肝脏包块（肝内靠近胆囊的肿块）等。

三、病史与体格检查

大多数早期胆囊癌无临床表现，无法早期诊断，常因其他原因（如有症状的胆囊结石或胆囊炎）行胆囊切除术后经病理检查意外发现。

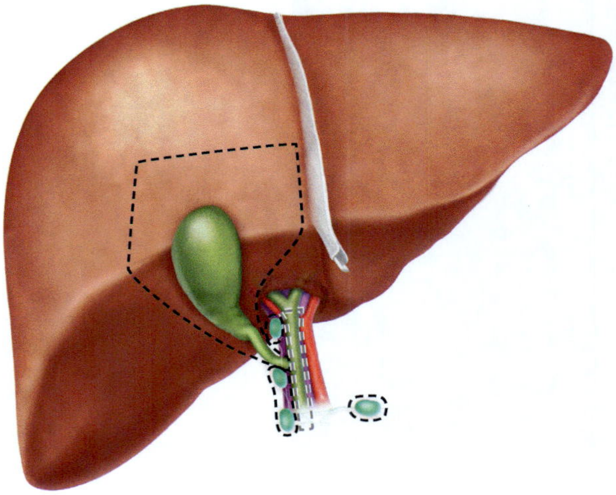

图 3-1　**胆囊癌根治术图解**
胆囊联合部分Ⅳ、Ⅴ段肝切除（黑色虚线所示），选择性的切除肝外胆道（白色虚线所示）

某些息肉型胆囊癌病人表现为与胆囊炎相似的右上腹痛，可能与胆囊腔内肿物自身或其阻塞胆囊颈或胆囊管有关。此外，若肿瘤延胆囊管生长至肝总管，病人会出现无痛性黄疸。

胆囊癌常转移至腹腔引起恶性腹水，病人出现腹胀、体重下降等表现。肝也是胆囊癌常见的转移部位。

胆囊癌女性发病率是男性的3倍。西班牙人、美国印第安人和墨西哥印第安人是胆囊癌的高发人群。

多发结石、较大结石多与胆囊癌的发生有关；胆囊癌患者中有 60% ～ 80% 合并胆囊结石。

肥胖是胆囊结石和胆囊癌的危险因素；同时，肥胖可导致非酒精性肝病，特别是非酒精性脂肪性肝炎（NASH），可影响根治性胆囊切除术的实施。

因根治性胆囊切除术需要切除部分肝，询问病史时应注意是否存在引发肝硬化的危险因素（如酗酒、慢性病毒性肝炎），并评估病人对肝切除的耐受性。

早期胆囊癌多无阳性体征。当出现腹水（腹膜转移）、无痛性黄疸（肿瘤生长阻塞肝总管或肝门部病理性肿大淋巴结压迫引起肝外胆管扩张）、触及无痛性肿大胆囊（与广泛性胆囊壁浸润有关）时提示已进入进展期。除此之外，若体检发现晚期肝病的体征，怀疑病人存在肝硬化，不适宜行根治性胆囊切除术。

四、影像学检查及其他检查

根治性胆囊切除术仅适用于 T1b 期、T2 期或 T3 期（原发肿瘤的浸润深度）、有或无淋巴结转移的胆囊癌病人（图 3-2，表 3-1）。

首先使用超声初步评估右上腹疼痛病因，

如是否患胆结石、胆囊息肉（图 3-3）。因为任何胆囊息肉都有其管腔面，若息肉没有侵犯超过胆囊壁的表现，则不可使用经皮穿刺活检。可以考虑使用经胆道的胆囊腔内活检，但难度较大。

胆囊壁钙化（瓷性胆囊）与胆囊癌无显著关联，因此并不推荐对瓷性胆囊病人常规行胆囊切除术。胆囊壁钙化在超声上并不明显，但在 CT 上表现较清晰（图 3-4）。当诊断为瓷性胆囊时，无论是否有症状或其他相关影像学发现，均应建议病人定期随访，提高对胆囊癌的警惕性。

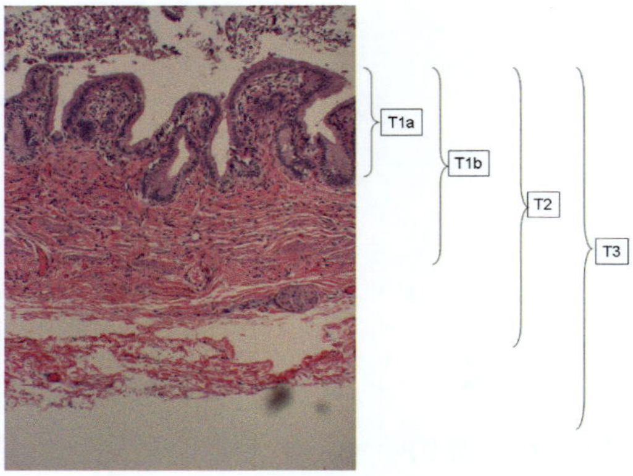

图 3-2 T1a, T1b, T2, T3 期胆囊癌的浸润深度

表 3-1 美国癌症联合会胆囊癌分期系统

分期	病理特点
原发肿瘤（T）	
TX	原发肿瘤无法评估
T0	无原发肿瘤证据
Tis	原位癌
T1a	肿瘤侵犯黏膜层
T1b	肿瘤侵犯肌层
T2	肿瘤侵犯肌层周围结缔组织，但未突破浆膜或侵及肝
T3	肿瘤突破浆膜或(和)直接侵犯肝或(和)一个邻近器官或结构
T4	肿瘤侵犯肝门或肝动脉，或同时侵犯≥ 2 个邻近器官
区域淋巴结（N）	
NX	淋巴结转移无法评估
N0	无淋巴结转移
N1	有区域性淋巴结转移

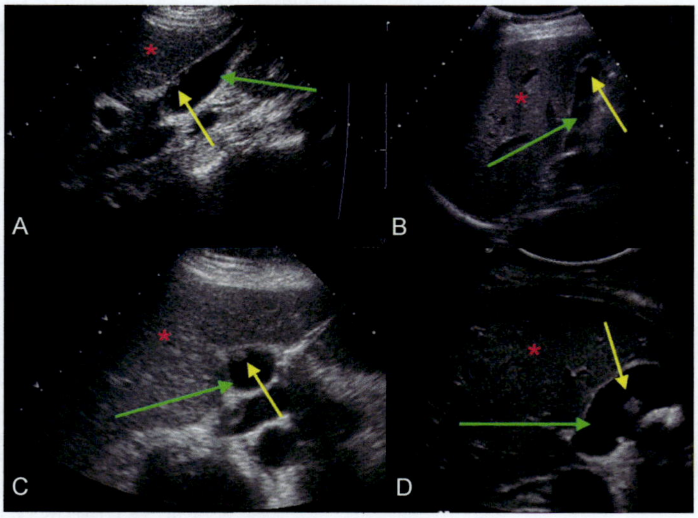

图 3-3 胆囊长轴切面（A,B）和短轴切面观（C，D）

胆囊腔（绿色箭头示）内可见一息肉状肿物（黄色箭头示）；息肉状肿物与肝（红色星号）的关系可大体确定；在 A ～ C 图中示其很可能邻近胆囊窝；D 图显示肿物可能在胆囊的腹膜面 / 游离面

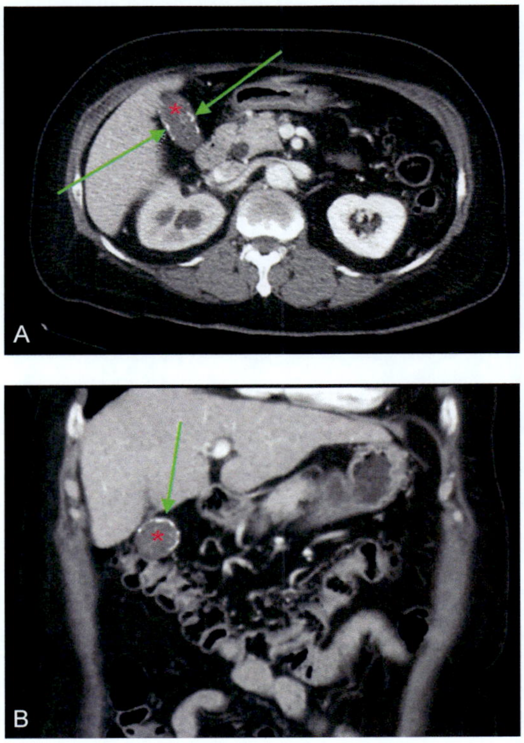

图 3-4 横断面和冠状面增强 CT 提示瓷性胆囊
胆囊壁钙化（绿色箭头）较弥漫；勾勒出了胆囊腔轮廓（红色星号）

当病史、体格检查、超声检查均提示胆囊癌时，可行增强 CT 检查胆囊癌的侵犯范围。胆囊癌的 CT 表现为向腔内明显突出的肿块或弥漫性的胆囊壁增厚（图 3-5）。

磁共振（MRI）能辨别液体信号（即胆汁），可用于胆囊肿物的辅助诊断，也可使用磁共振胰胆管造影术（MRCP）评估胆管树的受累情况。胆囊癌 MRI 表现与 CT 相似，包括胆囊腔内肿物；胆囊癌肝侵犯部位的 MRI 表现与肝实质信号有差异（图 3-6）。

然而很多胆囊癌术前无法明确诊断，常在因胆石症行腹腔镜胆囊切除术后的病理标本中意外发现早期胆囊癌；在因良性胆囊疾病（如胆囊结石）行腹腔镜胆囊切除术的病人中，意外发现的胆囊癌多达 10%。除此之外，许多进展期胆囊肿瘤在术前常被误诊为慢性胆囊炎，在术中才被发现。这些病人的术前影像学检查常提示胆囊缩小伴壁增厚，术中可明确地诊断为恶性肿瘤。腹腔镜下表现为质硬组织、胆囊壁明显增厚、侵犯胆囊邻近器官（如网膜、肝、十二指肠、结肠肝曲）（图 3-7）。

胆囊癌病人可能出现肿瘤标志物癌胚抗原（CEA）和糖链抗原 19-9（CA 19-9）水平的升高，但依靠肿瘤标志物诊断的灵敏度和特异度并不高，其表达水平仅与肿瘤的生长范围有关。

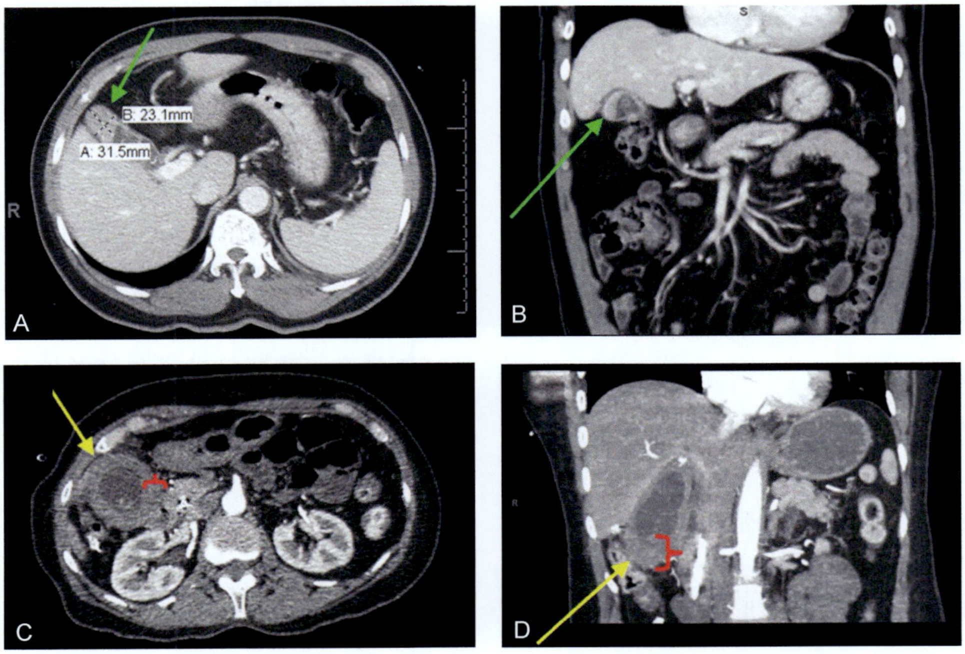

图 3-5 横断面和冠状面增强 CT 提示胆囊癌
典型的表现包括腔内生长的肿物（绿色箭头，A、B 图）或弥漫性的胆囊壁增厚（黄色箭头指示胆囊，红色括号指示壁增厚区，C 图、D 图）超过 2mm

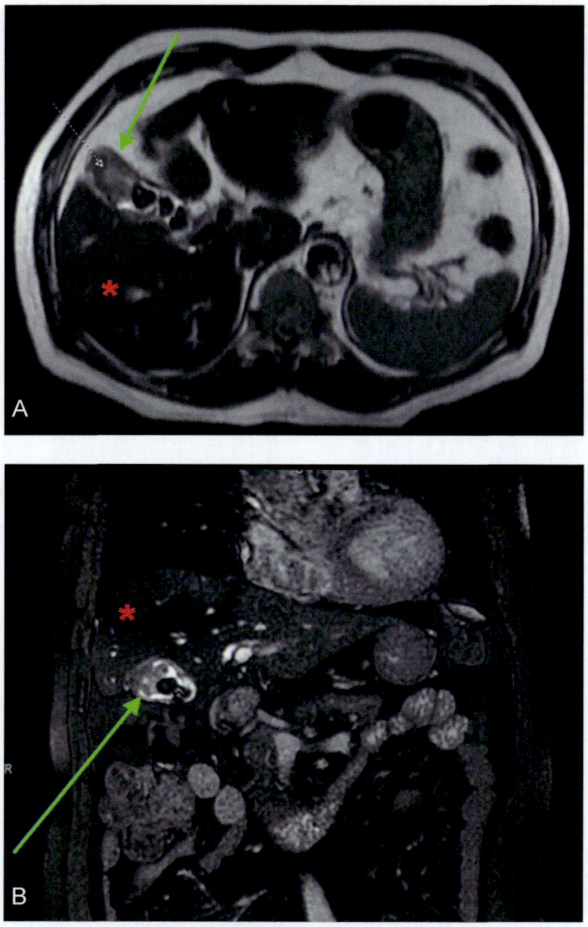

图 3-6 **横断面和冠状面增强 MRI 提示胆囊癌**
邻近正常肝实质（红色星号）的局限性胆囊壁增厚（绿色箭头）

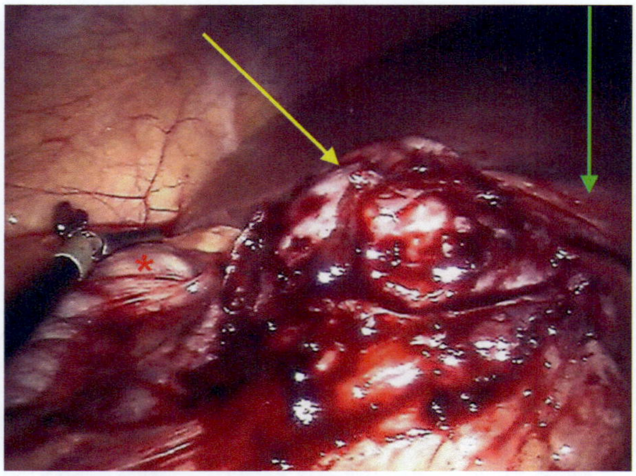

图 3-7 **胆囊癌腹腔镜下表现**
为弥漫性、固定的、结节样的胆囊壁增厚（黄色箭头）；直接侵犯结肠肝曲（红色星号）及肝实质（绿色箭头）

五、外科治疗

（一）术前规划

■ 根治性胆囊切除术需切除肝两段（Ⅳ b 段和Ⅴ段）。因此，术前应仔细评估肝功能，评估肝硬化病情，以判断病人肝储备功能是否能耐受肝切除术。生化评分系统 [如 Child-Pugh 肝功能分级或终末期肝病模型（MELD）] 可预测肝硬化病人术后的发病率和死亡率。此外，肝功能检测 [如吲哚菁绿（ICG 15）清除试验] 有助于制定肝切除量。

■ 尽管肝切除术后感染并不常见，也应针对皮肤长驻菌群预防性应用抗生素。若病人近期有胆道介入性操作（如胆道减压支架），抗菌谱应覆盖肠道菌群。

（二）体位

根治性胆囊癌切除术应取右肋缘下切口。为更好地暴露肝脏面，应适度调整手术台或于病人下胸部背侧(近腰处)垫一布巾卷(图 3-8A)。以上操作可抬高肋缘，易化术中肝暴露。

手术技巧

切口及暴露

■ 使用右上腹斜切口可清晰地暴露胆囊、胆囊窝和肝门（图 3-8B）。

■ 自肝表面分离镰状韧带，暴露肝膈面。放置自动拉钩，隔挡右侧肋缘及下腹壁（图 3-9）。

■ 腹部探查排除肿瘤腹腔转移：腹腔转移包括肝转移、腹膜转移（包括曾接受腹腔镜胆囊切除术后腹壁戳孔的转移），或肝总动脉旁、腹腔动脉旁淋巴结转移。

■ 切断小网膜（即肝胃韧带），暴露肝动脉与肝门内侧面。肝门部预置肝门阻断带，需要时可阻断入肝血流。

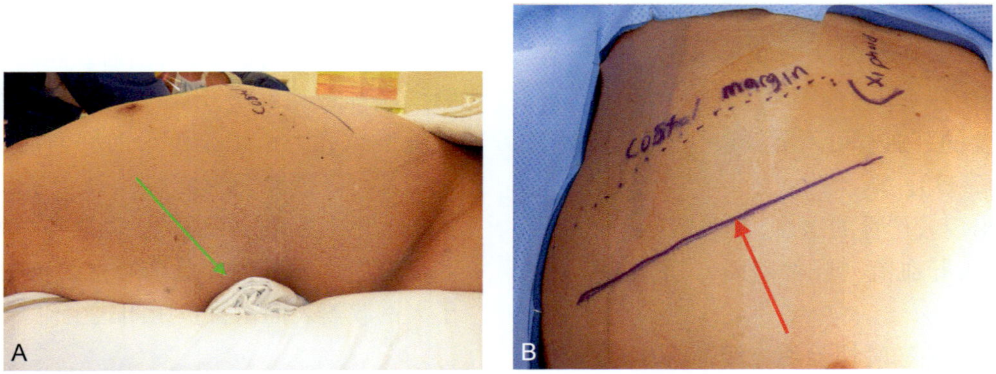

图 3-8　**根治行胆囊切除术病人体位侧面观**

A. 病人背部垫布巾卷维持轻微反张状态，或结合手术台的弯曲度调整病人体位；B. 右肋缘下两横指处取 Kocher 切口（红色箭头）

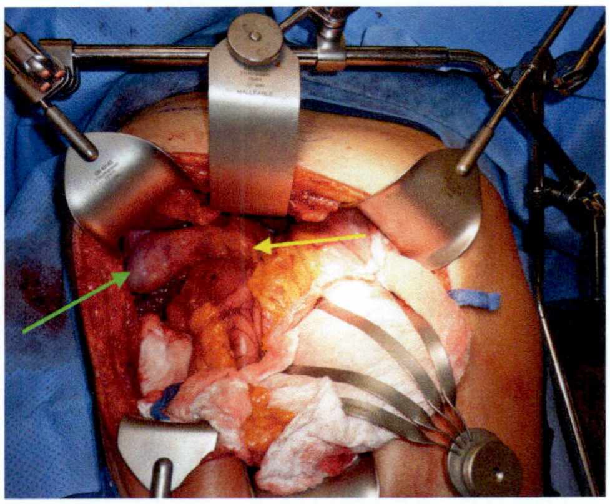

图 3-9　**自动拉钩彻底暴露胆囊（绿色箭头）、肝门（黄色箭头）（向上隔挡肋缘，向下隔挡结肠肝曲）**

术中超声检查

术中应对肝Ⅳ b/ Ⅴ段行超声检查，评估是否有肿瘤直接侵犯肝实质。声波频率范围于 4 ～ 10MHz 的 T 形线性阵列换能器分辨率高，可配合多普勒超声检查帮助术中辨别血管结构（图 3-10）。

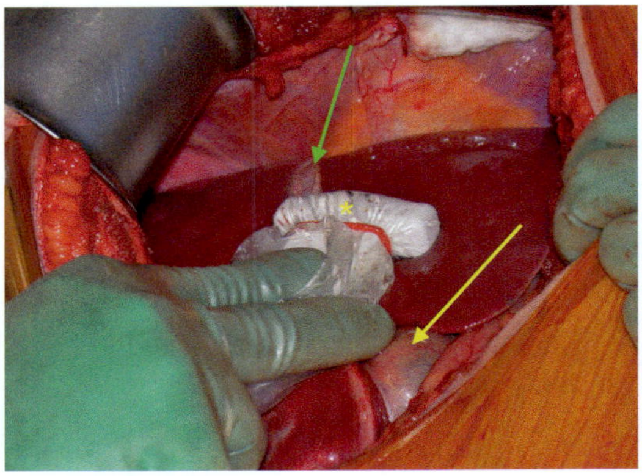

图 3-10　**术中超声**

镰状韧带（绿色箭头）切断后，术中超声检查肝，评估胆囊癌（黄色箭头）侵犯胆囊窝的范围，同时了解肝血流分布

肝Ⅳb/ Ⅴ段切除

- 尽管非解剖性胆囊窝切除术有文献报道，肝实质切除范围也仍然存在争议，但传统观点认为，胆囊癌根治术最合适的肝段切除范围是Ⅳb 段（Ⅳ段的下半部分）和Ⅴ段（见第 15 章　肝外科解剖，图 15-2）。
- 多种技术可离断肝实质，包括钳夹法、超声刀分离法、双极电凝（如 Harmonic 公司的 LigaSure）、射频凝闭法，或水刀切割法（见第 21 章肝段切除术）。

■ 重要的肝血管可用缝线或切割闭合器结扎切断（图 3-11）。

■ 若出现较严重的出血，可收紧肝门阻断带，暂时控制入肝血流（肝蒂阻断）后直接结扎或上钛夹止血。

■ Ⅳb 段 / Ⅴ段切除后，组织标本应快速送病理检查，判断标本边缘是否有肿瘤浸润。

■ 检查肝切面是否有出血或胆漏（图 3-12）。缝线结扎或用钛夹止血，开放的胆管残端应直接缝线结扎。组织胶可帮助肝创面止血，但未表明其可降低胆漏的发生率。

■ 将结肠肝曲附着的大网膜瓣填塞至肝段切除后遗留的残腔内，此举可帮助小的胆漏愈合。于大网膜瓣表面留置负压闭式引流。

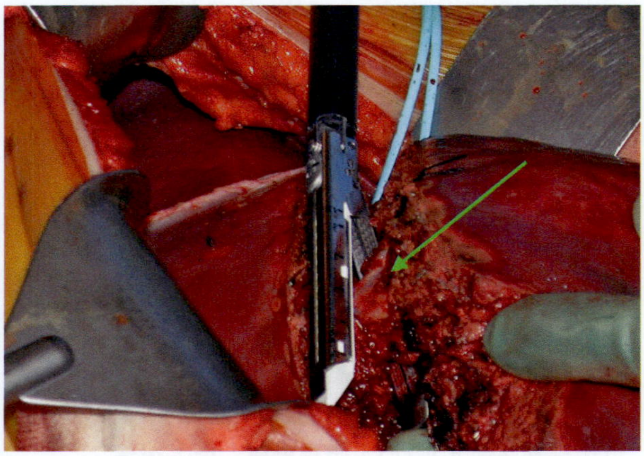

图 3-11 Ⅳb 段 / Ⅴ段肝实质分离完成后，切割闭合器结扎切断Ⅳb 段 / Ⅴ段肝门静脉分支

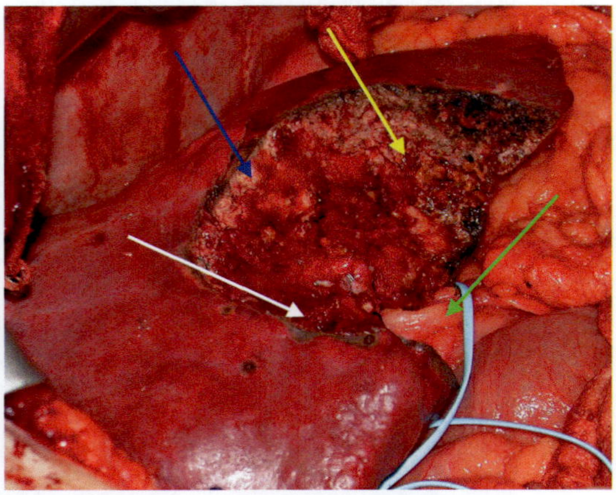

图 3-12 胆囊癌根治术后遗留的肝创面
Ⅲ段与Ⅳb 段（黄色箭头）；Ⅳa 段与Ⅳb 段（蓝色箭头）；Ⅴ段与Ⅵ段（白色箭头）的交界显露；肝门阻断带可阻断入肝血流（蓝色血管阻断带）

肝门淋巴结切除术和选择性肝外胆管切除术

■ 若胆囊管切缘肿瘤残留情况无法评估或呈阳性，或出现胆道梗阻，应切除肝外胆管。

■ 胆囊癌均需行淋巴结清扫术，但会导致肝外胆管缺血，出现迟发型胆管狭窄。因此，有些医生将常规切除肝外胆管作为胆囊癌根治术的基本原则。

■ 肝门部腹膜环切，范围自肝板水平至十二指肠上部水平（图 3-13）。

■ 切除肝动脉和肝门静脉周围的淋巴结及内脏神经丛。因上述组织血供丰富，切除时应用缝线结扎或双极电凝彻底止血。淋巴结清扫术应避免遗漏肝淋巴结。注意：大部分肝门淋巴结位于肝门结构的后方及侧面。

■ 如果需要切除肝外胆管，胆总管应分离至其进入胰腺实质。胆总管残端以单股可吸收缝线连续锁边缝合。但是否评估切缘癌细胞残留仍有争议。

■ 近端肝管应分离至左右肝管汇合处下方。若仍有余地切除剩余肝管，可在术中评估是否近端切缘有肿瘤残余。

■ Roux-en Y 肝胆管空肠吻合术重建胆汁引流，详见第 14 章。

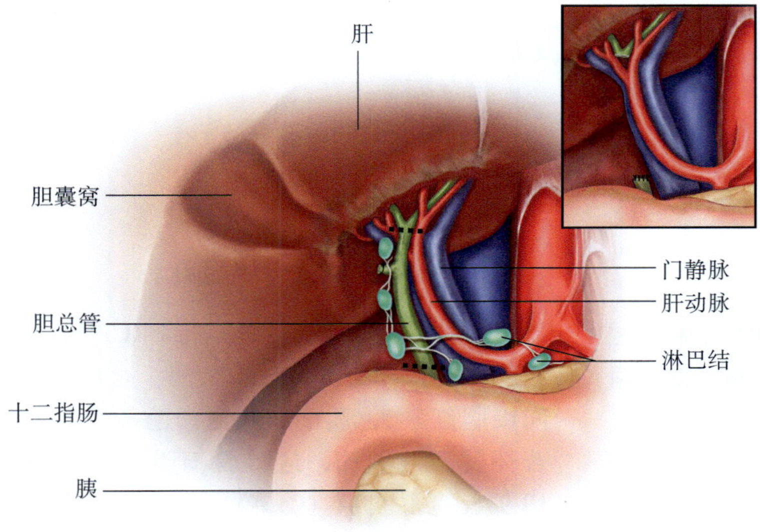

图 3-13　肝门淋巴结清扫术和选择性肝外胆管切除术（虚线）

清扫肝动脉和肝门静脉周围的淋巴神经组织。近端肝管应分离至左右肝管汇合处下方；远端胆总管分离至其进入胰腺实质水平（见插图）

经验与教训

手术指征	①术前超声发现胆囊异常，应行增强 CT 扫描，排除无法切除 / 晚期胆囊癌 ②全面仔细地评估肝功能，确保对肝两段切除术的耐受性 ③行腹腔镜胆囊切除术后，病理诊断为胆囊癌者应术后复查增强 CT，以排除腔镜手术中无法发现的肿瘤进展期表现
切口位置的选择	①于右肋缘下约 2cm 取斜切口，保证充分暴露病灶，同时留有足够宽度的筋膜，方便关腹 ②若腹腔镜胆囊切除术后偶然发现胆囊癌，应考虑切除先前的腹部切口处组织
肝实质切除	①离断肝实质时应注意缝闭主要胆管或其分支，减少术后胆漏的发生 ②画线标记出需要切除的肝段边界，便于准确切除Ⅳb 段和Ⅴ段
血流的控制	①肝段切除前，术中彩超可帮助辨别肝内主要的血管 ②肝门预置阻断带，可于切肝时控制出血，但应注意肝门阻断时间
关腹	于覆盖肝创面的大网膜瓣表面留置闭式负压引流，禁止直接引流肝创面

六、术后护理

■ 术后充分镇痛利于病人迅速恢复，胸段硬膜外导管镇痛对病人有益，应在有条件的情况下进行。

■ 应常规检查凝血功能，若异常应积极处理，保证术后止血充分。

■ 血清胆红素升高提示可能出现胆漏、肝功能不全或血管内血栓形成。增强 CT 扫描可区分上述三种病因。

■ 负压闭式引流引出的液体可送检测胆红素含量，评估是否出现胆漏。若无胆漏证据，可拔除引流管。

七、转归

若病人术前肝功能正常，手术并不会对肝功能造成长期的影响。

腹膜和肝是胆囊癌最常见的复发部位，病人预后取决于术后 TNM 分期。早期胆囊癌（Ⅰ期）病人 5 年生存率为 60% ～ 80%，晚期胆囊癌（Ⅲ期）病人 5 年生存率低于 20%。

八、并发症

■ 出血。

■ 胆瘘。

■ 腹腔脓肿。

■ 肝门淋巴结清扫术（去脉管化）导致的迟发型胆总管 / 肝总管狭窄。

第 4 章　内镜逆行性胰胆管造影术

Shailendra S. Chauhan

一、定义

内镜逆行胰胆管造影术（ERCP）是将十二指肠镜（侧视内镜）经口送至十二指肠降段乳头并造影的一种技术。

通过将各种器械送入十二指肠镜的工作通道，便可实现对胆管和胰管各种复杂的介入操作。向胆 / 胰管注入造影剂后行 X 线摄影，可清晰的显示胆 / 胰管的走行。也可通过纤维胆管镜或向十二指肠镜的工作通道送入更细的镜头来直接观察胆 / 胰管腔。

ERCP 可以微创技术解决胆 / 胰管疾病。但其技术难度高，且较其他标准的腹腔镜操作（如膀胱镜、支气管镜、胃镜）并发症发生率高。

二、病史及体格检查

行 ERCP 前，应详细了解病人的病史，完善体格检查及相关的实验室和影像学检查，从中筛选出可从 ERCP 中获益最大的病人。详细了解病人既往是否有胰腺或胆管系统症状（如胰腺炎、胆绞痛）；是否有胆系或胰腺的介入性操作史或手术史。此外，小肠手术史会影响或阻碍 ERCP 的实施，如 Roux-en-Y 胃空肠吻合手术史。还应纠正各种影响麻醉安全性或增加 ERCP 并发症风险的因素（如凝血功能异常）。

ERCP 适用于多种胰胆管疾病。病人可能的临床表现有腹痛（位置、特点、发作频率、持续时间、加重或缓解因素）、恶心呕吐、黄疸、大便和尿液颜色的改变、皮肤瘙痒、脂肪泻、体重减轻、低血糖或高血糖。体格检查重点应评估黄疸的严重程度，详细检查腹部，观察是否有营养不良或恶病质的表现（提示患有慢性疾病或恶性肿瘤）。

详细询问病史，包括吸烟、酗酒、恶性肿瘤病人了解其家族史。

三、影像学及其他检查

某些实验室检查可提示行 ERCP 的必要性，如肝酶（转氨酶、碱性磷酸酶、直接胆红素和间接胆红素），胰酶（胰淀粉酶和胰脂肪酶）。若怀疑恶性肿瘤，应检验糖类抗原 19-9（CA 19-9）、癌胚抗原（CEA）和甲胎蛋白（AFP）。如病人未服用抗凝药物或没有凝血功能障碍病史，可不检查凝血功能指标 [血小板、凝血酶原时间（PT）、国际标准化比值（INR）、部分凝血酶原时间（PTT）]。

胆胰系影像学检查包括经腹超声、内镜超声（EUS）、CT、MRI、MRCP。经腹超声无法获取胰腺的完整声像图，而 EUS 可提供很多有价值的信息，包括胆管、胰管及胰腺实质的解剖特点，帮助筛选适合行 ERCP 的病人。

四、外科操作

ERCP 从一种诊断性操作逐步发展成一种治疗方法。经腹超声、内镜超声（EUS）、CT、MRI、MRCP 可帮助筛选适合行治疗性 ERCP 的病人。一般来说，选择 ERCP 之前应详细观察了解胰管、胆管的解剖特点。ERCP 不应仅用于诊断，因为此情况下，ERCP 的风险性远高于获益。若缺乏其他客观检查支持胆道或胰腺疾病，不推荐使用 ERCP 鉴别腹痛的病因。胰胆系疾病是行 ERCP 的指征。胆系疾病包括：①胆总管结石的治疗；②良性和恶性胆道狭窄的治疗（包括活检、狭窄段扩张、支架置入）；③胆瘘的诊断治疗。胰腺疾病包括：①复发性急性胰腺炎；②胰管狭窄或结石阻塞胰管引起的上腹疼痛；③慢性胰腺炎；④胰管瘘；⑤与胰管相通的假性囊肿引流；⑥胰腺癌引起的胰管或胆管梗阻。其他可用 ERCP 诊断处理的特殊疾病包括：①肝胰壶腹狭窄；② Oddi 括约肌功能障碍（SOD）；③Ⅲ型胆管囊肿（胆总管囊肿）；④胰腺分裂引起的复发性急性胰腺炎；⑤壶腹癌及腺瘤的治疗。表 4-1 列举了治疗性 ERCP 的适应证。

表 4-1　治疗性 ERCP 的适应证

胆系
胆总管结石
–术前高度怀疑胆总管结石
–术中诊断胆总管结石
–外科手术术前明确诊断
胆管狭窄
–良性
–恶性
术后胆瘘
胆总管囊肿（Ⅲ型胆管囊肿）
胆总管 Oddi 括约肌功能不全
–Ⅰ型
–Ⅱ型
胰腺
慢性胰腺炎
–胰管狭窄
–胰管结石
–两者均有
胰管断裂
经十二指肠乳头胰腺假性囊肿引流
胰管狭窄
–良性
–恶性
急性胰腺炎
–急性胆源性胰腺炎
–复发性急性胰腺炎
–胰腺分裂引起的复发性急性胰腺炎
胰管 Oddi 括约肌功能不全
–Ⅰ型
–Ⅱ型
其他
–壶腹癌或腺瘤

（一）术前规划

■ 在门诊即可实施 ERCP，但与其他内镜检查相比，操作后的留院观察时间应延长。

■ ERCP 开始前，内镜医生应严格掌握适应证并事先规划好所有操作。ERCP 不应单纯用于诊断疾病。

■ 签署知情同意书，向病人解释该项侵入性操作所有可能的风险及获益，以及替代方案。考虑到每位患者需 ERCP 术后并发症发生率的具体状况，对风险的诠释应个体化。

■ 表 4-2 列举了 ERCP 所有并发症的危险因素。

■ ERCP 之前禁食 6 小时以上，围操作期应用广谱抗生素，适应证包括胆道梗阻、经十二指肠乳头胰腺假性囊肿引流术等。

（二）体位

■ 病人于检查床上取左侧半俯卧位，上肢放于躯干两侧。右胸 / 右肩稍垫高，面部朝向术者（图 4-1）。

■ 操作前预摄 X 线平片，保证透视野中无任何不透射线的物品（如监视器线），同时了解患者体内是否有引流管、支架、鼻胃管等。

■ 可在麻醉医生或内镜医生监督下给予镇静药物（苯二氮䓬类药物与镇静药联用），并同时监测生命体征。决定采用的镇静或麻醉方式因病人具体情况而异。

表 4-2　ERCP 并发症的相关危险因素

明确相关	可能相关	无关
Oddi 括约肌功能障碍	年轻病人	伴存疾病
肝硬化	反复胰管造影	胆总管狭窄
胆管插管困难	胆道引流失败	女性
术者经验不足	学员参与操作	Billroth Ⅱ式消化道重建术后
经皮胆道操作	乳头旁憩室	

引自 Freeman ML. Complications of endoscopic retrograde cholangiopancreatography:avoidance and management. Gastrointest Endosc Clin N Am. 2012;22(3):567-586.

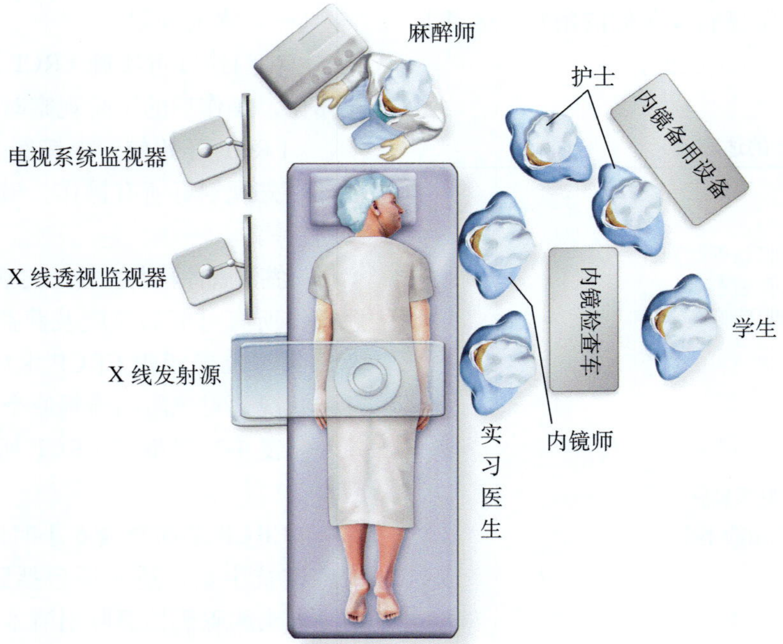

图 4-1 **病人体位**

手术技巧

ERCP 适应证不同，术中的操作也不尽相同。但镜头进入十二指肠乳头及将造影管插入目标管道（如胆管或胰管）是 ERCP 术成功的关键。

经食管将内镜送达十二指肠

■因十二指肠镜为侧视内镜，送经口咽及食管仅凭术者手感，而非直视。向食管插入十二指肠镜前，保证其中各辅件排列有序。内镜的上下及侧方移动旋钮（角度控制旋钮）应解锁，检查举钳器升降操作保证其功能正常；向口咽部送入内镜时，举钳器应保持放松（向下）的状态。应检查光源和其他内镜的辅件（活检管道、吸引管道、水气管道）。当病人充分麻醉后，润滑镜身（注意不要擦拭镜头），引导其通过舌表面至上食管括约肌。轻柔用力即可通过食管进镜至胃部。若进镜遇到抵抗，不可强行进镜，应撤回十二指肠镜，更换直视胃镜观察病人上消化道的解剖特点。

■当十二指肠镜顺利进入胃部，稍向胃部送气以引导前端部向胃窦前进。推动内镜沿胃大弯侧向幽门前进，一旦明确幽门的位置，向上调整镜头角度，穿过幽门。因十二指肠镜为侧视内镜，镜头通过幽门时无法观察到幽门。

■直视下将内镜送至十二指肠降段水平，并无法获得完整的前向视野，若过于追求肠腔的完整视野可能会导致十二指肠穿孔。此时内镜常处于“伸长”状态，顺钟向旋转镜身，锁定旋钮保持镜头向右的姿势并向后提拉。以上操作反而使内镜头端向前运动，使内镜转换为“缩短”状态（图 4-2）。此时内镜师可适当调节站立方向并结合上下及侧方移动旋钮，对内镜姿势进行微调，将内镜调整到适合正面插入十二指肠乳头的位置。此时可将各旋钮锁定以稳定镜身姿势。

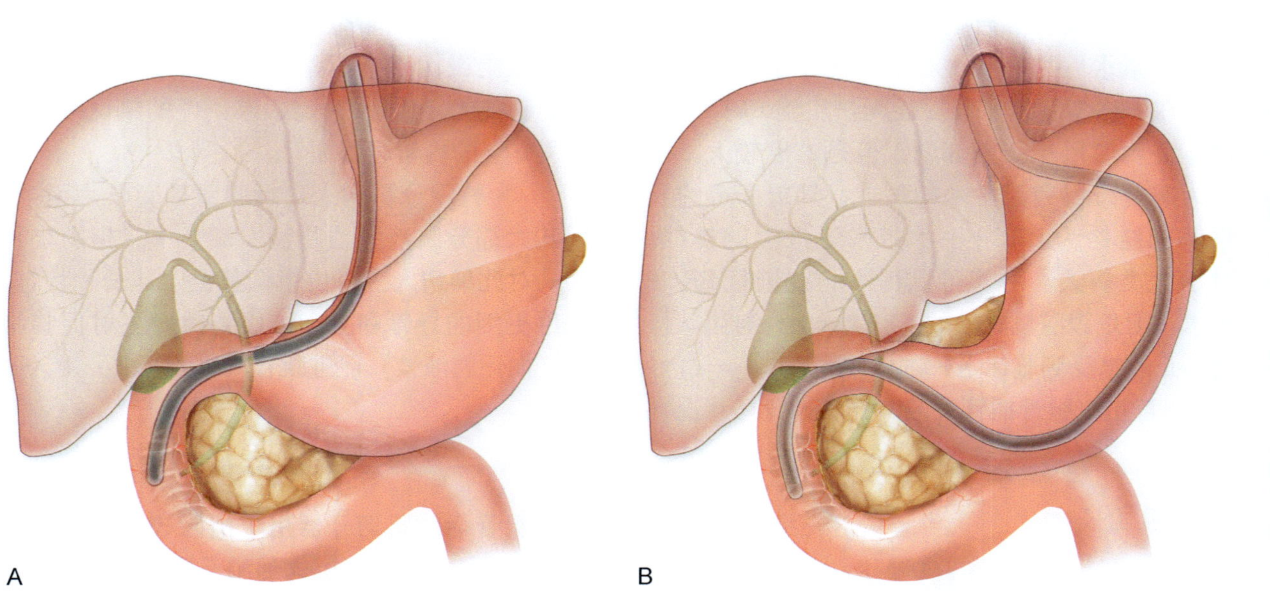

图 4-2　A. 十二指肠乳头插管时十二指肠镜的“缩短”状态；B.“伸长”状态

十二指肠大乳头插管

■对目标管道（胆管或胰管）行选择性插管既重要又较难掌握，对十二指肠乳头解剖知识的掌握非常重要，ERCP 失败最常见的原因是对目的管道插管失败。有研究表明，获得适当的插管成功率需要经过 180 ～ 200 例的 ERCP 训练。此外，经过 1000 例 ERCP 术后才能真正熟悉这门技术，精通该项技术则需要几千例手术。尽管不同学者描述的插管技术不同，但均包含导管及导丝的使用，治疗性 ERCP 可用到含括约肌切开器的导管及预装载导丝。在内镜师确认插管装置（导管套管）到达目的管道（胆管或胰管）的入口前，不应注入太多造影剂，这样可避免 X 线照射过量或造影剂误注入黏膜下，也可降低 ERCP 后胰腺炎发生率。

■选择性胆管插管，应向大乳头的 10 ～ 12 点钟位用导管套管初探，当探头超过乳头内隔膜时，向上送出导管（图 4-3）。当导管头端顺利进入胆管，则可推进导丝或注入造影剂确定导管位置；如果误插入胰管，应避免或限制造影剂的注入量；当确定胆管插管已成功，则可进一步向胆管远端送入导丝。

■选择性胰管插管时，导管尖端通过乳头中央时通常是指向 2 点钟位的方向，然后将导管送入胰管汇合处分隔的下方，用导丝和导管结合的方式逐渐向深处推进，需要注意的是要减少造影剂注入胰管，避免胰腺腺泡内压力过大，从而减少 ERCP 术后胰腺炎的发生。

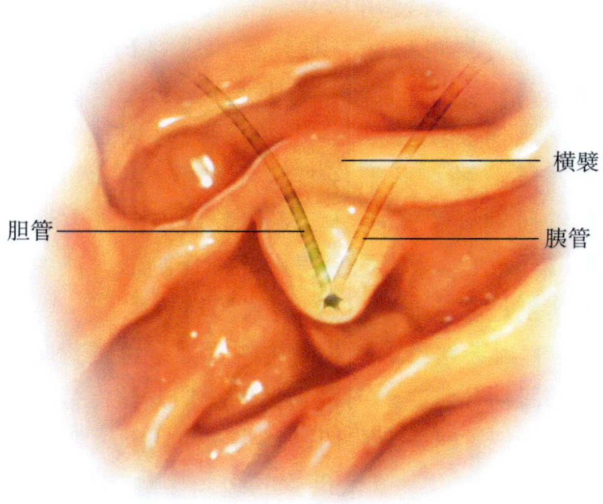

图 4-3　十二指肠大乳头选择性胰管 / 胆管插管路径

■由于异常或病理的解剖（如乳头壶腹周围憩室恶性肿瘤或者既往有手术史）导致选择性插管无法顺利进行时，就需要使用一些特殊手术操作和（或）器械。这包括乳头肌预切开、使用可旋转插管设备、放置胰管支撑管（便于胆管插管和减少术后胰腺炎）及使用特殊直径或具有亲水性的导丝。对于有既往手术史的病人，在十二指肠镜下很可能无法实施 ERCP 时，可能需要使用小肠镜辅助，但是难度较大。既往为减重行胃旁路手术的病人，其胃肠道的异常解剖结构为 ERCP 手术带来了极大的挑战。对于此类病人，尽管可以用小肠镜进行 ERCP 手术，但是腹腔镜辅助的 ERCP（由外科团队协助）正逐渐受到临床医师的青睐。

■若初次胆管插管失败，在病人身体状况允许的情况下，可间隔 1 ～ 2 天后再行 ERCP，或转诊至上级医院。但是，若情况紧急，应行经皮胆管插管（放射介入），有条件的单位可行超声引导下的内镜胆管插管。

■为胰腺分裂病人进行胰管插管较为困难，因其大部分胰液经副胰管引流至十二指肠小乳头。对此种病人应将内镜调整至“伸长”状态，使用更细的导管和导丝，必要时可注射促胰泌素（如促胰液素）促进胰管入口的开放。

括约肌切开术

■若已准备好深入胰管或胆管的途径，应行胆管或胰管括约肌切开术，以进行下一步治疗操作。常用的器械是牵引型括约肌切开器，切开器的切割丝带有高频电流。切割丝同时也可帮助弯曲切开器的头端。当导丝深入目的胆管或胰管时，将使用切开器完成括约肌切开术。这种切开器可旋转，对外科术后的 ERCP 再治疗尤其有帮助。此外，一些胆 / 胰管插管困难的病例则需要一种“针样”的括约肌切开器，偶尔需要此种切开器经支架完成括约肌切开术。括约肌切开手术所用电流是混合电流（电切与电凝相混合），应配合使用脉冲切割法，避免组织切割过度或过快（“拉链式切割”）。

■当导丝已深达胆管树的远端，可进行胆管括约肌切开术。当内镜与括约肌切开器保持固定姿势和位置时，弯曲切开器头端使切割线朝向 11 点钟位方向。尽量使最少的组织接触到切割线，保证精确切割，同时避免不必要的电凝止血，防止胆管壁的炭化损伤（热损伤）。使用纤维镜的旋钮调节角度，向 11 点钟位方向切割乳头，切割勿超过乳头上横襞水平（图 4-3）。依据治疗目的选择合适大小的括约肌切割器，一般来说，较大的胆管括约肌切开器用于清除较大的胆管结石。如果切开器已足够大但结石取出仍困难，应配合使用球囊扩张胆道入口（图 4-4）。

■胰管括约肌切开步骤与胆管相似，但切割线应朝向 2 点钟位方向。一般来说，用于胰管的括约肌切开器较胆管者长度短。许多内镜师选择预先置入胰管支架作为向导，并用“针样”切割器经支架切割括约肌。

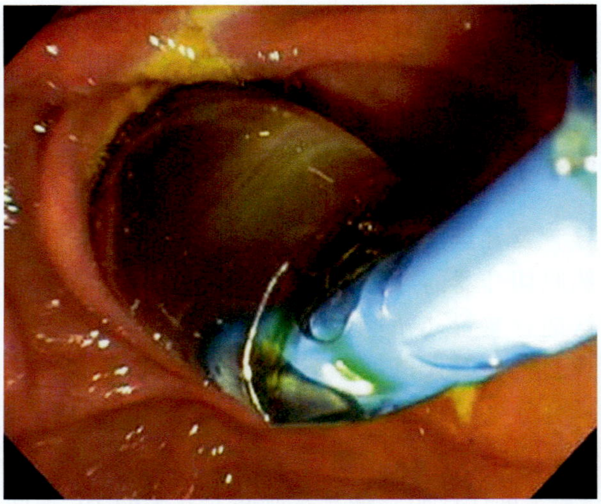

图 4-4 球囊扩张胆道入口

结石的取出

■用导管球囊或网篮可取出结石，影响结石取出的因素包括结石的大小、形状和数量。因长期的慢性胰腺炎导致胰管炎症狭窄，胰管结石较胆管结石难以取出。恰当范围的乳头括约肌切开术对结石的成功取出非常重要。若认为括约肌切开范围已足够，继续操作将导致出血或肠穿孔，可附加球囊扩张胆 / 胰管入口，较大结石可顺利取出（图 4-4）。

■取石首先考虑应用球囊，若操作失败，应

更换金属网篮抓取结石并取出（图 4-5）。有时因结石较大导致网篮嵌顿，结石的形状和（或）胆 / 胰管的解剖因素均可导致结石取出困难，此种病例可行腔内机械碎石术。若一次 ERCP 无法取净结石，应置入支架行胆汁或胰液引流，以备行二次 ERCP。

▪ 若结石取出或腔内碎石失败，可考虑其他方法，包括液电碎石术（EHL），钬激光碎石术或者体外冲击波碎石术（ESWL）。尽量避免外科取石手术。若结石取出失败，可转手术治疗改善病人慢性胰腺炎的症状。

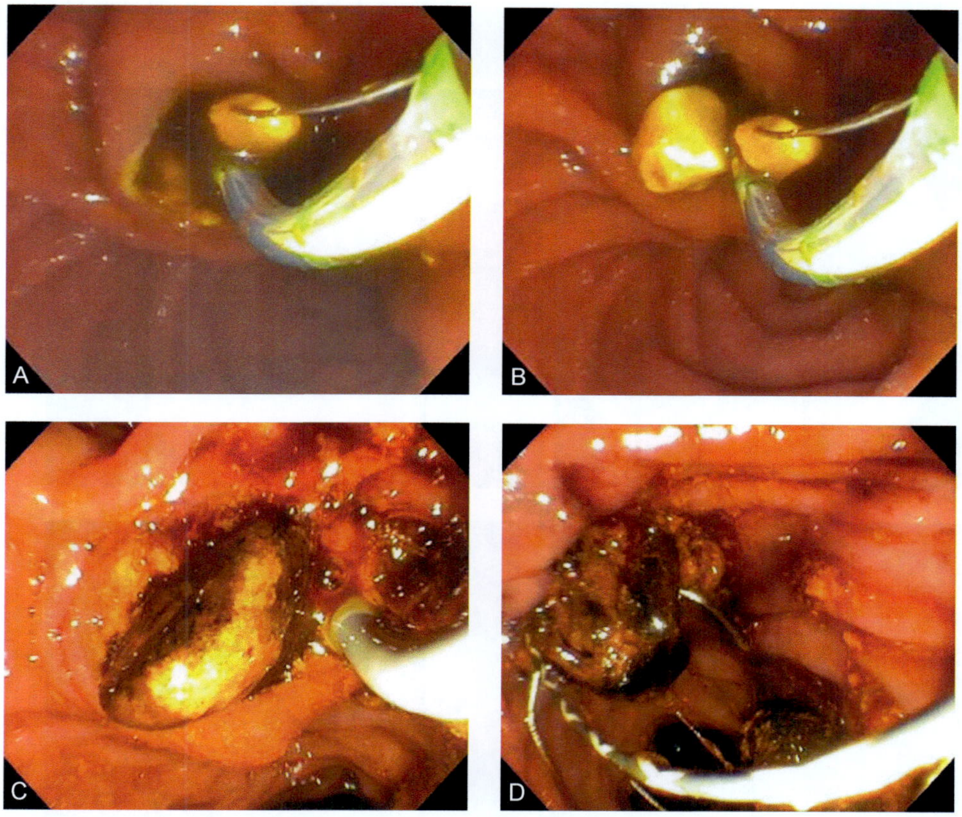

图 4-5　胆管结石取出

（A、B）. 小的结石会在括约肌切开术之后自行排出。C. 将球囊导管伸至结石以远将结石拖出。D. 用扩张的铁丝网篮套住结石，向十二指肠腔拖出，挤碎和 (或) 取出结石

狭窄扩张术

1. **胆 / 胰管的良性或恶性疾病引起的管道狭窄可通过狭窄扩张术解决**　狭窄扩张的普遍原则是将扩张设备通过内镜的工作通道沿预置导丝送至狭窄部位。扩张经常在 X 线透视的引导下进行，以保证扩张器不错过狭窄区域。

2. **柱状球囊导管充盈时的扩张力可用于扩张胆管狭窄**　可用造影剂充盈球囊，X 线透视下可见，以保证球囊位于狭窄区域的中央。胆道扩张常用球囊直径为 4 ～ 10mm，长度为 2 ～ 4cm。

3. **胰管狭窄段扩张所用球囊导管与胆管者相似**　胰管内径较小，球囊也应选择较小的型号。此外，带刻度的胆道探子也可用于扩张严重狭窄的胰管。探子可提供轴向扩张力和辐射力，特别适用于慢性胰腺炎和胰管纤维增生性狭窄。

4. **有时需要较大的扩张器处理胆道狭窄**　狭窄近端胆管扩张或胆管括约肌切开口需要通过较大结石时，可用带刻度的食管球囊扩张导管。事实上，球囊导管是为扩张食管狭窄而设计，但也可同样扩张胆 / 胰管。

支架置入

■ 胆管或胰管支架有许多种，它们的区别在于材料（塑料或金属支架）、直径、长度和设计特点。多年以来，塑料支架置入术并无很大改进，而金属支架则得到更加广泛的应用（图 4-6）。金属网状早先用于缓解恶性肿瘤引起的梗阻症状，随着时间推移，新型的覆膜金属支架应运而生。覆膜支架易于移除，因此，多用于良性疾病引起的管腔狭窄或梗阻。支架置入目的是解除梗阻，为胆汁 / 胰液引流提供通道。支架可临时放置以解决良性狭窄，或作为桥接确切疗法的过渡治疗。此外，也可永久留置支架，缓解无法以手术解决的恶性狭窄或阻塞的症状。

■ 支架置入一般步骤是通过导丝的引导将支

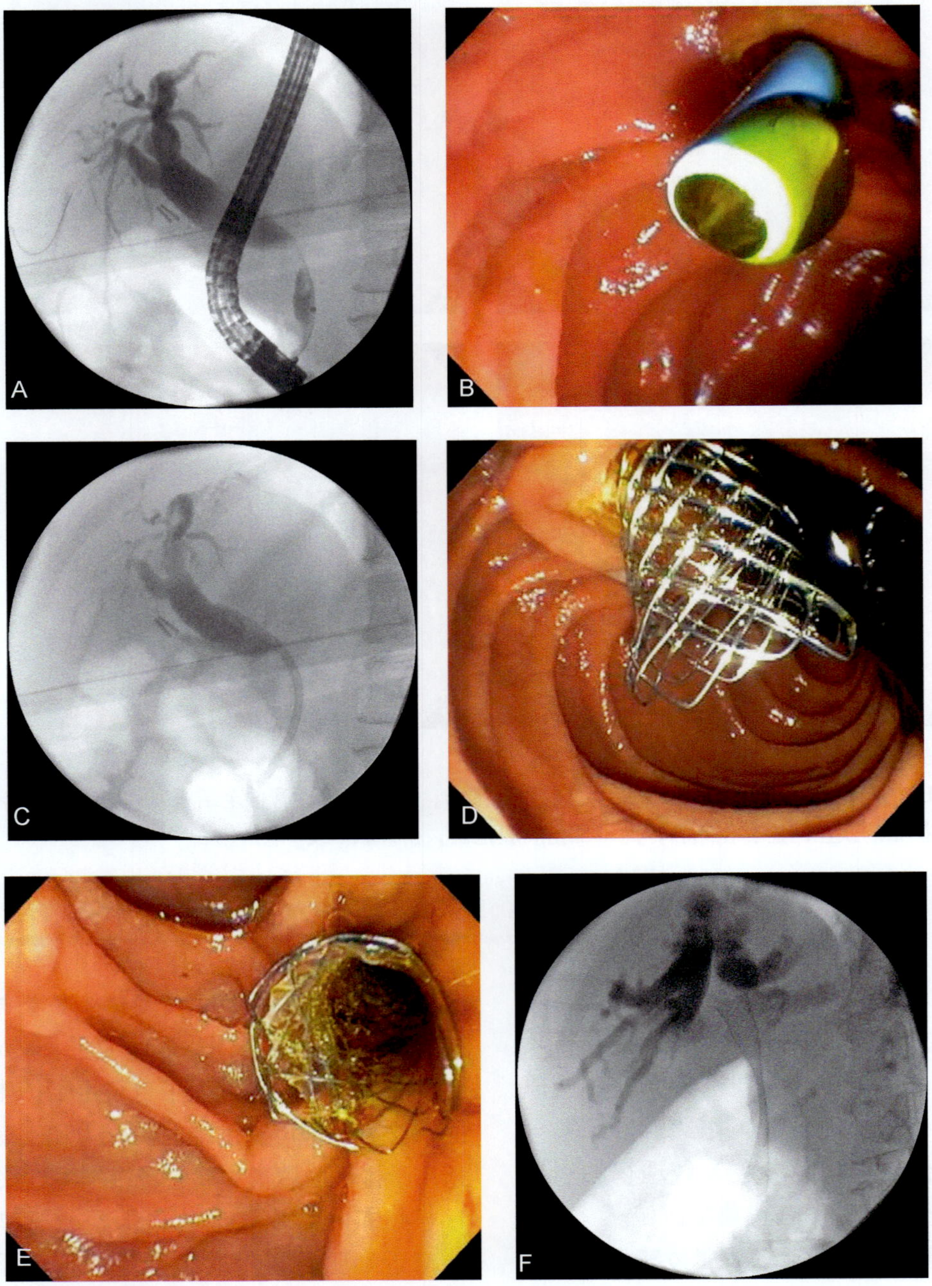

图 4-6 塑料和金属胆道支架的内镜观与透视观

A. 胆道狭窄透视观；B. 放置塑料胆道支架内镜观；C. 塑料胆道支架透视观；(D、E)．金属胆道支架安放成功；F. 金属胆道支架透视观架深入到目的管道。维持导丝位置，在内镜直视或 X 线透视的引导下用推进导管将支架送入狭窄段。必须始终将内镜头端靠近十二指肠乳头，使支架安置于目标腔道的纵轴上。若支架暴露于十二指肠腔内部分较多，将使支架变形，失去引流作用。将支架送入狭窄段非常重要，是否在支架前扩张狭窄段取决于狭窄的特点（如狭窄程度、类型）和内镜师的决策。

活检

■ ERCP 可取胰腺管或胆管组织送病理学及细胞学检查：特别是鉴别不同病因引起的胰胆管狭窄（如良性疾病、恶性肿瘤）。获取组织学检查标本的常用工具是冷活检钳，获取细胞学标本用活检刷。以上工具均通过十二指肠镜的活检通道送入胆 / 胰管，并在透视的引导下进入病变区域。在实时透视下，内镜师可取组织活检或刷检，将标本送实验室。

■ 也可通过胆道镜或胰管镜直视下获取胆 / 胰管内壁活检标本。

纤维胆道镜及胰管镜检查

■ 某些情况下需要直视胆 / 胰管腔内状况，其指征为不明确性质的狭窄（内镜直视下取活检）、较大结石的腔内碎石术。早先应用“子母镜”系统即将直径较小的子镜经十二指肠镜工作通道送入胆 / 胰管进行观察。“子镜”易于受十二指肠镜抬钳器的损坏。现多用一次性、多腔道、易操作的导管设备行胆 / 胰管活检，经十二指肠镜的工作通道将上述导管送入胆 / 胰管，向导管中插入光学纤维镜及特制活检钳，可视下取组织活检。更新型的活检设备已问世，提供更清晰的视野，活检操作更简便。

■ 纤维胆道镜及胰管镜的使用颇具难度，内镜师需要同时配合两种内镜（胰管 / 胆道镜与十二指肠镜）的使用。当导丝抵达目标胆管，将带操作旋钮的胆道镜插入导管，一同送入十二指肠镜工作通道，推进导管进入胆 / 胰管。联合 X 线透视与内镜下探查，内镜师可评估是否存在肿瘤及侵犯范围，获取活检标本，检查是否存在结石或行腔内碎石。

■ 若胰胆管内径较大，也可用直视胃镜进行相关检查及操作（以胃镜代替十二指肠镜）。尽管此技术难度大，但视野更清晰，能通过标准型号的活检钳，直视下抓取或击碎更大的结石。上述操作中向腔内充气时应使用二氧化碳（CO_2），避免出现空气栓塞并发症。

特殊情况

1. *某些特殊情况下需要应用 ERCP* 包括：① Oddi 括约肌功能障碍（SOD）；②壶腹部（肿瘤）切除术；③ 儿童病人。

2. *SOD 是胰胆管疾病的潜在病因* SOD 病人是 ERCP 术后胰腺炎的高发人群，只有有客观证据支持 SOD 诊断或大量前期检查并无阳性发现时才考虑采用 ERCP。依据有无胆胰管扩张及实验室检查异常（肝酶 / 胰酶水平升高）对 SOD 进行分类，包括胆管型 SOD 和胰管型 SOD 及相应亚型。标有刻度的测压导管送入相应管道入口并测压，基础压 > 40mmHg 者被认为异常，需要做括约肌切开术。术后病人应静脉补液充分水化，暂时性留置胰管支架，预防 ERCP 术后胰腺炎的发生。更新的数据表明，术后使用非甾体抗炎药（NSAID）同样可降低 SOD 病人 ERCP 后胰腺炎的发生率。

3. *ERCP 可用于切除壶腹部阻塞性腺瘤*（图 4-7） 若病变较大，应先行 EUS 检查内镜可切除性。内镜下壶腹切除术式很多，若情况允许，应用热勒除器将肿瘤整块切除。肿瘤切除前，黏膜下注射生理盐水，为热切除提供缓冲区域。若病变较大无法整块切除，可逐次切除壶腹，每次均应烧灼切缘。笔者推荐预防性置入胰管支架和切开胆道括约肌，以预防术后胰腺炎 / 胆管炎。

4. *ERCP 常用于为儿童病人取石* 有儿童专

用的十二指肠镜，但与该内镜工作通道相适应的小型号辅件并不很多，这限制了其使用。大龄儿童及青少年病人则可用标准型号的十二指肠镜及其辅件。其他相对适应证包括术后胰胆管狭窄、创伤性或术后胆瘘或胰瘘、遗传性慢性胰腺炎。

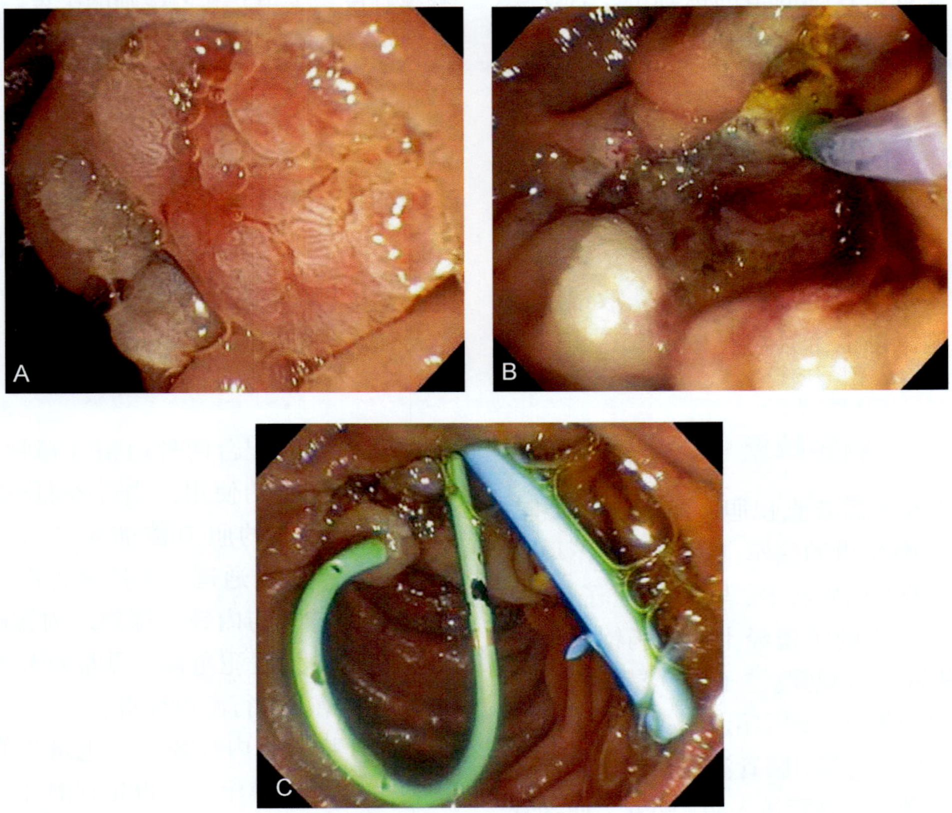

图 4-7　内镜下壶腹切除术前及术后

A. 宽基底的壶腹息肉内镜观；B. 内镜下壶腹切除术，导管已插入胰管，其上可见胆管开口；C. 胆管及胰管中的保护性支架（分别为右侧、左侧）是内镜下壶腹切除术的重要组成部分

经验与教训

适应证	① ERCP 不能仅用于诊断，应兼具治疗目的 ②行 ERCP 前，内镜医生应详细了解病人的病史，完善体格检查及相关的实验室和影像学检查，从中筛选出可自 ERCP 中获益最大的病人
食管进镜	①因十二指肠镜是侧视内镜，送经口咽及食管仅凭术者手感，而非直视 ②若病人病史提示有解剖变异或手术史，十二指肠镜进镜困难，应用直视内镜评估解剖现状
插管	①目的管道的选择性插管是 ERCP 成功的关键，需要经验和耐心 ②对正常胆胰系解剖的掌握、恰当的镜身姿势、矫正插管设备指向胰胆管长轴是插管成功的基础 ③若预插管困难，不应强行送入导管
ERCP 术后并发症	①最容易出现 ERCP 术后并发症（特别是胰腺炎）的病人经常是那些没有明确 ERCP 指征的病人 ②胰腺炎高危病人，应于术中及术后充分水化，暂时放置胰管支架，NSAID 药物肛入，并给予住院留观 ③若怀疑或确定病人出现了并发症，应住院对症治疗

五、术后护理

- 一般而言，ERCP 可于门诊完成，但比其他内镜检查需要留院观察更长的时间。
- ERCP 术后胰腺炎高危者包括 SOD 病人及插管困难者，均应术后住院留观。
- 病人留观无恙后，可恢复正常活动、服药及饮食。对需要继续抗凝治疗的病人，术后恢复抗凝药一般是安全的。

六、结局

有经验的医生操作 ERCP 具有很高的成功率，但病人最终的结局取决于其具体指标。

就胆管系统而言，取石、良恶性胆管狭窄重建胆汁引流、治疗胆瘘等 ERCP 操作具有很高的成功率。

慢性胰腺炎病人行 ERCP 前应进行筛选，确保病人能从此种治疗方案中获益最大。ERCP 对慢性胰腺炎病人短期疗效较好，但疾病特点决定最终需使用外科手术解决根本问题。因胰腺恶性肿瘤导致的胆道梗阻，ERCP 可立即重建胆汁引流，但最终效果取决于疾病的临床分期。

七、并发症

ERCP 术后常见并发症见表 4-3。

表 4-3 ERCP 并发症

ERCP 术后胰腺炎（发生率 1.5% ～ 20%）
出血（0.1% ～ 2.0%）
肠穿孔（< 1%）
感染（< 1%）
心肺并发症（1%）
其他：
支架相关（支架移位、闭合、胰胆管穿孔、急性胆囊炎、胰胆管损伤）
肠梗阻
肝脓肿
气胸、纵隔气肿
十二指肠血肿
门静脉气栓
结肠憩室穿孔
治疗性器械嵌顿（取石网篮）

引自 ASGE Standards of Practice Committee; Anderson MA, Fisher L, Jain R, et al. Complications of ERCP. Gastrointest Endosc. 2012;75(3):467-473.

第 5 章　术中胆管造影

Chasen A. Croft　Dawood G. Dalaly

一、定义

术中胆管造影（IOC）是术中将造影剂直接注入胆管系统中，X 线摄影观察胆系解剖、评估胆系梗阻情况、对胆管外伤进行分级等。

二、病史及体格检查

许多外科医生在胆囊切除术中常规行胆管造影，同时也选择性用于术前检查或术中探查有阳性发现的情况中。IOC 的适应证包括：①术前胆总管直径（CBD）> 6mm；②梗阻性黄疸（结合胆红素> 4.0g/dl）；③胰腺炎和胆囊内多发小结石。术中应用适应证：①胆总管内可触及结石；②胆系解剖不明确；③判断是否误伤胆管系统。

三、影像学及其他检查

行胆囊切除术加术中胆管造影前应超声检查胆管系统，评估胆结石、胆囊炎及肝外胆管内径。应注意的是，经腹超声并不是胆总管结石的敏感检查方法，因胆总管中的结石常位于其远端胰腺段内，常被其前方的胃窦覆盖，同时也可能超过超声的穿透深度。

若缺乏胆管炎的表现，但超声或实验室检查结果提示有胆总管结石，一个积极的选择是术前应用磁共振胰胆管造影术（MRCP）判断胆管系统梗阻原因。若存在胆管梗阻，内镜逆行胰胆管造影（ERCP）可于胆囊切除术前清除胆道结石，或发现其他胆道梗阻的病因（如胆管癌、胆道狭窄、原发性硬化性胆管炎）。

对有上述临床表现的病人，一些医生建议直接行胆囊切除术加术中胆管造影，他们认为现行检查（MRCP、ERCP）对临床表现明显的胆总管结石缺乏诊断准确性，IOC 在术中即可清除较小的胆管结石。因此，这些医生认为，术前需要行 ERCP 者少之又少，避免不必要的 ERCP 可为病人节省开支。

四、外科治疗

（一）体位

■ 病人取水平仰卧位，左上肢收于躯干旁，为 C 形臂透视机留以空间。考虑病人体位与手术台基座关系，使 C 形臂机无阻碍的移动透视（图 5-1）。

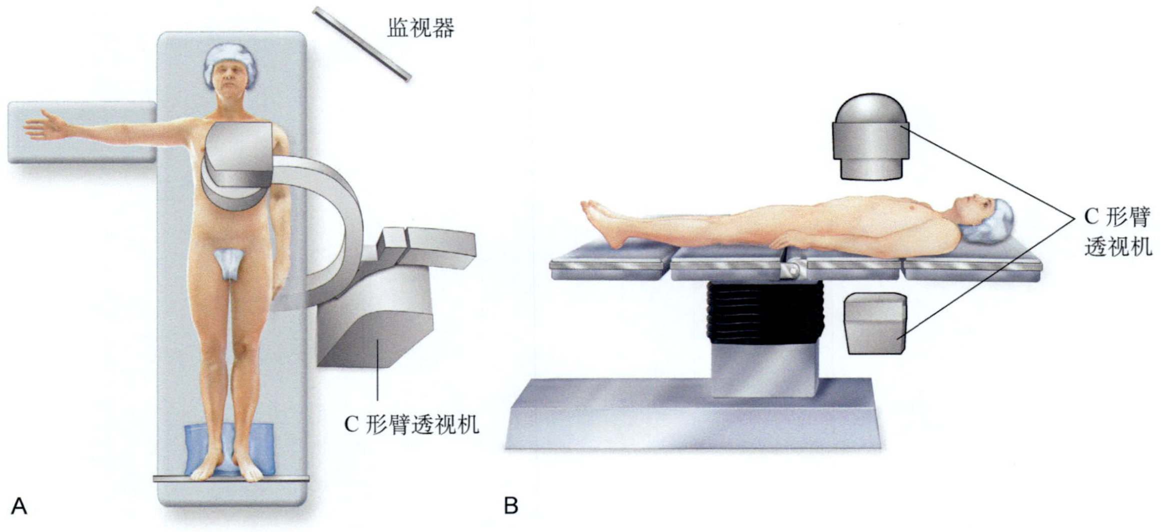

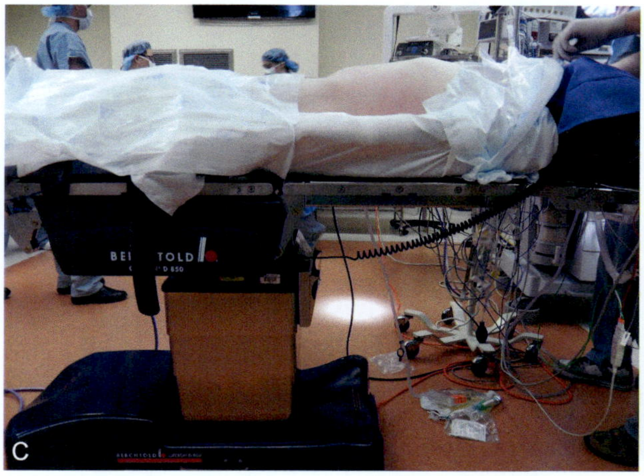

图 5-1　**术中胆管造影外科治疗体位**

A. 病人取水平仰卧位，左上肢收于躯干旁，足下放置足垫，C 形臂透视机安置于病人左侧，主刀医生站于病人右侧，监视器安置于主刀医生的对侧；(B、C). 根据手术台基座的方位安排病人体位，以使 C 形臂透视机有充足的移动透视空间

- C 形臂机透视单元应安置于病人右侧，监视器放置于主刀医生对侧。
- 病人足下放置踏板，并将其紧缚于手术台上，防止取头高足低位时自手术台跌落。

（二）放射防护

- 主刀医生应掌握 X 线透视相关技术知识：包括于培训机构成功完成相关操作并获得透视职业资格证书。
- 该手术室所有人员于洗手衣外加穿铅服（放射防护服）。

胆管导管的放置

1. 胆囊管入路

（1）牵拉胆囊壶腹，解剖 Calot 三角（胆囊三角）暴露胆囊管及动脉汇入胆囊壶腹的部位。

（2）完整暴露胆囊管，在尽可能靠近胆囊壶腹的部位上放置半闭合钛夹（图 5-2）。

（3）沿胆囊管做一切口，并留有足够长度的胆囊管以备术毕双扎胆囊管残端。胆囊管切开时注意防止横断胆囊管。切缘背侧胆囊管壁的完整对术中维持胆囊管暴露及造影导管的顺利插入至关重要（图 5-3）。术中向侧方牵拉胆囊管或操作造影导管以暴露胆囊管切口。此外，骨骼化的胆囊管本身缺乏韧性，胆管切开术后过度牵拉容易导致撕裂。

（4）内镜下胆管造影术中放置胆管造影管有两种方法：①将 5F 胆管造影管通过导鞘插入胆囊管（图 5-4）。导鞘是胆管造影导管工具包的一部分，腹腔镜手术中经右肋下缘一个独立的切口深入腹腔，此切口具体位置的选择取决于胆囊管切口的位置。导管从侧面进入腹腔并向胆囊管尾端方向插入（图 5-5）。②无创技术引导造影管轻轻插入胆囊管，半闭合钛夹施于胆囊管切口以远防止导管滑出。③替代技术包括 Olsen-reddick 钳的使用（图 5-6）。该手术钳中空，可允许 5F 胆管造影管穿过。该钳可经腹壁侧面的 Trocar 进入腹腔，开放钳叶，将导管插入通道直至导管头端超出钳叶，然后调整 Olsen-reddick 钳方向配合导管插入胆囊管。一旦插管成功，闭合钳叶，夹紧胆囊管及导管，防止造影时造影剂漏出（图 5-2）。④此项技术可取代钛夹用于术中胆管造影。

2. 胆囊壶腹径路

（1）此径路操作难度较胆囊管径路低。肝门部瘢痕形成或炎症引起的胆囊管辨认困难时，胆囊管的暴露尤为重要。但此种情况下胆囊管

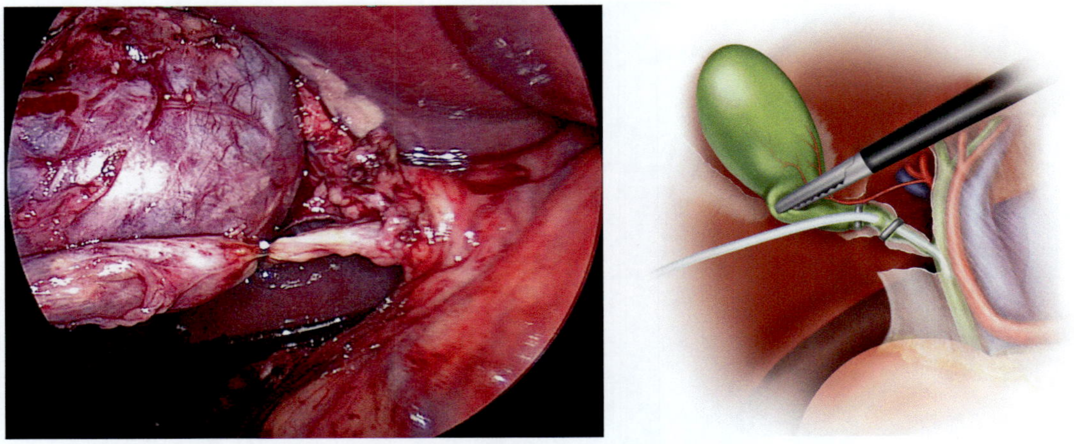

图 5-2 完整暴露胆囊管后，将钛夹施于胆囊壶腹与胆囊管交界处

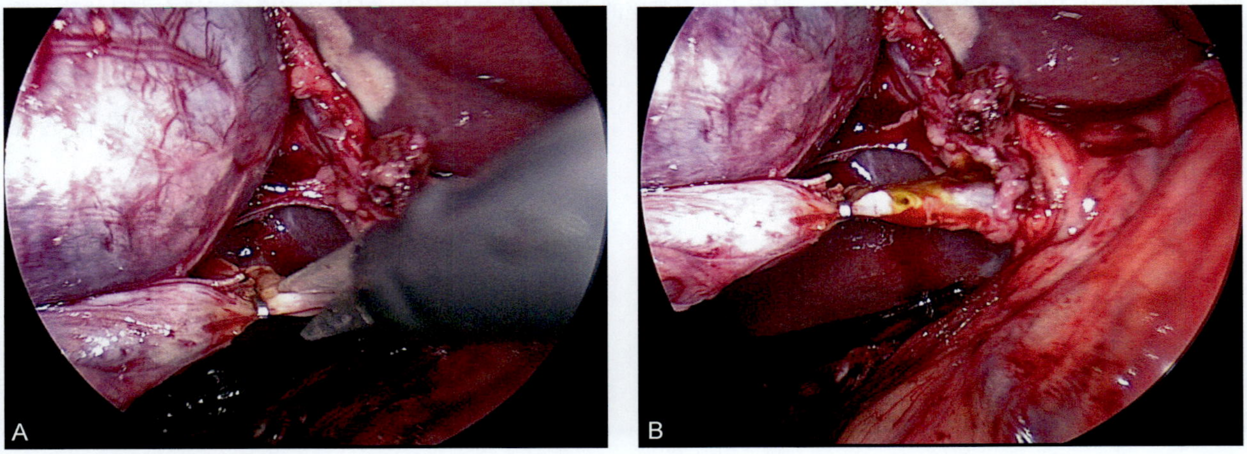

图 5-3 沿胆囊管做一切口

A. 锐性切开胆囊管；B. 胆囊管切口应足够大，允许小口径导管插入，同时应保证胆囊管大部分周径的完整性

可能出现闭塞，从而无法实施经胆囊管径路的插管造影。

(2) 切开胆囊表面腹膜，将胆囊壶腹自胆囊床游离。将 Kumar 手术钳插入右肋缘下 Trocar。Kumar 手术钳拥有两个长的、无损伤钳叶，可以完全钳闭胆囊壶腹，钳侧有一工作通道，可导入尖头胆管造影管。Kumar 手术钳钳夹部位多于胆囊末端（Hartmann 囊上方）（图 5-7）。

(3) 自工作通道推进 Kumar 导管，直视下穿刺 Hartmann 囊。

(4) 一旦导管穿刺成功，抽吸胆道内容物，以确定插管是否确切。

3. *胆囊底径路* 若胆囊管及壶腹径路均不可行，可直接自胆囊底部插入胆管造影管，操作与胆囊管径路相似。术中胆管造影应注入大量造影剂，透视时胆囊充盈后才会显示胆囊管。

4. *针刺胆管造影* 急性胆囊炎病人胆囊壁弥漫性炎症，经胆囊插管并不可行，且胆管造影的初衷是了解胆系解剖特点，可直接将小直径蝴蝶针刺入胆总管(图 5-8)。操作完成后以 4-0 可吸收缝线缝闭穿刺部位。

5. *开放手术* 开放性肝胆手术时，可使用以上介绍的任意一种腔镜径路，完成胆管插管术中造影。

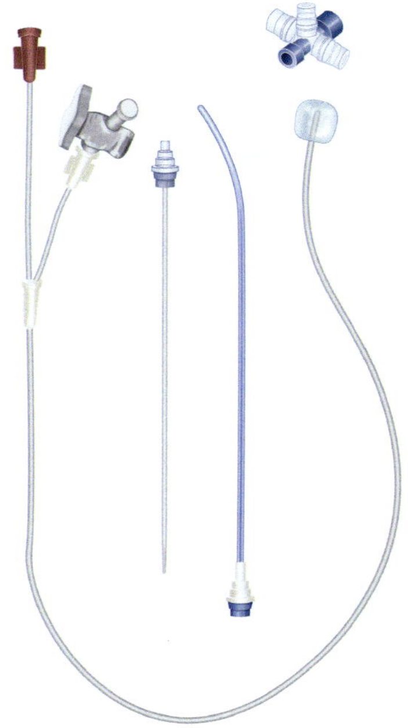

图 5-4　胆管造影管插入胆囊管（造影管头端带气囊，可于胆囊管中膨胀）

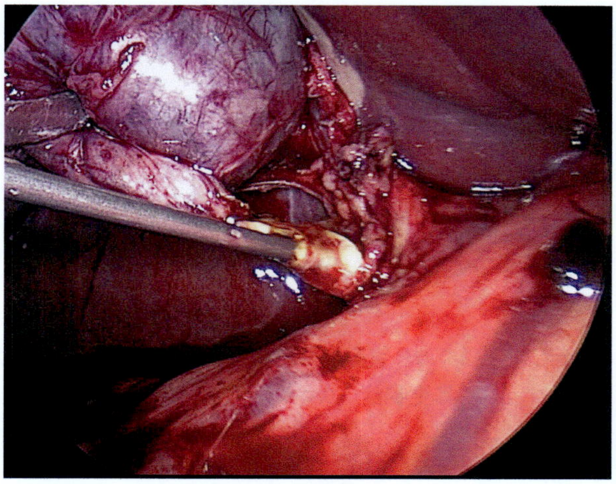

图 5-5　用 5F 软造影管行胆囊管插管

近胆囊壶腹处以钛夹夹毕，另一半闭合钛夹施于胆囊管切口以远，同时夹紧胆囊管及导管，防止造影剂漏出

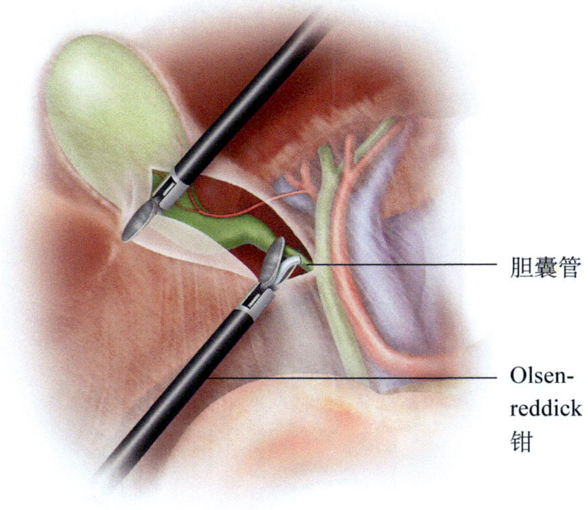

图 5-6　Olsen-reddick 钳的使用

一个 Olsen-reddick 钳用于固定及暴露胆囊管，另一个 Olsen-reddick 钳中央的工作通道送入胆管造影管

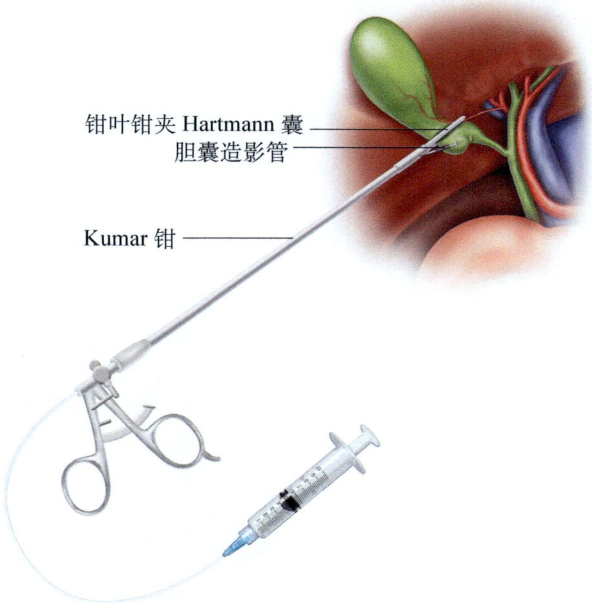

图 5-7　Kumar 钳用于行术中胆管造影，尖头胆管造影管将造影剂注入胆道，此方法简单易行，但急性胆囊炎病人并不推荐使用

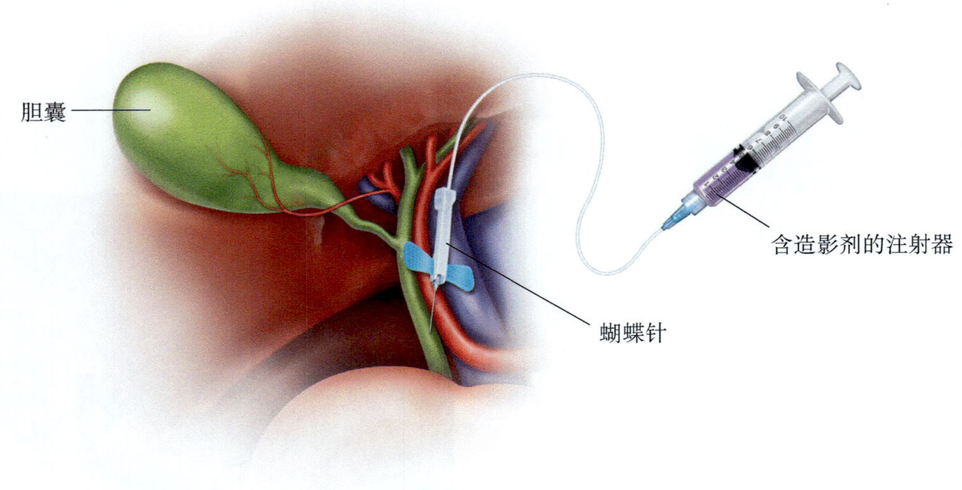

图 5-8 直径 25G 蝴蝶针可直接穿入胆总管，行腹腔镜手术时，可去除蝴蝶针其中一片侧翼，使其更易经 Trocar 送入腹腔

胆管造影

■ 造影导管插入胆道前应用生理盐水填满，避免将管中气泡误认为胆总管结石。

■ 一旦插管成功，向管中缓慢注入生理盐水，确保胆管造影时无造影剂漏出。

■ C 形臂透视机就位，注意保护病人的生殖系统（图 5-9）。

■ 移除内镜相关器械及镜头。

■ 测试性透视，调整 C 形臂透视机至最佳位置。

■ 进行胆管造影：使整个胆管系统显影需要 10 ～ 25ml 低渗不透射造影剂。笔者常用生理盐水以 1：1 比例稀释水溶性造影剂。不断注入造影剂，直至胆囊管、胆总管、左右肝管及造影剂进入十二指肠部分全部显影。造影时可配合调整病人体位，如头低足高位、头高足低位、向一侧倾斜位（图 5-6）。

■ 胆总管远端梗阻（恶性肿瘤、炎症、结石）（图 5-10 ～图 5-12）。

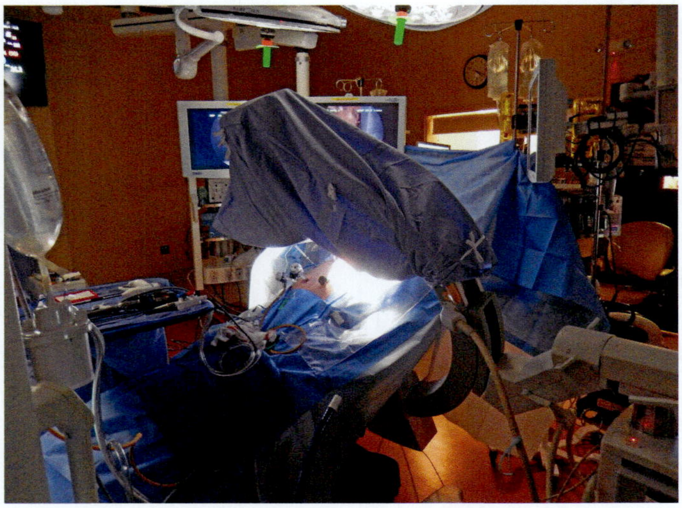

图 5-9 C 形臂透视机的正确摆位

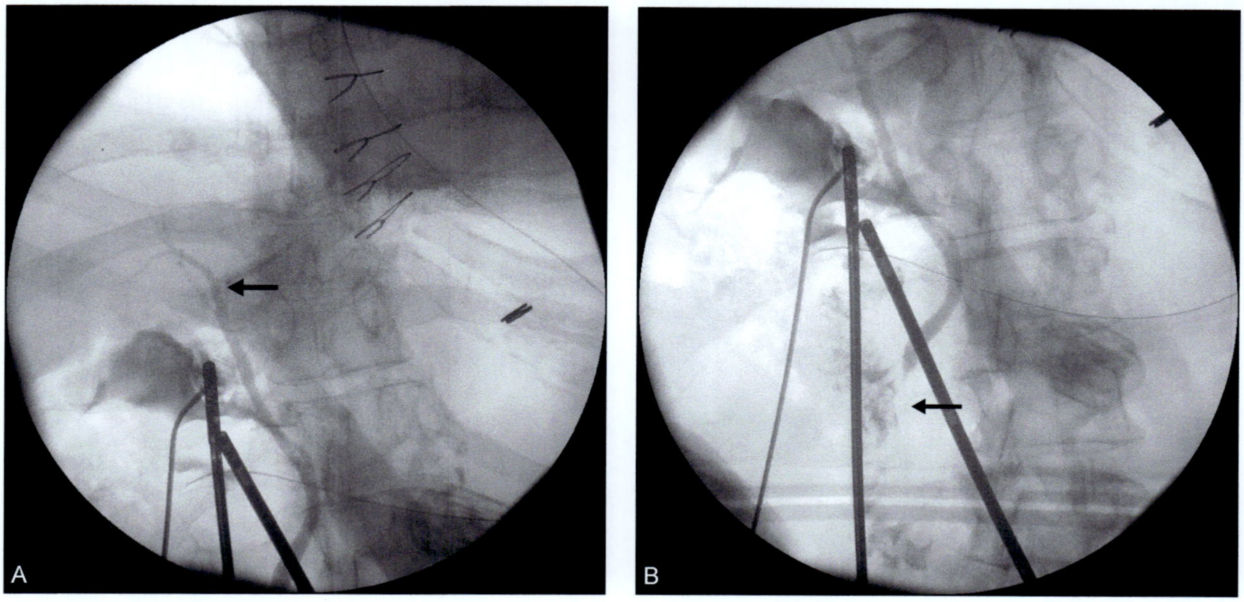

图 5-10　**正常的胰胆管造影图像**

A. 造影时注意显示整个胆管树，包括肝内胆管（箭头所指）；B. 造影剂顺利进入十二指肠，沿途胆道无充盈缺损（箭头所指）

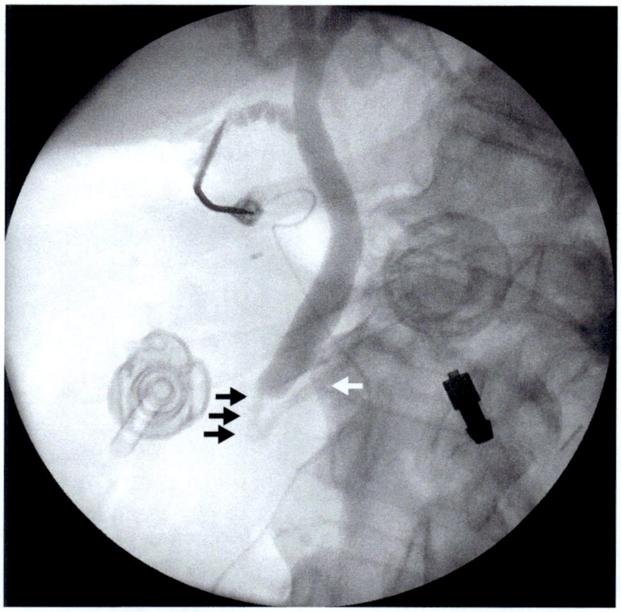

图 5-11　**术中胆管造影显示胆总管结石**

胆总管远端出现充盈缺损；尽管以适当压力注入造影剂，仍无造影剂流入十二指肠（黑色箭头所指）；此例还可观察到胰管造影剂充盈（白色箭头所指）

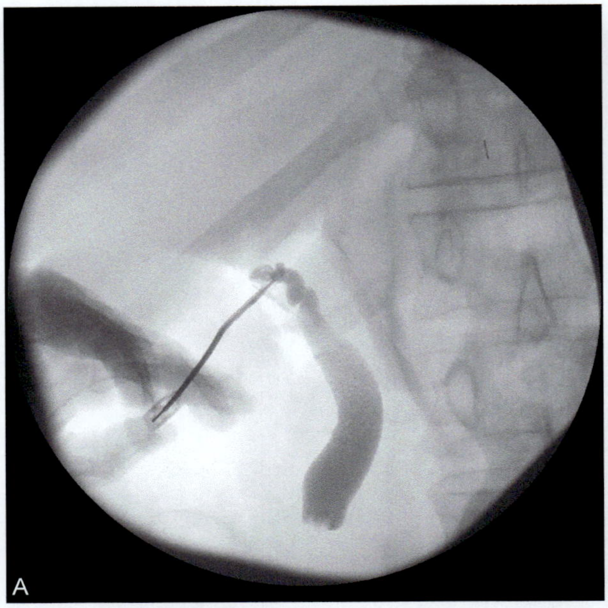

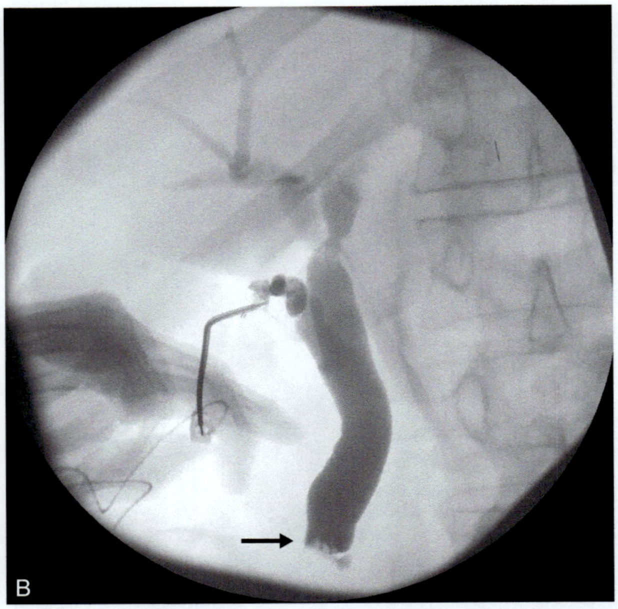

图 5-12 **胆道恶性肿瘤**

A. 胆道恶性肿瘤引起的胆道梗阻；B. 注意不规则的负影边缘（箭头所指）

经验与教训

病例的筛选	肝胆外科手术中常规行胆管造影还是有选择性的进行胆管造影仍然存在争议
外科手术	①摆放病人体位时考虑与手术台基座关系，使 C 形臂透视机无阻碍的移动透视 ②胆囊管内的半月板可能阻碍造影管的深入。插管应轻柔，防止胆道黏膜撕裂
术中决策	①若胆囊切除术中对解剖结构有疑问，均应行术中胆管造影 ②若胆囊管无法充分解剖暴露，经壶腹径路或胆囊底径路插入造影管亦可行
对胆管造影结果的解析	①插管前用生理盐水冲管，避免将空气引入胆总管。引入的气泡与结石很难鉴别 ②若造影初无法显示全部胆管树，应调整病人体位保证造影剂不被流体静压阻碍。如果调整体位后仍然无法显示完整胆管树，有理由怀疑存在胆道梗阻或胆道误伤 ③若发现胆总管远端梗阻，结扎胆囊管残端比钛夹夹毕术后胆瘘的发生率低。术后留置引流

五、术后护理

与胆囊切除术后护理相同。

六、结局

肝胆外科手术中常规行胆管造影还是有选择性的进行胆管造影仍然存在争议，两种方式的临床远期疗效差别并未得到证实。

术中胆管造影加胆总管探查术、术中胆管造影加术后 ERCP，均较术前常规评估胆总管结石花费更高。

七、并发症

- 胆总管或胆囊管撕裂。
- 胆瘘。
- 皮肤放射性损伤。

第 6 章　经皮经肝胆管造影与介入

Brian S. Geller

一、定义

胆管造影是通过向胆道系统中注入造影剂，在透视下评估胆系情况的一种检查方式。可顺行性或逆行性（通过内镜）注入造影剂。

顺行性胆管造影需要经皮经肝入路进入胆道系统。当 MRCP 和 ERCP 均无阳性发现或均无法实施时，可选择经皮经肝胆管造影（PTC）诊断胆系疾病。

当胆道梗阻无法通过内镜治疗时，应先行置管引流胆汁，即经皮经肝胆汁引流术（PTHD）。

经皮经肝入路一般可解决多种胆道疾病：结石或异物的取出、狭窄扩张、长期胆道引流、金属支架置入。

二、病史及临床表现

因 PTC 本身是一种侵入性操作，对胆系疾病病人应首先选择无创检查或创伤相对较小的操作，如 MRCP 和 ERCP。若上述方法不能明确诊断疾病或因病人特殊解剖情况无法实施时，可行 PTC 以明确诊断。

胆管造影的指征主要包括：胆道狭窄或梗阻、胆瘘。病因主要包括：结石、恶性肿瘤、感染、炎症、纤维化或瘢痕形成、医源性胆道损伤。

胆道梗阻或中重度胆管狭窄的病人常表现为黄疸、碱性磷酸酶和总胆红素（TB）增高。碱性磷酸酶是提示胆道疾病的敏感指标，其水平升高先于总胆红素。若有胆道感染，病人可出现发热、白细胞计数增高和脓毒血症表现。胆瘘多表现为腹痛（继发于胆汁性腹膜炎、发热、白细胞计数增高、恶心、呕吐、黄疸）。

三、影像学检查及其他检查

超声或 CT 可用于诊断胆道扩张。注意：肝移植术后胆道梗阻常无胆管扩张表现。

超声（US）是诊断胆系疾病的一线检查。超声优点：简便易行、费用低、无辐射。超声最适合诊断胆道扩张、胆囊疾病和腹水。US 也可帮助识别和描述肝肿物特点，多普勒可显示肝血管病变（血管瘤、门静脉癌栓等，见图 6-1）。

若想获取腹部更多的信息，应行 CT 检查，向静脉注射造影剂。因检查所需，病人常受到相当于 100 次胸部 X 线片检查的辐射量（图 6-2，图 6-3）。

MRCP 可诊断胆系疾病及检查周围肝实质。应注意 MR 对胆道系统成像的最佳设定并不适合诊断胆道周围结构的疾病，因此，MR 不适合诊断非胆系疾病（图 6-4）。

胆道闪烁显像 [肝胆亚氨基二乙酸（HIDA）显像或二异丙基二乙酸（DISIDA）显像] 可诊断胆瘘，放射性示踪剂可被肝富集并分泌进入胆汁。当示踪剂在肝外集聚或在肝内腔隙集聚，胆瘘即可确诊（图 6-5）。

四、外科处理

（一）术前规划

■ 复习所有相关影像学检查，PTC/PTHD 可于全身麻醉或清醒镇静的情况下进行。操作前 6 小时禁食、禁饮。

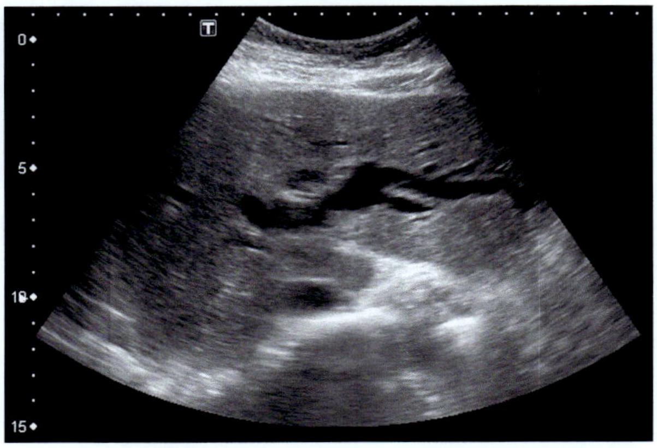

图 6-1　肝超声长轴切面可见肝内胆管扩张

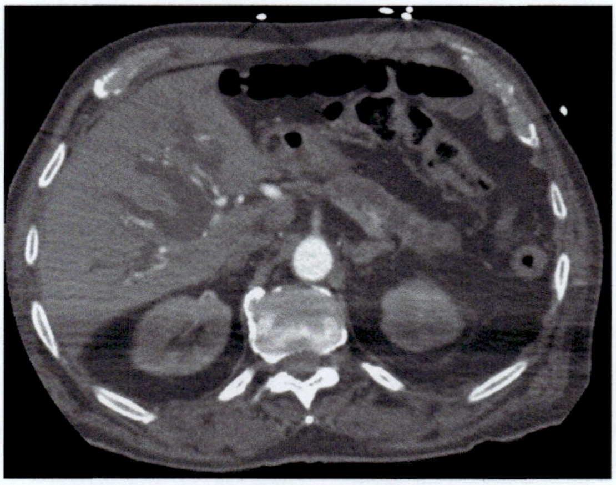

图 6-2 CT 横断面显示肝内胆管和胰管扩张

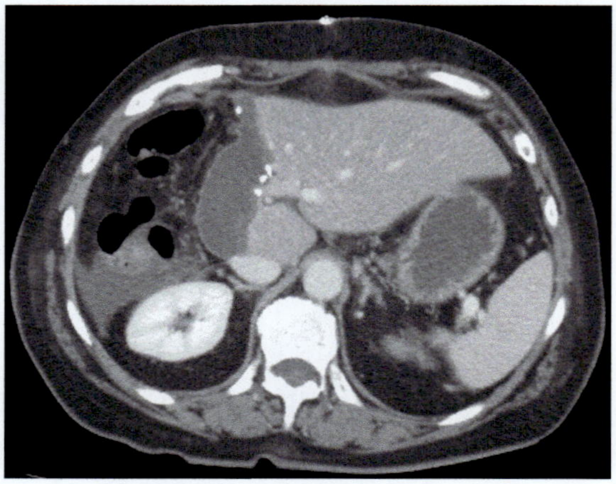

图 6-3 CT 横断面显示腹腔包裹性积胆（病人有右肝切除术史）

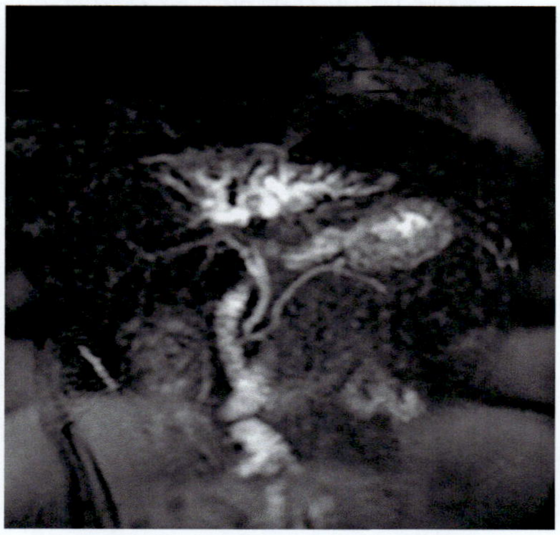

图 6-4 冠状面 MRCP 证实右前肝管及左侧肝管扩张（右后肝管、胆总管、胰管管径正常）

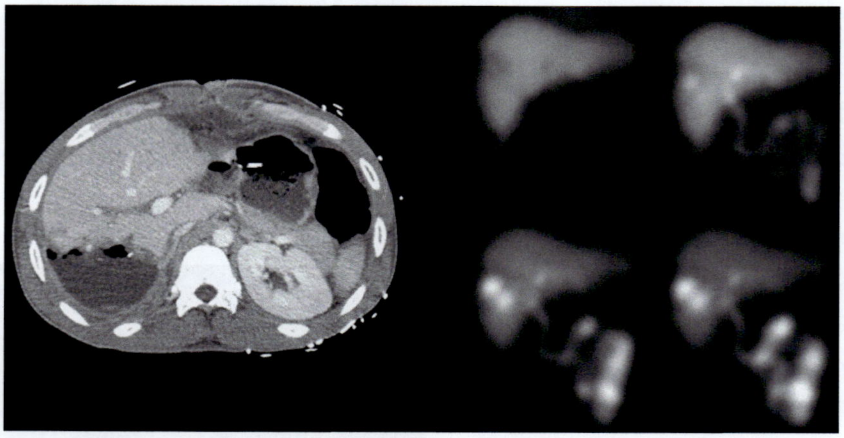

图 6-5 外伤性肝破裂病人 HIDA 闪烁照相（右侧四幅图）

示踪剂于肝右叶破裂处集聚，与 CT 检查发现液性暗区相吻合

■ 所有胆道相关操作均有引发脓毒血症和败血症的风险，可于操作前 1 小时给予抗生素。所选抗生素应覆盖胃肠菌群（革兰阴性菌和厌氧菌）。在笔者医院，常规应用哌拉西林 / 他唑巴坦钠 3.375g。对青霉素过敏病人，应用环丙沙星 400mg + 甲硝唑 500mg。

■ 除非仅有左肝胆道出现扩张，否则常规自右侧肝管行 PTC，因此处可引流肝的大部分胆汁，减少术中放射性暴露。

（二）体位

病人取水平仰卧位，上肢放于身体两侧。

经皮经肝胆管造影术

（一）术前准备

■ 造影操作前给病人的腹部消毒，消毒范围包括：两乳头近线至脐下 5cm，左侧腋中线至右侧腋后线以外。

■ 当右侧胆管入路可行时，在右侧腋中线所选穿刺点放置一血管钳，透视下嘱病人深吸气（图 6-6），此举可测试所选进针入路是否在膈肌动度的最下界以下。此标记点水平以上入路均不可尝试，因其可引起气胸或胆汁胸腔瘘。

■ 局部麻醉，做 2 ～ 3mm 长度的切口以方便进针。

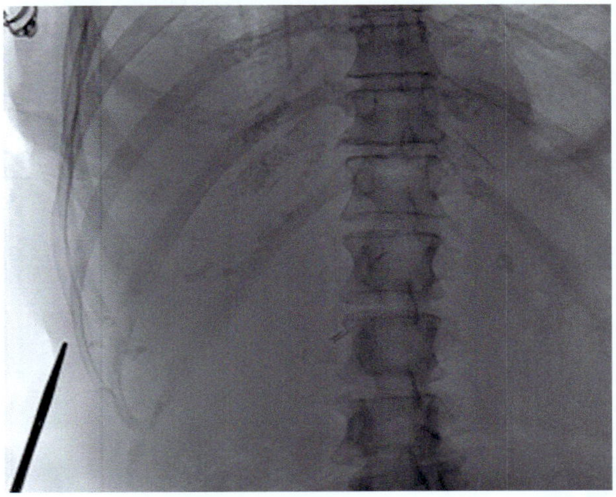

图 6-6　**放置止血钳，标记进针点**

（二）胆管插管

■ 胆管插管需用到长度 15cm，直径 21G（0.83mm）或 22G 的千叶针（Chiba 针）。这些穿刺针相对较细，可降低操作中出血的风险，允许直径 0.46mm 导丝通过。

■ 当需要经左侧入路时，应用超声定位相对较表浅的胆管，并在超声引导下穿刺胆管。

■ 因有肋骨的覆盖，右侧入路常在“盲操”下进行，可进一步分为顺行性或逆行性操作。

■ 逆行性操作时，千叶针自肝边缘穿刺至腋中线水平。拔出针芯，透视下边撤针边注射少量造影剂（稀释 1/2），直至出现缓慢流动的树枝状影。

■ 顺行性操作时，拔出针芯，透视下边进针边注射造影剂，直至到达腋中线水平。

■ 无论采用何种方法，胆管插管前均需要以不同的角度进针试探（向头侧或尾侧倾斜，向腹部或背部倾斜）（图 6-7）。成功插管所需尝试的针道数量与肝内胆管扩张范围直接相关。当胆道外伤导致胆汁全部流入腹腔，胆道压力较低，胆道插管较难实现。

■ PTC 的目标是对三级胆管及其分支进行插管。而对较大胆管（如二级胆管）的操作容易引起动脉 - 胆管 / 静脉 - 胆管瘘或出血。

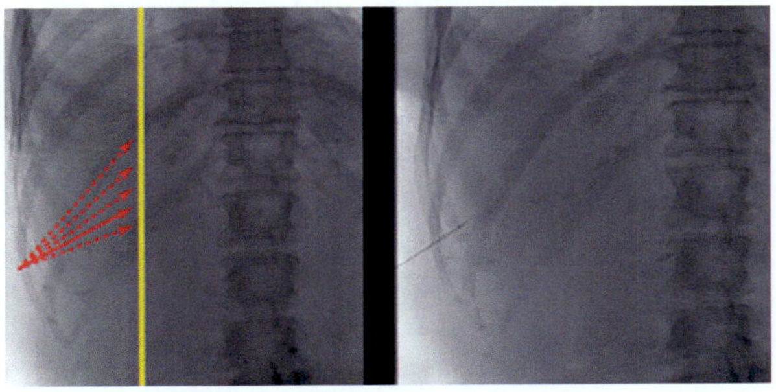

图 6-7　**进针方向，黄线代表腋中线**

（三）胆管造影

■ 病人呼吸时很容易使已放置好的穿刺针出现移位。为防止以上情况发生，通过千叶针插入导丝，于胆道内盘曲锚定，退出穿刺针，用 AccuStick 扩张套管扩张穿刺通道后，将多侧孔导管随导丝通过梗阻段或狭窄段，使导管的侧孔位于梗阻 / 狭窄段近端，固定导管，胆汁从导管内顺利流出后，注入造影剂。

■ 注入造影剂时，可从不同角度动态透视或静态拍片（图 6-8）。

■ 获取有诊断价值的信息后，撤出导管及导丝。

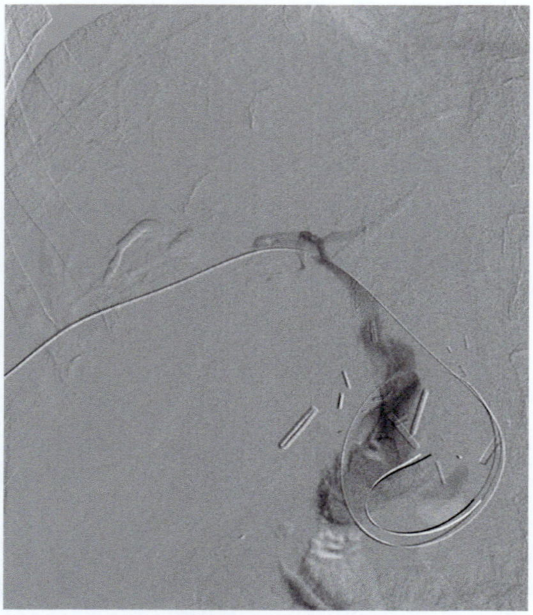

图 6-8 **肝移植术后胆管空肠吻合口狭窄病人的 PTC**
胆道造影并未发现狭窄，肝内胆管形态亦正常（此图未示）

经皮经肝胆道引流

■ 长期胆道引流：当导丝于胆管系统中就位，推进完整的 AccuStick 穿刺引导装置，拔出鞘管内的金属套管和直径 4F 导管。送入亲水导丝和 HockeyStick 导管进入小肠（内引流）。

■ 用硬质导丝代替亲水导丝送入 Hockey-Stick 导管：扩张胆道使其能容纳引流管，近端侧孔引流肝内胆管，远端的导管袢位于十二指肠内（图 6-9）。

■ 将导管固定于皮肤上，胆汁外引流 24 ～ 48 小时后封闭引流管口。

■ 若狭窄段无法通过，使用袢式导管引流狭窄远侧肝内胆管（图 6-10），接引流袋并保持位于低位。

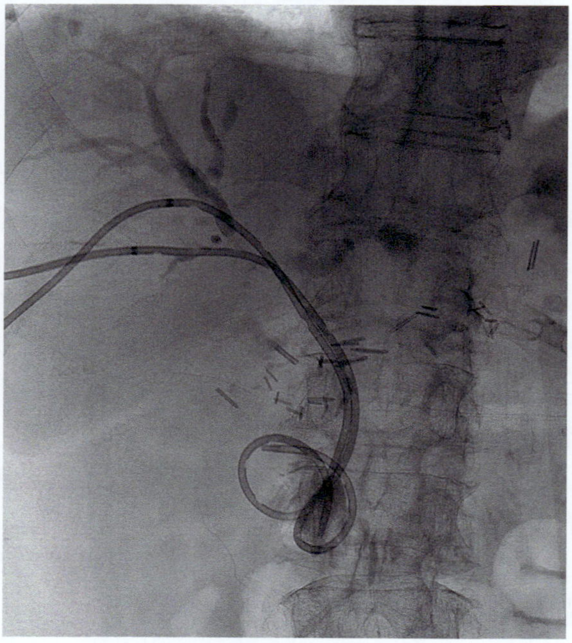

图 6-9 **右前和右后肝管内的内 / 外引流管**

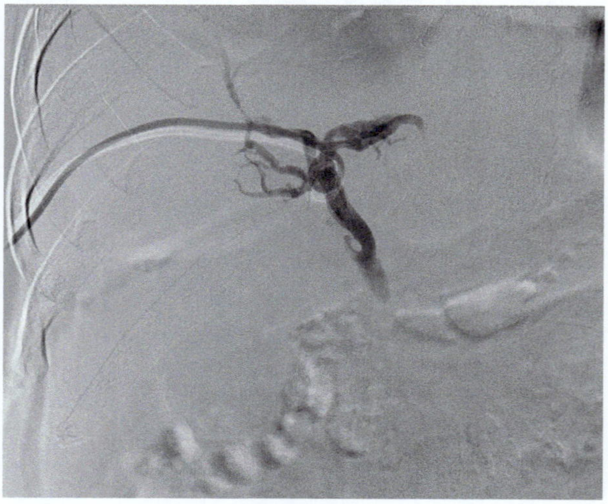

图 6-10 **数字减影血管造影显示肝总管内 8F 引流管**

球囊扩张术

（一）操作

- 胆系外科术后或局部炎症引起瘢痕形成均可通过一系列的球囊扩张术治疗。
- 胆道中送入硬质导丝，实施球囊扩张，所用球囊包括从较狭窄段胆管直径小（1 ～ 2mm）的球囊到较正常胆管直径大（2 ～ 3mm）的球囊。球囊长度 2cm、4cm 均可，这取决于狭窄的范围。
- 若常规球囊不能满足要求，可采用带刻痕球囊或切割球囊。这取决于狭窄段胆管与肝内血管之间的关系（图 6-11）。
- 扩张完成后，应留置相同直径或更大直径的内 / 外引流管。

（二）扩张后的问题处理

- 每隔 2 ～ 3 周扩张 1 次，共治疗 3 次。
- 病人完成三次胆道扩张术后 2 ～ 3 周来院复诊，应抽血查总胆红素（TB）水平。
- 若胆管造影仍显示有明显狭窄，应于狭窄段附近放置袢式导管外引流（图 6-10）。

（三）成功与否

- 病人胆道引流 1 ～ 2 周后再次复诊时，应先查血清总胆红素水平。
- 通过袢式导管行胆管造影，若狭窄段仍存在且胆红素正常，可拔除引流管。
- 若胆管造影异常或胆红素升高，应用内外引流代替单纯外引流（图 6-12）。
- 外科手术前，应每 3 个月更换一次引流管。
- 可以选择通过消化内镜放置可更换支架，并择期手术治疗。

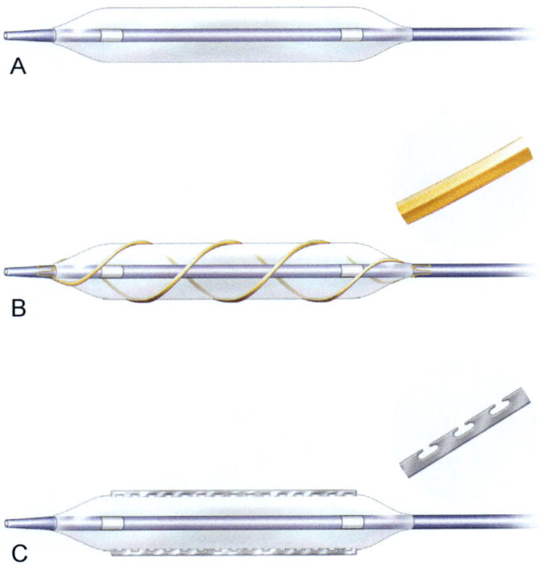

图 6-11　**球囊种类**

A. 标准球囊；B. 使用带刻痕球囊，扩张成功率增加；C. 切割球囊可用于严重的胆道狭窄，因其有引发胆道穿孔的风险，使用后应严密观察病人情况变化

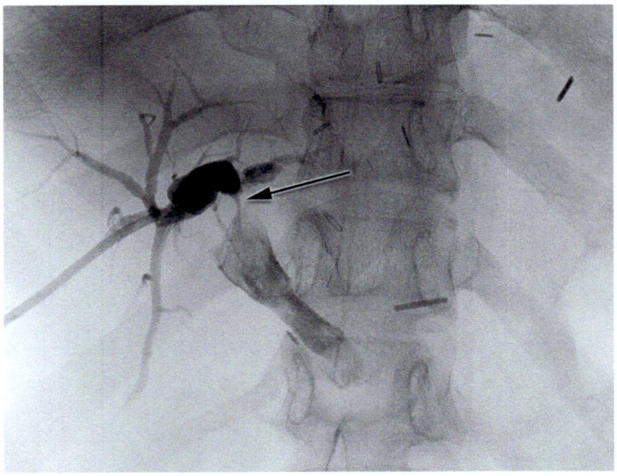

图 6-12　**箭头所指为重度胆肠吻合口狭窄（此时将病人的单纯外引流更换为内外引流）**

支架置入

1. 评估

（1）过去，预计生存期小于 6 个月的病人会长期留置金属胆道支架，但在此期间仍有 50% 的再狭窄率。随着覆膜支架的引进，病人可经内镜下定期更换，使生存期较长的病人能从中获益（图 6-13）。但对无法经内镜对胆系进行操作的病人，将无法更换支架。

（2）PTHD 胆道引流 24 ～ 72 小时后，应常规行胆管造影。

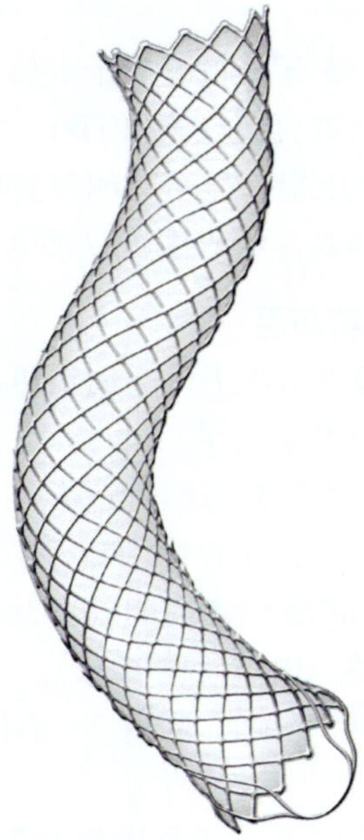

图 6-13 **覆膜自膨胀式金属胆道支架**

(3) 应有足够的空间放置胆道支架。此外，每一处狭窄均需放置支架。无论是左、右肝管还是肝总管的单纯向心性狭窄，均可支架治疗。有多处胆道狭窄的肝门部胆管癌（Klatskin 瘤）病人不适合行支架置入（图 6-14）。

2. 置入

(1) 经硬质导丝将适宜型号的支架推进至狭窄处撑开（图 6-15）。

(2) 若狭窄段包括胆总管下段，应将支架伸入十二指肠 1 ～ 2mm。若病人合并有十二指肠狭窄同时需要支架治疗，胆道支架应伸入更长的距离，与十二指肠支架共同引流胆汁及食物。

(3) 应留置胆道引流管 24 ～ 48 小时。

3. 随访

(1)支架置入 24 ～ 48 小时后应行胆管造影，确定支架完好后移除胆道引流管。

(2) 若支架术后再狭窄，应留置内外引流，并每隔 3 个月更换一次胆道引流管。

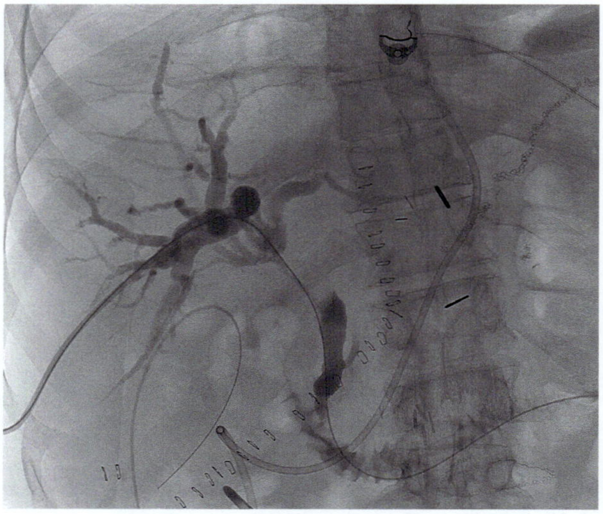

图 6-14 **胆管造影时多处向心性肝内胆管狭窄，其近端胆总管也存在长段狭窄，符合 Klatskin 瘤表现**

因狭窄部位多、范围较大，该病人不适合行支架置入

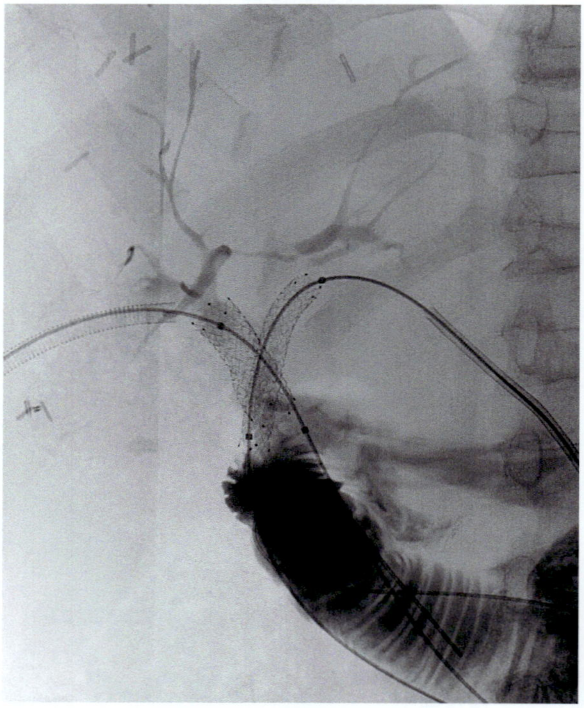

图 6-15 **鞘管及导丝通过左右肝管，放置支架**

每个支架内有血管成形术球囊，支架撑开同时充气，防止同一鞘管中的支架冲突

胆道介入的多种应用

1. 刷检 / 活检

(1) 初次对胆道行侵入性操作后，胆道出血无法避免。经胆道狭窄段放置引流待出血停止后，可进行活检操作。刷检和活检可增加诊断准确率（图 6-16）。

(2) 为获得细胞刷检物，将鞘管通过狭窄段，管中插入活检刷。后撤鞘管，暴露细胞活检刷，刷检几次后退入鞘管，拔出活检刷浸入细胞学检查液中。

(3) 活检钳使用时，外层鞘管应送至病变附近，取 2～3 个标本，用福尔马林固定。

2. *结石及残石*

(1) 充分胆道引流，若病人存在胆总管狭窄，应通过鞘管推进硬质血管成形术球囊扩张狭窄段。

(2) 用软质球囊将胆道中的小结石及残片经胆总管推挤入十二指肠。

(3) 若结石较大无法推入小肠，应用碎石网篮将结石解体后再行处理。

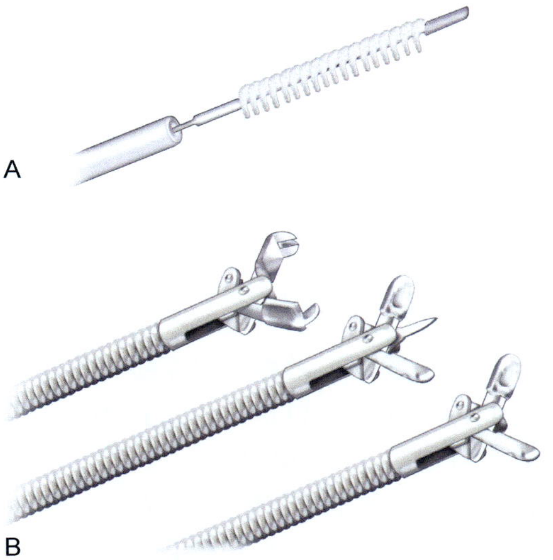

图 6-16 **胆管刷检、活检器具**
A. 胆管刷；B. 胆道活检钳

经验与教训

病史及体征	肝移植术后即使有胆道梗阻，也通常不会出现胆道扩张
操作技术	①操作前确定病人的最大呼吸度对预防医源性膈肌穿孔非常重要 ②为预防脓毒血症和内毒素血症，胆道扩张操作后应置管引流 24～72 小时 ③胆道插管时若超越右锁骨中线或肝门水平，插管风险增加 ④应顺胆道走行方向推进导管及扩张胆道，避免成角 ⑤每次肝穿刺均增加出血的风险。当调整穿刺针的部位或方向时，注意不要将其完全撤出肝
术后护理	PTHD 后 6 周内避免行上消化道内镜检查，因此项操作可能造成胆道内的积气经胆管 - 肝静脉瘘入血，引起致命性的空气栓塞

五、术后护理

- 引流管应用无菌生理盐水冲洗，2 次 / 日，每次 10ml。
- 行胆道内 / 外引流者封闭引流管外口后，若出现腹痛、发热、胆汁外漏、皮肤瘙痒，应接引流袋开放外引流。24～48小时后重新进行造影评估。
- 胆道狭窄插管引流，管周胆汁渗出是正常现象，可在几天内消失。若 1 周后仍有胆汁渗出，表示狭窄段插管引流失败。
- 应考虑到外引流病人的水分及电解质的丢失，选择胆汁回输或口服相当于胆汁丢失量的电解质溶液。

六、结局

PTC 的成功率与胆道是否扩张有关，胆系扩张穿刺成功率接近 100%，但无胆道梗阻的病人穿刺成功率＜ 65%。

胆道介入治疗的成功率取决于胆系插管是否顺利，胆系扩张者介入治疗成功率高于未扩张者（99% vs 74%）。

一旦插管成功，自体肝中 78% 能成功实现内外引流，但仅有 59% 的移植肝能成功实现内外引流。

胆道狭窄球囊扩张术的技术成功率为 93%～100%（成功实施扩张）；临床成功率为（胆道狭窄解除）75%～94%。成功率高低取决于狭窄部位。

恶性胆道狭窄支架置入后平均通畅时间约 6 个月。

七、并发症

所有并发症发生率＜ 3%，包括：①出血；②胆瘘；③胆汁性腹膜炎；④脓毒血症；⑤胰腺炎；⑥胆汁胸膜瘘；⑦造影剂过敏；⑧死亡。

第 7 章　外科辅助内镜逆行胰胆管造影术

Kfir Ben-David　Steven J. Hughes

一、定义

当胃与小肠的正常解剖关系被外科手术改变，导致内镜无法经口送达十二指肠乳头，应在外科手段辅助下行 ERCP。

病人早先接受过胃转流手术（胃空肠吻合术），单纯 ERCP 无法实现，需要外科手段协助完成。

残胃对外科辅助内镜逆行胰胆管造影术（SA-ERCP）的实施至关重要。

有时也需要经残胃实施内镜超声检查（EUS）。

绝大多数病人可通过非侵入性检查（MRCP）获得胰胆管信息。ERCP 不能仅用于检查，应兼顾治疗目的。这条原则也同样适用于 SA-ERCP。

二、鉴别诊断

- 胆总管结石。
- Oddi 括约肌功能障碍。
- Vater 壶腹疾病。
- 导管内乳头状黏液瘤。
- 慢性胰腺炎。
- 胰腺分裂。

三、病史及体格检查

长期以来的观点认为，SA-ERCP 适用于对 Oddi 括约肌功能障碍（SOD）的诊断及治疗。而胃转流手术可引起 SOD。最近，关于介入治疗 SOD 症状的有效性研究引起了广泛关注。

应询问病人是否曾接受过胆囊切除术；若病人合并胆囊疾病未曾治疗，可在进行 SA-ERCP 时可一并行腹腔镜胆囊切除术。

术前详细回顾病人胃转流手术记录，了解残胃空肠吻合与横结肠之间的关系，此项应列入病人术前谈话中的手术风险。如有胃前 / 后和（或）结肠前 / 后胃空肠吻合手术史，会增加操作难度和风险（图 7-1）。

询问病人是否对含碘造影剂过敏；过敏者可术前服用抗过敏药物。

四、手术操作

（一）术前规划

- 术前应考虑病人是否有 ERCP 适应证，留

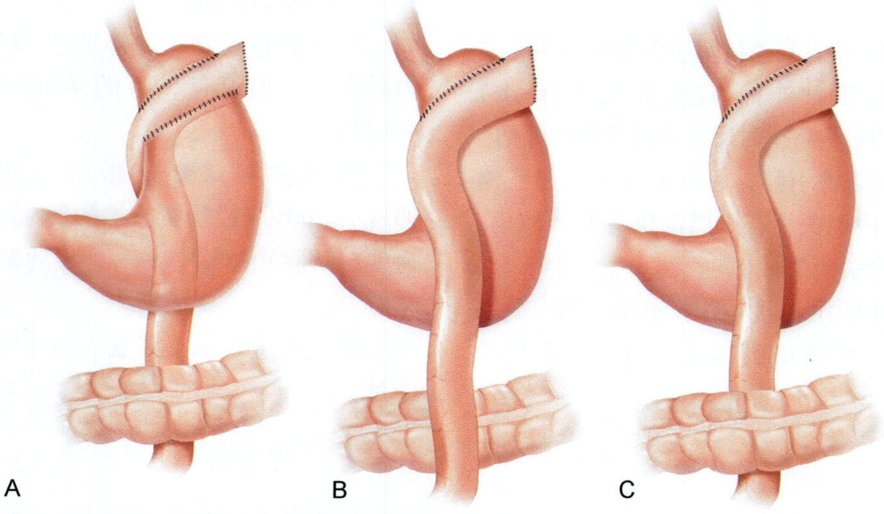

图 7-1　胃肠转流手术 Roux 肠袢与胃、结肠的解剖关系
A. 结肠后、胃后；B. 结肠前、胃前；C. 结肠后、胃前

置胃造瘘管（G 管）为多次后续介入操作提供通道。病情较重的病人应考虑此步骤。

■ SA-ERCP 需要多学科合作，术前应相互协调拟订计划。

■ 手术室可容纳 C 形臂透视机单元及内镜系统。

（二）体位

■ 规划好手术台与 C 形臂透视机之间的关系，使术中能自由透视病人的上腹部（图 7-2）。

■ 全身麻醉诱导后插入导尿管，不需要留置鼻胃管。

■ 病人取水平仰卧位，双上肢收于躯干两侧，便于透视及内镜操作。病人足下垫踏板，如果需要，可于病人两侧安置肝拉钩。

■ 预防下肢静脉血栓：应用预防血栓药物和下肢按摩器。遵循清洁 - 污染手术术前准备原则，预防性静脉滴入抗生素。

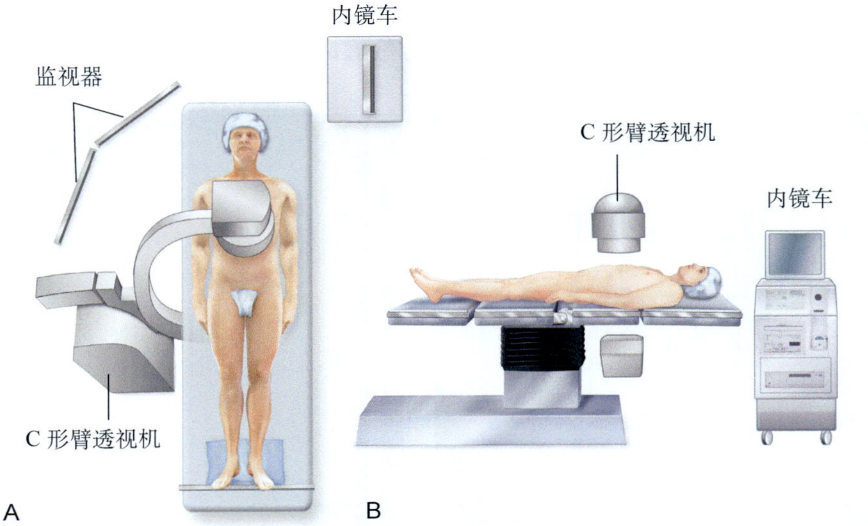

图 7-2 C 形臂透视机位于病人右侧，十二指肠镜系统放于病人左侧

Trocar 的布置

■ Trocar 的放置位置如图 7-3 所示，放置胃造瘘管需要 4 支 Trocar，其中之一可用于钳夹小肠，剑突下者为入胃的 Trocar。

■ 气腹针（Veress 针）建立气腹，于左锁骨中线平脐处安置第 1 枚 Trocar，插入 30° 腹腔镜。

■ 其余 Trocars 在直视下放置。

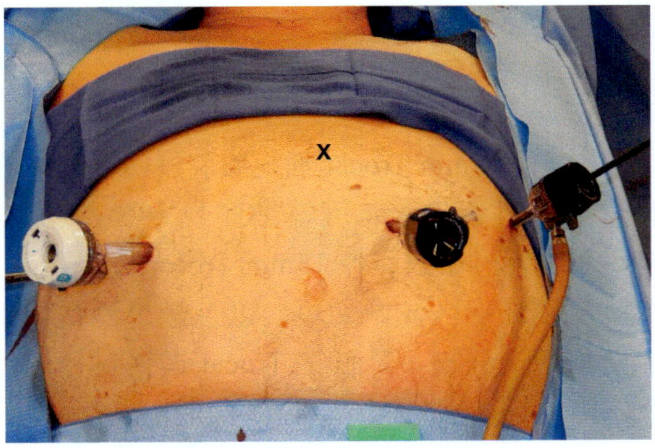

图 7-3 SA-ERCP 的 Trocar 布局

左侧中腹部做切口（也可做脐周切口），建立气腹；右腹外侧 5mm Trocar 插入无创抓钳，右侧锁骨中线 Trocar（12mm）插入缝合器和吻合器；左腹部 Trocar（5 ～ 12mm）插入镜头，其外侧 Trocar（5mm）插入抓钳；剑突下 Trocar（图中 X 点）插入残胃中，与内镜汇合，其直径应≥ 15mm

胃固定术

■ 病人取头高足低位，记号笔标记经胃 Trocar 的插入位置。理想状况下，Trocar 应于胃体和胃窦交界处的前壁、胃大小弯连线中点表面的空肠系膜进入胃腔。

■ 术前确定胃前 Roux 袢与相连的肠系膜位置，以合理准确的安置经胃 Trocar。解剖分离 Roux 肠袢及其系膜时应特别注意，任何对 Roux 袢系膜血管的损伤将导致严重后果（肠缺血、坏死）。操作宜经覆盖于胃表面的小肠系膜边缘开始，即需要自胃表面分离肠系膜边缘部分，而不要首先进行 Roux 袢自胃表面的分离。

■ 腹壁经胃 Trocar 戳孔周围准备 4 个戳孔。

■ 每个戳孔中送入 1 根缝线，用 Carter-Thomason 递线装置穿透并悬吊胃壁。若打算插入 G 管，Carter-Thomason 递线器不应自同一腹壁戳孔退出，使缝线最终将胃壁固定至腹壁，同时固定 G 管（Stamm 技术）。牵引缝线避免张力过大，否则会切割胃壁造成出血或坏死。4 根缝线于胃壁围成 3cm × 3cm 大小的区域，中央位置插入经胃 Trocar（图 7-4）。

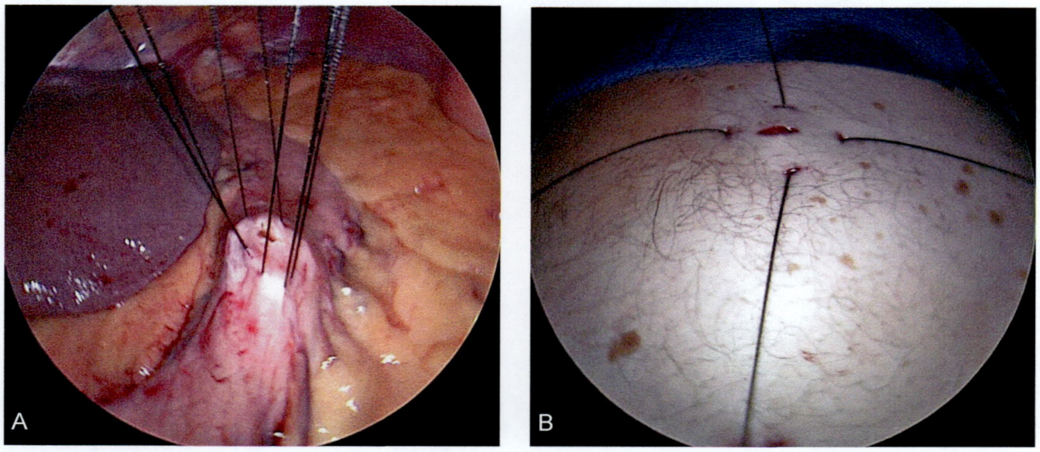

图 7-4 **胃固定术**

A. 4 根悬吊线的用途：插入经胃 Trocar 时固定胃壁，帮助关闭胃造瘘口，为 Stamm 胃造口术（G 管置入）提供固定点；B. 剑突下经胃 Trocar 戳孔，周围 4 处戳孔引出悬吊线

放置经胃 Trocar

■ 直径 15mm Trocar 插入腹腔（图 7-5）。在胆道操作时该 Trocar 可容纳侧视十二指肠镜。轻柔牵引胃悬吊线，经 15mm Trocar 插入电钩，在胃前壁目标区域做切口。以上悬吊操作使胃前壁与后壁分离，降低了 Trocar 误伤胃后壁的概率。

■ 15mm Trocar 通入胃腔，可经 Trocar 直视下完成此操作，也可经脐 Trocar 腹腔镜监视下操作。向胃幽门方向推进 Trocar，并配合牵引胃悬吊线。内镜插入胃腔，观察 Trocar 所处位置，悬吊线末端夹血管钳。

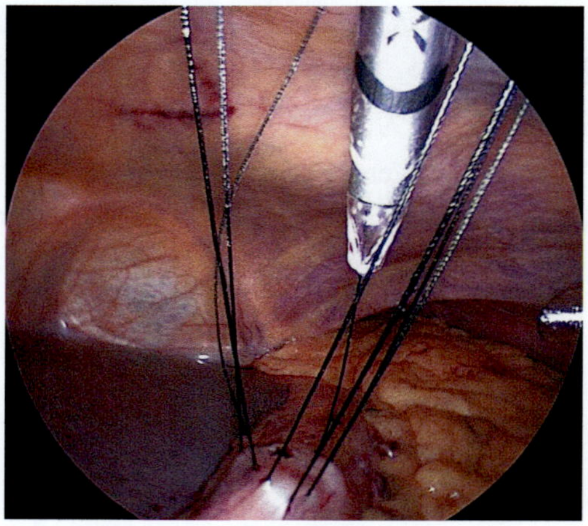

图 7-5 **经胃 Trocar 插入腹腔**

电钩在胃前壁目标区域（3cm × 3cm 区域中央）做切口，Trocar 经切口进入胃腔；牵引悬吊线优点：帮助切口止血，分离胃前后壁，防止推进 Trocar 时损伤胃后壁

无创钳抓取胰胆管引流肠袢

■ 上抬大网膜与横结肠，暴露屈氏韧带（又称 Treitz 韧带）。如有外科肠道重建史，操作的难度会加大。

■ 辨别胰胆管引流肠袢，右侧腹 Trocar 放入无创抓钳，钳夹闭塞肠腔，避免远段小肠胀气（图 7-6）。

■ ERCP 操作时，安装手术台拉钩固定上述肠钳。

■ 肠腔钳闭后，经胃 Trocar 充入 CO_2 气体，确定肠钳钳闭确切。ERCP 时维持肠腔充气状态，帮助内镜师操作。

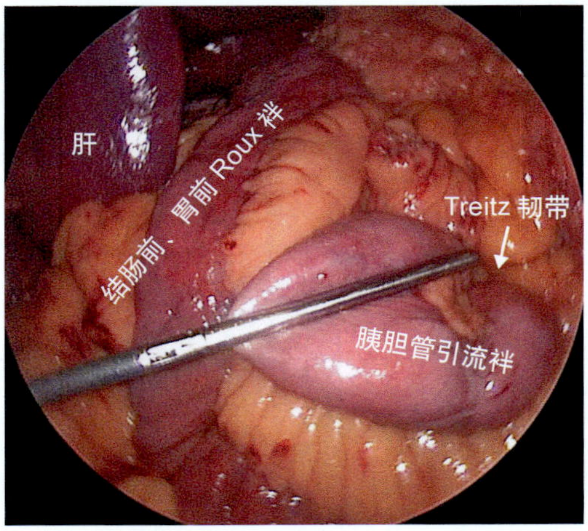

图 7-6　胰胆管引流肠袢以无创钳钳闭，避免 ERCP 时小肠胀气

铺单保护手术区域后行 ERCP

■ 加铺孔单，仅暴露 15mm Trocar，保护其余无菌区域。

■ 内镜医师行 ERCP 时，建议外科医生同时在场监视病人情况。

■ ERCP 完成后，经胃 Trocar 放气胃肠减压，将充气管连接至腹壁其余任意一个 Trocar。撤出十二指肠镜，拔出 15mm Trocar（有菌），撤上层孔单。

胃瘘口关闭或置管

■ 拆除两侧胃悬吊线，原位保留头侧与尾侧 2 根缝线，协助 Endo GIA 切割闭合器关闭胃造瘘口。

■ 置管：原位保留所有缝线，将胃前壁牵向腹壁。

■ 末端带气囊的大口径 G 造瘘管经戳孔送入胃腔，充气固定，并系紧缝线（图 7-7）。因气腹对 4 根缝线施加了额外张力，应待气腹消失后再打结悬吊线。

■ 荷包缝合胃造瘘口，使瘘口贴合 G 造瘘管。

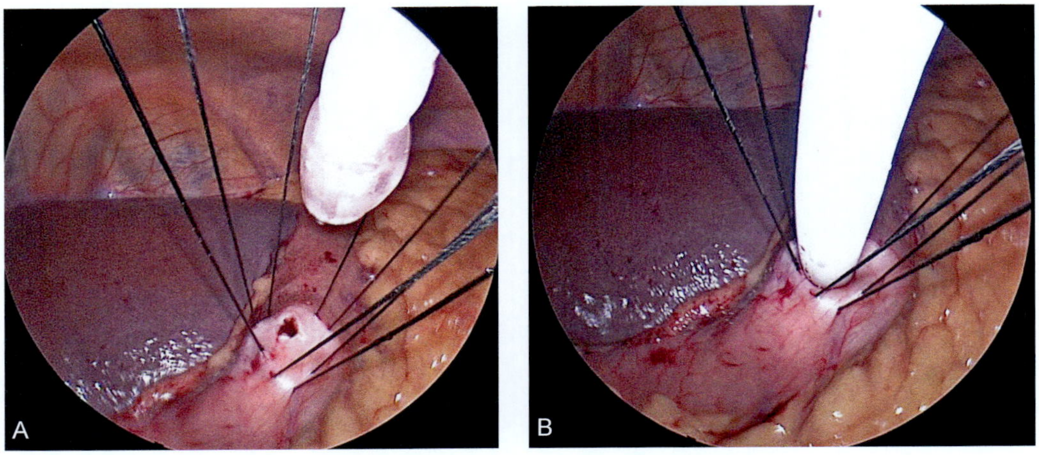

图 7-7　A，B. 腹腔镜下置入 G 造瘘管（球囊充气，解除气腹，悬吊线打结）

经验与教训

病史及体征	① SA-ERCP 前应了解病人的胃肠道重建手术史。胃前（联合结肠前）Roux 肠袢增加了该操作的风险及难度 ②对于 SOD 的外科治疗仍有争议。行 SA-ERCP 应兼具治疗目的，并不能单纯用于诊断检查
外科操作	① 4 根缝线贯穿胃壁。牵拉缝线用力过大易导致胃壁切割或撕裂 ② 12mm Trocar 无法通过十二指肠镜，应更换 15mm Trocar ③如果无创肠钳未确切钳闭胰胆管引流肠袢，ERCP 完成后，腹腔镜视野将充满充气的小肠，影响下一步操作
术后护理	若需再次行 ERCP，应留置大口径、尖端带球囊的 G 造瘘管

五、术后护理

- 留院观察过夜，观察病情变化。
- 手术结束当晚可进流食。
- 若留置了 G 造瘘管，可接引流袋低位引流，术后第 1 天晨夹闭。

六、并发症

- Roux 肠袢缺血或撕裂。
- 胃后壁损伤。
- 胰腺炎。
- ERCP 并发症（如十二指肠后壁穿孔）。

七、结局

对大多数病例可成功实施 SA-ERCP，SA-ERCP 效果与单纯 ERCP 者相同。

第 8 章 Roux-en-Y 胆总管空肠吻合术

Shawnn Nichols Mark Bloomston

一、定义

胆总管空肠吻合术是指将胆总管（CBD）吻合至空肠，重建胆汁引流的途径（图 8-1）。该术式可用于 ①修复外伤后或医源性胆道狭窄；②远端胆总管良性或恶性病灶切除后重建；③与十二指肠切除术、壶腹切除术或胰腺肿瘤切除术（如胰十二指肠切除术）联合应用。

本章仅讨论胆总管空肠吻合术。

二、鉴别诊断

- 胆总管囊肿切除术（Ⅰ型，Ⅱ型，Ⅲ型）。
- 修复胆总管狭窄。
- 修复外伤性或医源性胆总管损伤。
- 胆总管远端梗阻时可缓解梗阻症状，转流胆汁，旷置病变。
- 原位肝移植。
- 良恶性病灶切除术后重建胆汁引流，包括胆道、壶腹、十二指肠、胰头的肿瘤。

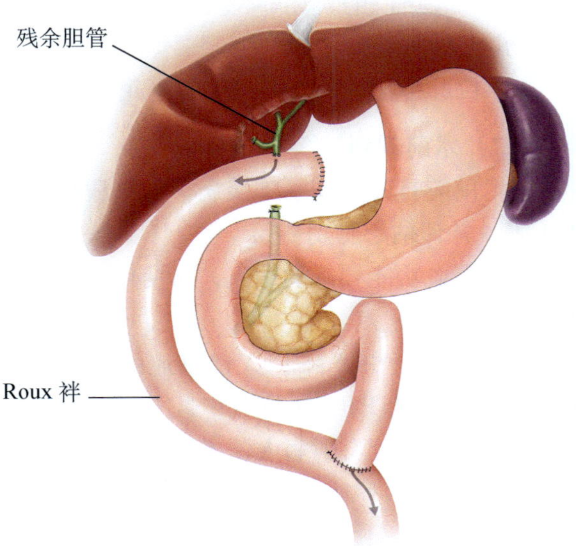

图 8-1 Roux-en-Y 胆总管空肠吻合术

三、病史及体检

通过详询病史和体格检查，可以发现需要重建胆汁引流的病因，同时需要考虑病人的一般状况能否耐受胆肠吻合术。有胆系手术史的病人需考虑医源性胆道狭窄的可能。

皮肤紫癜、瘙痒、陶土色大便、恶心、呕吐、右上腹疼痛、发热、寒战、神志异常、体重明显减轻均是肝功能异常及胆道梗阻的临床表现。

体格检查发现腹部包块、腹部压痛、腹部手术瘢痕、黄疸、巩膜黄染对胆系疾病也有提示作用。此外，如发现 Charcot 三联征（右上腹疼痛、黄疸、发热）或 Reynold 五联征（Charcot 三联征 + 意识障碍 + 感染性休克）等急性胆管炎的症状，应尽早实施胆道引流。

四、影像学及其他检查

术前通过影像学检查评估肝门结构，识别可能存在的胆道或动脉解剖变异，发现潜在病因、胆道损伤部位、梗阻范围，制订相关手术策略。

（一）增强 CT 或 MRI

增强 CT 或 MRI 可识别解剖变异，评估消化道肿瘤病人血管受累情况和医源性胆道损伤程度。MRCP 在辨析胆胰解剖及其邻近结构方面尤为突出（图 8-2）。影像学检查可预测良性或恶性肿瘤的病因。超声 /CT 引导的经皮穿刺活检技术能对可疑病灶性质进行鉴别。

（二）EUS 或 ERCP 检查

内镜超声（EUS）或经内镜逆行胰胆管造影（ERCP）也可了解胆系解剖，并可以完成组织活检（图 8-3）。

（三）术前 ERCP 或 PTC

对于胆管炎或胆道梗阻病人，术前可借 ERCP 或经皮经肝胆管造影（PTC）技术行胆道

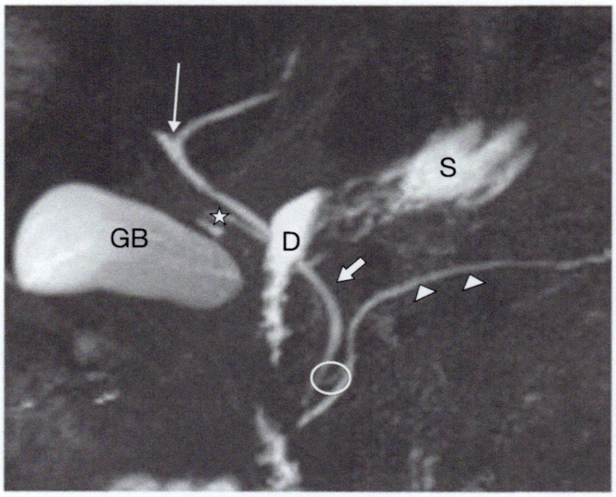

图 8-2 MRCP 显示正常胆系解剖

S. 胃；D. 十二指肠；GB. 胆囊；△. 胰管；⇧. 左右肝管汇合处；⇧. 胆总管；○ 副胰管

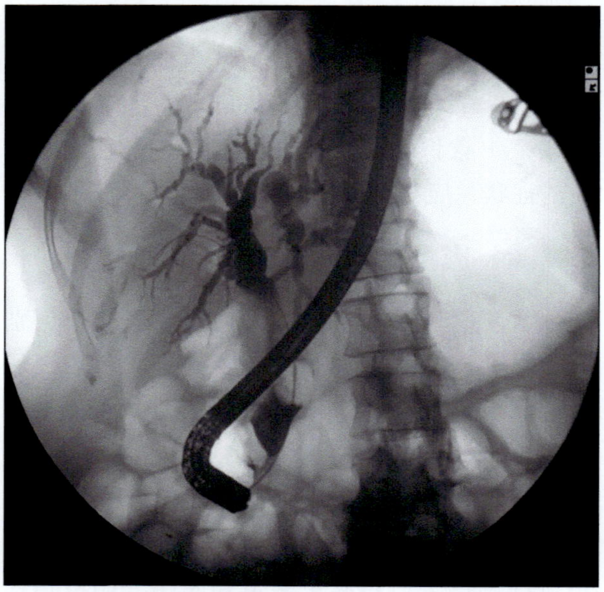

图 8-3 内镜逆行胰胆管造影

显示扩张的肝内外胆管，胆总管直径 17mm，病因为胆总管远端的壶腹癌

减压。应当注意的是，术前对隐性黄疸至中度高胆红素血症的病人行胆道支架置入，会增加病人术后胆道感染的风险。

（四）术中 IOC 检查

可以通过术中胆管造影（IOC）发现腹腔镜胆囊切除术（LC）中医源性胆道损伤（图 8-4）。

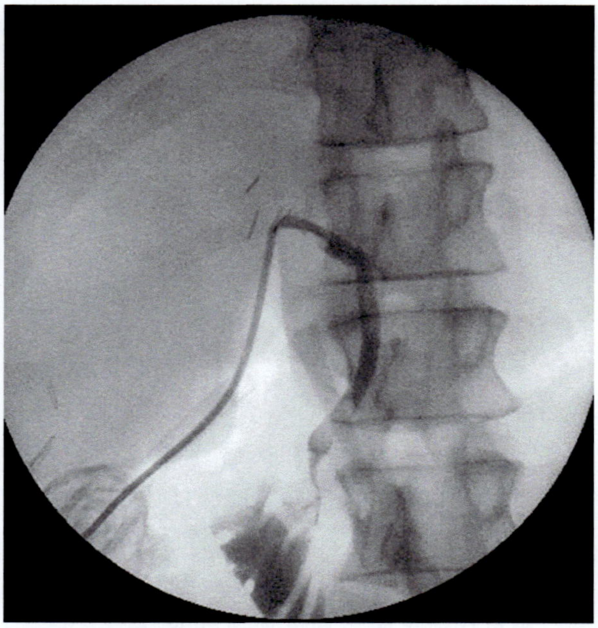

图 8-4 术中胆管造影

急性胆囊炎行胆囊切除术造成的医源性胆道损伤；图中可见钛夹，造影剂可顺行流入十二指肠，但未观察到逆流入肝，表明近端胆道医源性闭塞

五、外科治疗

（一）手术指征

- 远端胆道或壶腹狭窄者的胆汁转流。
- 外伤或医源性胆道损伤，重建胆汁引流。
- 胆总管囊肿切除，胆道重建（Ⅰ，Ⅱ，Ⅲ型）。
- 良恶性疾病：胆管、壶腹、十二指肠、胰头肿瘤。姑息性胆汁转流术或肿瘤切除术后应行胆肠吻合。
- 原位肝移植中建立供肝胆汁通道。

（二）术前规划

- 术前应首先处理基础疾病，如糖尿病、高血压等，并评估心肺功能。
- 对凝血功能异常的病人，可使用维生素 K 予以纠正。
- 对轻度至中度高胆红素血症的病人，术前可行 ERCP 或 PTC 缓解黄疸。
- 对合并胆管炎的病人，术前应用抗生素加胆道引流进行治疗。常见的胆系感染病原菌包括：大肠埃希菌、克雷伯杆菌、肠球菌、链球菌、肠杆菌属和铜绿假单胞菌等。
- 即使病人无胆管炎，术前也应使用抗生素。

有胆道支架置入史的病人，胆道感染的风险较大，因此，无论病人是否有胆管炎症状，均应使用广谱抗生素。

■ 营养状况不良的病人可自术前补充营养液直至术后恢复，降低术后并发症发生率。因为胆道梗阻或胆汁改道会影响病人对营养物质的吸收。

■ 恶性肿瘤病人，术前应评估肿瘤的类型及生长范围，是否可手术切除病灶。胆肠吻合术可用于无法手术切除癌灶者的姑息治疗。

（三）体位

■ 病人取水平仰卧位，双上肢水平外展，与躯干成 90°，受力部位垫软垫保护（图 8-5）。

■ 取双肋下切口，使用双侧拉钩杆、框架拉钩系统（图 8-6）充分暴露术野。

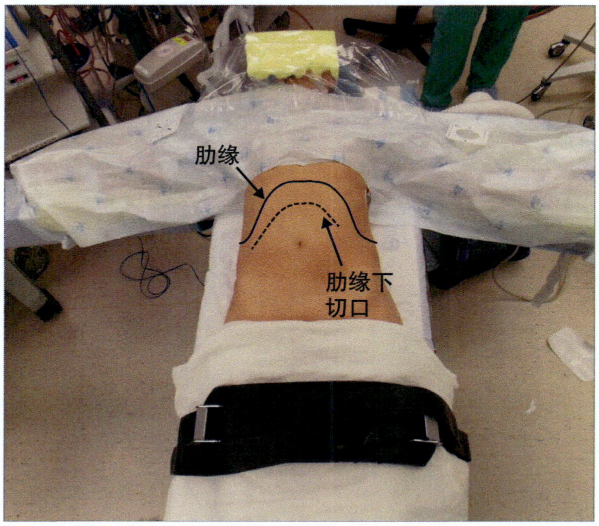

图 8-5　**体位**

病人取水平仰卧，双上肢外展 90°，上身覆以暖流装置防止术中低体温；实线标示肋下缘，虚线标示双肋下缘切口

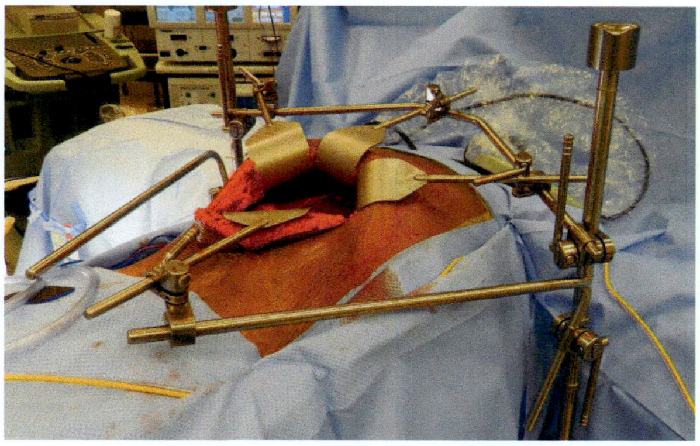

图 8-6　**双肋下缘切口，双侧拉钩系统充分暴露术野**

切口选择及术中暴露

■ 双肋下缘切口可充分暴露病灶，进入腹腔，分离粘连（若存在），切断镰状韧带并结扎，安装腹腔拉钩（图 8-6）。

■ 探查腹腔，触诊腹膜表面是否有可疑结节，触诊肠系膜根部，评估其是否因肿瘤浸润、炎症或既往手术出现固缩。肠系膜固缩将对 Roux 肠袢的构建造成影响。

■ 分离结肠肝曲，暴露肝门。

■ 切开十二指肠外侧腹膜，将十二指肠第 2 部连同胰腺头部从腹膜后向前游离，即 Kocher 手法，暴露远端胆总管。

■ 逆行法切除胆囊，若肝门有急慢性炎症，应沿胆囊管追踪定位肝总管和胆总管。

■ 仔细解剖肝门各结构，预防误伤，注意先天性及医源性解剖变异。发自肠系膜上动脉的肝右动脉常位于胆总管右侧深面，解剖胆总管时应注意避免误伤。肝右动脉常位于胆总管之后，但有些病人其走行胆总管之前。胆管的解剖变异也应重视（见第 15 章，图 15-17）。术前检查未提示解剖变异并不能取代术中的解剖所见。

■ 既往手术史、放射暴露、术前放置胆道支架等造成的炎症，均会给胆总管暴露带来困难。有时，术中超声可帮助分辨肝门内结构。胆总管辨认困难时另一个方法是用细针穿刺抽吸，查看回抽液是否为胆汁。

■ 胆总管分离完成后，应靠近损伤或梗阻部位横断胆总管。应注意的是，胆总管和肝总管的供血动脉走行于管道内外侧，应避免过度解剖或牵拉而损害血供。若行胆管空肠端侧吻合，胆道主要供血来自肝门部的肝右动脉，因此，胆管横断面越靠近肝门，胆肠吻合口的血供越好。癌症病人应术中病理检查切缘是否有癌灶残留。

■ 选好横断部位，锐性切断胆总管，或选择电切模式减少热损伤。若术前放置了胆道支架可同时取出，并留胆汁培养。探查近端胆管，确定其通畅状况及解剖完整性——胆道探子探测至左右肝管水平。若怀疑有近端胆管阻塞或肝内胆管结石，可应用胆道镜。术中尽量减少胆汁外溢及出血，近端胆管残端暂时用血管夹夹毕。

准备 Roux 袢

对预期寿命较短或因腹腔粘连导致腹壁粘连为板状的病人，可选择胆总管十二指肠或胆总管空肠吻合术（用一段空肠袢重建胆汁引流通道），但使用 Roux-en-Y 吻合术具有更好的术后效果。该术式利用一段去功能化（旷置了消化吸收功能）的空肠作为胆汁引流通道。自 Treitz 韧带开始检查空肠，选择一段可无张力提至胆总管断端处的肠袢，选择时需评估肠袢系膜的长度及血管弓离断后是否可保持 Roux 两支肠袢的血供（肠系膜透照观察）。使用胃肠切割闭合器（GIA）于所选位置切断空肠，结扎血管的同时分离肠系膜至其根部。保持空肠近远端方位。横结肠系膜上做一切口，在中结肠血管的右侧将 Roux 空肠袢（远端空肠）无张力上提至近端胆总管断端处（即结肠后位），作为去功能化的胆汁引流袢。

胆肠吻合术

■ 用 4-0 或 5-0 单股可吸收缝线单层间断缝合吻合口，若使用不可吸收缝线，应将线结打在吻合口外面，防止腔内结石形成。

■ 无论胆囊大小是否正常，通常不放置吻合口支架。

■ 胆肠端侧吻合在重建时暴露较为容易，用电刀在距离闭合端 3 ～ 4mm 的肠系膜对侧空肠壁做切口，此切口直径应小于胆总管断端直径。

■ 去掉血管夹，重新开放胆总管，确认有胆汁流出。使用血管剪（Potts 剪）按需修剪胆总管残端，确保断端整齐、质韧、直径较大、血供良好。

■ 将空肠放置在胆总管残端附近，摆正方位，防止出现冗长及扭转。缝针带线，自肠外贯穿全层缝入肠内，然后自胆管内穿针至胆管外，不打结，血管钳夹线用于牵引。

■ 吻合口后排缝线针距 2 ～ 3mm，应贯穿胆管及空肠全层，自一侧开始间断缝合至另一侧，保证空肠黏膜被严密缝合。缝针自肠外贯穿全层缝入肠内，然后自胆管腔内穿针至胆管外（图 8-7）。以上缝线均不打结，末端夹血管钳，使 Roux 袢可自由移动帮助暴露及后续缝合。

■ 理顺缝线顺序，防止重叠及盘绕。诀窍：每根缝线末端夹血管钳并按顺序穿过布巾钳（图 8-8）。

■ 当所有后壁缝线就位后，应自一侧开始按顺序打结，确保线结间距为 3 ～ 4mm，若间距过大（> 3 ～ 4mm）可补缝一针，然后继续打

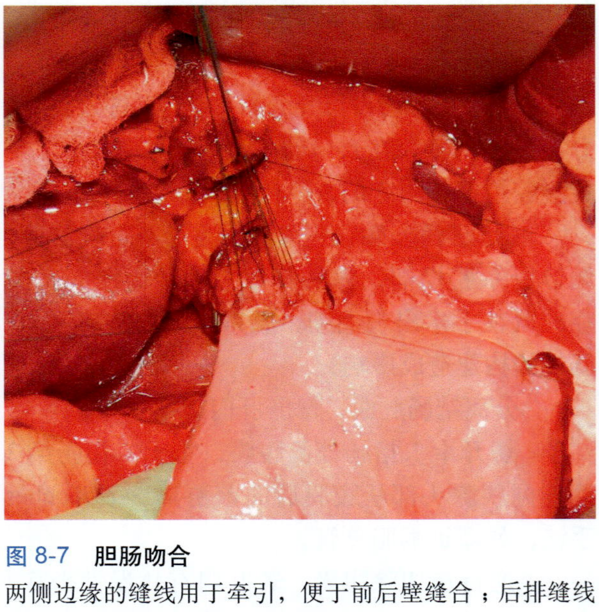

图 8-7 **胆肠吻合**
两侧边缘的缝线用于牵引，便于前后壁缝合；后排缝线按上述方式缝合，腔外打结

结剩余缝线（图 8-9）。位于两侧边缘的缝线不打结，用于牵拉、移动吻合口，在缝合前壁时暴露后排缝线。剪断线头，开始处理吻合口前壁。

- 前壁缝合进针方法同后壁，打结时线结留于腔外（图 8-10），兼顾针距，需要时补加。
- 吻合完成，检查是否存在胆漏（图 8-11）。确保吻合无张力，确保术野干净无出血，白纱布包绕吻合口，进行下一步空肠 - 空肠吻合。

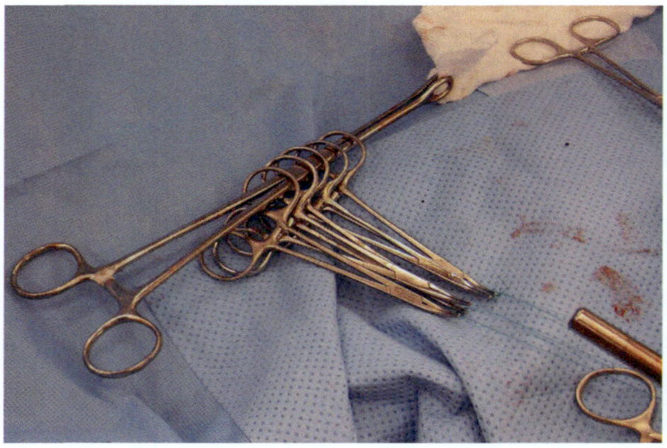

图 8-8 **缝合胆肠吻合前后壁时防止缝线打结**
末端夹血管钳，按顺序穿入布巾钳，布巾钳末端钳纱布垫，增加后续打结效率

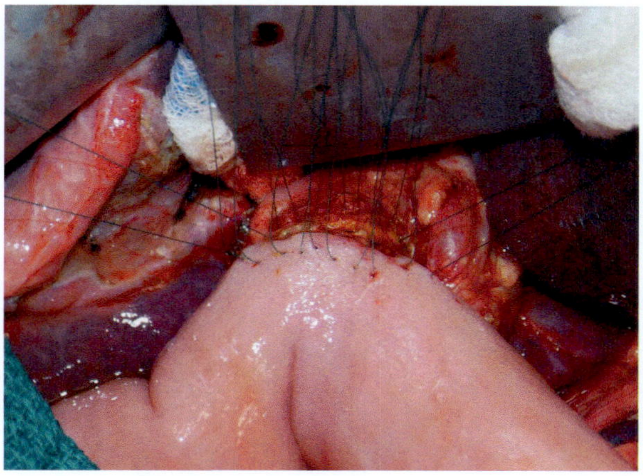

图 8-10 **吻合口前排缝线已就位（检查针距是否得当，后缝线打结，完成胆肠吻合）**

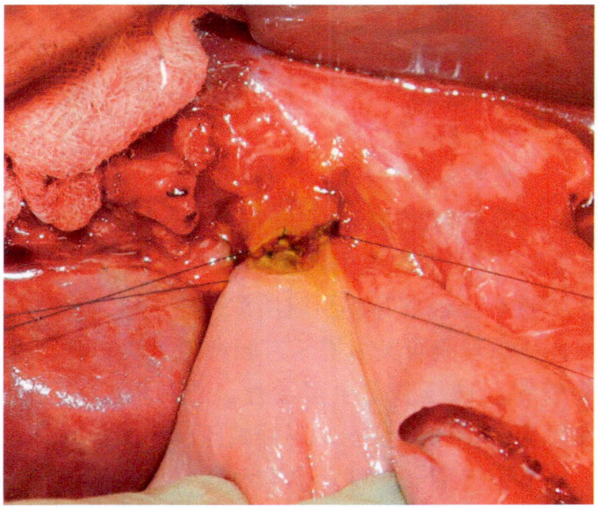

图 8-9 **后排缝线已打结（两侧牵引线未打结，帮助前排缝合；向下轻拉 Roux 袢帮助暴露）**

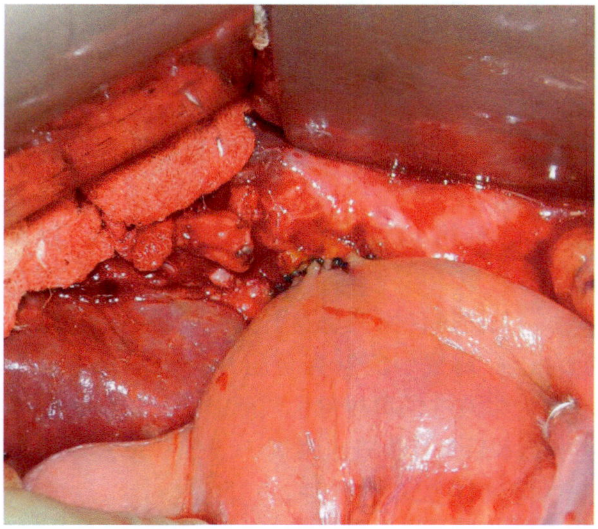

图 8-11 **前排缝线已打结，检查有无胆漏（干净白纱布置于吻合口后方，帮助诊断胆漏）**

空肠 – 空肠吻合

- Roux-en-Y 吻合术重建肠道连续性：将胆胰管开口所在的近端肠袢吻合至引流胆汁的远端肠袢（胆肠吻合所在肠袢），肠 - 肠吻合口取在胆肠吻合口下方 45 ～ 65cm 处，意在减少胆汁反流。选择侧侧吻合，或利用直线切割吻合器做功能性端端吻合，3-0 缝线单层间断缝合浆肌层（Gambee 缝合技术）加固吻合口。
- 在 Roux-en-Y 吻合口处封闭小肠系膜缺口。
- 若胆汁引流袢为结肠后位，尽量缩短肝下间隙内冗余的肠袢，同时不对吻合口造成张力。用 3-0 缝线将结肠系膜缺口与通过的小肠浆肌层缝合，关闭结肠系膜缺口，防止该肠袢移位或形成内疝。

手术技巧

关腹前准备

检查胆肠吻合口处，取出先前放置的纱布，观察是否有胆汁沾染。若发现胆汁渗漏，应仔细检查并补加缝线。

关腹

- 于胆肠吻合口后方留置闭式负压吸引，末端放置在肝肾隐窝（Morrison’s pouch）内，引流管自右侧腹部戳孔引出，固定于皮肤。
- 1 号可吸收线逐层关腹。
- 皮钉对拢皮肤。

经验与教训

指征	术前详询病史、体格检查及影像学检查对手术方案制订至关重要
解剖探查	术中应注意肝门区结构的解剖变异
手术切除	若怀疑恶性，术中将胆总管切缘送冷冻切片检查
胆肠吻合	①仔细缝合吻合口，缝合前壁前应确保后壁缝合确切 ②注意针距，避免缝合过密 ③保持合理的缝线方向非常重要，线结交叉将导致其中的组织缺血 ④确保吻合无张力

六、术后护理

- 术后 1 ～ 2 天拔除鼻胃管，当病人可能发生术后肠梗阻（如急诊手术、严重的胆管炎、大范围肠粘连松解术）时，拔除鼻胃管后进流质饮食。
- 术后第 1 天开始鼓励病人下床活动，以预防血栓形成。
- 关注每日引流量及引流液性状，若引流出胆汁，应留置引流管直至胆汁自行消失；若引流物为浆液性，可拔除引流管。
- 术后每日检查血常规 +CRP(C 反应蛋白)、血生化和 D- 二聚体水平。

七、结局

胆肠吻合术后长期生存率取决于原发疾病。

八、并发症

- 多达 40% 的病人术后出现并发症，包括以下 5 个方面。
- 切口感染。
- 腹腔包裹性积胆，可通过经皮引流治愈。
- 出现吻合口瘘（胆肠吻合口 / 空肠吻合口）时应二次手术放置引流，但通常可由原手术引流或透视下经皮穿刺引流治愈。
- 出现胆管炎多提示有肠梗阻反流，可行鼻胃管胃肠减压和抗生素治疗，若鼻胃管减压无效，可行 PTC 为 Roux 肠袢减压。
- 胆道狭窄（可发生于术后 10 年甚至更久）时会出现 ALP 升高，可通过 PTC 和球囊扩张术缓解，但胆肠吻合口狭窄仅能通过手术解除。

第 9 章　微创胆管空肠吻合术

Janak Parikh　C. Max Schmidt　Eugene P. Ceppa

一、定义

胆肠吻合是将胆管与空肠 Roux 袢吻合，用以治疗继发于良、恶性狭窄所致的胆道梗阻，或肝外胆道切除术 / 胰十二指肠切除术后用来重建胆汁引流。

二、鉴别诊断

（一）良性疾病

- 外伤性或医源性胆道损伤。
- 慢性胰腺炎。
- 胆总管囊肿。
- Mirizzi 综合征（米利兹综合征）。

（二）恶性疾病

- 肝外胆管癌（姑息性手术或根治术联合胆肠吻合）。
- 壶腹周围癌（姑息性手术或根治术联合胆肠吻合）。
- 肝门淋巴结转移癌（姑息性手术）。

三、病史及体格检查

（一）询问病史应注意以下方面

- 体重减轻（恶性 / 营养吸收障碍）。
- 发热 / 寒战（胆管炎）。
- 皮肤、巩膜黄染（梗阻性黄疸）。
- 酱油色尿（梗阻性黄疸）。
- 陶土色大便（梗阻性黄疸）。
- 右上腹疼痛（胆囊肿胀，也可提示胆囊管肝总管汇合位置较低）。

（二）体格检查

- 恶病质。
- 巩膜、皮肤黄染。
- 右上腹压痛。
- Courvoisier 征（库瓦西耶征）——可触及无痛性肿大胆囊，伴黄疸。

四、影像学及其他检查

（一）超声

超声是首选的影像学检查，可用来诊断胆囊结石、胆囊炎、肝内外胆管扩张。

（二）断层扫描

1. *腹盆 CT 平扫 + 增强*　3 期 CT 扫描（动脉期、门脉期、平衡期）可用于诊断大多数梗阻性黄疸病例，寻找可能病因。也可用于明确腹部解剖，包括：确定肝动脉走行和潜在的解剖变异；肿瘤的压迫、外侵、门静脉 / 脾静脉 / 肠系膜上静脉血栓形成。

2. *MRI/MRCP+ 增强扫描*　其在辨别胆道狭窄部位方面优于超声及 CT。

（三）胆管造影

- 当需要行活检或兼具其他治疗目的时，应首选 ERCP，ERCP 在提供胆道梗阻部位及解剖变异信息等方面具有明显优势。可行狭窄部位刷检细胞学检查，可经内镜放置支架引流胆道减压。
- 当 ERCP 无法实施时（如胃旁路术后或伴幽门梗阻的病），可行经皮经肝胆管造影（PTC），进行介入性治疗。PTC 并非首选方法，因其增加了病人痛苦及操作后引流管护理难度。

五、外科操作

（一）术前规划

- 内镜术前应评估病人心肺功能，心肺功能欠佳病人可能无法耐受回心血量的减少、气腹造成的血中 CO_2 浓度增高。
- 有开腹手术史、腹膜炎病史的病人，腹腔广泛粘连，对微创肝管空肠吻合造成困难。腹部疝气修补术会对穿刺器的放置造成困难，也会对 Roux 空肠袢的制备造成困难。

■ 肥胖病人腹腔镜手术难度较大，但他们能从微创手术中获益更多。肥胖病人行腹腔镜手术，操作时需要更长的器械，因力矩较大，会影响精细操作，如缝合、打结。肥胖病人横结肠系膜及肠系膜脂肪较多，影响术中移动结肠肝曲及 Kocher 法游离十二指肠。脂肪肝病人肝较大、质地较脆，易于撕裂出血。

（二）体位

■ 病人取水平仰卧位，上肢外展放于手术台固定架上。

■ 留置鼻胃管和导尿管。

■ 足下放踏板。

腹腔镜胆肠吻合术

■ 图 9-1 显示各 Trocar 位置及作用。

■ 制作 Roux 袢时将大网膜及横结肠向上翻起，横结肠系膜根部辨认 Treitz 韧带。头高足低位帮助上腹部脏器的暴露。

■ 自 Treitz 韧带以远选取足够长度空肠，以便行空肠 - 空肠吻合术，同时能留有足够长度的肠系膜，允许将远端空肠提至右上腹而不影响血供。直线切割闭合器切断空肠。

■ 双极电凝或超声刀分离肠系膜至根部，注意不要损伤近远端空肠的动脉弓。断端近侧空肠负责运输及消化食物，断端以远 40 ～ 60cm 的小肠作为 Roux 袢引流胆汁。

■ 行空肠侧侧吻合：沿空肠长轴固定两根 3-0 牵引线，相距 6 ～ 10cm。电钩于两空肠断端相对面、两缝线间做小切口。长 60mm、直径 2.5mm 钉枪通过肠切口插入肠内，并确保不要钳夹到肠系膜。用钉枪吻合空肠，3-0 可吸收缝线加固吻合口；2-0 不可吸收缝线缝合肠系膜缺口，预防内疝。缝合时避免贯穿经超声刀凝闭的肠系膜边缘，以防缺血、出血，防止吻合口附近血肿形成导致吻合口瘘、梗阻等。仅将肠系膜表层缝合即可。

■ 沿 Roux 袢系膜边缘追踪至肠系膜根部，防止其扭转（腹腔镜下应多次确认）。

■ 于横结肠系膜的中结肠动脉右支右侧做一切口，保留左侧空间，以备将来有行胰腺空肠引流的需求。

■ Roux 袢固定牵引线，方便引导其通过横结肠系膜缺口至肝门部。

■ 解剖肝十二指肠韧带内的胆总管。

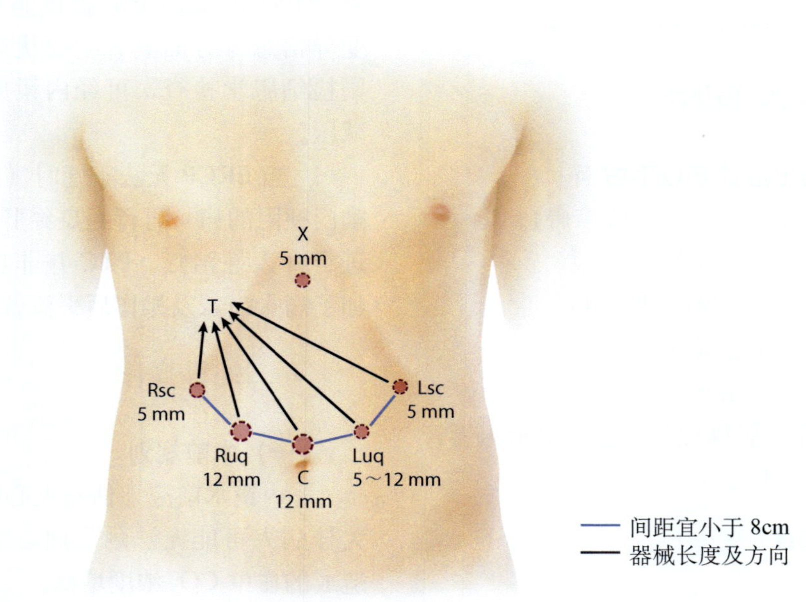

图 9-1 腹腔镜手术穿刺器放置（医生站于病人右侧，一助站于病人左侧，帮助隔挡肝、牵引肠袢等）
Rsc. 右肋缘下 Trocar；Ruq. 右上腹 Trocar；Luq. 左上腹 Trocar；Lsc. 左肋缘下 Trocar；C. 腹腔镜孔；X. 肝拉钩孔；T. 手术目标区域

（1）如病人未接受过胆囊切除术，应首先辨认胆囊管，并逆行解剖至与肝总管汇合处；胆囊已切除者，应自肝十二指肠韧带外侧向内侧解剖，切开覆盖肝十二指肠韧带的腹膜，暴露胆管及肝动脉，胆管位于肝固有动脉外侧。应注意有 10% 的病人肝右动脉走行于胆总管之前。

（2）继续向深面分离，并向前牵拉胆管，暴露胆总管与门静脉之间的间隙，对胆总管及肝动脉的后续操作均经此间隙，如递线结扎等。

（3）潘氏引流管或肝门阻断带环绕胆管，末端以塑料夹夹在一起。

（4）直角钳于胆管后方钝性分离胆管。胆管横切面在 3 点钟位与 6 点钟位小心电凝或可吸收缝线缝扎胆道供血血管，确切止血。此时，胆管断端应有点状出血，否则应考虑扩大胆道切除范围，直至血供充足的部分。

（5）若胆管腔内有支架或经皮胆道引流管，应在切断胆管时一并移除。若需支撑吻合口，应在胆肠后壁吻合完成后，插入 8 ～ 12F 胆道引流管并通过吻合口放入空肠。

（6）内镜止血夹夹闭近端胆管，可使近端胆道轻度扩张，同时防止胆汁污染腹腔。

■ 胆肠吻合。

（1）多数医生在内镜下手工吻合胆肠时选择头低足高位，依靠重力降低吻合的张力。肥胖病人取头高足低位，使结肠肝曲远离肝门。副操作孔伸入抓钳夹持 Roux 袢。

（2）应连续缝合直径＞ 5mm 的胆管，将 2 根长 15 ～ 20cm 的 4-0 可吸收缝线末端系在一起，制成双针缝线；直径＜ 5mm 的胆管应用 4-0 可吸收缝线间断缝合。

（3）Roux 袢系膜面对侧做肠切口，切口长度小于胆管直径，因其可拉伸。

（4）胆管 12 点钟位做固定牵引缝线，用于缝合胆肠后壁时提拉胆管前壁。

（5）双针线送入腹腔，从 3 点钟位开始，一侧缝针自肠外穿入肠内，另一侧缝针自胆管内穿出。此时两针均在“腔内”，线结位于吻合口外（图 9-2A，图 9-2B）。

（6）后壁缝合：针持夹起胆管腔内缝针，由内向外穿出小肠，后由外向内穿入胆管，依次连续缝合，针距 2 ～ 3mm。

（7）连续缝合完成后，血管夹夹后排针脚，维持一定张力（图 9-3A，图 9-3B）。

（8）拆除胆管 12 点钟位的牵引线，避免混淆。

（9）可此时放置吻合口支撑管，或待前排吻合一半时放置。

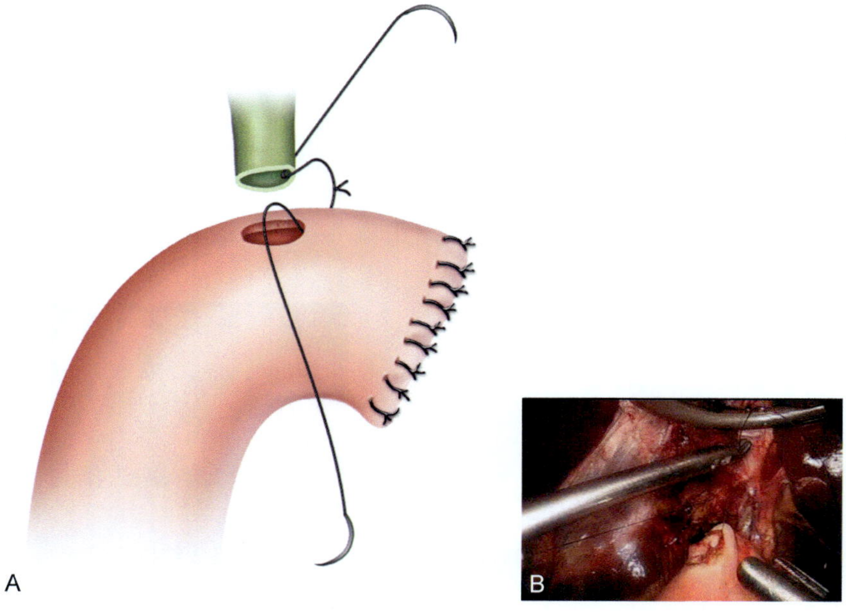

图 9-2　3 点钟位缝合

A. 从 3 点钟位进针，双针线的连接处位于吻合口以外；B.3 点钟位缝合实物图

（10）同上，夹持肠腔内缝针，由内向外穿出胆管，后由外向内穿入小肠，最终前后排缝线相接（图 9-4A，图 9-4B）。

（11）于 9 点钟位缝线相接位置打结，线结位于吻合口外。

（12）胆肠吻合完成后，将横结肠韧带以上冗余的 Roux 袢牵向空肠 - 空肠吻合口，此举可降低 Roux 输入袢梗阻或胆汁淤滞发生率。3-0 不可吸收缝线将 Roux 固定于肠系膜缺损处，防止内疝。

（13）选择性留置腹腔引流管。

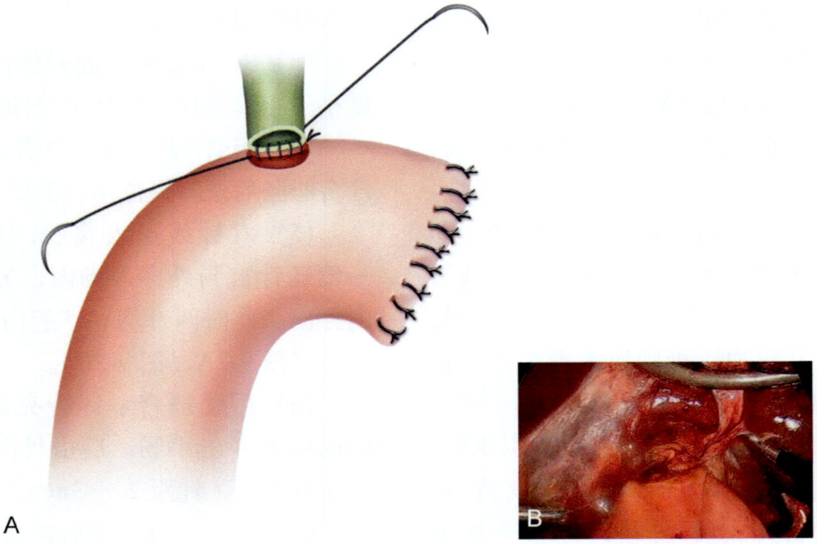

图 9-3　后壁缝合

A. 后排缝合模式图，应注意最后一针应自空肠一侧切口穿出，与前排缝线会师更加方便；B. 吻合口后壁缝合已完成

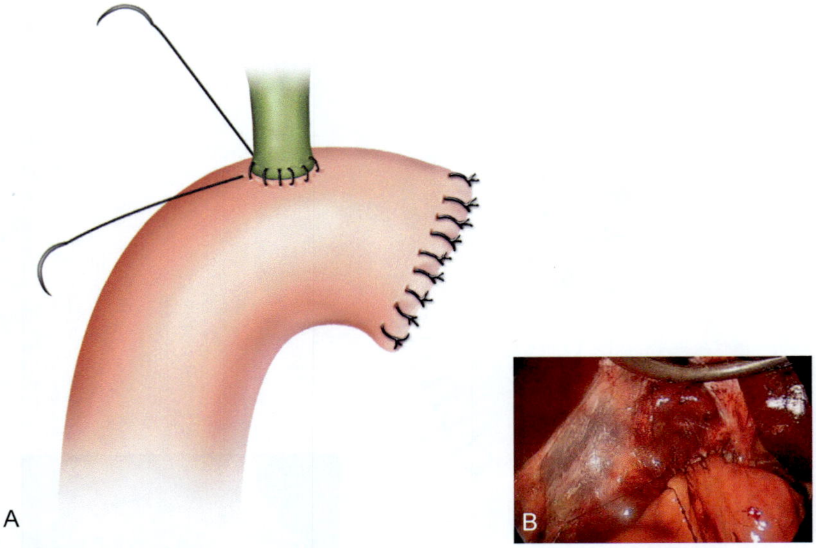

图 9-4　吻合口处线结的打法

A. 吻合口已缝合，双针线未打结；B. 吻合口前壁缝线实物图，最终线结位于胆管外

机器人胆肠吻合

机器人胆肠吻合与腹腔镜胆肠吻合步骤相似。

■ 机器人手术各戳孔位置见图 9-5。

(1) 因机器人腹腔镜手术器械较长，或当机械臂与病人成角 ≥ 90° 时无法自由操作，Trocar 位置距离手术目标区域应稍远。

(2) 此外，各 Trocar 间距离应稍远，避免机器人手臂冲突。

■ 机器人操作前可借传统腹腔镜手术完成以下操作：移动结肠肝曲，准备 Roux 袢，空肠 - 空肠吻合，将 Roux 袢穿过横结肠系膜。

■ 病人取头高足低位，并向右侧稍倾斜。

■ 准备机器人。

(1) 将机器人推至病人右肩上方位置。

(2) 手术单遮盖病人上肢及面部。

(3) 注意机械臂之间的距离要适当。

(4) 机械襞上数字处于面向外侧的位置时，机械襞能达到最优使用功能。

■ 机器人辅助腹腔镜胆肠吻合与单纯腹腔镜胆肠吻合相同。

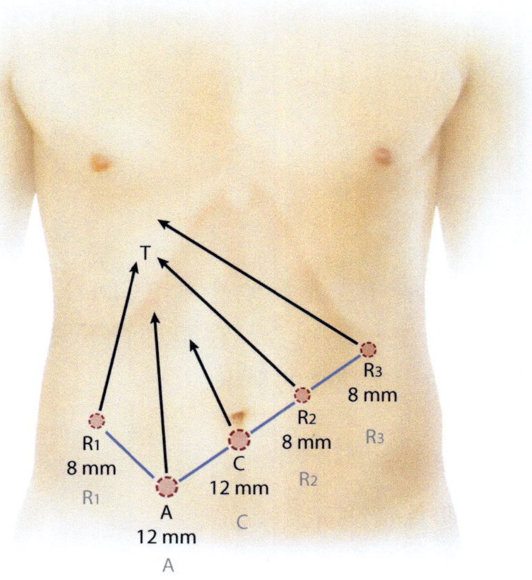

图 9-5　机器人辅助腹腔镜手术戳孔位置

R1. 相当于术者左手位置；R2. 相当于右手位置；R3. 此处用于隔挡肝，助手隔挡空肠袢协助暴露，或在连续缝合时维持吻合线张力；R1，R2 机器人操作孔；R3. 机器人肝隔挡孔；A. 辅助操作孔；C. 腔镜孔；T. 手术目标区域 8cm 宽（一掌宽）（蓝色显线表示）器械长度及方向，若剑突与脐距离 < 16cm，戳孔位置应选择图中灰色字母位置

六、术后护理

■ 鉴于手术切除范围不同，术后胃肠功能恢复期长短不一，但大多数病人恢复迅速。笔者常术后第 1 天拔除鼻胃管，术后第 2 天嘱病人进流食。

■ 监控病人是否有胆漏征象，包括：①发热；②心动过速；③右上腹疼痛；④白细胞计数增高；⑤持续性肠梗阻。腹腔引流管内无胆汁流出，并不代表无胆漏发生。

■ 若怀疑胆漏，应经皮穿刺引流腹腔内 CT 下可见的液体集聚。

七、结局

（一）胆汁引流袢通畅率

1. 开放手术　70% ～ 90%。

2. 微创手术　无报道。

（二）随访

■ 术后 4 周抽血查全血常规、血生化，碱性磷酸酶升高是提示胆道梗阻或狭窄最早和最敏感的指标。若肝功能异常应立即行超声检查。

■ 术后 12 周查右上腹超声，观察是否有肝内胆管扩张或腹腔液体积聚。

■ 术后 24 周行胆系锝 99m 放射性扫描，观察示踪剂是否充盈 Roux 袢（可选）。

■ 术后 10 年内均有发生胆肠吻合口狭窄的风险。笔者建议术后第 1 年，病人每 3 个月复查 1 次肝功能，之后每半年复查 1 次，直至术后第 5 年。

八、并发症

■ 死亡率为 1%

■ 并发症发生率为 10% ～ 20%。

(1) 胆漏（术后早期发生）。

(2) 胆道狭窄（术后发生较晚）。

(3) 空肠 - 空肠吻合口瘘或狭窄（< 1%）。

(4) 输入袢梗阻（< 1%）。

第 10 章　胆总管十二指肠吻合术

Katherine A. Morgan　David B. Adams

一、定义

胆总管十二指肠吻合术（CDD）是将肝外胆道与十二指肠吻合，在胆总管下段梗阻时提供胆汁内引流途径的手术。

二、鉴别诊断

- 胆总管结石。
- 自身免疫性胆管狭窄。
- 慢性胰腺炎。
- 壶腹癌。

三、病史及体格检查

行 CDD 的主要指征包括各种原因引起的胆道梗阻，包括：慢性胰腺炎、胆总管下段结石相关的胆总管狭窄。因 ERCP 技术的发展，需手术引流胆汁的病例逐渐减少。但是，外科医生仍需要掌握这门技术。

远端胆道梗阻的特征性表现包括：右上腹疼痛、黄疸；若出现胆管炎，则伴有寒战高热（Charcot 三联征）；严重者出现 Reynold 五联征（伴低血压和神志改变）。

胆道梗阻明显者肝生化指标出现异常，无肝内科疾病的病人，总胆红素与结合胆红素、碱性磷酸酶、γ- 谷氨酰基转肽酶升高先于肝转氨酶的升高。

有胆道梗阻的慢性胰腺炎病人，炎性胆道梗阻常常是可逆的，能通过内镜支架置入术治疗。若因胰头纤维化压迫胆总管引起持续性胆道梗阻，应用外科手术解决。慢性胰腺炎伴胰头假性囊肿者或胰头癌病人，应行胰头切除术。若无须行胰腺切除，CDD 是建立胆汁内引流的方法之一，可减少围术期并发症，保留胰腺实质及其功能。

CDD 治疗长期胆总管结石引起的胆管下段狭窄效果确切。指征包括 ①胆总管扩张（直径 ＞ 1.5cm）；②多发胆总管结石；③原发性 / 复发性 / 顽固性胆总管结石。

四、影像学及其他检查

腹部超声是诊断胆道梗阻的首选检查方法，可见肝内外胆管扩张。该检查灵敏度高、无创、无辐射、简便易行。

（一）增强 CT

增强 CT 可用于鉴别腹痛病因，显示肝内外胆管扩张情况，同时可帮助寻找病因：胆总管结石、慢性胰腺炎或壶腹癌。

（二）磁共振胰胆管造影

磁共振胰胆管造影（MRCP）可提供胰胆管解剖及病变信息（T_2 加权像），亦可诊断软组织病变，如胰腺炎、肿瘤（T_1 加权像）。MRCP 是评估胆道梗阻的重要工具。

（三）内镜逆行胰胆管造影

内镜逆行胰胆管造影（ERCP）是当今治疗胆道梗阻的首选方法。ERCP 兼具诊断及治疗两种效能。可辨认胆管结石，同时经一系列操作清除胆管结石，包括：括约肌切开术、胆道球囊扩张及结石拖出、网篮取石、腔内超声碎石。

（四）经内镜扩张狭窄胆道、放置支架

尽管支架多种多样（如金属支架、塑料支架），内镜支架置入治疗慢性胰腺炎和结石病引起的慢性长节段胆总管狭窄的远期效果欠佳，而 CDD 对上述病例治疗效果较好。

（五）内镜超声

内镜超声（EUS）可帮助诊断或排除末端胆道恶性梗阻，或发现隐藏于末端胆管的结石。EUS 也用于引导内镜下胆道十二指肠支架放置。

（六）经皮经肝胆道造影

经皮经肝胆道造影（PTC）可使胆管树显影，

在 ERCP（经十二指肠乳头途径）无法实施时经皮引流胆道。PTC 术后窦道形成，方便影像学引导下经皮介入胆道，清除结石。

五、外科操作

慢性胰腺炎或胆总管结石病人出现胆道末端良性狭窄、狭窄以上胆道扩张（直径 > 1.5cm），均是 CDD 手术指征，恶性胆道狭窄也可行 CDD 姑息性治疗。胆汁转流术前，由肿物引起的胆道梗阻应鉴别良、恶性，恶性或可疑恶性者手术方式与良性者有所不同。无法切除的壶腹癌病人，可选择行肝管空肠吻合或 CDD。CDD 常选择胆管十二指肠侧侧吻合，也可选择端 - 侧吻合，特别是腹腔镜手术。

术前规划

- 行 CDD 前应积极对症处理急性胰腺炎或胆管炎，可考虑使用内镜支架置入术。
- 注意病人营养状况，慢性胰腺炎或胆管炎病人常出现营养不良。术前应给予肠内或肠外营养，改善病人状况。
- 检查肝功能，胆管梗阻时间较长通常伴有肝功能损害。补充维生素 K。
- 慢性胰腺炎所致的胆管下段狭窄病人常伴有其他病变，包括：十二指肠狭窄、胰管梗阻及扩张、内脏静脉血栓形成，以上状况均需术前评估及手术治疗。
- 胆总管下段狭窄伴门静脉海绵样变性可顺利实施 CDD，尽管技术要求较高。

胆总管十二指肠侧侧吻合

1. 切口及解剖显露

（1）手术选择上腹正中切口或右肋缘下切口（图 10-1），探查腹腔及盆腔是否有转移结节。向下隔挡结肠肝曲以帮助暴露十二指肠。

（2）自动拉钩帮助暴露末段胆管及十二指肠第一段、第二段（图 10-2）。

（3）Kocher 法游离十二指肠，此步骤对十二指肠与胆管无张力吻合至关重要。触诊胰头及末段胆管，检查病变范围。

（4）若病人未曾接受胆囊切除，应首先切除胆囊（图 10-3）。

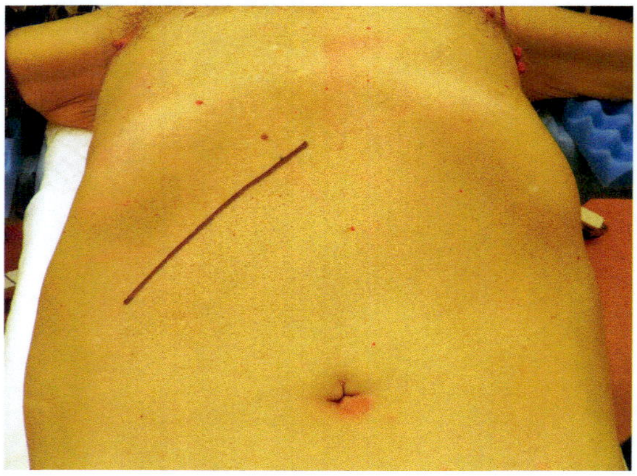

图 10-1　右肋下缘切口

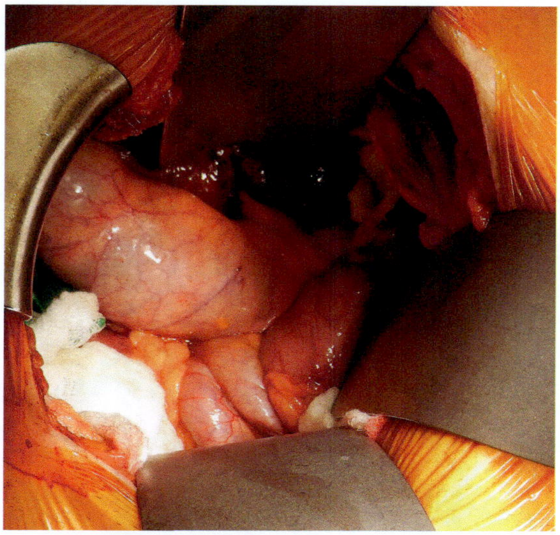

图 10-2　自动拉钩帮助显露

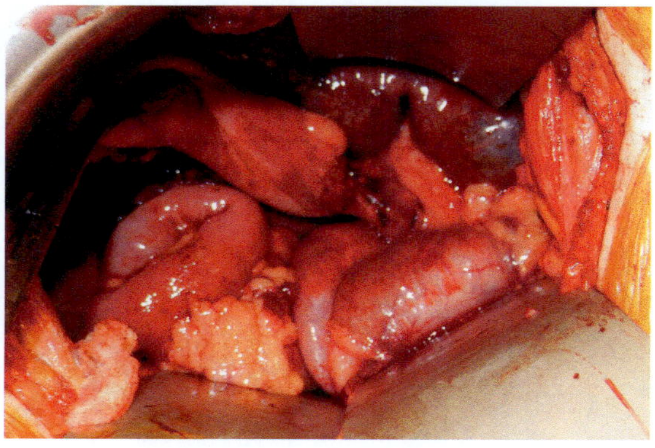

图 10-3　术野显露（逆行分离胆囊帮助暴露胆囊管与肝管汇合部及远段胆总管）

（5）检查肝门，沿胆总管前壁向上探查胆管走行。在严重炎症纤维化病人，解剖位置将出现扭曲改变。触摸肝动脉搏动或胆管内支架、细针穿刺抽吸均可帮助辨别胆管。松解十二指肠第一段上端腹膜，帮助建立十二指肠后壁及胆总管前壁之间的间隙，游离足够长度，拉近胆管切口与十二指肠切口，充分减小胆肠吻合口的张力（图 10-4）。

2. 胆管十二指肠吻合

（1）直径 21G 空针穿刺抽吸帮助确认胆总管。

（2）11 号刀片于胆总管前壁穿刺处做切口，切口大小以能插入血管钳尖端为宜。剪刀或电钩纵向延长胆总管切口至 1.5cm。胆总管切口位置在保证安全的情况下尽量靠近十二指肠，当出现胆管动脉出血时表明切口位置恰当。

（3）胆总管及肝总管插入 8F 导管冲洗小结石及胆泥，术中胆道镜探查结石清除状况，球囊或网篮取净残余结石。

（4）若出现门静脉海绵样变性，处理围绕于胆管周围的静脉丛时，应缝线结扎、电刀电凝相结合以充分止血。

（5）评估十二指肠动度，确定合适的切口位置，确保无张力吻合。电刀于十二指肠上部切口，切口与肠纵轴所成角度取决于病人的解剖变异及病因。胰腺炎病人，因炎症纤维化程度不同，造成十二指肠动度各异，肠切口位置也应视情况而定。十二指肠切口常为斜切口，目的是防止吻合后肠扭转，切口长度约 1cm，后期吻合时常可拉伸（图 10-5）。

（6）若术前已经顺行或逆行放置了胆道支架者，可予以保留，帮助术后胆道引流，此举对严重胰腺周围纤维化实施胆肠吻合较困难者帮助较大。但因支架表面常有革兰阴性菌形成的菌膜，保留胆道支架也增加了术后胆源性脓毒血症的风险。

（7）4-0 或 5-0 号可吸收缝线单层间断缝合吻合口。吻合口两角处缝线自十二指肠切口末端外穿全层入腔内，后自胆管腔内向外全层穿出，此时缝针与线尾均位于吻合口外，末端夹血管钳帮助暴露（图 10-6）。

（8）缝合吻合口后壁时线尾留于腔内，自十二指肠切口中点与胆管切口下端缝第 1 针，间断缝合，缝线末端夹血管钳。除吻合口两角

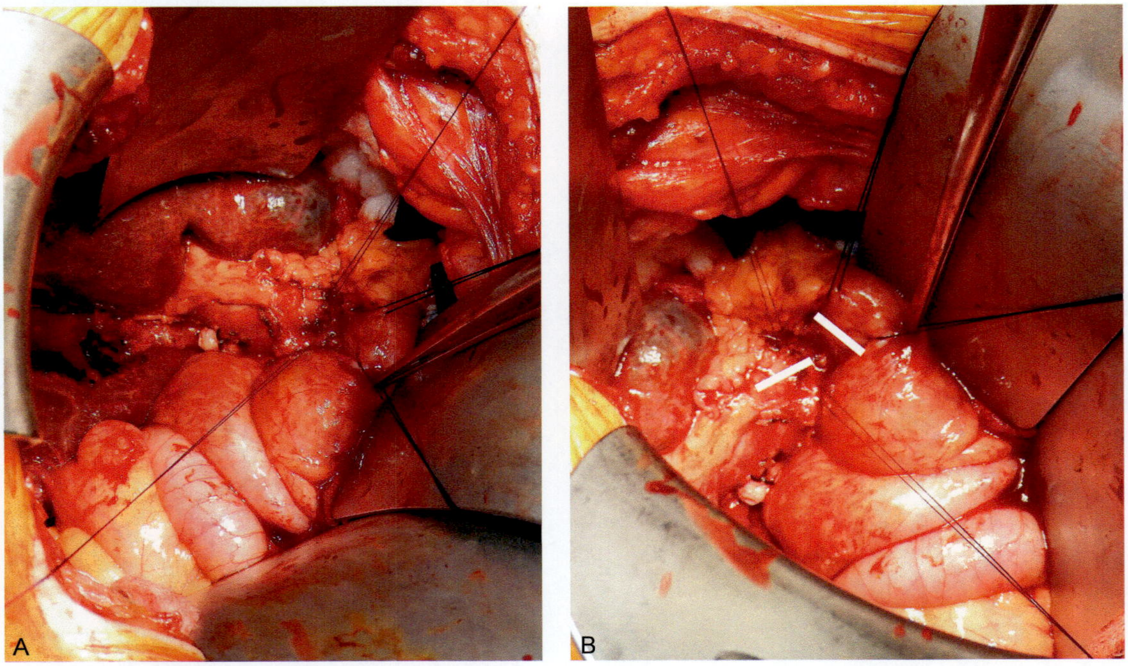

图 10-4 显示胆管切口及十二指肠切口位置

A. 向下翻起十二指肠、胆总管及十二指肠固定缝线（分别为 4-0 号及 0 号）方便暴露；B. 充分游离十二指肠可减小吻合口张力，两白线显示胆管切口及十二指肠切口位置

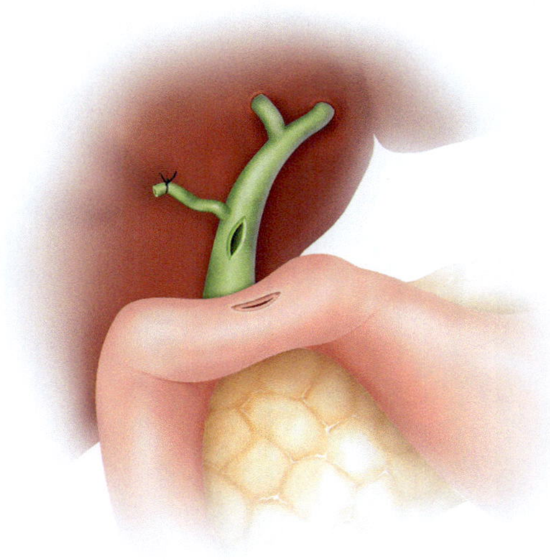

图 10-5 **胆管及十二指肠切口**

斜行切开胆管前壁，长度≥ 1.5cm；于十二指肠做斜行切口，保证吻合无张力、无肠扭转，长度≥ 1cm（十二指肠切口可拉伸）

处缝线之外，所有后排缝合完毕后逐一打结（图 10-7）。

（9）开始缝合吻合口前壁，中点处缝第 1 针，线尾于吻合口腔外，间断缝合完成后依次打结（图 10-8）。

（10）若解剖状况允许，特别是胆管壁增厚明显、吻合口较大、十二指肠较易松解，可连续缝合吻合口。

（11）吻合口附近留置负压引流。

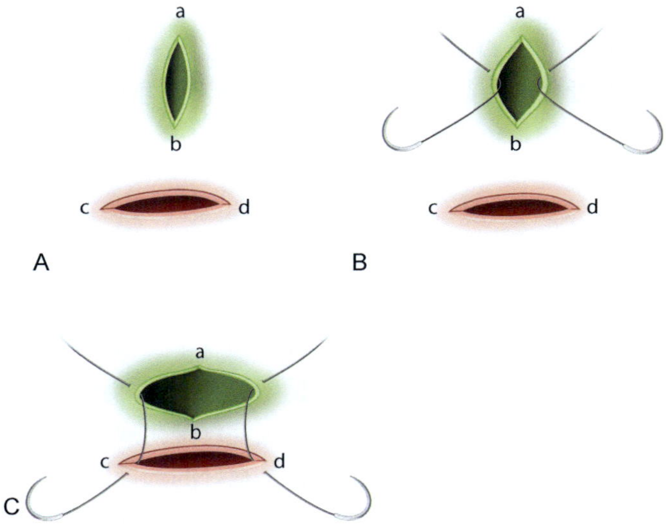

图 10-6 **胆肠切口吻合图解**

A. 两切口相互垂直；B. 胆管切口两边中点固定缝线（a 与 b 之间的中点）；C. 上述两缝线自十二指肠切口两端全层穿出。以上方法可将吻合口拉直，方便缝合后壁

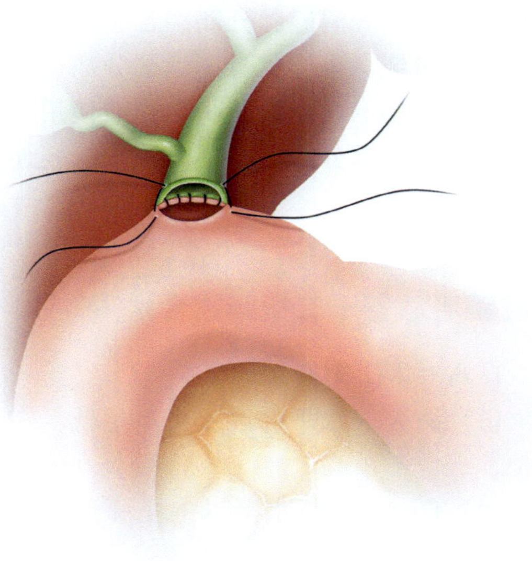

图 10-7 **缝合吻合口后壁**

吻合口两角缝线头尾均在吻合口外侧，末端夹止血钳帮助暴露及移动；后壁间断缝合，线头尾位于腔内

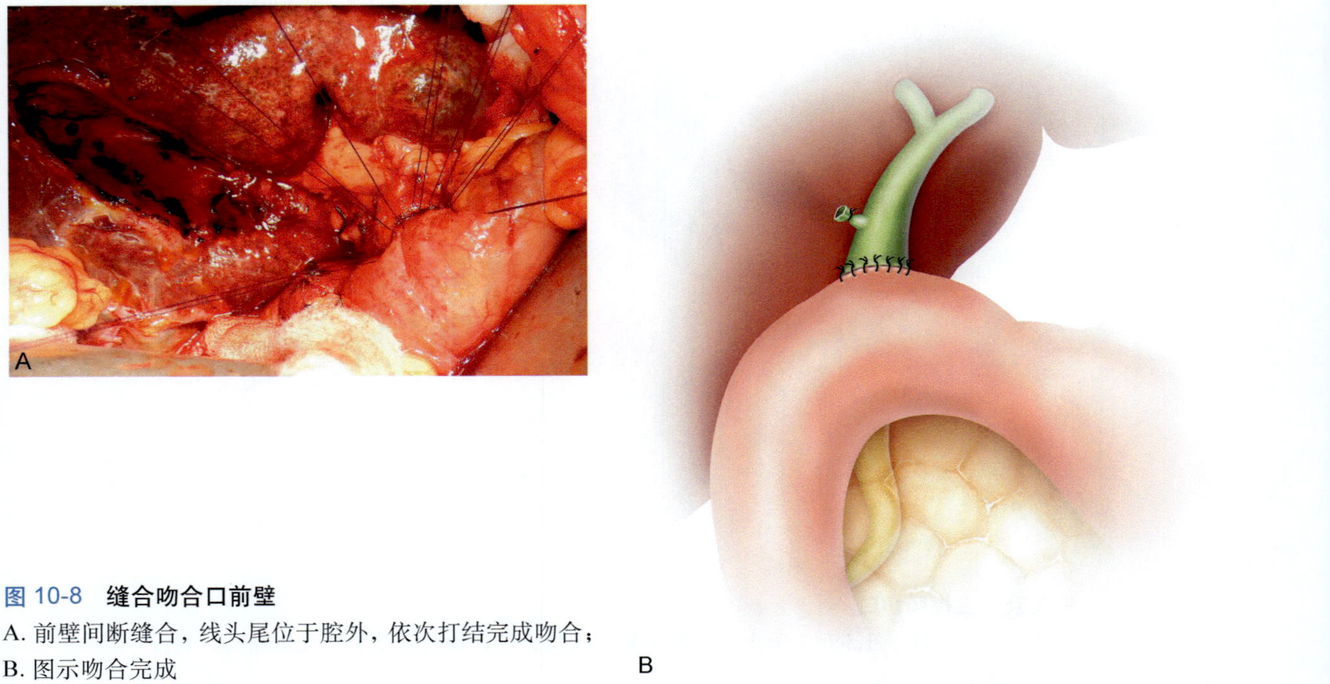

图 10-8 **缝合吻合口前壁**

A. 前壁间断缝合，线头尾位于腔外，依次打结完成吻合；B. 图示吻合完成

胆肠端侧吻合

1. 解剖暴露（含肝门） 胆肠端侧吻合前的解剖暴露步骤同侧侧吻合，包括扩大的 Kocher 法松解十二指肠。端侧吻合时，需彻底解剖暴露胆总管。若肝门炎症纤维化较重，侧侧吻合可避免损伤肝门部血管。自内向外将胆总管后壁与肝动脉、肝门静脉分离。若胆总管被周围炎症组织包绕，也应尽量向远端分离，并注意减少胆管血供的破坏，减少电灼的使用。完成松解的胆总管部分的远端用可吸收缝线连续锁边缝合。

2. 胆肠端侧吻合

（1）在靠近所分离的胆管位置，做十二指肠降部纵行切口。4-0 可吸收缝线单层缝合吻合口，吻合口两角缝线全层贯穿十二指肠壁及胆管壁，帮助暴露及后续缝合。

（2）若需要间断缝合，具体方法同侧侧吻合。若需要连续缝合，缝角线时打结，保留带线针并自吻合口后壁一侧连续缝合至另一侧，并与此处角线打结，同理缝合前壁，与对侧角线打结。

（3）负压闭式引流吻合口。

腹腔镜胆总管十二指肠吻合术

1. 病人体位及 Trocar 分布

（1）病人取水平仰卧、头高足低、左侧倾斜位。

（2）Trocar 于脐水平以上呈弧形分布，并整体适当向右侧偏移。其与腹腔镜胆囊切除术 Trocar 布置相似。

2. 解剖分离 腹腔镜胆肠吻合术最初的解剖步骤与开腹手术相同，包括：①松解结肠肝曲；② Kocher 法完全游离胰头十二指肠。可用腹腔镜肝拉钩帮助暴露肝门，电钩解剖肝门。

3. 胆总管十二指肠吻合

（1）若条件允许，应选择胆管十二指肠端侧吻合，因此种方式于腹腔镜下更易实施，且吻合口张力较小。肝门附近严重炎症纤维化病人完全游离胆管较困难，侧侧吻合是很好的选择。

（2）可吸收缝线吻合胆肠切口。缝角线时打结，并保留缝针。吻合口后壁自内向外连续缝合，与外侧角线打结。前壁由外向内缝合，并与内侧角线打结。

（3）负压引流管引流吻合口。

经验与教训

手术指征	术前应完善相关检查，明确胆道梗阻病因，特别是胆管癌
术前规划	①急性胰腺炎、胆管炎引起的感染、炎症等症状应在术前解决 ②术前改善病人营养状态，减少术后并发症
解剖暴露	扩大的 Kocher 法充分解剖暴露十二指肠，充分降低吻合张力
胆肠吻合	①于胆管前壁及十二指肠相对位置做斜切口，保证吻合无张力、无肠扭转 ②吻合口长度应≥ 1.5cm，避免胆管炎、肝脓肿、胆管结石和盲端综合征引起的吻合口狭窄

六、术后护理

- 术后初期鼻胃管胃肠减压。
- 病人术后恢复饮食且无吻合口瘘征象时可移除腹腔引流管。

七、结局

现有针对开腹或腹腔镜 CDD 术后结局的研究多为单中心、回顾性，病例数较少。据报道，CDD 术后并发症发生率为 9.8% ～ 28%，其中切口感染及吻合口瘘最常见。

“盲管综合征”即 CDD 术后食物残渣或结石积聚于旷置的胆总管末端，导致腹痛、发热和胆管炎表现的临床综合征。CDD 术后盲管综合征相对较少见，有病例对照研究报道其发病率为 0 ～ 9%，其发生也较晚，特别是在 CDD 术后几年。除复发性结石、胆管炎和肝脓肿外，吻合口狭窄也可引起盲管综合征，因此，应尽量增加吻合口径，避免上述并发症。

八、并发症

- 术中肝固有动脉或肝门静脉出血。
- 吻合口瘘，十二指肠瘘。
- 吻合口狭窄。
- 胆管炎。
- 肝脓肿。
- 胆总管结石或肝内胆管结石。
- 盲管综合征。

第 11 章　肝门胆管癌根治术

Ryan T. Groeschl　T. Clark Gamblin

一、定义

肝门部胆管癌（HC），又称为 Klatskin 瘤，是位于左右肝管汇合部附近的肝外胆管上皮细胞源性肿瘤。因肝动脉及门静脉与胆管相毗邻，胆管癌累及两者较常见。外科 R0 切除（切除后显微镜下无残留，即彻底性切除）是治疗肝门部胆管癌的首选方法，多学科治疗结合肝移植也对治疗肝门部胆管癌有效。本章中仅讨论胆管癌切除方法。

二、鉴别诊断

HC 生长方式包括外生型、浸润型、息肉型或以上 2 ～ 3 种类型同时存在（图 11-1）。鉴别诊断包括其他生长方式类似的疾病。

- 胆管内乳头状瘤　由柱状上皮覆盖血管结缔组织构成，低度恶性倾向。
- 腺瘤　由纤维间质与腺体样组织构成，其恶性倾向较低。
- 复发性化脓性胆管炎、原发性硬化性胆管炎、胆总管结石、Mirizzi 综合征、手术史或外伤引起的胆道良性狭窄。

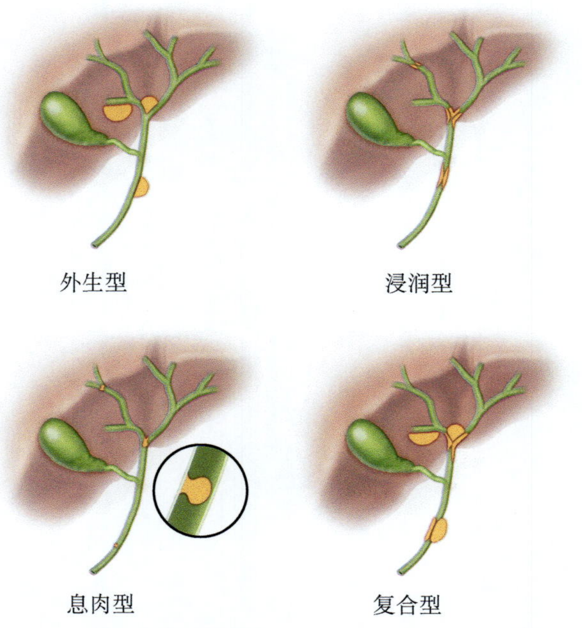

图 11-1　**肝外胆管癌的多种生长方式**

三、病史及体格检查

肝切除术应考虑保留足够的健康肝组织，术前需评估患者病情，重点评估肝功能。潜在的肝功能不全（由酗酒、病毒性肝炎、脂肪肝等引起）需改变现有手术方案，尽量多的保留正常肝组织。

（一）病史

1. **症状**　黄疸、皮肤瘙痒、不明原因的体重下降，腹痛。

2. **其他病史**　胆囊结石、胆管炎、原发性硬化性胆管炎、溃疡性结肠炎、手术史或外伤史、病毒性肝炎、肝硬化、酗酒、冶游史、肥胖、糖尿病、高脂血症、紫癜、免疫缺陷等。

（二）体格检查

- 黄疸或巩膜黄染、肌肉萎缩。
- 若肝门部胆管癌堵塞胆囊管，可出现无痛性胆囊肿大（Courvoisier 征）。
- 是否有肝硬化、门静脉血栓形成或门静脉高压的体征（①腹水；②肝性脑病；③蜘蛛痣；④皮肤毛细血管扩张；⑤肝掌；⑥紫癜）。

四、影像学和其他检查

（一）腹部 B 超

- 可发现胆管扩张和较大的肝门部肿瘤，但腹部 B 超主要作为筛查手段。
- 彩色多普勒能发现肝动脉或肝门静脉内径减小或血栓形成。

（二）断层扫描：CT 及 MRI

- 可清晰显示肿物及胆管扩张。
- 术前分期可辨认腹腔内淋巴结肿大或转移灶。
- 增强扫描帮助评估血管受累状况，辨别肝内异常血流，帮助制订手术方式。

■ 肝硬化或门静脉高压可表现为肝表面不平，尾状叶增厚，肝门静脉海绵样变，脾大，腹水，脐静脉再通。

（三）胆管造影

1. *磁共振胰胆管造影*（MRCP）　非侵入性检查，可以三维立体重建胆道解剖，但无法行胆道活检。

2. *内镜逆行胰胆管造影*（ERCP）　可显示胆道解剖，同时行胆道刷检或活检，若出现胆道梗阻可置入支架。ERCP 属侵入性检查，有引发胰腺炎风险。

3. *经皮插管胆管造影*

（1）若已留置经皮胆道引流管，可经管向胆道内注入造影剂显示胆道解剖，也可经管刷检。

（2）引流管应插入计划保留的肝叶胆管，或术前左右肝管均置管引流。

（四）内镜超声

■ 可评估胆道和区域淋巴结病变，同时行细针穿刺抽吸活检（19 ～ 22G 穿刺针）。

■ 有条件的医疗机构可实施胆道纤维镜或胆道腔内超声检查。

（五）正电子发射断层显像

■ 直径大于 1cm 的肿物能摄取 ^{18}F 脱氧葡萄糖并滞留于细胞内，但 PET-CT（正电子发射计算机断层显像）对浸润型生长的肿瘤诊断价值较小。因此，检测原发肿瘤时应限制 PET-CT 的使用。

■ 能发现隐匿的转移灶。

（六）实验室检查

■ 胆红素水平、碱性磷酸酶、γ - 谷氨酰基转肽酶水平增高提示胆汁淤滞。

■ 白蛋白与凝血酶原时间异常提示病人肝合成功能出现问题。

■ 胆管癌病人 ALT 与 AST 水平通常不会出现异常。

■ 血小板水平低常提示门静脉高压引起的脾大及脾功能亢进。

■ 胆管癌病人 CA19-9 或 CEA 水平可出现升高。各种原因引起的黄疸均可导致 CA19-9 假性升高。术前检查发现肿瘤标志物升高的 HC 病人术后可定期复查肿瘤标志物，监测肿瘤是否复发。

五、外科手术

（一）术前规划

■ 黄疸病人术前应行经内镜逆行或经皮胆道引流，保护残存肝功能。

■ HC 手术步骤包括：解剖切除胆道狭窄段，剩余胆道及血管重建，并根据术中所见调整切除方式。应充分掌握肝胆系解剖，特别是肝门部肝固有动脉及胆管的常见解剖变异（图 11-2），可避免误伤。表 11-1 列举了肿瘤不可切除的情况。

■ 若预计残余肝量较小，功能无法代偿，术前应行癌变胆管所引流肝叶的肝门静脉栓塞，以使计划保留的肝代偿性增生。

■ Bismuth 分型用以描述左右肝管 HC 的累及范围（图 11-3）。术前详查胆管造影及断层扫描资料，筛选可手术切除的 HC 病人。

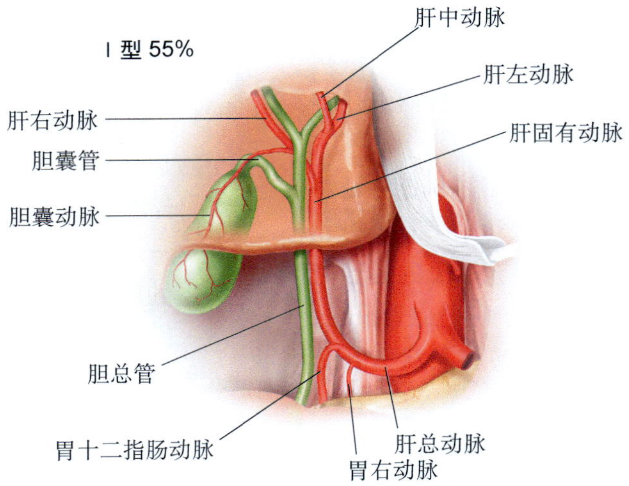

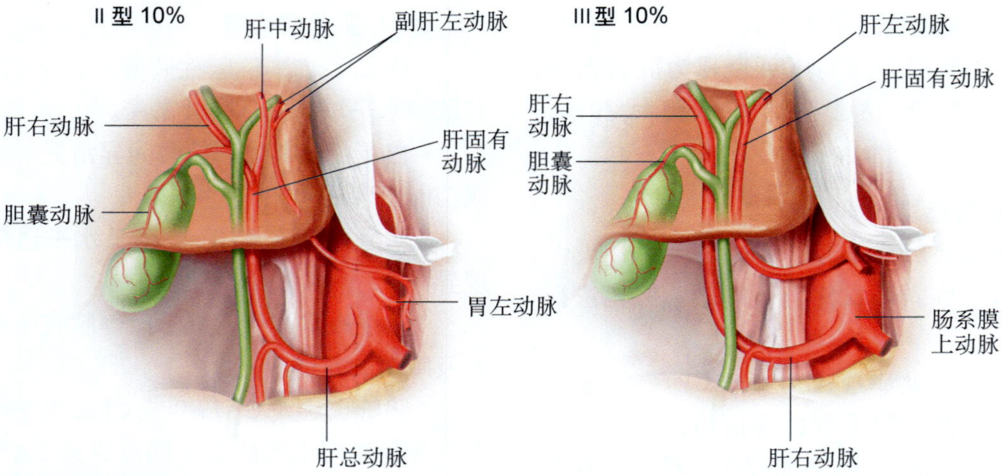

图 11-2 肝动脉常见解剖变异

肝右动脉常自肝总动脉向外走行至左右肝胆管汇合处之后，也可由发自肠系膜上动脉的副右肝动脉；发自胃左动脉的副肝左动脉可出现于胃结肠韧带内

表 11-1 无法切除的肝门部胆管癌

• 肿瘤侵犯双侧肝门管道二级分支，包括 ①肝门静脉；②肝动脉；③胆管
• 无肝病史的病人 ①预计残肝量 < 25%；②预计无法保留两相邻肝段
• 有肝硬化的病人 ①如计划行肝切除，应保证残肝量避免术后肝衰竭；②上述病人可在多学科治疗后考虑接受肝移植

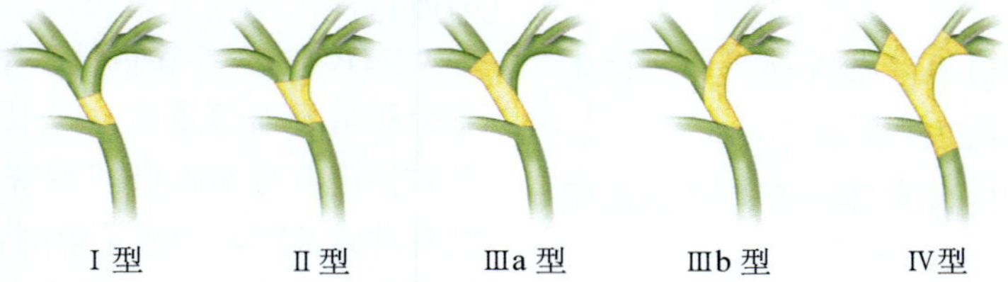

图 11-3 Klatskin 瘤 Bismuth 分型（Ⅰ～Ⅳ型）

- Ⅱ型或Ⅲa 型肝门部胆管癌可行右半肝切除或右肝三叶肝切除。
- 因术后并发症发生率较高，不常采用左半肝切除术，特别是左肝三叶切除术。上述术式适用于Ⅲb 型 HC 病人。
- Ⅳ型肝门部胆管癌无法切除，除非有完整的胆管分支未被肿瘤侵犯。
- Ⅰ型 HC 病人有时仅切除受累肝管即可获得良好的预后。但 R0 切除率和术后长期生存率与是否联合肝切除直接相关。
- 胆管肿瘤侵犯门静脉或下腔静脉并不是切除的禁忌证。较大的肿瘤在影像学上多有压迫邻近血管的表现，因此，影像学检查所见的血管变形可能为肿瘤压迫所致，而并不一定是血管侵犯。
- HC 手术禁忌证包括远处转移及双侧肝受累（Ⅳ型 HC）。
- 尽管腹腔镜肝手术较常用，但大多数 HC 病人仍需开腹手术完成肝门部胆管癌的解剖切除及胆道重建。但在计划切除肿瘤前可先行腹腔镜探查术，可发现至少一半以上的远处转移病人，免于接受剖腹手术。
- 术中超声可帮助评估胆管癌累及范围、胆管及血管的走行。

（二）体位

- 病人取水平仰卧位，双上肢外展与躯干垂直（图 11-4）。
- 消毒范围上至乳头连线，下至腹股沟，两侧至腋后线（特别是右侧）。
- 若术前怀疑门静脉侵犯需切除重建时，颈部也应一并消毒，术中取颈内静脉自体移植代替缺损的肝门静脉。
- 若术前已留置胆管引流，也应一并消毒并带入术野。
- 若计划行肝门静脉 - 下腔静脉桥接术，应附加双侧腹股沟区消毒。

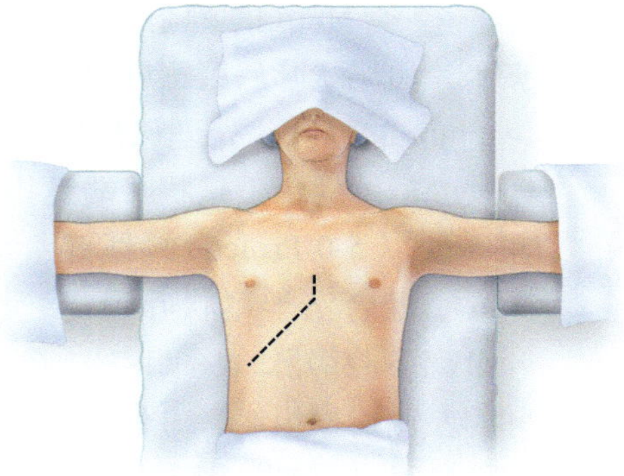

图 11-4 体位（水平仰卧位，双上肢外展与躯干垂直；做右肋缘下斜切口并向剑突下延长）

腹腔镜探查术

■ 脐周放置直径 10 ～ 12mm 的 Trocar（开放式 Hasson 技术）。10mm 30° 腹腔镜送入腹腔观察腹腔、肝表面、肝门、肝胃韧带有无转移结节。

■ 如需要，可直视下于腹正中线剑突下安置 5mm Trocar（开腹手术切口可经此戳孔）。

■ 若发现或怀疑转移，应行病灶活检并送冷冻病理检查。

■ 如确定有远处转移或双侧肝均受侵犯，可终止手术。

■ 如无不可切除的征象，可转开腹肝门部胆管癌根治术。

开腹手术

1．切口及腹腔探查

（1）做向剑突下延长的右肋缘下切口入腹（图 11-4）。

（2）切断肝圆韧带，自前腹壁分离镰状韧带。

（3）彻底检查腹腔，确定无远处转移。双手触诊肝，配合使用术中超声。

（4）预置肝门血管阻断带，选择性放置上、下腔静脉阻断带，当行肝门静脉 - 肝下下腔静脉转位术时可阻断全肝血流。

2．腹主动脉周围淋巴结评估及胆管解剖

（1）将大网膜自横结肠游离，进入网膜囊。

（2）向内侧游离结肠肝曲，辨认十二指肠及下腔静脉。

（3）Kocher 法游离十二指肠并向左侧牵拉，直至暴露腹主动脉 - 腔静脉沟。

（4）寻找主动脉周围肿大或固定的淋巴结，并送术中冷冻病理检查，依据检查结果评估手术方式。①若弥漫性淋巴结阳性，应终止手术。②若仅有显微镜下的淋巴结微转移灶，可清扫腹主动脉旁的淋巴组织和纤维结缔组织。③若淋巴结阴性，则不必处理主动脉周围组织。

（5）将胆囊自胆囊床分离，末端借胆囊管连于胆囊管肝总管汇合部。

（6）提起肝Ⅳ b 段，显露肝门板。此区域的胆管、肝动脉、肝门静脉除其间的连接组织之外，外覆以自 Glisson 鞘延续而来的鞘膜并与肝包膜相延续。分离此鞘膜可暴露肝门结构，清除该区域的淋巴结及纤维结缔组织（图 11-5）。处理肿瘤及肝门血管时注意无瘤操作，操作时应牵拉管道外膜及其他连接组织，而非肿瘤本身。①辨认肝动脉近端。左右肝管的汇合点最高，肝门静脉的分叉点次之，肝动脉的分叉点最低，肝右动脉常走行至胆总管近端后方。仔细查看高分辨率断层影像（CT、MRI），明确动脉行程。②迷走或副肝左动脉可发自胃左动脉并走行于肝胃韧带内（小网膜），迷走或副肝右动脉可发自肠系膜上动脉并自胆总管后方走行至肝内。③肝中动脉常发自肝左动脉并向前面走行于左肝管之前，其起源及走行变异较多。

（7）向下牵拉胆管及已游离的胆囊，辨认肿瘤近端侵犯范围，此举对于决定行哪侧肝切除至关重要。可同时切开肝门部分肝实质，以充分评估胆管癌侵犯范围。离断Ⅳ段基底部与肝管汇合部（肿瘤所在处）之间的连接组织可帮助下降肝

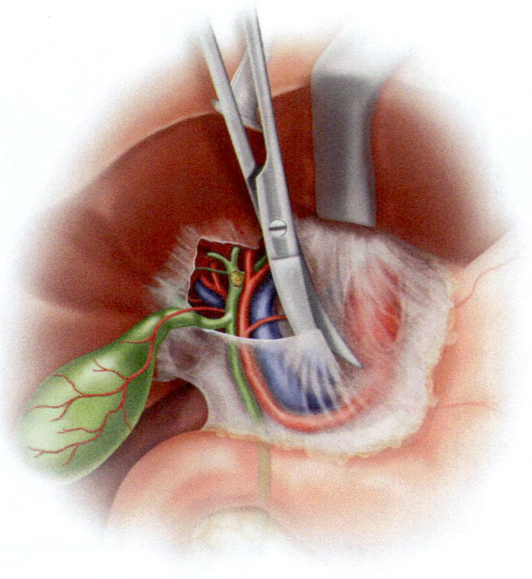

图 11-5 **打开肝门板（辨认肝动脉、胆管及肝门静脉，彻底游离胆囊用以牵拉肝门结构，解剖肿瘤所在部位时注意无瘤操作）**

门板。①充分暴露肝左管，可离断肝圆韧带裂内左外叶与左内叶的连接组织（肝桥）。肝左管肝外走行相对较长，于肝圆韧带裂基底部进入肝实质之前，行径均与肝总管垂直。因左肝管肝外段较长，右肝切除时更宜达到 R0 切除。②肝右管肝外段相对较短，常迅速向外侧进入肝实质。接近 1/4 的病人肝右管会越过 Cantlie 线与肝左管相汇合。考虑肝右管的肝外行程及方向，其更容易受到误伤。术中胆管造影可帮助了解胆道解剖。③若肿瘤侵犯全部二级肝管（左外、左内、右前、右后），则无法切除，应终止手术。

（8）于肝总动脉的胃右动脉起始处结扎切断胃右动脉。

（9）胰十二指肠上后动脉（PSPD）在胰头上方附近跨过胆总管。结扎胆总管后可解剖胰头区域。①若该区域附近无胆管肿瘤侵犯，可保留 PSPD。②若有肿瘤粘连，应结扎 PSPD 并最终与肿瘤整块移除。③若肿瘤侵犯胰头而未侵及 PSPD，可解剖 PSPD 并保留，同时向下分离肿瘤至胰腺实质内。有很少一部分 HC 病人需要行胰十二指肠切除术，以达到 R0 切除。

（10）于胰腺上方横断胆总管，断端送术中病理检查。①胰腺侧胆管残端以 5-0 Prolene 缝线缝合。②若术前留有经皮胆道引流管，此时可将引流管拉入肝内胆管。

（11）推荐常规切除尾状叶。暴露肝后下腔静脉，结扎切断肝短静脉，暴露尾状叶。①直径 < 5mm 的静脉可用缝线结扎或钛夹夹闭。②尾状叶后第三肝门通常至少有 1 支直径 > 5mm 的静脉。处理该静脉应先用无损伤钳夹闭其腔静脉端，于尾状叶端线扎、切断，腔静脉侧残端以 5-0 Prolene 缝线连续缝合（图 11-6）。③ 8 字缝合法于尾状叶固定缝线，方便将尾状叶牵离下腔静脉（图 11-7）。④离断肝与下腔静脉的左侧连接组织，方便暴露。

（12）向前向上牵拉胆管组织，暴露和评估肝门静脉受累情况。

（13）若能保留足够的胆汁流出道，可考虑保留尾状叶。尾状叶拥有至少 2 根胆管，尽管解剖变异较多，大部分汇入肝左管、肝右管或其右后叶支。

（14）若切除尾状叶，需结扎切断肝门静脉

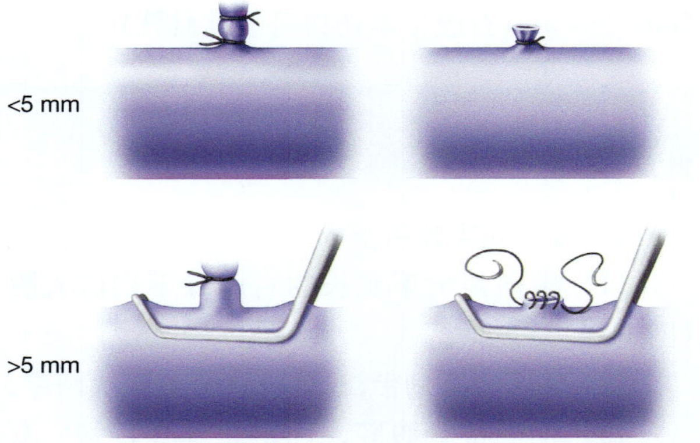

图 11-6 **自肝Ⅰ段、Ⅳ段、Ⅴ段或Ⅷ段背侧离断肝短静脉方法**

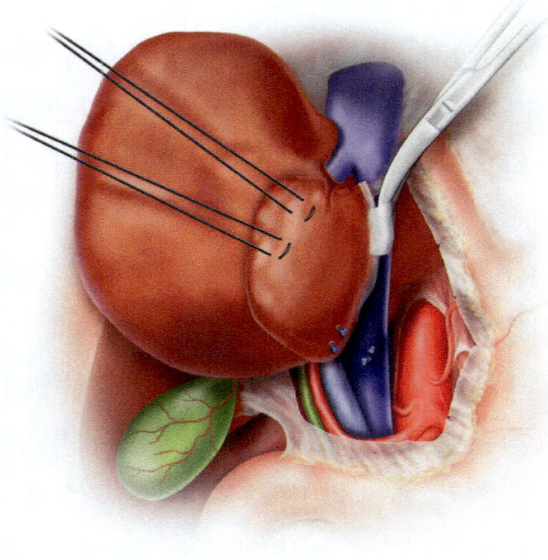

图 11-7 **8 字缝合固定牵引线，轻拉肝尾状叶（离断肝与下腔静脉的左侧连接组织，方便暴露）**

小分支（位于肝门静脉左右支背面）。

（15）游离肝后下腔静脉左右侧，松动尾状叶。

3. 肝切除术

（1）如前所述，是否切肝与胆管、肝门静脉、肝动脉的肿瘤侵犯程度直接相关，将在后面的章节中进行详细说明：①右半肝切除术（见第 23 章）；②左半肝切除术（见第 25 章）；③肝右三叶切除术（见第 30 章）；④肝左三叶切除术（见第 31 章）。

（2）HC 根治术切肝时门静脉处理方法较特殊，详见下文。

（3）因肿瘤侵犯肝动脉常视为不可切除，HC 手术很少整块切除肝动脉后重建。

4. 胆管切除及重建

（1）锐性切断胆管，避免电切，指压法控制胆管周围出血。

（2）术中冷冻病理检查指导肝管切除范围。肝管固定用 5-0 Prolene 缝线，帮助牵引，方便扩大切除范围。

（3）于结肠系膜的中结肠血管右侧做切口，并将 Roux-en-Y 空肠袢提至右上腹结肠后位，保证肝管空肠无张力吻合。

（4）在 Roux 袢系膜对侧做肠切口，长度与待吻合的肝管相匹配。若可行，可修剪并拼接多个邻近肝管分支断端，共同行肝管空肠吻合术（图 11-8）。

（5）双针 5-0 Prolene 线于胆管前壁穿过，夹蚊钳轻轻牵拉，协助暴露。

（6）首先吻合后壁，5-0 Prolene 线全层间断缝合肝管与 Roux 肠袢，最后打结。

（7）若术前已行经皮胆道支架置入术，此时可推进支架，支撑胆肠吻合口。

（8）也可将 4 ～ 6F 导管近端插入残余肝管，远端自 Roux 袢的肠系膜对侧新切口穿出，引出腹壁，外接引流袋（Witzel 方法）。此方法建立了外界与残余胆管树的通道，可避免术后经残肝穿刺置管（图 11-9）。

（9）胆管前壁的双针 5-0 Prolene 线分别向两侧连续缝合吻合口前壁。

（10）残余肝门边缘应用钛夹标记，以指导后续的外放射治疗。

（11）关腹前于胆肠吻合口附近及右膈下留置负压闭式引流。

5. 切除受累肝门静脉

（1）若肿瘤未侵犯肝门静脉，可按常规肝叶切除术需要切断所属肝门静脉分支。

（2）若因肿瘤侵犯导致肝门静脉左支或右支断面到达肝门静脉分叉水平，应根据具体情况决定肝门静脉切除方法（图 11-10）。①应分别夹闭肝门静脉主干及健侧分支，切断静脉，保证切缘无肿瘤残余。② 6-0 Prolene 缝线连续水平缝合静脉缺口。避免纵向缝合，因易导致肝门静脉残支狭窄和弯曲。

（3）若肿瘤侵犯肝门静脉分叉处，应在离断患肝及所属肝管后，切除重建肝门静脉。

①肝门静脉切除长度＜ 3cm 者可尝试直接

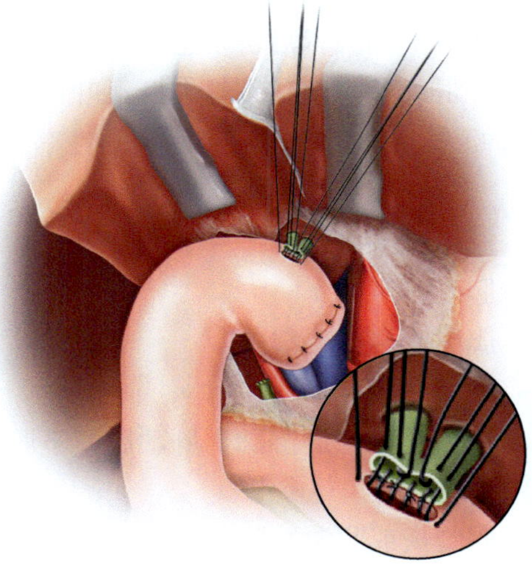

图 11-8 肝胆管空肠吻合术

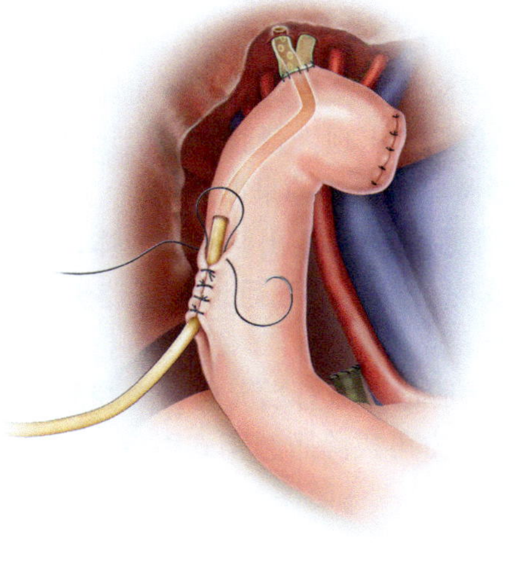

图 11-9 放置经吻合口引流管

吻合静脉断端。

a. 夹闭肝门静脉主干及健侧支，整块切除胆管肿瘤及受累肝门静脉分支。钳闭肝门静脉主干前注射低分子肝素抗凝，手术结束时停用。

b. 确定残余肝门静脉活动度后，用 6-0 Prolene 缝线连续吻合静脉断端。

②肝门静脉切除长度> 3cm 者需行自体血管移植术（笔者常选用左肾静脉或颈内静脉）。

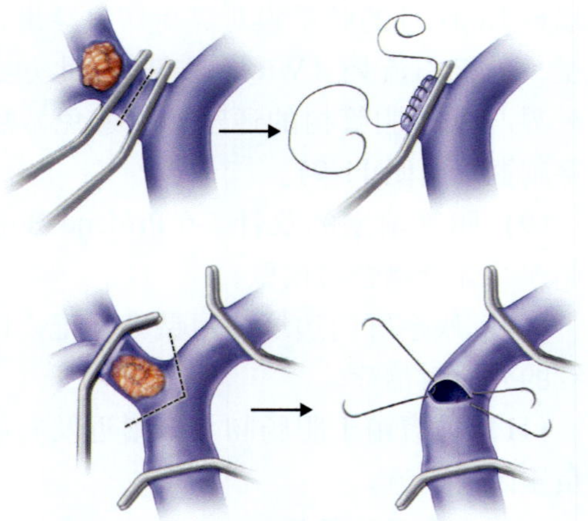

图 11-10 多种肝门静脉切除方式（若肿瘤根治术涉及肝门静脉左右支汇合处，应横向缝合静脉缺口，纵向缝合会引起残留肝门静脉狭窄）

经验与教训

指征	断层扫描可对大多数病人进行精确的分期，同时可显示肝门区血管解剖变异。术前应仔细审阅相关影像学检查资料
肝十二指肠韧带骨骼化	①解剖牵拉肿瘤组织、胆管及动脉时遵循无瘤原则 ②操作时牵拉上述结构邻近的连接组织（如外膜周围组织或神经丛）可避免医源性损伤及破坏肿瘤包膜
解剖变异	①肿瘤较大、侵入肝门均可增加胆管及血管的解剖难度 ②掌握肝门常见解剖变异，术前详阅影像图片，可增加手术安全性
尾状叶切除术	① HC 根治术常规行肝尾状叶切除，左、右侧入路均可 ②向肝后下腔静脉右侧缘方向离断肝实质，使尾状叶与肝右后叶分离

六、术后护理

- 立即给予标准抗血栓疗法。
- 鼓励病人早期下床活动，咳嗽排痰。
- 超声检查可发现残肝可疑病灶。
- 术后病人出现大量腹水，提示肝衰竭，也是肝门静脉血栓形成的早期表现。
- 腹腔引流管引流出胆汁样液体，多提示胆肠不连或吻合口瘘。可通过胆管造影和断层扫描评估确诊。
- 夹闭胆道引流管后无胆汁腹腔漏或胆源性腹水形成者方可拔除腹腔闭式引流。

七、结局

- HC 根治术后 5 年生存率为 25% ～ 30%。
- R0 切除率为 64% ～ 71%。
- 术后并发症发生率高达 50%，病死率高达 10%。
- 20% 的病人术后可发生胆瘘。
- 左肝切除术（特别是左肝三叶切除术）术后并发症发生率较高，切缘肿瘤阳性率较高。

八、并发症

- 胆瘘。
- 胆肠吻合口狭窄。
- 残肝扭转。
- 肝门静脉、肝静脉、肝动脉或下腔静脉血栓形成。
- 胆管炎或胆源性肝脓肿。
- 肝衰竭。

第 12 章　肝内胆管空肠吻合术

Reid B. Adams　Victor Zaydfudim

一、定义

肝内胆管空肠吻合定义为肝门水平或更近端胆道离断后重建胆汁引流的方法。

肝内胆管空肠吻合适应证为肝门部胆管狭窄，也可用于恶性肝门部胆管阻塞的姑息治疗。

二、鉴别诊断

良恶性疾病均可引起肝门部的胆管狭窄。常见的恶性肿瘤包括肝门部胆管癌和胆囊癌，良性胆道狭窄常是胆道手术或介入操作的并发症，即医源性胆道狭窄。

胆道狭窄其他病因包括炎性或自身免疫性疾病，如原发性硬化性胆管炎或 IgG 亚型 IgG4 介导的免疫性胆管硬化。

三、病史及体格检查

最常见的表现为黄疸，其他相关症状包括皮肤瘙痒、胆管炎、腹痛等。若病人有胆系手术史，可因腹腔包裹性胆汁积聚或胆瘘出现急性腹痛或脓毒血症。

若病人无胆道手术史，应怀疑胆石症。如有胆道手术史或侵入性操作史，应怀疑良性胆道狭窄引发的黄疸。约 70% 的病人于术后 6 个月内出现胆道狭窄，良性胆道狭窄也可出现在术后几年。若无胆石症及胆系手术史，应怀疑恶性胆道狭窄。

详细询问病史，细致体格检查，保证病人术前无感染征象，无肿瘤远处转移证据。同时评估病人病情是否适合接受根治性手术。

四、影像学及其他检查

通过查阅影像资料，熟悉胆道解剖及邻近血管结构，同时帮助判断手术是否可行。若可行，应制订何种手术方案。胆道解剖变异较常见，术前应有预见。肝内管道解剖详见第 15 章“肝外科解剖”。

（一）常用的诊断性检查

诊断性检查通常用于：①良性胆道狭窄病人恢复胆汁通畅引流术前评估解剖；②恶性胆道疾病无法行根治性切除者制订合适的姑息性治疗方案。磁共振胰胆管造影（MRCP）是胆石症所致梗阻性黄疸的首选检查方法。增强 MRI 及 MRCP 是胆道狭窄所致黄疸的首选检查方法（图 12-1）。但上述检查应在任何胆道侵入性操作之前完成 [如内镜逆行胆管造影（ERC）或经皮经肝胆道造影（PTC）。然而，多数病人就诊时常有胆道侵入性操作史或胆道支架置入史，这将对磁共振检查结果产生影响，也会导致梗阻部位胆管炎的发生。

（二）MRI/MRCP

MRI/MRCP 可显示胆管解剖细节及胆道狭窄部位及程度（图 12-2）。对比增强扫描的血管期可评估肝动脉及门静脉是否有肿瘤侵犯，医源性良性胆道狭窄者可观察肝动脉轮廓是否清晰完整。最后，MRI 可评估是否有恶性肿瘤直接包绕肝动脉或出现远处转移。

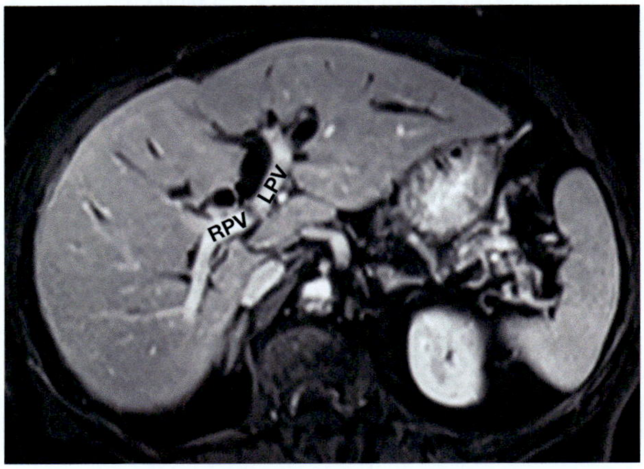

图 12-1　门脉期 MRI[显示肝门静脉左右支（LPV、RPV）；扩张的肝左管（LHD）位于 LPV 的腹侧与背侧]

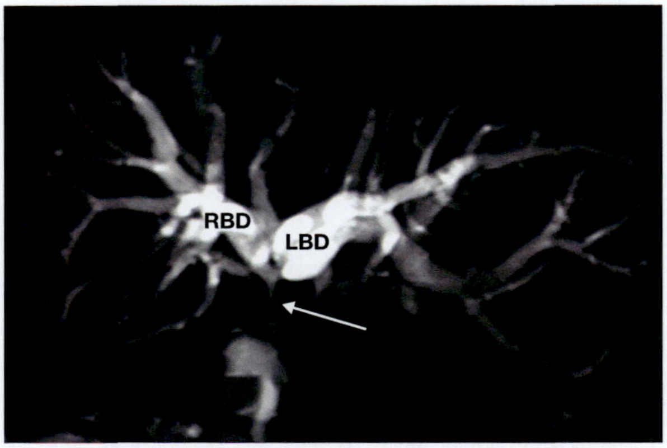

图 12-2 MRCP

RBD. 扩张的肝右管；LBD. 肝左管；Ⅱ型肝门部胆管狭窄位于肝总管近端（白色箭头）

（三）彩色多普勒超声

当各种原因导致无法注射 MRI 造影剂或无法充分辨别血管解剖。彩色多普勒超声可评估血管完整性或血管侵犯，病人是否并存肝叶萎缩较为重要，这决定了下一步治疗方案。

（四）ERC 和 PTC

当 MRCP 无法获得更多信息时，ERC 和 PTC 是了解胆系解剖及胆道狭窄范围的补充手段。ERC 和（或）PTC 可对病灶无法切除者行组织活检，或放置胆道支架以达到术前减黄或解除梗阻的效果。何种治疗方案最适合治疗肝门部胆管狭窄仍有争议。

（五）CT 或 MRI

为充分缓解黄疸症状，需要引流近 30% 体积有功能肝的胆汁。有功能的肝体积及适合引流的肝体积可通过术前断层扫描估测（CT 或 MRI）。反之，引流萎缩肝叶或肝段无助于黄疸缓解。

五、外科治疗

下面分别讨论良、恶性胆道狭窄修复的话题。肝管空肠吻合较复杂，需要一定的手术经验。手术关键步骤均于 2.5 倍放大镜下进行，使解剖重建精细化。肝胆管空肠吻合手术操作应标准化。

（一）术前规划

1. 良性胆道狭窄

（1）良性胆道狭窄治疗目的是恢复胆汁通畅引流。胆道狭窄分型决定了胆肠吻合术式（图 12-3）。E_1 型至 E_3 型胆道狭窄可通过 Hepp-Couinaud 手术（肝左管空肠 Roux-en-Y 吻合术）治疗。

（2）E_4 型至 E_5 型胆道狭窄需要改良的 Hepp-Couinaud 手术，两个胆肠吻合口分别重建左右肝管引流。

（3）术前应治疗脓毒血症和胆瘘，引流所有肝段。高位（肝门部）胆道狭窄或损伤常需要 PTC 术前减黄。

（4）合并脓毒血症的外伤病人，手术修复胆道应在 6 ～ 12 周之后进行。术前等待期内可治疗全身炎症反应及评估有无其他器官缺血性损伤。以上状况均可影响胆道修复的成功率。

（5）手术修复胆道前，每个肝段系统均应放置 PTC 引流。术前向插管胆道的远端送入导管，指导术中肝管的辨认。

2. 恶性胆道狭窄

（1）恶性胆道狭窄病人术前着重评估其是否适合行根治性手术。第 11 章详述了肝门胆管癌根治术。

（2）无法切除的肿瘤病人，经内镜或经皮经肝技术（胆道置管引流或塑料 / 可扩张金属胆道支架放置及胆管内光动力学疗法或射频消融术）是很好的姑息性疗法。因此，该部分病人不行姑息性肝胆管空肠吻合术。

（3）肝内胆管空肠吻合常用于胆道梗阻术中探查发现肿瘤无法切除者或估计生存期超过 6

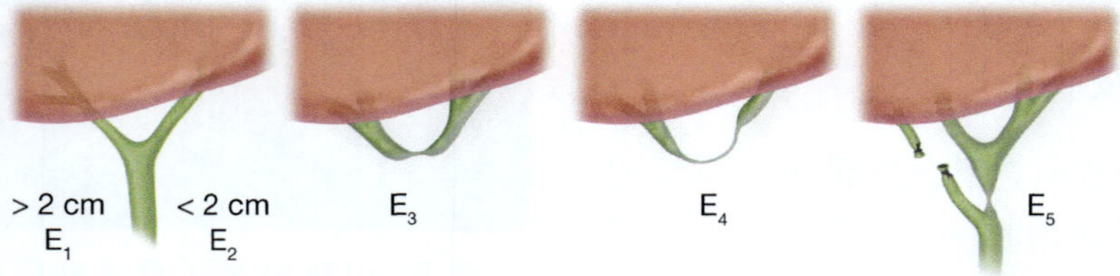

图 12-3 胆道狭窄的 Strasberg 分型

个月的病人，然而，该术式的并发症发生率及死亡率未有报道。例如，无法切除的胆囊癌病人中位生存期为 20 周，因此，胆道支架是较好的选择。另一方面，无法切除的肝门部胆管癌病人中位生存期约为 52 周，实施胆肠吻合术较合适。但此种情况仍存争议，因为外科手术与非外科操作建立胆道引流对病人预后的影响并无差别，但外科手术术后并发症的发生率与死亡率与非手术疗法相比差别有统计学意义。

（4）本章节未对其他肝内胆管空肠吻合方法作介绍，因其已逐渐被临床淘汰。主要包括 Longmire 方法、黏膜移植术等。当今的替代疗法风险较小，姑息性治疗效果更佳。

（5）本章主要介绍Ⅲ段肝管空肠吻合术（肝圆韧带入路）。尽管上述情况也可实施右前、后叶肝管空肠吻合术，但此种术式适用范围较窄，术后效果相对欠佳。针对上述病人的最佳姑息性疗法是支架置入术或肿瘤射频消融术，可预防肝衰竭及胆管炎的发生。

（6）Ⅲ段肝管空肠吻合术适应证包括无法切除的 Bismuth Ⅰ型、Ⅱ型、Ⅲ a 型胆道狭窄，且无左半肝萎缩；为达到预期效果，需要对至少 30% 体积的有功能肝组织进行引流。Ⅲ b 型和Ⅳ型胆道狭窄无法通过Ⅲ段肝管空肠吻合达到引流目的。应当注意的是，若病人已行肝右管系统插管胆汁外引流，则不适宜行肝管空肠吻合术，因为这部分病人仍需要继续引流肝右管，预防胆管炎的发生。

（二）体位

- 病人取水平仰卧位，双上肢外展（图 12-4）。
- 术前对经皮胆道引流管消毒，但应尽量置于术野之外（即额外覆盖无菌贴膜）并继续引流胆汁。应保证术中导管可在腹腔内自由移动，同时也要避免引流管脱出胆道。

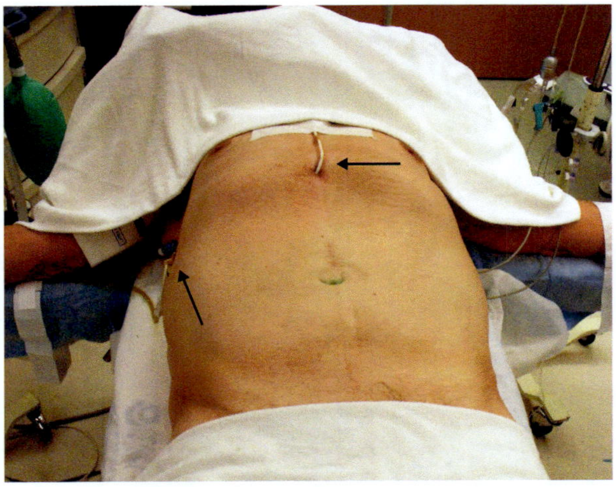

图 12-4　**手术体位（病人取水平仰卧位，双上肢外展；黑色箭头所指为经皮经肝胆道引流管，术中应保留；保留在术野中部分应消毒并额外覆以无菌贴膜或无菌巾）**

肝门部肝管空肠吻合术（HEPP–COUINAUD 法）

1. *术前准备*　该术式利用了肝左管的肝外走行（沿肝Ⅳ段基底部，自左右肝管汇合部至脐裂走行 2 ~ 3cm，图 12-5）。肝左管是肝门结构中最靠腹侧且最高的结构，上述解剖特点方便暴露和实施胆肠吻合，同时降低了误伤肝动脉与肝门静脉的风险（图 12-6，图 12-7）。

2. *切口*　右肋缘下切口，可轻易暴露肝门结构。可沿腹中线向剑突下延长，以获得充足的显露（图 12-8）。

3. *暴露*

（1）辨认、双夹、切断镰状韧带。结扎两侧断端，肝侧断端留置牵引线。向上分离镰状韧带至其最上缘（横膈处）。若病人腹腔存在广泛粘连，肝圆韧带是重要的标志性结构，帮助定位脐裂。向上分离时也可同时辨认肝十二指肠韧带的腹侧面。

（2）离断其他结构与肝面之间的粘连，打开肝十二指肠韧带前层，暴露胆囊窝及肝Ⅳ段（图 12-9）。自肝右缘背侧向肝门方向分离腹腔粘连较为安全。肝右缘与腹壁间常有间隙，自肝背侧向前可方便切断肝缘与腹腔脏器的粘连。

（3）钳夹并切断Ⅳ段与Ⅱ段或Ⅲ段之间的肝桥组织，可暴露脐裂，同时帮助显露肝左管（图 12-10）。

（4）向深部分离Ⅳ段与肝十二指肠韧带的连接（图 12-5）。若需要，自动拉钩向前向上牵拉肝Ⅳ段。

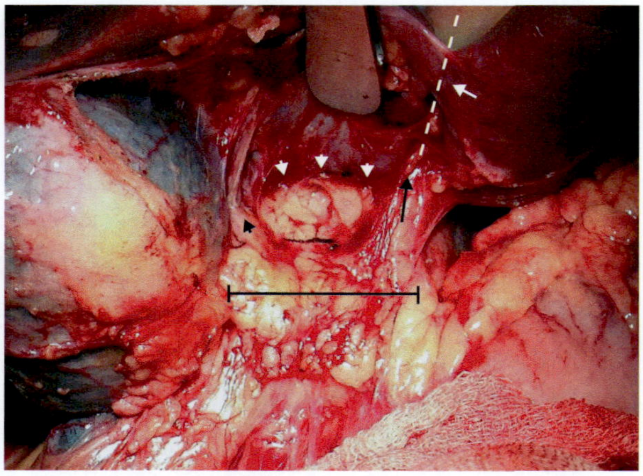

图 12-5　肝左管走行于肝门板内
肝左管恰位于肝Ⅳ段背侧（白色长箭头）与肝十二指肠韧带（黑线）相交处；图中显示了胆囊窝根部（黑色短箭头）及脐裂根部（黑色长箭头）；肝左管自胆囊窝根部向脐裂根部走行 1 ～ 2cm；脐裂（白虚线）位于Ⅳ段与Ⅱ段、Ⅲ段之间；Ⅳ段与Ⅲ段间常有桥样组织（肝桥）覆盖部分脐裂

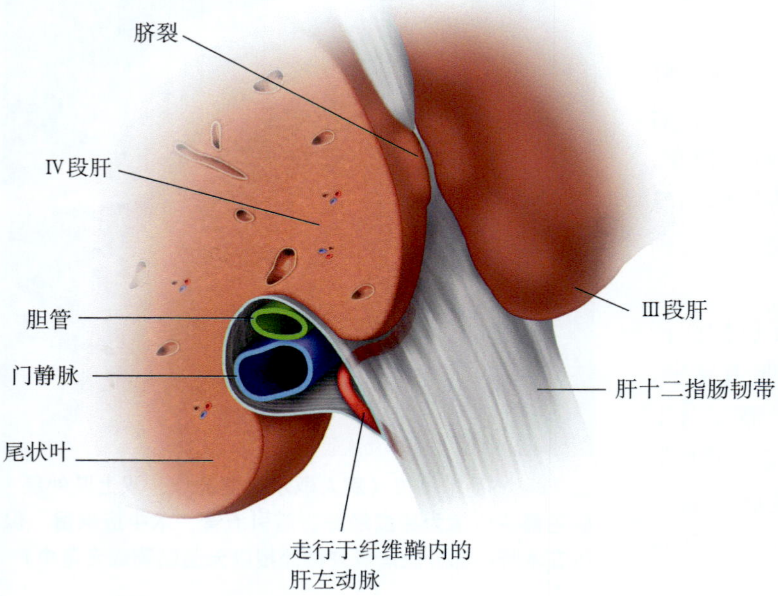

图 12-6　肝倾斜矢状切面
显示肝门板（肝十二指肠韧带上缘部分）内左侧肝管与门静脉的关系及肝门板与Ⅳ段（肝方叶）关系；Ⅳ段基底部覆盖了肝门的前上部分；在此切面，肝左管位于门静脉左支的前上方；肝左动脉不常出现于此，因其常沿肝十二指肠韧带左外缘走行，并于脐裂根部与上述结构（肝左管、门静脉左支）相交；因肝Ⅳ段位于肝门板腹侧，应于此处切开 Glisson 鞘，将Ⅳ段向上向前隔挡，以暴露肝门板及其内的肝左管

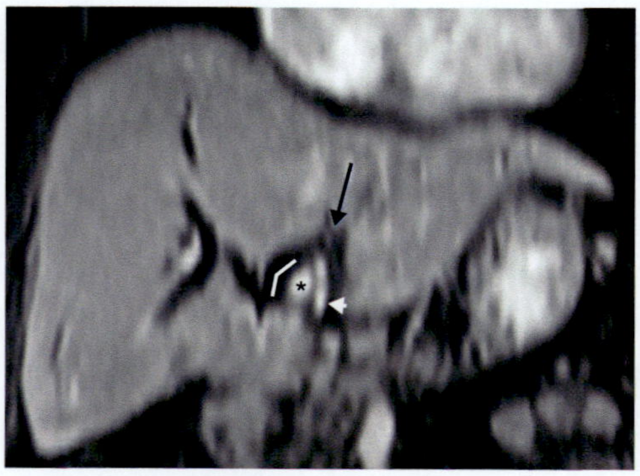

图 12-7　冠状位磁共振
显示肝左管（弯曲白线）与肝门静脉左支解剖关系（星号）；Ⅳ段根部，肝左管位于肝门静脉左支前上方；肝左动脉（白色短箭头）沿肝十二指肠韧带左缘上行并于脐裂根部与肝左管和肝门静脉左支相交（黑色箭头）

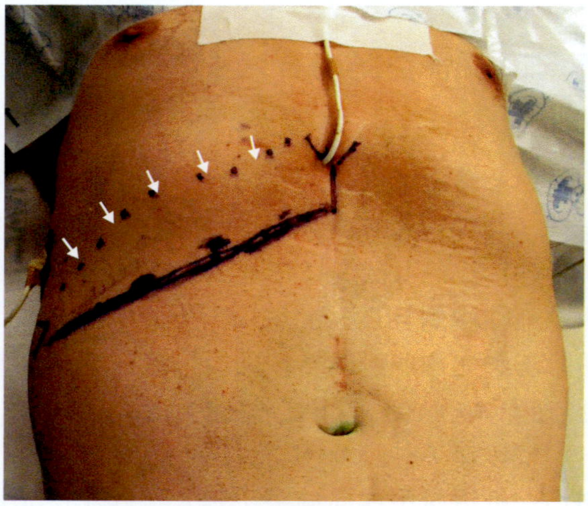

图 12-8　右肋缘下切口（实线）可充分暴露肝门
若暴露仍不充分，切口可向剑突下延长；该切口于肋缘（白色箭头）下两横指（约 4cm）处；图中显示的 2 根 PTC 导管，保证其位于术野之外，除剑突下部分可消毒后覆以无菌巾或无菌膜（“V”字所示）

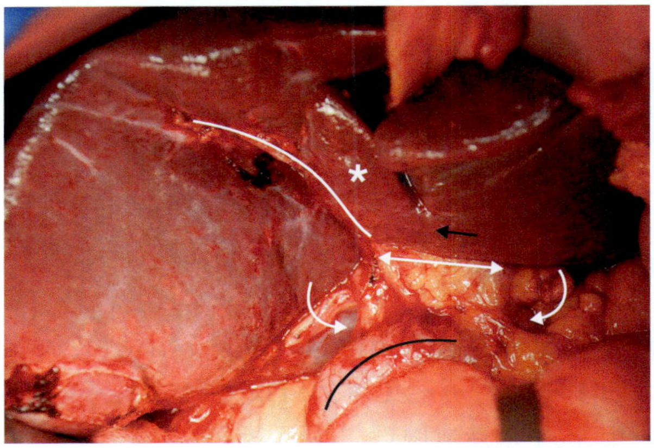

图 12-9　分离肝周粘连，暴露肝面和肝十二指肠韧带前表面（白色双箭头）及胆囊窝（白色弯线）

图中因外生型Ⅳ段覆盖致Ⅳ段肝根部（星号）不明显，连接Ⅳ段与Ⅲ段的肝桥（黑色箭头）限制了Ⅳ段根部显露；通过 Winslow 孔（弯箭头，病人右侧）可及肝十二指肠韧带后层；向左侧切开肝胃韧带，至肝十二指肠韧带处（弯箭头，病人左侧），贯通小网膜腔与十二指肠上间隙（弯黑线）

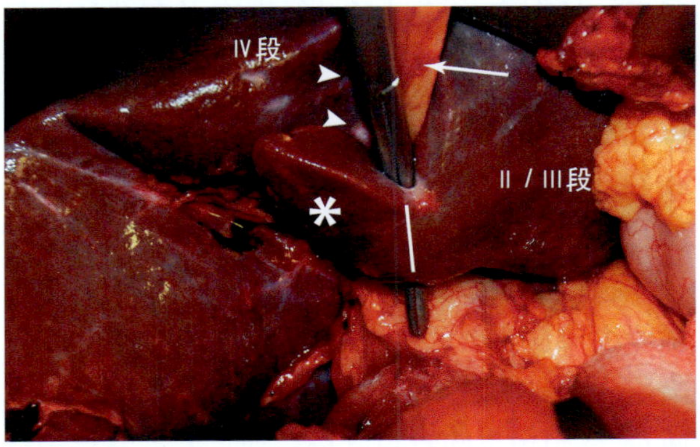

图 12-10　打开Ⅳ段与Ⅱ / Ⅲ段间肝桥（白线），在肝桥与圆韧带间插入止血钳（白色长箭头）

因肝桥中很少有血管存在，直接电切；上述操作可打开脐裂，暴露进入Ⅳ段（白色短箭头）的各管道结构；该病人方叶存在外生部分（星号），有一细肝蒂进入该结构；应切除该部分以暴露Ⅳ段根部

（5）应注意病人是否存在右半肝萎缩和左半肝增生。肝十二指肠韧带内结构之间的解剖关系常因胆管肿瘤出现改变，肝动脉可向右向后移位，而此时，肝门静脉主干常常是最靠近腹侧的结构。

4. 下降肝门板　于肝Ⅳ段基底部 Glisson 鞘与肝十二指肠韧带移行处切开鞘壁，解剖并进入邻近肝门板的肝实质（图 12-11）。此时常出现静脉性出血，可通过指压法控制。彻底游离Ⅳ段根部并向上隔挡，充分暴露肝门板，方便解剖肝左管（图 12-11）。上述即 HEPP-COUINAUD 法或“向下游离肝门板”暴露左右肝管。

5. 定位肝左管　触摸肝左管内的胆道支架管，于肝门板的纤维鞘中定位肝左管；术中超声也可精确定位胆道内支架管；也可用 25G 空针穿刺抽吸胆汁帮助定位胆管。

6. 切开肝管

（1）纵行切开胆管前壁（图 12-11），暴露管腔及其内的胆道支架管，支架管可提示胆道走行。钝头胆道探子探查左右肝管，同时确定左右肝管汇合部位。

（2）钳夹支架管，将其远端自胆道切口牵出。支架管猪尾以上平直部分固定缝线（图 12-11）。紧靠缝线固定处以远切断引流管，去除猪尾。缝线可牵引支架管进出开放的胆道。允许导管缩回近端肝左管（图 12-12）。将支架管远端切除方便探查及开放胆道。同时，将管牵出开放的胆道，可方便胆肠吻合。

（3）用一前端呈直角弯曲的器械、支架管或探子作为向导，锐性切开胆管，切口长度 ≥ 1cm，准备吻合。若情况允许，可延长胆道切口，也可用弯剪剪开胆道。做左胆管切口，

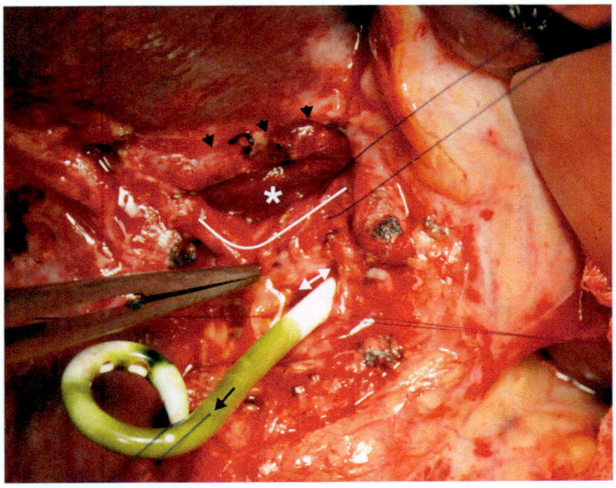

图 12-11　在 Glisson 鞘（黑色短箭头）与肝十二指肠韧带相移行处切开鞘膜，暴露肝门板（白色弯线）以上肝实质（星号）

肝左管前表面（白色双箭头）已纵行切开，暴露管腔内 PTC 管；将 PTC 管拖出并用丝线固定其伸直部分（黑色箭头），方便术中移动导管

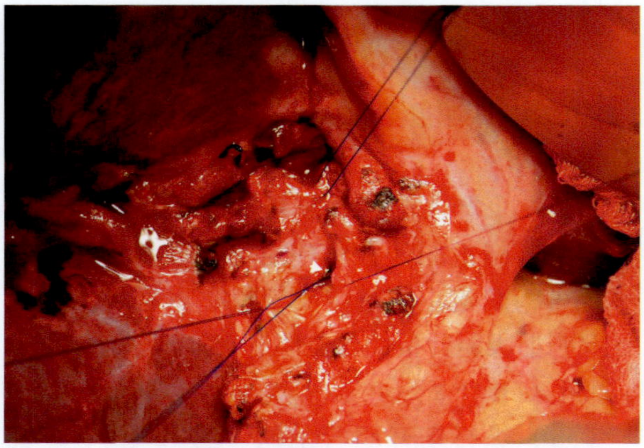

图 12-12 **切断丝线以远部分 PTC 管，使其可自由缩回胆肠吻合口以上（图中白色箭头所示为肝左管开口）**

向病人左侧延长至脐裂根部或Ⅳ段肝动脉（肝中动脉）以右（Ⅳ段肝动脉常沿脐裂右缘走行）。Ⅳ段肝动脉走行于肝左管腹侧，胆管切开时应避免损伤。同时做肝右管切口，向右侧延伸至胆囊窝基底部，打开肝右管远段（图 12-13）。以上操作目的均为暴露非病变胆管黏膜用于吻合。

7. Roux-en-Y 空肠袢的构建

（1）辨认 Treitz 韧带。透照韧带以远的空肠系膜，寻找第一个血管弓，直线切割闭合器于此位置切断空肠。

（2）切开肠系膜，为空肠袢保留足够长的系膜，提至右上腹。

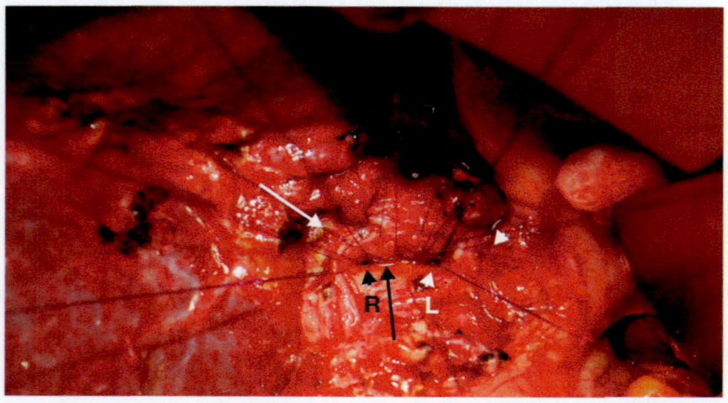

图 12-13 **向脐裂（最左侧白色短箭头）根部方向切开第Ⅳ肝段根部的部分肝左管（黑色箭头与左侧白色短箭头之间部分）**
向胆囊床根部（白色长箭头）方向切开肝右管肝外部分，暴露其入口（右侧黑色短箭头）；图中指出左右肝管之间的嵴（黑色长箭头），可见肝左管肝外段较肝右管肝外段长；左侧白色短箭头示肝左管入口

（3）距离 Roux 袢头端 55 ～ 60cm 处切开空肠，直线切割闭合器侧侧吻合。用可吸收线连续缝合肠切口，浆肌层间断缝合加固。

（4）连续缝合肠系膜缺损。

（5）经横结肠系膜中结肠动脉右侧无血管区将 Roux 袢提至右上腹，即结肠后 Roux 袢经十二指肠第二段前行至右上腹。

（6）连续间断内翻缝合加固 Roux 袢钉闭端（图 12-14）。可避免术后钉线处形成致密粘连，对二次手术造成困难。

8. 肝管空肠吻合术

（1）靠近 Roux 肠袢末端，于系膜缘对侧做肠切口，长度约为胆管开口最大直径的 2/3。

（2）用 6-0 缝线将空肠黏膜外翻缝于肠切口周围浆膜（图 12-14）。笔者认为，上述步骤对于完成肝管空肠黏膜对黏膜吻合非常重要。此外，此操作较边吻合边寻找并对合黏膜方便且安全，特别是在缝合吻合口前壁时能确保黏膜包入吻合口。

（3）若胆管病灶切除后，左右肝管断端较近，应尽量靠拢缝合两肝管，并行单口肝胆管空肠吻合。应用可吸收线间断缝合靠拢两胆管后壁（图 12-15）。

（4）用 5-0 或 6-0（取决于胆管直径、胆管壁厚度或脆性）可吸收带针线间断吻合肝管空肠。胆管两角固定缝线（3 点钟位与 9 点钟位方向），线结结于吻合口外侧。通过肝管缝合吻合口前壁，线结同样位于吻合口外侧（图 12-16）。

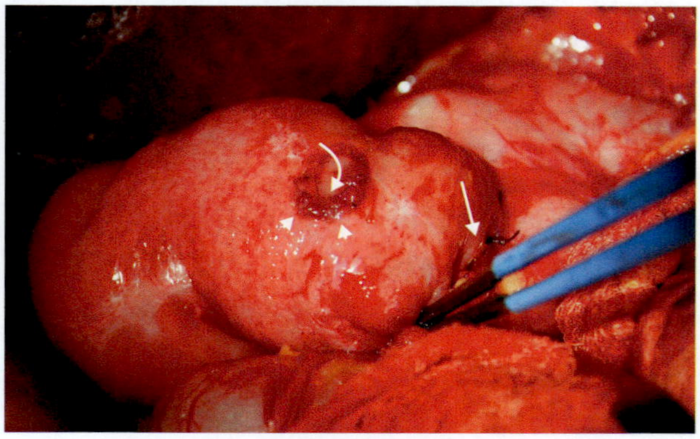

图 12-14 **间断内翻缝合浆肌层，将钉线包入 Roux 袢**
于空肠切口处将空肠黏膜外翻固定于浆膜（白色短箭头）边缘（白色弯箭头示肠腔），保证肝管黏膜与空肠黏膜相吻合

针距 4 ～ 5mm 为宜。保留缝针，每根线末端夹蚊钳，轻柔提起。可将蚊钳依次穿入卵圆钳内，避免顺序错乱（图 12-17）。

（5）当两侧肝管断端相距较远无法汇合时，则需行两处胆肠吻合。若分别实施两处胆肠吻合将使第 2 处重建难度增大。当确需行两处吻合，可先于第 1 处肝管前壁内间断固定缝线。末端夹蚊钳牵拉缝线，并于一无菌巾上依次排开。再于第 2 处肝管前壁固定缝线。以上方法可避免两肝管的缝线缠绕及混淆。

（6）间断固定后排缝线，暂不打结。胆肠吻合口两角处固定牵引线，末端夹蚊钳用于牵引、维持张力（图 12-18）。于空肠切口后壁进针，自肝管后壁两角线中点处穿入管腔，胆肠后壁即分为左右两部分。后排缝合方法使线结最终位于吻合口内侧，后排缝线依次钳夹并摆开，以防互相盘绕。后壁右半部分中点处（右侧角线与后壁中点线之间）固定缝线，依此完成后续布线，直至针距≤ 4 ～ 5mm。同法缝合后壁左半部分。

（7）每次牵引缝线时均应将空肠推向肝门，减少缝线剪切力，避免撕裂。自主刀医生对侧的角线开始，依此打结后续缝线，至另一侧角线。此时助手可用组织镊向下牵拉肠切口前唇，充

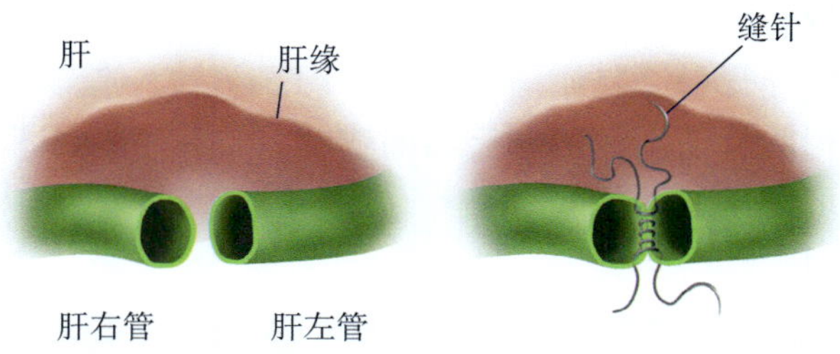

图 12-15　当存在两个独立的胆管断端且距离较近，可缝合并重建为一个胆管腔，方便后续胆肠吻合

用可吸收线（5-0 或 6-0）连接相邻胆道形成共同的后壁；两角缝线于腔外打结，剩余缝线于胆管腔内打结

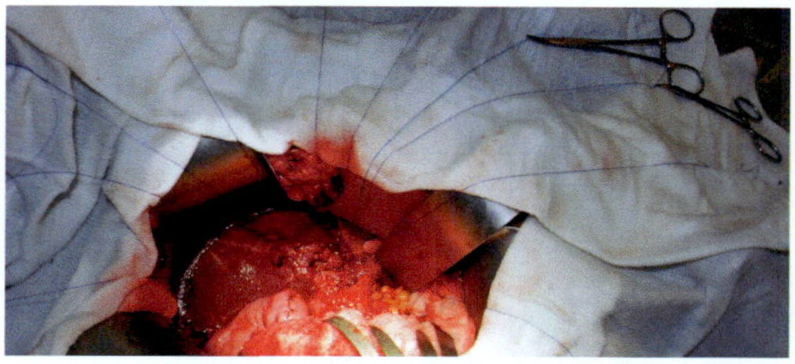

图 12-17　胆管前壁缝线末端夹蚊钳，并于白色无菌巾上按序排列，避免缠绕，维持适当张力

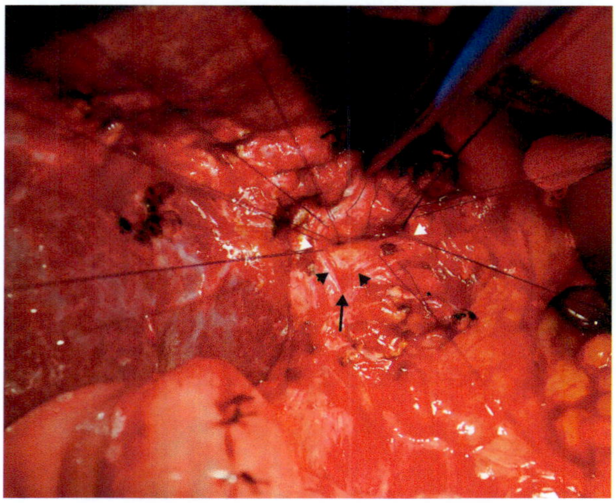

图 12-16　可吸收缝线间断吻合肝管空肠

胆管两角处缝入牵引线（白色短箭头），使线结最终位于吻合口以外；胆管前壁固定缝线，使吻合口前壁线结最终位于腔外；第 1 针应落于两角线中点处，剩余缝线依次落于所处部分中点处，直至针距在 4 ～ 5mm；左右肝管汇合处（黑色短箭头）可见瘢痕及邻近肝总管梗阻（黑色长箭头）

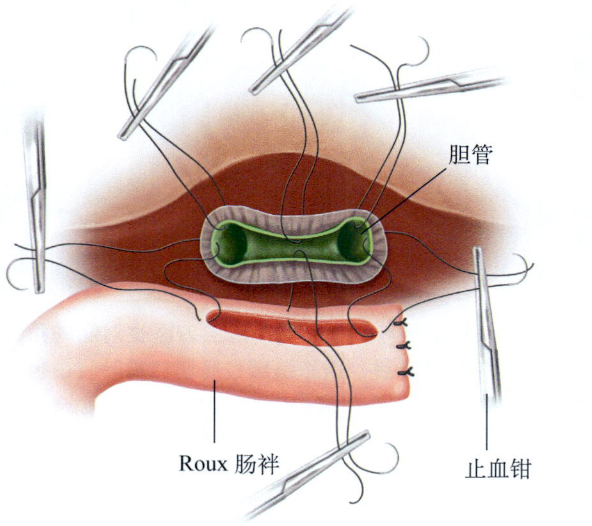

图 12-18　缝合吻合口后壁

按顺序间断缝合吻合口后壁，缝线暂不打结，并依图 12-17 所示依次排开；缝合后壁时，肠道与胆管可分开 5 ～ 10cm，避免缝线切割吻合口壁；吻合口后壁缝线于腔内打结；空肠切口后壁进针，自肝管后壁两角线中点处穿入管腔，胆肠后壁即分为左右两部分；右半部分中点处（右侧角线与后壁中点线之间）固定缝线，依此完成后续布线，直至线脚间距≤ 4 ～ 5mm；同法缝合后壁左半部分

分暴露胆肠吻合后壁，确保胆管空肠的黏膜对合（图 12-19）。

（8）后壁缝线全部打结后，肠腔内插入直角钳并轻轻打开，此举可保证无前壁肠黏膜误入后壁线结中。也可预防因黏膜误扎造成的吻合口狭窄或网带形成。

（9）若有胆道内支架管突入吻合口处，应修剪断端，是支架管末端紧靠肝管入口处。若支架管末端位置恰当（位于吻合口之上），可去除支架管牵引线。笔者从未对吻合口行支撑造作（包括支架或支架管）。避免支架管末端超过吻合口水平有两项主要原因：①若如前所述步骤吻合胆肠，吻合口内支架管会对黏膜精确吻合造成干扰；②胆道支架可引起胆道炎症、损伤、管壁增厚，而通过吻合口的支架管同样可引起上述损伤，导致术后吻合口狭窄；③无证据显示吻合口支架可提高治疗效果

（10）胆管前壁缝线缝入肠道前壁，于吻合口外打结，完成胆肠吻合（图 12-20）。吻合口前壁缝合顺序应由两侧向中央。

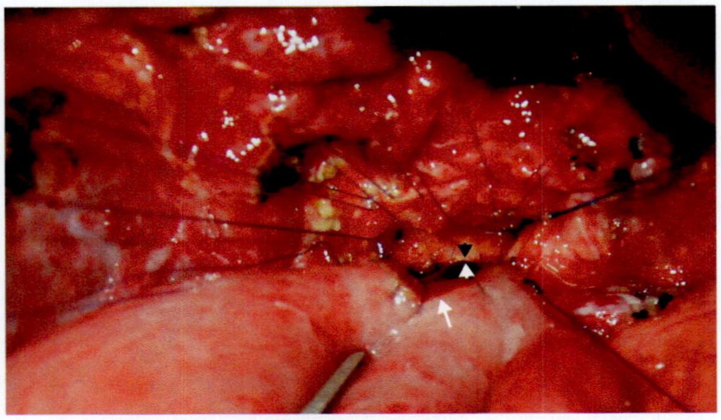

图 12-19 **将空肠与肝管靠拢，自主刀医生对侧的角线开始，按序打结缝线；组织镊牵拉肠切口前叶（白色长箭头），方便检查吻合口后壁，确保黏膜对黏膜吻合（黑色、白色短箭头）**

9. 最终步骤

（1）胆肠吻合完毕后，将 Roux 袢悬吊至胆囊板或其他纤维结缔组织，避免对胆肠吻合口造成张力。

（2）用可吸收线将 Roux 袢间断缝合至横结肠系膜切口处，避免其远端空肠向右上腹移位形成内疝。

（3）19F 引流管自腹壁戳孔引出，一端安置于肝下间隙，另一端接负压闭式引流。

（4）若 PTC 管周围纤维窦道于术中遭到破坏，应于 PTC 管自肝引出处行荷包缝合，防止胆汁漏入腹腔。

（5）将 PTC 管固定于皮肤，防止脱出。尽管胆肠吻合口未用 PTC 管支撑，术后应继续留置导管引流胆汁，出院前经 PTC 管注入造影剂行胆管造影，确定无胆漏或吻合口狭窄后，即可拔管出院。

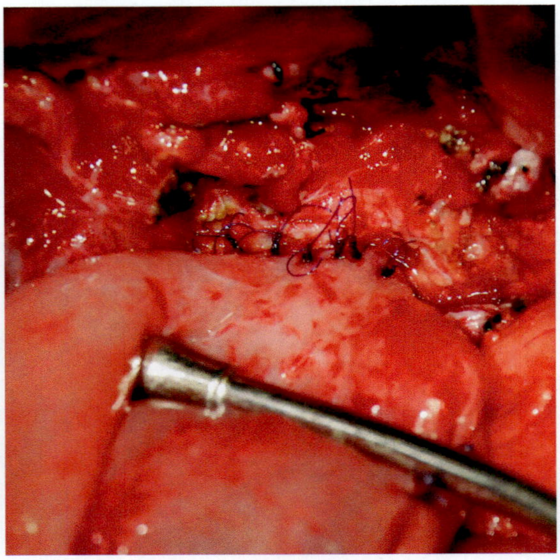

图 12-20 **吻合口前壁已缝合，线结位于吻合口外**

Ⅲ段肝管空肠吻合术（圆韧带入路）

1. 术前准备

（1）此入路利用了Ⅲ段肝管的解剖特点。Ⅲ段肝管常位于肝门静脉左支头侧（图 12-21），脐裂的前上面（图 12-22）。圆韧带（脐静脉遗迹，连接肝门静脉支囊部与子宫）走行于镰状韧带游离缘内并进入脐裂。肝圆韧带与肝门静脉左支之间的关系可帮助寻找Ⅲ段肝管。

（2）Ⅲ段肝管空肠吻合术的禁忌证包括：①独立于肝左管的肝右管系统，出现胆道感染或已行经皮或经内镜介入引流操作；②左半肝萎缩；③肿瘤远处转移；④肿瘤侵及左半肝二级胆管分支；⑤肿瘤累及脐裂根部后方的胆管分支。

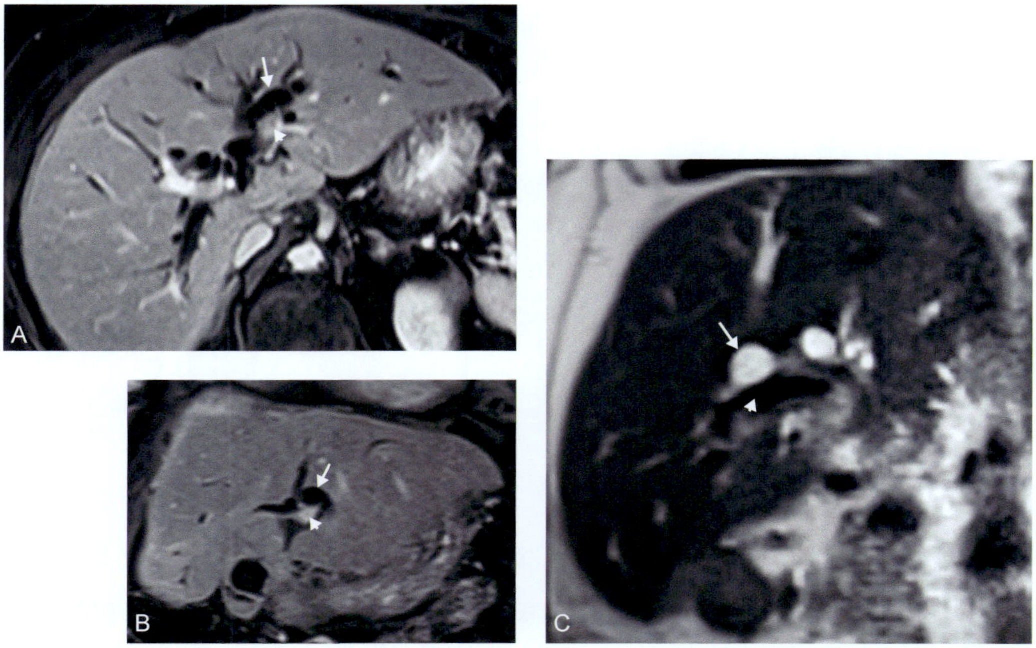

图 12-21　Ⅲ段肝管（白色短箭头）在脐裂内常位于肝门静脉左支（白色长箭头）头侧

A. 增强 MRI 门脉期断层图像；B. 增强 MRI 门脉期冠状位图像；C. 磁共振 T_2 加权像矢状位图像

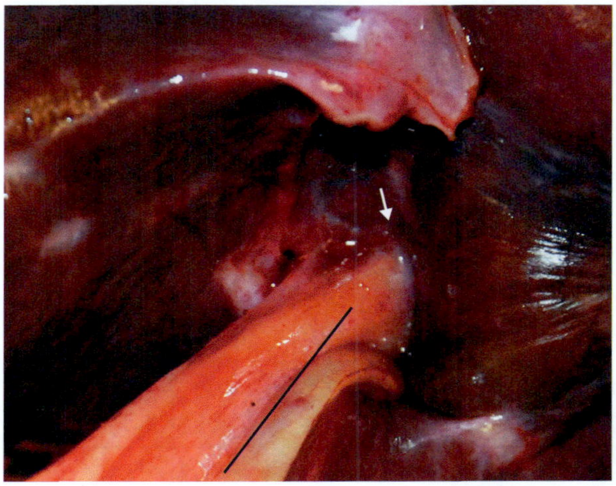

图 12-22　肝圆韧带（黑线）走行于镰状韧带游离缘的两层腹膜之间，其与Ⅲ段肝相汇合处（白色箭头），帮助大体定位Ⅲ肝管

2. Ⅲ段肝管定位

（1）初始步骤包括体位的摆放、解剖暴露及 Roux 袢的构建，具体操作同前述。肝胆管空肠吻合步骤同前述。

（2）向右下方牵拉肝圆韧带，向前上方提拉左外叶，帮助暴露Ⅲ段肝管（图 12-23）。

（3）自镰状韧带以左脐裂上缘向下方、向深部切开肝，分离至圆韧带左侧部分与Ⅲ段肝相交处（图 12-23）。若需要，可楔形切除部分肝实质以充分暴露Ⅲ段肝管（图 12-24）。此方法可避免误伤门静脉Ⅲ段分支。仅分离肝实质至肝管前表面，避免损伤肝管血供。

（4）术中超声或 25G 空针穿刺抽吸胆汁，可定位肝管。

3. 切开肝胆管，行胆肠吻合及后续步骤

（1）确定胆管位置后，胆管前壁固定缝线，

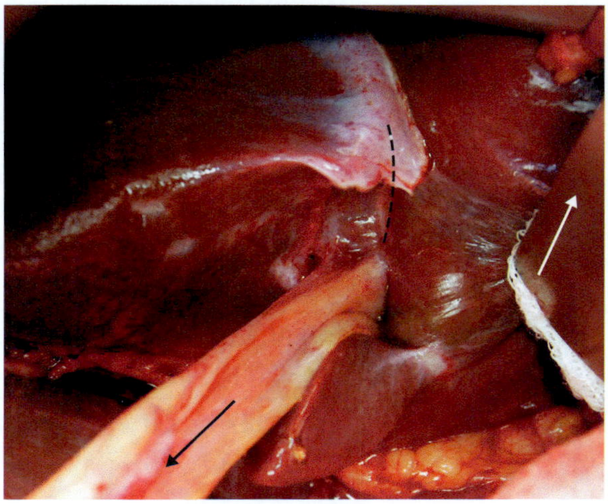

图 12-23　向右下方牵拉肝圆韧带（黑色箭头），向前上方牵拉肝左外叶，切开脐裂，暴露Ⅲ段肝蒂；于镰状韧带（黑色虚线）偏左侧切开肝，到达Ⅲ段肝管

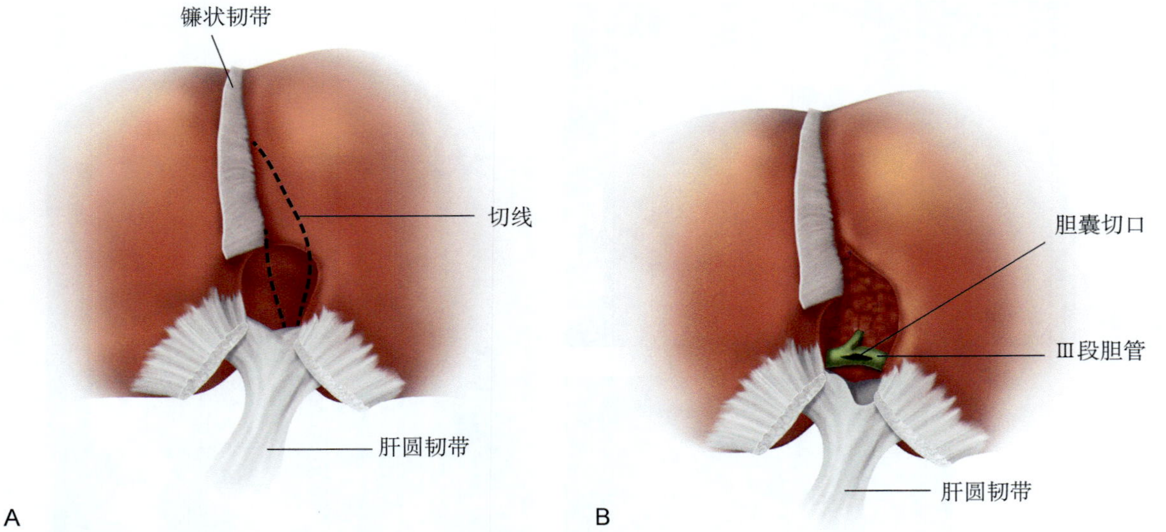

图 12-24 楔形切除部分肝实质充分暴露Ⅲ段肝管

A. 楔形切除镰状韧带以左的部分肝实质，可帮助暴露Ⅲ段肝管；B. Ⅲ段肝管暴露后，于预计行胆道切开处的上下缘分别固定牵引线，纵行切开胆道前壁；钝头胆道探子向不同方向探查胆道，并延长胆管切口至≥ 1cm，预备行胆肠吻合

向上提起，纵向切开胆管前壁（图 12-24）。钝头胆道探子探查肝管。

（2）直角器械自切口处插入胆管腔，锐性切开至少 1cm 胆管壁，以备与空肠吻合，若病人的胆管解剖允许，可延长胆管切口。也可利用弯剪做肝管切口。

（3）肝管空肠吻合法如前所述。胆管前壁固定缝线后，开始缝合胆肠后壁。

（4）最终步骤如前所述。

经验与教训

指征	①良性或恶性胆道疾病均可行胆肠吻合 ②胆道狭窄病因（良性或恶性）决定了吻合方式
术前评估	① MRCP/MRI 是该类疾病首选的检查方法 ②经皮经肝或经内镜胆管造影是确定胆道解剖的补充方法。术前准备常需置入胆道支架管
良性胆道疾病	①胆道外伤病人术前应治疗胆瘘和脓毒血症，6 ～ 12 周后手术重建胆道引流 ②确保引流全部胆管，每一个独立的肝段均应留置 PTC 管
恶性胆道疾病	①几乎所有胆道病变无法切除者均可通过胆道介入操作获得较好的姑息性治疗效果，而不必接受胆肠吻合手术 ②恶性肿瘤引发的肝门部胆管梗阻，且肿瘤未侵及左肝管二级分支者，适合行Ⅲ段肝管空肠吻合术
辨认肝门部胆管	①在Ⅳ段肝根部与肝十二指肠韧带连接处，切开 Glisson 鞘，向下剥离肝门板 ②左肝管位于肝门板的前上侧
第Ⅲ肝段	①术中超声或空针穿刺抽吸胆汁，有助于在进入第Ⅲ肝段的 Glission 鞘中辨认肝管（多位于上后部） ②肝左管位于肝门静脉左支头侧，脐裂的前下部 ③靠镰状韧带左侧切开肝实质，沿该线向下游离至肝圆韧带上部。若需要可楔形切除部分左外叶肝实质 ④纵行切开胆管

续表

胆肠吻合，重建胆汁引流	①肠切口处，将黏膜外翻固定于切口周围浆膜 ②切断吻合口以下多余的支架管 ③先固定角线，后于胆管前壁固定缝线，前排线结最终位于吻合口以外 ④组织镊牵拉肠切口前叶，确保前叶肠黏膜不误入后壁缝线
最终步骤	①将 Roux 袢固定于肝门板处及横结肠系膜 ②将 PTC 管固定于肝表面（荷包缝合），预防胆瘘 ③出院前通过 PTC 管行胆管造影。若无阳性发现（胆瘘或胆道狭窄），可拔除 PTC 管

六、术后护理

- 若胆肠吻合术后仍留有 PTC 管，应继续引流胆汁。出院前行胆管造影，若无胆漏征象，吻合口显影正常，可拔管出院。
- 若引流袋内无胆汁出现可拔管，否则应待胆漏愈合后方可拔除。
- 术后应长期随访，及时发现吻合口狭窄。吻合口狭窄临床表现包括黄疸、皮肤瘙痒或胆管炎。随访内容包括体格检查及肝功能试验。术后第 1 年每 4 个月复查 1 次肝功能，术后第 2 ～ 3 年每 6 个月复查肝功能。若肝功能指标平稳，之后可每年复查 1 次。

七、结局

- 肝门部胆管空肠吻合术长期有效率为 80%～90%。对于复杂型胆道外伤(E_4型、E_5型)，手术成功率相应降低。
- 约 70% 的吻合口狭窄病例出现于术后第一个 3 年内，80% 的狭窄病人发生于术后 5 年内。术后随访期应长于 5 年，因为高达 5% 的吻合口狭窄病人出现于术后 12 年以后。针对接受胆肠吻合病人的队列研究发现，近年来该术后效果有所提高。
- 即使胆肠吻合术后效果很好的病人，也会有某些肝功能指标中等程度的升高。定期随访肝功能指标并动态观察，较单次肝功能结果更具意义。肝功能指标水平呈升高趋势（特别是碱性磷酸酶）应怀疑吻合口狭窄。

八、并发症

- 胆瘘、腹腔包裹性积胆。
- 胆管炎。
- 吻合口狭窄。
- 感染 - 腹腔感染或切口感染。

第 13 章　胆总管囊肿的外科治疗

Charles S. Cox, Jr　Robert Hetz

一、定义

胆总管囊肿即肝外胆管的一系列囊性病变。其并非只包含胆总管病变，也同时包括胆胰管汇合部的一系列病变。

Alonso-Lej 最先对胆总管囊肿（Ⅰ型至Ⅴ型）进行了分型，Todani 对此分型进行了增补，并为大多数人所接受（图 13-1）。

- Ⅰ型为最常见的胆总管囊肿类型（占 90% ～ 95%），是胆总管的孤立性梭形扩张。可进一步分为 a、b 和 c 亚型。
- Ⅱ型为胆总管的憩室样膨出。
- Ⅲ型（分为亚型 1、2）。亚型 1（十二指

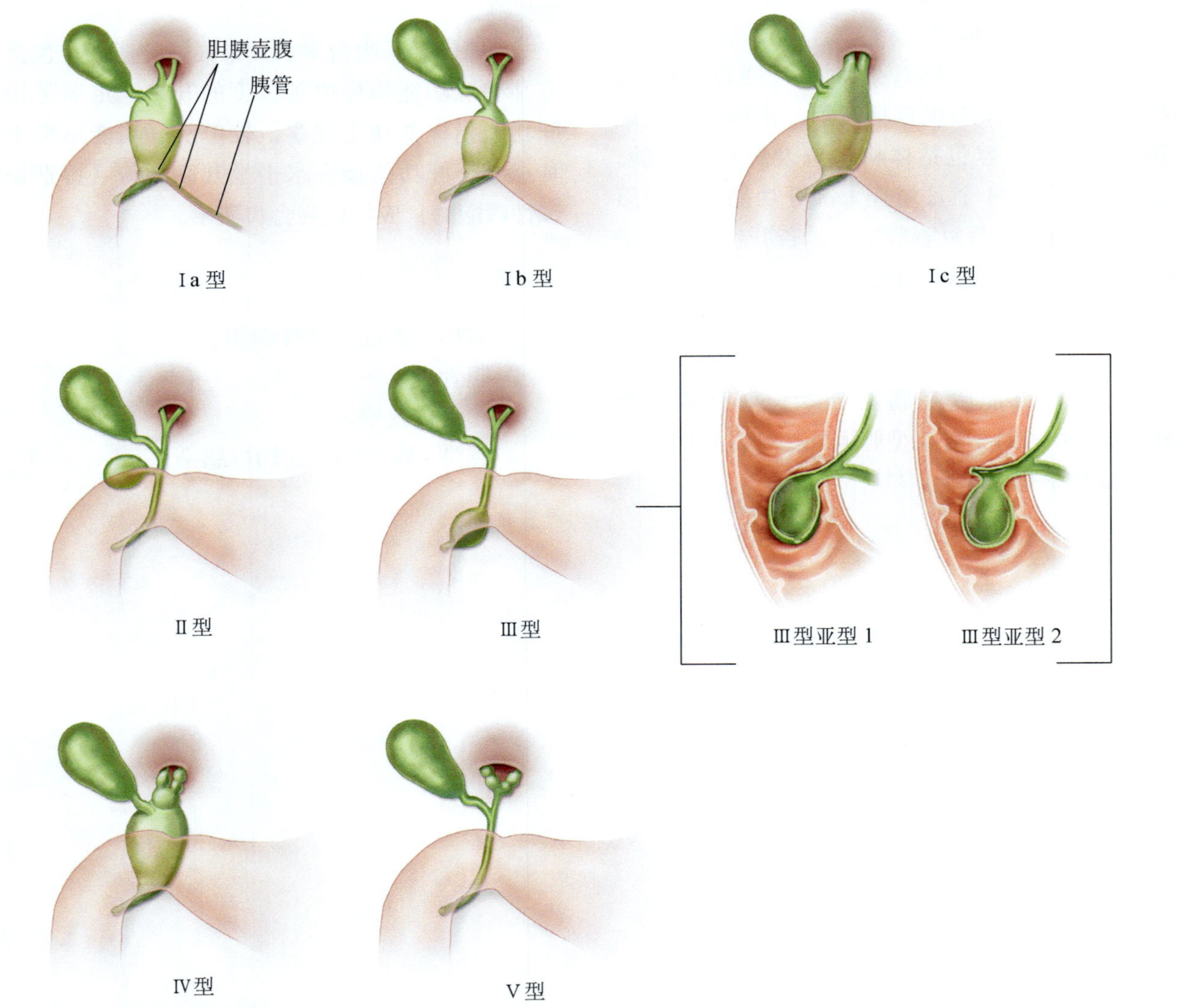

图 13-1　胆总管囊肿主要分型

胆管囊肿解剖类型的明确对手术规划尤为重要；过去，多通过超声或胆管造影（婴儿选择术中胆管造影、儿童选择 ERCP）了解胆总管囊肿的解剖类型；最近研究证实，MRCP 可提供更多的解剖信息，且具有无创等优点。图中：Ⅰa 型 . 胆胰管畸形汇合

肠内型）是胆管汇入十二指肠部位呈囊性扩张，胆总管与胰管分别汇入此囊肿，囊肿以一狭窄 / 炎性的开口向肠道内引流胆汁及胰液。亚型 2（胰腺内型）较少见，是 Vater（肝胰）壶腹水平的胆总管憩室样膨出。

- Ⅳ型为肝内外胆管多发囊肿，是第二常见类型。
- Ⅴ型即 Caroli 病（先天性肝内胆管扩张症），是肝内胆管的单发或多发性囊肿。

考虑到不同年龄病人胆总管远端解剖特点：有症状的婴幼儿病人，其胆管囊肿常有一狭窄出口，而儿童病人其囊肿出口多无狭窄。Ⅱ型、Ⅲ型、Ⅴ型胆管囊肿较少见，仅占所有病例总数的一小部分。

二、鉴别诊断

胆总管囊肿的鉴别诊断取决于病人年龄。

婴幼儿病人，常需鉴别的疾病包括胆道闭锁、其他腹部囊性包块（如肾源性）。

年龄较大的儿童病人，胰腺囊性病变、肝肿瘤、胆管横纹肌肉瘤、囊性神经母细胞瘤均应考虑在内。上述疾病大多可通过影像学检查予以鉴别。

三、病史及体格检查

胆总管囊肿病人常分为婴儿型（现包括胎儿的宫内诊断）与非婴儿型。

1. 婴儿型（宫内） 产前检查诊断出的胎儿型胆总管囊肿病人数量正逐渐增加。妊娠中期产科超声可查到与肝相毗邻的囊性肿物。有报道称在妊娠第 15 周即可查到此囊性病变，但大多数病人多于第 20 ～ 24 周发现。产前检查发现的囊性病变应在胎儿出生后复查超声。婴儿型胆总管囊肿手术时机的选择尚仍存在争议，因胎儿出生后几个月内常无任何临床表现。

2. 婴儿型（非宫内） 并非由产前检查发现。该部分病人的诊断有赖于明显的临床表现，包括腹痛、腹部包块、黄疸 / 混合型高胆红素血症、陶土色便和（或）胰腺炎或胆管炎的临床表现。一般来说，婴儿型胆总管囊肿病人常无腹部包块或炎症表现，越来越多的病人经产前超声即可确诊，或在寻找混合型高胆红素血症病因时行产后超声检查得以确诊。其他临床表现包括生长发育迟滞或呕吐合并混合型高胆红素血症。

3. 非婴儿型 非婴儿型胆总管囊肿的临床表现为右上腹疼痛、黄疸（高结合胆红素血症）、腹部包块。腹痛和黄疸是该型的主要临床症状，而右上腹包块则较难触及。少于 10% 的病人可同时出现上述三种临床特征。同时也应关注病人较晚就诊的原因，主要包括因混合性高胆红素血症型而误诊为肝炎，胰腺炎或高淀粉酶血症合并腹痛的病人未充分发掘其病因。也有少部分儿童病人出现胆总管囊肿破裂，而囊肿破裂的风险与囊肿大小无相关性。

四、影像学及其他检查

（一）超声

超声是该疾病的首选检查方法。发作胰腺炎的病人或腹痛合并肝酶异常升高的病人（有 / 无黄疸）可选择超声，无创检查胆管系统情况。该检查足以发现胆系结石疾病，若发现胆管扩张时需加行更高分辨率的检查。

（二）ERCP 与 MRCP

ERCP 与 MRCP（图 13-2，图 13-3）均可提供胆系解剖细节。ERCP 较常用于儿童病人，透视下直接将造影剂注入肝外胆管内。以上检查可提供胆总管囊肿解剖结构的细节，以及其

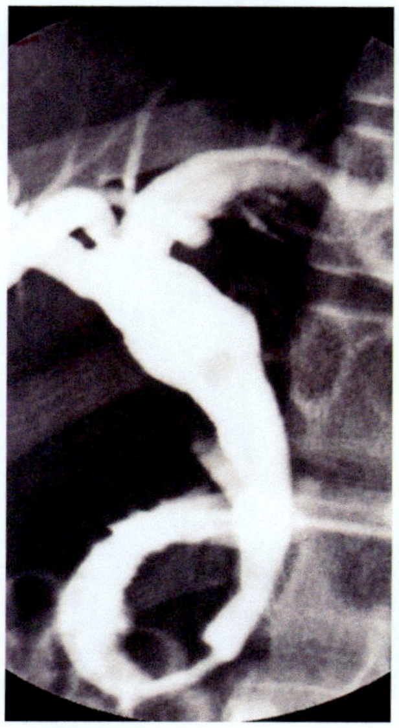

图 13-2 Ⅰ型胆总管囊肿儿童病人 ERCP 摄片（囊肿呈梭形，肝左、右管轻度扩张）

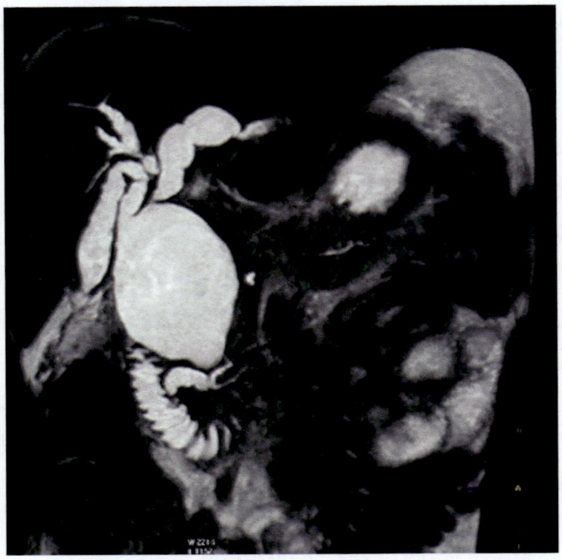

图 13-3 Ⅰ型胆总管囊肿儿童病人 MRCP 结果（该片显示了胆总管囊肿与胰管解剖关系的细节；同时也提示Ⅰ型胆总管囊肿可能为Ⅳ型胆总管囊肿的前期病变）

与胰腺导管的关系，但很少显示囊肿与其他周围结构的解剖关系。ERCP 兼具治疗梗阻性黄疸的优势。MRCP 的三维重建技术可提供胆管囊肿与周围结构的解剖相关信息，属于无创检查。图 13-4 为Ⅳ型胆总管囊肿的术中胆管造影，可作为辅助诊断方法。

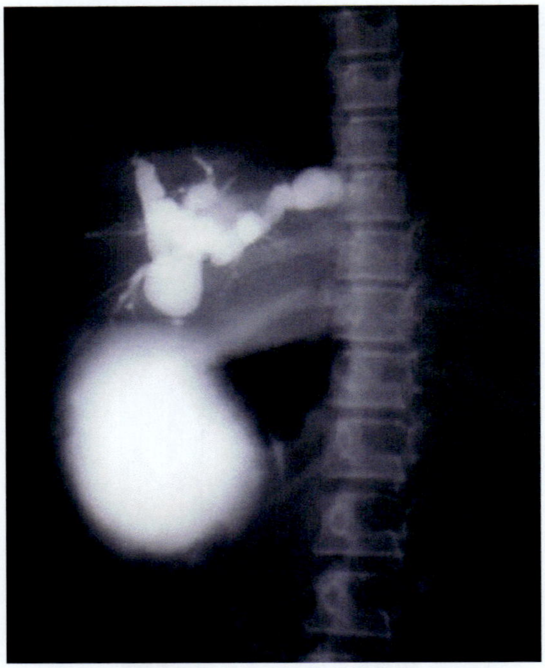

图 13-4 术中胆管造影（显示Ⅳ型胆总管囊肿合并近端肝胆管多发囊肿，囊肿间胆管缩窄）

（三）CT

CT 常用于不明原因腹痛的病人或临床症状支持胆总管囊肿的病人。随着 CT 多维重建技术的成熟，行 CT 检查后，无须再行 ERCP 及 MRCP 检查。

五、手术治疗

下文将详细介绍Ⅰ型及Ⅳ型胆总管囊肿的主要治疗方法，可治愈 95% 的胆总管囊肿病例。手术时机的选择：有学者主张胎儿出生后 2 周内即行手术治疗；有学者认为应于出生后 6 周至 3 个月手术；而其中的争论点主要围绕在手术等待期内是否会出现肝损伤的加重；至今并没有足够的证据证明哪一种选择更为恰当。但也并不能无限期的推迟手术，因胆总管囊肿与胆道闭锁的囊性变异者常较难区分，错过胆道闭锁的最佳手术治疗时间窗后果较严重，应给予高度重视。比较合理的折中方法是对那些无症状、无黄疸的病人定期复查肝生化及腹部 B 超，并计划于出生后 6 周行手术治疗，若以上检查结果出现恶化，则应提前手术。有症状者或有混合性高胆红素血症者应在处理其他并存疾病的同时尽早手术。儿童病人应在生化指标稳定后行手术治疗。若上述病人合并有胆管炎 / 胰腺炎，可按治疗成人胆石性胰腺炎的方法予以治疗。一旦全身急性炎症反应消退，应立即行手术治疗，否则复发性胰腺炎将在所难免。

（一）术前规划

建议留置硬膜外导管，用于围术期镇痛，应在麻醉诱导后进行此操作。术前行外周血管置管与中心静脉置管，插入导尿管与鼻胃管，并纠正凝血功能障碍，交叉配血 / 备血（20ml 浓缩红细胞 /kg）术中使用。术前应预防性应用抗生素（头孢西丁 40mg/kg），若手术超过 4 小时应补加用量。

（二）体位

病人取水平仰卧位，以备术中在 X 线透视下行胆管造影。病人右侧垫高，右上肢外展与躯干成 90°（图 13-5）。

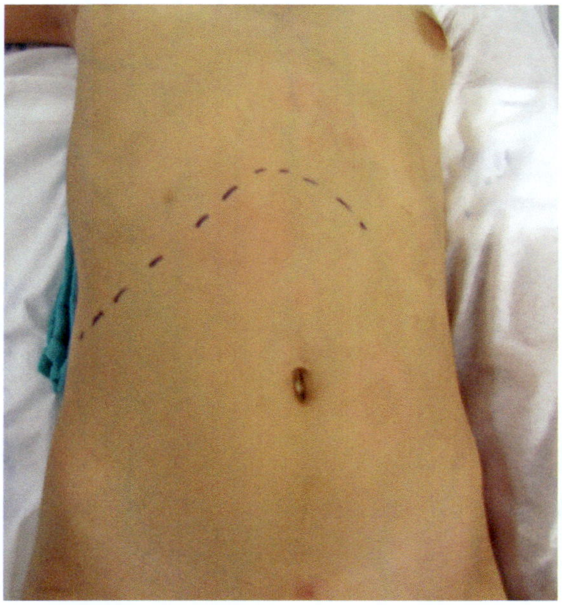

图 13-5 **水平仰卧位**
调整手术台位置，方便术中腹部透视；垫高右侧肋腹部；右上肢外展与躯干成 90°，留置桡动脉插管以检测血压及采血

- 切除全部囊性病灶，可杜绝残余灶癌变风险。Roux-en-Y 胆管囊肿空肠吻合术较囊肿十二指肠吻合术常用，因后者术后长期效果欠佳，会出现复发性胆管炎与吻合口狭窄，进而引发胆汁淤积性肝硬化。笔者只采用开腹胆管囊肿全切除加肝管空肠 Roux-en-Y 吻合术治疗 I 型和Ⅳ型囊肿病人（占所有病例的 95% 以上）。
- 该疾病也可通过微创手术治疗，但并无关于此术式的长期研究数据报道。腹腔镜肝门水平胆管空肠吻合术治疗胆道闭锁现已不再使用，主要因术中肝门板解剖及肝动脉 / 门脉血流减少引起的肝功能恶化。

切口及暴露

- 取右肋缘下切口进入腹腔，较大的囊肿可延长切口至剑突下，获得良好操作野。自动拉钩将右半结肠及肝曲由外向内牵拉，切开腹膜反折处暴露肝门及十二指肠。
- 将十二指肠由外向内游离并翻起（Kocher 法）。该层面组织或多或少均会存在急 / 慢性炎症，引起皂化斑形成，组织脆性增加，解剖时较易出血。若较难辨认解剖结构，术中胆管造影将非常有帮助。术中常规向胆囊管内注入欧乃派克 300 后行透视检查。5F 婴儿鼻饲管插入胆囊管，实时造影帮助辨识病变解剖。

胆囊及动脉解剖

1. *逆行性解剖胆囊* 自动拉钩撑起手术区域后，自胆囊底部向胆囊管 / 胆囊管肝总管汇合处游离胆囊。常可见胆囊管扩张，胆囊肿大。辨认胆囊动脉，追踪至其起源 / 肝右动脉。牵拉胆囊协助暴露胆管后方门静脉。图 13-6 与图 13-7 显示了不同的胆囊解剖及胆管囊肿解剖。

2. *辨认肝右动脉，解剖肝固有动脉、肝左动脉* 一旦辨认出肝右动脉，可将肝动脉与胆管囊肿分离，而此步骤的难易程度取决于囊肿周围的炎症程度。血管带提拉肝动脉，直接于囊肿前壁向外侧分离两者。

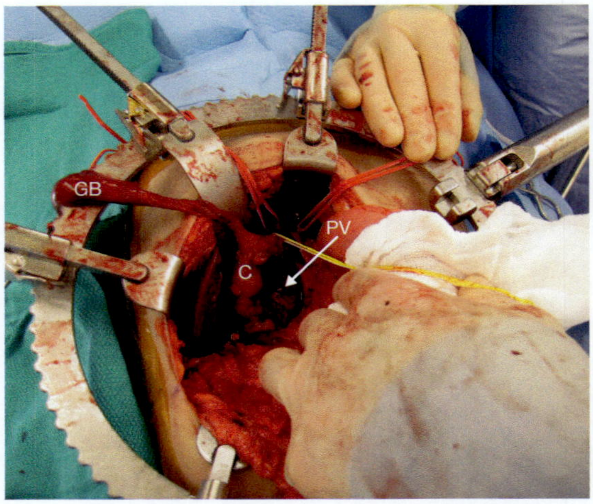

图 13-6 术中所见（I 型胆管囊肿的 MRCP 检查结果见图 13-3）
显示了环形游离的胆管囊肿（黄色血管带，C）及肝左动脉和肝右动脉（红色血管带）；胆囊及十二指肠已游离并翻起；囊肿与肝门静脉（PV）腹侧已部分分离

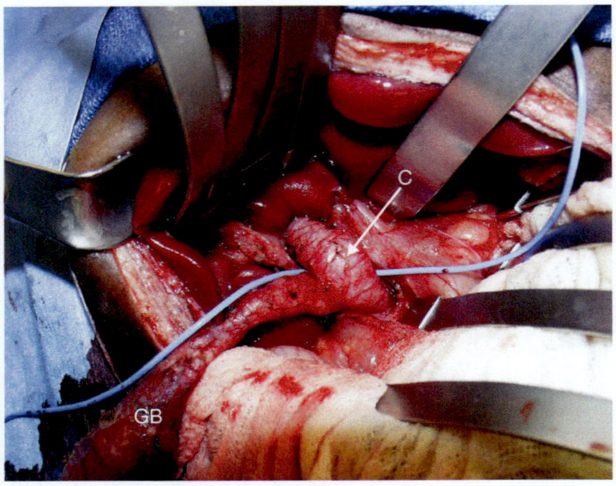

图 13-7 另一例 I 型胆管囊肿的术中所见
同法游离胆囊，向近端环形游离囊肿至与胆囊管汇合部（蓝色血管带）；充分游离十二指肠（Kocher 法），自动拉钩下衬纱布垫隔挡十二指肠；该病例术野有轻度炎症

彻底解剖胆管囊肿

1. *经典方法* 解剖胆管囊肿是为了彻底切除整个病灶（范围自肝左、右管汇合处至胆总管胰管汇合处）。为达此目的，应按上文所述将肝动脉自胆管囊肿前壁游离，然后将囊肿后壁与肝门静脉分离。辨认肝门静脉及其分叉，完全游离囊肿，环绕以血管带供提拉。游离肝左、右管汇合处，并向前提拉囊肿，充分暴露肝门静脉前壁，并向远端游离至肠系膜上静脉（SMV）。一旦囊肿与肝门静脉完全分离，可向远端继续游离至与胰管汇合处。

2. *替代方案* 若术中发现囊肿周围炎症较重，解剖结构辨认不清，无法安全完成囊肿的游离，Lilly 描述了一种替代方法：内部游离法，即将囊肿后壁原位保留，与腹主动脉瘤修复术相似。横行切开胆管囊肿，分清囊壁层面，将囊肿黏膜与较薄的外膜壁分离。分离时，电凝可凝闭大多数破裂的小血管。向上、向下继续上述操作，将囊肿后壁外膜原位保留于肝门静脉表面。此方法切除了可能会发生癌变的黏膜组织，同时避免了强行分离造成的肝门静脉损伤。

囊肿切除

胆管远端切除水平：环形游离胆管囊肿至胰腺上缘水平，囊肿均毫无例外的逐渐变细至一狭窄的颈部。术前影像学检查可帮助寻找其与胰管汇合部位，在胆胰管畸形汇合的病例，该汇合部位常较高。分离囊肿常需要深入胰头实质内，需注意应紧贴囊肿表面分离周围组织，避免误伤胰管导致胰瘘。图 13-8 显示向前牵拉游离好的肝外胆管，并向下游离至囊肿远端。一旦胆总管囊肿远端范围得以确认，应于此处离断胆管，用 3-0 或 4-0 Prolene 线缝合，并注意保护胰管。

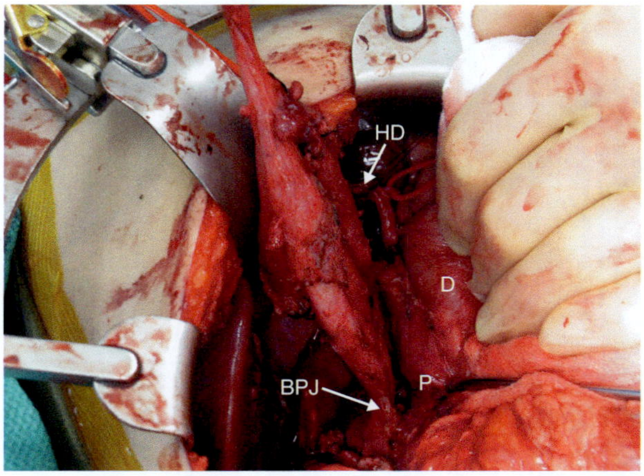

图 13-8 **胆管囊肿切除术中所见**

向前牵拉肝外胆管，囊肿近端于肝左、右管（HD）汇合水平予以切断，胆囊可作为牵拉点；十二指肠（D）完全游离（Kocher 法），暴露胰腺（P）背侧，红色血管带环绕肝左动脉（LHA）；横断的胆管断端固定牵引线；胆管囊肿逐渐变细直至与胰管在胰腺内相汇合（BPJ）；囊肿下半段游离时逐渐转变为囊肿前壁壁黏膜切除

重建胆汁引流

1. 经典途径　结肠后 Roux-en-Y 肝管空肠吻合术。自十二指肠空肠移行处（Treitz 韧带）以远 10cm 离断空肠，准备长约 40cm 的 Roux 袢。Roux-en-Y 肝管空肠吻合术模式见图 13-9，肝管空肠吻合手术见图 13-10。

（1）空肠 - 空肠吻合术形式各异，许多医生在针对儿童病人的手术中多选择端（近端空肠）侧（远端空肠）吻合，手工双层缝合吻合口。内排缝线多选用 4-0 Vicryl，外层用 3-0 丝线加固吻合口。在婴儿或幼童病人，用 5-0 或 4-0 Vicryl 间断单层缝合空肠吻合口。

（2）Roux 袢末端双排缝线闭合，通过横结肠系膜切口处（中结肠动脉右侧）提至右上腹。Roux 袢系膜缘对侧与肝左、右胆管汇合部吻合。用 4-0 或 5-0 PDS 缝线或可吸收缝线单层吻合胆肠。吻合前应确保无张力，无肠袢扭转。图 13-11 示吻合完成。将 Roux 袢缝至横结肠系膜缺口处，同时缝闭空肠吻合口处的小肠系膜缺口。

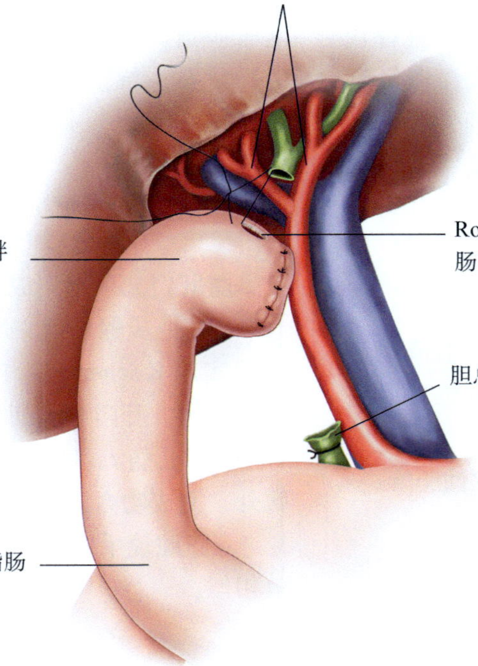

图 13-9 **Roux-en-Y 肝管空肠吻合**

空肠切口大小应与肝总管直径相匹配，吻合口与肠袢头端保留一小段空肠；此盲端长度并不能超过 3 ～ 4cm，防止该部位积胆，因儿童病人该部分小肠会随着年龄增长而延长

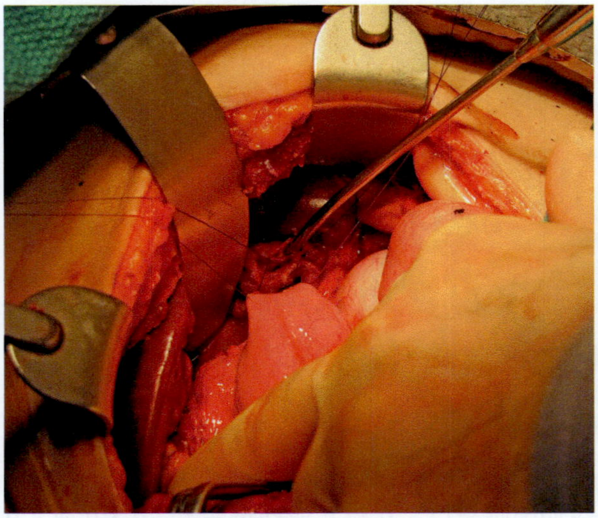

图 13-10 **肝管空肠吻合**

Roux 肠袢的 3 点钟位与 9 点钟方位分别固定缝线，将吸引器头插入肝左、右管汇合部；生理盐水冲洗胆管，确保近端胆管无结石及异物后完成胆肠吻合

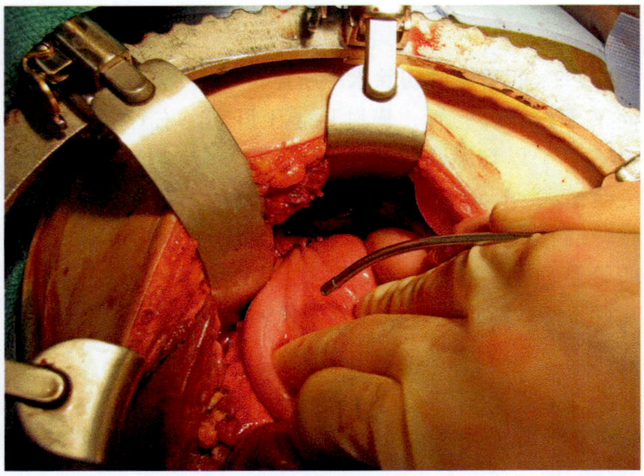

图 13-11 **肝管空肠吻合完成**

(3) 曾经发作胰腺炎和（或）胆管炎的复杂病例，多数医生选择留置腹腔引流。而单纯胆管囊肿病例（常为非婴儿型）无其他并发症，术后可不予以留置引流。事实上，均无数据支持上述两种处理方式。

2. *替代方法* 肝管十二指肠吻合术——美国费城儿科医院的手术团队提出了一种替代 Roux-en-Y 重建胆汁引流的手术方式，即肝管十二指肠吻合术。该术式更符合生理性胆汁引流特点，手术步骤更简单。同时，其手术时间可缩短约 1 小时，术后并发症发生率低，需二次手术率低。至今仍未有关于该术式的长期随访研究。现有研究的对象均选择了术中评估肝管十二指肠吻合无张力的病人，未充分随机化。

3. *其他方法* 还有许多重建胆汁引流的其他方法，如带活瓣的 Roux 袢或阑尾带瓣移植，延长胆道，向十二指肠内引流胆汁。上述方法较为复杂，特别是在阑尾带瓣移植者术后长期效果较差。

腹腔镜技术

- 腹腔镜下胆管囊肿切除加胆汁引流重建手术已被多位学者所报道。腹腔镜的位置及各 Trocar 的布置见图 13-12。
- 腹腔镜手术适合那些术前无复发性胆管炎 / 胰腺炎的胆管囊肿病人。
- 与开腹手术不同，腹腔镜手术时，应自胆囊管处逆行性分离胆囊。将胆囊向病人头侧牵拉暴露肝门。手术完成时方可切除胆囊。
- 其他步骤与前文所述相同，游离结肠肝曲方便实施 Kocher 法。自囊肿近端向远端解剖，与肝动脉、肝门静脉相分离。
- 婴儿病人可将空肠自延长的脐部切口牵出腹外，完成吻合。
- 腹腔镜手术与开腹手术相比，术后早期疗效相似。

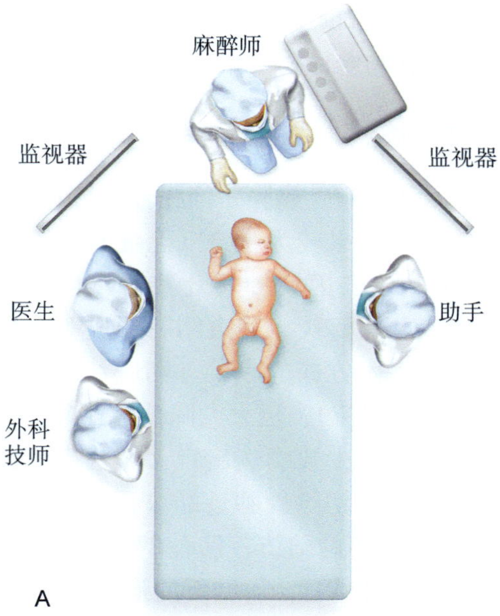

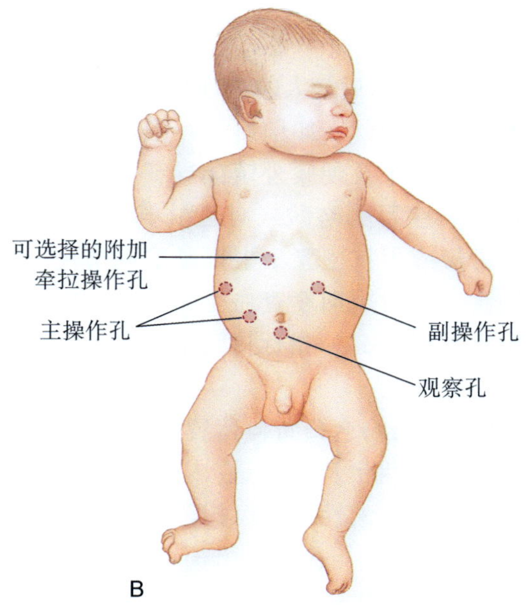

图 13-12　腹腔镜手术显示 Trocar 位置与手术规划

A. 主刀医生位于病人右侧，监视器位于病人左肩所对方位；B. 脐部放置直径 5mm 穿刺器，插入 30° 腔镜。如图所示，两主操作位于右侧中腹部；一副操作孔位于左锁骨中线脐水平稍上方；右上腹腋中线与肋缘交点下可选择性的做一切口，作为牵拉操作孔

其他类型的胆管囊肿（Ⅱ，Ⅲ，Ⅴ）

1. Ⅱ型　Ⅱ型胆管囊肿为胆总管的憩室样膨出。此种类型者，特别是病灶有一较长、较细的颈部者，非常适合微创手术治疗。多数医生建议同时切除胆囊。

2. Ⅲ型　Ⅲ型胆总管囊肿病理解剖较为复杂，最适合经十二指肠途径切除加括约肌成形术。当完全游离十二指肠后，沿系膜缘对侧横向切开肠壁，暴露狭窄的壶腹部，插入导管并切开。术中胆管造影会对诊断有所帮助，经十二指肠的胆胰共同开口处实施更为方便。切除囊肿，用 5-0 或 6-0 Vicryl 缝线将残余胆管和十二指肠黏膜对拢缝合。此操作可在 5 ～ 7F 胆道支撑管的支撑下进行。胰管内病灶可行内引流手术，若需根治则应行胰十二指肠切除术。该手术应同时切除胆囊。

3. Ⅴ型　Caroli 病表现为单侧或双侧肝内胆管囊状扩张。若病变局限于一个单独的肝叶或肝段，可行肝叶或肝段切除术。介入放射操作可扩张胆道狭窄并取出结石，作为该病的姑息性治疗方法。肝移植可治愈该疾病。

经验与教训

手术时机	①非婴儿型胆总管囊肿病人推迟手术将引起胆汁淤滞，并最终发展为胆汁淤积性肝硬化。在胎儿出生后 6 周实施手术可大大降低上述并发症的发生率，也为其他并存疾病的处理留有余地 ②在非婴儿性胆总管囊肿病人的胰腺炎急性期行手术治疗，增加了解剖的难度，同时也提高了并发症的发生率，如血管损伤、吻合口瘘等
囊肿切除	在胆胰管汇合位置较高的病例，向远端游离胆管过长将增加胰管误伤的风险。再次查看术前影像学检查，观察病人是否有胆胰管畸形愈合的情况
重建胆汁引流	确保 Roux 袢正确的吻合方向。Roux 肠袢方位异常将导致肝管空肠吻合处扭转

六、术后护理

■ 胆管囊肿切除术后病人的护理与接受其他肝胆胰手术的病人相同。如前所述，围术期常留置鼻胃管胃肠减压及硬膜外镇痛导管；术后镇痛常配合静脉应用酮咯酸或对乙酰氨基酚；手术前后不常规应用抗生素；根据肠蠕动情况逐步过渡饮食；术后短期复查血生化指标（胆红素、淀粉酶/脂肪酶），指标持续下降提示预后良好。

■ 若术中于胆肠吻合口背侧留置了引流管，术后应监测引流液性状及引流量。若病人进食后引流液仍清亮呈浆液性，则可拔除引流管并可以出院。

■ 有学者认为胆总管囊肿合并胆道狭窄的病人应常规应用抗生素以预防或控制胆管炎的发生。

■ 术后2周随访1次，术后第1年每3个月随访1次，自第2年开始无症状病人可每年随访1次。随访项目包括血清肝酶指标（AST，ALT，GGT）、血胆红素、血淀粉酶/脂肪酶。血生化指标升高/仍有症状的病人应行超声检查，重点检查是否有肝内胆管扩张，也可行肝亚氨基二乙酸（HIDA）扫描评估胆汁分泌进入Roux肠襻的情况。若Roux袢存在异常，腹部CT可能会有帮助。术后远期胆道梗阻并发症原因主要包括吻合口狭窄和（或）迟发性结石形成。

七、预后

手术切除胆管囊肿并行肝管空肠Roux-en-Y吻合的长期效果较为肯定（无症状长期生存率＞90%）。过去因囊肿病灶残留，常发生残留病灶癌变和胆管炎、胆道结石形成等术后并发症，随着手术方式的完善（彻底切除病灶，重建通畅胆汁引流），已大大降低上述并发症的概率。当然也有少数病例出现上述病变，究其原因多为未彻底切除囊肿近端或远端的边缘。总之，经过20年的随访，仅有2%～10%的病人发生肝内胆管结石，而结石的形成多与胆管炎、胆管狭窄有关。

八、并发症

■ 出血：肝门静脉或肝动脉分支出血。

■ 吻合口瘘、胰腺炎导致的腐蚀性肝动脉出血。

■ 迟发性胆道狭窄或梗阻：胆管炎、复发性胆管结石。

■ 粘连性肠梗阻。

第 14 章 胆道闭锁的手术治疗

Charles S. Cox, Jr　Robert Hetz

一、定义

新生儿出现不明原因的胆道炎症，导致肝外管道闭塞，即胆道闭锁。据报道，胆道闭锁的发病率约为 1/10 000（新生儿），在美国的综合医疗机构每年接诊 4 ～ 5 例胆道闭锁病人。

日本儿科医师协会对胆道闭锁进行了形态学分型(图 14-1)。最常见的类型为胆总管闭锁(I 型)。

其他类型胆道闭锁包括肝门区胆道及肝管的闭锁，而胆囊及远端胆总管存在。

可通过外科治疗的胆道闭锁病例较少（占

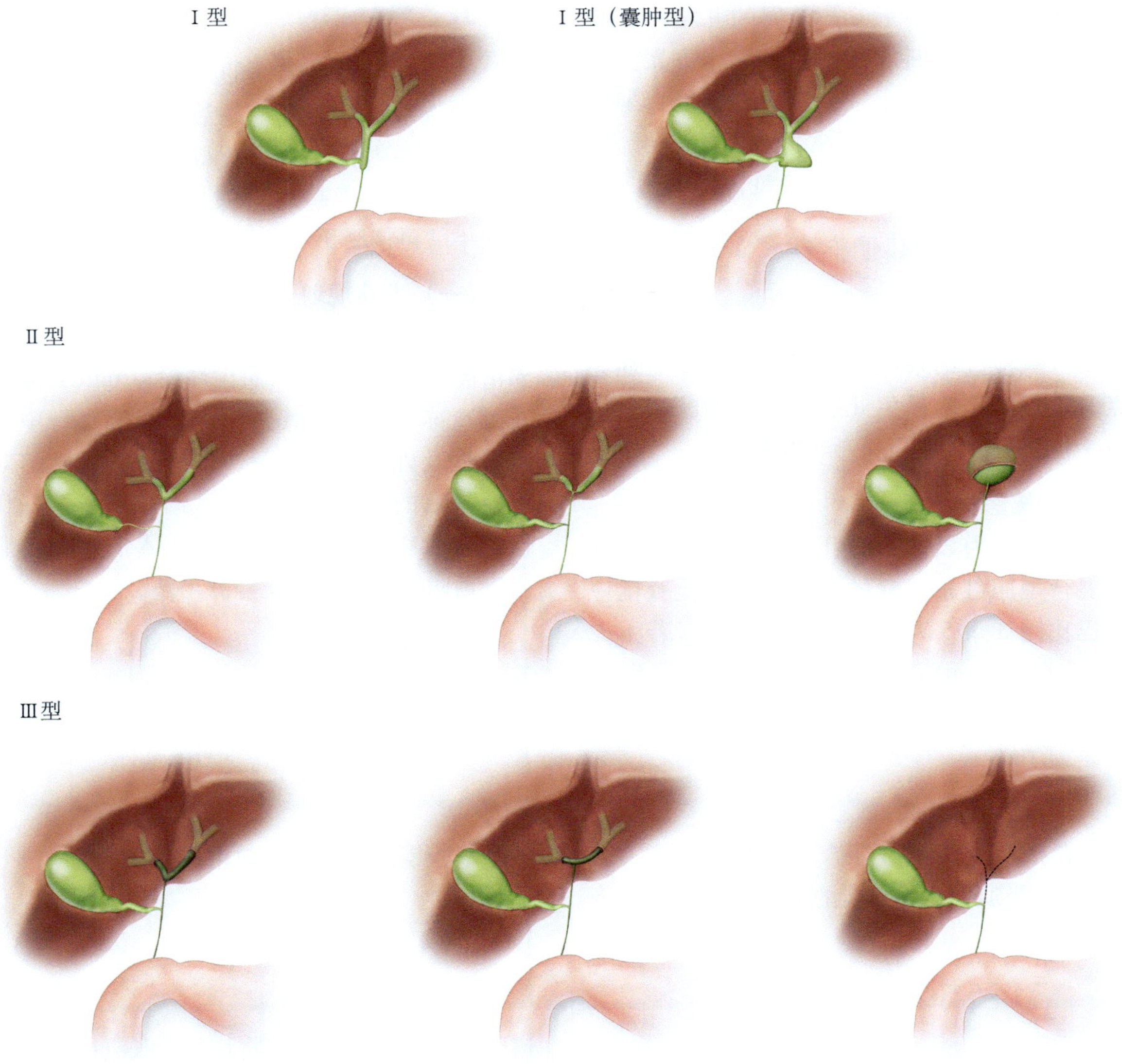

图 14-1　胆道闭锁分型（I 型为胆总管闭锁型；II 型为肝管水平的胆道闭锁；III 型为肝门区胆管闭锁型）

所有胆道闭锁病例的10%)。这些病例均有正常的近端肝叶胆管和(或)胆总管。

二、鉴别诊断

婴儿混合型高胆红素血症的鉴别诊断包括。

- 胆道闭锁。
- 新生儿肝炎。
- α_1-抗胰蛋白酶缺乏症。
- 其他代谢性酶缺乏症。
- Alagille综合征(胆道发育不良,肺动脉瓣狭窄,先天性脊柱畸形,妖精面容)。
- 胆总管囊肿。

三、病史及体格检查

婴儿通常指出生后6～8周的儿童,应着重于快速评估、诊断病情并制订手术方案。胆道闭锁的婴儿病人临床特征常表现为混合型高胆红素血症型,体格检查常发现黄疸及肝大。同时也可出现陶土色大便与尿色变深。

四、影像学及其他检查

(一)实验室检查

实验室检查结果以混合型高胆红素血症为特点。重点应排除新生儿肝炎、代谢酶缺乏症及α_1-抗胰蛋白酶缺乏症等鉴别疾病。

(二)核医学

以锝元素为显像剂的肝胆系扫描常用于新生儿混合型胆红素血症的病因鉴别。检查前应用苯巴比妥3～5天对诊断有所帮助。若十二指肠/小肠内有示踪剂显影,可排除胆道闭锁。摄取延迟是全肝细胞功能障碍的表现。

(三)超声检查

影像学检查可提示胆道闭锁,但并非其确诊方法。病人常有增厚、固缩的胆囊,会对肝外胆道显影带来困难。

(四)经皮肝活检

最近,经皮肝穿刺活检已成为确诊胆道狭窄的方法之一。任何胆管阻塞的组织学表现均为:汇管区水肿及纤维化,胆管增生及胆汁淤滞。与胆道闭锁组织学表现相似的为巨细胞性肝炎,因胆道闭锁也可有多核巨细胞浸润的表现。Alagille综合征也可有类似发现,如胆管增生,但其临床上多合并肺动脉瓣狭窄、先天性脊柱畸形、妖精面容。

五、外科治疗

外科治疗胆道闭锁的一个重要问题是手术时机的选取,一般来说是治疗越早越好。婴儿出生后6周内行手术可获得较好的预后。肝门肠吻合术可用于超过120天的婴儿病人,而晚于此年龄再接受手术则预后欠佳。

(一)术前规划

术前应确保病人无凝血功能异常,若存在异常需注射维生素K(肌内注射,1mg/d)和(或)新鲜冷冻血浆等替代治疗。一般不必行中心静脉置管及外周动脉插管。硬膜外置管麻醉对术中及术后的镇痛有所帮助。第二代或第三代头孢菌素应在术前开始滴入,至术后病人口服抗生素预防胆管炎时停止静脉用药。

(二)体位

病人取水平仰卧位,肩胛下区或腰部下垫布巾卷。

手术技巧

笔者推荐直接开腹探查并行胆管造影,若存在胆道闭锁应实施标准的Kasai肝门肠吻合术;腹腔镜手术的术后效果较差。

切口

先行右肋缘下小切口,用于胆管造影。若胆道闭锁诊断明确后,再将切口延长(图14-2)。

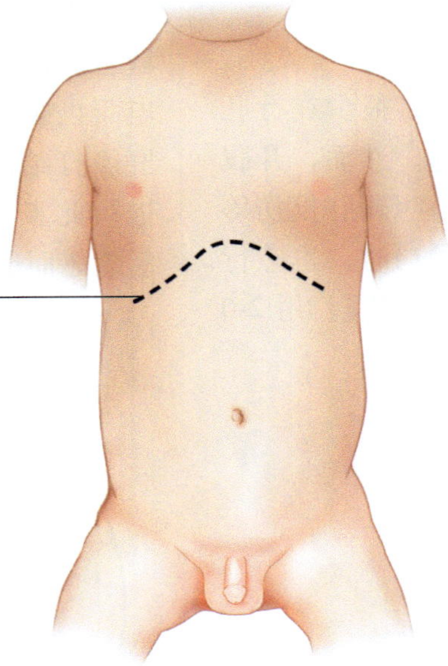

图 14-2　**改良的“V”形切口（部分医院应用右肋缘下切口，但完全游离肝则需要扩大切口范围）**

胆管造影

寻找胆囊，病人胆囊常较小，腔内有清亮或乳白色液体。做胆囊切口，大小以能通过 5F 婴儿喂养管为宜，5-0 线于胆囊切口周围荷包缝合（图 14-3）。透视下向胆管内注入欧乃影 300。若肝内胆管未显影，应阻断肝门部胆道以远，帮助显示近端肝管。若仍未显示肝内胆管，则胆道闭锁诊断可成立。

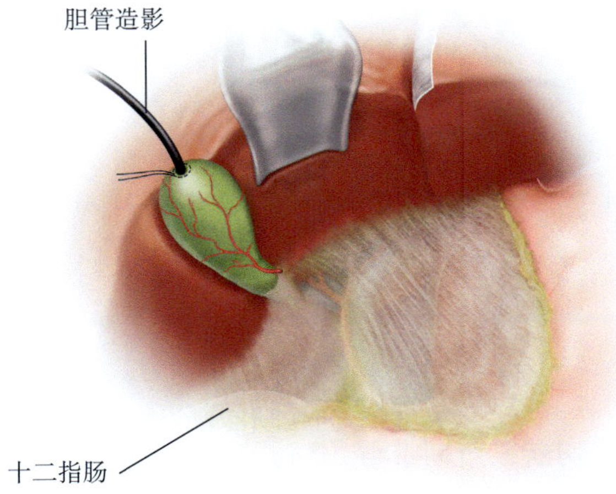

图 14-3　**术中胆管造影**

5F 婴儿喂养管自胆囊底插入，收紧荷包缝线；对比增强造影剂选用欧乃影 300，显示肝外胆管；若抽出清亮胆汁常提示有胆道闭锁；但有时很难确定插管是否真正位于胆囊腔内

肝活检

随着经皮肝活检的广泛使用，很少在行肝管空肠吻合术时再额外行肝活检。然而，开腹活检术可提供更多的肝标本可为明确肝损伤等提供更多信息，当经皮活检未成功时，也应行开腹肝活检术。图 14-4 描述了该过程。用 2-0 带针线于计划行肝楔形活检处呈“V”字形褥式缝合。15 号刀片楔形切除该部分肝实质，创面电凝止血。2-0 线尾留长并在衬垫明胶海绵后于肝缘打结，彻底止血。应在行胆管造影后立即进行此步骤，并确切止血，以防肝门肠吻合术后疏忽而遗忘活检步骤。

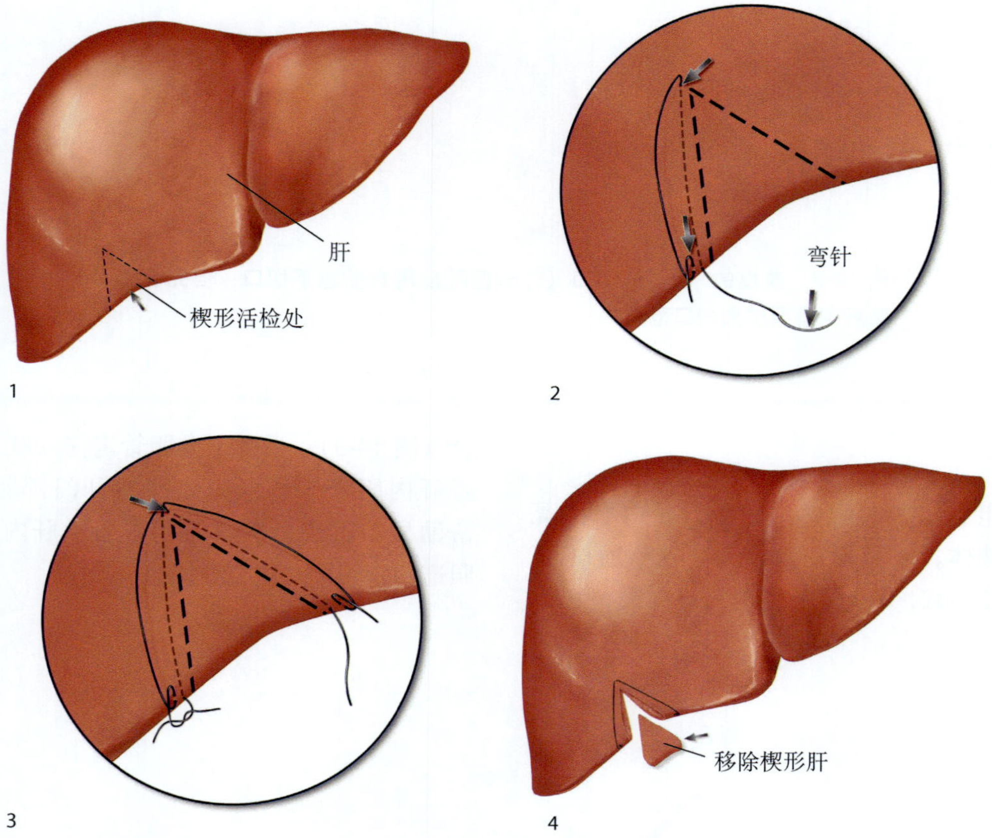

图 14-4 肝活检

于两针褥式缝合线之间“V”形切除肝实质，2-0 线尾留长并在衬垫明胶海绵后于肝缘打结，彻底止血

游离肝

充分游离肝，暴露肝门。切断三角韧带与镰状韧带，将肝向切口处翻起。此步骤对于婴儿和儿童病人较成人有效。肝后间隙衬垫纱布垫维持肝暴露。但应注意不要对门静脉血管造成过多张力。助手可在主刀分离肝门结构时帮助展开肝蒂。许多学者认为上述游离操作会造成术后肝后区瘢痕形成，影响未来肝移植的实施。笔者认为，上述游离范围小于肝移植所需的游离范围，且充分游离肝可帮助精确解剖肝门，方便胆肠吻合，利大于弊（图 14-5）。

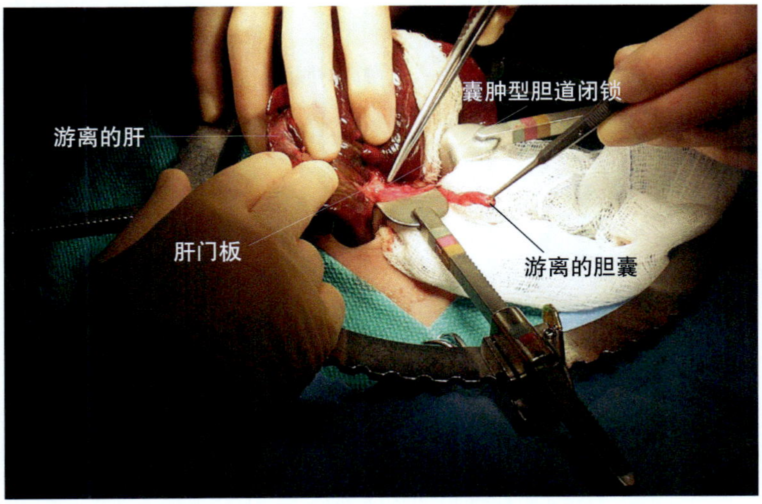

图 14-5　**暴露肝，游离胆囊**

离断左右三角韧带和肝圆韧带至第二肝门水平，使肝彻底游离并可翻至切口处，方便暴露肝门；经胆囊行胆管造影后可游离胆囊并牵拉，指引术者寻找闭锁的肝外胆道；用电刀切开覆盖于肝门结构的脏腹膜，辨认其中的血管结构并与闭锁的胆道相分离

肝门解剖

1. *辨认血管结构*　电刀自胆囊窝逆行游离胆囊，直至找出胆囊动脉。沿胆囊动脉寻找肝右动脉。自腹腔动脉干处开始顺行性解剖肝总动脉，并辨认肝左、右动脉起始部位。应关注是否存在动脉解剖变异及区域淋巴结的异常肿大。解剖肝左、右动脉并用血管带或 0 号丝线环绕以标记。此时，位于肝门左后侧的肝门静脉前表面得以暴露。

2. *分离肝外胆管远段*　显露血管之后，可牵拉胆囊，自血管表面分离闭锁的肝外胆道（图 14-6A），向远端解剖胆管至胰头部。结扎胆道远端并切断。向近端解剖直至暴露圆锥状的肝门纤维组织（图 14-6B）。

3. *暴露近端胆道*　胆道闭锁病人肝门板的大体轮廓为门静脉和肝左、右动脉之间的新月形组织，闭锁的肝外胆道由此部位进入肝实质。随着近端胆道的解剖，应出现由闭锁的、苍白的纤维性结构向柔软的暗红色肝组织转变的过程。

4. *于肝门部横断胆道*　胆道闭锁手术的关键步骤为肝门胆道横断的范围与位置。向下牵拉肝门静脉左右支汇合处，结扎切断肝门静脉细小分支（可使用双极电凝），向外侧牵拉肝门静脉左右支。弯剪或 Beaver 手术刀锐性离断肝（图 14-6C）。离断肝门部胆道的水平以恰好位于肝实质移行处为宜，保留部分透明薄层胆道组织以实施胆肠吻合。以 1 : 100 000 稀释的肾上腺素浸透的明胶海绵压迫出血部位，控制出血。如有必要，可使用尖头低功率电凝刀止血。保留明胶海绵并将肝还纳入腹腔，制备 Roux 肠袢并行空肠 - 空肠吻合。部分医生将近端肝门部胆道切缘送病理检查，以评估胆道内径，指导下一步的切除和（或）评估预后。然而，笔者并未发现上述做法对接下来的手术有特别的指导意义。

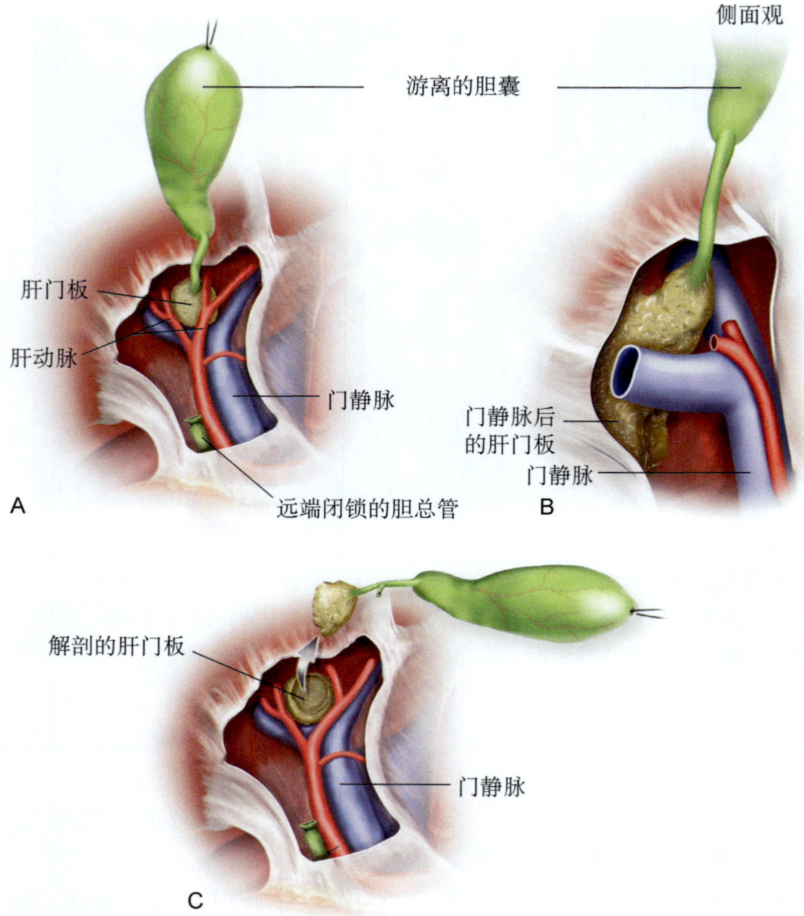

图 14-6　肝门部解剖

找出肝门部血管及胆管结构后开始解剖肝门；分离胆总管并结扎远端，向上解剖至胆管组织呈扇形展开（圆锥状）处，该组织下缘及两侧由肝门静脉围绕。A. 游离胆囊并牵拉，以暴露肝门部的圆锥状胆管组织；B. 肝门部解剖侧面观，显示肝门纤维组织走行至肝门静脉分支汇合处下方，因此，做肝门空肠吻合时将肝门静脉汇合处向下牵拉非常必要；C. 在肝包膜水平横断解剖的肝门板

Roux-en-Y 吻合

结肠后肝管空肠 Roux-en-Y 吻合术。其标准步骤为自 Treitz 韧带以远 10cm 处开始选取长约 40cm 的带网膜小肠作为 Roux 肠袢。图 14-7 为此步骤示意图，胆肠吻合见图 14-8。有多种技术可应用于空肠 - 空肠吻合。笔者倾向于选择端（近端空肠）侧（远端空肠）吻合，吻合采用 5-0 缝线单层间断手工缝合。Roux 袢头端双层缝闭，经横结肠系膜的结肠中动脉右侧切口将其提至右上腹。

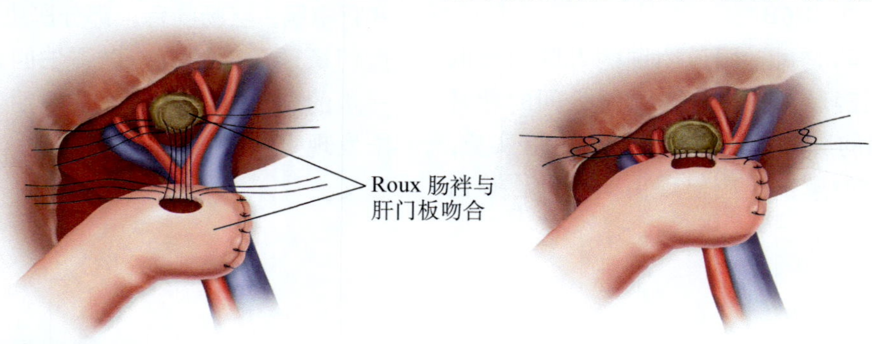

图 14-7　肝门空肠吻合术

吻合选择 5-0 可吸收缝线；向下牵拉肝门静脉，将肝门部肝实质 / 肝包膜与 Roux 袢切口后壁吻合，线结位于吻合口之内或之外均不影响胆汁引流；吻合口前壁缝合方式与后壁相似，线结应位于吻合口以外

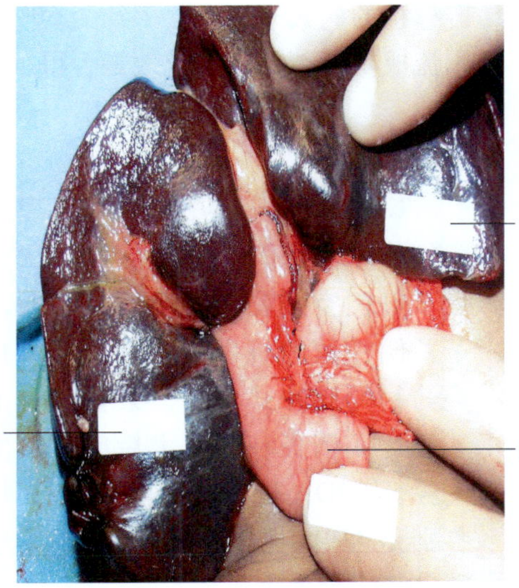

图 14-8 肝门空肠吻合完毕（图示为肝门水平的盆式胆管空肠吻合，Roux 袢血供良好）

肝门空肠吻合术

应用 Roux 袢系膜缘对侧与肝门板相吻合。5-0 可吸收缝线间断单层吻合胆肠（图 14-7）。首先将肝门静脉向下牵拉，暴露肝门部肝实质 / 肝包膜，吻合口后壁布线方向与肝门静脉纵轴平行。牵拉肝门静脉将降低吻合口游离缘 / 空肠缘阻塞肝门小胆管的风险。吻合的关键在于汇集所有肝门静脉附近的胆汁引流管道，而这些管道多分布于肝门板的外侧。为达上述目的，肝包膜上的缝线应以与肝门静脉相平行的方向缝入为宜，牵拉肝门静脉防止阻塞待吻合的小胆管。同理缝合吻合口前壁。图 14-8 示吻合完毕。将 Roux 袢间断缝合至横结肠系膜缺口处，同时缝闭空肠 - 空肠吻合口处的系膜缺损。

经验与教训

胆管造影	行胆管造影时应确保阻断远端胆总管，使近端胆道（正常 / 畸形）有造影剂充盈。若检查正常可避免行 Kasai 肝门空肠吻合术
Roux 袢	切断空肠后应反复检查是否将远端空肠作为 Roux 袢提至右上腹，应避免误用近端空肠。同时避免 Roux 肠袢多余，否则，当还纳肝时易导致扭转
肝门区解剖 / 吻合	①关键步骤是分离肝包膜与其透明层间的肝门（其下为肝实质）。切勿切入肝实质，以免引起出血及瘢痕形成 ②应确保在原本存在胆管的肝区域的侧面进行解剖。避免肝脏缝线阻塞胆汁引流道，向下牵拉肝门静脉，吻合口布线方向与门静脉纵轴相平行
血管损伤	若肝动脉绕以血管带，应避免长时间施加张力，有报道称此举会引发血栓形成

六、术后护理

■ 标准 - 普通外科术后护理常规：留置鼻胃管，直至病人排气（术后 2 ～ 3 天）。若留置腹腔引流管，当病人可以进食且引流液中无胆汁可拔除引流管。硬膜外导管可减少术中麻醉药物的用量及用于术后镇痛。围术期避免应用对乙酰氨基酚及其他肝毒性药物。

■ 提示预后的关键征象为粪便颜色的改变，若婴儿排绿色粪便，则提示手术成功。有色粪便提示胆汁引流入肠道。

■ 针对胆管炎预防性应用抗生素：围术期静脉输注针对革兰阴性菌的抗生素，以预防胆管炎的发生。当病人开始进食后（多为术后 2 ～ 4 天），应开始应用甲氧苄啶 - 新诺明，用量 2.5mg/(kg • d)，以甲氧苄啶成分为主。

■ 营养支持：常规给病人补充维生素 A、维生素 D、维生素 E、维生素 K。

■ 甾体类药物：对于围术期应用甾体类药物仍有争议。有学者认为，胆道狭窄是一种不断发展的炎症反应过程，应用甾体类药物可控制炎症反应，同时也具有利胆的作用。如今，美国有将近一半的儿童医院围术期对病人应用甾体类药物。而美国胆道闭锁研究会正针对该问题进行深入研究，尚未发表研究结果。Davenport 等报道了一项可以加速黄疸消除的方法，而并不影响病人的生存期（未行肝移植者）。具体为泼尼松龙 2mg/（kg・d），自术后第 7 天用至第 21 天，后减量至 1mg（kg・d），自第 22 天用至第 28 天。而笔者所在科室泼尼松龙的应用剂量较高、应用时间早，具体见表 14-1。

表 14-1 术后泼尼松龙脉冲式应用剂量表

剂量（mg/kg）	疗程（天）	术后天数
10	1	1
8	1	2
6	1	3
4	1	4
2	1	5
1	7	6 ～ 12
0.5	7	13 ～ 19
0.3	7	20 ～ 26
0.2	7	27 ～ 33
0.1	7	34 ～ 40

七、疗效

以前认为，重建胆汁引流成功的标准为血清总胆红素在 Kasai 术后 3 个月内降至 2.0mg/dl 以下。许多研究表明，病人术后黄疸的消除率为 40% ～ 60%。成功实施 Kasai 手术而未接受肝移植的病人一年生存率约为 50%。因此，胆汁引流成功与否是手术疗效是否得以维持的标志。

八、并发症

1. 胆管炎　该并发症常表现为发热，血清胆红素水平骤升，粪便颜色再次变白。其常发生于肝门空肠吻合术后 6 个月内，多应用针对革兰阴性菌的抗生素进行积极治疗，配合甾体类药物的脉冲式应用，某些情况下可短时加用苯巴比妥消炎利胆。术后反复发生胆管炎的病人应行 HIDA 检查（肝胆系亚氨基二乙酸检查）鉴别是否出现输入袢梗阻，而非直接归因于肝门空肠吻合术失败。

2. 进行性肝衰竭 / 门静脉高压　尽管已行胆汁引流，部分病人仍会出现持续性肝功能不全，而胆红素水平正常。其多表现为肝脾大及血小板减少。随病情发展，患儿将出现腹水及生长迟滞。行肝门血管双期成像可评估是否出现动静脉瘘及门静脉血栓形成。门静脉高压的治疗是一个长期的过程（> 10 年）。食管静脉曲张可注射硬化剂或圈套治疗。行门腔静脉分流术的患儿，因最终需接受肝移植术而较少采用。

3. 早期胆汁引流停滞　过去，因肝移植的良好效果及二次手术对肝移植造成的影响，临床多不提倡对失效的肝门空肠吻合进行二次手术，但最近该观点受到了挑战。二次手术的适用人群是 Kasai 术后早期胆汁引流通畅或有复发性胆管炎及黄疸的病人。对经严格筛选的病人（即术后早期胆汁引流通畅，并非 Kasai 术失败的病人）行二次纠正手术后使其无肝移植长期生存率与胆汁得以长期引流的病人相持平。虽然以上观点仍存争议，但对经筛选的病人行二次手术是合理且有必要的。

第二部分

肝　外　科

第 15 章　肝外科解剖

Teviah Sachs　Timothy M. Pawlik

一、肝体积及位置

肝是人体中最大的器官，占标准体重的 0.2% ～ 0.3%，健康成人肝重 1400 ～ 2100g。肝重取决于年龄、性别及是否患病。

肝位于右上腹膈下，由肋骨保护。

大体上，肝上缘位于右侧第 5 肋间隙，下缘位于肋缘。因此，肋缘下触及肝通常提示肿大。

肝左叶常向左越过正中线，最远者可达左锁骨中线。

其体表投影标志并非一成不变，这取决于病人的体位、解剖特点及呼吸运动。行经皮肝介入操作时应将上述因素考虑在内，而 X 线下引导较为重要。

肝的尺寸取决于年龄、性别及健康与否。肝的平均尺寸见表 15-1。

Cantlie 线将肝分为左半肝及右半肝，Cantlie 线是胆囊底与肝上下腔静脉（IVC）之间的连线。在肝实质内，肝中静脉走行于此平面内，是左右半肝的真正分界线（图 15-1）。

二、Couinaud 肝分段法

1954 年，Couinaud 发表了其研究成果 *Le Foie: Études Anatomiques Et Chirurgicales*，文章中描述了肝的分段法，各肝段有其独立的血管供应及胆汁引流（图 15-2）。这种分段是基于对肝内肝门静脉分支的认识。自尾状叶（Ⅰ段）开始顺时针方向由左向右分为Ⅱ～Ⅷ段。

表 15-1　成人肝的平均尺寸

方向	长度（cm）
由前向后	10 ～ 12.5
由左至右	20 ～ 25.5
由头侧至尾侧	15 ～ 17.5

引自 Kennedy PA, Madding GF. 1977. Surgical anatomy of the liver. Surg Clin North Am, 57:233-244

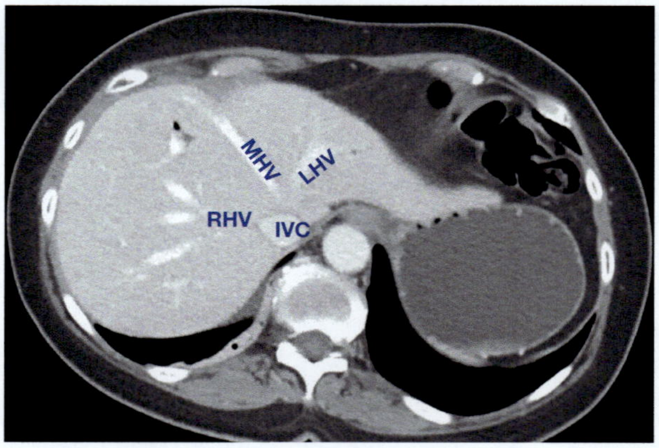

图 15-1　断层 CT
显示了肝中静脉（MHV），将肝分为左右半肝；同时显示了下腔静脉（IVC）、肝左静脉（LHV）与肝右静脉（RHV）

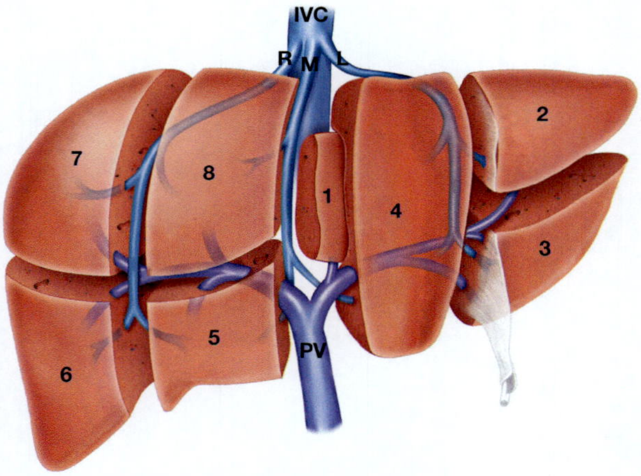

图 15-2　Couinaud 肝分段法（1 ～ 8）
下腔静脉与肝左、中、右静脉；肝门静脉（PV）
（引自 Smadja C, Blumgart L. 1994.The biliary tract and the anatomy of biliary exposure. In: Blumgart L, ed. Surgery of the Liver and Biliary Tract. New York, NY: Churchill Livingstone, 11-24）

Couinaud 根据肝静脉的走行将肝分 4 个扇区，各肝扇区均有独立的肝蒂支持（图 15-3）。

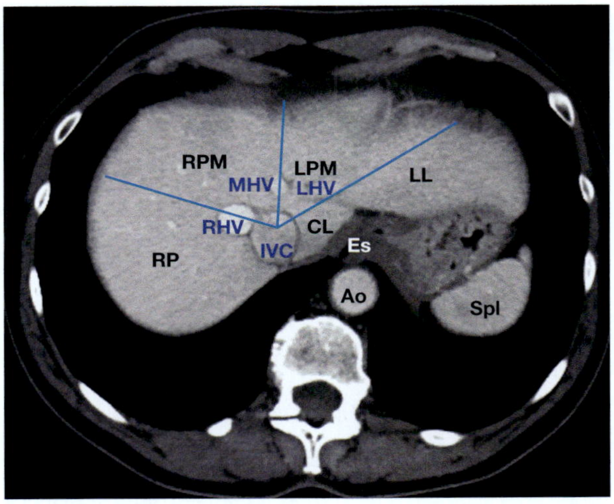

图 15-3 断层 CT 静脉期

显示肝左、中、右静脉汇入下腔静脉（IVC）；蓝线显示肝静脉在肝内的大致走向，并标记了相应肝叶；（RP. 右后扇区；RPM. 右前扇区；LPM. 左内扇区；LL. 左外扇区；CL. 尾叶；Es. 食管；Ao. 主动脉；Spl. 脾）

三、Goldsmith 与 Woodburne 肝分段法

Goldsmith 与 Woodburne 将肝分为尾状叶和其他 4 叶。

- 左外叶（Couinaud Ⅱ段与Ⅲ段）。
- 左内叶（Couinaud Ⅳ段）。
- 右前叶（Couinaud Ⅴ段与Ⅷ段）。
- 右后叶（Couinaud Ⅵ段与Ⅶ段）。

四、Bismuth 分型

Bismuth 肝分叶基于肝裂：将肝分割的 3 条垂直线分别依据 3 支肝静脉主干而划定。

第四肝裂，即横裂，基于肝内肝门静脉分叉水平划定，将肝分为“上半肝”与“下半肝”。

Bismuth 划分了 8 个亚肝段。

- 尾状叶（Couinaud Ⅰ段）。
- 左外上亚肝段（Couinaud Ⅱ段）。
- 左外下亚肝段（Couinaud Ⅲ段）。
- 左内亚肝段（Couinaud Ⅳ段）。
- 右前下亚肝段（Couinaud Ⅴ段）。
- 右后下亚肝段（Couinaud Ⅵ段）。
- 右后上亚肝段（Couinaud Ⅶ段）。
- 右前上亚肝段（Couinaud Ⅷ段）。

五、肝解剖与切除的 BRISBANE 术语

由于肝分叶、分段方式较多易混淆，国际肝胆胰协会（IHPBA）于 1998 年建立了委员会并制定出一套通用术语，用以规范肝解剖及肝切除的描述。2000 年该套规范化术语发表，详细制定了解剖术语及相应的肝切除术的标准描述（表 15-2）。

表 15-2 肝解剖及切除术的 Brisbane 2000 术语

解剖术语 *	Couinaud 肝段	肝切除术语	依据
右肝 右半肝	Ⅴ～Ⅷ段	右肝切除术 右半肝切除术	肝正中面
左肝 左半肝	Ⅱ～Ⅳ段	左肝切除术 左半肝切除术	
右前叶	Ⅴ、Ⅷ段	右前区肝切除术	肝动脉及胆管分支
右后叶	Ⅵ、Ⅶ段	右后区肝切除术	
左内叶	Ⅳ段	左内区肝切除术	
左外叶	Ⅱ、Ⅲ段	左外区肝切除术	
右前叶 右旁正中叶	Ⅴ、Ⅷ段	右前扇区肝切除术 右旁正中扇区肝切除术	肝门静脉分支
右后叶 右外叶	Ⅵ、Ⅶ段	右后扇区肝切除术 右外扇区肝切除术	
左内叶 左旁正中叶	Ⅲ、Ⅳ段	左内扇区肝切除术 左旁正中扇区肝切除术	
左外叶 左后叶	Ⅱ段	左外扇区肝切除术 左后扇区肝切除术	

* 包含Ⅰ段的术语应描述如下，例如：左半肝切除联合Ⅰ段切除术

引自 Strasberg SM. 2007. Terminology of liver anatomy and resections: the Brisbane 2000 terminology. In: Clavien PA, Sarr MG, Fong Y, eds. Atlas of Upper Gastrointestinal and Hepato-Pancreato-Biliary Surgery. Berlin: Springer, 313-317

六、肝尾状叶

具有独特的入肝、出肝血流及胆汁引流。因此，有时人们称之为“第三肝叶”。

从胚胎学角度上讲，尾状叶起源自肝右叶，并位于右半肝的背侧表面，左侧邻接静脉韧带。其上面靠近肝静脉汇入下腔静脉处，背侧即邻下腔静脉。尾状叶下方与肝门 / 肝门静脉分叉处相邻。

从解剖学角度分析，尾状叶可分为三部分（图 15-4），均有相互独立的肝门静脉血流。

- Spiegelian 叶（Spiegel 叶）。
- 腔静脉旁部（Couinaud Ⅸ段）。
- 尾状突部。

从外科学角度来讲，尾状叶可分为两部分：Ⅰ段（Spiegel 叶）和所谓的Ⅸ段（腔静脉旁部和尾状突部）（图 15-5）。

Ⅸ段相关的术语目前均来自某些文献中，但并不被广泛承认及使用。

腔静脉旁部向内侧延伸，可完全包绕下腔静脉。CT 上易被误认为肿大的淋巴结，外科医生应注意避免此类错误，影响对术前肿瘤分期的判断。

尾状叶的肝门静脉血流来自肝门静脉左、右支，出肝血流通过多只尾状叶小静脉直接注入下腔静脉。因此，当出现肝静脉阻塞性疾病，如 Budd-Chiari 综合征时，尾状叶静脉可提供旁路分流。

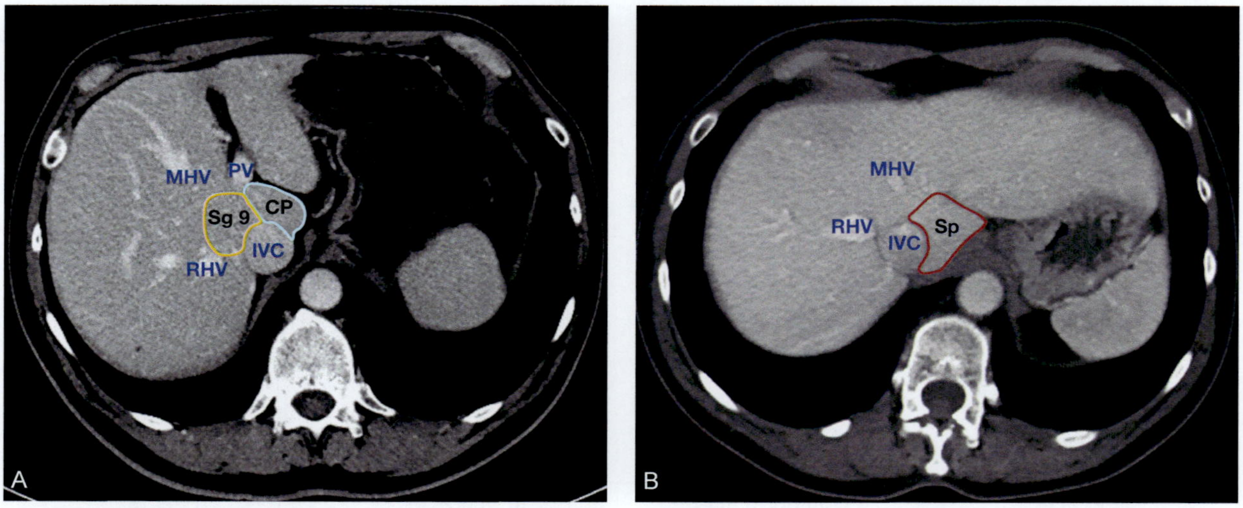

图 15-4 尾状叶断层 CT

A. 断层 CT 标示肝尾状叶，尾状突（CP）与下腔静脉前外侧面相交界，与肝门左侧部、肝左静脉（图中未显示）相邻接，Ⅷ段（Sg 9）即尾叶腔静脉旁部与下腔静脉（IVC）前表面、肝中静脉（MHV）、肝右静脉（RHV）相邻接，PV 为肝门静脉；B. 断层 CT（尾状叶层面）标示 Spiegel 叶（Sp）即Ⅰ段，包绕下腔静脉内侧面

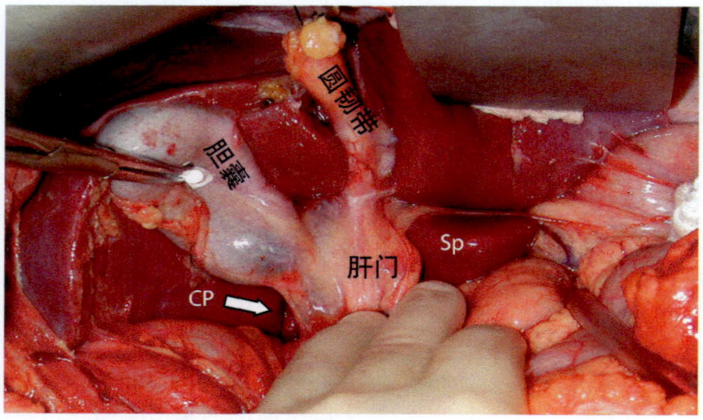

图 15-5 图中显示 Spiegel 叶（Sp）及尾状突（CP）与肝门相邻接

七、肝表面解剖

肝表面有薄层纤维组织覆盖，称为 Glisson 包膜。此层上皮组织与肝内包绕肝门静脉、肝动脉、胆管的鞘膜相延续。

肝呈类圆形、圆锥状，有两个面：脏面与膈面。

（一）脏面

在肝下方。

（二）膈面

可分为前表面、后表面、上表面、外侧面几个部分。

- 前表面与横膈和后腹壁相对，常光滑，很少有切迹。
- 后表面包括肝裸区及肝静脉分支汇合并注入下腔静脉部。
- 外侧面与第 7 ～ 11 肋相对，常于肝表面形成压迹。
- 上表面是前表面的延续，止于冠状韧带。其包括心脏压迹，并向两侧延伸，位于左右肺和胸膜之下。

（三）肝表面

大部分均无腹膜覆盖，但有多个腹膜附着点及返折处，即各种韧带，共同维持着肝的位置。手术医生如果对肝附着的韧带不熟悉容易造成相关邻近脏器及横膈的损伤。

（四）镰状韧带

是腹膜的双侧返折，内包裹肝圆韧带。

（五）肝圆韧带

- 是脐静脉遗迹。
- 包绕圆韧带后，该双层腹膜向前、向上附着于后腹壁，并将肝向中线右侧牵拉。
- 圆韧带向后向下走行，于Ⅲ段和Ⅳ段之间进入肝实质。因此，胎儿时期，脐静脉将血液引流至肝门静脉左支。
- 尽管胎儿出生后脐静脉会自行闭锁，但在肝硬化或其他原因导致的门静脉高压病人，可出现脐静脉的再通。上述病人在分离肝圆韧带时应确切结扎并切断。

（六）静脉韧带

静脉韧带又称为 Arantius 韧带，是静脉导管的遗迹，位于尾状叶（I 段）和左半肝之间。

它是肝门静脉左支与肝左静脉之间沟通的桥梁，有时还可连接于肝左静脉、肝中静脉汇合部。肝切除术时，静脉韧带可帮助寻找肝左静脉。

（七）冠状韧带

由脏腹膜返折形成，附着于横膈，在右肝后上面形成腹膜纤维环 / 纤维冠，围绕肝裸区（图 15-6）。

- 因该区域，即肝与横膈之间仅存在疏松结缔组织，肝裸区因此得名。
- 冠状韧带于肝右后外侧缘处返折呈锐角，称为右三角韧带。
- 冠状韧带于左半肝前后缘处相汇形成左三角韧带，较右三角韧带长，并将左半肝悬吊于横膈。

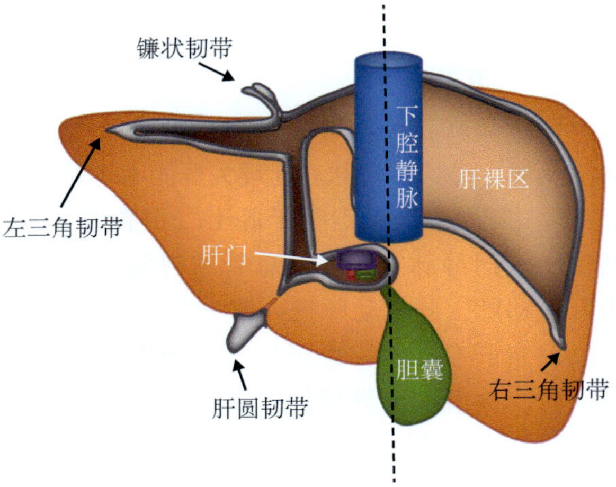

图 15-6 **肝背侧面观**

可见肝周脏腹膜各返折处，形成肝的韧带；肝裸区位于右半肝后上部。图中显示左右三角韧带及其范围；虚线代表 Cantlie 线，将肝分为左、右半肝

（八）内脏韧带

包括肝肾韧带、肝胃韧带和肝十二指肠韧带（图 15-7）。

- 肝肾韧带是右冠状韧带向后向下覆盖右侧肾上腺后，连于右肾上极形成的腹膜返折。
- 肝胃韧带是左冠状韧带向下连至胃小弯侧形成的腹膜返折。

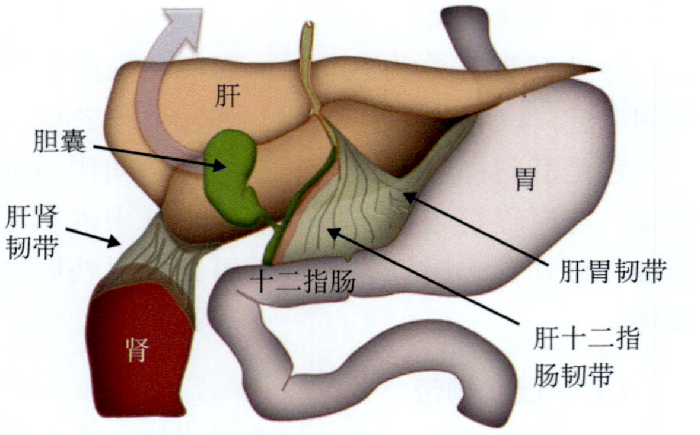

图 15-7 **内脏韧带**

肝游离缘按图中箭头方向翻起，可暴露肝胃韧带、肝十二指肠韧带及肝肾韧带；肝胃韧带与肝十二指肠韧带相延续

■ 肝胃韧带与肝十二指肠韧带相延续，其内有第一肝门结构走行，共同构成小网膜。

八、血供

肝具有双重血供，即肝动脉与肝门静脉，各自为肝提供 50% 的 O_2。肝血流量中肝门静脉血约占 75%，剩余则由肝动脉提供。

（一）肝动脉

肝总动脉直接发自腹腔干，沿途发出胃右动脉及胃十二指肠动脉后延续为肝固有动脉（图 15-8）。肝固有动脉走行于肝十二指肠韧带内，其位于肝门静脉之前，胆总管的内侧。末端分为肝左动脉、肝右动脉进入第一肝门。胆囊动脉常发自肝右动脉，也可发自肝固有动脉或肝左动脉。该解剖变异增加了其在胆囊切除术或其他相关手术时的误伤风险。

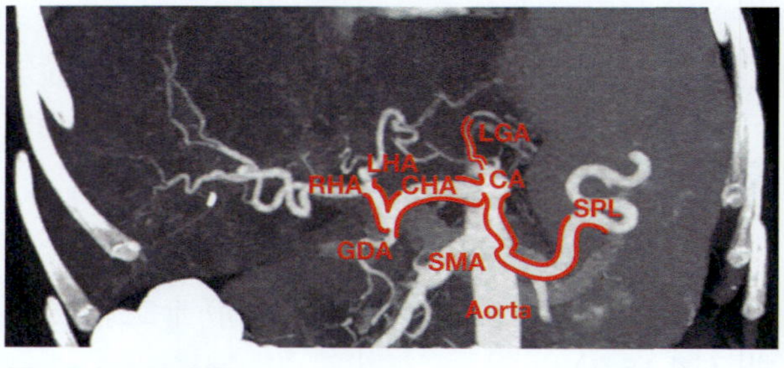

图 15-8 **肝 CTA**

显示肝动脉“经典”解剖；肝总动脉（CHA）与脾动脉（SPL）发自腹腔干（CA）；CHA 发出胃十二指肠动脉，并延续为肝固有动脉；肝固有动脉分为肝左动脉（LHA）、肝右动脉（RHA）；Aorta. 为主动脉；LGA. 为胃左动脉；SMA. 肠系膜上动脉

1. 肝右动脉

（1）肝右动脉多长于肝左动脉，且走行更倾斜。其行程先向胆囊颈部方向弯曲，后弯曲走向背侧肝叶。因肝右动脉走行较曲折，常在胆囊切除术时被误当作胆囊动脉结扎。

（2）当肝右动脉走行经过“胆囊曲”后，其在肝内分为右前叶支（供应Ⅴ、Ⅷ段肝）与右后叶支（供应Ⅵ、Ⅶ段肝）。两支肝动脉二级分支又进一步向上、向下分支形成肝段动脉。

（3）有高达 20% 的病人肝右动脉存在解剖变异。最常见的类型为副肝右动脉或迷走肝右动脉（图 15-9），其常发自肠系膜上动脉（SMA），并走行于肝门静脉的背侧。

（4）肝胆胰腺外科医生应时常警惕上述解剖变异。

（5）约有 10 % 的病人其肝右动脉入肝前可跨过胆总管前面。

2. 肝左动脉

（1）肝左动脉分叉水平较低，常分为左内叶支（供应肝Ⅳ段）与左外叶支（供应Ⅱ段、Ⅲ段）。部分病人肝左动脉缺如，其左内叶支常发自肝右动脉，途径正中线，于左外叶支背侧供应Ⅳ段肝。

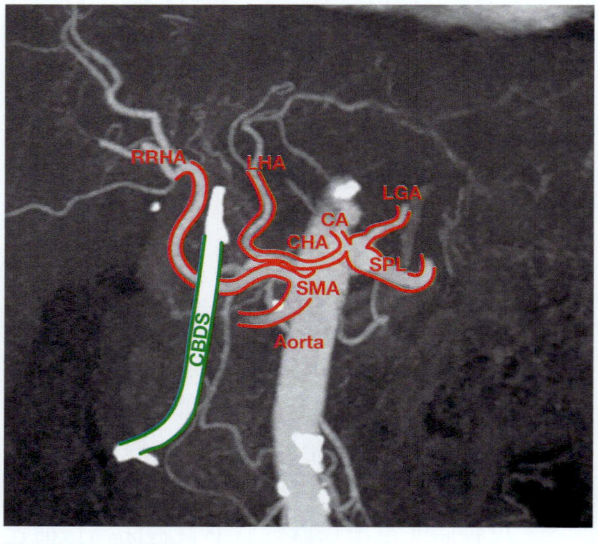

图 15-9 **肝 CTA**

显示迷走肝右动脉（RRHA）发自肠系膜上动脉（SMA）；胆总管内可见胆道支撑管（CBDS），提示 RRHA 与胆总管解剖关系；RRHA 于胆总管背侧穿过；本例 RRHA 走行于肝门静脉背侧（图中未示）

（2）迷走肝左动脉 / 副肝左动脉不如肝右动脉解剖变异常见，其发生率为 10 % ~ 15%。其常发自胃左动脉，走行于肝胃韧带内（图 15-10）。

（二）肝门静脉

肝门静脉起自脾静脉与肠系膜上静脉汇合部（图 15-11）。其经肝固有动脉及胆总管后内侧上行至肝门（图 15-12）。肝门静脉分叉水平较低，常在肝门水平分成左右支。

1. 肝门静脉右支

（1）肝门静脉右走行较直，较早分为右前支（供应Ⅴ段和Ⅷ段）及右后支（供应Ⅵ段和Ⅶ段）。它们又各自分出上肝段及下肝段分支。

（2）肝门静脉右支常出现解剖变异，术前推荐常规行增强 CT/ 磁共振检查。

2. 肝门静脉左支

（1）肝门静脉左支较右支长，入肝前常存在一较大的转角（图 15-13）。肝门静脉分叉处与左支分叉处之间的一段称为横部。左半肝切除术时应注意辨认。

（2）闭锁的脐静脉（圆韧带）及静脉导管（静脉韧带）入肝后均汇入肝门静脉左支横部。

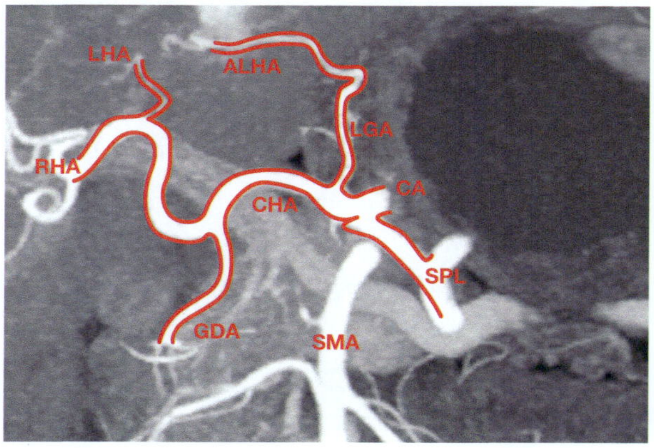

图 15-10 肝 CTA

示副肝左动脉（ALHA）发自胃左动脉（LGA）；肝总动脉（CHA）发出胃十二指肠动脉（GDA）后，分为肝左动脉、肝右动脉；此病例迷走肝左动脉较肝左动脉明显，为左半肝的主要供血动脉；SMA. 肠系膜上动脉；CA. 腹腔干；SPA. 脾动脉

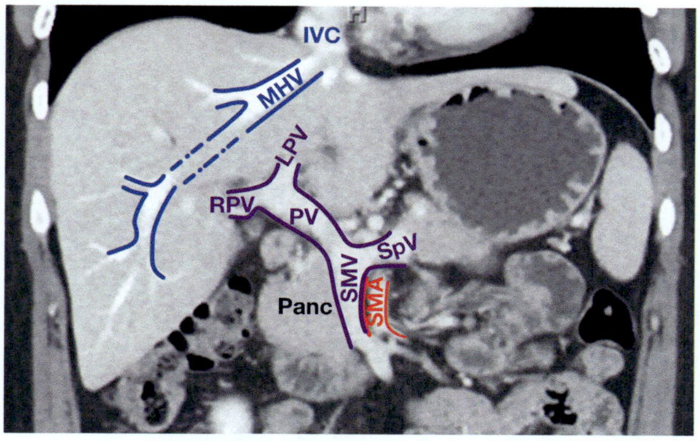

图 15-11 CT 冠状位扫描

显示脾静脉（SpV）与肠系膜上静脉（SMV）汇合成肝门静脉（PV）；肝门静脉左支（LPV）以接近直角的方式自主干发出，而右支（RPV）则更像是肝门静脉的自然延续；肠系膜上动静脉与胰头关系密切；IVC. 为下腔静脉；MHC. 为肝中静脉

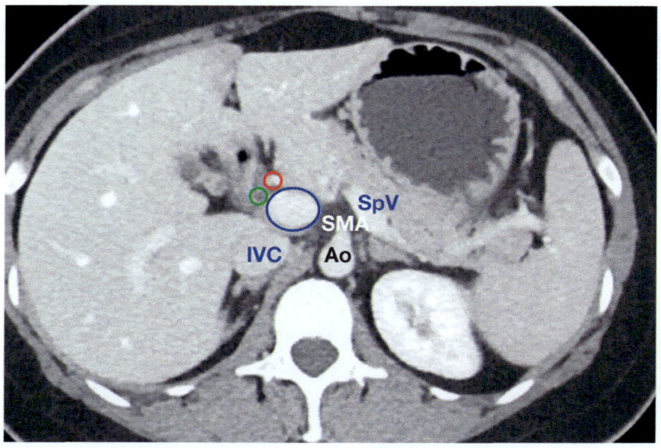

图 15-12 断层 CT

示胆管（绿圈）、肝动脉（红圈）与肝门静脉（蓝圈）间的正常解剖关系；其共同进入第一肝门；IVC. 下腔静脉；SpV. 脾静脉；Ao. 主动脉；SMA. 肠系膜上动脉；该病人存在胰头占位

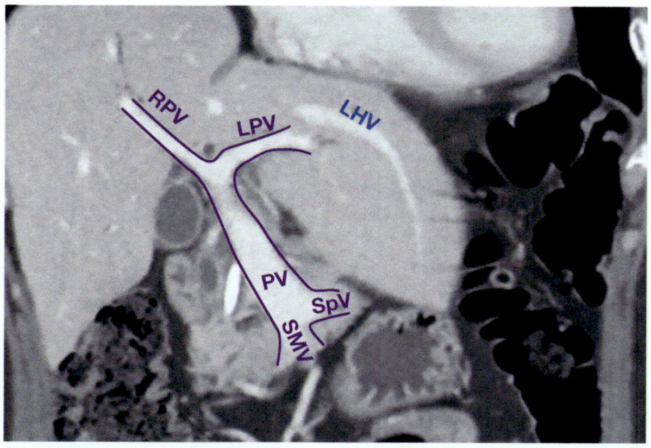

图 15-13 CT 矢状位成像

显示肝门静脉（PV）分为左、右支（LPV、RPV）；SMV 与 SpV 汇合成 PV；LPV 与 PV 主干成角较大；LHV 为肝左静脉

(3) 肝门静脉左支在发出供应左肝段的分支前常发出供应肝尾叶的主支。

(4) 肝门静脉左肝段分支的解剖常异于肝动脉及肝管，其并不发出供应Ⅱ段、Ⅲ段肝的主干支，而是分支供应Ⅲ段及Ⅳ段后，仍延续为单支肝蒂，其在供应Ⅱ段肝之前的部分称为肝门静脉脐部。

(三) 肝静脉

Couinaud 分段法的依据即为肝静脉及其所在平面。肝右静脉及肝中静脉相汇合，共干注入下腔静脉，其汇合方式多种多样（图 15-14，图 15-15）。尾状叶引流静脉直接注入下腔静脉，而并非由三支肝静脉引流。

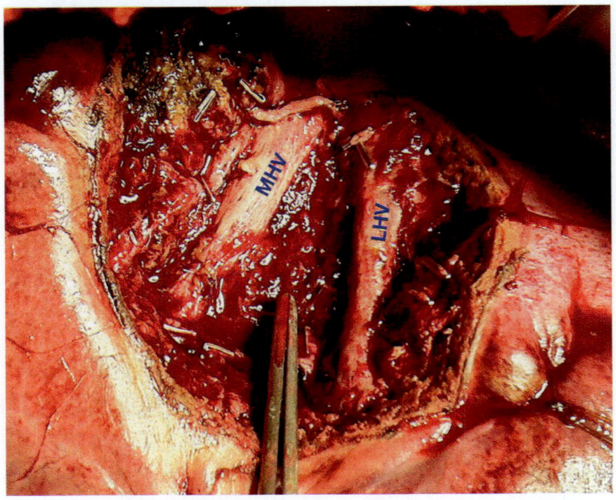

图 15-14 图中示肝左静脉（LHV）与肝中静脉（MHV）

1. 肝右静脉

(1) 肝右静脉将右半肝分为右前叶（Ⅵ、Ⅶ段）和右后叶（Ⅴ、Ⅷ段）。

(2) 肝右静脉引流Ⅵ、Ⅶ段及部分Ⅷ段肝的静脉血。

(3) 20% ～ 24% 的病人可存在副肝右静脉，最常见者即肝右后下静脉（图 15-16），右肝切除术时，术者应注意病人有无副肝右静脉的出现。

2. 肝中静脉

(1) 肝中静脉沿 Cantlie 线走行，是左、右半肝的分界。①右半肝切除术平面即在肝中静脉偏右侧，保留其全长，并结扎其右侧分支。②左半肝切除术平面在肝中静脉偏左侧，保留其全长，结扎其向左侧的分支。

(2) 肝中静脉引流Ⅳ、Ⅴ段及部分Ⅷ段的静脉血。

3. 肝左静脉

(1) 肝左静脉引流Ⅱ、Ⅲ段及部分Ⅳ段静脉血。

(2) 其分支方式多变。左半肝切除术中结扎肝左静脉之前应仔细辨认肝左静脉、肝中静脉。

九、胆道系统

胆汁由肝细胞分泌，通过小叶间毛细胆管、肝内胆管三级分支汇入二级分支，最终引流入肝

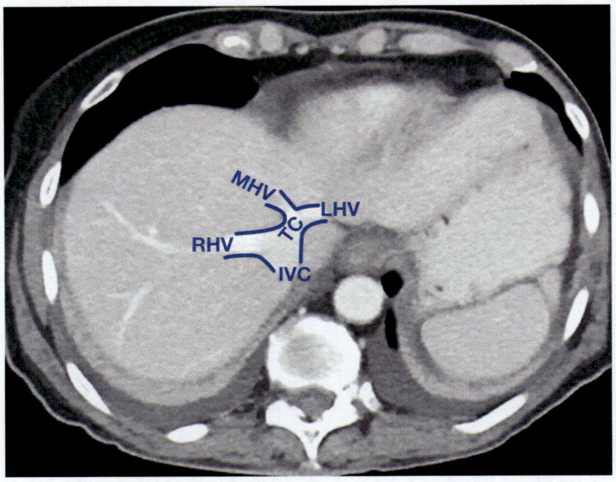

图 15-15 CT 提示三支肝静脉汇入下腔静脉

肝中静脉（MHV）和肝左静脉（LHV）汇合共干（TC）注入下腔静脉（IVC）；RHV 为肝右静脉，同样注入 IVC

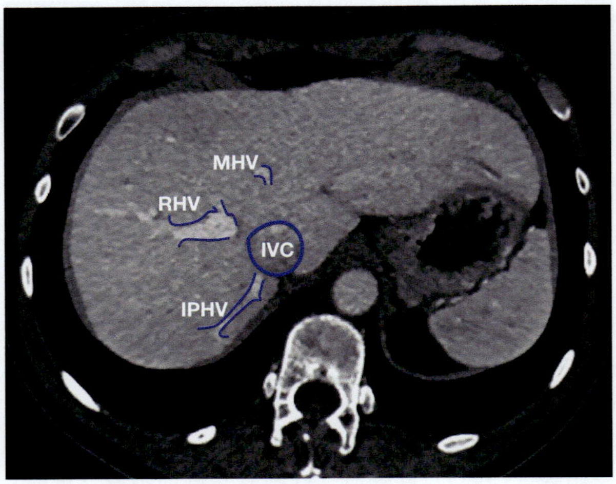

图 15-16 CT 示副肝静脉

约 25 % 的病人存在肝右后下静脉（IPHV）；IPHV. 多位于肝最背侧；RHV. 肝右静脉；MHV. 肝中静脉

左、右管。肝左、右管汇成肝总管（CHD）。在汇合部以下 4 ～ 6cm 处有胆囊管注入，延续成为胆总管，走行 4 ～ 8cm 后与胰管汇合，共同注入 Vater 壶腹（肝胰壶腹）。胆道解剖变异较多见。“标准”胆道解剖结构仅见于 50% ～ 60% 的病人（图 15-17）。胆囊管走行较曲折，常存在变异，导致胆囊切除术中误判误伤肝外胆道。胆囊位于Ⅳ、Ⅴ段的胆囊窝内，以结缔组织附于肝面。胆囊表面覆有腹膜。胆囊解剖将于本书相关章节描述。

（一）肝右管

■ 右前叶肝管（RaHD）及右后叶肝管（RpHD）汇合成肝右管（RHD）。

（1）RaHD 引流右前叶上段（Ⅷ段）及下段（Ⅴ段）胆汁。

（2）RpHD 引流右后叶上段（Ⅶ段）及下段（Ⅵ段）胆汁。

（3）右肝胆管系统变异较多。最常见类型为 C_1 型，即 RaHD 直接注入 CHD（图 15-18）。

■ 肝右管肝外段位于肝门结构前外侧，进入肝内后转而走行于 RaHD 与 RpHD 背侧。

（二）肝左管

■ 肝左管较右肝管长，也可出现相似的解剖变异。

■ 肝左管引流左外叶与左内叶胆汁。

（1）左外叶肝管引流左外叶上段（Ⅱ段）与左外叶下段（Ⅲ段）胆汁。

（2）左内叶肝管引流左内叶上段（IVA 段）

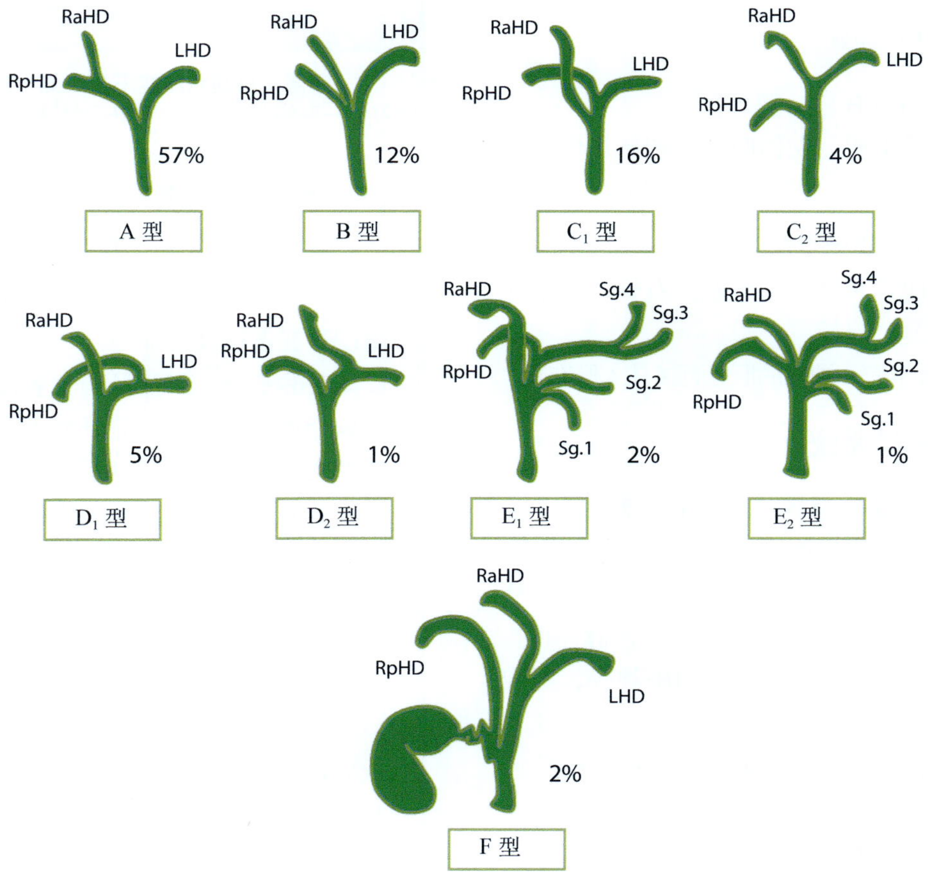

图 15-17　**胆道系统的典型与非典型解剖变异类型及比例**

A 型 . 为典型解剖类型；B 型 . 缺乏典型的右肝管；C 型 . 为右肝管分支之一直接注入肝总管；D 型 . 为右肝管分支之一注入左肝管系统；E 型 . 为缺乏明显的左、右肝管汇合部；F 型 . 为右后肝管直接注入胆囊管；RaHD. 右前叶肝管；RpHD. 右后叶肝管；LHD. 肝左管；Sg. 与 Couinaud 肝段相对应的肝管分支（引自 Smadja C, Blumgart L. The biliary tract and the anatomy of biliary exposure. In: Blumgart L, ed. Surgery of the Liver and Biliary Tract. New York, NY: Churchill Livingstone 1994:11-24.）

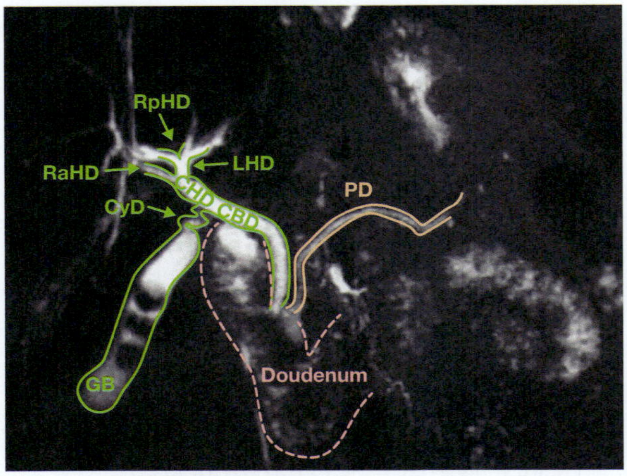

图 15-18 **磁共振示胆道解剖**

肝左、右管汇合为肝总管；肝总管(CHD)与胆囊管(CYD)汇合，胆囊管汇入胆管前走行较曲折，胆囊管、肝总管汇合处为胆总管（CBO）起始处；胆总管与胰管（PD）汇合共同注入十二指肠（Doudeum）降段；该病人胆囊内有 3 枚结石；该胆道解剖类型为 C_1 型：右后叶肝管（RpHD）汇入肝左管（LHD）；右前叶肝管（RaHD）直接注入肝总管；GB. 胆囊

及左内叶下段（IVB 段）胆汁。

■ 与肝右管不同，左侧胆管系统始终位于肝门静脉及其分支前方（肝内及肝外段）。

（三）尾状叶胆汁引流

■ 尾状叶胆汁直接注入肝左、右管，但常存在变异。

■ 尾状突部常有一独立的肝管直接注入肝右管。

十、肝神经系统

肝受交感与副交感神经系统的双重支配。

肝副交感神经随左迷走神经（前）进入腹部，并多数与肝动脉伴行，形成肝前神经丛。肝后神经丛来源于右迷走神经（后），多与门静脉伴行。

肝交感神经随 $T_{2\sim9}$ 段脊髓内脏神经，经腹腔神经节中继，与肝动脉伴行入肝。

肝包膜的感觉神经纤维随右侧膈神经传入脊髓，若肝或横膈受到感染、肿瘤侵犯时，常出现肩胛下区牵涉痛。

十一、肝淋巴系统

（一）肝淋巴液

通过肝实质细胞与毛细血管内皮细胞之间的 Disse 间隙引流，并逐渐汇聚至位于第一肝门内更大的间隙——Mall 间隙。上述间隙无内皮细胞，并非真正的淋巴导管。肝淋巴液最终注入位于肝门处与血管伴行的淋巴导管。

（二）肝淋巴循环

最先进入肝门淋巴结，而后入腹腔淋巴结。肝胆胰恶性肿瘤切除前应评估是否存在上述淋巴结转移（图 15-19）。

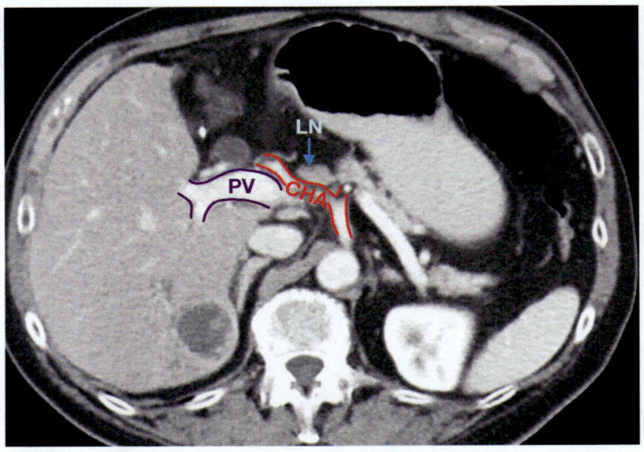

图 15-19 **断层 CT（显示腹腔干分叉处一枚肿大淋巴结；VI 段可见一肝细胞肝癌；PV. 肝门静脉；CHA. 肝总管）**

（三）肝二级淋巴管

伴行肝静脉并注入膈淋巴结。

（四）Glisson 包膜下的肝表面淋巴液

由以下五条途径引流：

1. 膈前淋巴结　引流肝前上表面淋巴液。
2. 膈外侧淋巴结　引流肝后上表面淋巴液。
3. 胃左淋巴结　引流肝后外侧面淋巴液。
4. 腹腔淋巴结　引流肝后表面淋巴液。
5. 肝淋巴结　引流脏面淋巴液。

十二、结论

■ 肝解剖较复杂，术前应完善相关影像学检查。

■ Couinaud 肝分段法将肝门静脉系统进行了解剖分类。外科医生可根据肝的分叶及分段实施解剖性肝切除术治疗各种肝外科疾病，同时降低了术后肝衰竭的发生概率。

■ 肝尾状叶的血供及引流系统与其他肝叶相异。

■ 肝血管及胆管解剖常存在变异，术前影像学检查对手术成功起重要的作用。

第 16 章 肝术中超声

Kristopher Croome　KMarie Reid Lombardo

一、引言

肝手术的术中超声（本章后文简称为“IOUS”）涉及利用超声成像技术在肝手术的过程中提供实时的评估。

1981 年，Makuuchi 等描述了 IOUS（图 16-1）在肝切除术当中的辅助作用；从此，IOUS 的使用已经扩大到了经皮射频消融术以及各类腹腔镜手术等方面。

在腹腔镜手术的过程当中，从实际操作的触觉上提供的信息很有限，手术探查阶段 IOUS 的应用是非常重要的，下面的章节将对 IOUS 在肝手术中的应用做一个技术综述。

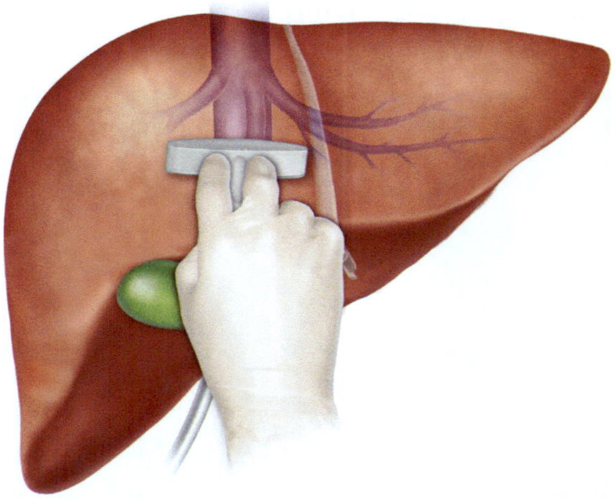

图 16-1　T 形探头术中超声（利用 T 形探头进行 IOUS）

超声技术背后的物理原理概括如下。

- 超声是测量组织对声波的反射作用。
- 振幅是声波发生的最大幅度的变化（图 16-2）。
- 波长是指两波峰（或波合）之间或一整个周期的距离（图 16-2）。
- 波速是指声波穿越某种特定介质时的速度。波速等于频率 × 波长。高频波对于肝的穿透性更好。

$$V = f \times \lambda$$

二、应用

IOUS 在提高手术决策质量、指导手术操作以及提高预后效果等方面有很大作用。下面是其应用的常见例子。

（一）已知肝占位的评估

对于已知存在的肝占位主要用来明确病损的范围，分析病变与肝主要结构，如肝静脉和肝门静脉的距离关系。对于原发性肿瘤来说，可能在分期方面有所帮助。

（二）隐匿病变的探查

可以探查到术前影像学检查未发现的隐匿性病变。直径 < 1cm 的转移性病灶很难被 CT 或 MRI 发现，但其数量和位置可能改变手术方案。IOUS 探测出的肝占位的灵敏度为 90%，其

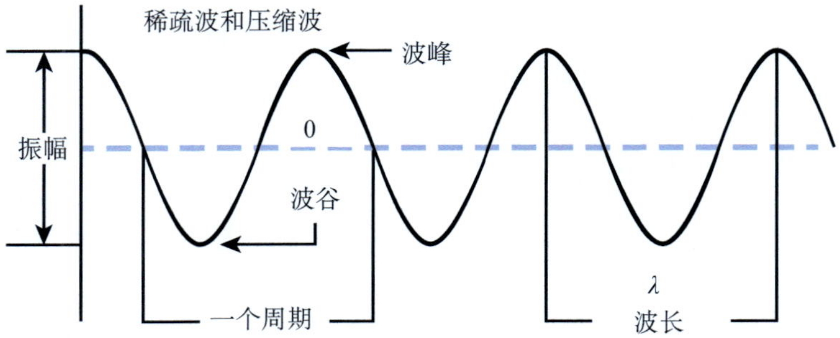

图 16-2　波的性质（如振幅和波长）

阳性和阴性预测值分别为 90% 和 78%。

（三）手术计划

手术计划制订的切除平面可能并非按照解剖性肝段来进行，确定肿物数量及其与肝静脉或胆道的关系是非常重要的，还可确保术后保留足够的肝静脉及胆道。IOUS 已经被证明可以改变术前根据影像学检查结果制订的手术方案，在一些报道中这一比例达到了 17% ～ 44%。

（四）病灶活检

如果手术中发现了一个术前未知的不确定病灶，B 超引导下的活检有助于指导下一步治疗。

（五）辅助治疗

引导病灶的射频消融、微波或者冷冻治疗。转移性病灶如结直肠癌肝转移可能需要综合治疗的手段来达到对疾病最佳的控制。

三、肝实质

正常肝实质有一个均匀的回声模式。脂肪肝和肝硬化的肝对于声波的传输较差并可出现弥漫性回声。

四、肝病变的鉴别诊断

如果发现了病变，应该同时探查其横向和纵向两个方向以确定它的范围。并确定其和周围血管的关系。

（一）良性病变

1. 囊肿　超声表现是一个界线清楚的占位，壁较薄，且显像不明显；其内缺乏血流信号，内容物为信号增强的液体（图 16-3）。

2. 血管瘤　血管瘤通常显像形式为界线清楚的强回声病灶，大小为 2 ～ 3cm。多普勒超声探测显示无血流信号，虽然病变由血管组成，但是一般血流速度较慢（图 16-4）。

3. 肝腺瘤　肝腺瘤很难和其他诸如 FNH（肝局灶性结节增生）的良性病变相区分。肝腺瘤可表现为高或低回声，以低回声居多（图 16-5）。

（二）肿瘤性病变

1. 肝细胞癌（HCC）　肝细胞癌在二维超声下呈现为一个等回声或低回声实性肿瘤。边界不清，并伴有异质性结构，表现为单房或多房的结构。HCC 经常侵犯肝门静脉或者肝静脉，所以尤其是在较大的肿瘤，也应仔细探查血管结构（图 16-6）。

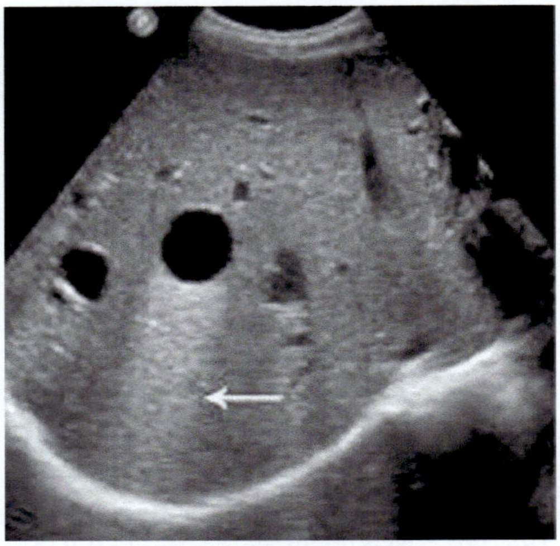

图 16-3　单纯肝囊肿伴后方声影增强（箭头处）

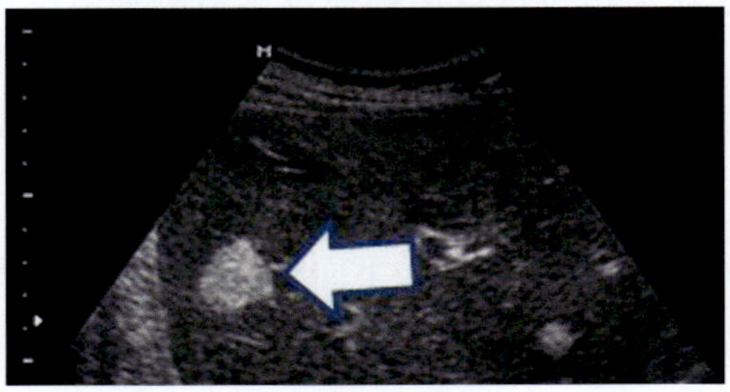

图 16-4　血管瘤（箭头处）

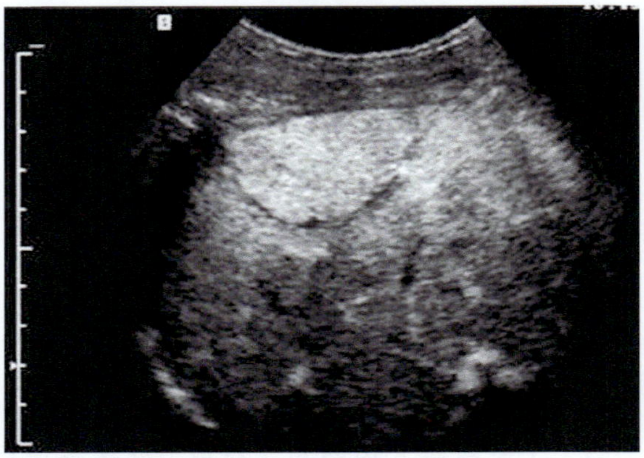

图 16-5　肝腺瘤

2. 结、直肠癌肝转移（CRLM）　通常以低回声形式出现，常由于高回声 - 低回声分层表现而呈现“靶征”或者“牛眼征”，此类征象高度提示恶性肿瘤的可能（图 16-7）

3. 神经内分泌肿瘤（NETs）　因为 NETs 血流丰富，常表现为强回声病变（图 16-8）。

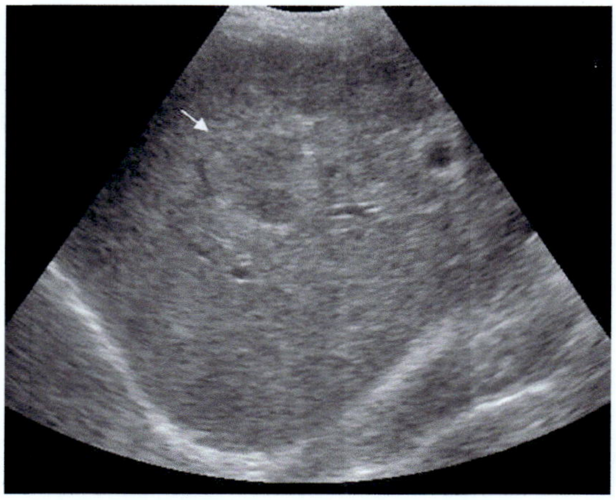

图 16-6 HCC（箭头处）

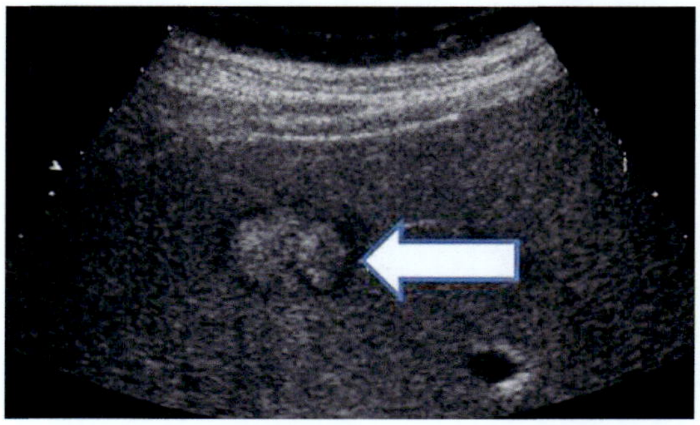

图 16-7 CRLM 显示外周边缘及“牛眼征”（箭头处）

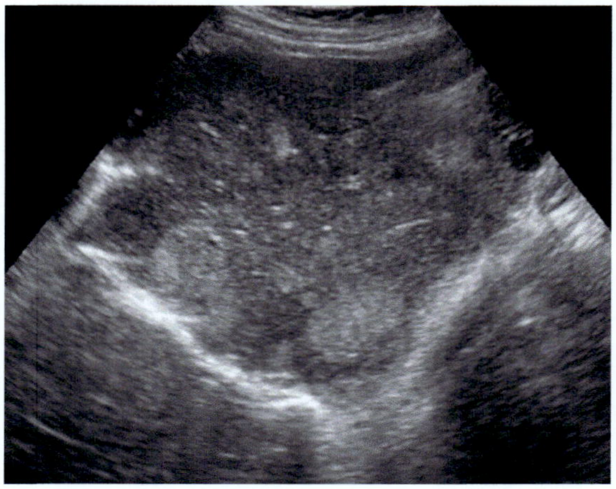

图 16-8 NET

五、超声所需设备

肝脏 IOUS 最好使用 5MHz 或 10MHz 的 T 型线性阵列探头的实时 B 超扫描系统进行。可以使用生理盐水或者导电凝胶来增强声波的传导。IOUS 需要的组件如下。

（一）换能器

换能器有助于在肝实质内超声波的传导。基于操作的目的不同，依据病人的体型、肝实质的质量和性质，以及术者的偏好，现在有多种探头类型可供选择。高频探头可以提供更好的表面成像，而低频探头可以对肝实质进行更深层次的探查。开腹手术最常用的是 T 形探头。该类探头可以使用化学灭菌法或者无菌罩进行灭菌。笔者手术组常用的为化学灭菌法（图 16-9）。

（二）处理单元

各种各样的处理单元都可以购得，大多数将可以预设包括控制调整频率、增益、深度、焦点、锁定屏幕，以及获取测量数据的标尺。笔者建议大家熟悉医疗机构常用的处理单元即可。

（三）常用的控制手段

1. *频率* 决定扫描位置可探测的组织厚度（高频率需要更高的分辨率）。

2. *增益* 增益可以放大成像结果，并可以进行图像对比，这也决定了图像的亮度，降低图像亮度获得的增益也将减小。

3. *深度* 返回的超声波的深度可以显示出来，图像上的标尺代表了深度。深度的最大值取决于探头的频率，更高的频率可以渗透到更大的深度，同时也意味着更好的分辨率。

4. *测量* 通过锁定图像，标尺可以测量感兴趣的领域。

（四）显像

通常显像由黑色和白色组成，多普勒模式

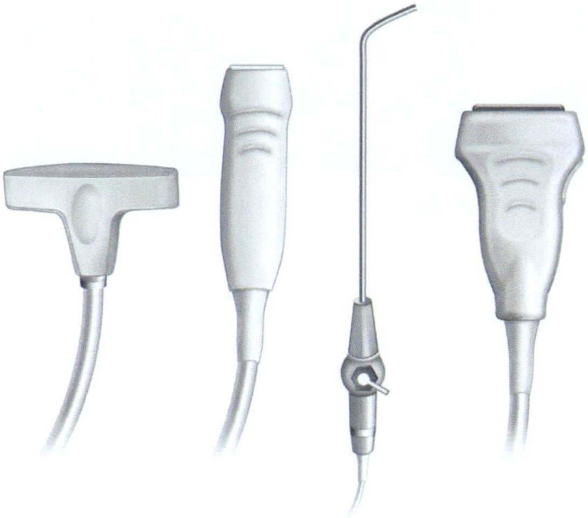

T 形探头 指形探头 腔镜下探头 换能器

图 16-9 可用探头

可以显示彩色的成像。

六、肝术中超声常用的三种模式

（一）B 型超声或二维超声

在 B 型（亮度可调节）超声，将线性阵列的传感器扫描肝的一个平面，可以在屏幕上呈现一个二维的图像（图 16-10）。

（二）多普勒模式超声

沿着身体的一条线采集信息，在各个时间点上（同一时间轴）探测到的所有声速都可以显示出来，当声音从移动中的物体上反射后，反射波的频率和物体的声速成比例（图 16-11）。

（三）双向模式

同时呈现二维超声和多普勒超声的信息（现代超声机几乎都会同时应用彩色多普勒成像，所以往往命名为三向模式）（图 16-12）。

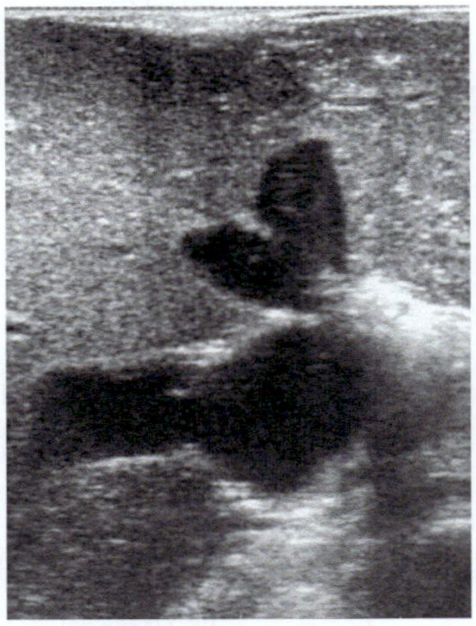

图 16-10 B 超显像的肝

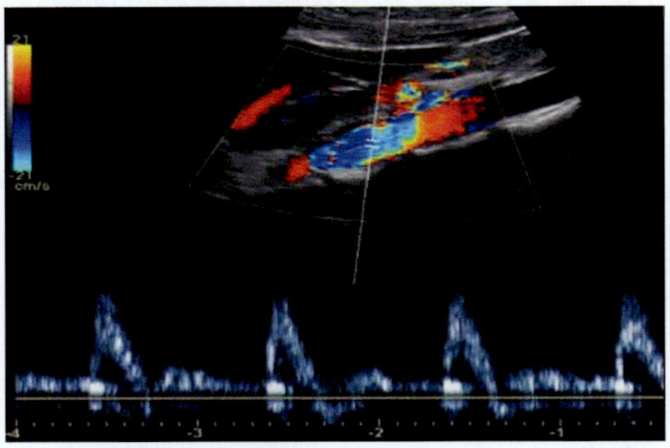

图 16-11 多普勒模式下肝显像

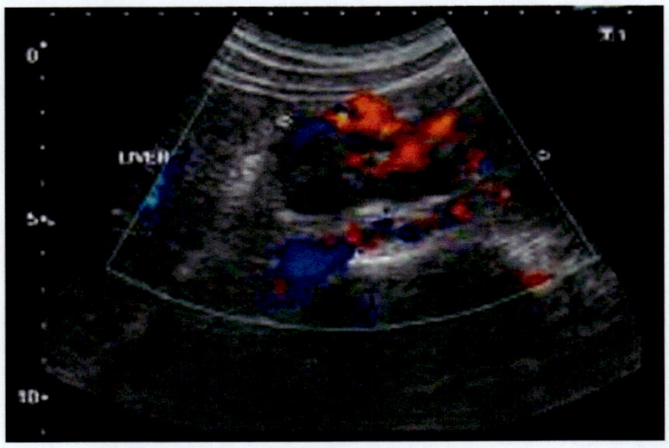

图 16-12 双向模式下的肝显像

手术技巧

扫描前的准备

手术室灯光调暗以便屏幕显像更加清楚。

除非将换能器套入无菌套袋，否则不要使用耦合剂。如果使用无菌套袋，应小心确保接触面没有气泡存在。

向腹部注入生理盐水以辅助声波的传导。

操作者必须站在最佳位置来获得控制器的最佳视野（图 16-13）。

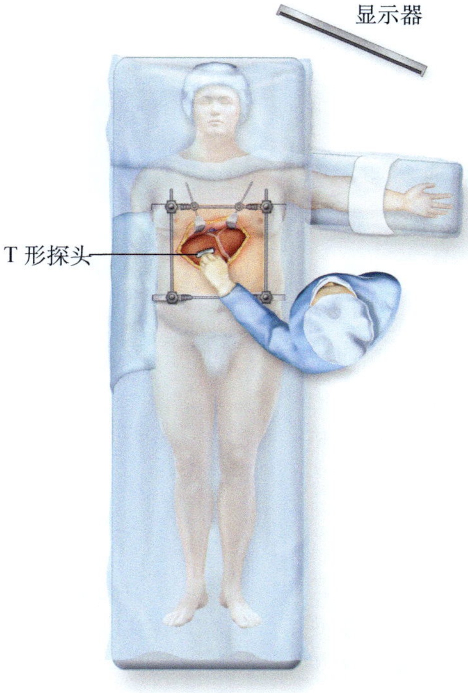

图 16-13 操作位置（以能够很好地观察显示器台为准）

扫描过程

对超声技术有一个系统的了解对于肝手术非常重要，前文已经描述许多方法。在开腹和腹腔镜手术当中，需要为超声的放置位置准备两套方案。

（一）接触扫描

接触扫描时，探头应与肝表面直接接触。

该种技术有一种系统的在肝表面的接触方法，可用于大多数探查肝的情况（图 16-14）。

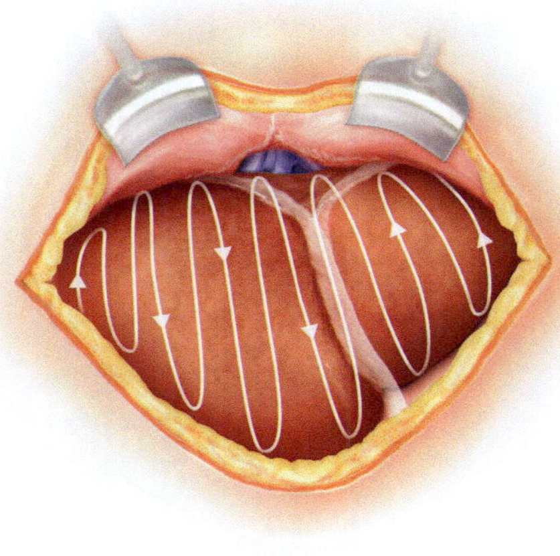

图 16-14 割草机法

（二）非接触扫描

在非接触扫描中，水作为耦合剂洒在肝表面以获得肝Ⅵ段及Ⅶ段的完全视野。然后将探头没入肝表面的水中，该种技术对于较为表浅的病变以及肝右后叶的病变效果较好。

（三）系统方法

- 识别肝静脉与下腔静脉（IVC）的汇合处

这可以作为对于中心静脉压（CVP）的一个粗略的估量或者 IVC 扩容状态下容量状态的估量。肝左静脉、肝中静脉、肝右静脉应分别进行。

- 识别肝门静脉的分叉处：通过左支确定肝Ⅳ段的范围，肝门静脉左侧分叉处确定Ⅱ，Ⅲ段。
- 同样的，回到肝门静脉的分叉处随着右支及其右侧分叉处来识别右前叶及右后叶。
- 对于已知的病变，也要在超声下进行识别以确认该类病变的回声特点，从而帮助识别同样病理类型的其他未知病变。
- 下一步即探查整个肝确认是否有其他疾病。两种最常用的方法是割草机法和肝蒂追踪法。

方法

（一）割草机法

按顺序从上至下，从左至右重叠，来回扫描至整个肝脏（图 16-14）。

（二）肝蒂追踪法

有时可以使用肝蒂追踪法来代替割草机法。使用这种方法时，通过追踪流入流出道的血管可以实现肝的逐段扫描。而进行操作的术者应非常熟悉肝的 Couinaud 分段解剖（布里斯班 2000 会议肝解剖和切除术的命名）。

（三）平面内与平面外

当观察结构时，理解平面内与平面外的概念是至关重要的。平面内是指从长轴的角度观察某种结构，而平面外是指以 90° 的垂直角度来观察结构（图 16-15）。

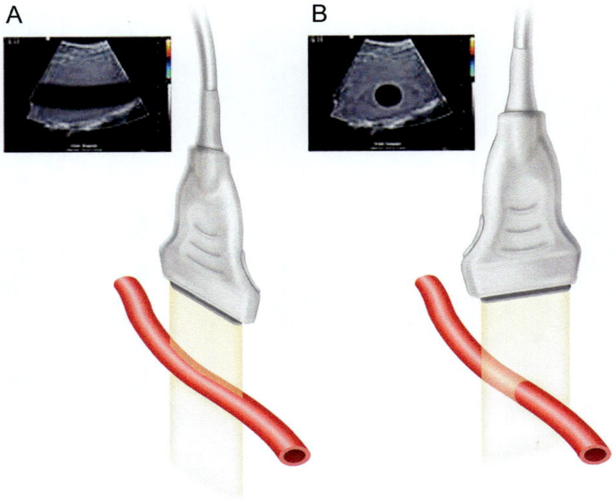

图 16-15 A. 超声探头观察平面内结构（该例为血管）；B. 超声探头以 90° 观察结构

图像示例

（一）肝静脉汇入下腔静脉（图 16-16）

- 注入 IVC 的 3 根肝静脉可以分别识别出来。
- 肝中静脉、肝左静脉在汇入 IVC 之前常会形成一个共同的汇合部。
- 肝静脉的回声较差，常无法看到一个清晰的血管壁结构。

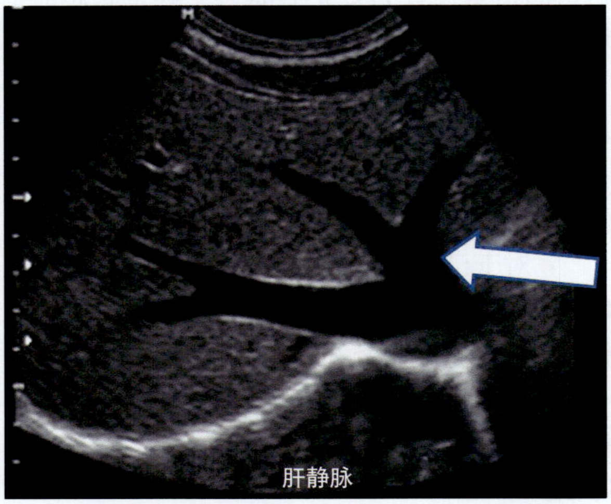

图 16-16 肝静脉汇入下腔静脉（IVC）[注意肝左静脉、肝中静脉经常共用一个主干（箭头处）]

（二）肝门静脉分叉处（图 16-17，图 16-18）

- 肝门静脉分叉成左、右两个主要分支的部位可以识别出来。
- 肝门静脉和肝静脉可以通过肝门静脉的白色轮廓分辨出来，此轮廓即 Glisson’s 鞘。
- 肝门可位于Ⅳ、Ⅴ段的底部。
- 左、右肝门静脉分支再分成肝段的分支。(右前叶、右后叶及左内叶、左外叶)。

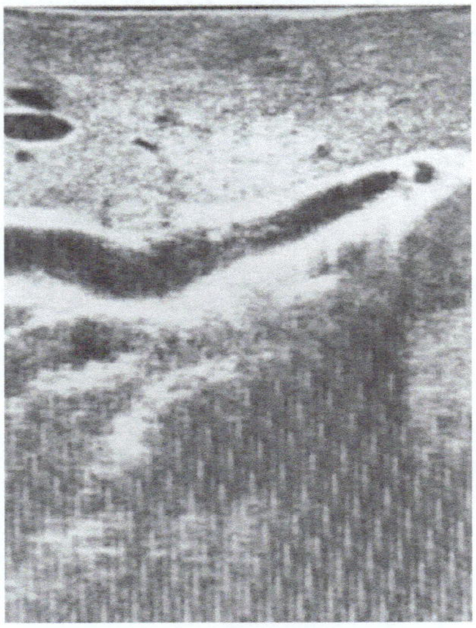

图 16-17 肝门静脉分叉（肝门静脉分叉成左、右两个主要分支）

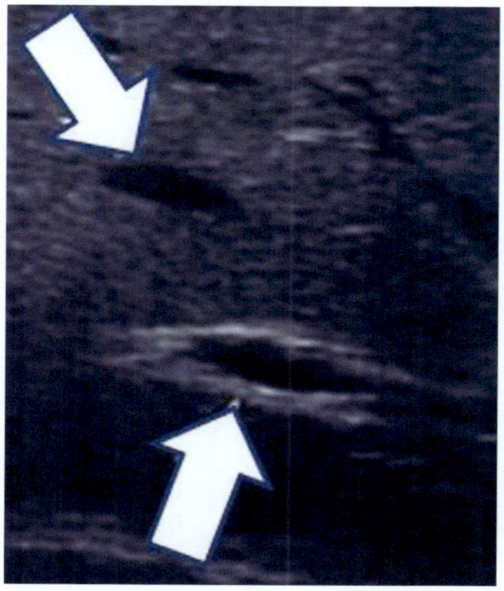

图 16-18 **肝门静脉分支与肝静脉分支的区分（顶部箭头处）**

可以通过 Glisson’s 鞘出现的白色轮廓（底部箭头处）找到肝门静脉分支

■ 动脉及胆管的走行与肝门静脉平行，都从肝门分支进入肝。

■ 动脉和胆管分支走行于肝门静脉之前。

■ 在区别肝动脉和胆管中，可以使用多普勒彩色超声。

（三）进入肝Ⅱ，Ⅲ、Ⅳ段的肝门静脉分支（图 16-19）

左侧肝门静脉分支比右侧的长。当其上升至脐裂隙时，该支会转向前方（朝向探头）。

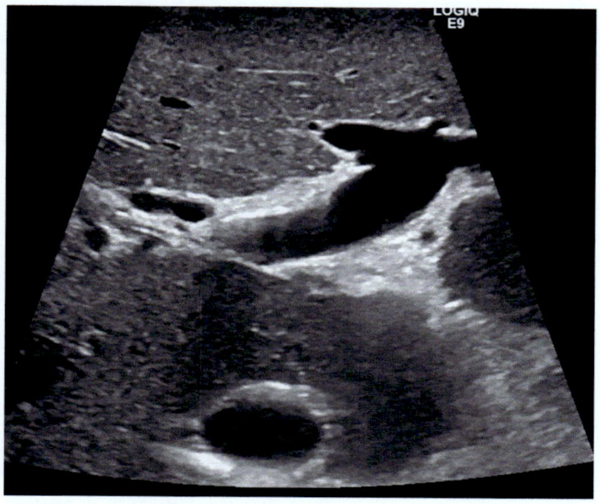

图 16-19 **左侧肝门静脉分支（进入Ⅱ、Ⅲ、Ⅳ段）**

（四）进入右前叶和右后叶的右侧肝门静脉分支（图 16-20）

如果找到右侧肝门静脉支的起源，就可以确认流入右前叶（供应Ⅴ、Ⅷ段）以及右后叶（供应Ⅵ、Ⅶ段）的分支。

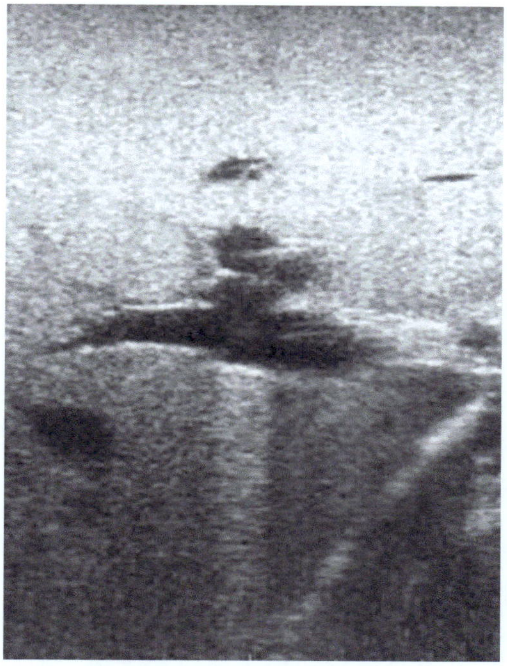

图 16-20 **右侧肝门静脉分支（进入右前叶、右后叶）**

对于消融目标病灶的超声观察

在 IOUS 的帮助下可以有多种方法辅助定位病灶

■ 超声和消融探针必须在“平面内”，才能在该种方法下看到目标病灶（图 16-21）。一旦探针到达了病灶，将超声探头旋转 90° 确认目标病灶的中心。

■ 在消融后，将产生一个巨大的伪影，这会限制定位更深处病灶的能力。所以如果在一个区域有多个病灶需要射频，则应该优先对更深处的进行处理。

■ 将消融前和消融后的图像分别截取保存。

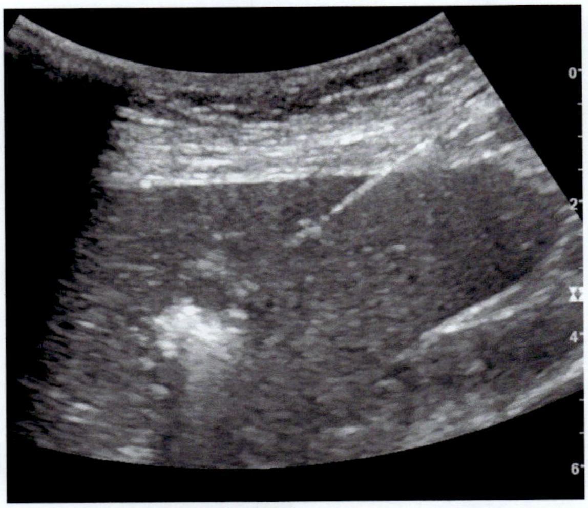

图 16-21 在平面内瞄准病灶

腹腔镜下超声

腹腔镜手术在评估肝脏方面有着明显的缺陷，因为这种途径使外科医生无法触诊肝及病灶。而 IOUS 可以提供一部分已经丧失的触觉信息反馈，同时可以提供在开腹手术中可以看到的重要信息（图 16-22）。腹腔镜下 IOUS 的主要目的和前文介绍的开腹肝手术的主要目的都是相同的。腹腔镜下 IOUS 与传统开腹 IOUS 相比有一些理论上的不足，包括对于上方和后方的肝段的显像较为困难等。由于各种探头具有不同程度的自由度，某些区域需要依赖特定的探头。

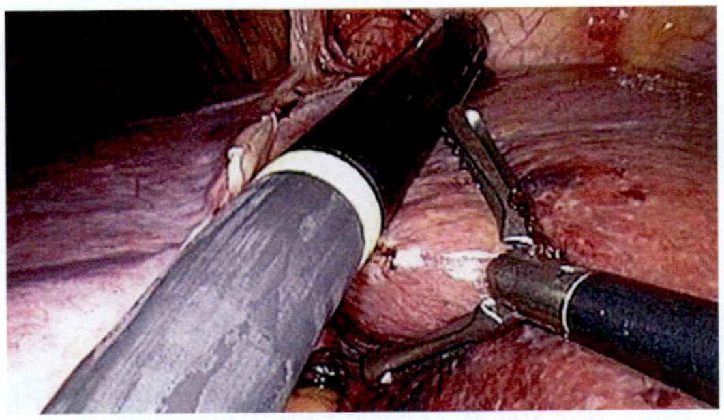

图 16-22 腹腔镜 IOUS（通常情况下进入的角度比较高，达到右侧镰状韧带水平）

气体造影检查胆瘘

已经有报道证明该手段可以降低术后胆瘘的概率（1.9% vs 10.8%）（图 16-23 及图 16-24）。

- 将造影管置入胆囊管，并用丝线固定。
- 用手指压住胆管的远端，然后用注射器将胆道填满空气。
- 然后通过 IOUS 观察每段的胆管是否完整通畅。如果有的段没有显示，则证明该段胆管没有完成积气。
- 没有胆管积气的显影意味着可能有胆管堵塞，大量空气从开放胆道漏出或远端胆总管未按压完全。

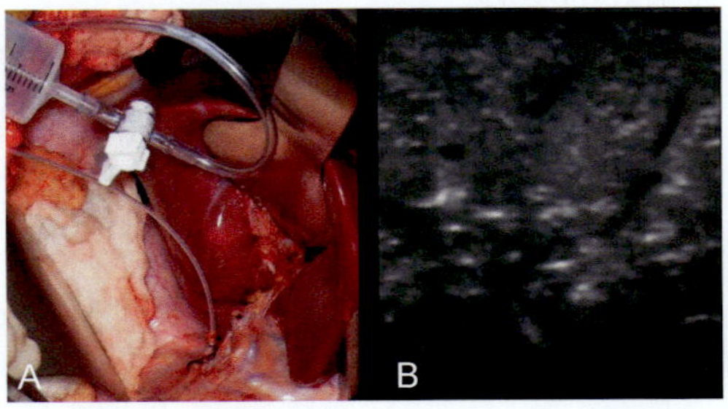

图 16-23 A. 切除完成后将空气注入胆管；B. 注射空气之后的肝外观（“圣诞树外观”就证明肝段内的胆管是连续的）

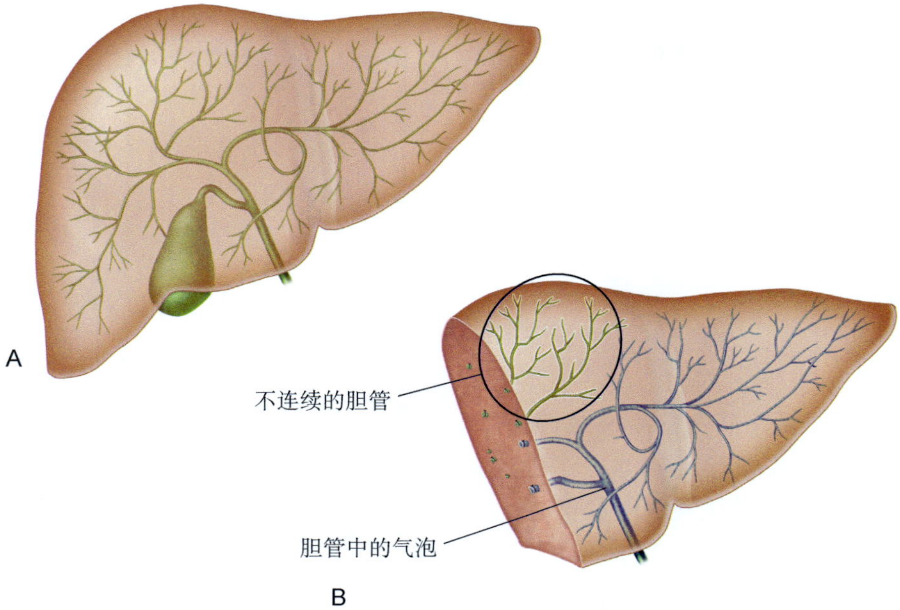

图 16-24 **A. 切除手术前的肝中的胆管系统；B. 切除手术完成后胆管充气情况；完整肝段内的胆管充气完好，而不完整的肝段内没有胆管充气**

识别肝门结构

- 将探头直接放置于肝门部，可以通过超声显示肝门的结构（图 16-25）。肝门在超声下的经典外观被称为“米奇耳朵”，胆管在右，肝动脉在左，肝门静脉在后方。
- 在肝门使用 IOUS 可以确认肝门分叉的水平面，以及如异位肝右动脉等解剖的变异。

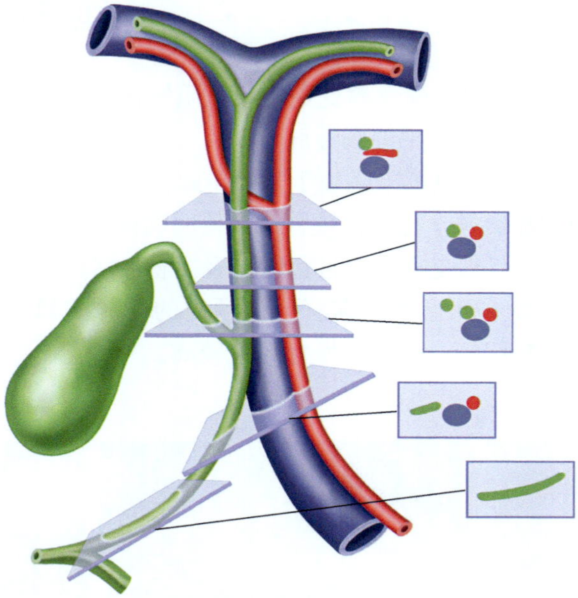

图 16-25 **肝门结构的关系图**

经验与教训

指征	在腹腔镜手术中超声是必不可少的辅助手段
扫描前的准备	熟悉各自医院的超声传感器及处理器。扫描时加入生理盐水将肝浸入可提高分辨率
扫描	①首先扫描已知的病灶来确认其在超声下的影像学特点及其特有的病理学特征 ②使用系统扫描对整个肝进行评估 ③使用非接触扫描防止遗漏较为表浅的病变
射频	截取射频前和射频后的完整图像存档

第 17 章 肝囊性病变的开窗与摘除

Purvi Y. Parikh

一、定义

（一）开窗术

开窗术是指将肝囊性病变的游离腔切除以达到残余腔和腹腔永久相通目的的手术方式。因此，这种术式可使分泌液被腹膜所吸收。

（二）摘除术

摘除术是指不破坏囊壁，完整移除囊体，目的是以囊壁为切面以保护肝实质。

二、鉴别诊断

- 单纯囊性病变包括单发小囊肿及多囊肝病变。
- 非单纯囊性病变是指间充质错构瘤、胆管错构瘤以及纤毛前肠性肝囊肿。
- 寄生虫感染必须于术前排除。根据血清学指标和影像学特点，较容易获得明确诊断。
- 有恶变倾向的胆管囊腺瘤（癌）需行病变切除而非开窗术。在有恶性倾向的囊肿的囊腔中发现胆汁，提示并发症风险较高。

三、病史及体格检查

- 大多数单纯的肝囊性病变并没有症状，仅在腹部影像学检查时偶然发现。
- 单纯肝囊性病变是先天性的胆管微小错构瘤的逐渐生长，被称为 von Meyenburg's 综合征。这种囊性病变由扁平胆管上皮细胞构成，与相邻的肝实质没有明显的界线，且不与胆道系统相通。这些囊性病变的囊液由薄壁细胞的细胞膜源源不断的分泌排出。
- 肝囊肿的患病率为 16% ～ 18%，其中女性的罹患概率更高。
- 其发病率随着年龄增长而上升，其发病高峰为 50 ～ 60 岁。
- 较大的囊肿可有症状：如上腹部不适，以及早饱腹胀（图 17-1）。
- 右肝囊肿的症状产生更为常见。
- 经皮超声引导下的囊液抽吸对于有症状的囊肿作用较小，且复发率较高，快则 2 周内复发。
- 如果经过抽吸后症状仍然存在，则不倾向考虑因囊肿引起，应考虑其他可能的诊断。

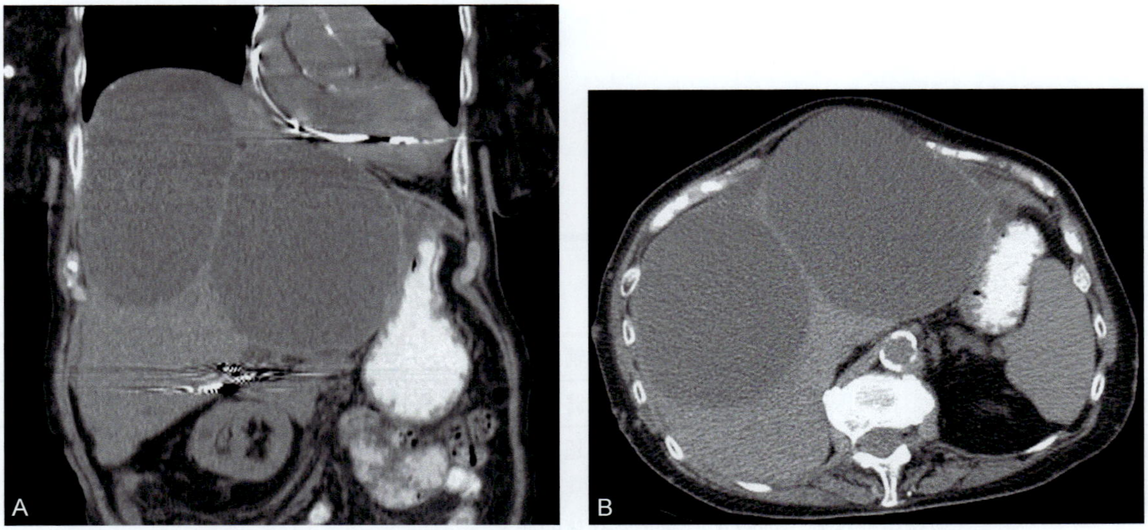

图 17-1　A. 巨大单纯肝囊肿；B. 巨大单纯肝囊肿（横断面）

■ 此外，如果症状在抽吸后得以解决且在囊肿复发后再次出现，那么需要对囊肿进行根治性治疗。

■ 干预指征包括：疼痛、黄疸、感染及出血。如果（囊肿）压迫导致肝门静脉高压，也是切除的适应证。

■ 大多数肝囊肿都是偶然发现的，一旦证实缺乏以下的恶变潜能的征兆如：分隔、异质性的减少、增厚的囊壁，则不必行切除治疗。

■ 并发症较少出现，可能出现囊内出血，以及由于压迫、囊肿破裂及囊肿扭转造成的胆道梗阻。细菌感染导致的症状偶有发现。

四、影像学及其他诊断

■ 由于大多数肝囊肿没有症状，肝囊肿主要在由于其他目的而行的腹部影像学检查中发现。

■ 肝酶学的实验室检查（包括 AST、ALT、胆红素、碱性磷酸酶）和肿瘤标志物（CEA、CA19-9）以及血清学（包虫病）。

■ 超声检查可以显示一个圆形的巨大肝内回声，该回声透亮度较好且囊壁较薄。

■ CT 图像下的良性肝囊肿显示一个内部均匀且衰减低的病灶，而且内容物和囊壁无明显强化。

■ MR 的图像诊断标准是 T_1 相为衰减较低的匀质病灶，T_2 相中呈明显高信号影。

■ 值得注意的是，神经内分泌肿瘤以及肉瘤的肝转移也可导致肝囊肿出现。

手术技巧

开窗术

（一）术前准备

■ 手术前，应该充分告知病人腹腔镜手术及开腹手术各自的益处和风险。

■ 尽管肝手术术后感染概率已经很低，但是预防性应用抗生素仍然能显著降低术后感染的风险。

（二）腔镜下开窗

■ 腹腔镜下的囊肿开窗应为有症状的肝囊肿的首选手术方式。

■ 打孔位置：使用腹腔镜下三孔法（图 17-2）：镜头（30° 或者 45°）、分别置入抓钳提起囊壁、切除器械（电刀、超声刀或者剪刀），为了可以放进可吸收夹需要有一孔直径打成 10mm。

■ 囊肿的提拉：一旦用切除器械刺破囊肿的外壁使其邻近肝实质，应使用抓钳将其提起。吸干囊液并送病检（图 17-3）。

■ 囊肿壁的切除：大部分囊壁切除是通过双极电凝以及超声刀切除，并避免损伤肝实质（图 17-4）其目的是切除游离表层。

■ 移除切除的囊壁：切除下来的囊壁装入取物袋移除，将残留的囊壁送检。

■ 剩余囊壁的处理：与肝实质紧贴的剩余囊壁应使用电刀、氩气刀、凝固剂或者局部硬化剂处理。

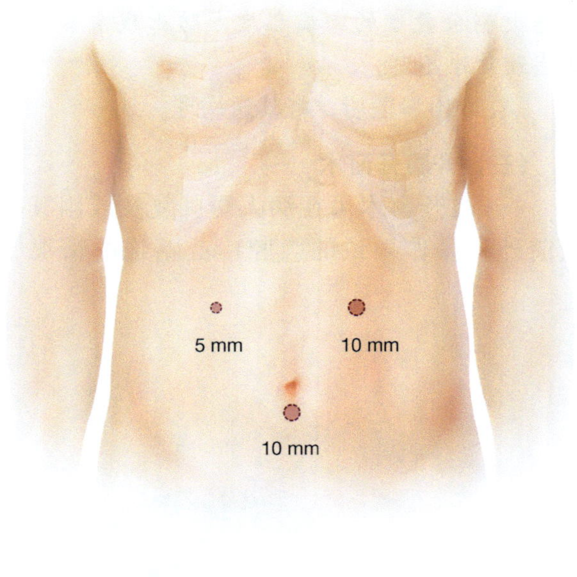

图 17-2 Trocar 的位置

■ 网膜成形术：为了将因切除囊肿后局部液体积聚风险降到最低，建议行网膜成形术。将横结肠处的网膜牵拉出来填塞囊肿的空腔，可以使用缝线缝在病灶切除处或者用腹腔镜下夹子固定。

【注】如果无法进行网膜成形术，在术中切

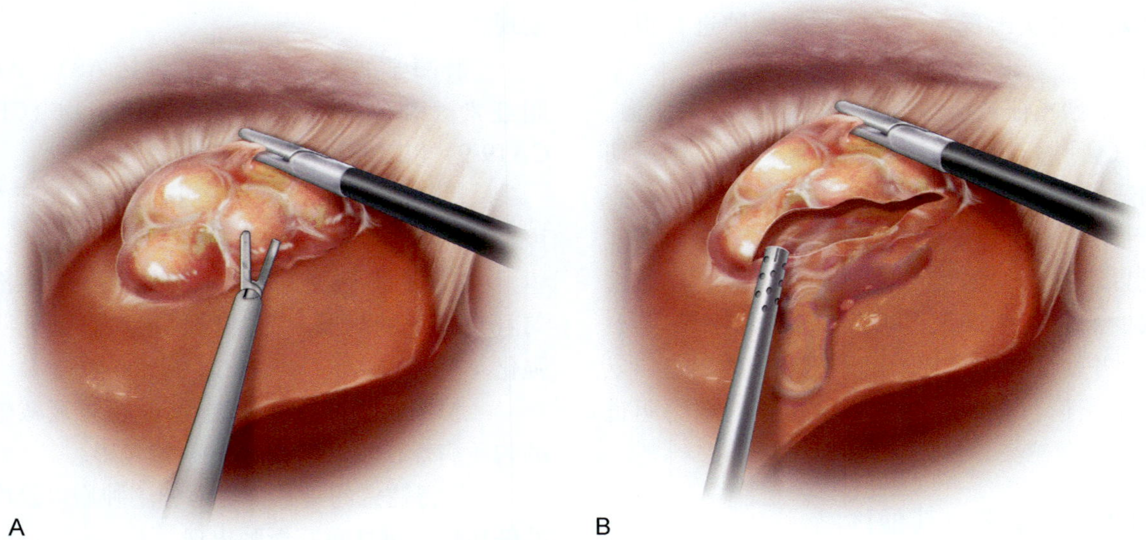
A B

图 17-3 A. 抓起囊壁；B. 提起破裂的囊肿

除尽可能大范围的囊壁是非常重要的，这样可以增大剩余囊壁的回缩程度，防止残余囊壁聚拢导致囊肿复发。

- 在取出囊壁后，将其送病理。

(三) 开腹开窗术

- 开腹开窗术可在病人囊肿复发或因其他先前外科操作导致的腹腔广泛粘连的情况下使用。
- 切口：右侧肋缘下或腹正中切口；离断三角韧带和冠状韧带方便旋转肝脏（图 17-5）。

【注】术者使用非惯用手向中线推肝以完整的暴露囊肿，囊肿壁应去顶至肝实质水平。

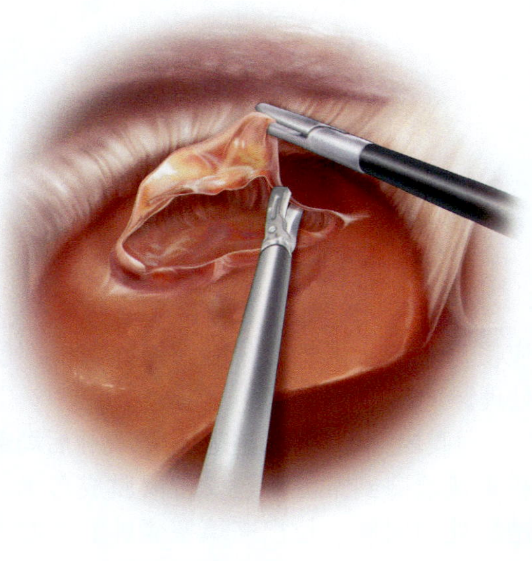

图 17-4 切除肝囊肿的囊壁

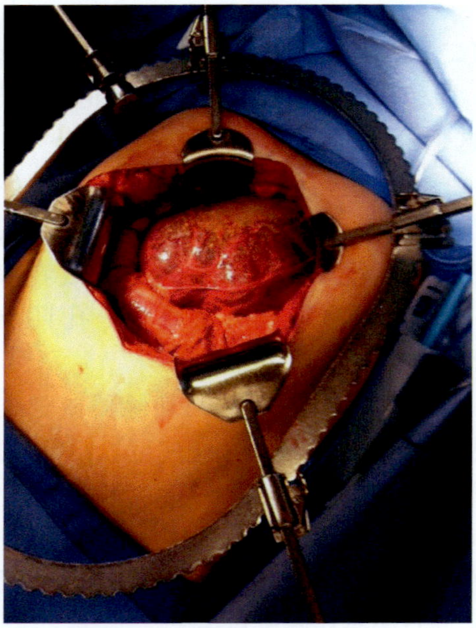

图 17-5 开腹胆管囊腺瘤切除术

摘除术

（一）腔镜下切除术

■ 腹腔镜下囊肿切除术可以有效地治疗外生性的肝囊肿，尤其是位于左外叶和较前肝段的囊肿。

■ 囊壁和与之相连的假包膜很容易撕裂，且囊性病变易压迫周围血管。因此，腹腔镜下的囊肿摘除术被认为经常容易导致手术视野的丧失，以及严重的出血和二氧化碳气体栓塞。

■ 最少使用三孔法就可以满足手术要求，额外的 Trocar 对该手术也有帮助。

■ 最常用的分离肝囊肿和肝实质的手术器械是超声刀、双极电凝和切割闭合器（图 17-6A，图 17-6B）。

■ 为了达到保护正常肝实质的目的，可以额外打孔，给手术器械提供更佳的视野完整地切除囊性病变。使用器械的钝端而非尖端进行界线的分离更加安全有效。

■ 一旦囊性病变被完整的剥离和切除，标本需经肉眼检查和送病理检查，根据结果排除隐匿的囊腺癌。

■ 将囊肿从肝实质分离完成后，通过电凝和直接探查，将止血工作完成及确认无其他出血。

■ 如果发现出血的血管，通过电凝、外科夹、止血材料及设备完成止血的方法是安全的。

（二）开腹摘除术

■ 小的囊肿和考虑有恶变倾向的胆管囊腺瘤需要行开腹切除术。

■ 肝的游离：在开始摘除之前病灶所在的肝叶必须充分游离，在游离完成后，需要术者的非惯用手对肝进行持续的对抗牵拉。

■ 界线的确定：找到囊肿假包膜和肝实质之间的界线（图 17-7A，图 17-7B），使用电刀后行钝性分离，因为该方法可以使手术平面的分离更加简便，还可从外部识别被囊肿压迫的主要血管结构。

■ 剥离及摘除：剥离应从前到后进行，并保持一个相对开阔的手术视野，避免随着手术的进行操作平面变得狭窄及深入。一旦囊腺瘤被完整得剥离下来且证实为囊腺瘤，需将标本马上行直接肉眼检查及送病理检查，排除隐匿性的囊腺癌（图 17-8）。

■ 手术中对于邻近的、受压迫的胆道系统的损伤有时是无法避免的。合适的（4-0 或者 5-0 可吸收）单丝缝线可以用于缝合。这个位置可以放置引流管，但是笔者通常放置封闭的负压吸引（图 17-9）。

■ 将囊腺瘤完整切除以消除复发的风险。

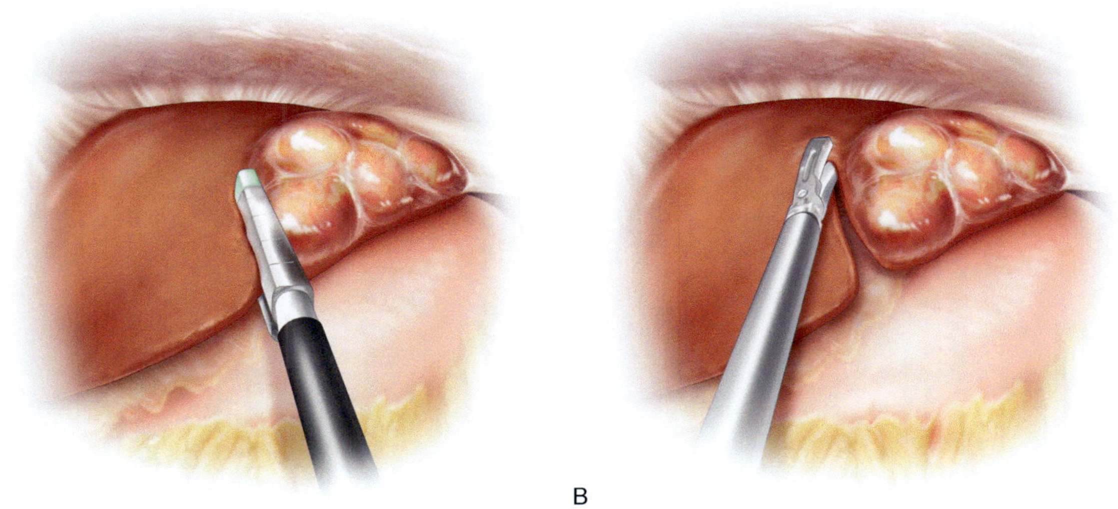

A　　B

图 17-6　肝囊肿的切除技巧

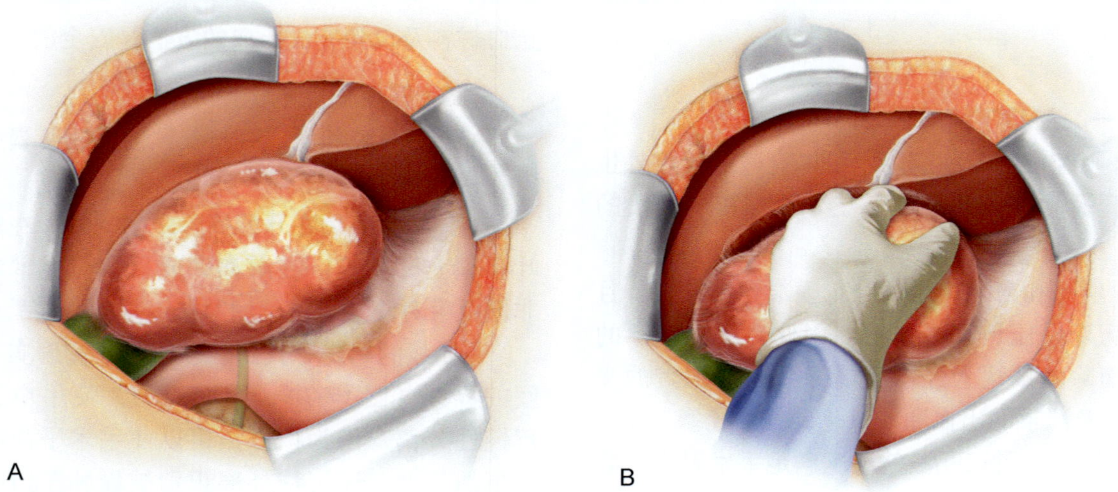

图 17-7 A. 肝的游离；B. 界线的鉴别与确定

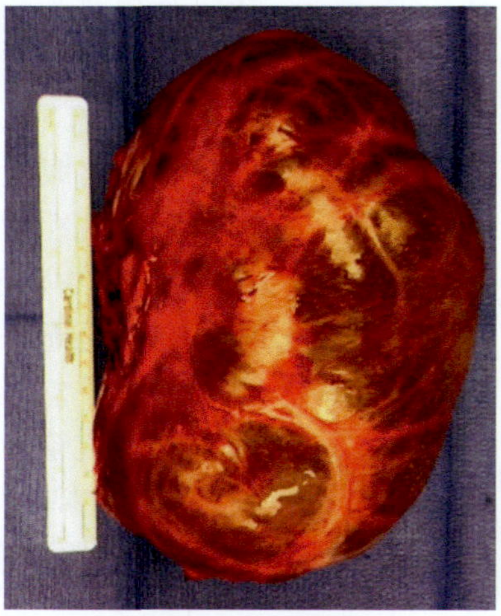

图 17-8 整体摘除的囊性病变

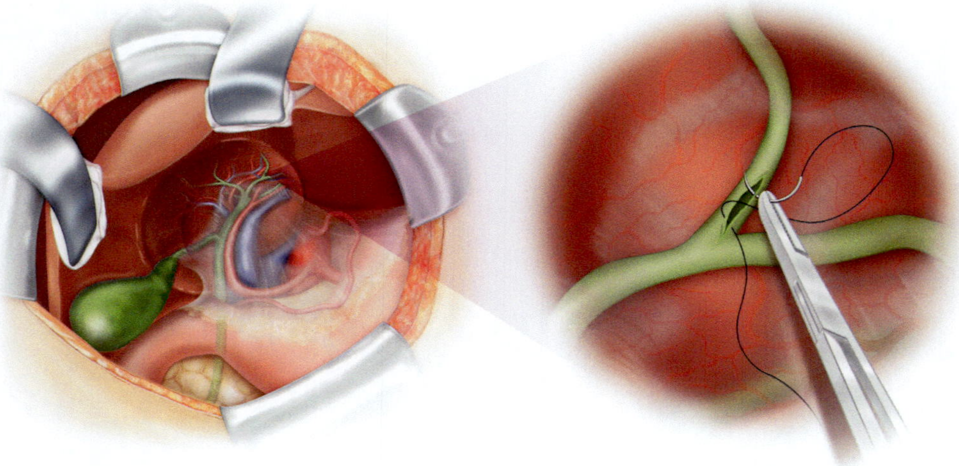

图 17-9 对于术中意外损伤的修复

经验与教训

鉴别诊断	①开窗术相对简单，而摘除术则在考虑疾病相对严重时使用。考虑有恶性潜能时需务必行摘除术 ②囊肿中有胆汁也是切除的指征。其病灶与胆道系统的交通通常不十分明显，通过使用亚甲蓝进行胆管造影有助于发现两者的联系
操作技巧	①确认肝门三联体可以进行肝门阻断 ②进行腹腔镜下肝囊肿切除时，要知道主要的肝蒂可能并不适合使用普通的闭合装置，腹腔镜下的切割闭合器是离断这些结构并使手术避免意外的最佳选择 ③在腹腔镜手术中遇到严重的出血时，因为不想中转开腹手术而使时间延误，常导致不必要的输血以及危及生命的气栓 ④行紧急开腹手术时，最好使用腹正中切口 ⑤在摘除术后需寻找微小的胆瘘，相对于放置引流管，缝合更加可靠

五、术后护理

- 放置了引流管的情况下，在术后第 1 天证实无胆汁流出后，即可拔除。
- 在行肝囊肿开窗术后，大多数病人还应进行术后的常规监测。
- 如果行肝多发囊肿的手术或因切除过程中大量失血（> 1000ml）的复杂病例，考虑进入中等或重症监护病房行术后治疗。

六、结论

腹腔镜下肝囊肿开窗术的治疗效果非常显著。三项经过 4 年以上随访的腹腔镜下肝囊肿开窗术后病人疗效研究指出，没有死亡病例的报道且 50% 以上病例没有复发，报道的复发率仅为 4.5%。

七、并发症

- 腹腔内出血。
- 胆瘘。
- 膈下脓肿。
- 胆汁瘤。
- 切口感染。

第 18 章 肝损伤的外科治疗

Walter L. Biffl　Carlton C. Barnett, Jr.

一、定义

肝损伤又称肝外伤 / 创伤。常伴出血、胆瘘以及组织失活。表 18-1 列出了一系列的分级标准，以及多种治疗手段来应对不同程度的伤害。

二、鉴别诊断

腹部创伤包括腹腔任一器官的损伤。出血主要来源于实体器官（如肝、脾、肾），或者腹膜后的大血管（如主动脉、下腔静脉、肾血管）或肠系膜。腹膜炎可由于胆瘘或任何空腔脏器（如肠道、胆道）的损伤导致。

三、病史及体格检查

肝损伤可能由钝性损伤（如车祸、高空坠落）或者腹部的穿透外伤（如枪伤、刺伤）引起。肝是腹部钝性伤后最易损伤的器官之一；右下侧胸部或者右侧腹部的损伤常使病人容易遭受肝损伤。此外，要提高对一切腹部高能量损伤的重视程度。

由于肝表面积较大，经常由于腹部的穿透性损伤及下侧胸部的损伤而受伤。腹部枪弹伤的路径不能仅仅通过体格检查来判断。

体格检查发现腹部的疼痛及压痛需怀疑腹部损伤。当然，没有腹部疼痛或者压痛的病人也有可能有严重的肝损伤。生命体征是创伤病人评估的重要部分，决定是否进行手术治疗，首先取决于病人的生理状况。绝大多数肝损伤都不采用手术治疗。

表 18-1　肝损伤的分级

级别		损伤的描述
Ⅰ	血肿	被膜下，< 10% 肝表面积
	裂伤	肝实质的受损深度< 1cm
Ⅱ	血肿	被膜下，10% ～ 50% 肝表面积，血肿内容物直径< 10cm
	裂伤	肝实质的受损深度 1 ～ 3cm，长度< 10cm
Ⅲ	血肿	被膜下血肿超过 50% 肝表面积，血肿内容物直径> 10cm，或血肿已经破裂
	裂伤	肝实质的受损深度> 3cm
Ⅳ	裂伤	肝实质的破坏达到了肝叶中的 25% ～ 75%，或者某一叶的 1 ～ 3 个段受到破坏
Ⅴ	裂伤	肝实质的破坏在肝叶中超过 75%，或者某一叶的> 3 个段受到破坏
	血管	近肝静脉的损伤
Ⅵ	血管	肝撕脱伤
如合并多发损伤，则增加一级，且最高加至Ⅲ级为止		

引自 Moore EE, Cogbill TH, Jurkovich GJ, et al. Organ injury scaling: spleen and liver (1994 Revision). J Trauma. 1995, 38:323-324.

四、影像学检查及其他诊断手段

超声检查尤其是外伤性腹部超声检查（后文简称为 FAST）日益成为外伤病人的首选分诊手段。如果在受伤后休克，且在腹部发现流动的液体，应立即行剖腹探查术（后文简称为 LAP）。如果病人并无血流动力学不稳定的情况，在 FAST 检查中发现腹腔内出血也并非 LAP 术的指征；腹膜、网膜、肝的出血经常可以自行停止出血从而不需要外科干预。

FAST 对于穿透性的腹部损伤效果并不十分明显。遭受枪弹伤的病人应该直接进行 LAP 术。刀刺伤的病人如果合并有休克、腹部手术史或者腹膜炎也应进行 LAP 术，否则需要进行一系列的临床评估来判断是否有活动性出血及空腔脏器损伤。

大多数由于钝性损伤造成的肝损伤由 CT 诊断得出（图 18-1）。有以下症状的病人（肝损伤）建议行 CT 检查：严重的腹部钝性外伤、腹痛或者腹部压痛、状态较平稳的腹腔积血病人、盆腔骨折或无法对其进行腹部体格检查及腹部损

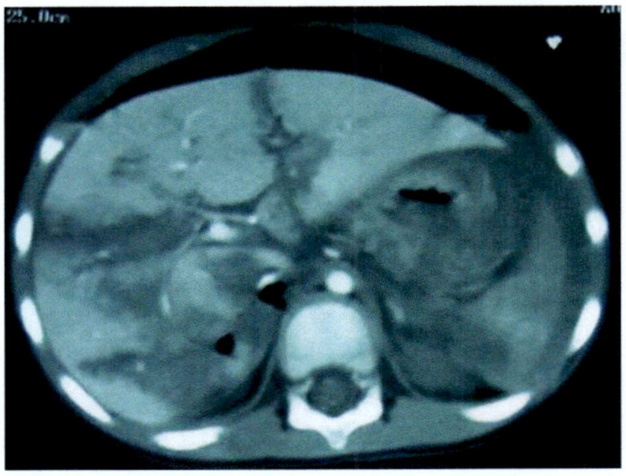

图 18-1　Ⅳ级肝损伤的 CT 图像

尽管肝受到了明显的损伤，请注意肝周围出血的相对缺乏；这就是 FAST 超声检查容易造成的诊断误区，FAST 超声主要探查流动的液体，表明了它的结果对于某个器官的损伤缺乏灵敏度；它能够探测到血液但无法找到出血的来源

伤临床评估的病人（如在车祸后合并严重脑损伤的病人）。单就肝破裂伤来说，发现静脉造影剂的外溢应该采取治疗措施而非观察。

在为合并动脉出血的肝裂伤病人治疗时，可以选用动脉栓塞作为主要的治疗手段或辅助外科手术的辅助治疗手段。拥有手术室 / 介入放射治疗室混合系统的医疗中心可能会更多采用介入栓塞治疗。

胆管造影有时在确定是否存在胆道损伤及胆瘘时起作用。该检查常在受伤后较晚实施。如果发现胆道损伤或者胆瘘则一般需要手术或内镜治疗。

MRI 在肝外伤的治疗中作用并不明显。

五、手术治疗

严重的腹痛或压痛、腹膜炎、既往行腹部手术、或者怀疑为腹部损伤引起的休克都是 LAP 手术的指征。

刺伤、休克、既往行腹部手术、或者腹膜炎的存在都是行 LAP 手术的明确指征。腹部的枪伤可导致严重的损伤，无论最初体格检查的结果如何，也作为 LAP 的一个明确指征。

（一）术前准备

在病人进入手术室之前，手术医生应就可能诊断与手术方案和手术团队沟通，包括：预计的失血量、补液的要求、体位和切口，备皮的面积、可能需要的影像学设备以及任何需要的特殊设备。

（二）体位

病人应取仰卧位，手臂紧贴身体对手术无益，在此类手术中最好将两臂展开从而方便麻醉师进行动、静脉置管并取样。

切口

剖腹探查术应该取腹正中切口。尽管这类切口并不都是从剑突向耻骨延伸，但是一旦能够确定存在严重的肝损伤，经典术式仍然建议从剑突开口以提供最佳术野。一些肝脏手术选择右侧或者双侧肋缘下切口进行手术，且有的切口在中线向头侧延伸。此类切口在病人经过临床检查后处理肝损伤的并发症时（尤其是胆瘘）可以采用。但是如果有多发损伤，这类切口限制了对下腹部的操作。如果已经行腹正中切口，如果需要术者应果断向右侧延伸切口。充分的暴露对于修复肝损伤非常重要。

腹腔探查

创伤后 LAP 术的最初目的是确认是否存在活动性出血及出血点。一定要吸净血液找到出血点，最主要的源头是实性器官、腹膜后血管及肠系膜。通过肉眼观察及探查肝表面，外科医生应迅速评估裂伤的情况。

压迫止血

控制肝出血的首要方法就是手压迫止血（图 18-2）。这种方法能够控制绝大多数的肝出血。同时应特别强调积极复苏的重要性，恢复血容量和保持组织灌注，纠正凝血功能障碍和病人的积极升温是关键，以避免“bloody vicious cycle”（血液恶性循环）可能导致的早期死亡。

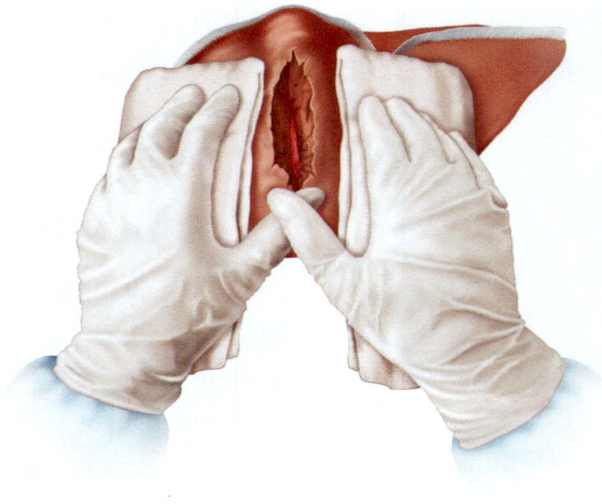

图 18-2 手法压迫（进行手法压迫止血是为了重塑肝正常解剖外形及进行压迫止血；该项操作可以控制出血，同时为准备填塞或其他止血的措施赢得时间）

肝周填塞

肝周填塞方法应该如图 18-3 所示操作，以达到对于肝持续压迫止血的作用。在此阶段暂时不处理肝周的韧带，肝周韧带在某些情况下也会对静脉出血有压迫作用。但如果病人遭受星形的裂伤或严重的包膜下损伤，应果断打开镰状韧带或左、右三角韧带以达到提供更好的暴露目的。填塞止血应该按照一种系统化的方式，即将填充材料填塞于肝与腹壁、膈肌和后腹膜之间。

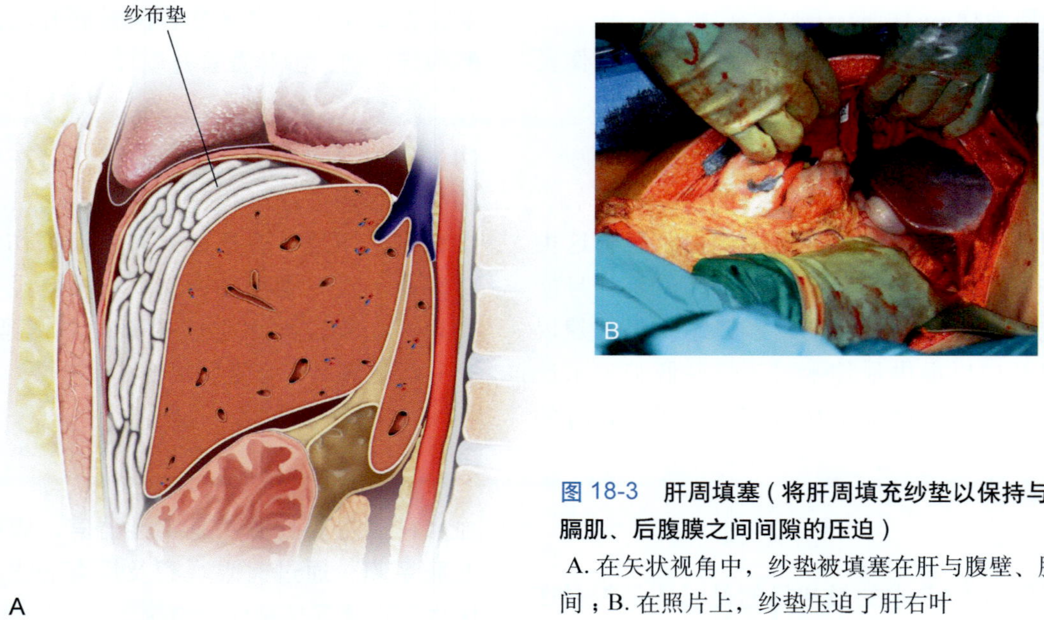

图 18-3 肝周填塞（将肝周填充纱垫以保持与腹壁、膈肌、后腹膜之间间隙的压迫）

A. 在矢状视角中，纱垫被填塞在肝与腹壁、膈肌之间；B. 在照片上，纱垫压迫了肝右叶

局部止血

Ⅰ级或Ⅱ级裂伤（表 18-1）的出血可以自行停止或在短暂的压迫后停止（图 18-4）。持续出血通常可以用电刀烧灼或氩气刀喷凝止血，或应用局部止血剂（微晶胶原蛋白、纤维蛋白胶或其他药物）（图 18-5）。

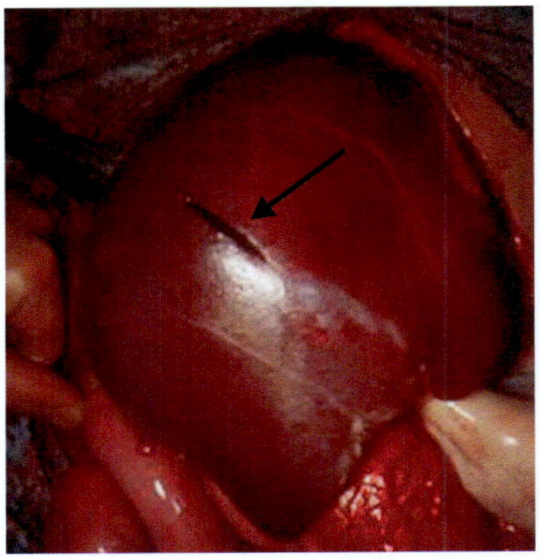

图 18-4　矢状伤口 [低级别的裂伤（矢状伤口）的出血可以自行停止或在短暂的压迫、填塞之后停止]

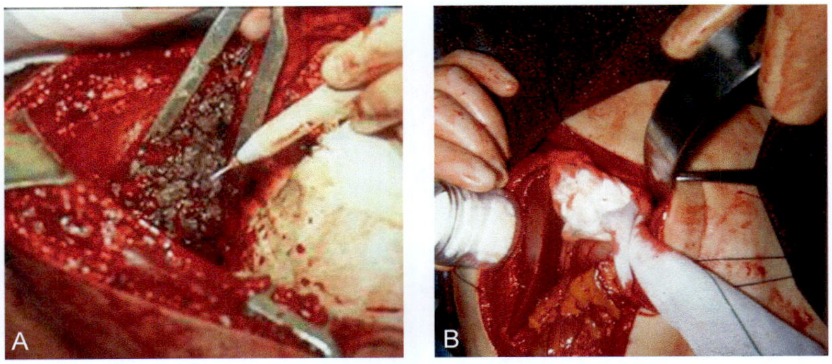

图 18-5　持续性出血伤口（伴随持续性出血的低级别损伤可以使用局部止血技术）

A. 氩气刀喷凝；B. 填塞止血材料（微晶胶原蛋白）

伤害控制

对于免疫力相对缺乏的病人，需要尽快决定如何最有效的控制伤害为病人赢得最大的生存机会。外科医生不应忘记手术的主要目标而去耗费时间止住少量的出血。应该将肝迅速填塞压迫，同时在临时关腹之前完成其他的伤害控制措施。为了在移除填塞材料时不破坏血液凝结状态，将一个无黏性的塑料薄膜覆盖在肝表面，再将填塞材料压在上面。

深部肝实质出血控制

如果病人的病情允许，应检查肝脏以确定损伤的程度。Ⅱ级或Ⅲ级的裂伤应探查确认是否有离断的血管需要结扎（图 18-6）。止血一般可采用大网膜填充或者填塞如氧化再生纤维素包裹可吸收明胶海绵的局部止血材料来控制（图 18-7）。肝缝合术是一种选择，但必须避免留下大的无效腔和大量失活组织，或避免撕裂血管、胆管。严重的损伤可能需要探查重要血管。术者用手顶起肝可以提供更好的暴露，为大血管的缝合提供空间（图 18-8）。如果需要缝合深部的血管，可以用切割闭合器分开肝实质（图 18-9）。

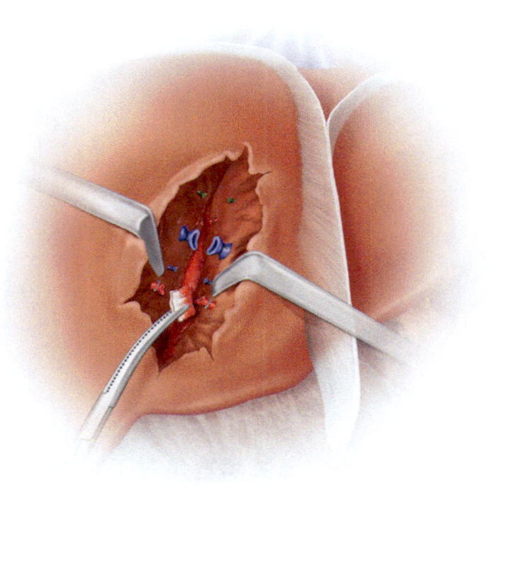

图 18-6　探查离断血管（探查肝伤口确认是否有离断的血管需要缝合）

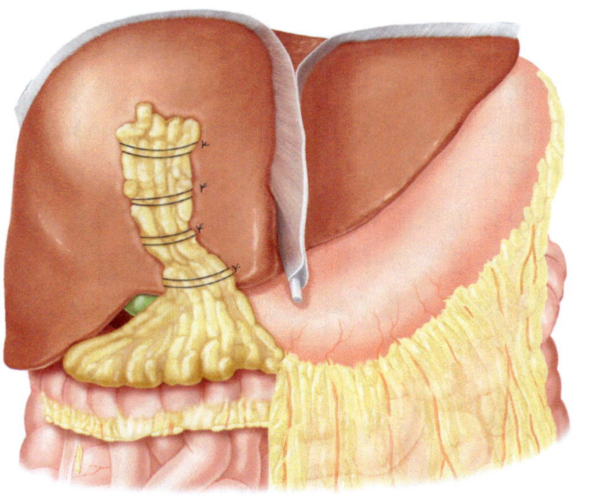

图 18-7　网膜填塞（网膜填塞可以为深部的伤口提供止血）

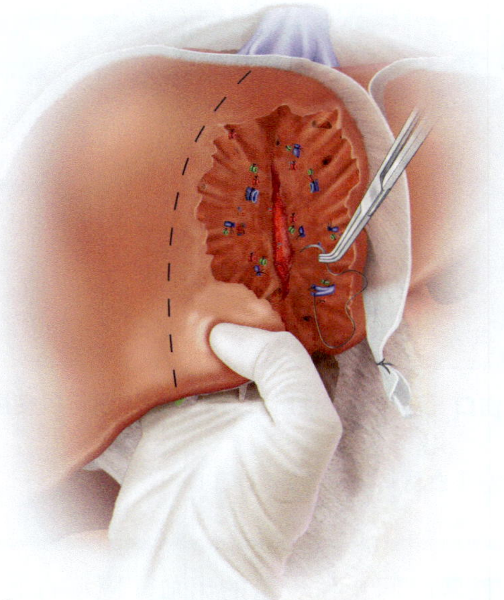

A

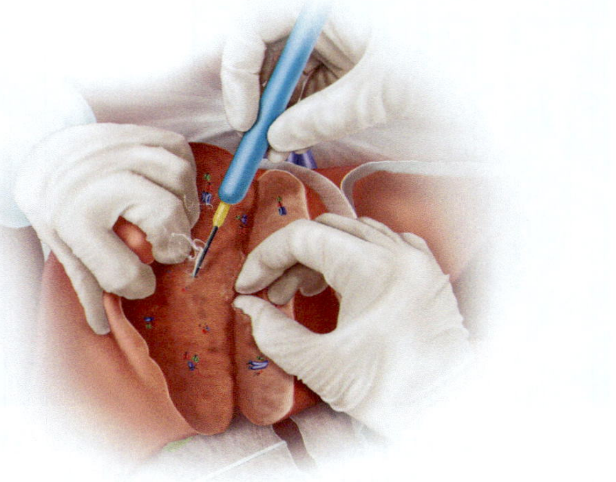

B

图 18-8 **手指分离肝实质**

A. 手指分离肝实质；B. 可以提供夹闭或者缝合受损血管的视野

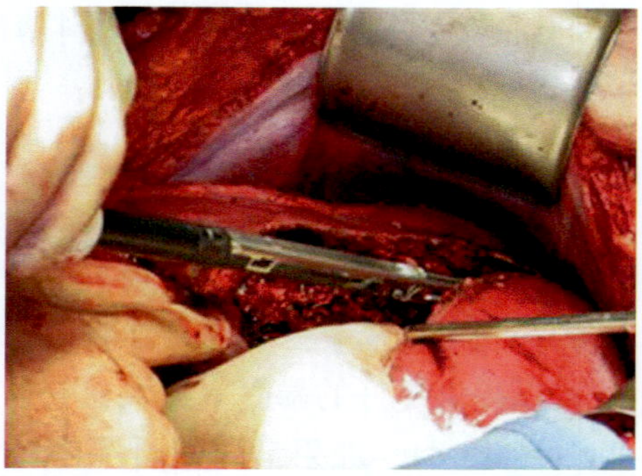

图 18-9 **切割闭合器寻找出血血管（可以使用切割闭合器分离肝实质来找到出血血管）**

气囊填塞

肝贯通伤可能会留下一个长的肝实质内空腔损伤导致很难处理其中的血管。气囊填塞装置最初由 Poggetti 和他的同事描述。它的样式是一根结扎了一端的 1 寸潘氏引流管，开口端插入一根红色橡胶导管后结扎固定。将潘氏引流管整个穿过伤口并和红色橡胶管一起穿出腹壁（图 18-10）。将气囊灌入生理盐水以达到压迫的目的。

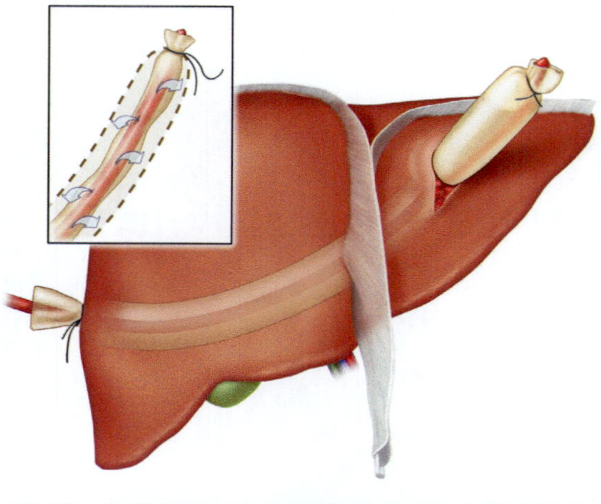

图 18-10 **气囊填塞（气囊填塞是对于肝中部穿透性伤口出血控制的一种有效的手段）**

肝门阻断

虽然经过了填塞压迫，但是仍然效果不佳提示可能为动脉性出血。推荐使用肝门阻断法（应用 rumel 止血带或血管夹控制肝十二指肠韧带血流的方法）（图 18-11）。如果成功控制了出血，则证明出血来源于肝动脉的分支或者肝门静脉的主要分支。肝门阻断不能长时间进行，应间断松开以减少缺血再灌注损伤。必须在肝门阻断期间进行关键手术操作，如果可能的话，应在 60 分钟内松开阻断。肝左、右动脉的结扎也可用来止血。另外在某些合适的情况下病人可以行动脉栓塞。

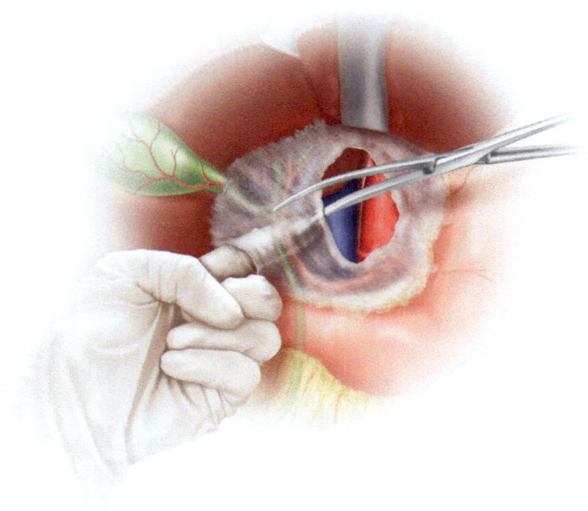

图 18-11　**肝门阻断（用血管夹夹闭肝十二指肠韧带，夹子的后叶通过示指引导通过温斯洛孔）**

肝切除

应该在第一次手术中完成对坏死组织的切除，但从损伤控制的角度来讲，仍然要做好行二次 LAP 的准备。组织的受损程度通常非常容易评估（图 18-12）。必要的切除可以控制出血、胆瘘，保护血管及胆道系统。而且如果病人在生理上受到严重损害，这是使病人复苏的最好方法。

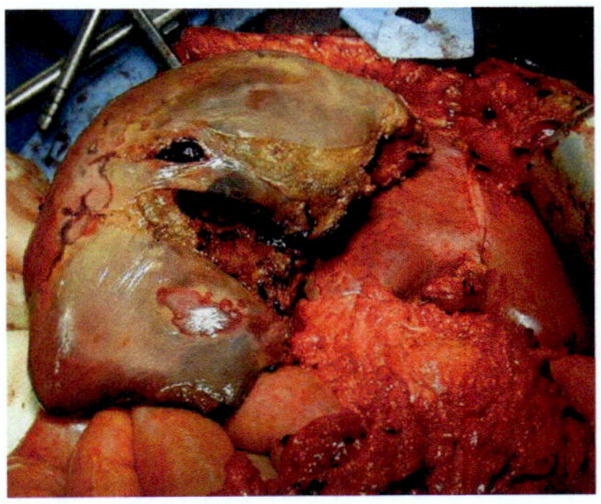

图 18-12　**肝坏死（可能由于严重的创伤或者血管缝扎止血导致的肝坏死）**

肝血管的阻断

在肝门阻断后出血仍然存在，则考虑来源于肝静脉可能性大。无论是否建立静脉旁路，这时都需要考虑肝血管的阻断（图 18-13），包括：肾上段的下腔静脉、肝上段下腔静脉的夹闭以及肝门阻断。如果静脉回流的阻断导致心力衰竭，可能需要在静脉旁路建立起来之后将主动脉环扎。肝上段的夹子可以置于膈下，但并非最佳选择，最好将其置于心包腔内。这项操作可于腹腔内完成，但如果做胸骨正中切口则暴露情况会明显改善（图 18-14）。

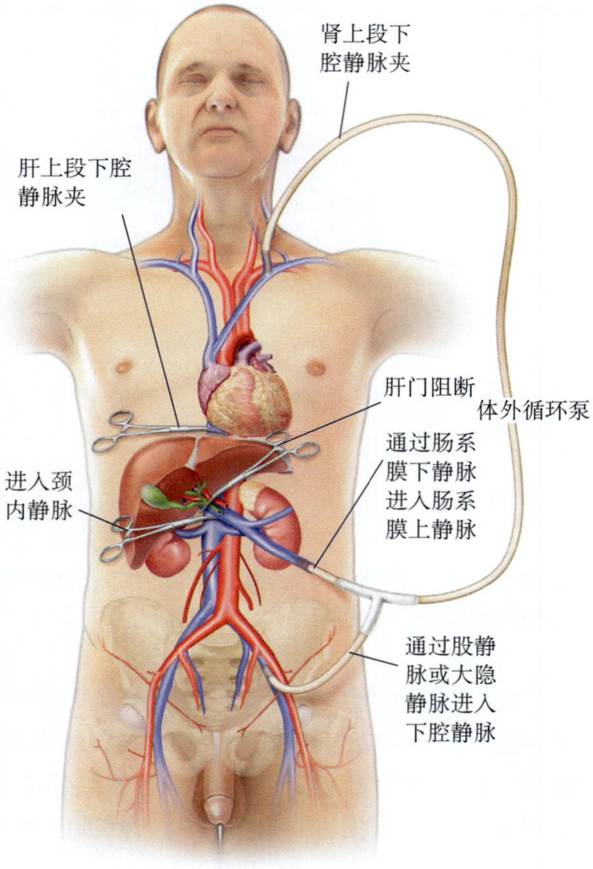

图 18-13 肝血流阻断
肝血流的阻断是通过夹闭肾上段的下腔静脉、肝上段的下腔静脉以及肝门阻断实现的；静脉导管置于股静脉及肠系膜上静脉，血液可分流至颈内静脉

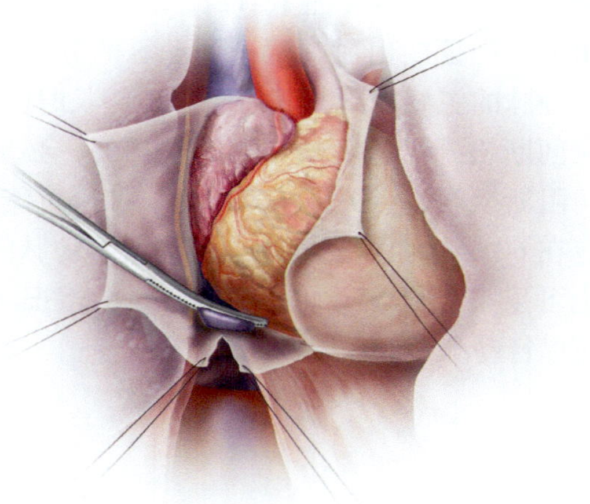

图 18-14 胸腹联合切口
将胸骨正中切口与腹部正中探查切口相结合可以提供肝静脉以及肝后下腔静脉的良好视野，且不损伤膈神经；心包和膈肌可以在朝向 IVC 中心的方向分离

关闭切口

如果肝仍然需要填塞，需进行临时关腹。目标是快速关腹，固定腹腔脏器，防止肠管粘连筋膜，为腹腔脏器的适度肿大提供空间，提供排出腹水的通道，保持腹腔无菌，避免损伤筋膜和皮肤，付出最小的代价。如图 18-15 所示的“Vac-Pack”可以满足所有要求。将一塑料片覆盖于肠管上且延伸至结肠旁沟，防止肠管粘连至切口边缘。在塑料片上切割狭长的切口来引流腹水。将无菌单铺于塑料薄膜之上防止引流管通过塑料狭缝黏附肠管；引流管置于无菌单上。最后将贴膜贴覆盖在整个切口。通过丝线缝合（如 2 号线）或者皮钉等简单操作，就可最终完成缝合。

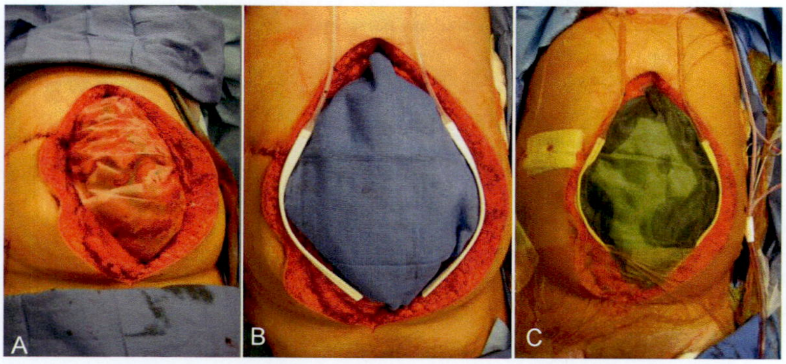

图 18-15 暂时性关腹
A. 暂时性关腹需要使用有孔的塑料薄膜覆盖肠管；B. 放置封闭式引流管及蓝色无菌单；C. 粘上手术衣以封闭切口

经验与教训

开腹指征	生命体征不稳定的病人应及时进入手术室。为这类病人进行介入血管栓塞术是不明智的甚至有时是致命的
切口	为状态不稳定的病人选择腹部正中切口是最佳选择。术者应果断向右侧及向胸部延伸切口以获得更好的暴露。胸骨正中切口可以明显提高肝后静脉修补所需要的暴露要求
损伤控制	做出填塞压迫肝的决定应非常迅速且需要采用“损伤控制”的策略
复苏	在术中同时进行复苏是极其重要的
关键性步骤	如果病人的情况需要进行损伤控制，避免在初次手术中进行关键步骤

六、术后护理

创伤病人应对复苏的反应进行监测；苏醒之后按照一般腹部手术的护理常规，包括提供可耐受的饮食及尽早下床活动。

七、结论

严重的肝损伤往往伴随高发病率及高死亡率并存。但是无并发症生存的病人相对于其肝损伤来说仍然有正常的寿命预期和功能状态水平。

八、并发症

（一）出血

除进行损伤控制手术以外，术后出血并不常见，肝周填塞之后出血仍有可能继续。在这种情况下根据病人的身体条件，介入栓塞术可以有效地控制动脉性的出血。从另一方面说，如果病人情况较差，在复苏期间返回手术室进行止血是较为稳妥的选择。

（二）腹腔间隔室综合征

腹腔室隔综合征是指和腹腔器官功能障碍有关的腹腔内高压。这在进行肝周填塞的损伤控制手术中是比较常见的。腹水积聚和腹膜后水肿加重，再加上肠管肿胀，导致腹压逐渐上升。开放的腹腔仍有可能出现腹腔室隔综合征，所以监测腹内压和器官功能是必要的。

（三）胆瘘

这是肝损伤后最常见的主要的并发症，胆瘘可能来自于任意一处修复过的胆道及吻合口，同样有可能来自于胆道末端。如果经过修复的胆道出现瘘口，可以使用内镜下手段（如支架）进行治疗，末端胆道的胆瘘常可自发封闭，偶然情况下胆瘘会持续存在。这种情况也可采用胆道支架的方式进行治疗，需将胆汁引流。

（四）胆道出血

一般由附近的肝动脉及胆道的损伤引起，胆道出血预示着接下来的右上腹疼痛、黄疸及血红蛋白水平的下降。一个比较有意义的症状是上消化道出血，因为血液通过胆道进入了十二指肠。胃镜检查中看到壶腹部流出的血液可以进行诊断。动脉栓塞术可能是最有效的治疗，但有些情况下引流和（或）大血肿 / 胆汁瘤腔清除术也是必要的。

（五）胆血症（胆汁入血）

胆血症是由于胆道 - 血管瘘引起的，可以导致胆红素水平大幅度上升，可能胆道支架可以轻松的解决此问题，但有时仍然无法避免肝切除术。

（六）肝坏死

虽然肝坏死可能由最初的损伤导致，但缝扎或主要血管分支的栓塞也可能导致肝坏死。这种情况一般需要手术清创或切除。

第19章 肝癌射频消融及相关技术

Ido Nachmany　Ravit Geva

一、定义

肝射频消融是指使用化学或物理方法破坏肿瘤病变及周围正常组织，用以代替切除性手术的一种治疗方法。

二、引言

肝是最常见的产生恶性肿瘤的器官之一，无论是原发性的或转移瘤皆是如此。

在传统概念里，肝恶性肿瘤的主要治疗方式是外科手术——即通过部分肝切除或者肝移植来治疗。但是临床上有很多情况下无法行切除术，对于其中的某些情况来说射频消融是可行且有前景的治疗方法。

肝切除术最常见的适应证是结直肠癌肝转移（下文称为 CLM）及原发性肝癌（主要是 HCC 和 CCA）。

在 CLM 中约有 50% 的病人会最终发展为肝转移瘤，但只有 15% ～ 20% 在临床上是可切除的。

只有当肝肿瘤完全被切除的时候肝切除术在肿瘤学角度才是有意义的。

肝切除术的限制因素主要包括肿瘤的侵犯程度，经手术切除后的残余肝体积，对于肝内基本结构的解剖距离，潜在的肝疾病以及合并症。

HCC 是唯一公认的肝移植（下文称为 OLT，下同）的肿瘤学适应证。只有一小部分病人适合使用 OLT，主要是受有限的器官来源以及局部晚期癌症病人较差的预后生存期等严格条件的限制。

对于那些患有无法切除的肝肿瘤的病人或不在肝移植适应证范围内的病人来说，延长预后生存期及控制症状是最主要的目标。这个治疗目标可以由系统的治疗策略或者不同的局部治疗方法完成。主要可以分为两大类：肝射频消融以及动脉栓塞术 [化疗药物，栓塞治疗，两者相结合或者放射治疗（简称放疗）]。

消融术是通过直接应用热能的原理实现的 [冷冻：冷冻消融术；热能：射频消融（RFA）或者微波消融（MWA）；化学消融：经皮乙酸（PAI）或者经皮无水乙醇注射（PEI）；或者更新的技术：不可逆的电穿孔（IRE）]。

最常用的方法是通过射频消融 (RFA) 技术直接应用热能治疗。近些年，微波消融（MWA）也频繁出现。

临床统计数据支持射频消融术的临床效果，且认为该项疗法有较为广泛的适应证。射频消融现在通常被认为是和肝切除术联合应用的治疗手段，且在某些有限的条件下，可以代替肝切除术的治疗作用。

射频消融术可以经皮、经腹腔镜或者在剖腹探查的条件下完成。

使用经皮射频消融术的主要优点是整个操作过程的微创化。

术中射频消融的优势是能够操作到肝的任何一个区域。能够和切除术相配合且能控制出肝入肝血流。这可能会抵消血液在大血管中流动的冷却效果（被称为“热沉”效应）。而腹腔镜下消融则结合了微创操作和术中消融的优点。

射频消融方式的长期有效性研究颇具挑战性；一方面是由于消融工具的快速进步（包括探针和能源），其次该领域也在不断发展。同样的，大部分研究结果受限于病例规模、方法学和随访时间。

三、适应证

（一）HCC

■ 绝大多数 HCC 病人都有慢性肝病史。这类病人的治疗需要同时考虑原发性肝病（可能合并有肝功能障碍和门静脉高压）和肿瘤的发展。在美国之外最常使用的 HCC 治疗标准是肝癌的巴塞罗那分期（BCLC）及其治疗策略。其他标准 [如米兰标准、旧金山加州大学标准（UCSF）] 也有应用。

■ 根据 BCLC 标准，适合进行治疗措施的是处于最早期和早期阶段的病人（0 期和 A 期）。

■ 治疗手段包括根治性切除术、肝移植，某些情况下可行射频消融术。

■ 根据肝疾病的发展程度、肿瘤分期、肿瘤部位及病人的合并症，可选择不同的治疗方法。

■ 三类病人特别适合行射频消融术。

（1）患有无法切除的 HCC 且不符合肝移植条件的病人。射频消融通常是结合其他治疗方法进行，如肝动脉栓塞化疗（TACE）。

（2）患有最早期的 HCC（0 期，单发，直径 2cm 以下的肿瘤且 Child 分级为 A，一般状态良好）的病人通常考虑可以进行切除手术。但是最新数据统计提示类似的病变也可以使用射频消融术治疗。切除术的主要好处是可获得病理标本。标本中微血管侵犯或微小的卫星灶的存在是复发的主要危险因素，这被认为是"抢救性肝移植"的适应证。因此，如果病人有进行肝移植术的可能，则肝切除术优于射频消融。另一方面，因为肝切除术对病人的创伤较小，所以对病人来说可能是更合理的选择。

（3）患有早期 HCC（A 期——最多 3 处病变，最大直径≤ 3cm，Child 分级为 A 或 B，一般情况良好的）病人最佳治疗手段是肝移植，除非病人患有严重的合并症，而在这种条件下射频消融也是可选择的治疗手段之一。

（二）结直肠癌肝转移（CLM）

■ CLM 病人唯一治愈的方法是进行切除，但不幸的是只有 15% ～ 20% 的病人有切除的可能性。有些病人可能通过新辅助化学药物治疗（简称化疗）或者如门静脉栓塞等预估肝残余体积的方法而转变为可切除。

■ 射频消融术的优点包括：并发症发生率较低，病人术后恢复较快，以及对于肝功能储备较差的病人有较好的安全性。主要的缺点是较高的局部复发率和在治疗较大或多发病灶方面的局限性。

■ 肿瘤的射频消融在以下几种情况中有效。

① 病人患有局限性的疾病从而无法达到 R0 切除。② 由于全身条件较差或之前在肝区进行过多次手术而无法进行外科手术的病人。③ 一些学者认为在可切除的转移瘤的病例中也可以使用射频消融作为治疗手段的候选，但是至今没有研究支持这一观点。将来随着技术和设备的改进，可能会最终证明射频消融与切除性手术在治疗价值上的相同。④在其他的转移瘤当中，射频消融术也可以与切除性手术一起应用。这项技术通常应用于相对较小但位置较深的肿瘤，这些肿瘤使用切除术治疗可能大大提升并发症的发生率。

四、禁忌证

射频消融术的禁忌证极少。

使用热能的消融术的绝对禁忌证是病灶靠近肝门，尤其是胆管与胆囊，这类病灶使用消融术热损伤的风险很高。这种情况可能 IRE 同样不适用。

病灶离大血管（尤其是肝静脉以及门静脉的分支）较近时，由于热沉效应可能使治疗效果大大下降，从而增加了复发的风险。这可以在术中通过限流，如肝门阻断或对于出肝血流的限制得到一定的克服，所以一般不认为它是绝对禁忌证。

化学注射乙醇或乙酸消融法（主要是经皮注射）主要用于 HCC，因为此类肿瘤相对柔软较能发挥液体注射疗法的优势。目前，对于化学注射消融法应用较少主要因为其相对较差的疗效，以及和热消融术相比需要多次治疗。

（一）RFA

■ RFA　通过射频针或针上的多电极使用交变电场。它可以经皮插入，经腹腔镜导入或在开腹手术时使用（图 19-1，图 19-2）。

■ 组织中的离子跟随快速交变的电流进行运动，由摩擦导致的能量会产生热能导致肿瘤凝固性坏死。

■ 随着温度接近 100℃，组织物理性质的改变提高了阻抗、限制了电流的流动（由于组织

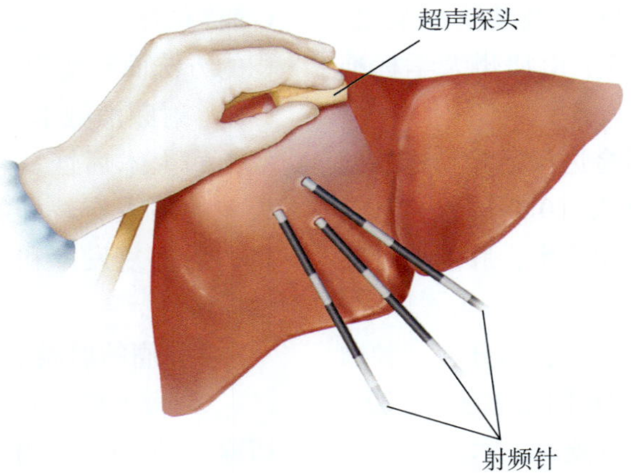

图 19-1 **穿刺位置（3 根 RF 用针在肝内穿刺位置）**

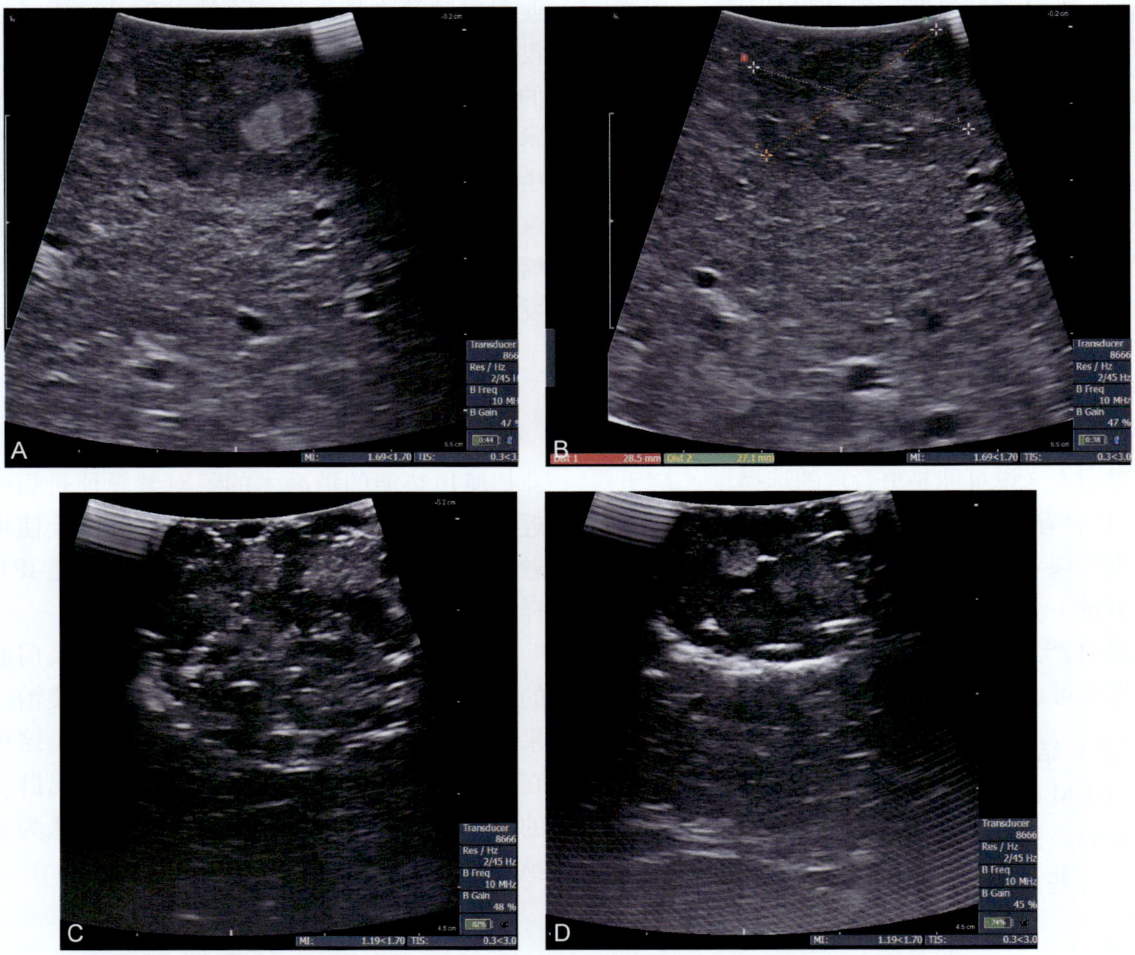

图 19-2 **超声引导下 RFA 治疗肝周 HCC**

A. 射频消融前；B. 肿瘤的测量；C. 消融过程中；D. 消融后一瞬间，注意由肿瘤气化产生气体而形成的典型图像

液蒸发造成的组织脱水、炭化，电极和组织之间由于沸腾生成的电绝缘气体）。这限制了对较大肿瘤的治疗。

（二）MWA

■ MWA：使用电磁辐射，其在频谱方面比 RFA 高（通常范围在 900MHz ～ 2450MHz）（图 19-3，图 19-4）。

■ 在电磁场中的极性分子（主要是水）会努力在当前方向排成一列。随着方向不断调整，持续不断的重组导致了摩擦和热效应。像 RFA 一样，热量通过凝固性坏死导致了细胞的死亡。

■ 与 RFA 不同的是，MWA 可以引起水分子在整个区域的震荡，所以在整个操作过程中热量会均匀的分布。由此实现了即时和均匀加热，加速了组织破坏。

■ 热量是可以传导到该区域外的，所以最终消融范围是微波场和可传热区域的总和。

■ 微波场的大小是由波长和消融设备共同决定的。

■ 在微波场中，热沉和电流沉积并不存在。在微波场外（可传热区域），将会和 RFA 相似有热沉效应。

■ MWA 不需要点对点的电流。

■ 没有电流流经病人，所以不需要回路垫。

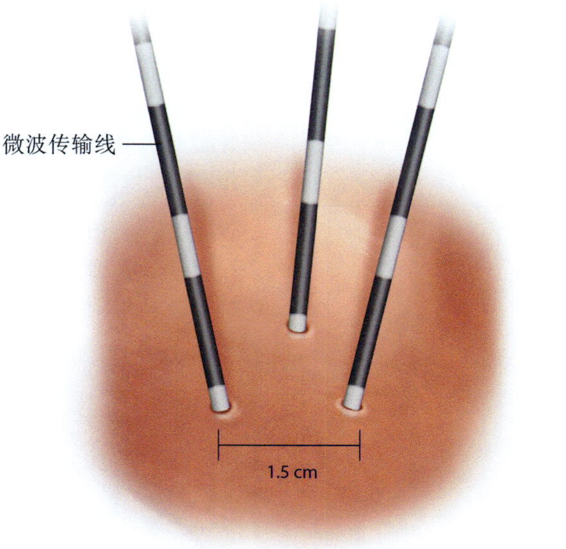

图 19-3　微波传输线位置（消融一个较大肿瘤的 3 根微波传输线的排列位置）

（三）IRE

■ IRE 是一项基于非热组织破坏的新技术。

■ IRE 是通过将电极埋入组织且提供多个高压电脉冲减少细胞膜脂双层中的微孔，这会导致细胞的凋亡。

■ IRE 不受热沉效应的影响。

■ 因为 IRE 作用的区域是细胞膜，所以细胞结构得以保存。因肝门结构外包绕纤维组织，所以在该项治疗措施中不会损伤。这就使 IRE 得以在靠近肝内重要结构的肿瘤中应用，这点与热消融不同。

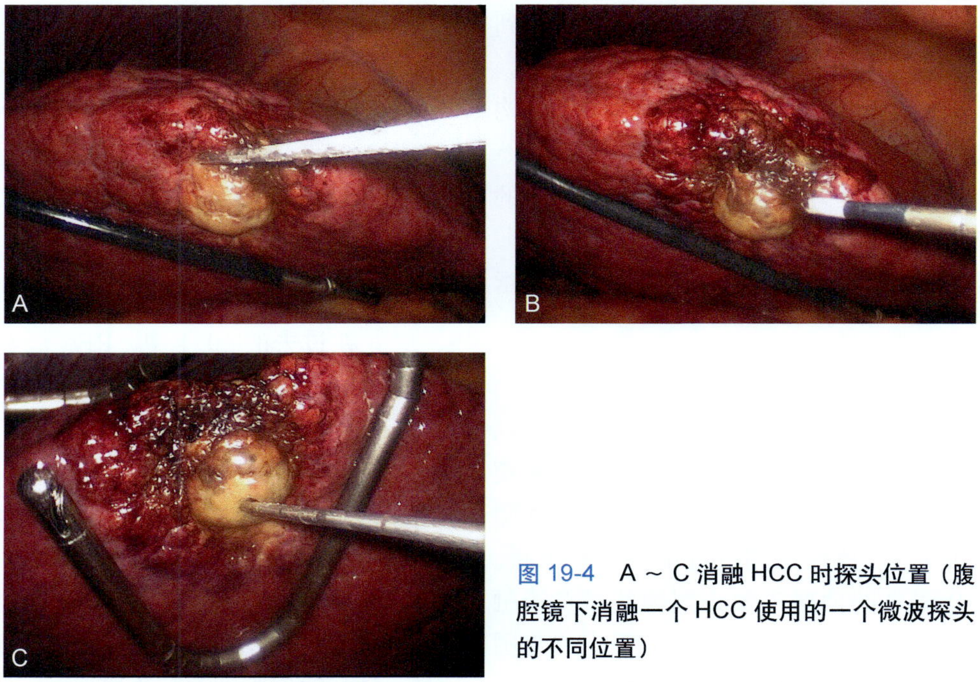

图 19-4　A ~ C 消融 HCC 时探头位置（腹腔镜下消融一个 HCC 使用的一个微波探头的不同位置）

经验与教训

适应证	①不适合切除的病例 ②肿瘤直径较小 ③肿瘤不靠近大血管或重要的结构 ④超声在肝硬化背景的肝脏上应用技术难度较大
技巧	①确认合适的超声探头位置，并记录超声图像 ②在超声引导下确认完全消融了肿瘤，并记录超声图像 ③预凝结先于实质的断裂（图 19-5）

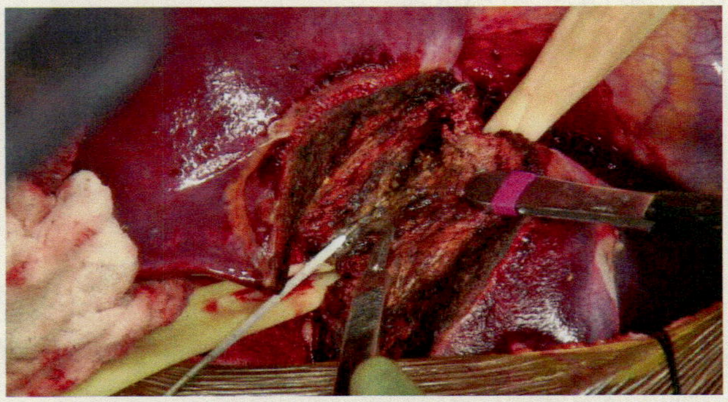

图 19-5 MWA 预凝结（MWA 是一种预凝结先于实质断裂的治疗手段）

五、疗效

（一）影响结果的因素

■ 肿瘤的大小：对于 RFA 来说治疗效果最好的对象是小于 3cm 的肿瘤。MWA 的有效作用范围稍大一些，但仍对病变大小有要求。

■ 消融边缘：为了让局部复发的可能性降到最小，建议消融组织的边界大于肿瘤边缘 1cm。

■ 由于热沉效应，注意靠近主要的血管结构主要是大静脉。

■ 使用方式：在外科手术中联合射频消融的效果好于经皮射频消融。

■ 消融术比较依赖术者，所以术者经验非常重要。

（二）单独评价消融的效果较困难

在大多数情况下，射频消融并不认为可以治愈疾病，所以往往联合其他治疗手段一起使用。同样，也没有高质量的随机研究，后续随访通常也非常短，所使用的设备也在不断革新。

最具代表性的消融疗效评判标准是在消融部位局部复发。而这项数据在一个很广的范围内变动，以 RFA 为例，是 2% ～ 60%。

（三）HCC

■ 在一项对象为超过 1000 名病人的接近 3000 次 RFA 的大型研究中，5 年及 10 年生存率分别为 60.2% 和 27.3%，而 5 年和 10 年局部复发率均为 3.2%。

■ 使用 RFA 治疗 3cm 以下 HCC 的病理完全缓解率高达 65%，而在应用 MWA 的肿瘤中结果相似。

■ 结合 8 项研究成果及超过 1000 名病人的数据，Giacomo 等发现 RFA 在术后生存率，肿瘤完全坏死以及局部复发率方面，优于 PAI 和 PEI。

（四）CLM

■ 在过去的 10 年中，RFA 已经取代了其他的消融治疗方法，由于其较低的发病率、死亡率；安全性和病人的接受程度。在不久的将来，MWA 可能会因为某些相对于 RFA 的优势而成为最常用的治疗方式。

■ 多项研究对于 RFA 及肝切除术在 CLM 中的治疗作用做了比较。这些研究验证了相比于肝切除术 RFA 拥有更高的术后复发率，因此，是一项相对冒险的治疗手段。

- 最近一项对比 RFA 和肝切除术的 Cochrane 分析指出现有数据尚不足以证明 RFA 和肝切除术有着相等的疗效。
- 在不可切除的 CLM 中，消融术联合全身化疗可能能够提高无瘤生存期，尽管尚未发现其对提高总生存期有帮助。

六、并发症

并发症发生率和死亡率较低。并发症包括：出血、血栓形成、脓肿形成及肝内结构损伤（主要是胆管及胆囊），或者肝外其他器官损伤（结肠，十二指肠等）。

在行 RFA 治疗的病例中，并发症发生率低于 10%，死亡病例非常罕见。

在行 MWA 治疗的病例中，Martin 等报道的根据 100 名病人的总共 270 例消融术中，90 日死亡率和并发症发生率分别为 0% 和 29%。只有一个病人发生了肝脓肿症状（图 19-6），没有术后出血的出现。

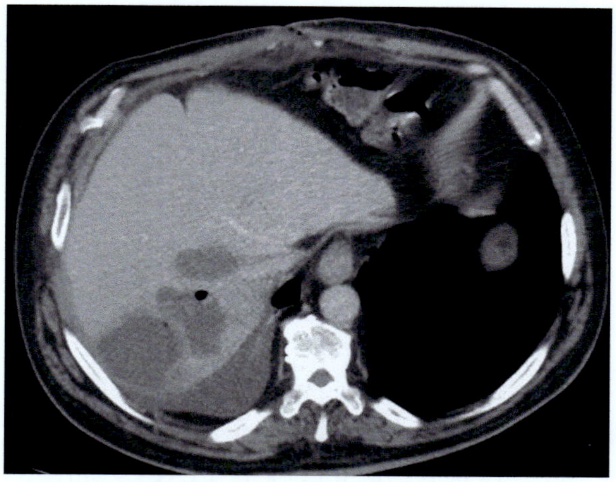

图 19-6 在 RFA 消融位点的肝脓肿

沿穿刺轨道的种植转移非常罕见。以 MWA 为例，概率约为平均每肿瘤 0.47% 以及每病人 0.75%。

第 20 章　肝肿瘤的介入治疗

Darren W. Postoak

一、定义

介入治疗是一种针对肝肿瘤供血动脉在影像学引导下经皮微创的治疗手段。目前最常用的治疗手段是肝动脉化疗栓塞（TACE）和使用钇 90（^{90}Y）的放射性栓塞。

二、鉴别诊断

对于不同类型的肝肿瘤的鉴别诊断主要通过病理切片、肿瘤标志物和影像学特征进行。原发性肝细胞癌（HCC）的 CT/MRI 诊断依据为动脉期的高信号随后即出现静脉期或延迟期的“廓清”。

TACE 和放射性栓塞主要用于治疗以肝为主的疾病。这些肿瘤或是原发于肝的肿瘤或是以肝为主要发病部位的转移癌。

三、病史及体格检查

在进行治疗之前应对病人的治疗史有一个全面的了解，包括既往用药史及过敏史，目前所用药物。在治疗之前应该进行评估，特别是使用放射性栓塞时，应该考虑之前病人肝是否接受过放疗。

必须评估病人的一般状况（ECOG 或者 Karnofsky 评分）。一般情况较差的病人可能并不适合进行动脉栓塞治疗。

需要对预进入的动脉通路进行动脉脉搏检查。通常来说，穿刺部位为股动脉，但如果病人患有严重的髂股动脉粥样硬化疾病，则需要进行调整。

四、影像学及其他诊断手段

- 所有病人应该在术前进行多期 CT 或者 MRI 的检查。某些情况下 PET-CT 可能也会有所帮助。
- 影像学结果应评估肿瘤数目、肿瘤体积、门静脉血栓形成及侵袭情况。应该针对血管疾病及血管变异评估血管解剖学，结果可能会改变预定的治疗方案。
- 实验室检查应包括全血细胞计数、凝血功能、肌酐、白蛋白，以及肝功能。
- 排除标准包括直接危及生命的肝外疾病、肿瘤体积大于 50% ～ 70%、无法与胃肠道的动脉血管相通和明显的肝肺分流。

五、手术治疗

（一）术前准备

- 病人需要充分的补液，通常在术前和术中行每小时 150 ～ 300ml 生理盐水静脉滴注。
- 术前用药可能包括止吐类药物和类固醇类药物。
- 抗生素应按需应用，这对于接受过括约肌切开术、胆道支架或导管置入或胆肠吻合术导致 Oddi 括约肌不完整的病人尤为重要。这套方案耗时 2 周，需要先于栓塞术 2 天开始。
- 栓塞术是一个多步骤的治疗手段，它需要将流入胃肠道的动脉血管栓塞，并在实际注射 ^{90}Y 粒子前进行模拟注射。这将在“技术”部分深入讨论。
- 质子泵抑制剂应在栓塞前 2 周开始服用。
- 奥曲肽的预治疗可以显示病人的转移性类癌从而避免类癌危象。具体用法为约术前 1 小时 250μg 奥曲肽静脉注射。

（二）体位

病人取仰卧位，双侧腹股沟区皮肤备皮后铺单（图 20-1）。如果有髂动脉闭塞或其他技术性问题，则下一步应选择肱动脉通路，左臂也是优先的备选。如果选择肱动脉通路，手臂应外展离开身体 45° ～ 90°。

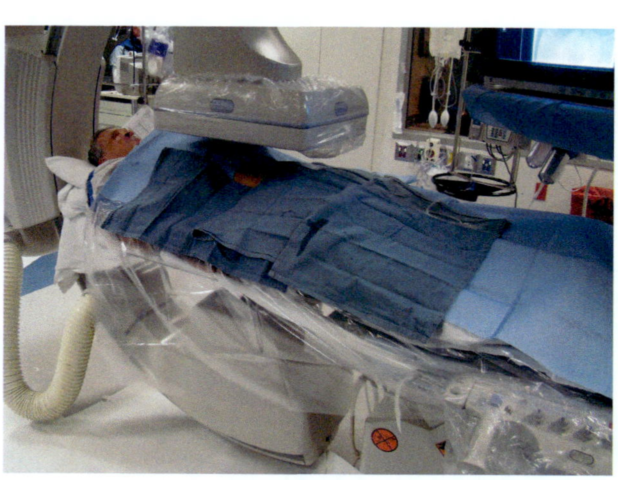

图 20-1 体位
病人取仰卧位，双侧腹股沟区皮肤备皮后铺单；C 形臂 X 线透视机及其显示器的位置如图，可以令一般股动脉穿刺位点和整个腹部可视化

肝动脉化学药物治疗栓塞技术要点

（一）肠系膜上动脉造影静脉相成像

- 可选择 4F 或者 5F 的导管置入肠系膜上动脉（SMA）。动脉期（图 20-2）用来检查解剖的变异，如异位的肝右动脉（图 20-3）或者其他解剖变异。从肠系膜上动脉流向肝的潜在“寄生”血流也必须评估。
- 静脉期（图 20-4）用于评估肝门静脉是否通畅及出肝血流。TACE 可以对有出肝门静脉血流的进行治疗，但每次栓塞的肝体积应比前一次更小。

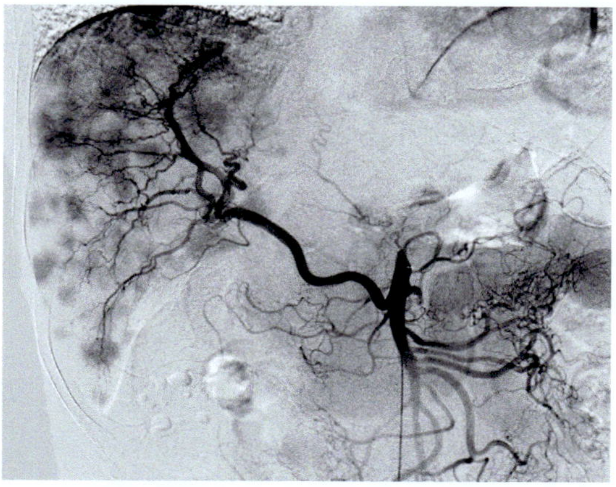

图 20-3 异位肝右动脉
异位的肝右动脉是最常见的解剖变异之一；图中异位肝右动脉为肠系膜上动脉分支

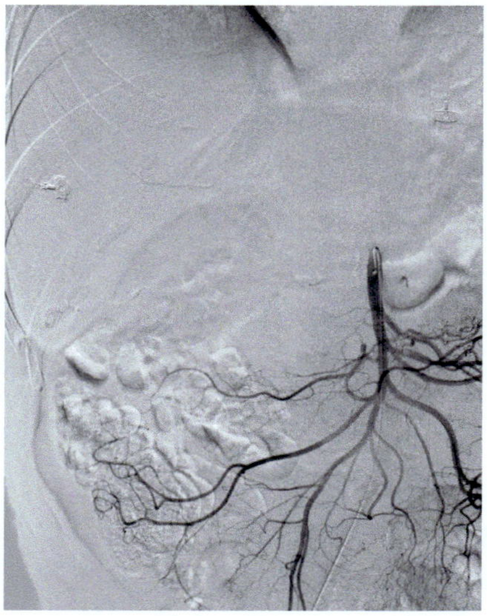

图 20-2 肠系膜上动脉造影
肠系膜上动脉造影用于评价解剖变异；该病人的体位可以实现在静脉期对肝门静脉的观察

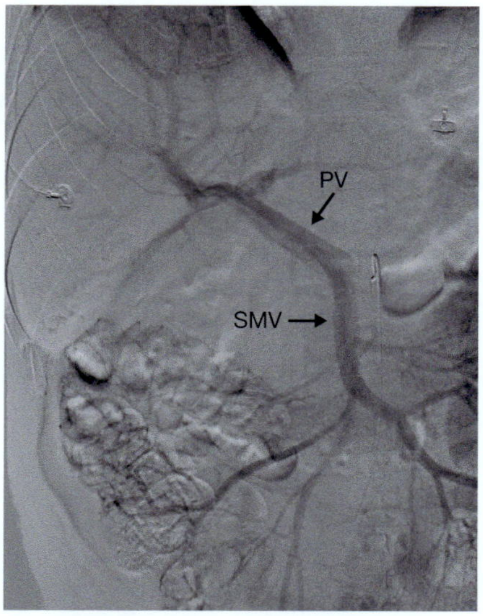

图 20-4 肠系膜上静脉及肝门静脉
肠系膜上动脉造影的静脉期显示肠系膜上静脉和肝门静脉的通畅（图 20-2 中病人）；PV. 肝门静脉；SMV. 肠系膜上静脉

（二）腹腔动脉和肝动脉造影

■ 可选择 4F 或者 5F 的导管置入这些血管。动脉造影（图 20-5）可以用来评估血管变异，如异位血管、肝胃干（图 20-6）发出的副肝左动脉，以及可能从腹腔干起始发出的膈动脉等。

■ 如果腹腔干闭塞，闭塞往往可以越过已置入支架或者逆行通过胰门间隙进入肠系膜上动脉行手术治疗（图 20-7）。

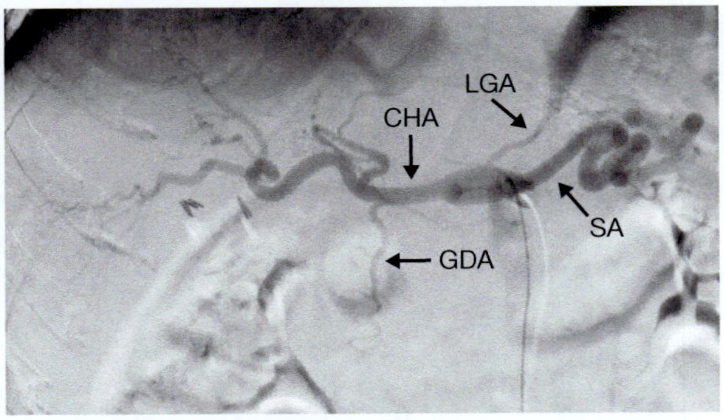

图 20-5 腹腔血管解剖（腹腔动脉造影显示典型的腹腔和肝动脉解剖）

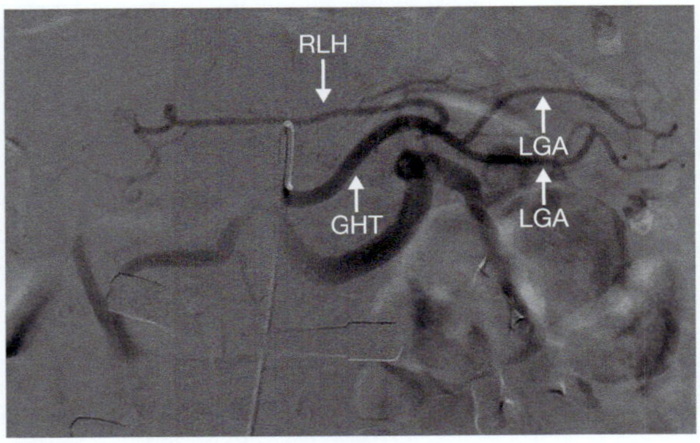

图 20-6 导管位置与血管走行

导管尖端位于从腹腔动脉发出的肝胃干；异位的肝左动脉供应左肝叶，而胃左动脉分支供应胃底；当栓塞异位肝左动脉时，导管须远离胃左动脉的分支；GHT. 肝胃干；RLH. 异位肝左动脉；LGA. 胃左动脉分支

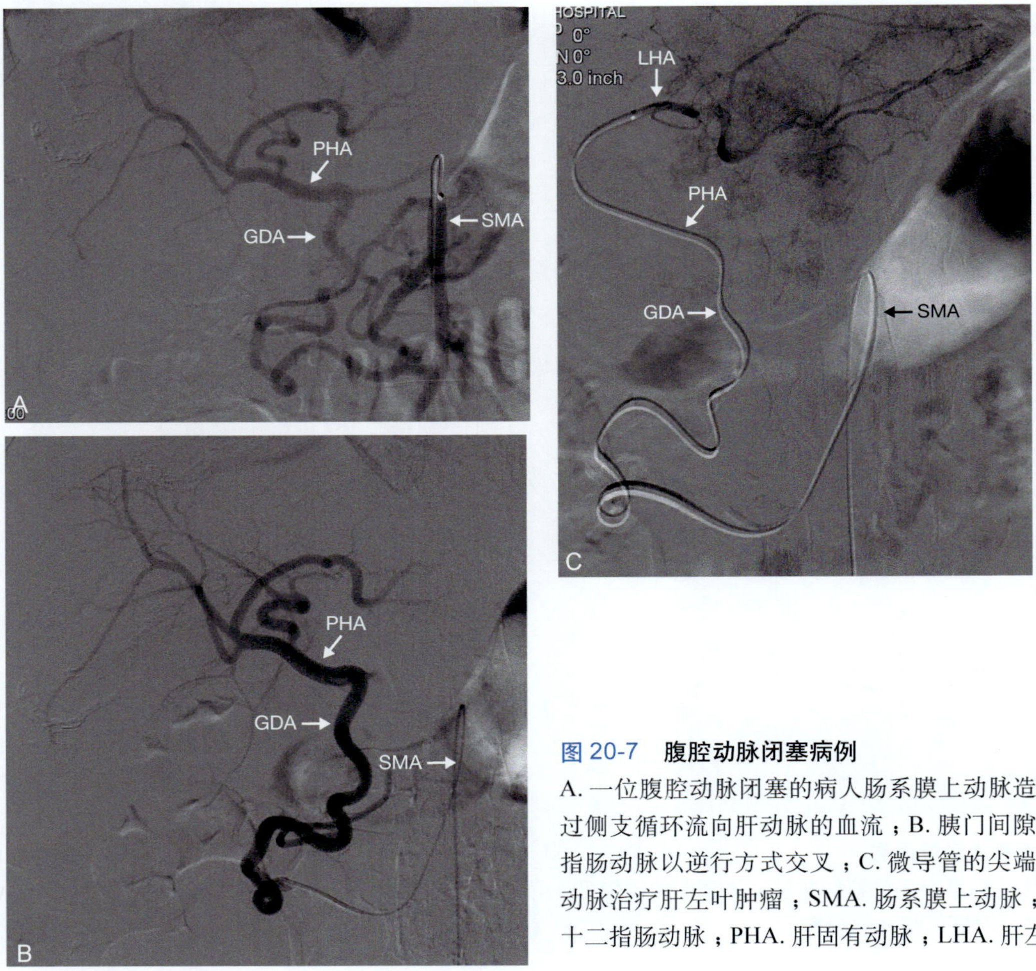

图 20-7 腹腔动脉闭塞病例

A. 一位腹腔动脉闭塞的病人肠系膜上动脉造影显示通过侧支循环流向肝动脉的血流；B. 胰门间隙和胃十二指肠动脉以逆行方式交叉；C. 微导管的尖端置于肝左动脉治疗肝左叶肿瘤；SMA. 肠系膜上动脉；GDA. 胃十二指肠动脉；PHA. 肝固有动脉；LHA. 肝左动脉

■ 评估哪些动脉供应肿瘤尤为重要，尽量减少对于非供应肿瘤支的栓塞。

（三）导管向栓塞处的推进

■ 通常，手术会使用同轴微导管进行操作。

■ 尽可能减少推进导管的次数，但是如果肿瘤散在分布于肝，可能需要进行肝叶栓塞。

■ 如果病人胆囊仍存在，需要评估胆囊动脉的起源（图 20-8）。理想状况下，栓塞应远离胆囊动脉。栓塞离胆囊动脉过近可引起化学性胆囊炎与更严重的栓塞后综合征。

■ 动脉造影可以评估动、静脉分流以及滋养血管的选择性置管情况。

（四）栓塞中使用的材料

1. *碘油化学药物治疗栓塞*　乙碘油是一种以罂粟籽油为基的对比液。乙碘油是一种混合媒介，最常见的是顺铂、多柔比星、丝裂霉素的结合。乙碘油可以作为化疗药物的载体使药物从混合物中慢慢释放。在对靶向血管进行微粒栓塞之后，乙碘油可以残留在肿瘤及肿瘤的新生血管中（图 20-9）。

2. *药物洗脱微球*

（1）LC 珠是聚乙烯醇微球，Quadraspheres 栓塞微粒是共聚物微球。

（2）将每个微球中注入 50 ～ 75mg 的多柔比星，最大的两个将在术中使用。常用的是 100 ～ 300μm 的 LC 珠和 50 ～ 100μm 的 Quadraspheres 栓塞微粒。然后注入粒子（图 20-10）直到目标血管血流有明显的放缓。

（3）应使用伊替立康代替多柔比星治疗结直肠癌肝转移的病人。

3. *肝动脉栓塞*（TAE）　又称单纯动脉栓塞，

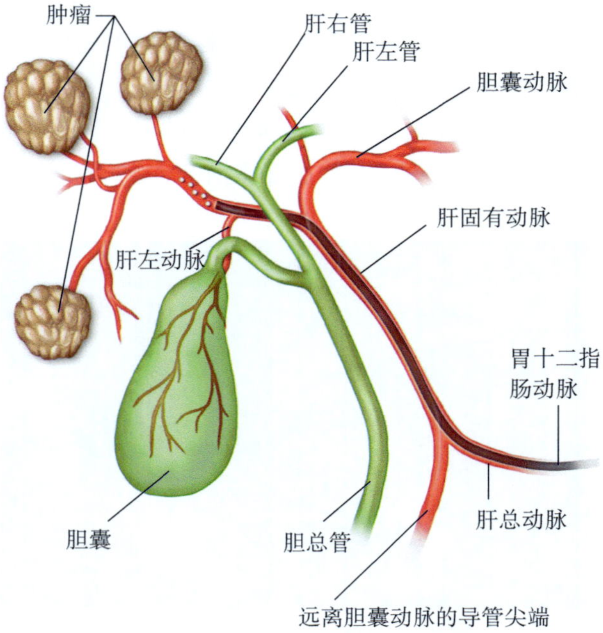

图 20-8　导管推进位置（栓塞前导管尖端的位置远离胆囊动脉的起源，以防止化学性胆囊炎）

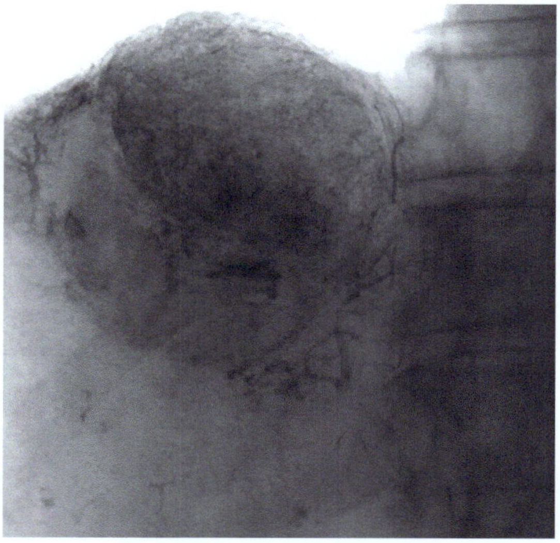

图 20-9　碘油化学药物治疗栓塞（碘油化学药物治疗栓塞图像显示肿瘤内的乙碘油混合物）

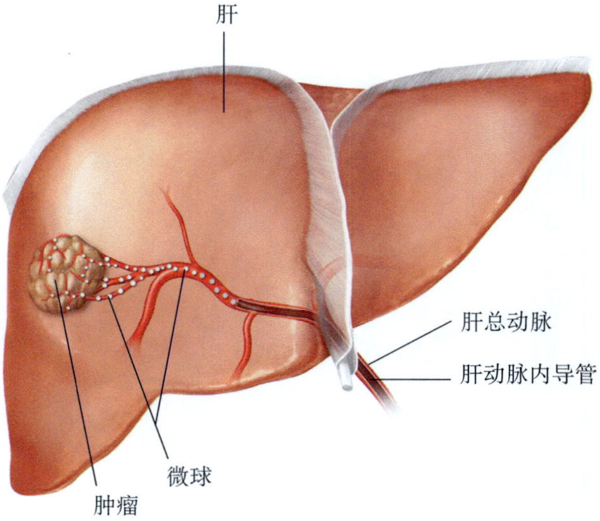

图 20-10　药物洗脱微球（药物洗脱微球阻断肿瘤供应动脉，化疗药物可以缓慢释放进入肿瘤）

使用乙碘油栓塞、微粒栓塞或者不添加化疗药物的两者结合。

（五）导管和鞘管的拔除

穿刺部位可以通过手按压或者动脉闭合装置进行闭合。

（六）随访

- 4 周后实验室检查评估肝功能。
- 如果需要可以进行影像学检查的复查。
- 如果需要再行栓塞，应在 4 ～ 6 周进行。

栓塞的技术要点

（一）Sir-Spheres ™ or TheraSphere ™

^{90}Y 结合 35 μm 以下的微粒。Sir-Spheres ™是树脂基颗粒，而 TheraSphere ™是不能降解的玻璃微球。

（二）肠系膜上动脉，腹腔动脉、肝动脉造影

最初的步骤类似于 TACE。通过造影评价血管通畅程度和解剖变异。

（三）胃十二指肠动脉、胃右动脉造影，肝左动脉造影

- 对于解剖的评估应着重关注流向胃肠道的分支，如胃右动脉及胰十二指肠上动脉（图 20-11）。
- 通向胃肠道的分支，如胃十二指肠动脉（GDA）的栓塞（图 20-12）。这些分支的栓塞需将 ^{90}Y 粒子注入胃肠道，可能引起严重的、难以愈合的溃疡。

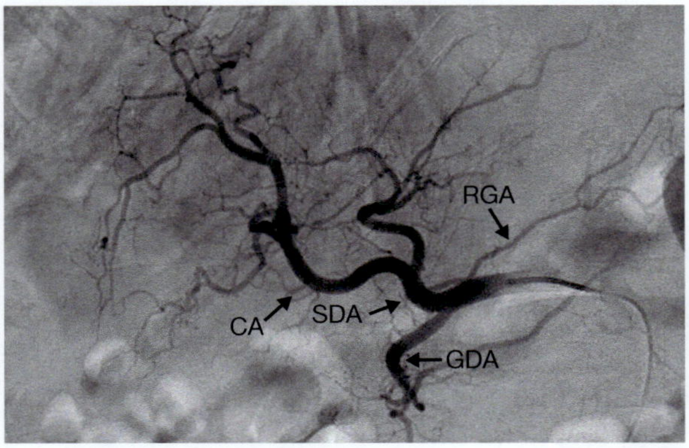

图 20-11 **栓塞流入胃肠道的分支**

在 ^{99m}Tc MAA 粒子注射前经肝总动脉造影显示解剖结构；需要将流入胃肠道的分支栓塞防止 ^{90}Y 粒子的回流造成分支血管的继发损伤；GDA. 胃十二指肠动脉；SDA. 胰十二指肠上动脉；RGA. 胃右动脉；CA. 胆囊动脉

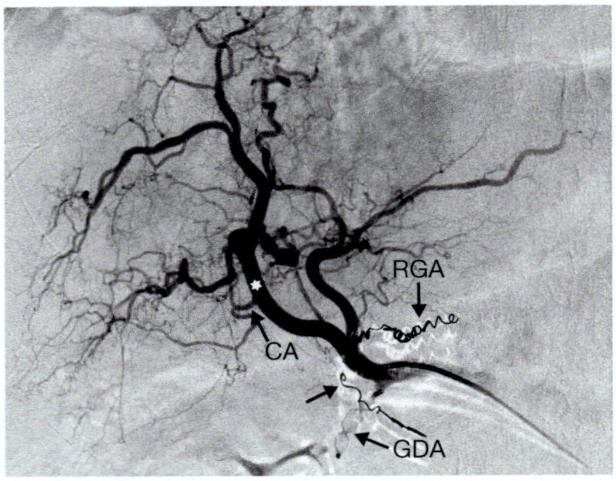

图 20-12 **GDA 栓塞**

利用伞形塞子及在 RGA 和 SDA 中的微弹簧圈将 GDA 栓塞；微导管应远离肝右叶起源的胆囊动脉 ^{99m}Tc 和 ^{90}Y 注射（*）

（四）肝叶注射锝（^{99m}Tc）人血白蛋白聚合大颗粒

- 锝聚合白蛋白（MAA）颗粒是用来模拟的 ^{90}Y 颗粒。需要进行核成像来评估胃肠道的活动及肺分流的程度（图 20-13）。
- 如果注入 MAA 粒子后胃肠道有活动，且没有明显可以栓塞的滋养血管，则不建议行 ^{90}Y 疗法。

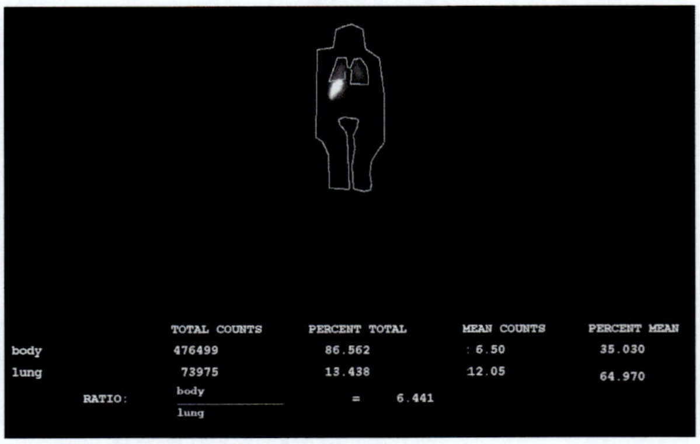

图 20-13 **^{90m}Tc 核成像**

^{99m}Tc MAA 注射后行核成像显示无胃肠道活动，以及 13.4% 的肝肺分流；因为肝肺分流，Sir-Spheres ™的量需减少 20%

（五）^{90}Y 粒子的注入

- 这项操作应在最初的解剖分析、栓塞合适的滋养血管及 MAA 评估后进行。导管的位置与注射 MAA 时相同，如果进行肝右叶栓塞，导管位置与图 20-8 相同。
- 注射 ^{90}Y 粒子时应格外小心，防止放射性物质泄漏（图 20-14）。
- 如果 MAA 评估时发现有 10% ～ 15% 的肝肺分流，Sir-Spheres ™剂量减少 20%。如果分流达到 15% ～ 20%，则剂量减少 40%。
- 如果肝肺分流＞ 20% 时，则不应注射 Sir-Sphere^{TM}。
- 当应用 TheraSpheres^{TM} 时，要根据累积剂量来决定注射剂量，不需要考虑肝肺分流的情况。

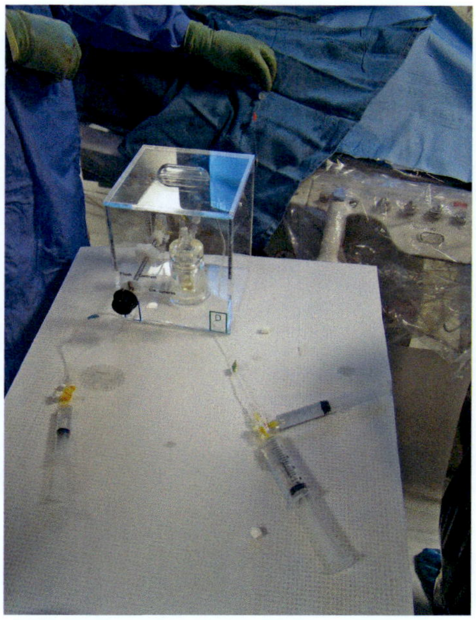

图 20-14 Sir-Spheres ™颗粒的体外处理

通过一个特殊的传输系统将 Sir-Spheres ™颗粒连接到导管，防止放射性元素的泄漏

- 如果初次治疗的实验室检查及影像学检查正常，对第二肝叶的注射准备应在 4 ～ 6 周后开始。如果在对第二肝叶栓塞前有必要，病人仍然需要动脉造影和重复注射 ^{99m}Tc MAA。

（六）导管和鞘管的拔除

穿刺部位可以通过手按压或者动脉闭合装置进行闭合。

（七）随访

- 4 周后实验室检查评估肝功能。
- 如果需要可以进行影像学检查的复查。

经验与教训

病史及体格检查	① Oddi 括约肌不完整的病人形成脓肿的风险更高且需要预防性使用抗生素 ②不要对肝功能接近异常的病人施行过多的治疗措施，这些措施可以在稍晚的时候进行
影像学检查及其他诊断手段	① C 形臂 CT 可能有助于确认导管是否置入正确的动脉分支，虽然本项检查由于清晰度的原因无法有效观察病灶（图 20-15） ②肝肿瘤，尤其是肝包膜下的肿瘤可能由非肝血管供应。来源于膈下、乳腺和肋间动脉的供应血管可能也需要栓塞治疗（图 20-16） ③在乙碘油存在的区域进行 CT 增强扫描可能很难判断是否存在动脉瘤。可能需要与 CT 平扫（图 20-17）进行对比或者行 MRI 检查观察
外科技术（TACE）	①在行 TACE 之前可以使用大的微球或钢圈栓塞动静脉的分流 ②碘油化疗栓塞比药物微球化疗栓塞，栓塞后并发症更多 ③肝顶部的肿瘤栓塞可引起右肩部疼痛或打嗝，类固醇激素（甲泼尼松龙）可能会缓解术后症状
外科技术（^{90}Y）	即使栓塞了 GDA 和胃右动脉，也不要将 ^{90}Y 注入肝总动脉及肝固有动脉

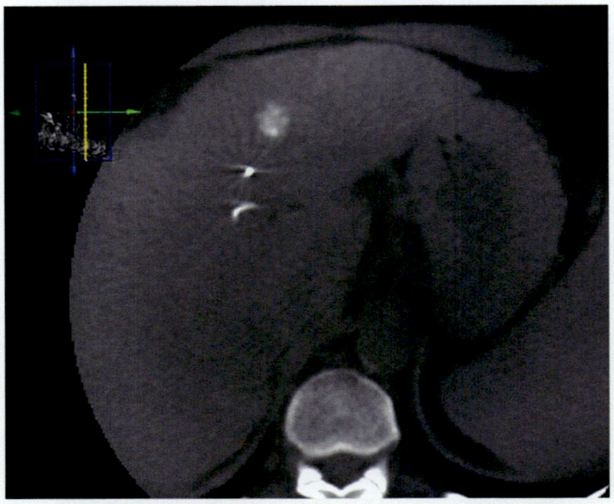

图 20-15 **C 形臂 CT**
栓塞前的 C 形臂 CT 在瘤体增强的界面显示微导管位于正确的动脉分支中；普通的动脉造影无法正确评估肿瘤信号的增强

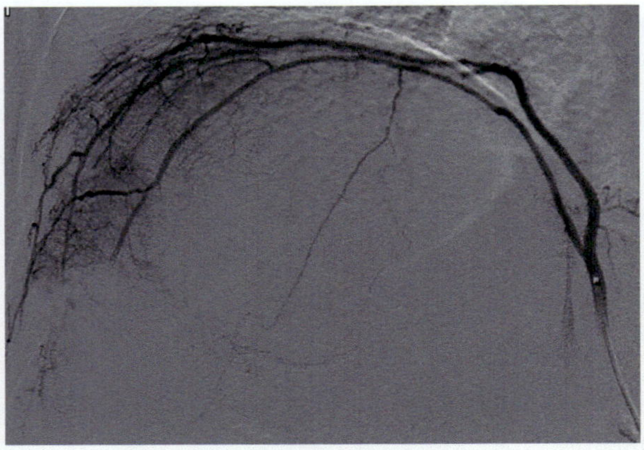

图 20-16 **右侧膈顶动脉造影**
右侧膈顶的动脉造影显示肝顶部的肿瘤是由远侧膈动脉分支供应，需要栓塞这些分支

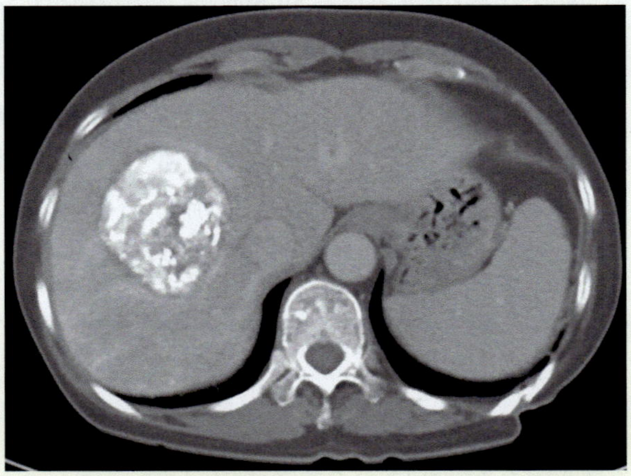

图 20-17 **残余乙碘油（CT 平扫可以看出残余在肿瘤内的乙碘油）**

六、术后护理

- 镇痛药物。
- 止吐药物。
- 质子泵抑制药（栓塞）。
- 类固醇激素（甲泼尼松龙）。
- 抗生素（有指征的情况下）。
- TACE 的住院治疗通常是：行微球栓塞的病人 1 日，而乙碘油栓塞的病人需数日，而栓塞过后的病人可以在术后当日出院。
- 应对影像学及实验室检查进行必要的复查，而术后诊疗计划的制订应因人而异。
- 可以根据需要继续进行栓塞治疗，完成栓塞 4 ～ 6 周后进行影像学检查，如果复查确认发现肿瘤，则需要再次进行栓塞。如果未发现肿瘤，则 3 个月复查 1 次（图 20-18）。
- 术后的影像学检查应该在对最后一叶栓塞后的 2 ～ 3 个月进行，这样可以更好的观察术后效果。

七、结论

2002 年，两个独立的研究表明，TACE 对比任何可行的维持手段对于肝癌的预后生存期在统计学上有显著优势。此后，也有其他针对可代偿的肝硬化病人的研究证实了这些结果。

对于肝功能储备有限或者肝功能下降的病

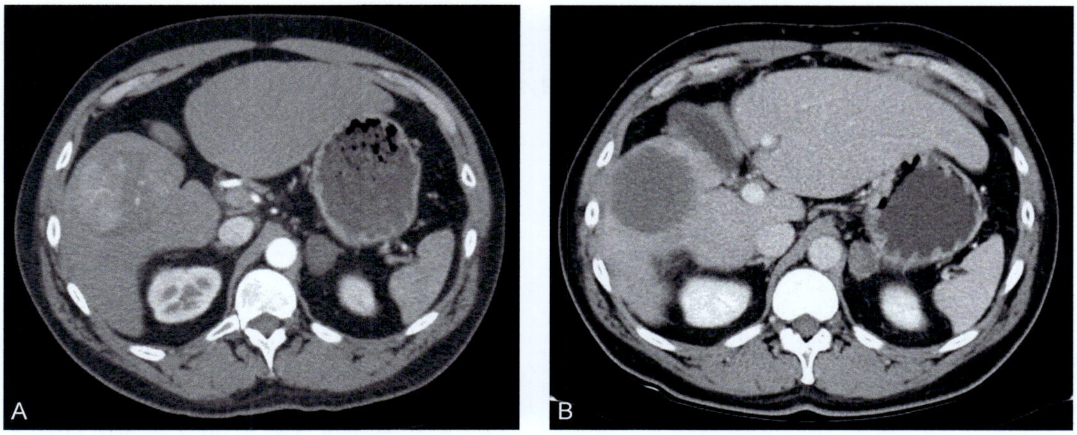

图 20-18　复查相关影像学检查

A. 治疗之前的 CT 显示一个右叶的巨大的信号相对增强的 HCC；B. 使用多柔比星微球治疗 5 周后的 CT 显示肿瘤已经缩小且没有信号增强的表现；3 个月后应再次进行影像学检查

人，药物微球栓塞的效果要好于乙碘油栓塞。而且，病人对于治疗的耐受较好。

与普通的栓塞相比，使用多柔比星微球的治疗手段被证明在统计学上有更好的生存期及更低的复发率。

接受 ^{90}Y 治疗的肝癌病人中，肝功能达到 Child-Pugh A 的病人预后生存期明显好于仅有 Child-Pugh B 的病人，分别为 17.7 个月和 7.7 个月。

在一项针对无法切除的肝转移瘤病人的研究中，接受 ^{90}Y 栓塞治疗的结直肠癌肝转移的病人，中位生存期为 15.2 个月，而神经内分泌肿瘤病人为 25.9 个月，非以上两种情况的病人为 6.9 个月。

八、并发症

- 腹股沟血肿 / 假性动脉瘤。
- 肝功能不全。
- 严重的栓塞后综合征。
- 常规栓塞后综合征并不罕见，栓塞后症状包括疼痛、发热、恶心、呕吐。严重的栓塞后综合征可能延长住院时间或导致再次入院。
- 肝脓肿。
- 胆囊炎。
- 未到达目标血管区域的栓塞导致的消化道溃疡。

第 21 章　肝段切除术

Neil H. Bhayani　Eric T. Kimchi　Niraj J. Gusani

一、定义

肝段切除术是指切除 Couinaud 分段中一个或多个肝段的手术（图 21-1）。在布里斯班会议上将肝切除的命名规范化。

最常见的肝段切除术为①右后叶切除（Ⅵ、Ⅶ段）；②左外叶切除（Ⅱ、Ⅲ）段；③尾状叶切除术（Ⅰ段）。

本章内容不包括更小范围的切除术，如单个肝段的切除或非解剖性切除。通常这些简单的切除不包括常规的夹闭流入流出肝段的血管以及对于肝段内血管和胆道的游离。

二、病史及体格检查

- 病人的一般条件需能够承受大型外科手术。
- 术前准备时需要详细了解病人之前的腹部手术史。
- 如果进行转移癌切除术，需要对全身疾病进行仔细评估。如果存在其他疾病，应将其和肿瘤的大小及切除的范围综合考虑，来确认病人无论是肝内病变还是原发病变能够从外科手术中得到有效治疗。

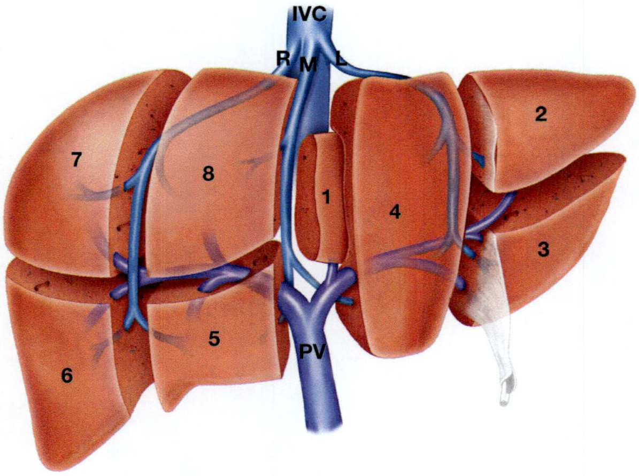

图 21-1　Couinaud 分段及静脉解剖

- 应了解病人是否有黄疸、活动性肝炎、饮酒、违禁药物滥用史及是否进行化疗来评价肝实质的健康状况。
- 各类病毒性肝炎都应成为手术切除的备选病人。
- Child-Pugh 分级和终末期肝病模型（MELD）都可以用来评价肝功能，暂时没有证据证明哪种评价方式对于评价对手术的耐受程度更有效。

三、影像学及其他诊断手段

（一）多相

对比增强的横断面成像（包括 CT 及 MRI）都是术前必要的检查手段。这两种成像方式灵敏度相似，所以常交替使用或一起使用来确认发病的病程。

（二）保留的肝体积

健康、正常的肝应在术后至少保留 2 个有充分流入流出血流的连续肝段以及 25% 的有完全肝功能的肝体积以完成术后肝功能的恢复。但是，在肝功能受损或者肝硬化的肝中，建议应保留 40% 以上的肝体积，但应取决于受损肝的程度，如果肝受损较严重，需要术后残留的肝体积可能需要更大。肝段切除术很少引起肝功能不全，除非残肝为严重病变。

（三）客观测试肝功能并关注显著的肝功能障碍

经颈静脉的肝门静脉压力梯度测量（正常值 < 5 ～ 8mmHg），常规血清肝功能检查，活检（以评估脂肪变性或肝硬化程度）是最常见评估肝疾病程度的方法。

（四）ICG 清除试验

在亚洲，ICG 清除试验常用来评估肝健康。该项试验很少在北美应用。

（五）肝移植

如果病人被证实为失代偿期肝硬化（Child's B 和 C）和病程条件适合进行肝移植（肝细胞癌，神经内分泌肿瘤和肝门部胆管癌）的情况下，外科医生应该考虑行肝移植术。

四、手术治疗

肝切除的适应证包括未确定诊断的占位，有症状的良性病变和恶性肿瘤（表 21-1）。

表 21-1 肝切除术指征

诊断	癌前病变
局灶性结节性增生	肝细胞腺瘤
肝细胞腺瘤	胆管囊腺瘤
症状	恶性肿瘤
血管瘤	肝转移癌
单纯性囊肿	原发性肝细胞癌
良性病变	胆管细胞癌
难治性脓肿 / 胆管炎	
严重的肝内胆管结石	

关于肝转移灶切除术的一些可靠证据证明了 R0 期的切除由于可以有效延长生存期，从而可以作为结直肠癌、神经内分泌肿瘤的潜在治疗手段。

（一）术前准备

■ 理想的情况下，应在术前就横断面成像与有经验的放射科医生交流，并在整个治疗过程中加以利用。

■ 血管变异，特别是肝门部动脉的变异是很常见的。术前影像学的分析可以从根本上防止术中不慎损伤这些血管的可能。

■ 并不一定需要进行三维重建，但如果想掌握所有的病灶及其与肝静脉和肝门静脉的关系，则需要三维重建结合术中超声进行。

■ 对于术后疼痛控制，可选择采用术前放置一个专门用于疼痛管理的硬膜外导管。

■ 低中心静脉压（CVP）下麻醉是减少肝手术失血的基石。为了维持低中心静脉压（5 ～ 8mmHg），术前和护理及麻醉组良好的沟通是至关重要的。

■ 胆管切断术（清洁 - 污染手术）后应适当的预防性应用抗生素。因为考虑到留置于胆道内的医疗设备可能造成继发性的胆道定植感染。

■ 接受肝切除术的病人由于年龄、恶性肿瘤，以及接受长时间复杂腹部外科手术的因素，患静脉血栓（VTE）的风险较高。发生血栓前皮下注射未分离肝素以及根据需要 8 小时重复给药。接受肝恶性肿瘤切除术后病人应在家中接受 30 日的低分子肝素治疗以预防下肢静脉血栓。

（二）体位

仰卧位，抱臂。腹腔镜手术可以采用改良截石位或者分腿截石位。如果是右肝外侧占位，也可以采用侧卧位。

肝右后叶切除术技术要点

（一）暴露

■ 建议使用肋缘下正中切口或人字形切口。

■ 应使用牵拉及固定系统，肋缘的回缩是暴露的关键。

（二）游离

■ 结扎圆韧带但需尽量留长方便满足之后牵拉和暴露的需要。镰状韧带应靠近肝分离，从而最大程度的减少其对术中超声的干扰（IOUS）。

■ 右侧三角韧带顶端应从内向外分离，应清除肝右静脉（RHV）前壁和侧壁的腹膜及网膜组织。继续清扫横向的和后方的（组织），肝可以向内回缩以及压向后方。

■ 如果病人因静脉受压而造成低血压，暂时松开回缩可能会变得非常必要。另外，抬升右肝的外侧缘可以暴露右三角韧带的剩余部分。

■ 右肝的完全松解需要完全暴露下腔静脉（IVC）的前壁和侧壁。向内的回缩及下外侧缘向头侧的旋转可以辅助抬升肝远离下腔静脉。

■ 一定数量的肝短静脉分支直接从右肝汇入下腔静脉，这些分支需要用生物夹或 4-0 的丝线仔细结扎。应避免在肝侧使用生物夹夹闭小静脉以防止影响肝实质的切除，可在下腔静脉侧使用生物夹。

■ 在 IVC 的近肝面和侧面，有一组韧带 / 肝实质桥从Ⅶ段一直延伸至 IVC 后方的腹膜组织。离断这段韧带对于术野的暴露及肝右静脉的分离都至关重要。这段韧带如含有血管结构，则应结扎离断或使用双极电凝横断。

（三）肝门解剖与控制血流

■ 向前及头侧固定镰状韧带协助暴露肝门。

■ 行顺行性胆囊切除术暴露右侧肝门板。

■ 应常规使用术中超声来观察肝内隐匿的病灶。IOUS 可以使术者了解血管的解剖位置，确认主要的静脉分支，以及准确地描绘出靠近病灶的肝门静脉及肝静脉分支。

■ 将肝胃韧带打孔后，用一根脐带线将肝门静脉悬吊。放置一个未收紧的 Rummel 止血带来完成为了应对突发出血而进行的肝门阻断。

■ 自肝板的右侧缘开始分离，分离到对侧的过程中应减小无谓的损伤，以及尽量缩小瘢痕，为可能的二次肝切除术做准备。

■ 在肝门右侧，肝右动脉（RHA）比较表浅，应首先分离。RHA 通常在汇入右肝时分叉，应将前、后两个分支都解剖出来。使用血管吊带牵起后，在肝右动脉后支上哈巴狗夹夹闭（图 21-2）。

■ 应通过触诊或多普勒的方式确认肝右动脉前支和肝固有动脉及肝左动脉应确认血流通畅，也可在肝门部或肝实质使用 IOUS 确认。

■ 如果没有缺血的迹象，应该取下哈巴狗夹，使用 2-0 及 3-0 丝线结扎后，离断肝右动脉后支。离断后应暴露肝门静脉的右支（RPV）且朝向

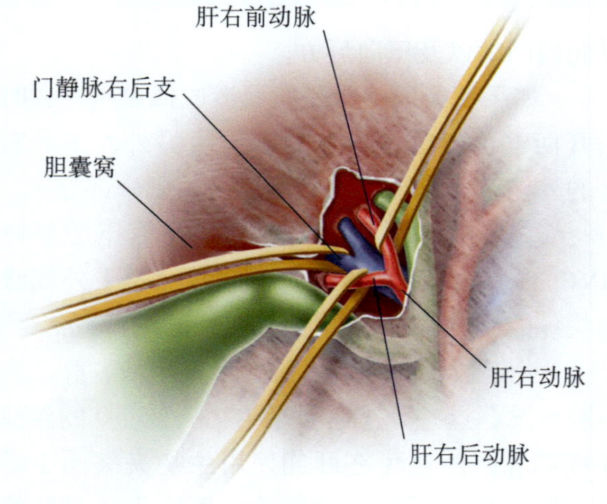

图 21-2 **肝右动脉显露右侧肝蒂（其前后两个分支在右后肝动脉分支或肝门静脉结扎前均是可见的）**

RHA 的头侧。

■ 应该解剖出肝门静脉右支的前后两个分支，左支的分支也是如此。正确的判断肝门静脉左支及右支的分支非常重要，是避免肝门静脉主干和肝门静脉左支被误扎或者狭窄的关键所在。在解剖过程中，汇入肝尾状叶（Ⅰ段）的 RPV 后支较易被撕裂。应该先将其结扎或者在解剖时避开，以避免不必要的出血。在 RPV 周围行进一步解剖时应继续分离 RPV 的前后两个分支。可以使用六段的部分切除接近肝门静脉右支的后支。后支的游离也应在 IOUS 的定位下进行。RPV 的后支应使用血管吊带和 ¼-in 的潘氏引流管轻轻提起。

■ 离断肝门静脉后支时应使用血管切割闭合器。使用有关节的闭合器可以使切割获得更好的角度。在闭合钉仓时应非常小心，以免损伤周围的血管分支。如果在术中遇到困难，可以将闭合器伸入事先放置的潘氏引流管的开口，随后轻轻取出引流管，可以协助调整闭合器的位置。

■ 笔者不推荐常规对右后支肝管做肝外游离。相对来说，笔者更喜欢在进行肝实质离断时，使用切割闭合器在肝实质内对其进行离断。这种做法可以允许远离肝门静脉分支安全的离断胆管，避免了可能导致胆道离断或损伤的肝门部解剖。

■ 因流入道的阻断已经完成，可以划定右后叶所在的区域。

■ 一般不在右后叶切除时常规游离 RHV，但是在肝实质切除时需要结扎其肝内的分支。

（四）肝实质的切除

■ 开始切除时，首先使用电刀切开 Glisson’s 鞘，标记切除线（绕肝画一周）。IOUS 可以协助确定肿物的大小，以画定一个合适的切除线。

■ 在使用切割闭合器时应沿着切除线进行，完整的切除线的画定十分重要（尤其是肝后方），提供的视觉及触觉上的分界可以防止切割范围过大。

■ 剩余 1 ～ 2cm 的肝实质可以通过能量器械切断，可以根据医生的喜好选用双极、水刀、超声刀等方式。笔者发现水刀在止血方面有更

好的效果，对于封闭胆道也同样如此。

■ 可以在此时进行肝门阻断，来限制残肝的侧支循环血流，以防止实质切除过程中的意外出血。

■ 使用吻合器切断剩余的肝实质是首选方式，如果需要快速进行切除，可以使用两把闭合器使得一把在装钉仓时仍然可以进行切除。小心将较薄（金属）的一端插入肝实质，此外，可以使用弯钳来为闭合器创造空间，注意操作轻柔。闭合器断肝的动作和传统钳夹法断肝钳的使用方法相似。

■ 正常情况下应该毫无阻力即可离断肝实质，如果在闭合器下压时遇到阻力，则很可能是打到了血管壁，如果强行进行击发动作，很可能导致较严重的出血。

■ 将切割闭合器的动作细化，较缓慢压缩肝实质可以避免出现血管的撕裂。推出的多余组织可以最大程度减小出血或胆瘘的概率。

■ 在击发时可能遇到的情况有①组织过厚导致击发困难；②误将肝右管打断。

■ 左手握住肝，大致摸出切割线，手指握在肝后方的切除线可以时刻保护 IVC，也能在反复击发的时候始终掌握切除线末端的位置。

■ 一例规则的肝右后叶切除术，切除线应该平行于 RHV 的侧面（图 21-3）。

（五）完成阶段

■ 肝实质离断后，将标本移除术野。与病理科专家一起评估标本、标定正确的肿瘤边界及在术中评估肿瘤的全部边界。

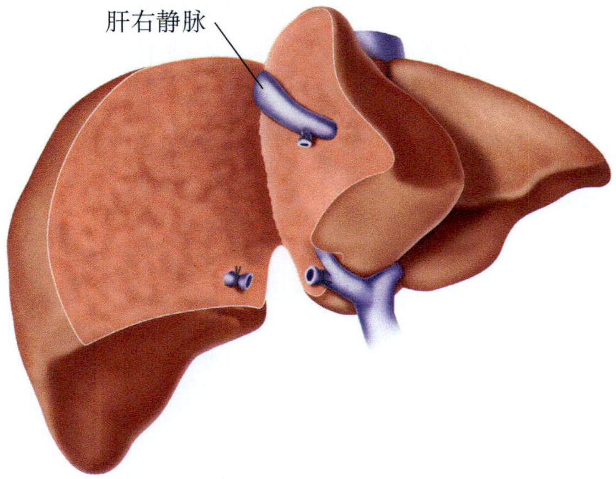

图 21-3 **肝切除线（一例正规的肝右后叶切除术，切除线平行于 RHV 的侧面）**

■ 止血在肝的切缘进行，笔者更倾向于选择对于闭合细小胆管和血管更有效的双极及 RFA 等。

■ 应该在术中足够小心避免伤及可能引起术后狭窄的主要胆管。任何靠近主要胆道的胆瘘，都可以使用单丝可吸收线缝合。

■ 对于肝门附近的出血，使用能量器械可能导致关键结构被破坏，笔者更推荐使用压迫止血或止血药物止血的方式，缝合有时也是必要手段。

■ 可以根据外科医生的喜好将较粗的引流管放置于术后肝断面上。

■ 需要重新处理镰状韧带（切开）从而避免残肝的扭转，以及可能存在的血管压闭及血栓。

肝左外叶切除术技术要点

（一）游离

■ 由外向内切断左侧三角韧带的顶端，可能在三角韧带后垫棉垫有助于保护贲门及胃食管的结合部位。

■ 将肝左静脉侧方的腹膜及网膜剔除干净。术中将肝顶向前可以使此项工作更加安全地进行。

（二）肝门解剖与控制血流

■ 可以使用 IOUS 于断肝时标定确认可能会经过的 LHV 的位置。这类视觉上的提醒往往在断肝时非常有意义。

■ 离断肝胃韧带及异常的 LHA 分支，事先在肝门处预留阻断带方便进行突发情况下的肝门阻断。

■ 应从圆韧带的左侧开始分离，进入静脉韧带裂。应避免分离肝门，造成不必要的损伤，并减少瘢痕组织，从而为可能的二次手术做准备。

■ 供应左外叶的 LHA 和 LPV 分支可以分别从圆韧带的左缘结扎离断。没有必要过于靠近 LHA 和 LPV 主干进行操作，如果需要可以使用肝门阻断的手段来控制出血（图 21-4）。

■ 在肝左外叶切除术中无须在肝外游离 LHV，但需在切除时将其在肝内结扎离断。此操作是否需要在肝外进行应根据肿瘤的位置而定。

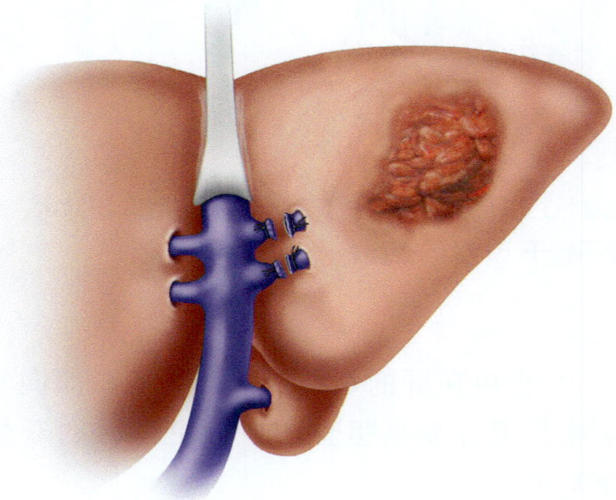

图 21-4 LPV 位置

在静脉韧带裂中可以看到 LPV；供应Ⅱ、Ⅲ段的两个分支需要结扎离断

（三）肝实质的切除及完成阶段

1. 切除过程如上所述。

2. 在肝实质切除至顶端时通常会暴露 LHV，相比于能量器械，笔者更推荐使用血管切割闭合器来离断该血管（图 21-5）。

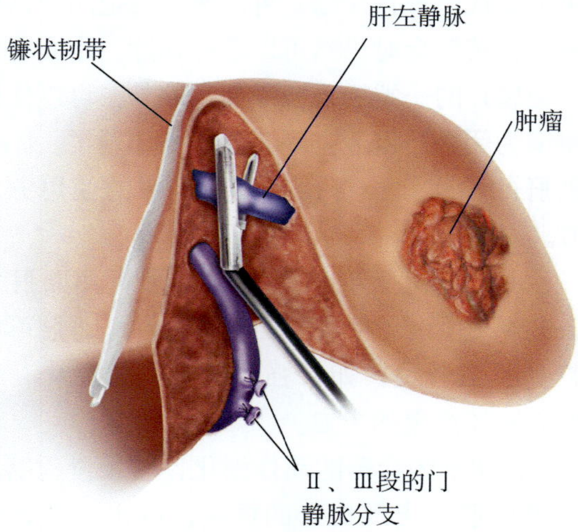

图 21-5 LHV 的离断（使用切割闭合器在肝内离断 LHV）

肝尾状叶切除术技术要点

（一）游离

■ 从左侧三角韧带的顶端由内向外分离，三角韧带的游离方式如前所述。

■ 对于较大的肿瘤或者接近、包含尾状叶峡部的肿瘤来说，也需要将右肝进行游离，且需要将肝与 IVC 之间的细小分支离断。

■ 将 LHV 侧方的腹膜及网膜剥除干净。术中将肝顶向前可以使此项工作更加安全地进行。

■ 分离肝胃韧带，如果发现了异常的 LHA 应尝试保留。但有时离断 LHA 也是提供足够暴露的必要手段。在游离完成后可以旋转左肝看到尾状叶（图 21-6）。

■ 可以使用 IOUS 检查肝已知和隐匿的病灶。

■ 肝后的主肝门或者左侧肝门的小分支分出后，动脉及肝门静脉的流入血流将增加。

■ 肝静脉和胆管的尾叶分支可以在尾叶的表面找到，且可以用能量器械、结扎线、生物夹等结扎离断。

■ 切除时往往从所谓的“尾状叶峡部”开始，这部分组织覆盖在 IVC 的前方，且和Ⅵ段在圆韧带与静脉韧带移行处的左缘相融合。峡部的切割可以使用单极、双极、射频及闭合器等。此外，可以使用直角钳分离小叶的肝，再使用 3-0 线结扎。

■ 尾状叶流出的血流是直接通过小静脉进入 IVC 和 RPV 的，也如上所述需要分别结扎。

■ 肝静脉汇合部，尤其是肝中静脉和 LHV 的后面覆盖了尾状叶头侧的大部（图 21-7）。因此，该处较为安全的切除需要肝左叶及肝右叶良好的游离。

（二）肝实质的切除及完成阶段

过程如上所述。

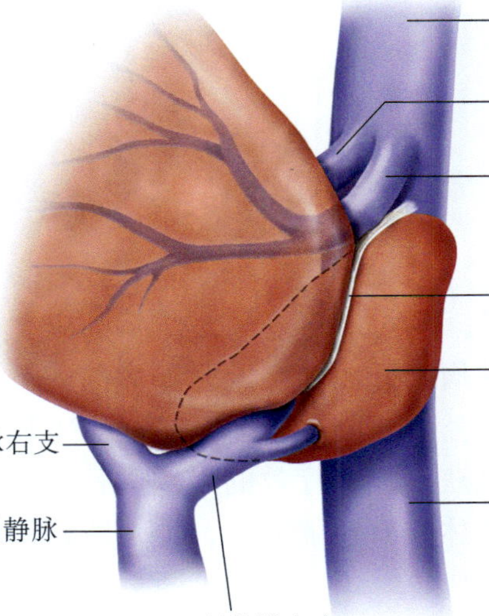

图 21-6 尾状叶血管毗邻情况

将肝左叶旋转，可以看到尾状叶邻接 LHV、静脉韧带、IVC 及 LPV 的一个主要分支

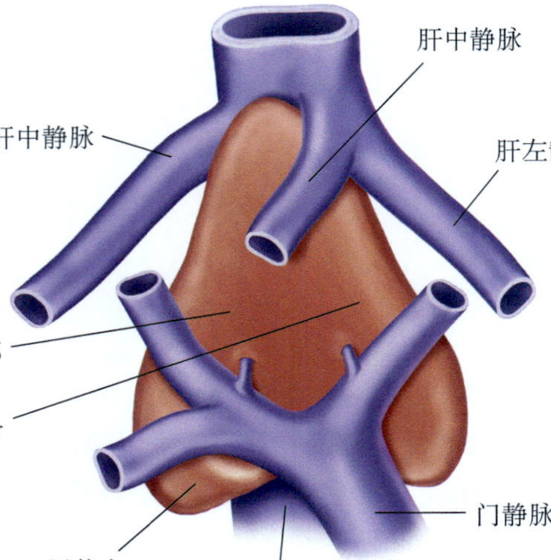

图 21-7 尾状叶上极相对位置

肝尾状叶的上极位于 IVC 及肝中静脉以及肝左静脉的汇合部之间

经验与教训

病史	病人术前肝功能不全或损坏，建议术前积极评估肝功能来降低术后肝衰竭的概率
影像学及测量	①高质量的影像学结果及对肝解剖的透彻理解对于制订手术计划必不可少 ②必要情况下需进行肝体积测量 ③血管变异应在术前影像学检查后仔细标注分析
血管的分离	避免不必要的游离，将对侧损伤降低到最小化
肝实质的切除	①肝切除中低中心静脉压麻醉可以有效减少术中肝切除时的失血 ②闭合器可以快速切割肝实质、血管和胆管，从而限制出血和胆瘘到最小的程度 ③切除过程中小血管的出血可以简单的填塞或能量器械烧闭，或者在某些情况下直接缝合和切除
止血	应避免在肝门及主要胆管附近使用能量器械

五、术后的护理

■ VTE 的预防不应间断，包括手术日的用药及随后合适的用药计划。

■ 抗生素预防感染不应持续超过 24 小时。

■ 所有病人应补充镁（6g/IV 一次）、磷酸盐（磷酸钠，30mmol/IV tid）、维生素 K（维生素 K_1、5mg/SC q8h）来促进肝组织的再生及维生素 K 依赖因子的产生。无论血清水平如何，都应给定这些剂量。

■ 术后 3 天检查引流液的胆红素水平，如果含量低于或等于血清胆红素水平且每日排出量少于 100ml，则拔除引流管。

六、结论

■ 在有经验的手术中心，死亡率低于 3%，并发症发生概率低于 20%。

■ 因病理基础不同，5 年总生存率和无病生存率分别为 69% 和 72%。

■ 围术期的 6 个月期间，建议行辅助或新辅助化疗。

七、并发症

■ 在肝切除手术中，剩余肝体积和手术效果密切相关。

■ 肝切除术的具体并发症统计结果包括胆瘘（5.9%）、肝脓肿（3.7%）、出血（0.9%）和肝功能不全（3.1%）。

■ 胆瘘可以通过经皮引流或内镜逆行胰胆管造影（ERCP）括约肌切开术以方便引流。

第22章 微创肝段/肝部分切除术

Kevin T. Nguyen

一、定义

2000年国际肝胆胰协会（IHPBA）在布里斯班会议上定义了肝解剖性切除，肝段切除为Couinaud's分段中的一个段或解剖性的肝段或者Couinaud's分段中的一个区域[右后叶(Couinaud's Ⅵ、Ⅶ段)]；右前叶(Couinaud's Ⅴ、Ⅷ段)；左内叶（Couinaud's Ⅳ段）；左外叶(Couinaud's Ⅱ、Ⅲ段)。

二、病史和体格检查

肝切除的适应证为符合手术条件的病人中患有原发性或转移性肝癌或有症状的良性占位的病人。可接受开腹手术的病人均可考虑使用微创的方法进行手术。

三、影像学和其他诊断方法

对于评价占位情况来讲，腹部Eovist ™增强MRI或者三相对比增强CT是具有同等效力的。它们在描述病变以及确定病理类型等方面有互补作用。

确定肿瘤与肝门结构及肝静脉的关系，来判断肿瘤是否可切除。应以可治愈的R0期的切除，或可以获得最大疗效的术式为目的，同时应保留足够体积有功能的肝，并保留它们完整的流入流出血供。

应该注意解剖变异（如异位/副肝左动脉、异位/副肝右动脉、肝门静脉主干分叉、肝门静脉左支分出的右前或右后肝门静脉分支或较大的位置靠下的肝静脉等）。

四、手术技术

（一）术前准备

- 要确定既能保证阴性切缘又能保证保留足够肝体积的切割线。
- 确定打孔位置来形成最优的三角形视野。

（二）体位

许多医生喜欢采用仰卧截石位（将手臂收拢）。

手术技巧

腹腔镜左外叶切除术技术要点

全腹腔镜肝左外叶切除术适用于位于肝Ⅱ段内的病变和（或）Ⅲ段内病变的肝（图22-1）。

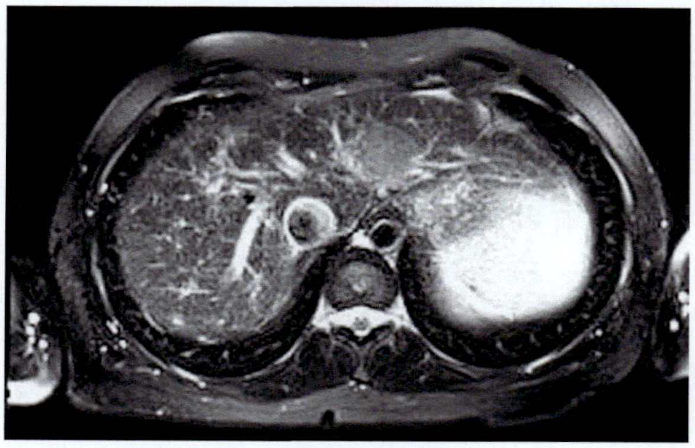

图22-1 肝左外叶原发性肝细胞癌

（一）布孔位置

1. *初始的Trocar位置* 在脐周部位切口，将气腹针通过切口向左上象限刺入，随即按照气腹针刺入的方向伸入镜头。

2. *图22-2显示的完全腹腔镜下左外叶切除术的Trocar位置* 脐部放置12mm Trocar，右上腹锁骨中线处放置12mm Trocar用于腹腔镜下超声及Endo GIA（内镜缝合切割器），左侧肋缘下和左上腹锁骨中线处各一个5mm Trocar。

（二）左外叶的游离

- 经右上腹的Trocar伸入能量器械，切断与腹壁相连的圆韧带。助手从左侧的5mm Trocar

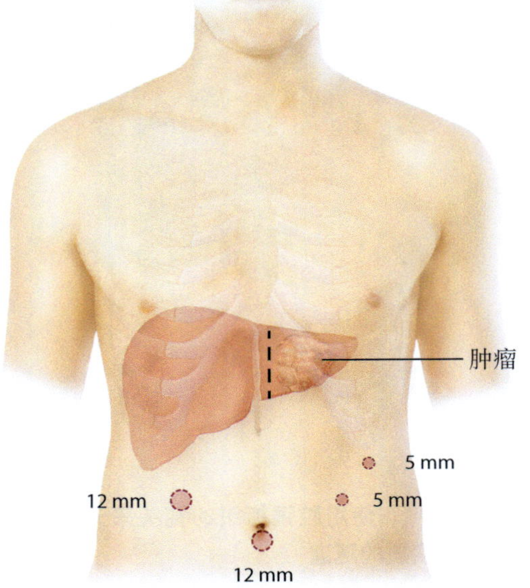

图 22-2 完全腹腔镜肝左外叶切除术 Trocar 位置

提供暴露。

■ 经右上腹 Trocar 伸入电钩向肝静脉方向分离镰状韧带，逐渐深入至下腔静脉（IVC）。助手通过左侧 5mm Trocar 压迫肝向后或向前来提供暴露。需要通过手术分离暴露在血管外膜保护下的肝左静脉及肝中静脉的主干。

■ 通过左上腹的 5mm Trocar 可以使用电凝钩分离左侧三角韧带，术中可以用 4cm × 4cm 的纱布置于左三角韧带和胃之间来保护胃和脾。

■ 从腹部左侧的孔使用电钩分离肝胃韧带，同时识别是否有异位或副肝左动脉。助手使用右侧腹部 12mm Trocar 抬升左外叶。夹闭结扎可见的异位 / 副肝左动脉。

■ 想要获得足够清晰的切除边界需要对于肝门部供应Ⅱ、Ⅲ段的血管进行解剖。笔者较推荐的方法是确定肝门附近的肝左动脉将其远端进行解剖来确定肝门部Ⅱ、Ⅲ段的供应支，进而解剖确认的血管。

（三）肝实质的切除

■ 使用术中超声确定占位仅位于左外叶，且确认一个具有足够宽度(1cm)隐性边缘的切割线。

■ 使用电钩标记切割线直到左侧的三角韧带为止。

■ 开始时肝实质厚度约 2m，可以放心使用能量器械（图 22-3）。最优的切除方向是从右上腹 12mm Trocar 延伸至肝左静脉的切迹。镜头放置在脐部的孔，助手的无创抓钳和吸引器都从左侧的 5mm 孔进入腹腔。

■ 随着切除肝实质的深入，可能会显露出跨过Ⅱ、Ⅲ段的肝门静脉、胆管和肝静脉分支。使用一个较为平、钝头的器械（如腹腔镜下的肠钳）在这些分支下面分离出一个进入肝实质的隧道（图 22-4）。这样的隧道为 Endo GIA 提供了击发的便捷途径（2.5mm 的钉仓）（图 22-5）。切割闭合器的钝头滑过肝实质应该较为容易。如果遇到了较大的阻力，意味着碰到了穿行的胆管或者血管，那么闭合器就需要重新选择进入方向。完全游离左外叶的最后一步是使用 Endo GIA 向 IVC 方向离断约 2cm 的肝左静脉。

■ 使用 4cm × 4cm 的纱布擦拭断面来确认断面有无出血及胆瘘。使用腹腔镜下能量器械控制小的出血或渗血（笔者不建议使用腹腔镜下氩气刀，以防止氩气栓塞的发生）。较大的血管

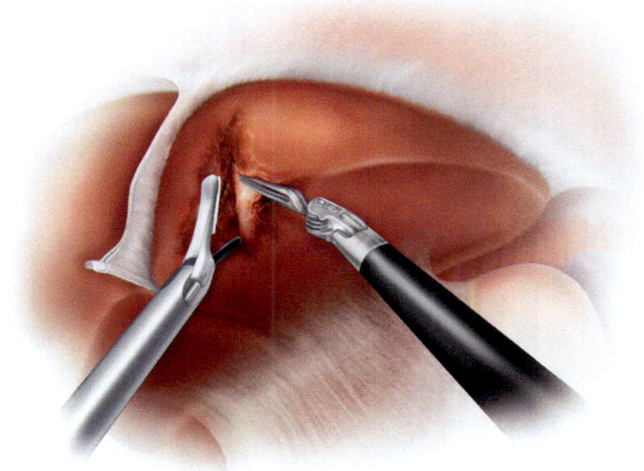

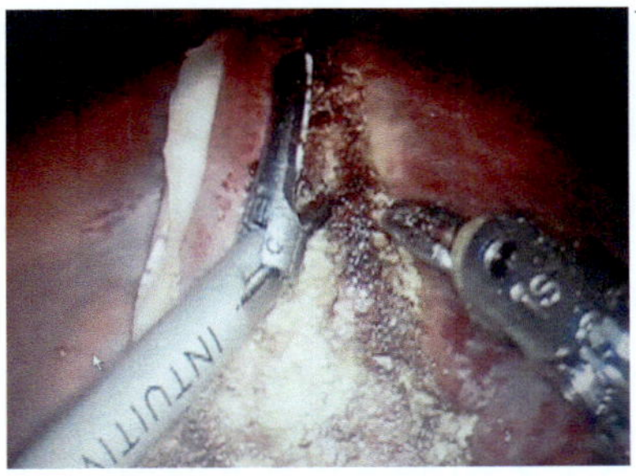

图 22-3 使用超声刀切断浅表的肝实质

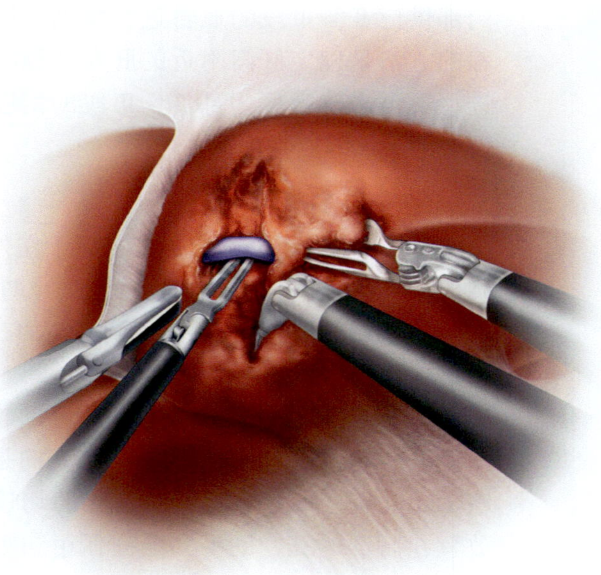
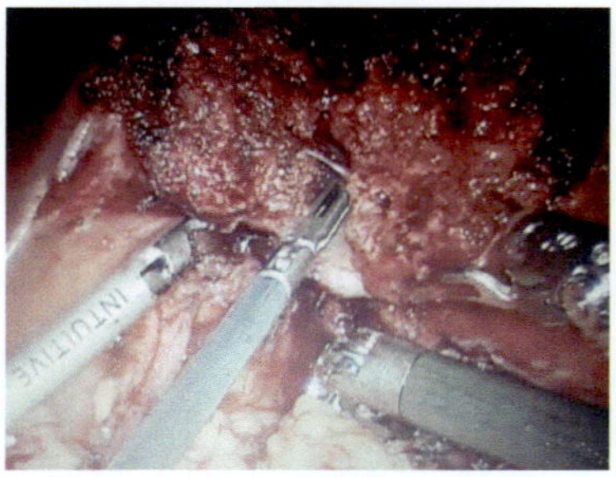

图 22-4 使用腔镜抓钳的钝头来分离出通过肝实质的隧道

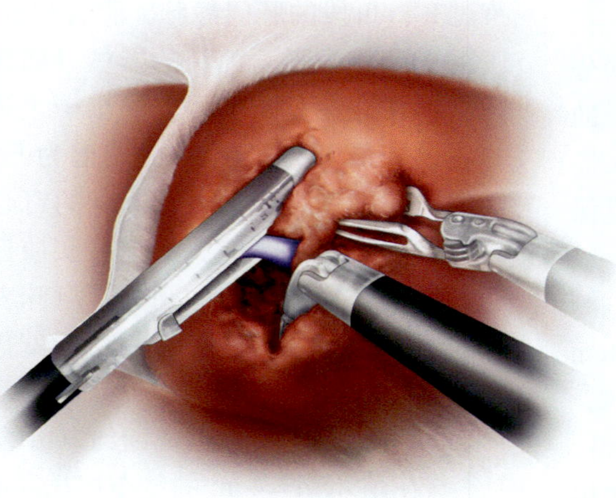
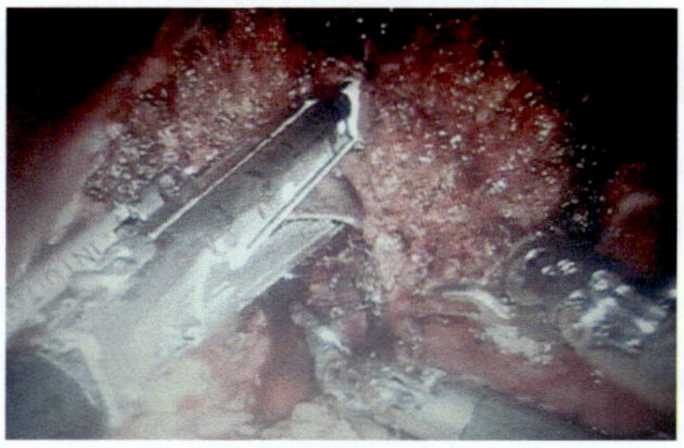

图 22-5 使用 Endo GIA 来切割闭合较大的血管分支

或胆管破裂需要采用缝合的方法有效控制。

■ 通过低位横切口或者扩大后的脐下切口置入标本袋来取出标本。

■ 大于 12mm 的切口应使用 Carter-Thompson device 的 0 号薇乔线关闭，或者使用标准的切口关闭技术。

腹腔镜右后叶切除术技术要点

腹腔镜下的肝右后叶切除术是指肿瘤位于Ⅵ、Ⅶ段肝的整段切除（图 22-6）。

（一）布孔位置

图 22-7 展示了完全腹腔镜肝右后叶切除术的布孔位置：脐部切口打一个 12mm Trocar 的孔，右上腹锁骨中线，比脐部孔略高 2cm 处打一个 12mm Trocar 的孔用于腹腔镜下超声或者 Endo GIA，在腹部的右侧腋前线附近，左锁骨中线，剑突下或上腹部各打一个 5mm Trocar 的孔。

（二）肝右叶的游离

■ 经右上腹的 Trocar 伸入能量器械，切断与腹壁相连的圆韧带。

■ 伸入电钩向肝静脉方向分离镰状韧带，逐渐深入至下腔静脉（IVC）。需要通过手术分离暴露在血管外膜保护下的肝右静脉。通过上腹部的 5mm 孔进行操作会相对更容易。

■ 将肝右叶从后腹膜游离出来：位于左侧的助手通过左侧 5mm 的孔伸入一无创拉钩来抬举

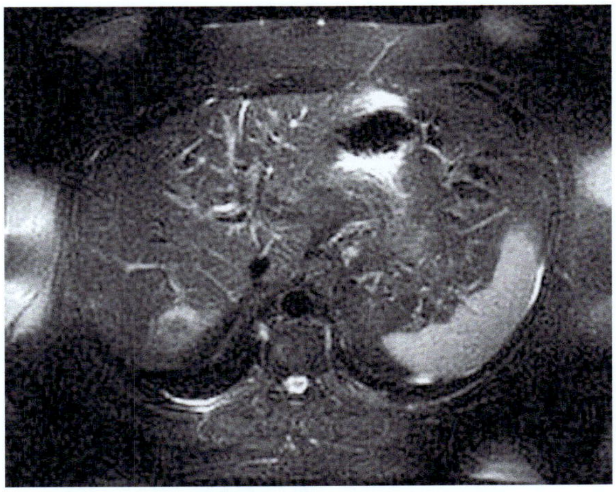

图 22-6 转移至肝右后叶的结直肠癌

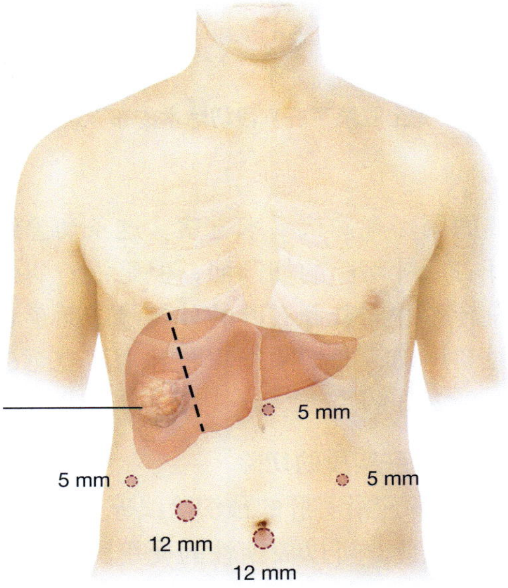

图 22-7 完全腹腔镜下肝右后叶切除的布孔位置

肝右叶。通过对黏附在肝上的后腹膜施加压力，可以暴露切除平面。主刀医生应左手持吸引器 / 冲洗水伸入右上腹 5mm 孔进行操作，右手持电凝钩伸入右锁骨中线 12mm 孔进行操作。贴着肝（但不要接触到肝）分离腹膜，暴露无血管的平面。助手此时应持续向上向左抬举肝右叶，进一步暴露切除平面。术者可以通过左手的吸引器轻轻触到右侧肾及肾上腺。向上的游离应一直持续到膈肌，右侧三角韧带及 IVC。

■ 通过伸入右上腹 5mm 孔的电凝钩来朝向肝右静脉的方向游离右侧三角韧带以及附着在右叶上的膈肌组织。

■ 必要的时候可以通过结扎离断尾状叶进入下腔静脉的肝短静脉达到进一步游离的效果。绝大多数出血可以通过双极电凝和超声剪来控制，也有一少部分需要夹闭缝合。应该提防可能的副肝右静脉的出现。最好使用血管切割闭合器（2.5mm 钉仓）来对其进行处理。

■ 胆囊切除时使用传统方法即可。

■ 使用超声来确认占位是否位于Ⅵ、Ⅶ段及其具体的位置。如果真的准备进行右后叶切除术，使用电凝钩先从胆囊窝的右侧到肝右静脉右侧 2 ～ 3cm 处画一条预切除线。这条预切除线位于解剖性左半肝或右半肝切除的 Cantlie 线（肝正中裂）的平行外侧区域。

（三）肝实质的切除

■ 开始肝实质厚约 2cm 可以使用能量器械进行切割。同样，肝后表面同样厚度的肝实质也可以通过同样的方式沿预切割线进行切割。应使用腹腔镜下能量器械在切割过程中定期为肝实质止血。

■ 作为术中必不可少的一部分，反复的超声可以帮助评估Ⅵ、Ⅶ段肝实质内的肝门静脉、胆管、肝静脉分支的位置。使用一个扁平的钝头器械（如腹腔镜下肠抓钳）在血管胆管的分支下扩大空间，建立一个可以通过 Endo GIA（最好为 2.5mm 钉仓）的通道。切割闭合器滑过肝实质时应该较为顺畅，如果遇到阻力证明碰到了血管和胆管的分支，此时闭合器就必须更改方向。最后将整个标本游离下来的关键一步是使用 Endo GIA 血管闭合器将肝右静脉向 IVC 方向离断 2 ～ 3cm。

■ 切面使用一块 4cm × 4cm 的纱布进行擦拭蘸干来确认是否还有残余的出血及胆瘘。腹腔镜下的能量器械足够用来处理小的出血及渗血，较大的出血和胆瘘则要通过缝合进行有效的控制。

■ 通过低位横切口或者扩大后的脐下切口置入标本袋来取出标本。

■ 大于 12mm 的切口应使用 Carter-Thompson device 的 0 号薇乔线，或者使用标准的切口关闭技术。

手术技巧

腹腔镜肝Ⅵ段切除术技术要点

完全腹腔镜下肝Ⅵ段切除术适用于病灶仅仅局限于Ⅵ段的病人（图 22-8）。

（一）打孔位置

图 22-9 展示了完全腹腔镜下肝Ⅵ段切除术的布孔位置。在脐下打一 12mm 的穿刺孔，右上腹锁骨中线打一 5mm 穿刺孔，具体位置位于脐水平线上 1cm 处。右上腹打一 5mm 孔（高于右上腹另一 5mm 孔）及一肋缘下 / 锁骨中线 12mm 处打一孔。

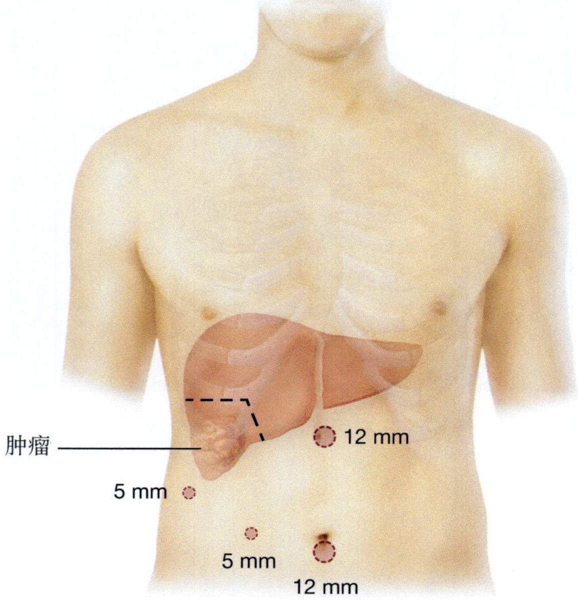

图 22-9 **完全腔镜下肝Ⅵ段切除术的布孔位置**

（二）肝右叶的游离

- 如前所述，将肝右叶从后腹膜上游离出来。
- 如传统标准方式进行胆囊切除术。
- 利用超声定位病变并确认其位于Ⅵ段：如果计划进行肝Ⅵ段切除术，则在病灶周围 2cm 处标记预切除线。通过超声显像的肝表面预切除线的阴影来确认手术方案。这条切除线起始于肝右后叶切除的切除面，但是沿着病灶水平向左转弯并向着肝右叶的外侧缘继续延伸，最后经超声确认的切除线和断肝平面应至少离病灶 1～2cm 的距离。

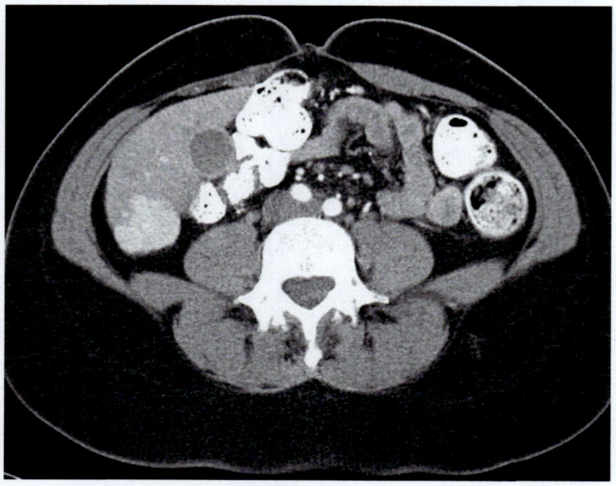

图 22-8 **Ⅵ段带蒂肝腺瘤**

（三）肝实质的切除

- 切除应沿着肝的预切除线进行，前后两个面均是如此。可以周期性的使用腹腔镜下能量器械来对创面进行切割和止血。
- 应该尽早准备应用血管切割闭合器来控制Ⅵ段中肝门静脉、胆管及肝静脉分支的破裂，该器械通常应横向伸入锁骨下的操作孔进行使用。

第23章 右半肝切除术

Neil H. Bhayani　Niraj J. Gusani　Kevin Staveley-O'Carroll

一、定义

右半肝切除术是指手术切除右侧的肝，包括Ⅴ～Ⅷ段（图23-1）。在布里斯班会议上规范了肝段切除的命名。

二、病史及体格检查

- 适应证和术前评估与一般腹部大手术无异。
- 肝的健康程度可以通过以下几点来确认：黄疸、肝炎暴露、饮酒史、药物滥用及化疗的情况。
- 除了常规的术前实验室检查外，笔者也在实践当中得出了完整的病毒性肝炎手术适应证的评价方法。无论运用何种评判手法或风险评估系统，对于剩余肝健康程度的评估都是必不可少的。
- 有过腹部手术史，尤其是腹部植入物（例如Mesh）可能会带来手术入路的改变。
- 在常规检查中发现慢性肝病或者肝功能不全，如果病人仍需要手术，则需要进行更多的有创检查。
- 如果执行的是转移灶的切除术，则需要对肝外疾病进行一个完整的评估。CT仍然是标准程序中的一步，而PET也是在可选择的范围中，笔者经常使用。如果发现肝外疾病，则需要及时重新考虑半肝切除术（的方式），或者计划一个分期的手术。
- 对于适宜进行手术的病人，手术切除的唯一障碍就是保留足够的肝功能储备。
- 肝功能的评估可以通过Child-Pugh分级或者MELD进行，是目前最有效的方法。
- 肝功能的特异性生化检验在亚洲普遍应用，但是在北美很少使用。

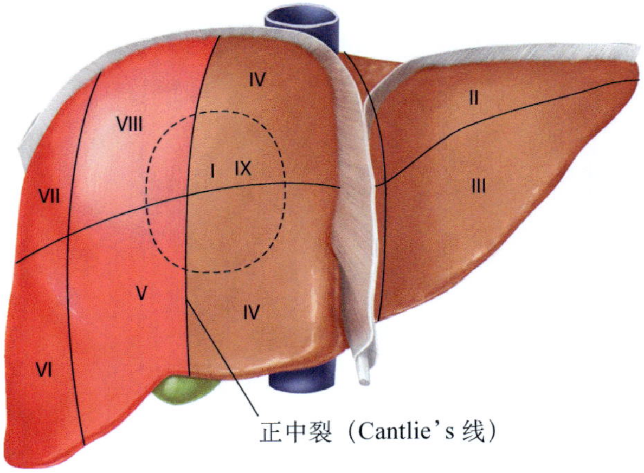

图23-1　Couinaud分段（右半肝标红）

三、影像学及其他诊断手段

横截面成像的平扫、动脉期、静脉期造影在诊断和评价手术的适用性方面是必不可少的。CT和MRI的灵敏度相似。

在正常、健康的肝，剩余25%功能完全的肝可以保证肝功能的完整。但在已经有肝硬化或者肝功能不全的肝，建议剩余40%的肝体积。在进行右肝切除术时，剩余的健康肝通常是足够的，通常情况下并不需要正式的容积分析，但是选择使用容量分析可以降低术后肝功能不全的风险（图23-2）。当剩余肝体积处于临界值时，术前切除侧有肝门静脉栓塞的病人会影响术后剩余肝体积的生长。

肝脂肪变性的程度可以通过平扫图像上的

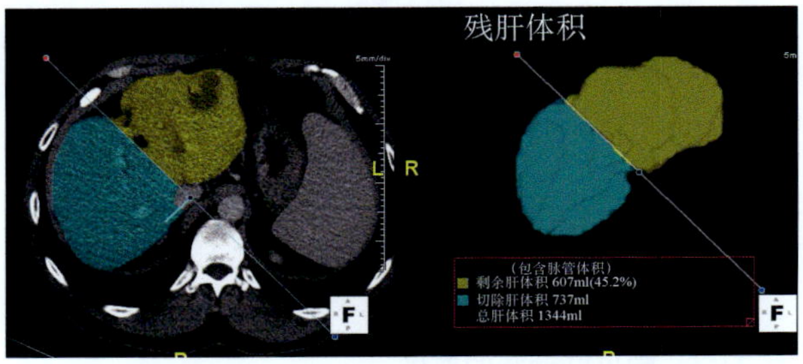

图23-2　残肝体积测量（利用CT进行右半肝切除术的残肝体积测量，测得剩余肝体积约占原肝体积的45%）

肝与脾的密度对比得出。此外，肝穿刺活检可以定量评估肝脂肪变性的程度。剩余侧肝的严重脂肪变性可能提示术后肝衰竭的风险增加。目前提倡的策略是一种术前使肝体积增大的策略，以保证至少术后剩余原体积30%的肝。

病人的病史、实验室检查或影像学检查结果如果发现了严重的肝损害或肝功能不全，则应进行进一步的有创检查，如经颈静脉肝门静脉压力梯度监测(正常5～8mmHg)和肝活检(评价脂肪肝或肝硬化程度)。

肝硬化失代偿阶段（Child' s B and C）并患有肝细胞癌、胆管癌、或者转移性神经内分泌癌的病人虽然不具备进行右肝切除术的条件，但是仍然具备进行肝移植术的条件。

四、外科处理

半肝切除术的适应证包括不确定的诊断类型，有症状的良性病变和恶性肿瘤（表23-1）。

支持肝转移癌切除的有力证据是R0期切除可以延长生存期且提供治愈结肠癌及转移性神经内分泌癌的可能性。

（一）术前准备

▪ 术前应该就影像学检查结果同有经验的放射科医生沟通，同时应保证术中可以随时应用该检查。

▪ 血管变异，特别是肝门部的血管变异比较常见。而术前较为透彻和全面的分析可能会使该种损伤变得可预防（图23-3）。

表23-1 半肝切除术的指征

诊断	癌前病变
局灶性结节性增生	肝细胞腺瘤
肝细胞腺瘤	胆管囊腺瘤
症状	恶性肿瘤
血管瘤	转移癌
单纯性囊肿	原发性肝细胞癌
良性疾病	胆管癌
难治性脓肿/胆管炎	
严重的肝内胆管结石	

▪ 三维重建并不一定要进行，但是了解病变及其与肝门的关系是非常重要的。也可以结合术中超声（IOUS）进行。

▪ 对于术后镇痛来说，术前的导管置入并且进行专门的疼痛管理，已经被证明是非常重要的，且可以降低呼吸系统并发症的发生率。

▪ 低中心静脉压（CVP）麻醉是减少失血的基石。对于维持低中心静脉压（5～8mmHg），术前与护理和麻醉团队的良好沟通是关键。

▪ 由于术中需要横断胆管(清洁-污染手术)，需术前预防性应用抗生素。笔者认为术后于胆管留置容器的属于污染手术。

▪ 半肝切除术的病人由于年龄、恶性肿瘤的存在，以及复杂、长时间的外科手术的原因，患有静脉血栓（VTE）的风险较高。应在诱导前经皮下注射肝素，如果需要每8小时加药一次。

（二）体位

病人取仰卧位，手臂收在身体两侧。

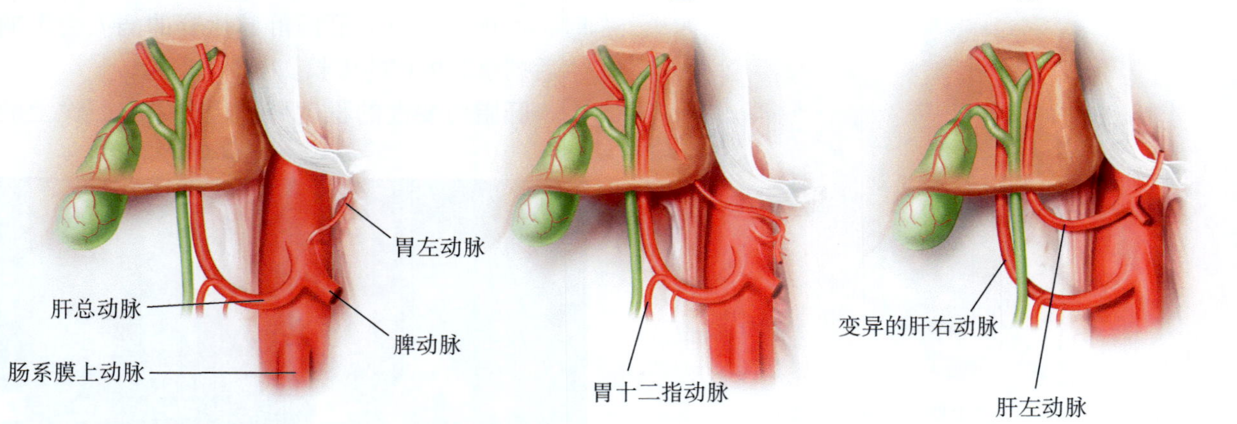

图23-3 常见肝动脉的变异

Ⅰ型.被称作“标准型”；Ⅱ型.描绘了副肝左动脉（HA）（肝左动脉存在）；Ⅲ型.描绘了异位的肝右动脉（正常位置的肝右动脉已经消失）

切口及暴露

■ 右肝切除术可以行肋缘下、人字形及正中切口。笔者个人喜好腹正中切口。

■ 使用固定牵引系统、重点在于向头侧及横向拉开，以提供足够的暴露。

游离

■ 离断镰状韧带并留长作为术中牵拉使用。镰状韧带应紧贴肝表面分离以减少对术中超声的影响。

■ 继续由内侧向外侧解剖右侧三角韧带的顶点。应该清除肝右静脉（RHV）周围的腹膜及网膜组织（图 23-4）。

■ 继续向右向下游离，肝可以向内侧牵开并压向后方。如果压迫了静脉导致了低血压，可能需要暂时的肝复位。此外，提高右肝的下缘可以暴露三角韧带附着的区域。

■ 右肝的完全游离需要广泛暴露下腔静脉（IVC）的前面和侧面。将肝外侧缘向头侧旋转以及肝内侧的回缩使肝从 IVC 游离下来（图 23-5）。

■ 从肝右叶发出的汇入 IVC 的变异分支（肝短静脉），也将从 IVC 的外侧向内侧暴露。应将它们使用 4-0 的丝线或生物夹小心的结扎离断。应尽量减少在血管的肝面使用生物夹，因为它们会影响在肝实质离断过程中对切割闭合器的应用，且容易在因暴露需要而移动肝的过程中脱落（图 23-6）。

■ 在 IVC 的近端侧面，存在从肝Ⅶ段延伸

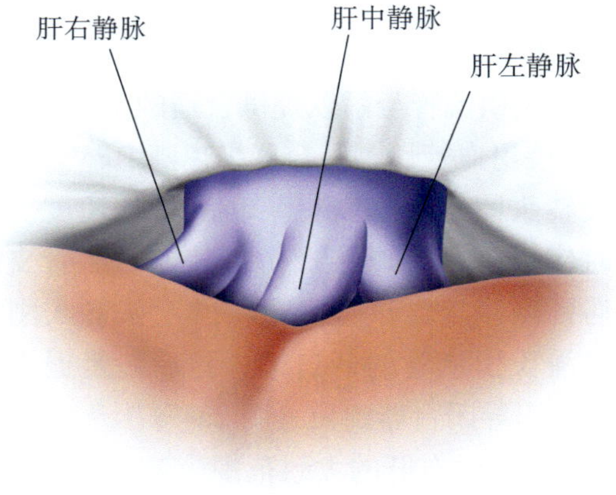

图 23-4　**肝静脉的解剖**
肝静脉位于镰状韧带的顶点处，沿肝表面游离可以暴露其汇合部；由内向外解剖，暴露 RHV，避免对于对侧结构不必要的解剖

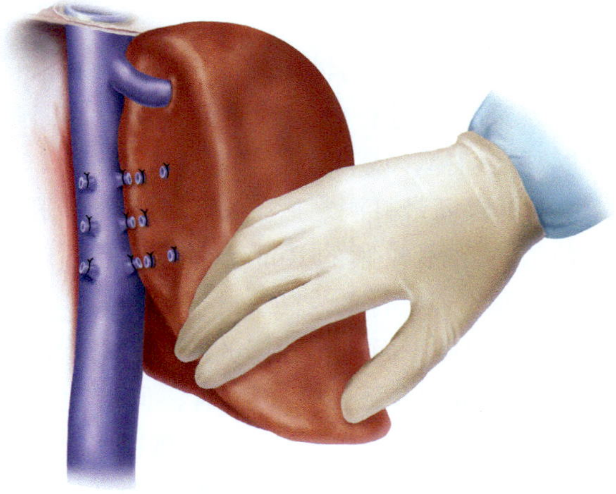

图 23-5　**肝短静脉及 IVC 的暴露及处理**
通过将右肝向内侧旋转及肝的回缩完成肝短静脉以及 IVC 的暴露；从 IVC 流入肝实质的肝短静脉分支进行结扎

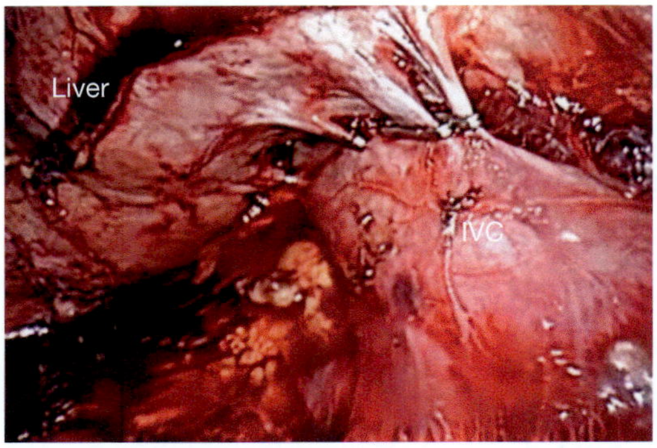

图 23-6　**腹腔镜下右肝游离后图像**
离断由 IVC 发出的肝短静脉后，使用能量器械及生物夹将其断端结扎

向IVC后的后腹膜的韧带-实质移行处。这部分组织的离断是暴露和安全切除RHV的关键。使用45mm的镜下切割闭合器，选用2mm钉仓（灰色）是较为安全可靠的。

■ 将肝游离之后，使用IOUS来检查肝实质，并和术前的影像学进行对比研究。需要确认所有的已知病变，且通过探查找到未知的病变。IOUS可以显像血管的解剖，确定主要的血管分支，描绘出病变与肝静脉及肝门静脉的接近程度。

肝右静脉的离断

■ 在标准的右半肝切除术当中，能在肝外结扎离断RHV是最理想的情况。在“亚完全”的右半肝切除术中，可以采用肝内结扎来保留一定的肝组织。

■ 先于肝门解剖及流入血流分离的RHV的完全暴露是非常重要的。这允许手术医生在出现流出道重要血管损伤或者出血时，先于流入道的结扎（“无法回头的一步”），中止更坏结果的发生。

■ 应在IVC解剖之后显露 RHV。应该释放肝使其回缩，从肝顶部开始解剖，并逐渐使肝复位。将RHV的内侧缘从肝中静脉分离出来。应该将RHV紧贴肝分离从而在IVC留出一个较长的移行部，以预防之后可能的血管损伤。完全游离出来后，将RHV使用1/4-in潘氏引流管或血管吊带吊起来。

■ 为了避免肝的充血，此时不应进行肝静脉的结扎。

肝门解剖及血流的控制

■ 镰状韧带向前向轴向的固定可以确保肝门的完全暴露。应进行顺行的胆囊切除术，且胆囊可以马上切掉，或者保留胆囊管。

■ 将肝胃韧带打洞之后，将阻断带置于肝门处。放置一个不收紧的Rummel止血带可以从容应对突发出血事件的发生。

■ 在肝门板平面进行肝门的游离。对于对侧的解剖应尽量避免不必要的损害，同时也可以减少瘢痕，为可能出现的二次手术做准备。

■ 在右侧肝门，应首先分离肝右动脉。且在进入右肝时应将肝右动脉阻断。置入血管吊带以提供合适的暴露，同时用哈巴狗夹夹闭需要切除的肝段的供应动脉。

■ 此时应评估是否进行对侧肝动脉和肝固有动脉的灌注。可以在术中于肝门或者肝实质使用IOUS进行确认。

■ 如果没有观察到缺血，可以将哈巴狗夹取出，使用2-0、3-0丝线结扎之后将RHV离断。离断之后可在RHV后方暴露肝门静脉右支（RPV）。

■ RPV应该游离出足够的长度从而确保安全的结扎。第一个分支，即RPV流入尾状叶的分支，应游离出足够的长度。应继续进行解剖从而确认RPV分为了前后两个分支，也要反复确认看到的血管是RPV而非肝门静脉的主干。使用IOUS确认RPV之后，使用血管吊带或1/4-in的潘氏引流管悬吊以提供合适的张力。

■ 使用血管切割闭合器来离断RPV，可以使用旋转头闭合器来获得离断的最佳角度。在击发时应格外小心，防止伤害其他的血管支。如果遇到困难，尝试将闭合器的窄头插入刚刚置入的潘氏引流管的开口端。随后慢慢退出引流管从而引导闭合器到位（图23-7）。

■ 在此时右肝的大致范围应该逐渐显现，可以显示在Cantlie’s线上明显的缺血。

■ 除非对肿瘤的边界不确定，否则很少进行肝外肝右管（RHD）的游离。否则，应在肝内使用切割闭合器结扎离断它。这种选择可以安全的封闭靠近血管侧的胆管端，避免了不必要的肝门解剖，肝门解剖可能导致其他肝管的阻断或损伤。

■ 当在肝门对RHD进行结扎时，通过肝实质从胆囊窝的右缘向尾状叶峡部上一个夹子，创建一个可以使闭合器的窄头通过并击发的隧道。

■ 再将先前游离的肝静脉使用旋转头闭合器离断，血管的处理就此完成（图23-8）。

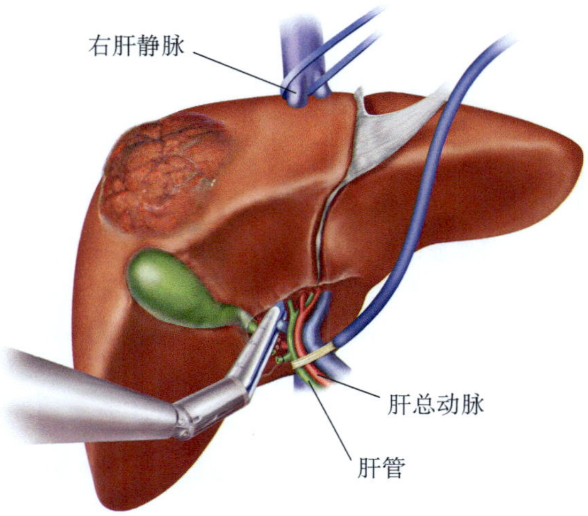

图 23-7　**闭合器离断门静脉右支（RPV）**
肝门部的结构与右侧的肝门板相接；在解剖结构完全暴露之后，可以使用闭合器离断肝门静脉

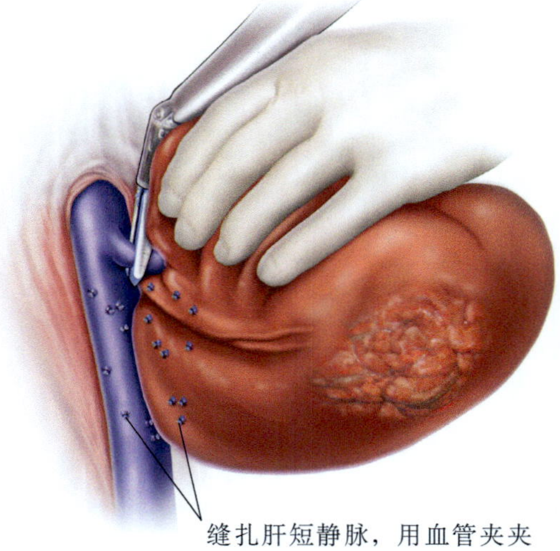

图 23-8　**肝短静脉离断后处理**

肝实质的离断

■ 开始肝实质的离断后，使用电刀切开 Glisson' s 鞘，标记切除线。对于位于Ⅴ～Ⅷ段的病变来说，可以使用 IOUS 来协助划定合适的内侧缘，应该在肝的切除线画完一周。

■ 可以使用能量器械切除 1 ～ 2cm 厚度的肝实质，依据医生的喜好可以使用双极、射频或者超声刀进行。笔者发现使用水刀的止血效果更好，且可以有效封闭胆管和血管。

■ 随后将根据切除线的指引使用闭合器完成肝切除。画出一整周的切除线（尤其是后面）是非常重要的，它可以给术者提供触觉和视觉的引导，不至于在切除过程中导致范围过大。

■ 在切除过程中的任意时刻，都可以通过使用 IOUS 来确认切除线是否预留了足够的边缘。

■ 可以使用肝门阻断来阻止侧支循环的血流流经残肝，从而减轻可能遇到的出血情况。

■ 使用吻合器是进行肝实质切除术的首选方法。在此阶段应使用两个切割闭合器，当一个在术中正在使用时，另一个装好钉仓确保可以快速的投入使用且避免在遭遇出血时延误时间。将细（窄）头缓慢伸入肝实质。可以使用一把弯钳在切除时引导切割闭合器。闭合器的下压过程类似于传统的钳夹法，而且时间上要快得多（图 23-9）。

■ 如果闭合器下压时遇到阻力，不要再附加额外的压力。相反，应该重新调整闭合器的方向，因为阻力往往意味着闭合器遇到了血管的侧壁。如果盲目加压闭合可能导致严重的出血。

■ 缓慢、不间断的对肝实质加压可有效避免血管的撕裂以及挤出多余的肝组织。虽然在术中术者难免想一次切除大块的肝组织，但是小步前进的效果较好，也能将出血和胆瘘的概率降到最低。

■ 可能在击发时遇到的困难情况①包含了太多的肝组织；② RHD 已经被结扎离断。

■ 当左手握住肝时，可以完全的掌握切除线。将手指顶在肝后面的切除线，可以保护 IVC，而且可以随时掌握切除的走向。切除过程就是闭合器反复击发的过程。

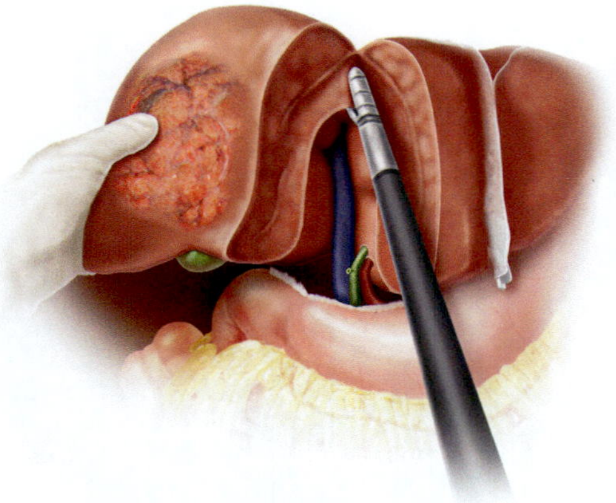

图 23-9 **肝实质的切除**

该步骤包括在实质内结扎肝左管；使用切割闭合器离断肝的同时可以达到止血及闭合胆管、防止胆瘘的效果

结束阶段

- 当肝实质完全离断后，应将标本取出。由病理科医生在术中评估切缘（图 23-10）。
- 肝的切面需要止血处理。大多数的出血源自静脉，需要进行 10 分钟的持续压迫处理。笔者主张使用盐水灌注射频消融的手段完成止血的最后步骤。
- 需要注意不要混淆胆管的各支，防止术后的胆道狭窄。任何一处胆漏都应使用单丝缝合线进行有效的控制。
- 对于肝门部附近的出血，能量器械可能导致重要结构的损伤，应使用手动压迫止血或者止血药物（纤维素矩阵、纤维蛋白喷剂或者泡沫）止血。
- 用亚甲蓝或其他染色剂进行的胆管造影可以排除一部分潜在的胆漏。
- 可以依据外科医生的喜好将一个较粗的、一端封闭的引流管留置在横断面。
- 进一步切开镰状韧带防止术后的残肝扭转。肝左静脉和肝中静脉的扭转会对生活造成很多不便。

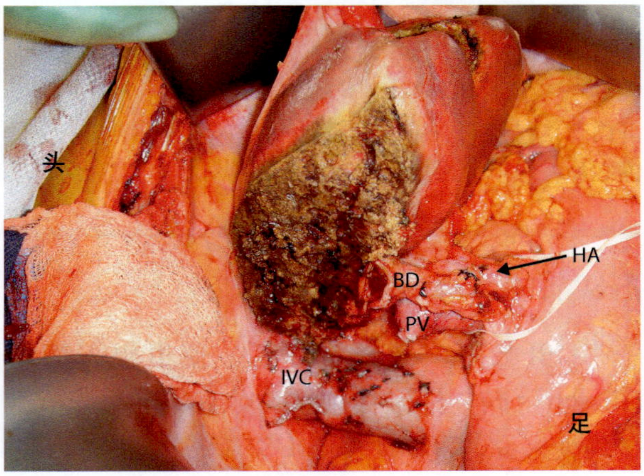

图 23-10 **完全右肝切除术**

BD. 胆道；HA. 肝动脉；IVC. 下腔静脉；PV. 门静脉

经验与教训

病史	术前有肝功能不全或者肝损伤的病人，应积极进行术前评估，防止术后肝功能的衰竭
影像学及其他检查	①必要时可以使用肝残余量的分析 ②血管的异常应该在术前的影像学检查中详细的指出
血管游离	①如果手术中止，早期的 RHV 游离应避免对肝门进行过多的分离 ②在右侧肝门板开始解剖可以减少对于对侧残肝血管的损害 ③尽量减少对侧肝的解剖，为二次手术做准备
肝实质的切除	①低中心静脉压麻醉非常重要 ②画出完整的切割线有助于接下来的切除 ③切割肝实质应尽量快地进行，胆管和血管也是一样 ④游离过程中的小静脉出血可以通过填塞止血
出血	胆管和肝门周围的出血应避免使用能量器械

五、术后护理

- 预防 VTE 应该持续进行，包括手术日的给药及后续的给药计划。
- 预防性使用抗生素应少于 24 小时。
- 所有病人均给予补充镁（6g /IV 一次），磷酸盐（磷酸钠，30mmol/IV tid），和维生素 K（植物甲萘醌 5mg/SC q8h）帮助肝功能的恢复。无论血清含量水平如何都需要给予。
- 在术后 3 天检查引流管胆红素，如果水平低于血清水平且引流量小于每天 100ml，则应拔除引流管。

六、预后

- 在有经验的手术中心，死亡率低于 3%，并发症的发生率低于 20%。
- 在 5 年的整体和疾病特异性生存率可以分别达到 69% 和 72%。
- 辅助化学药物治疗或新辅助化学药物治疗应该普遍应用。

七、并发症

- 在肝切除术中，肝体积的计算和最后的手术效果息息相关。
- 肝切除术的具体并发症包括胆瘘（5.9%），肝脓肿（3.7%），出血（0.9%），肝功能不全（3.1%）。
- 胆瘘可以通过经皮引流管引流和经 ERCP 括约肌切开术后内引流来处理。

第24章 微创右半肝切除术

Shirin Sabbaghian　Allan Tsung

一、定义

通过微创技术整体切除肝Ⅴ～Ⅷ段，这些技术包括以下的形式。

- 全腹腔镜手术。
- 手助式腹腔镜手术——在腹腔镜手术过程中术者将手伸进腹腔协助完成手术。
- 混合手术——通过腹部小切口对肝进行解剖，然后在腹腔镜下完成切除手术。
- 机器人手术——通过机器人手术系统完成手术。

二、病史及体格检查

术前应对病人进行完善得病史采集及体格检查。

病史采集是非常重要的并且要对以下几点额外注意。

- 医疗史：肝肿瘤是良性还是恶性。如果肿瘤为恶性，是原发瘤还是转移瘤？如果肿瘤为恶性，病人是否进行过化疗？病人是否患有肝硬化等潜在肝疾病？如果肝硬化存在，病人是否有进展期肝疾病的指征（食管胃底静脉曲张、脾大、门静脉压升高、腹水、肝性脑病等）？病人是否能够耐受肝手术？
- 手术史：病人以前是否接受过腹部手术。如果接受过腹部手术，手术的类型是什么？接受过几次手术？病人以前是否接受过有关肝或胆道的手术？
- 既往史：酗酒是合并肝病的重要考虑因素。
- 在决定治疗目的及手术治疗是否合适前，应当考虑病人的功能状态。

体格检查应包括对进展期肝疾病的评估，包括黄疸/巩膜黄染（也可提示胆道梗阻）、男性乳腺发育、脾大、腹水、脐周静脉曲张。注意辨别进展期恶性肿瘤征象，如锁骨上淋巴结肿大。

三、影像学及其他诊断方法

术前4～6周应用计算机断层扫描（CT）或磁共振成像(MRI)行腹部影像学检查是必要的。术者需要注意病灶的数量、位置（特别是与肝静脉、肝门静脉、下腔静脉的解剖位置关系），肝的质地特征（正常、肝硬化、脂肪肝）及根治性切除后剩余肝体积。

对于CT检查来说，最好是动态增强的，至少包含三个时期的多层螺旋CT。动态增强对比图像在肝平扫图像完成之后进行，在动脉期及门脉期快速采取图像。对于富血供的肿瘤或者由肝动脉直接供血的肿瘤，可以在动脉期非常直观地看到变化。在肝门静脉期，绝大部分肝被强化，富血供的病灶在肝实质强化的背景下可以很好地被辨认出来（图24-1）。

肝的增强磁共振检查（MRI）对CT来说，具有相同的临床意义。

超声或者CT引导下的肝组织活检可有助于医生诊断，甚至确诊。

其他具有诊断意义的检查包括肝功能、凝血功能等实验室检查，这些检查需要在术前完善。包括血小板计数的血细胞检查是非常重要的，可

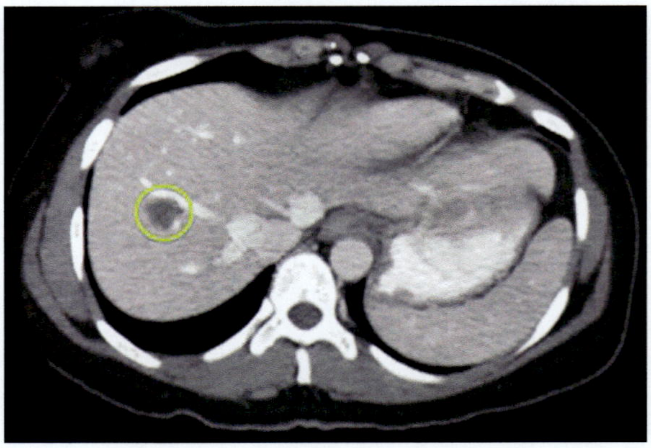

图24-1　肝脏的门脉期CT图像，圈内是位于右肝的结肠癌肝转移病灶

以帮助医生明确肝硬化病人是否存在门静脉高压。如果病人存在特异性的肿瘤标志物升高，可以帮助医生确诊病人病情及治疗期间监测指标。

四、外科治疗

与开腹肝切除相比，腹腔镜手术具有一些优势，包括术中出血少、术后疼痛轻、胃肠功能恢复快、住院时间短。上述优势均在前期的病例对照研究中被证实。此外，对于肝细胞癌和结肠癌肝转移的腹腔镜手术治疗，其肿瘤学意义（切缘、预后）与开腹手术相当。

2008 年世界腹腔镜手术大会确立了腹腔镜肝切除的国际地位，并制定指南帮助医生明确哪些病人适合行微创肝切除手术。指南建议单个病灶、病灶小于 5cm、位于肝Ⅱ～Ⅵ段的病人适合行微创肝切除手术。同时指南提出，大范围的肝切除术也可以通过微创技术完成，但需要由同时具有丰富开腹肝手术及微创肝手术经验的医生完成。一些在规模较大的医疗中心工作的医生可以超越这个标准来选择病例去手术。重要的是，大会认为外科医生应当学习微创技术，包括微创下的缝合技术。

对于应用手助式腹腔镜手术还是纯腹腔镜手术，主要取决于手术医生的个人习惯以及对两种技术的适应程度。随着腹腔镜肝切除手术经验的不断积累，必将适应在纯腹腔镜下的解剖性肝切除。在 113 例行纯腹腔镜解剖性肝切除与手助式、混合式手术的对照研究中，笔者发现在术中出血量及并发症发生率上两者结果相当。然而意想不到的是，手术时间，纯腹腔镜组较短（纯腹腔镜组 188 分钟 *vs* 手助组 264 分钟，$P < 0.05$）。

对病人的肝背景评估是非常重要的，可以有助于医生判断哪些病人适合行肝切除术。在相对健康的病人中，将近 80% 健康肝可以耐受肝切除手术并且不会出现主要的并发症。对于患有肝硬化的病人，这个比率将会下降。

微创右半肝切除的技术要点与开腹手术相同，唯一不同的是，其应用的是微创手术器械。

两位有肝胆外科及微创手术操作经验的医生是微创右半肝切除术的合适人选。理想情况下，一个助手控制腹腔镜镜头，因而解放了两位医生术中的双手。

手助式腹腔镜右半肝切除术

▪ 病人取仰卧位，上肢收起。护垫固定病人足部防止术中行（头高足低位）时下肢滑脱。

▪ 左上腹（LUQ）选择合适部位以 5mm 穿刺器建立腹腔通路，维持气腹压在 12mmHg 范围。另一戳孔置入 5mm 30° 腹腔镜镜头（图 24-2）。这些戳孔中还包括一个 8cm 长的手助孔。2 个 12mm 的戳孔分别位于剑突下和右侧旁正中线。在右侧旁正中线戳孔，转换成 10mm 30° 镜头。

▪ 病灶可以被辨认出。

▪ 术中位于病人左侧，其辅手置于手助孔。

▪ 解剖分离肝圆韧带及镰状韧带，暴露肝静脉前壁。

▪ 离断右肝相关的附属韧带：病人取右侧抬高（头高足低位），通过左上腹的（LUQ）孔以抓钳向上牵扯胆囊底部。经剑突下戳孔以无创抓钳向前牵拉肝右叶。用手向下牵拉结肠，以电刀分离结肠右曲。继续向下牵拉结肠，如需要可以游离十二指肠。用手辅助暴露韧带，离断右三角韧带及右冠状韧带至肝静脉 / 下腔静脉处，并结扎肝右静脉（图 24-3）。

▪ 腹腔镜超声探查经剑突下 12mm 戳孔进行，可以明确解剖关系并确保手术过程在病理学预期的范围内。

▪ 游离下腔静脉（图 24-4A）：通过左上腹（LUQ）的孔用抓钳将胆囊向上牵拉，并且手可以向前牵拉肝，从而更好地暴露下腔静脉。逐步分离并结扎肝短静脉。以血管夹阻断血管，内镜剪刀或闭合器来离断静脉，直至将肝右静脉离断（图 24-4B）。

▪ 胆囊切除和肝门静脉游离：将手撤出腹腔，将肝放回原位。将 5mm 辅助戳孔置入手助孔设备中。以标准的腹腔镜操作方式进行胆囊切除，仔细确认胆囊动脉及胆囊管后，进行夹闭和离断。在向上牵拉胆囊的同时，可以通过抓钳向

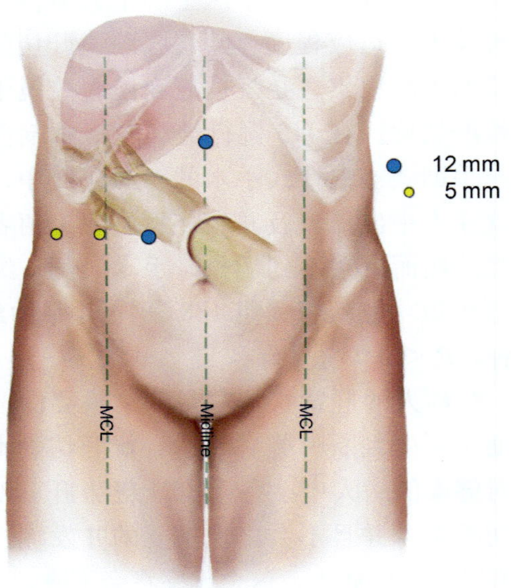

图 24-2 微创右半肝切除的 Trocar 布局

应用纯腹腔镜方法时，用脐上方 12mm Trocar 代替手辅助孔；MCL. 锁骨中线

（引自 Randal S. McKenzie/McKenzie Illustration）

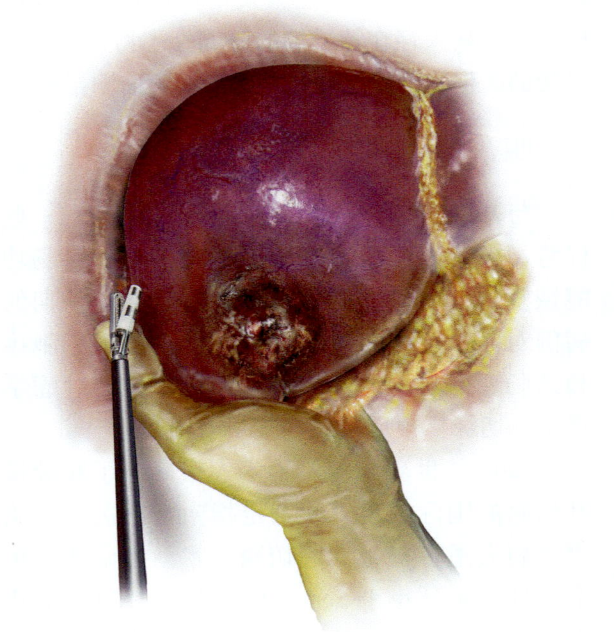

图 24-3 切除肝右叶的韧带

（引自 Randal S. McKenzie/McKenzie Illustration）

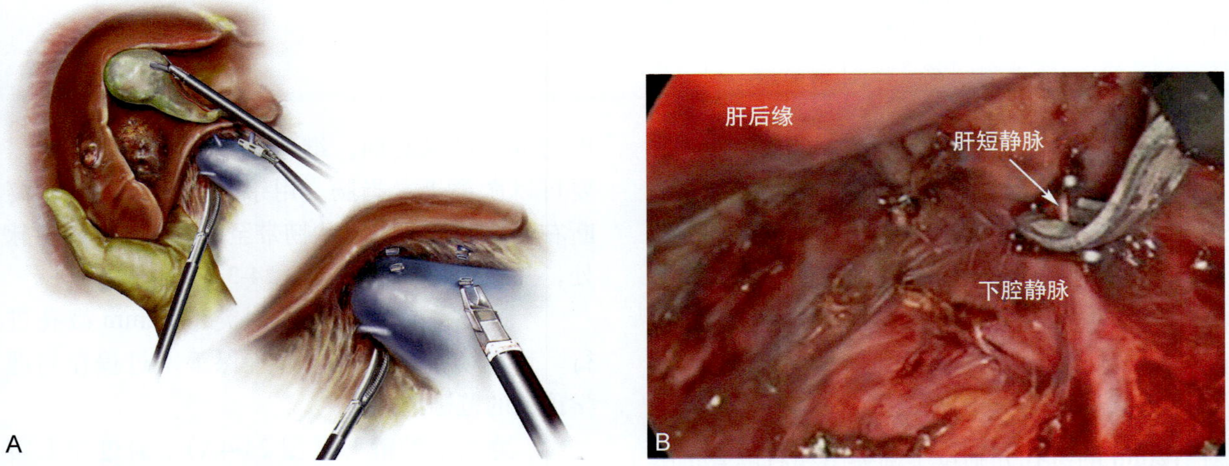

图 24-4 A. 从下腔静脉上解剖肝短静脉，用分离钳解剖分离并确认肝短静脉，然后用电凝钳、血管夹结扎和剪刀切断；B. 从下腔静脉上解剖肝短静脉，将肝短静脉用钛夹夹闭后，用剪刀切断

（引自 Randal S. McKenzie/McKenzie Illustration）

后牵拉肝门静脉。肝十二指肠韧带可以通过内镜剪刀和电钩联合应用进行切除，其入路可以经剑突下戳孔。分离并确认肝右动脉（图 22-5）。如果空间允许，可以经剑突下 12mm 戳孔应用血管切割闭合器。不具备该条件的在腹腔镜下行系线，夹闭，离断。分离并确认肝右静脉（图 24-6）。用丝线绑套肝右静脉（不打结，系牢），用抓钳向上牵拉丝线暴露足够的长度，用血管切割闭合器阻断肝右静脉。分离并确认肝右管，远端结扎，近段离断。对于区分胆管是否来源于近段胆管非常重要，一旦确认了，可以结扎近段胆管来维持一个干净的术野。双重结扎肝右管远端来防止胆漏。在离断肝门静脉后，将胆囊从胆囊窝中游离下来（图 24-7）。

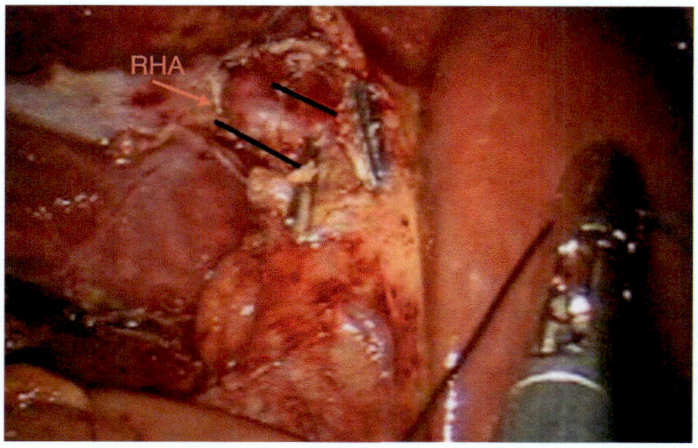

图 24-5　门静脉解剖，暴露肝右静脉

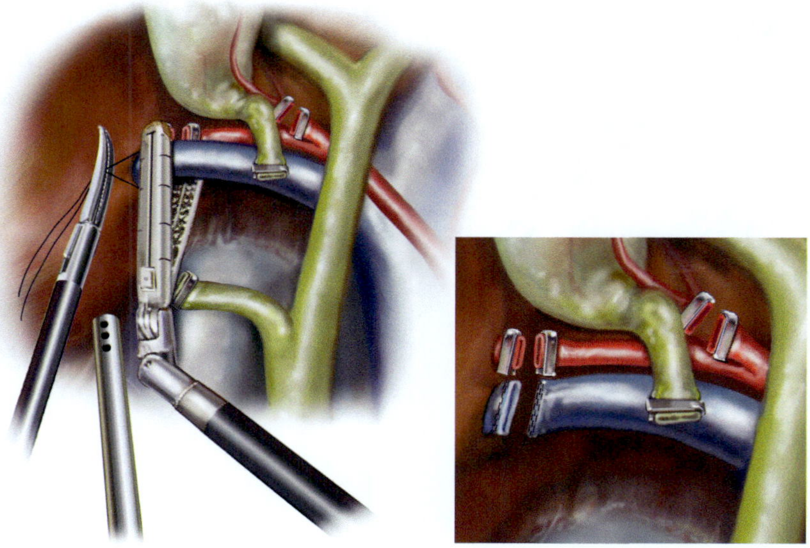

图 24-6　门静脉解剖，结扎门静脉右支
（引自 Randal S. McKenzie/McKenzie Illustrations）

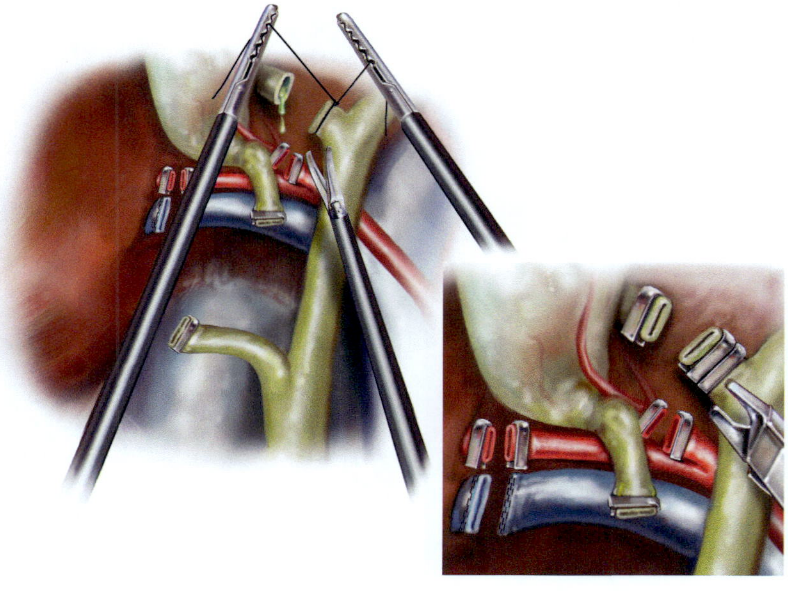

图 24-7　解剖、暴露肝右管
结扎肝右管远端，然后在其近端切断；注意辨认发自肝管近端的小胆管
（引自 Randal S. McKenzie/McKenzie Illustrations）

■ 肝实质的离断：移除所有的牵拉器械，使肝自然下垂。根据肝段分界线，用电钩在肝表面画出切除线。以超声探查确认切除界线，并确保切除范围符合病理学要求。用 0 号可吸收线于切除线两侧 8 字缝合肝实质，并用抓钳向两侧牵拉（图 24-8）。用电凝方式切开肝实质，必要时用血管夹。沿着切除线切除肝实质，直到暴露肝右静脉。在肝实质内，以血管切割闭合器离断肝右静脉。必要时，可继续将剩余肝实质离断。

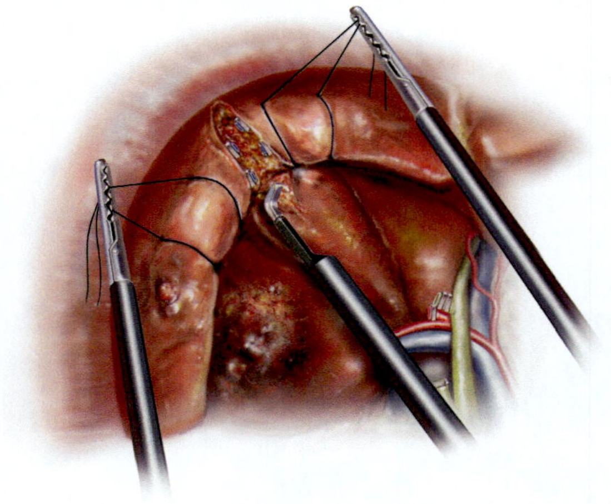

图 24-8 切断肝实质
（引自 Randal S. McKenzie/McKenzie Illustrations）

■ 如果病灶靠近肝静脉下腔静脉连接处，可以在肝外离断肝右静脉：要完成上述操作，首先要沿着肝右静脉内侧壁分离至肝右静脉前壁，建立一个肝下面的操作窗口。沿着下腔静脉，逐个将肝短静脉结扎。将肝向上托举，沿肝下表面逐步游离肝右静脉（图 24-9A）。用弯钳沿肝右静脉前壁经窗口穿入肝前壁（图 24-9B），然后放下肝，弯钳夹住血管阻断带，向后卡出弯钳。血管阻断带的另一端缠绕在肝右静脉内侧缘，向上牵拉肝，将血管阻断带缠绕肝右静脉。牵拉血管阻断带，并用血管切割闭合器离断肝右静脉。

■ 切除标本应用腹腔镜标本袋装取，确保肝切除止血完全。

■ 通过胆囊管注射应用生理盐水和对比胆管造影剂来确认是否存在胆漏。胆囊应用腹腔镜标本袋装取。

■ 关闭腹腔：在腹腔镜直视下撤出各种操作设备并关闭腹腔，以常规方法关闭手助孔，最后缝合皮肤。

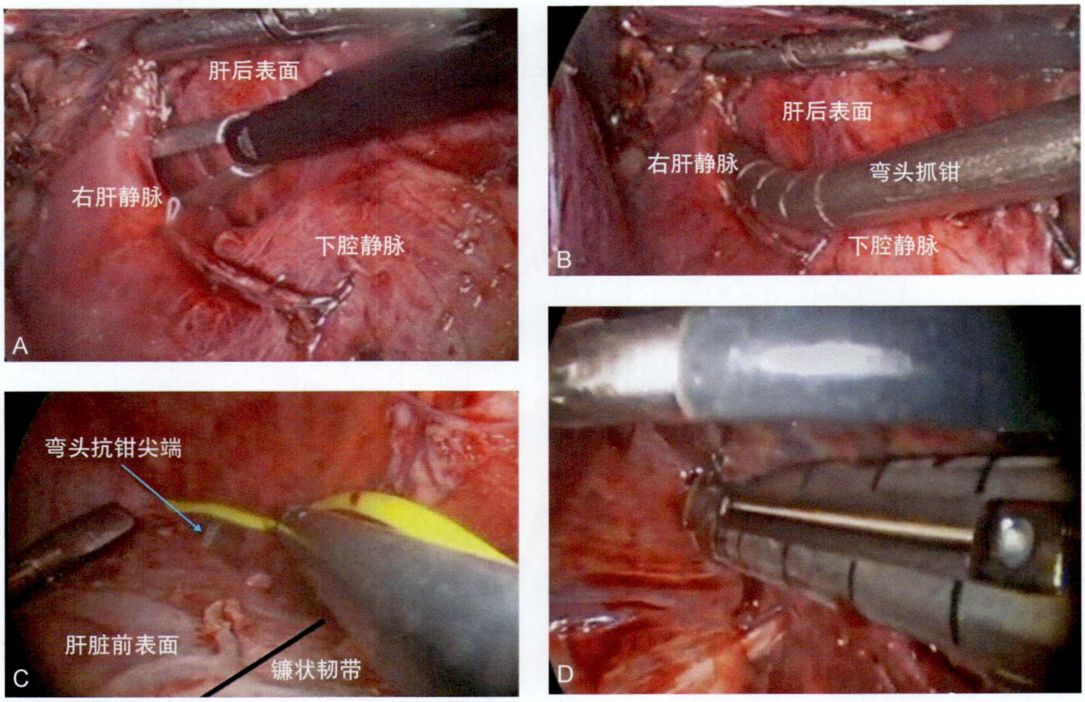

图 24-9 A. 在肝实质外解剖、结扎肝右静脉；B. 用抓钳分围绕肝右静脉进行分离；C，D. 用血管带环绕肝右静脉，抓钳从肝下方伸向肝右静脉前面，将肝恢复原位，用抓钳将血管带向肝后方牵拉

纯腹腔镜右半肝切除术

■ 病人体位及戳孔布局与前述手助式手术相似，12mm 脐上戳孔代替了原来的手助切口。除了应用腹腔镜器械代替人手外，所有的操作步骤与手助式手术相同。

■ 离断肝圆韧带及镰状韧带，暴露肝静脉前壁（图 24-10）。

■ 离断右肝相关的附属韧带。病人取右侧抬高、反向特伦德伦伯卧位，通过 LUQ 孔以抓钳向上牵拉胆囊底部。于剑突下戳孔置入器械托举肝。以抓钳向下牵拉结肠，以电刀分离结肠右曲。继续向下牵拉结肠，如需要可以游离十二指肠。离断右三角韧带及右冠状韧带至肝静脉下腔静脉连接处（图 24-11）。

■ 经剑突下 12mm 戳孔置入腹腔镜超声，探查肝。

■ 游离下腔静脉。通过 LUQ 孔用抓钳将胆囊向上牵拉，经脐上戳孔向上托举肝，从而更好地暴露下腔静脉。逐步分离并结扎肝短静脉，以血管夹阻断血管，内镜剪刀或闭合器来离断静脉，直至将肝右静脉离断（图 24-4B）。

■ 胆囊切除、肝门静脉离断、肝实质离断。操作方法与手助式相同。

■ 切除标本应用腹腔镜标本袋装取。确保肝切除止血完全。

■ 通过胆囊管注射应用生理盐水和对比胆管造影剂来确认是否存在胆漏。胆囊应用腹腔镜标本袋装取。

■ 关闭腹腔。在腹腔镜直视下撤出各种操作设备并关闭腹腔，最后缝合皮肤。

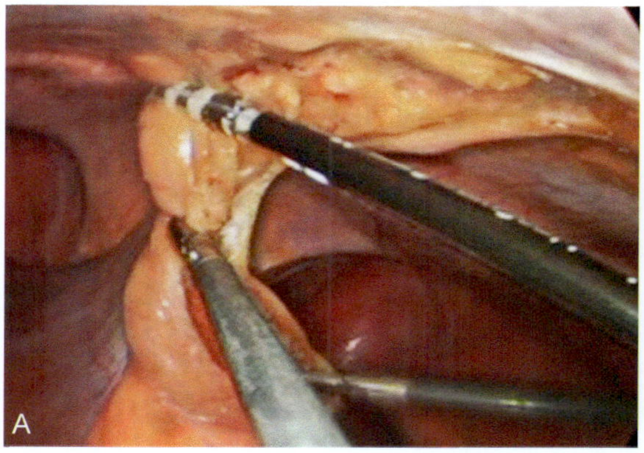

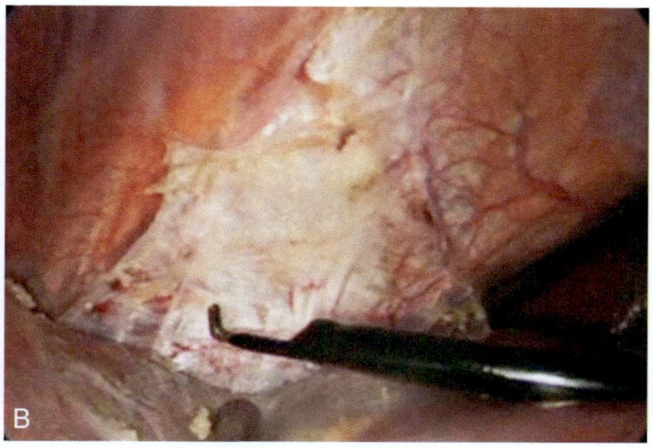

图 24-10 A. 腹腔镜解剖镰状韧带；B. 解剖镰状韧带后，显露肝中 / 右静脉前表面

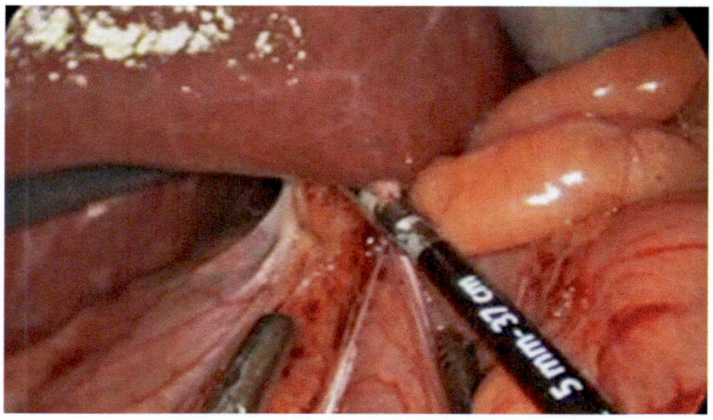

图 24-11 腹腔镜下离断右肝相关的附属韧带

经验与教训

选择合适的病人	①仔细询问病史，进行体格检查和实验室检查，避免遗漏肝脏疾病 ②高质量的影像学检查有助于充分的术前评估，以得到足够的手术切缘
手术技术	①限制术前和术中液体复苏，减少失血 ②注意充分地止血 ③用腹腔镜器械牵拉肝脏时，避免刺穿或撕裂肝脏包膜 ④应警惕气体栓塞的可能——尽可能减小气胶压力
术后护理	即使术后 INR 升高，也存在静脉血栓形成的风险。可应用抗凝药物预防血栓形成

五、术后护理

拥有一支熟悉这类病人术后护理的团队是非常重要的。同时拥有一支能够为严重术后并发症病人提供护理的团队也是非常重要的，如术后需要气管内插管和紧急血液透析的病人的护理。肝功能检查及凝血功能检查需要定期检查及监测。

六、预后

腹腔镜肝切除术，包括手助式和纯腹腔镜式，已经被越来越多的应用起来了。它与开腹手术相比，具有以下优势：术中出血少、术后疼痛轻、胃肠功能恢复快、住院时间短。对于肝细胞癌及结肠癌肝转移的病人，其肿瘤学临床意义及病人预后与开腹手术相当。这项技术应当由有肝胆外科手术经验的医生完成。

七、并发症

- 出血。
- 感染。
- 胆漏。
- 肝衰竭。
- 肾衰竭合并肝衰竭。
- 切缘阳性。

第25章 左半肝切除术

Jon S. Cardinal

一、定义

根据肝内肝门静脉、胆管及肝静脉（Glisson系统）的走行分布，肝具有一套特殊的解剖分段系统。据此种分段方法，肝被分为八段（图25-1），其中肝左叶包含肝Ⅱ～Ⅳ段，肝右叶包含肝Ⅴ～Ⅷ段。肝Ⅰ段为肝尾状叶，它既不属于肝左叶，也不属于肝右叶。

肝左、右叶的分界线是人为虚构的一条界线，称为Cantlie线，它下起于胆囊切迹的中点，沿肝膈面上至肝上下腔静脉右壁。

左半肝切除术是一类大型的解剖性肝切除手术，需要切除肝的Ⅱ～Ⅳ段。

二、鉴别诊断

适宜左半肝切除术的疾病，可由良性病因或恶性病因引起，也可由肿瘤或非肿瘤性病因引起，或由肝原发性或继发性因素引起。

一般来说，在实施左半肝切除术时，需要将肝左叶的入肝血流（肝门静脉、肝动脉）和出肝血流（肝左静脉或肝中静脉、肝左管）等组织结构全部离断（图25-2）。

三、病史及体格检查

对于大型的解剖性肝切除来说（包括左半肝切除），患者肝的健康状况是术前最为主要的考虑因素。

对于肝功能良好的病人，可以耐受大型解剖型肝切除，因此，解剖性左肝三段切除术可以实施；但是对于患有各种慢性肝疾病的病人，必须在术前慎重评估病人实施解剖性左肝三段切除术后，剩余肝功能不足甚至肝功能衰竭的可能性。

在此评估过程中，病人的病史可能提示慢性肝疾病的存在，如其准确的酒精摄入量（过去的和现在的）；病毒性肝炎暴露风险（滥用药物，吸烟，不洁净性行为，输血史等）；门静脉高压、高血脂、糖尿病、高胆固醇可能提示肝存在非酒精性脂肪性肝病（NAFLD）；对于先前接受过化学药物治疗的病人，其化学药物治疗过程可能导致化学药物治疗相关脂肪性肝炎（CASH）；具有提示肝功能失代偿意义的既往史包括黄疸、上消化道出血、腹水等。

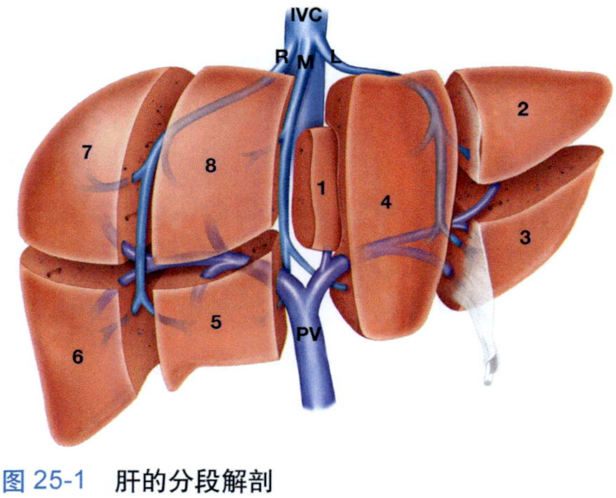

图25-1 肝的分段解剖

肝在解剖上被分为Ⅷ段；通过Cantlie's线（从胆囊窝至下腔静脉的一条想象线）分为左、右肝；左半肝包括Ⅱ、Ⅲ、Ⅳ段

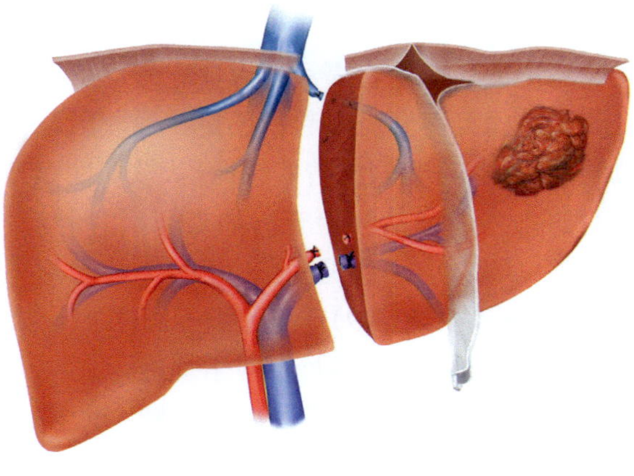

图25-2 左半肝切除

左半肝包括Ⅱ～Ⅳ段，需要离断肝左动脉、肝门静脉左支、肝左管及肝左静脉

体表有硬化性红斑（结合其他病史）往往提示慢性肝疾病处于进展期，常是大型肝切除术的禁忌证。

四、影像学及其他检查

标准的血检验包含血常规、生化功能、凝血功能等（表 25-1）。这些检验是所有大型肝切除手术术前所必须进行的检测。

表 25-1 与肝硬化相关的临床病史及体格检查

临床病史
乏力或体重下降
黄疸（皮肤、尿液、粪便颜色）
厌食、精神不振
腹痛
水肿
腹水
上消化道出血、痔疮
缺乏性欲或月经周期改变
脑病
体格检查
营养不良
肝病性口臭
黄疸、巩膜黄染
蜘蛛痣
杵状指、肝掌
男性乳房发育、睾丸萎缩
腹水
腹壁疝
脐周静脉扩张
肝脾大
扑翼样震颤

当病史或体格检查提示病人存在慢性肝疾病时，无论是病毒性肝炎引起，还是其他梗阻原因导致的肝硬化（血色素沉着病、肝豆状核变性等），推荐行进一步的血清学检查。如果怀疑肝肿瘤，癌胚抗原（CEA）、甲胎蛋白（AFP）、肿瘤相关糖类抗原 19-9（CA19-9）等检测可以辅助诊断。因此，在此情况下，这些检测应常规进行。

超声检查可以通过肝大小、轮廓、回声等特征，明确肝硬化的形态学特征。虽然这项检查具有无创的优势，但其结果准确性在很大程度上与操作者有关。

在行大型肝切除术前，高质量的断层影像检查是必须进行的，计算机断层扫描（CT）、磁共振成像（MRI）均可。而增强对比检查（动脉期、静脉期、延迟期）则是获得肝详细的影像学信息、肿瘤与重要肝内外结构解剖关系的最佳途径。

此外，增强对比检查可以减少肝穿刺活检的实施及其带来的风险。因为下列肝疾病（肝囊肿、肝血管瘤、局灶性结节性增生、肝细胞癌）都具有特征性影像学征象，可以被很好地诊断出来，从而不需要肝穿刺活检。

磁共振胰胆管造影成像（MRCP）较 CT 可以提供更好的胆管系统成像，因而，如果手术涉及胆管切除或者重建时，MRCP 检查则非常必要。

特别需要注意的是，在左半肝切除术中，应特别注意肿瘤与左肝门、肝左静脉、肝左肝中静脉共干的关系（图 25-3A）。必须重视明确的解剖变异，因为这些变异可能导致手术方式的改变，如：异位的肝左动脉或副肝左动脉的存在（图 25-3B）、肝右后支胆管由肝左管发出等（图 25-3C）。

五、外科治疗

（一）术前准备

■ 详细阅读影像学资料是所有大型肝切除术至关重要的术前准备。了解肿瘤与肝内外组织的解剖关系可以帮助术者制订策略来应对在离断肝实质过程中出现的各种风险。

■ 充足的术前准备还应包括术前备血（2 ～ 4U 交叉配血的红细胞），预防术中可能出现的出血。

■ 建议术者与麻醉医生进行术前讨论，包括麻醉方式的选择，如硬膜外或椎旁神经阻滞；有创监测设备的选择等。对于左半肝切除术，笔者建议放置中心静脉导管，可以帮助在肝实质离断过程中维持一个较低的中心静脉压（5mmHg 或者更低）。此外，必须建立动脉通路；留置胃管则有助于胃肠减压。

（二）体位

对于左半肝切除术，病人取仰卧位，上肢外展 60°。术区上平乳头连线，下至耻骨联合，两侧与手术台平齐。留置导尿管，上下半身垫空气加热毯来维持病人正常体温。

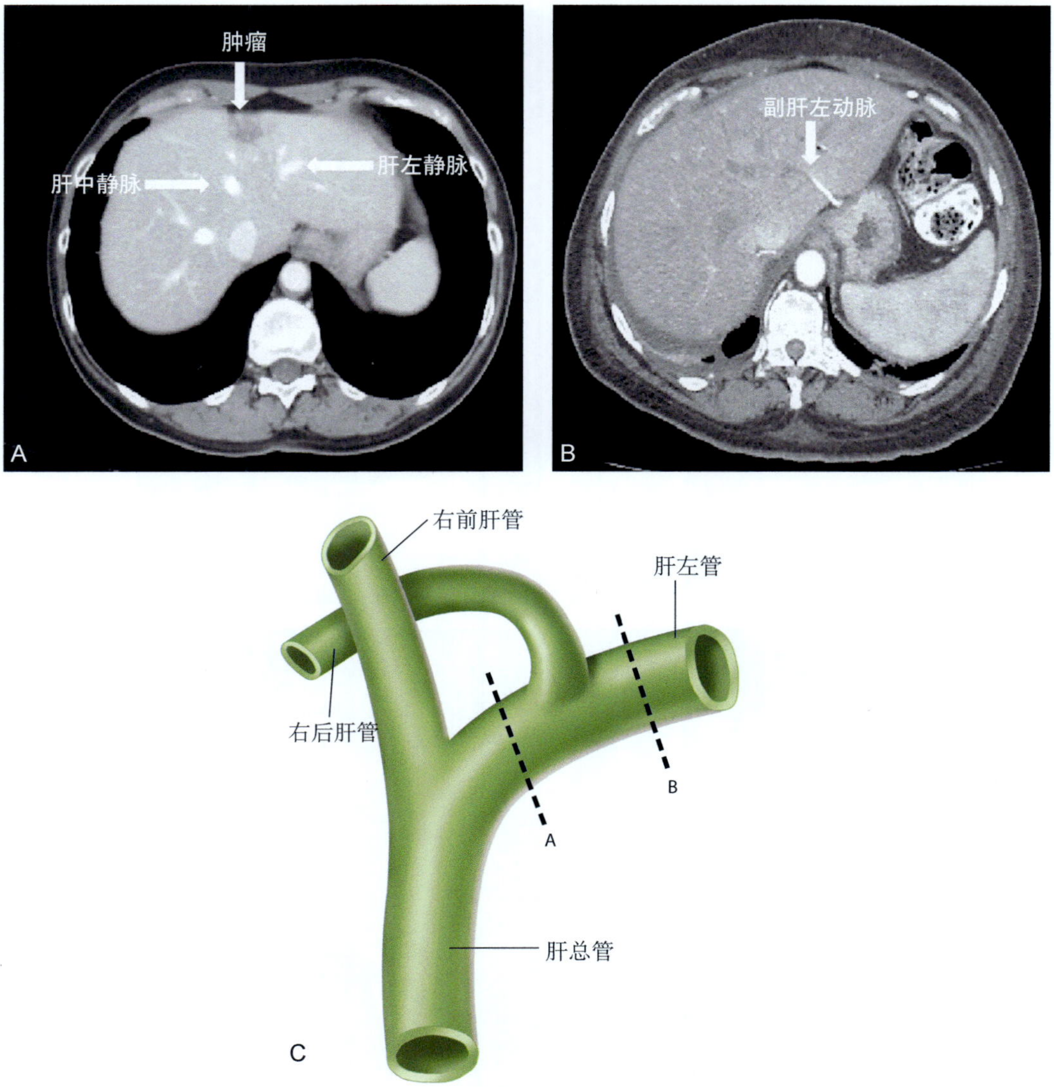

图 25-3 A. CT 显示结直肠癌肝转移灶位于肝中静脉和肝左静脉之间；B. CT 显示胃左动脉发出一支副肝左动脉，走行于肝胃韧带内；C. 图中显示右后叶胆管来源于左肝管。当存在这种解剖变异时行左半肝切除术，若沿着虚线 A 切断，则会将右后叶（6、7 段）的胆管完全离断；若沿着虚线 B 切断，则右后叶的胆管仍与胆管系统相连，保留了其引流胆汁的功能

皮肤切口 / 开腹

■ 右侧肋缘下联合沿正中线向上切口是所有大型肝切除术的最佳切口。切口距肋缘下三横指向右侧延伸，直至触及第 12 肋骨（图 25-4A）。可选择的切口还包括双侧肋缘下切口（包括或不包括正中线延长切口）。长正中切口的剖腹手术也是可以利用的。

■ 切口皮肤及皮下组织，暴露浅筋膜。打开右侧腹直肌鞘，暴露腹直肌。打开腹白线，并向上分离皮下组织至剑突，如需要可切除皮下脂肪方便暴露。

■ 用电刀分离右侧腹直肌及腹外斜肌（图 25-4B），暴露深筋膜。向上提起两侧皮瓣，于肋下打开腹膜。

■ 切除腹膜下腹白线部位的脂肪组织，离断镰状韧带。肝圆韧带以 2-0 丝线结扎后离断（图 25-4C）。

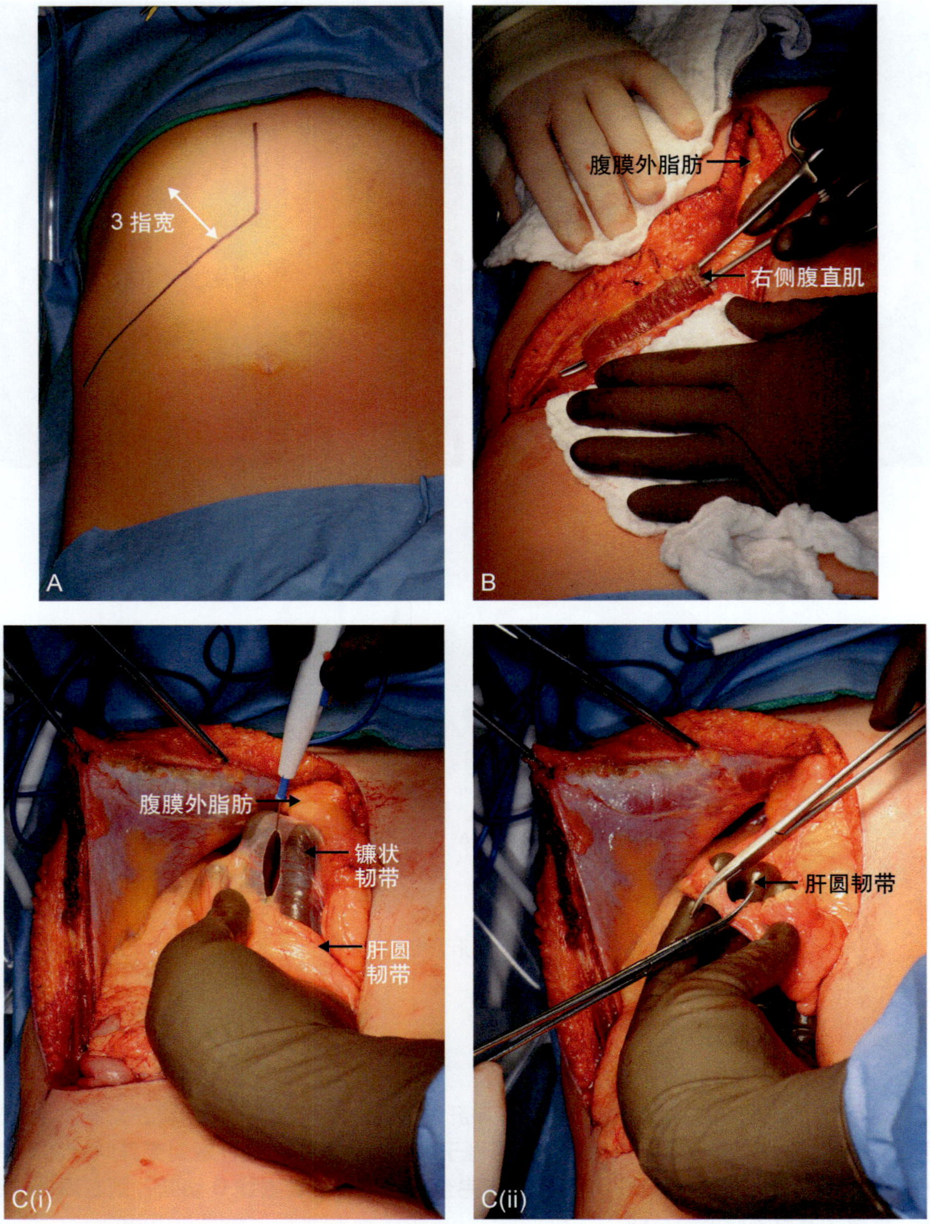

图 25-4 右肋缘下联合上腹正中切口手术照片

A. 切口的肋下部分应为三横指宽；B. 右腹直肌照片，其最终为电刀离断；C. 肝圆韧带及镰状韧带离断的照片

放置腹壁牵拉器

■ 开腹肝切除手术中需要放置腹壁牵拉器暴露视野。本书作者习惯应用 Thompson-Farley 肝牵拉器，其他牵拉器包括 Bookwalter、Omni 等。

■ 无论选择哪种牵拉器，暴露视野的原则是一样的。原则是向头侧和对侧牵拉肋骨，向尾侧牵拉至右肾水平，向中部牵拉至十二指肠水平，向对侧牵拉至胃水平（图 25-5）。

■ 必须的暴露包括向上和向对侧牵拉肋骨，并使病人成轻微的反向 Trendelenberg 体位。仅在解剖肝门的过程中，牵拉右肾、十二指肠、胃以便暴露肝十二指肠韧带。

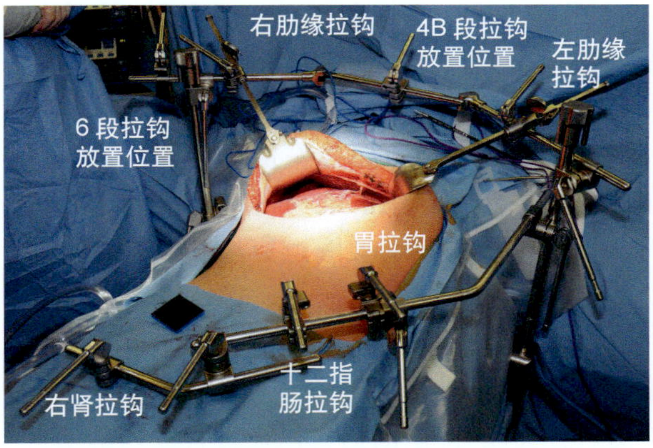

图 25-5　安装自动拉钩的照片

在胆囊切除术时，一种可延展的薄的拉钩用来挡住肝Ⅵ段及Ⅳ B 段；腹部拉钩用来提供一个向左右头部侧方的力，右侧肾、十二指肠、胃用可延展拉钩拉开

暴露肝左静脉及肝左叶的游离

- 将肝向后背部下压，在腹壁与肝间离断镰状韧带，分离至膈肌及肝静脉。
- 当镰状韧带向上分行为左右三角韧带时，应用扁桃体止血钳（细长弯钳）和电刀分离右侧三角韧带，暴露肝右静脉前壁。一般来说，肝右静脉与肝中肝左静脉共干支间存在凹口，此凹口可被触及。
- 以相同的方式离断左三角韧带，暴露共干支前壁。左膈静脉汇入肝左静脉，可以作为分辨肝左静脉及共干支的标志（图 25-6）。
- 肝静脉前壁暴露后，于左侧韧带下垫高肝，继续离断左三角韧带，暴露肝静脉后壁及游离左外叶。
- 打开肝胃韧带，以 2-0 丝线双重结扎肝左动脉并离断。
- 分离静脉韧带至其尾部。

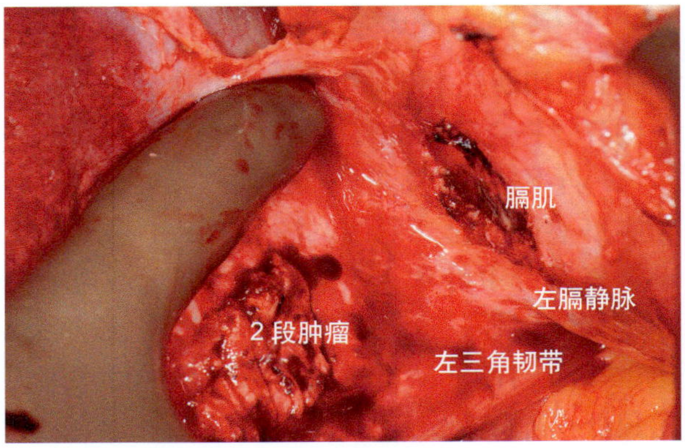

图 25-6　肝左叶 Ⅱ 段肿瘤的术中照片

肿瘤与左三角韧带、膈肌、左膈下静脉的关系在图中展示；离断左三角韧带可以使肝左叶段向前向右拉动；左膈下静脉是肝左叶切除过程中的重要解剖标志，因为它最终汇入肝左静脉

开腹胆囊切除 / 术中肝超声

- 如果病人胆囊存在，行标准的由头至底胆囊切除术。双重结扎胆囊动脉并离断，暂不切除胆囊，以便在手术完成时行生理盐水检查及胆管增强对比造影。
- 然后行术中超声检查。左右肝门组织结构可以容易的辨别出来（被白色的回声光晕包绕），肝门管道会继续伸入肝实质内。如果涉及肝恶性肿瘤切除，需特别注意肿瘤与左肝门的解剖关系。同样的出肝血流结构（肝静脉）也可以被识别定位，需要注意肿瘤与肝左及肝中静脉的解剖关系。接下来，系统的术中超声检查明确其他肝部位有无肿瘤。

入肝及出肝血流的处理

- 用扁桃体血管钳（细长弯钳）分离肝周韧带，并将其向右上侧牵拉并固定。
- 用电刀离断左外叶与左内叶间的肝实质（图 25-7）。
- 由脐裂基底部开始，逐步解剖左侧肝门。解剖肝左动脉并暴露，双重结扎肝左动脉并离断。

手术技巧

■ 由脐裂基底部解剖肝门静脉左支，以血管直线切割闭合器离断肝门静脉左支及尾状叶分支。

■ 在肝Ⅳ B 段脐裂隙基底部偏头侧 1cm 行肝切除术。以弯血管钳经左侧肝门板后进入肝实质内，经尾状叶前肝实质隧道穿出。以浸湿的全棉脐带线经肝实质隧道穿出，以血管直线切割闭合器切断肝左管。

■ 以钝性直角钳夹闭肝左静脉及肝中静脉共干（在肝右静脉与共干支间的凹口后中部、共干支后方夹闭）。阻断后，以血管直线切割闭合器切断共干支。

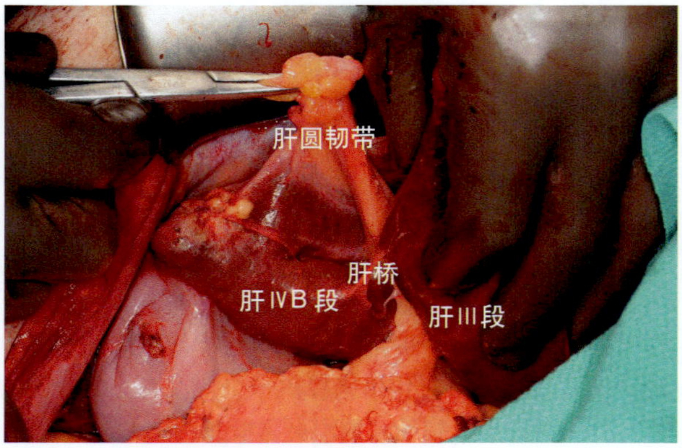

图 25-7　**肝ⅣB 段及Ⅲ段中间的薄壁组织**

在左肝切除术中，左侧肝门的解剖从这里开始，它可以暴露脐裂的底部，从而使入左肝的各通道在肝外分离

肝实质离断

■ 当切断左半肝的入肝及出肝血流后，左半肝的界线将会显现出来。

■ 再次超声检查肝，确定切除界线，并用电刀在肝表面画出切除线。注意确保术中不损伤甚至横断肝中静脉。如果按上述方法不能确保手术切缘阴性，或者术中实际情况需要，可以选取 1cm 内的肝缺血区域离断肝，尽最大努力避免肝中静脉损伤。

■ 在应用 LigaSure 之后，往往再用电刀灼烧 1 ～ 2cm 的肝断面。在切除过程中，随着肝切面不断加深，若遇到肝中静脉分支时，则用双股蓝色血管阻断带按 Pringle 法阻断肝门，并用钝性直角钳将分支反折夹闭（图 25-8）。

■ 在切除过程中，用弯血管钳打通肝内肝静脉分支后方隧道，并用血管直线切割闭合器逐个夹闭离断。

■ 切除完成后，检查肝断面有无出血点，用 2-0 丝线缝合出血点。

■ 处理完所有出血点后，放松阻断带，再次电凝肝断面（图 25-9）。

■ 笔者建议麻醉医生给予病人 1000ml 生理盐水及 500ml 5% 白蛋白注射液至手术结束。上述液体量对于维持低中心静脉压（< 5mmHg）不构成影响。

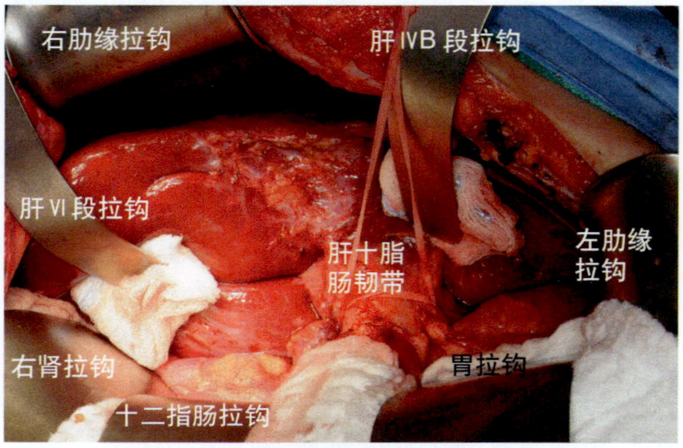

图 25-8　**肝十二指肠韧带被结扎带环绕的术中照片**

宽的蓝色血管结扎带也可以用来阻断肝门；随着手术需要，入肝血流可以通过收紧结扎带被控制（Pringle 法）

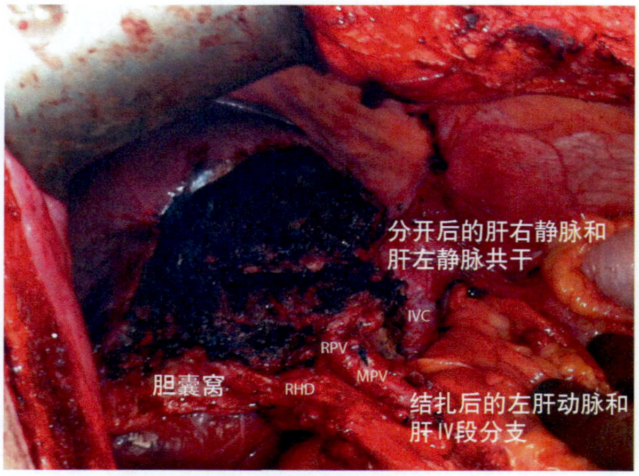

图 25-9　**切除后的术中照片**

LHV. 肝左静脉；MHV. 肝中静脉；IVC. 下腔静脉；RPV. 肝门静脉右支；MPV. 肝门静脉主干；RHD. 肝右管；LHA. 肝左动脉

超声探查 / 胆管造影 / 放置引流管 / 关腹

■ 在行术中超声扫描肝时，注意肝右叶入肝及出肝血流情况。如果怀疑存在问题，建议行进一步的超声检查评估。

■ 经胆囊注入生理盐水，如果肝断面有生理盐水外渗，提示存在胆漏可能，建议妥善处理。然后行胆管增强对比造影，明确远端胆管有无梗阻及胆道是否通畅。完成上述检查后，结扎离断胆囊管，切除胆囊并送病理检查。

■ 腹腔闭式引流管经右下腹戳孔放入腹腔，头部置于肝断面。

■ 以 0 号尼龙线间断缝合腹白线切口。肋缘下切口以不可吸收单股丝线逐层缝合。

■ 皮肤用皮钉钉合，或 4-0 薇乔线于皮下连续缝合。

六、术后护理

■ 持续心电监测，确保可及时发现病人病情重大变化。如需要术后可转入 ICU 护理。

■ 术后 2 天给予病人滴注Ⅳ号液（D5 ½ NS + 20 mEq KCl 以 150ml/h 滴注）。

■ 导尿管留置 24 ～ 48 小时以预防尿潴留。如果胃管引流物不多，胃管可仅于术后当天晚上及第 2 天清晨留置，术后第 1 天拔出。胃管拔出后可在术后第 2 天进流食并逐步回归正常饮食。

■ 如怀疑术后可能形成深静脉血栓，目前大多数学者认为可以采取措施预防，一般为每天皮下注射 2 ～ 3 次普通肝素。

■ 常规的实验室检查（血生化、血常规）、积极的纠正电解质紊乱和容量复苏是有必要的。需特别注意血磷酸盐水平，它是一个典型的肝切除术后电解质紊乱标志。

■ 每日记录引流液的量和性状。引流管可于出院前拔出，或引流液性状不含胆汁，且每日引流量少于 200ml 时拔出。如果引流液不含胆汁，但引流量特别多，建议每天给予病人 25g 白蛋白 2 次，维持 2 天；并每天给予呋塞米 2 次以减少引流液的量。极少数情况下，由于腹水量巨大，病人需要带管出院。如果上述情况发生，建议给病人开具口服呋塞米，并告知病人 1 周后来院复查以决定是否可以拔出引流管。

■ 充分的镇痛是肝左叶切除术后关怀的关键部分。为病人行硬膜外或椎旁神经阻滞，对术后阵痛非常有效。如未行区域阻滞麻醉，建议应用具有病人自助控制功能的镇痛泵。常规静脉注射对乙酰氨基酚和酮咯酸不仅可以有效的抑制炎症反应，还能减少其他镇痛药的用量。当病人可以进食后，可将静脉注射镇痛药改为口服镇痛药。

■ 早期下床活动和积极的肺部排痰可以有效防止肺部并发症的发生。

经验与教训

手术指征	患有慢性肝疾病或肝硬化的病人，左半肝切除术可能会导致其术后肝功能减退或衰竭
术前准备	①静脉通路的不完善和术前 2 ～ 4U 备血储备不足，可能会导致术中严重出血的抢救失败 ②低 CVP 对减少肝实质切除过程中出血非常重要
暴露肝静脉及游离肝左叶	①肝囊性撕裂可能导致不必要的出血并延长手术时间 ②左右膈静脉是区分肝左、肝中、肝右静脉的可靠标志 ③暴露肝静脉前壁时操作要仔细，肝静脉的损伤可能导致无法控制的出血
出肝及入肝血流的处理	①处理肝左动脉之前，确认在肝门处可触及肝右动脉搏动 ②向上牵拉肝门静脉左支，并沿远端逐个结扎肝门静脉分支，可以避免结扎肝门静脉主干或只结扎肝门静脉左支的发生 ③环套并提拉下腔静脉可以轻松地分离肝静脉分支，但其有可能损伤腔静脉的前壁或后壁 ④肝左管应在肝内处理，以免同时切断了汇入其中的右后支胆管，这种变异率为 10% ～ 15%（图 25-3C）

续表

肝实质离断	①肝实质离断技术多种多样，文中仅阐述了笔者习惯的技术方法。熟悉多种技术固然重要，但术者应选择一种技术，尽可能多地反复练习 ②当应用文中所述的切肝技术时，切割闭合器应在双极电凝之后应用，以免双极电凝将其损坏 ③在建立肝实质隧道时，弯血管钳应较为轻松地穿出，如遇到阻力，极有可能穿到了大的组织结构，此时可变换角度向上或向下穿刺，绕开阻挡物 ④肝切面的胆漏应谨慎处理

七、预后

■ 通常情况下，行常规左半肝切除的病人可术后 3 ～ 5 天出院。

■ 大多数病人可于出院前拔出引流管，并可参加大多数日常活动。下列活动应尽量避免：①大于 10lb 的负重；②应用镇痛药时开车；③浸湿切口。

■ 对于良性肿瘤的肝左叶切除，病人不需要常规复查影像学检查及实验室检查。对于恶性肿瘤的病人，建议术后第 1 年每 3 个月复查 CT 和肿瘤标志物；术后第 2 年每 6 个月复查 1 次，之后每年复查 1 次。

八、术后并发症

■ 出血。

■ 胆漏。如果胆汁经引流管流出，建议行 ERCP 检查，并于胆总管置管引流，以减轻胆管压力使胆瘘闭合。

■ 肺部并发症。

■ 术后肝功能减退或肝衰竭。

第 26 章 微创左半肝切除术

Trang K. Nguyen　Amer H. Zureikat

一、定义

微创左半肝切除术又称微创肝Ⅱ～Ⅳ段切除术，是指利用腹腔镜或者达芬奇机器人沿肝中线（Cantlie's 线）的内侧部分对左半肝进行切除。

左三叶肝切除或者扩大左三叶肝切除的切除范围同时也包括邻近的Ⅴ段和Ⅷ段，有时可能需要切除肝Ⅰ段。而左外叶肝切除术则仅包括Ⅱ段和Ⅲ段。

腹腔镜肝切除术有三种类型：全腹腔镜肝切除术；手助腹腔镜肝切除术；腹腔镜辅助肝切除术。

左半肝切除术适用于良、恶性肿瘤肝切除及肝移植供体获取。

二、病史及体检

- 术前应该综合病人病史和体格检查，注意病人是否有肝功能不全、凝血障碍以及心脏疾病的体征和症状。
- 微创左半肝切除术与开腹左半肝切除术的手术适应证相同，肝良性病变的适应证不应因为微创的手术方式而放宽。微创肝切除术的适应证包括：腺瘤；有症状的肝血管瘤；有症状的肝局灶性结节性增生；有症状的巨大囊肿；肝细胞癌及结直肠癌肝转移等。
- 微创左半肝切除术的禁忌证除了包括开腹肝切除的禁忌证外，另外还包括：失代偿性肝硬化；气腹不耐受；微创无法松解的致密粘连；需行肝门静脉淋巴结清扫术；需行血管切除术；以及大血管附近的损伤。胆道重建则是一项相对禁忌证，其需要按照操作机器人的外科医生经验来决定。
- 微创左半肝切除术的最佳病变为：肝单独病变，病变≤ 5cm，位于肝边缘，不牵涉肝门静脉，主要的是肝静脉及下腔静脉。

三、影像学表现及其他诊断方法

- 术前影像学检查需要评估病变的可切除性及制订切除方案。影像学检查能够评估病变大小，其与主要大血管以及胆管的毗邻关系，异常解剖结构，术后预留肝体积以及是否有肺和腹部其他器官转移灶。
- 术前影像学检查包括增强 CT、MRI 和 PET。增强 CT（动脉期，门脉期及延迟期）能够用来对肝进行空间定位和容量测定。MRI 的优势是发现厘米级以下的病变。PET 扫描能够发现其他脏器的转移情况（图 26-1）。
- 如果病人需要定量评估肝储备功能，尤其对于将要进行肝化学药物治疗的病人，可以行 MEGX 试验以及 ICG 排泄试验。
- 术前肝活检可能会有助于确定肝硬化的程度。
- 术前实验室检查包括：血常规，肝功能检测，凝血功能检测及相关的肿瘤标志物检测。

四、外科治疗

（一）术前准备

- 微创肝外科手术应该由有经验的外科团队实施。团队医生应该具备熟练的微创器械操作技能及肝外科手术技能。
- 术前需要准备好所有可能需要的手术器械，并应在术前告知病人有中转开腹的可能。
- 术前可行 PVE 以增加预留肝体积。在非肝硬化病人，最小预留肝体积为 25%。肝硬化病人，最小预留肝体积为 40% ～ 50%。左肝切除术相对于右肝切除术，PVE 并不是必要的。

（二）病人体位

- 使病人处于仰卧位和头高足低位。显示器置于病人头部的右方和左方。
- 预置中心静脉和动脉置管，以监测病人血

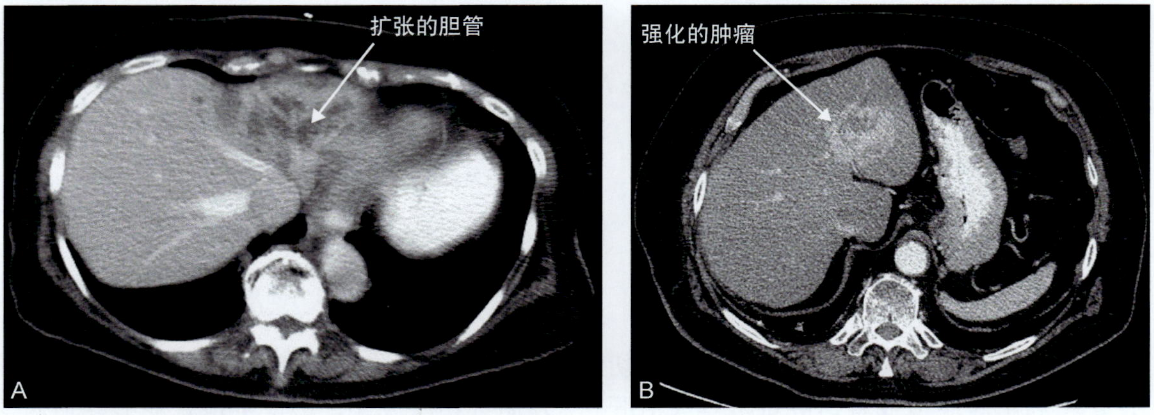

图 26-1 **增强 CT**

A.84 岁女性胆管癌病人，肿瘤在 CT 下不可见，但是能够发现病人左肝内胆管扩张并且左肝萎缩；B.71 岁男性肝细胞癌病人，CT 显示病变富血供，动脉期肿瘤与正常肝组织形成明显反差。同时，部分肝纤维化，病人脾缩小，腹水及静脉曲张未见，CT 还可见一纤维瘤

流动力学。术前预防应用抗生素及配血。

- 控制液体输注量，保持中心静脉压低于 5cm H_2O。
- 完全腹腔镜切除术（无机器人辅助）时，外科医生在分离第一肝门时可以站在病人两腿之间或者病人的左侧，然后移动到病人右侧离断肝实质。
- 机器人辅助下肝切除术：①腹腔镜部分（控制肝的移动），外科医生站在左侧，助手站在右侧，镜头置于两腿之间；②机器人部分（控制流出道、流入道及肝实质的离断），主刀医生坐在操作台，助手坐在病人两腿之间（辅助摆放机器人臂，冲洗吸引，双极电切，缝合转换，机器人器械的改变，血管缝合等）。

手术技巧

探查与病变评估

- 腹腔和肝表面再次检查确定是否转移，所有可疑病变应进行冷冻切片检查。
- 腹腔镜超声检查肝明确靶病变的可切除性，是否邻近大血管及排除其他肝转移。

穿刺孔位置

在脐上 2 横指左侧 1 横指处，通过 5mm 光学分离孔建立气腹。

气腹建立完成后，在脐上两横指脐右 1 横指处，用 10mm 戳卡打孔，为镜头孔。与气腹建立孔平行。

进行腹腔探查，检查有无转移病灶。

完整打孔方式如图 26-2 所示：3 个 8mm 孔放置机器臂——R2 在右侧，R1 使用气腹建立孔，R3 则在左侧；1 个 12mm 镜头孔；1 个 12mm 孔在右下象限，为一助用孔（用于结扎、缝合、能量设备的递入）；1 个 5mm 孔在左下象限，为一助用孔（功能与之前 12mm 相同）。

如果遇到肝肿大或巨大肿瘤，打孔位置应适当向脐移动。

推荐气腹压应小于 12mmHg。尽管理论上在腹腔镜肝切除手术术中，高的气腹压可以提高止血能力，但是同样也会增大气体栓塞的风险，尤其是手术累计肝静脉时。

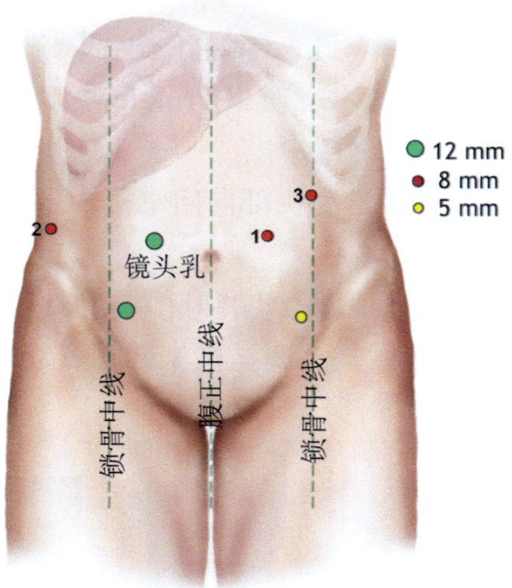

图 26-2 机器人肝左叶切除的 Trocar 布局

1. 通常用于电钩或抓钳；2. 主要用于双极电凝；3. 主要用于抓钳。红色：机器臂；绿色（上方）：镜头孔；绿色（下方）：用于切割闭合器、传递针线和标本袋；黄色：腹腔镜辅助孔（用于吸引器、LigaSure）

肝暴露与游离

- 这部分操作在腹腔镜下进行。
- 把镰状韧带和肝圆韧带用电钩、双极电凝分离。另外，这一步可以在术中超声之前进行，肝圆韧带留下足够长的残端，以在分离肝门静脉的时用来提拉暴露。
- 以电钩电灼或另一种能量装置将左三角和左冠状韧带分离（图 26-3）。
- 在靠近左外侧段和尾叶的下面，打开松弛部。可能遇到肝左动脉的分支，以双夹夹闭、离断。
- 以电钩烧灼切开静脉韧带，从肝门静脉的左分支到肝左静脉或（左、中共干）肝静脉处，这个动作必须非常小心，因为可能会发生肝左静脉损伤，另外，它可以在机器人充分显露后进行。
- 左外叶和内侧部分之间的连接处要离断（Ⅱ和Ⅳ B 段）。
- 行胆囊切除术，利于肝门部的暴露。

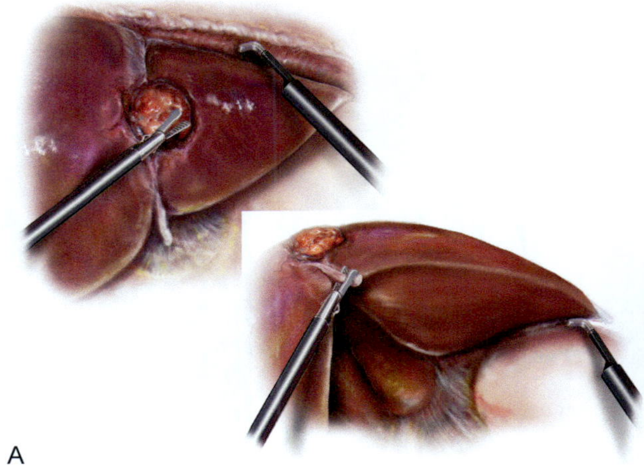

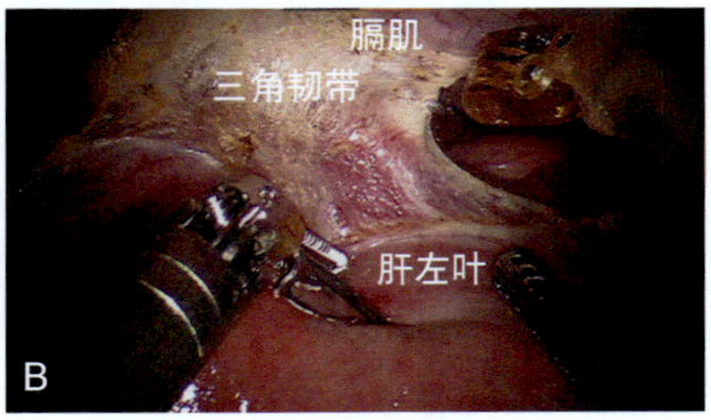

图 26-3 分离左肝韧带

A. 使用腹腔镜或机器人电凝钩分离左三角韧带，开始分离外侧，然后分离内侧直至肝左静脉进入下腔静脉处，充分显露，牵拉镰状韧带，切开松弛部，暴露静脉韧带，解剖该韧带到肝左静脉处；B. 术中游离肝左叶

机器人对接

- 机器人停靠在病人头侧。
- R2（右）臂有双极，R1（左）臂有电钩，和 R3（左）臂是一个 Cadiere 抓钳。

入肝血流的控制

■ 通过 Winslow 孔，围绕肝十二指肠韧带预置阻断带。可以使术者使用 Pringle 法阻断入肝血流从而减少血液的丢失。

■ 将圆韧带前方和头部向回牵拉，暴露圆韧带 / 脐裂隙的根部。

■ 切开左肝蒂腹膜，明确肝左动脉的位置，解剖、分离血管网。夹闭试验来确保（超声下）右肝良好的血流灌注（图 26-4）。

■ 确定肝门静脉左支；使用电钩和 Maryland 分离器组合，用血管带控制血流。向左牵引血管带允许血管切割闭合器在符合人体工程学的舒适角度，同时不危及肝门静脉主要分支（图 26-5A，26-5B）。

■ 按照肝总管（图 26-5C）优先，刚越过肝总管分叉处，确定肝左管。沿肝下缘使用电凝钩解剖肝左管；肝左管可分为双夹或双结加固（图 26-5D）。

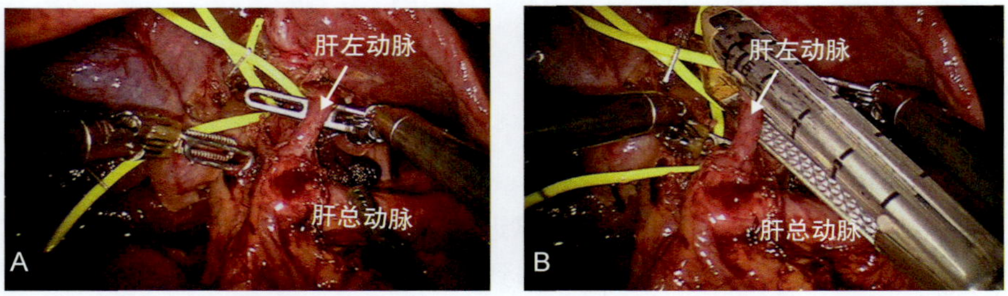

图 26-4 **肝门部解剖和左肝血流分离**

A. 肝左动脉分离；B. 用 2-0 的丝线结扎联合钛夹或血管夹使用确保动脉血流的控制

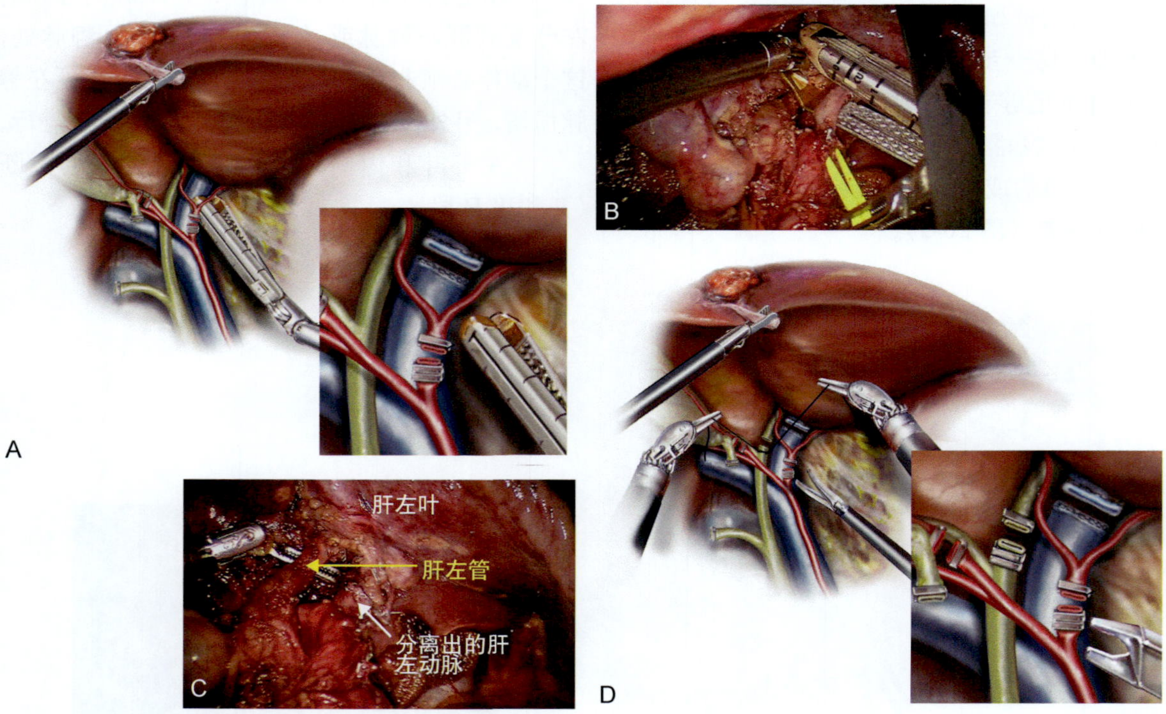

图 26-5 **左肝门的处理**

A. 用直线切割闭合器横断肝门静脉左支，用血管阻断带牵拉肝门静脉分叉处；B. 防止意外损伤或分叉部狭窄；C. 肝左管远端用双钛夹夹闭，近端用钛夹夹闭；D. 图示展示笔者对左肝门的处理

肝离断与切除

■ 切除术中保持低 CVP 以减少出血，气腹可干扰 CVP 读数和下腔静脉充盈状态的可视化，可以帮助确定 CVP 是不是实际上已经升高，理想的情况是，在气腹状态下，下腔静脉应该呈扁平状态。

■ 不要忽视在肝实质切除中二氧化碳静脉栓塞的风险；二氧化碳浓度降低是首要的指征。准备紧急腹部减压和重新定位的病人需要注意这种情况。

■ 按照缺血分界线进行肝实质的切除。紧邻缺血的左侧边缘用电刀在肝包膜上标记要切除的部分，标志线通过超声检查评估，提示为一个声影的强回声线 。

■ 留置两个 8 字缝合的牵拉线在缺血线两侧；牵拉缝合线，这样肝就像书一样的暴露（图 26-6A）。

■ 首选的肝实质切除术如下。

（1）横切由下至上、由前向后进行 ；

（2）一开的 1 ～ 2cm 用机器人切断 ；

（3）接下来的 1 ～ 2cm，用双极电凝器进行；

（4）更深层次的解剖结合使用双极（夹和粉碎技术）（图 26-6B）和钛夹，机器人立体定向视觉和放大效应，大大提高了小血管和胆管的识别能力。

■ 其他横切技术根据外科医生的偏好已被描述。不同于开放手术，一般不使用氩气凝固，因为氩气凝固可增加腹腔压力和氩气栓塞的潜在风险。

■ 肝切除中遇到血管可使用钛夹（容器 5mm）、尼龙锁夹（容器 15mm），或血管吻合器（大血管）进行分离和结扎。

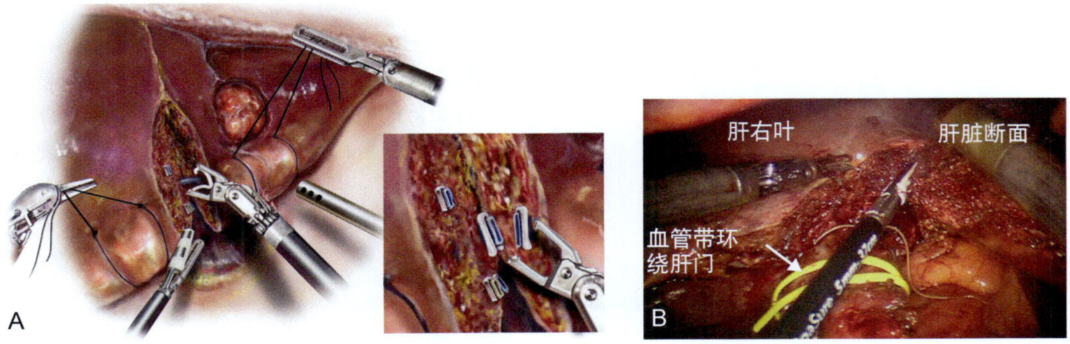

图 26-6　**肝实质切除**

A. 2-0 线 8 字缝合结扎线提供切除的“翻书样”暴露，使用机器人电钩切断开始的 1cm，然后转换为机器人腹腔镜双极或类似的能源装置；B. 进行更深层次的横断，较大的血管和胆管分支（3mm）的夹闭（如图所示）

出肝血流的控制

■ 切断肝左静脉大分支，肝左静脉连同肝组织使用 EndoGIA 血管吻合器进行横断，通常使用 2 ～ 3 次吻合器离断以加固断面（图 26-7）。

■ 应避免对肝中静脉和下腔静脉的牵拉。

■ 切肝前的流入和流出血流的控制技术已经描述，向右提起左叶，识别静脉韧带以确定肝左静脉的位置。

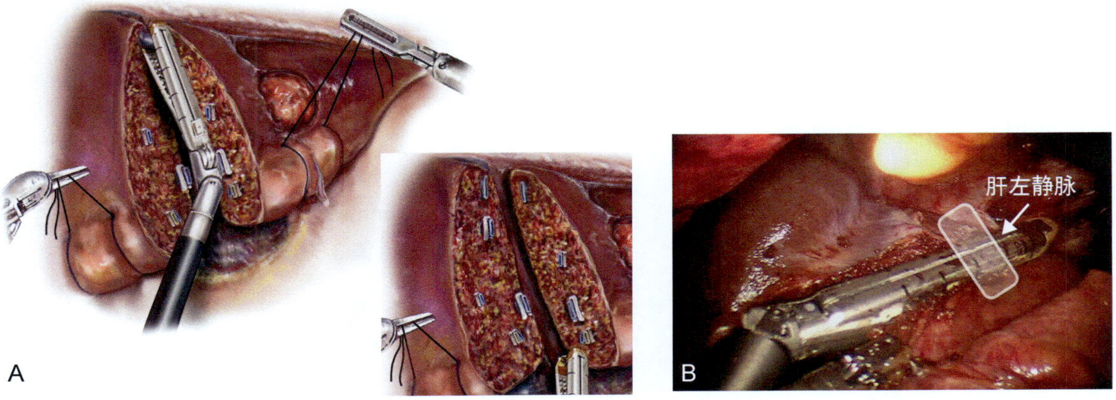

图 26-7　**出肝血流的控制**

作为实质切除接近肝头侧（A）和（B），使用 Endo GIA 血管吻合器控制肝左静脉，进行离段和结扎

切面处理

■ 在平均动脉压和中心静脉压处于正常情况下，确定创面出血和胆漏的情况（图 26-8）。Valsalva 法进一步确认彻底止血。

■ 较大血管缝合结扎以 2-0 的丝线在无张力情况下 8 字结扎缝合。

■ 纤维蛋白和凝血酶凝胶可用于止血。

■ 不需要进行常规胆管造影。

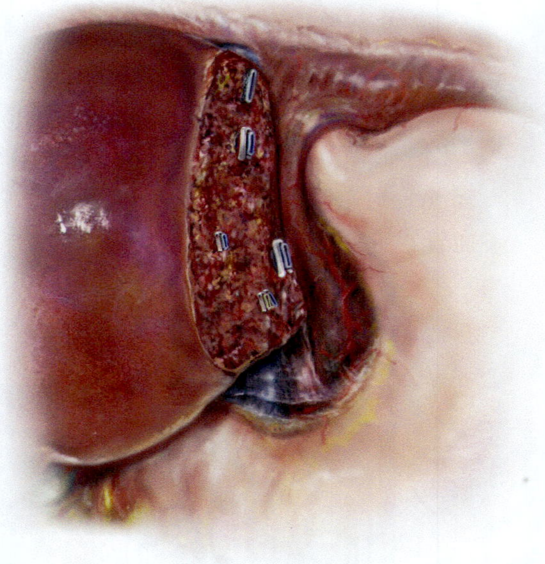

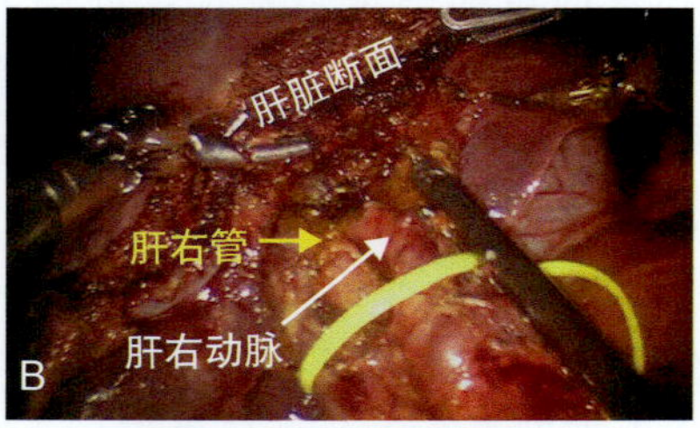

图 26-8 A. 检查切面的肝出血和（或）胆漏，后者在使用白色的海绵 / 纱布垫压于肝表面时可更好的被发现；B. 图片的左上象限见肝横断面，注意肝门（Pringle）处放置一个松散的血管阻断环；当创面显著出血时，可间歇地收紧以进行止血

标本取出

■ 用缝线标记样本各个管道系统。

■ 标本放在塑料的标本袋内，从腹腔扩大的右下腹切口放入取物袋取出标本。

■ 注意：在提取标本前应移除所有机器设备以免气腹消失损伤腹腔。

引流管放置和关腹

■ 通过 R3 切口，放置 19mm 直径的引流管，2-0 尼龙线缝合皮肤（图 26-9）。

■ 12mm 的显示器切口以 0 号可吸收线 8 字缝合关闭切口。

■ 探头及器械全部取出后，关闭气腹。

■ 标本取出切口使用 0 号可吸收缝合线间断缝合。

■ 皮肤用 4-0 可吸收线缝合。

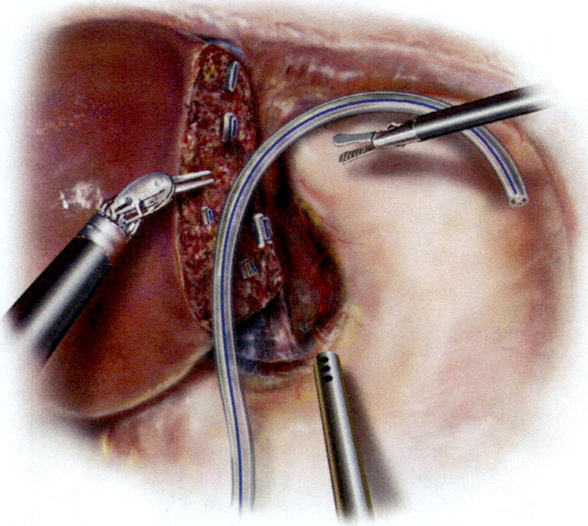

图 26-9 19mm Blake 引流管置于创面处（在无胆漏的情况下，术后第 3 天或第 4 天拔除）

中转开腹

■ 难以控制的出血或手术难以进行时，考虑中转开腹。

■ 当紧急情况发生时，以腹腔镜抓钳按压，紧急开腹，建议在出血部位行显微小切口。这将在转换为剖腹手术时最大限度地减少失血。

经验与教训

Trocar 置入	① Trocar 之间保持一个 5cm 的距离。镜头孔和 R1 孔应该是距脐 5cm 左右，并在脐水平以上。提供足够的可视空间在肝门解剖和肝实质横断前后 ②机械臂 2 和 3 应在侧面且高于镜头孔和 R1 孔 ③腹腔镜辅助孔必须在右或左下象限以倾斜的角度进入腹膜，而不是垂直，这一操作使机器人手臂和助手之间的碰撞最小，还便于使用血管吻合器处理肝门及实质
肝游离	①保持肝圆韧带长残端有利于借助其进行牵拉，更好的处理入肝血流血管和肝实质的横断 ②不要试图过度游离左三角韧带，否则可能导致肝左静脉损伤 ③在需要阻断肝门的时候，使用腹腔镜或机器人牵拉手臂轻轻牵拉肝门阻断橡胶带两端，牵拉手臂可以迅速“收紧”阻断带，给入肝血管以强大的压迫力
入肝血流控制	① Maryland 机器人是最合适分离肝门静脉左支的工具。其足够锐利可轻易解剖血管周围组织，但却不易损伤血管本身 ②不要使用机器人抓臂牵拉血管壁，在分离解剖的时候用血管周围组织的牵拉提供支撑，缺乏触觉反馈可能会导致肝动脉挤压伤 ③右后或右前肝管变异可能汇入下部肝左管，如果肝左管分离不够充分完全，可能造成损伤
肝实质横断	①避免在肝实质横切过程中造成断面凹陷。这样容易造成难以发现的出血和增加止血的难度 ② Endo GIA 血管组织吻合器备用
出肝血流的控制	①这是最接近肝内部的操作 ②在离段肝中静脉或肝左静脉的时候，确保血管吻合器全部穿过血管

五、术后护理

- 术后拔出胃管。
- 根据医生经验，肝大部切除病人可入 ICU 监护。
- 术后当天晚上皮下预防性使用肝素。
- 术后第 1 天给予无脂肪乳液体补液。
- 术后第 1 天拔除尿管。
- 病人耐受后逐步添加饮食。

六、预后

- 在有经验的中心，腹腔镜肝切除术是安全可行的。在一项回顾性分析的 2804 例病人中，左肝切除术占 6.8%，总的死亡率为 0.3%，总体发病率为 10.5%。腹腔镜肝切除术的术后并发症最常见的是肝衰竭。腹腔镜开腹手术的转化率为 4.1%，腹腔镜辅助手术率为 0.7%。
- 相比开放的肝切除术，腹腔镜肝切除术的优点是出血少，采用 Pringle（肝门血流阻断）法时间少，减少术后镇痛的要求，住院时间短，整体并发症少。
- 对于肝细胞癌或转移性疾病的病人来说，其边缘状态、无病生存率和总生存率，腹腔镜切除术与开放式切除术可相媲美。
- 虽然微创切除手术费用高于开放式手术，但这种差异可通过降低非手术成本，即缩短微创术后住院时间来缩减。
- 达芬奇外科手术系统下的机器人辅助的方法，减轻了腹腔镜手术中如仪器固定枢轴点的限制、二维视图、只有 4 个自由度、视觉震颤等影响。机器人与腹腔镜手术相比的优点是：完美的肝实质缝合和肝门解剖，以及可能需要的复杂的切除和胆肠吻合。
- 与腹腔镜手术相当，机器人辅助肝切除术被越来越多地进行，早期的结果表明，它是安全的和可行的，术中转化率低，术中失血量少，住院时间短，术后并发症少。
- 匹兹堡大学医学中心的机器人与腹腔镜肝切除术的配对研究提示，两者在失血量、输血率，R0 术后切缘阴性率，胆红素峰值，术后重症监护住院率，住院天数，90 天死亡率等无显著差异。机器人辅助肝切除有较高的整体手术时间（中位数:342 分钟 vs 261.5 分钟）、手术操作时间(中位数:253 分钟 vs 199 分钟)。腹腔镜手术需由助手辅助进行。机器人和腹腔镜肝切除术中转开腹率相似。

七、并发症

- 胆瘘。
- 肝功能不全。
- 切缘阳性或接近阳性。
- 出血。
- 伤口感染。

第 27 章 机器人肝切除术

Mohammad Khreiss　Allan Tsung　David L. Bartlett

一、定义

■ 机器人肝切除的适应证需要根据肿瘤的位置及外科医疗团队的技术来确定。Louisiville Statement 于 2008 年制定了机器人肝切除术的适应证，其标准有：①单个肝占位；②病变≤ 5cm；③位于肝的Ⅱ～Ⅵ段。他认为机器人肝切除的适应证不应该放宽。

■ 机器人肝切除术的适应证在有经验的外科团队看来可以适当放宽，认为大多数的肝切除都可以考虑行机器人肝切除。但其禁忌证为：较大的肝病变影响肝切除时肝的翻转。即使在建立气腹的前提下，较大的肝肿瘤也会缩小操作空间。而肿瘤距离主要的肝血管较近时，用机器人操作也相对较危险。另外，如果病人有严重的肝硬化伴门静脉高压时，由于出血难以控制，也不适合进行机器人肝切除。

二、鉴别诊断

肝占位的鉴别诊断包括良性和恶性病变。良性病变主要是囊性和实性病变。恶性病变主要是实性病变（表 27-1）。

表 27-1　肝占位的鉴别诊断

良性	囊性	细菌性肝脓肿
		阿米巴性肝脓肿
		肝包虫病
		肝囊肿
	实性	肝血管瘤
		肝腺瘤
		肝局灶性结节性增生
		胆管错构瘤
恶性		肝细胞癌
		胆管细胞癌
		胆囊癌
		结肠癌肝转移
		神经内分泌癌肝转移
		其他原因的转移性肝癌

三、病史及体格检查

对肝占位病人需要仔细询问病史及进行体格检查。

病史采集包括以下要点：腹痛情况、体重变化情况、乙肝病史、慢性肝病史、饮酒史、吸烟史、输血史、癌症史、家族性肝病史及结直肠癌病史。对于女性病人，需要询问避孕药服用史。

体格检查包括以下要点：触诊腹部包块情况、肝大小、脾大小、腹水情况、皮肤及巩膜黄染情况等。

四、实验室及影像学检查

■ 相关实验室检查：全血细胞计数、血小板计数、血尿素氮、肌酐、电解质、肝酶学、胆红素、国际标准化比值（INR）、病毒性肝炎、血氨、肿瘤标志物（CA19-9、AFP、CEA）。

■ 影像学检查对于肝占位病变及术前预估肝切除范围具有重要作用。

■ 超声能够鉴别肝囊性及实性病变，该技术能够对右上腹不适的病人进行肝疾病的筛查。其应用受肠道积气、脂肪及骨骼限制。

■ 增强 CT 通常用于肝占位病变的鉴别诊断及术前预估肝切除范围，包括三期：动脉期、静脉期及门脉期。有助于判断肝病变与主要动脉及肝门静脉的毗邻关系，从而确定肝切除范围。

■ 对剩余肝体积的评估能够帮助判断肝切除的可行性；能够降低肝硬化病人因剩余肝体积不足造成的死亡率。通常情况下，对于没有基础肝病的病人，剩余肝体积为 20% 是可行的，而有肝基础疾病的病人，剩余肝体积需要提高到 50%。

■ 增强 MRI 是另外一种鉴别肝占位病变及预估术前肝切除范围的影像学检查方法。这种检查能够减少对病人的辐射，并且进行多平面的成像。

■ 其他的影像学检查还包括 PET-CT，PET

能够对全身高代谢肿瘤进行显像，能够协助判断病人全身脏器有无肿瘤情况。但是在肝胆外科，需要配合 CT 或者 MRI 应用。

五、外科治疗

病人体位及手术室布置

■ 机器人通常位于手术台头侧，麻醉操作区域位于病人的左侧。

■ 病人取仰卧截石位，可悬吊手臂。

■ 主刀医生位于手术台右侧，一助站于病人两腿之间，二助位于手术台左侧。

■ 在手术过程中，病人始终处于 30° 头高足低位（图 27-1）。

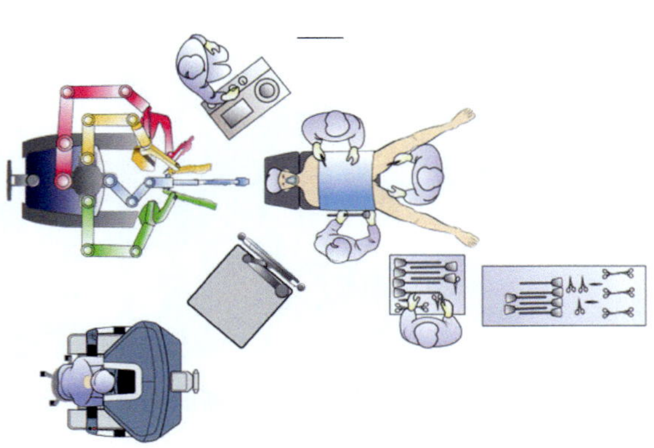

图 27-1 机器人手术的手术室布置

主刀位于病人两腿之间；一助位于病人左侧；二助位于病人右侧；麻醉师位于病人左侧（引自 Kim KC, ed. Robotics in General Surgery. New York, NY: Springer; 2014, with kind permission of Springer Science+Business Media）

右肝切除术

■ 打孔：在腹部左上象限根据肿瘤位置用 5mm 戳卡打孔，建立气腹。该孔在建立气腹后，放置机器人 3 臂。在脐右侧用 12mm 戳卡打孔，该孔为镜头孔。机器人 1 臂置于中腹部相当于右侧腋前线水平。机器人 2 臂置于中腹部相当于左锁骨中线水平。距离镜头孔 8 ～ 10cm，向外、下侧用 12mm 戳卡打孔、该孔为台旁助手的操作孔。距离 2 臂外下侧 8 ～ 10cm 打 5mm 助手孔（图 27-2）。

■ 用电钩离断镰状韧带及肝圆韧带，显露肝静脉（图 27-3）。

■ 病人右侧抬高，离断右侧肝肾韧带，肝结肠韧带，暴露结肠肝曲。翻转右半肝，继续离断右三角韧带及冠状韧带，显露肝静脉（图 27-4）。

■ 通过 12mm 戳卡进行术中超声，术中超声能够帮助判断肿瘤与血管的毗邻关系，从而预估切肝平面。

■ 离断汇入肝后下腔静脉的肝短静脉。

■ 悬吊肝右静脉。

■ 此时镜头对准病人的头侧，机器人的 1、2、3 臂进行操作。

■ 向头侧牵拉胆囊，钝性分离胆囊三角，暴露并确认胆囊管及胆囊动脉（图 27-5）。该区域如果视野不佳，可离断胆囊管及胆囊动脉，但是为了牵拉作用，胆囊不能从胆囊床剥离。夹闭、

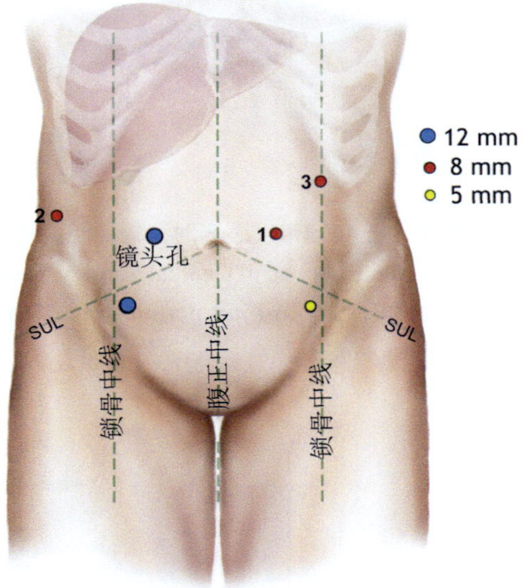

图 27-2 右半肝切除术的打孔位置

（引自 Kim KC, ed. Robotics in General Surgery. New York, NY: Springer; 2014, with kind permission of Springer Science+Business Media）

离断肝右动脉（图 27-6），也可用 Endo GIA 切割缝合器。分离、确认肝门静脉右支，用切割缝合器离断（图 27-7）。肝右动脉、肝门静脉离断后，显露、结扎、离断右肝管（图 27-8）。肝右动脉、肝门静脉右支、右肝管离断后，将胆囊从胆囊床剥离，并切除胆囊。

■ 肝外分离与切断肝右静脉：自腔静脉陷窝向右下方轻柔地分离，于腔静脉前方向左上方

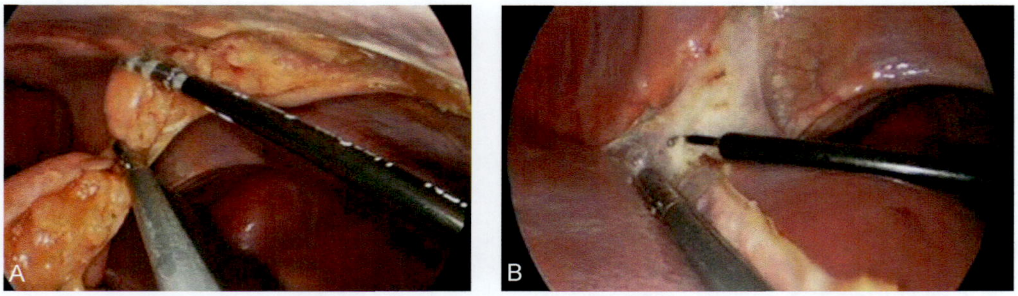

图 27-3 A. 双极电凝离断肝圆韧带；B. 在肝静脉水平离断镰状韧带

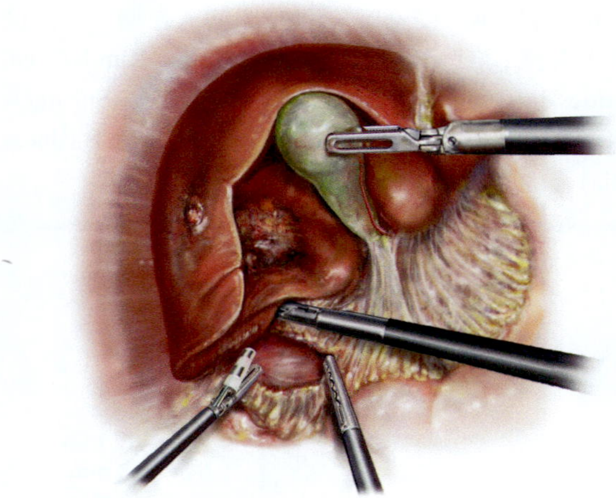

图 27-4 离断右三角韧带（必要时，需行胆囊切除术）
(引自 Kim KC, ed. Robotics in General Surgery. New York, NY: Springer; 2014, with kind permission of Springer Science+Business Media)

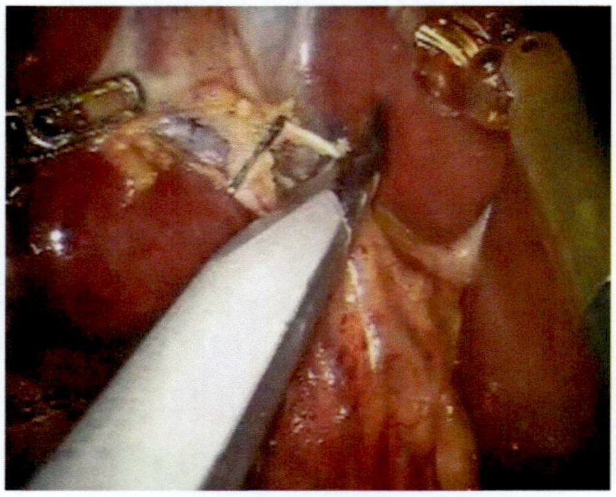

图 27-5 确定胆囊管及胆囊动脉后再分离肝门部是最安全的方法（钝性分离胆囊三角后，可沿胆囊动脉寻找肝右动脉）

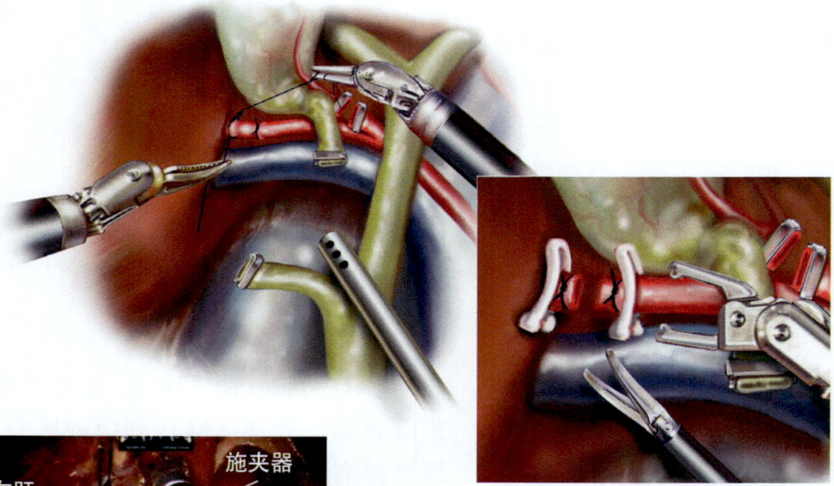

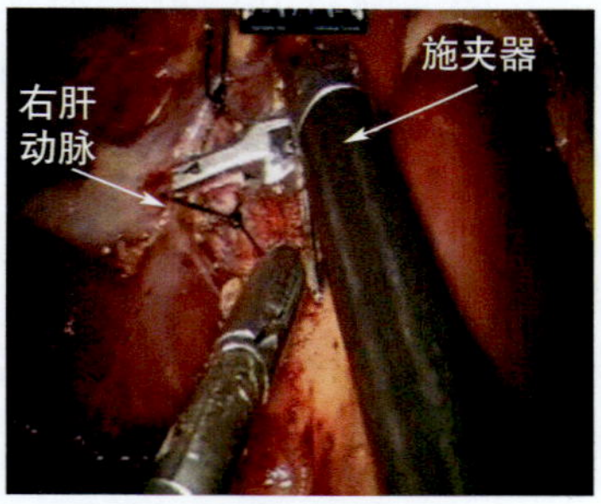

图 27-6 在右肝动脉进入肝实质处对其进行解剖分离，右肝动脉通常位于右肝后管后方，门静脉右支前侧方。应在其近端结扎并上血管夹
(引自 Kim LC, ed. Robotics in General Surgery. New York, NY: Springer; 2014, with kind permission of Springer Science+Business Media)

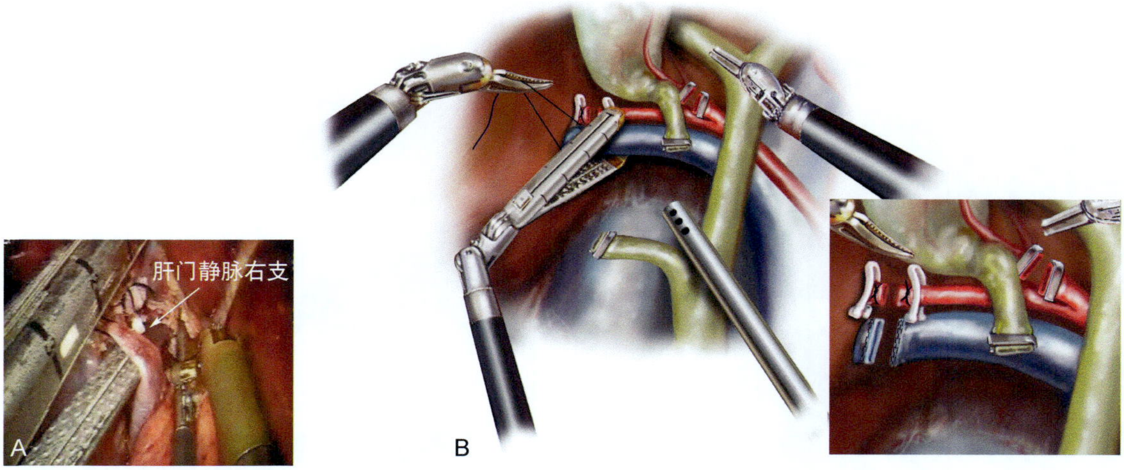

图 27-7　**A. 分离肝门静脉右支，Endo GIA 离断，分离肝门静脉右支时需注意来自尾状叶的较大分支；B. 机器人辅助下门管三联的分离、离断**

（引自 Kim KC, ed. Robotics in General Surgery. New York, NY: Springer; 2014, with kind permission of Springer Science+Business Media）

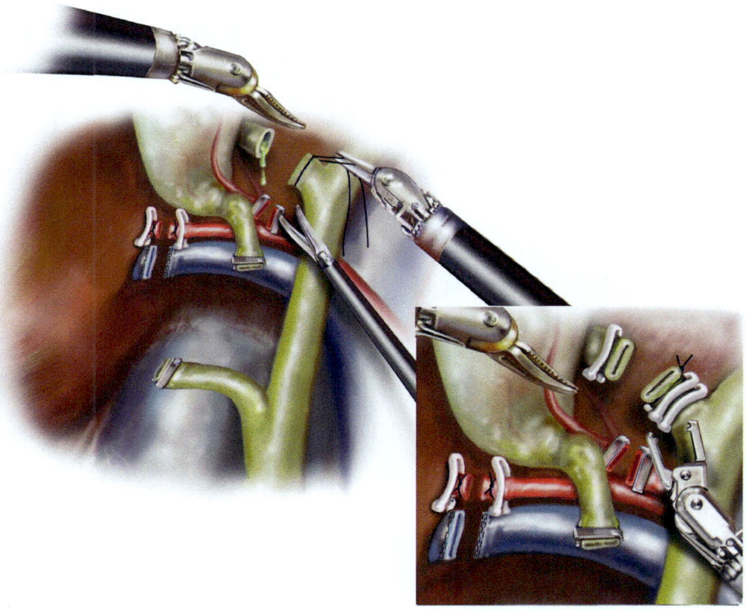

图 27-8　**分离、离断右肝管**

为了防止损伤 Glisson 鞘，需要分离右肝管全程，并在靠近肝总管端进行结扎、离断

（引自 Kim KC, ed. Robotics in General Surgery. New York, NY: Springer; 2014, with kind permission of Springer Science+Business Media）

分离，穿入牵引带后可用直线切割闭合器切断。也可以在肝外分离预阻断，断肝时用直线切割闭合器切断（图 27-9）。

- 离断肝实质。根据肝门静脉供血范围，即观察阻断或切断右肝蒂后肝表面的颜色改变确定肝中线。腹腔镜术中超声探查确定肝中静脉走行，再次确定肝中线。沿肝中线右侧 1cm 用多种离断肝实质器械离断肝实质（图 27-10）。对直径＞ 3mm 的脉管，采用钛夹夹闭远、近端后再用超声刀离断。
- 将标本置于取物袋，扩大 12mm 辅助孔，将取物袋取出。
- 取出戳卡，术毕。

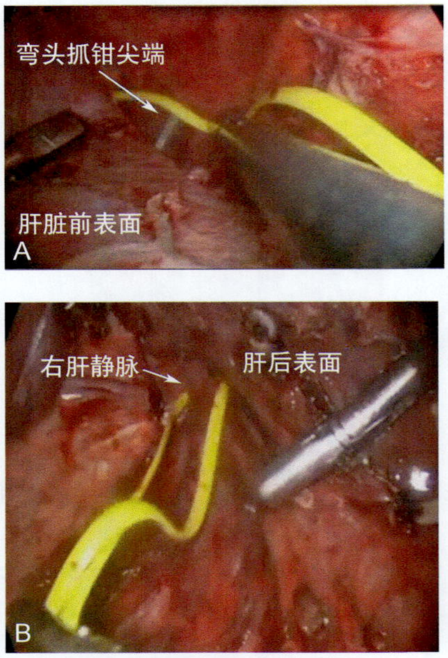

图 27-9 **离断肝右静脉**

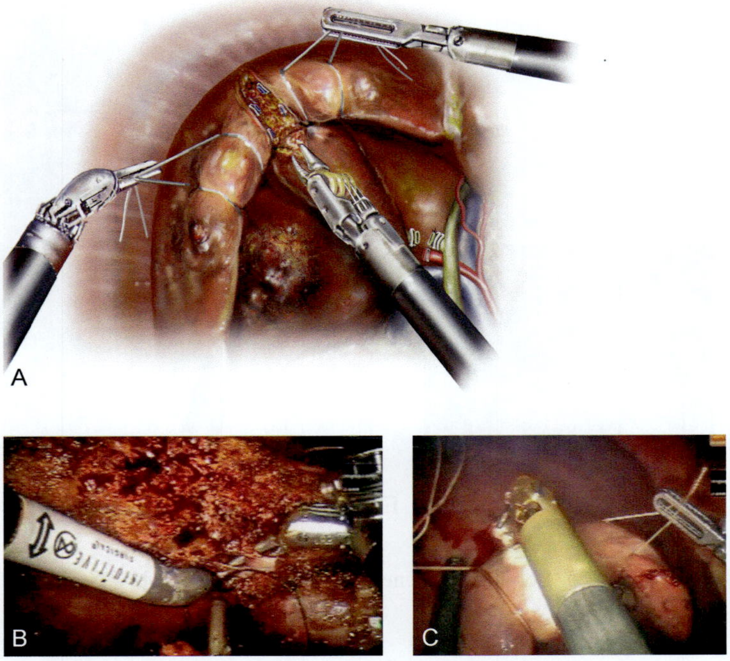

图 27-10 **A. 沿断肝线两侧行 8 字缝合，在断肝时能够提供较好的张力及视野；B. 离断肝实质，对于小的脉管采用超声刀或电凝处理；C. 大的脉管，采用钛夹夹闭**

左半肝切除

- 打孔。在腹部左上象限根据肿瘤位置用 5mm 戳卡打孔，建立气腹。该孔在建立气腹后，放置机器人 3 臂。在脐上部用 12mm 戳卡打孔，该孔为镜头孔。机器人 1 臂置于右侧锁骨中线与肋缘交界处。机器人 2 臂置于上腹部相当于左侧腋前线水平。距离镜头孔 8 ～ 10cm，向外、下侧用 12mm 戳卡打孔、该孔为台旁助手的操作孔。距离镜头孔下侧 8 ～ 10cm，向左下打 5mm 助手孔。
- 电钩切断镰状韧带和肝圆韧带，暴露肝静脉前缘。
- 将病人左侧抬高，离断左侧肝三角韧带、冠状韧带，暴露肝左静脉。向头侧翻转左半肝离断肝胃韧带。在离断肝胃韧带前，需要谨慎处理副左肝动脉。
- 肝外分离左肝静脉，经用血管阻断带悬吊。
- 通过 12mm 孔行腹腔镜术中超声，有助于判断肿瘤与血管的毗邻关系，从而预估切肝平面。
- 腹腔镜镜头对准病人的头侧，机器人的 1、2、3 臂进行操作。
- 分离第一肝门，向头侧牵拉肝圆韧带，肝左动脉被确认后并用肽夹夹闭。分离、确认、离断肝门静脉左支。最后分离、结扎肝左管。
- 肝外分离肝静脉左支，并用切割闭合器离断。
- 沿预切线离断肝实质。

左尾状叶切除术

1. 打孔位置如图 27-11（左半肝切除术。MCL：锁骨中线，SUL：脐与髂前上棘连线）。
2. 移动肝、控制肝左静脉如左半肝切除术。
3. 自Ⅲ段后方向镰状韧带方向用血管夹控制供应Ⅱ段和Ⅲ段的脉管系统。

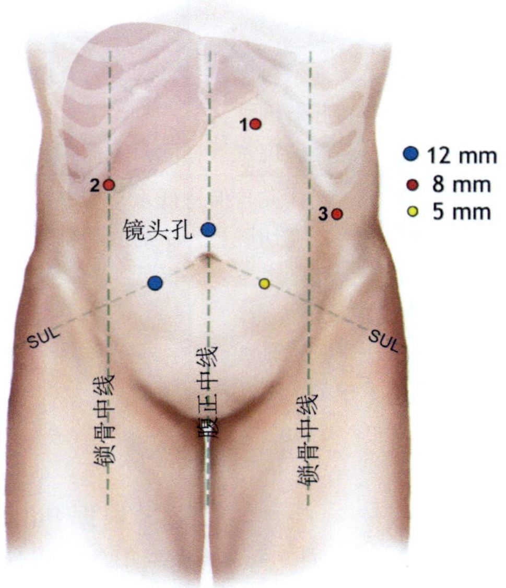

图 27-11 **左半肝切除术打孔位置**
(引自 Kim KC, ed. Robotics in General Surgery. New York, NY: Springer; 2014, with kind permission of Springer Science+Business Media)

肝右后叶切除术

- 体位

(1) 肝右后叶切除术，采用完全右侧卧位。

(2) 然后将机器人置于手术台的左上角。

- 穿刺孔布局

(1) 穿刺孔位于病人右侧，包括一个用于经膈肌机械臂的穿刺孔。

(2) 镜头孔位于右肋缘下，而右侧助手孔在其前下方，右腋前线的位置。

(3) 3 臂的穿刺孔更靠近中线，位于右侧锁骨中线（图 27-12）。

- 步骤 1（腹腔镜下）：如前所述，游离右半肝，充分显露肝右静脉的前壁和侧壁。
- 步骤 2（腹腔镜下）：通过 12mm 穿刺孔进行腹腔镜超声，可以帮助确定肿瘤的范围及与血管的关系。
- 步骤 3：根据穿刺孔位置摆放机器臂，镜头对着左乳头方向。
- 步骤 4：在术中超声的引导下，用电钩切开肝包膜，显露肝实质。在预切线两侧 8 字缝合肝实质，用机器人操作臂牵拉悬吊。
- 步骤 5：如前所述切断肝实质。
- 步骤 6：撤除机器人操作臂。
- 步骤 7：撤除经膈肌的操作臂后，用单个 8 字缝合膈肌。
- 步骤 8：胸腔放置引流管进行减压，然后移除。

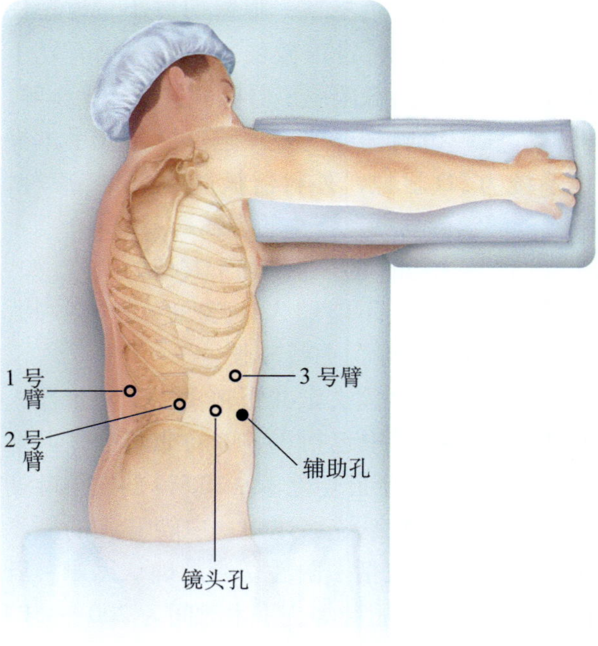

图 27-12 **肝右后叶切除术打孔位置**

经验与教训

术前准备	①肝硬化伴门静脉高压的病人，术中出血较多，建议行开腹肝切除术 ②大多数的肝切除不会严格遵守肝解剖结构 ③打孔位置需要根据病人状况、肿瘤位置等灵活而定
手术操作技巧	①需要静脉置管，监测中心静脉压，并且保持低水平中心静脉压 ②谨慎处理主要的肝静脉及肝蒂，在切肝过程中需随时确认重要解剖结构 ③理论上有气体栓塞的风险，但实际上发生率极低 ④ Pringle 法能够减少术中出血 ⑤断肝时，镜头应与预切线成一条水平线 ⑥为了保证切缘阴性，需用术中超声系统进行辅助

六、术后护理

■ 保持肝断面无血性及胆汁渗出。

■ 术后在手术室拔除引流管。

■ 移动病人到普通病床，并进行心电监护。

■ 每日监测病人全血计数、血尿素氮、电解质、肝酶、胆红素及凝血情况。

■ 术后 1 天拔除尿管。

■ 术后 1 天拔除中心静脉置管。

七、结果

■ 以往文献报道的微创肝切除有很多优势，包括：减轻术后疼痛、术后提前下床活动、减低术后肠梗阻发生概率、腹壁切口小、缩短住院时间等。但是，目前微创肝切除术仍有以下局限：镜下 2D 显像限制了器械的移动、操作等。机器人腹腔镜则弥补这些缺陷。机器人手术操作系统为 3D 显像，外科器械能够 360° 旋转，并且能够消除器械及镜头的震颤。

■ 这一优势的取得也增加了其他的缺陷，如：延长手术时间，不能够人体感知对肝的触感，高额的费用以及学习曲线较长。

■ 目前有 19 篇文献共报道了 217 例机器人肝切除术。报道中包括 37.7% 的非解剖性肝切除；21.6% 的右半肝切除术；20.8% 的左尾叶切除术。在最近的系统综述中，中转开腹的概率为 4.6%；原因包括：阴性切缘的确认困难、肝门部分离问题及肥胖等。手术时间为 200 ～ 507 分钟；术中出血为 50 ～ 600ml。术后住院时间为 5.5 ～ 11.7 天。肿瘤的后续结局未见详细报道。根据目前文献，机器人肝切除术后未见死亡病例。

■ 根据 Pittsburgh 大学的研究报道，与腹腔镜肝切除术相比，机器人肝切除在失血量、住院时间、死亡率、中转开腹概率等方面无统计学差异。机器人手术经验欠缺的外科医生在病人术中失血量、手术时间、住院时间等方面均不敌经验丰富的外科医生。这反映了机器人外科手术的学习曲线问题。

■ 尽管部分研究者认为，对于肿瘤患者而言，行机器人手术不劣于行腹腔镜手术的预后，但是上述研究并没有提及。

■ 上述文献未报道因机器人肝切除手术死亡病例。平均并发症率在 20.3% 左右。

匹兹堡大学的一项对照研究表明，机器人肝切除术与腹腔镜肝切除术在患者出血量、术后住院时间、死亡率、并发症发生率尚无明显差异（表 27-2）。在一更大规模肝切除临床试验中，机器人肝切除与腹腔镜肝切除的中转开腹率无明显差异（7%vs8.8%）。结合分析同一外科手术团队早期和晚期的手术案例，可以发现在出血量、手术时间和住院时间等方面有明显差异（表 27-3）。可以反映外科医生机器人手术的学习曲线。

八、并发症

■ 腹水。

■ 术后肠梗阻。

■ 胸腔积液。

■ 血栓。

■ 肝衰竭。

表 27-2 机器人和腹腔镜肝切除术对比：术中和术后指标

	机器人（*n*=57）	腹腔镜（*n*=114）	*P* 值
术中出血（ml）	200 (50–337.5)	100 (50–350)	0.097
输血率（%）	2 (3.8)	7 (7.4)	0.372
手术室时间（min）	342 (264–453)	261.5 (199.5–333)	< 0.001[a]
手术时间（min）	253 (180–355)	198.5 (137.75–261.5)	0.001[a]
并发症率（%）	11 (19.3)	29 (26)	0.34
主要并发症率（%）	1 (1.8)	1 (0.9)	0.624
术后胆漏	1.15 (0.7–1.7)	1.2 (0.8–1.6)	0.895
术后 ICU 率（%）	11 (19)	8 (8.5)	0.053
住院时间（d）	4.0 (3.0–5.5)	4.0 (3.0–5.0)	0.10
术后 30 天死亡率（%）	0 (0)	1 (0.9)	0.478
术后 90 天死亡率（%）	0 (0)	1 (0.9)	0.478
R0 切除率（%）	40 (95)	98 (92)	0.44

[a]$P < 0.05$

表 27-3 早期和晚期机器人肝切除术对比：术中和术后指标

	机器人（*n*=57）	腹腔镜（*n*=114）	*P* 值
术中出血（ml）	300 (200–600)	100 (50–300)	0.008[a]
输血率（%）	1 (7.7)	1 (1.9)	0.393
手术室时间（min）	466 (349–571.5)	314.5 (257–381)	0.001[a]
手术时间（min）	381 (253–499.5)	232 (175–283)	0.001[a]
并发症率（%）	3 (23)	9 (20)	0.84
主要并发症率（%）	1 (8)	1 (2)	0.36
术后胆漏	1.30 (1.10-3.65)	1.1 (0.6-1.63)	0.144
术后 ICU 率（%）	3 (23)	8 (8.5)	0.694
住院时间（d）	5.0 (3.5–10)	4.0 (3.0–5.0)	0.031[a]
术后 30 天死亡率（%）	0 (0)	0 (0)	1.0
术后 90 天死亡率（%）	0 (0)	0 (0)	1.0
R0 切除率（%）	10 (77)	29 (66)	0.45

[a]$P < 0.05$

第 28 章　中肝切除术

Aijun Li　Mengchao Wu

一、定义

肝中叶切除术，又称中肝切除术、中央两叶切除术，中叶切除术或中央三叶切除术，是一种整块或部分切除肝Ⅰ，Ⅳ，Ⅴ，Ⅷ段而保留左外叶、右后叶在位的术式（图 28-1）。

该术式技术要求高，适用于肝中叶较大或深部肿瘤切除，其本质是在切除两部分邻近肝静脉和下腔静脉的肝实质同时保留残余肝叶的肝门蒂，并最终形成两个肝断面。

由于保留了更多的肝实质，中肝叶切除比扩大半肝切除更适用于肝功能较差的中肝肿瘤病人。

二、鉴别诊断

- 中肝良性肿瘤的切除适用于以下三个指征中的一个或多个：缓解症状、诊断不明确、预防恶变（图 28-2），并需要同以下疾病相鉴别。

（1）血管瘤。

（2）腺瘤，血管平滑肌脂肪瘤（AML）。

（3）复杂囊肿。

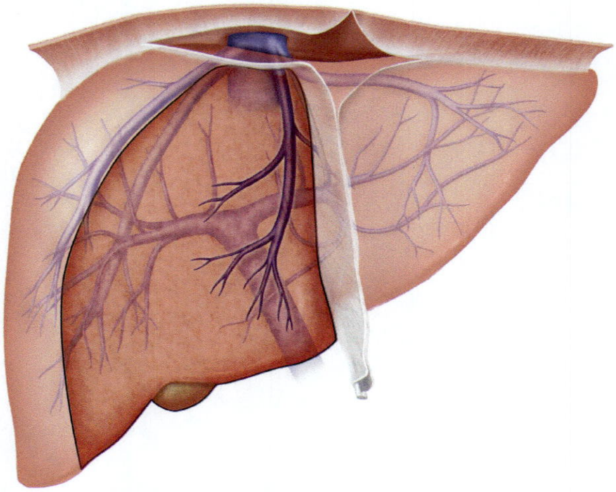

图 28-1　中肝切除范围包括左内叶及右前叶

（4）局灶性结节性增生。

- 中肝切除术一直是原发性和继发性肝中叶恶性肿瘤的治疗方法之一。如肝细胞肝癌（HCC）、肝转移癌及肉瘤。常见的易发生的肝转移瘤包括：

（1）结直肠癌。

（2）乳腺癌。

（3）卵巢癌。

（4）肺癌。

三、病史与体格检查

- 肝肿瘤可伴有腹痛、腰痛和（或）肩痛等症状，其他症状包括食欲缺乏、体重下降或腹围增加。
- 运用现代影像学技术，许多肝占位常常在恶性肿瘤或其他非相关疾病的随访中偶然发现。
- 询问肝炎和黄疸病史。
- 获取详细的饮酒史。
- 询问是否存在疲劳、嗜睡、肝性脑病、腹围增加等肝衰竭症状。
- 体格检查需关注营养失调的征象，如短暂性及内在性的手肌萎缩、腹水和肢端水肿的表现、肝性脑病精神状态的改变、扑翼样震颤和毛细血管扩张症等。

四、影像学和其他诊断方法

- 所有潜在的肝手术病人应进行术前病毒血清学检测，同时检测相关蛋白和凝血机制，并进行 Child-pugh 分级以评估肝功能。
- MRI 与 CT 三维重建有助于明确和描绘肝内血管结构的各种变异及其与肿瘤的关系。（图 28-2）。
- 在 CT 上测量肝体积可判断预留肝剩余体积是否足够。
- 肝功能储备可以通过 ICG 清除率或 ICG

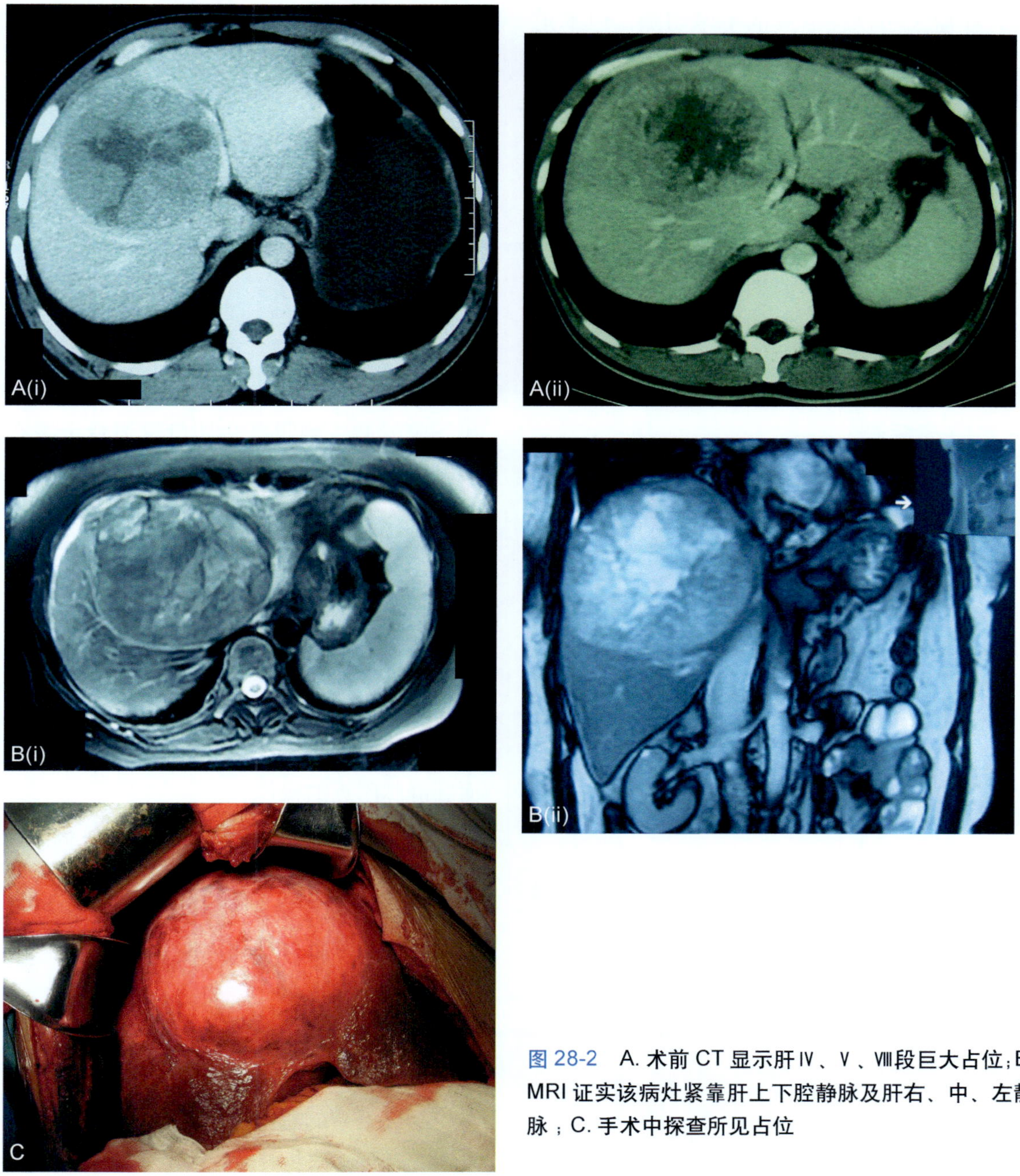

图 28-2　A. 术前 CT 显示肝Ⅳ、Ⅴ、Ⅷ段巨大占位；B. MRI 证实该病灶紧靠肝上下腔静脉及肝右、中、左静脉；C. 手术中探查所见占位

15 分钟残留量（15-R）测量。中肝叶切除术适用于 ICG 15-R 小于 20% 的病人。

五、外科治疗

（一）术前规划

- 病人完整的病史是必不可少的，确定病人是否耐受肝切除前，需提前彻底评估潜在的心肺疾病。
- 对于恶性占位，肝外转移的评估应包括肺部 CT。
- 评估术后肝衰竭的风险：肝中叶切除术常用于存在基础肝病的病人，术前肝组织活检可以确定疾病的严重程度，可以减少高危病人的剖腹探查阴性率。
- Child-Pugh 分级是挑选适合手术病人最常用的临床方法。大多数适合中肝叶切除的病人为 Child-Pugh A 级。
- 肝中叶切除术前很少采用肝门静脉栓塞，因为往往难以确定应当栓塞肝门静脉的哪一支。虽然术前肝动脉化学药物治疗栓塞（TACE）可降低肝肿瘤大小以便后续的手术切除，但术前行 TACE 可能引起肝门部胆囊炎和致密粘连，从而增加手术的难度。

（二）体位

- 病人取仰卧位（头高足低），双臂外展。
- 如果能够控制肝上下腔静脉，则应掖好右臂并保持胸部在无菌区。
- 术前置动脉、中心静脉和尿道导管以监测术中病人生命体征、血容量和尿量。

手术技巧

肝中叶切除的基本原则是：①控制入肝血流；②控制出肝血流；③切断肝实质；④识别和控制潜在的胆瘘部位；⑤保留剩余肝的入肝和出肝血流。

切开和腹部探查

- 通过右肋下缘或双侧肋下缘切口入腹，大多数外科医生选择垂直扩展至剑突的双侧肋下缘切口。
- 右侧胸腹联合切口在瘤体较大且侵及肝穹顶时比较适合，在此情况下，较难控制肝静脉和下腔静脉。胸腹联合切口更适合于潜在的恶性出血。
- 双手触诊肝可明确肝转移瘤及肝硬化程度，评估肝外转移及潜在的淋巴结肿大，如有异常可留取标本行术中冷冻病理切片检查。
- 术中超声用于描记肿瘤的范围、与重要结构的关系及标记肝实质切除平面。

肝游离

- 将肝圆韧带和镰状韧带切断，从腹前壁分离。
- 切断腹膜反折形成的三角韧带，将肝从膈上完全游离。如在游离过程中发现肿瘤侵犯膈肌，受侵犯的部位应当切除并用缝线修补。
- 解剖肝上下腔静脉及肝上肝静脉以利于后面肝静脉附近的操作。
- 尾状叶从下腔静脉完全游离，用夹子或结扎控制直接汇入下腔静脉的肝短静脉。此过程中经常会遇到一条副肝右后静脉，为可靠控制该血管需对其进行缝扎。

解剖肝门

- 传统的方法包括对肝外入肝血流（肝动脉和肝门静脉）及胆道系统的控制。
- 从一侧打开肝门鞘，结扎切断胆囊管和胆囊动脉。胆囊可先切除或为保留肿瘤切缘暂时留存在肝上。
- 向头侧分离肝门静脉至分叉部以上。通常在肝门静脉右支的后方发出一个小的肝门静脉分支通向尾状叶。在中肝切除术中，对这一血管的控制和分离是很重要的。
- 解剖肝门静脉和肝动脉右前支及左内叶支，上血管吊带、血管钳控制，分离、结扎（图 28-3 和图 28-4）。这些血管供应右前叶(Couinaud 肝Ⅴ和Ⅷ段）和左内叶（Couinaud 肝Ⅳa 和Ⅳb 段）。通常由前至后结扎肝动脉和肝门静脉（有时包括肝管）的右前叶支和左内叶支。
- 通常，除非肿瘤侵及肝中静脉与下腔静脉连接处，否则不在肝外控制肝中静脉。在实质离断过程中，肝中静脉被识别、控制和切断。
- 若可行，在肝外肝中静脉汇入下腔静脉处将其游离、钳夹、离断。肝外暴露肝中静脉的方法有以下两种（图 28-5)。

方法一：将肝左叶向前上方牵拉，切开松弛部暴露尾状叶。尾状叶上极牵拉向尾侧，暴露下腔静脉内侧壁。切开 Arantius 韧带建立肝左静脉、下腔静脉和尾状叶上缘之间的空间。悬吊肝左静脉与肝中静脉汇合而成的肝静脉干。

方法二：前入路，切开主要肝静脉（肝左、

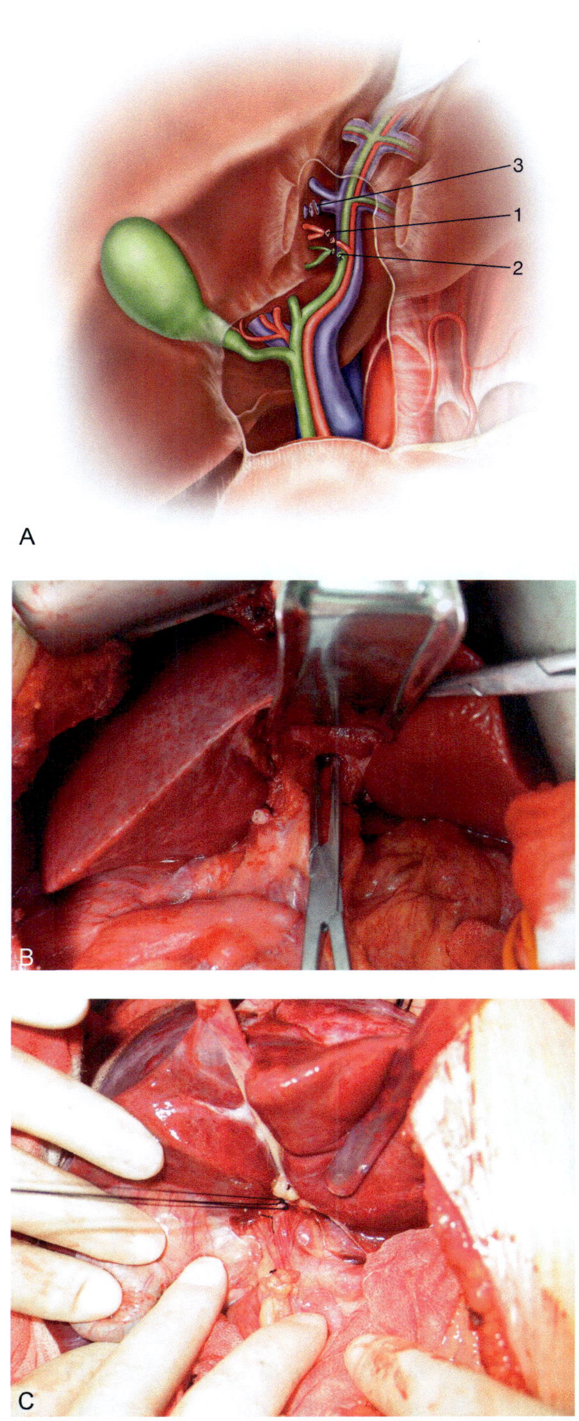

图 28-3　A. 分离结扎左侧肝门：①左内叶肝动脉，②左内叶胆管，③左内叶肝门静脉；B. 术中暴露肝Ⅳ段的管道系统，C. 分离、结扎肝Ⅳ段管道系统

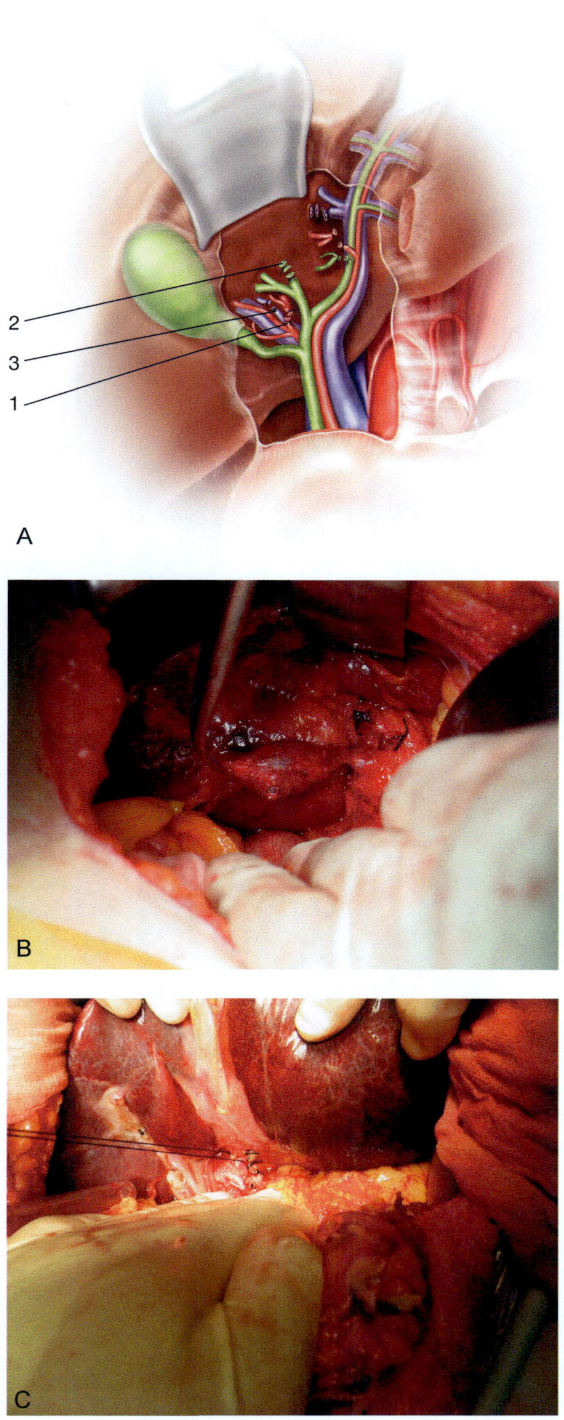

图 28-4　A. 分离结扎右侧肝门：①右前叶肝动脉，②右前叶胆管，③右前叶肝门静脉；B. 胆囊切除后，显露右前叶管道系统；C. 分离结扎后的肝Ⅴ段

肝中汇合部，肝右静脉）之间残余膈肝韧带的纤维组织，形成向后扩展至下腔静脉前表面的平面。切开肝左静脉前方肝实质 1 ～ 2cm 以暴露其前表面，通常会暴露出肝左静脉和肝中静脉汇合处，方可结扎肝中静脉。

■ 在肝静脉汇入肝后下腔静脉前表面处解剖明确通常是确保Ⅳa 段病变可切除性的最后步骤。

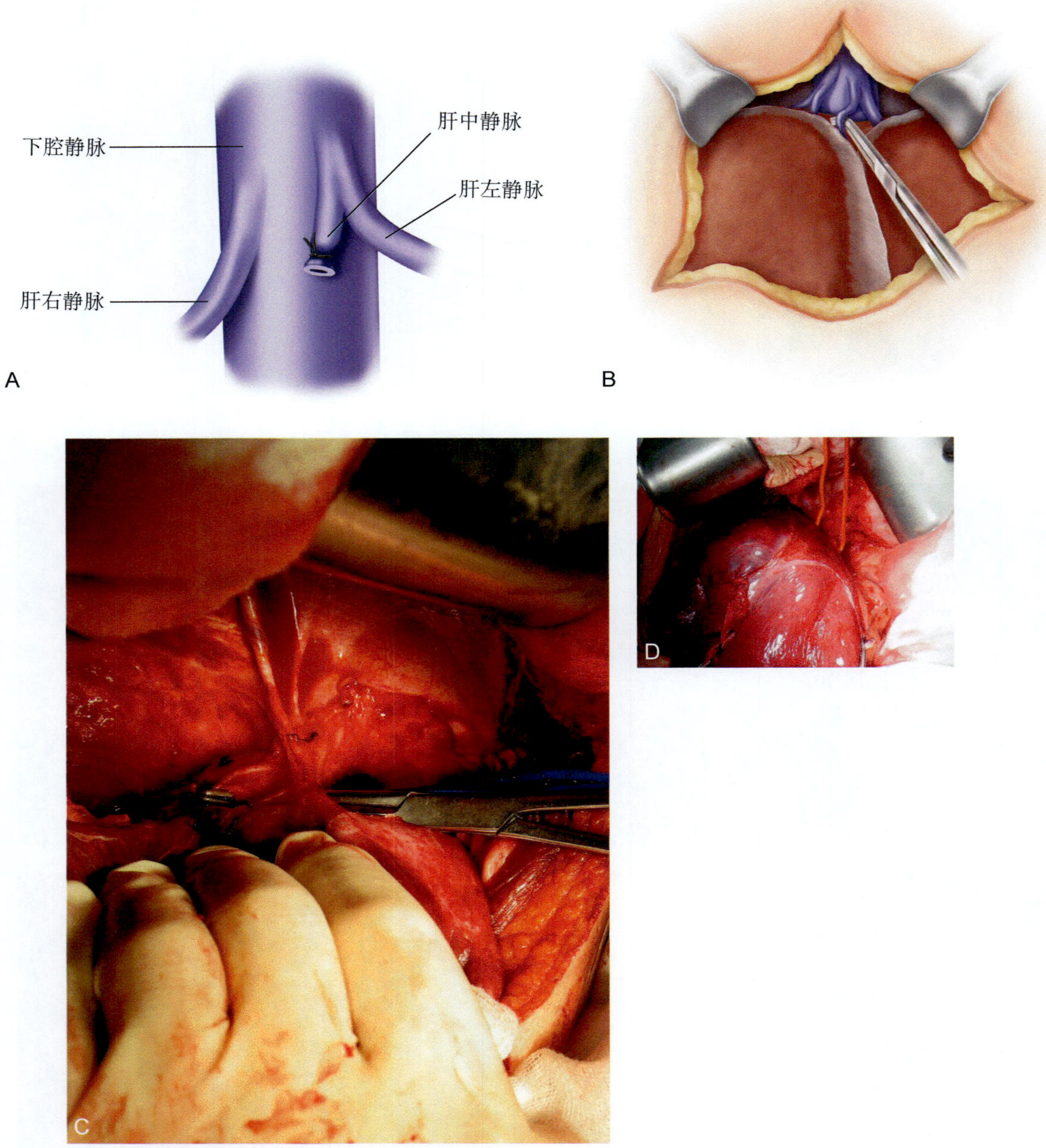

图 28-5 肝外控制肝中静脉

A. 肝左静脉及肝中静脉共干汇入肝上、下腔静脉；B. 在少数情况下，该共干可以在肝外分离，但是在大多数情况下，该共干被肝实质包绕；C. 将肝左叶向前上方牵拉，尾状叶上极牵拉向尾侧，暴露下腔静脉；D. 从另外一个角度看血管悬吊带悬吊共干

离断肝实质

■ 许多专门的仪器可用于实质横断，包括氩气电刀、双极电凝、空化超声吸引器（CUSA）、水刀及它们的组合等。

■ 笔者习惯采用指捏法结合半肝血流阻断（周期性阻断患侧肝动脉和肝门静脉）肝实质离断技术（图 28-6）。另外，也可采用间断全肝血流阻断（图 28-7）。

■ 保留肝左静脉和肝右静脉是十分重要的。由于必须沿着这些血管的方向离断肝实质，因此，肝中叶切除技术性要求最高的地方是防止损伤预留剩余肝的肝静脉。这种损伤会导致出血且有空气栓塞的可能，还应关注随后静脉淤血可能造成的肝衰竭。

■ 虽然肝实质的离断应尽可能沿解剖分段进行，但术中超声对获得足够切缘（理想切缘＞ 1cm）的同时保证肝静脉的安全具有重要价值。

■ 首先切开左内叶（Ⅳa 和Ⅳb 段）与左外叶（Ⅱ和Ⅲ段）之间的平面。沿镰状韧带切开肝包膜，然后切开肝实质（图 28-8）。在肝圆韧带和镰状韧带的右侧结扎并离断通向Ⅳ段左侧的血管结构。通过捏碎和结扎，依次离断肝实质全层。

■ 如前所述，在理想的情况下，肝中静脉在肝实质外已被游离、钳夹、离断、缝合。但是当肿瘤侵犯或紧邻肝中静脉根部时，肝中静脉需要在肝实质内分离结扎（图 28-8）。这可能特别具有挑战性，因为肝中静脉往往被肿瘤压迫。

■ 然后切开右前叶（Ⅴ和Ⅷ段）与右后叶（Ⅵ和Ⅶ段）之间的平面。重申一下，右侧切除线沿前内侧段和后外侧段之间的界线。门静脉右前支、肝动脉和胆管已经在肝外控制。在肝下表面，切除线沿肝门板中央走行（图 28-9）。

■ 之后，电凝结合氩气束凝结、血栓形成药物处理肝断面。

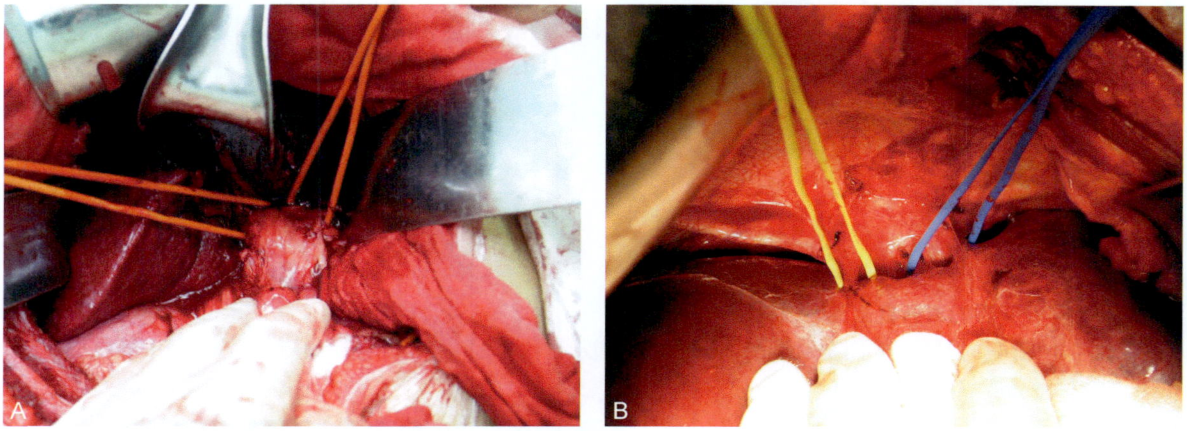

图 28-6 半肝入肝血流的阻断技术

A. 血管阻断带控制门静脉左右支；B. 血管阻断带控制肝静脉

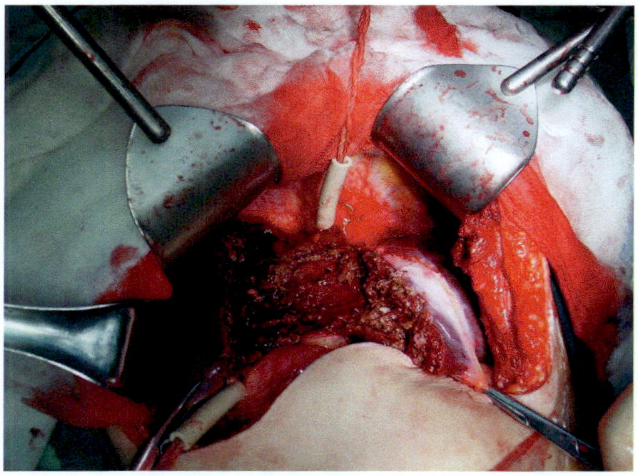

图 28-7 全肝血流阻断同时阻断肝上下腔静脉及肝下下腔静脉

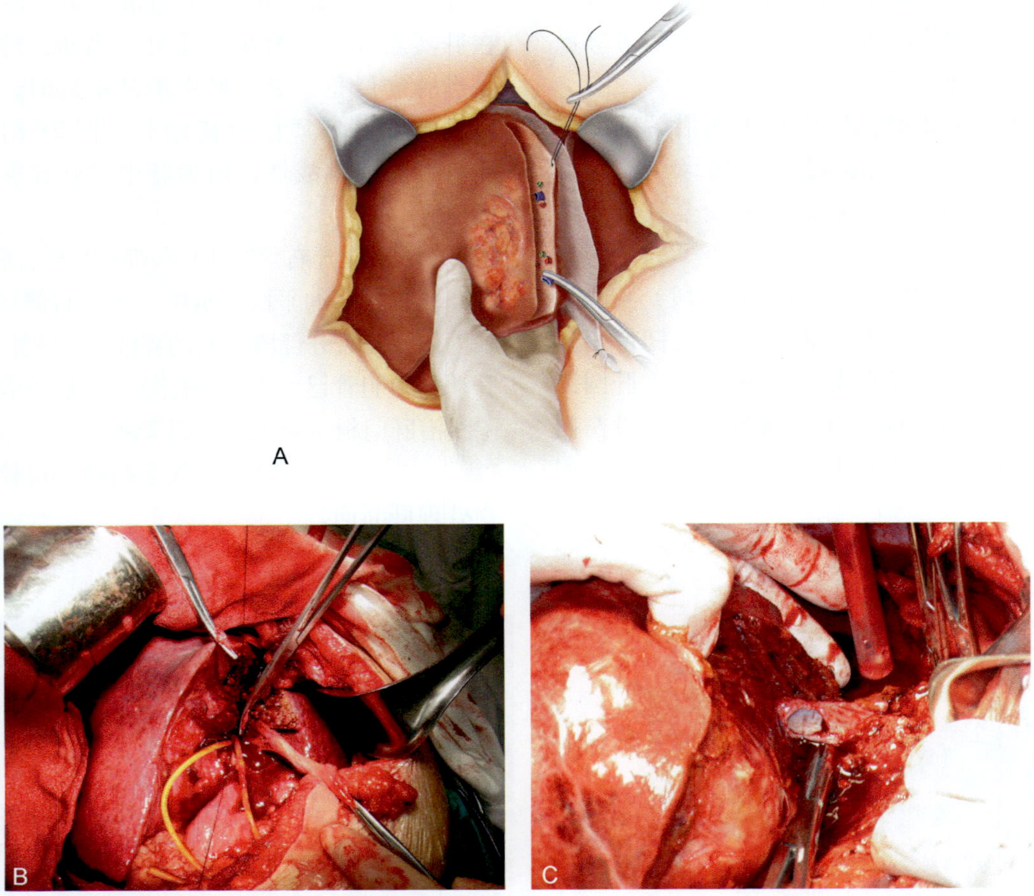

图 28-8 **肝实质的离断自上而下，从前往后**

A. 肝实质内出血控制；B. 闭塞脐静脉的回缩可以指示切除平面；C. 肝内控制肝左静脉与肝中静脉交汇处

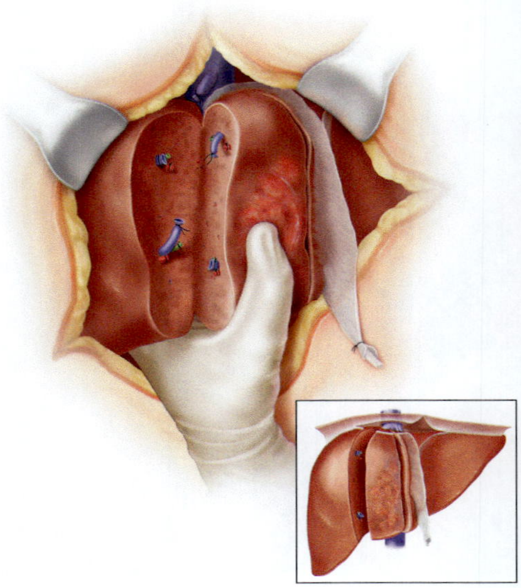

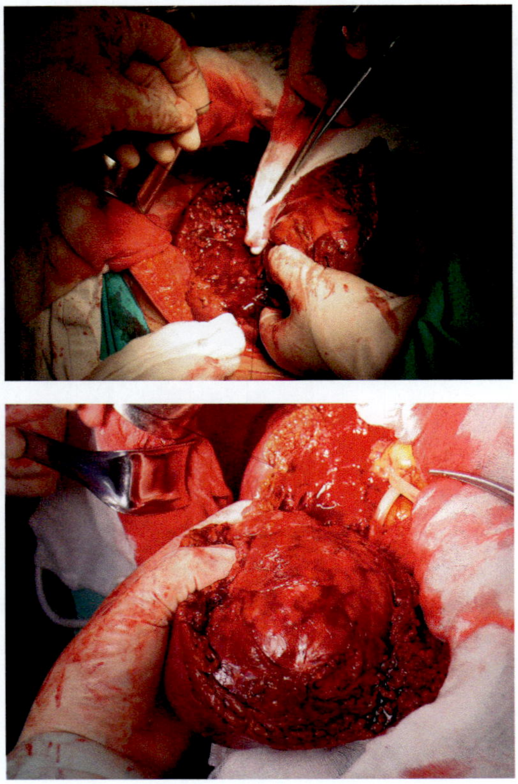

图 28-9 **术中肝实质右侧的离断**

替代术式：非肝外肝门解剖的肝切除术

■ 不解剖肝门重要结构的肝切除术是一种当前临床实践中普遍应用的简化术式。该方法降低了步骤的复杂性，并降低了意外伤害的风险。

■ 术中超声被用于确定肝右静脉和肝左静脉的位置。用电刀在肝前表面标记这些静脉的走行。

■ 运用超声和触诊，在肝包膜上标记距离病变 1cm 的切缘位置。

■ 利用这些表面的标记来规划切除路径，沿规划的切除平面切开肝包膜。

■ Pringle 法限制入肝血流，由表及里逐渐分离肝组织。由尾侧向头侧，由前向后沿左侧肝圆韧带的右外侧缘切开肝组织。首先确定肝中静脉的位置，然后在其出肝处横断结扎。

■ 沿右段间裂的左侧 1cm 平面切开肝实质。右侧肝断面应避开右门静脉和肝右静脉的主干。

■ 在肝左、右管汇合处前方肿瘤的后下缘切开肝包膜，在 Glisson 蒂与肝实质之间形成一个解剖平面。当向头侧切除时，切除层次应向肝深面（后方）推进。在此分离过程中，一定注意不要误进下腔静脉。

■ 仔细结扎所有肝门分支以防出血及胆漏形成。

■ 为避免应用该技术时损伤胆管，应用胆管扩张器可以帮助避免在肝切除术中损伤胆管，胆管扩张器可以经胆总管切口进入肝内。术后 T 型管引流可缓解胆漏。

肝创面的处理与引流

■ 肿瘤切除后，肝创面有两个表面，必须仔细地检查止血（图 28-10）。进一步检查以确认无胆漏后，只要不过度挤压肝门，残余肝切面可并置面对面缝合在一起。若挤压过度可导致肝门结构扭曲及相关梗阻（图 28-11）。

■ 同样，由于挤压肝静脉导致的肝流出道梗阻可导致肝肿胀淤血，在术中常比较明显，肝变成紫色，边缘变硬变钝。

■ 肝断面面对面缝合不是必需的，如果因此产生过多张力或有导致肝缺血或淤血的风险，则不应实施。在这种情况下，肝断面可以保持开放并覆盖一层游离的或带蒂的大网膜，或者应用止血凝胶或其他止血材料。

■ 笔者通常在右膈下及 Morrison 袋内放置 2 根引流管。

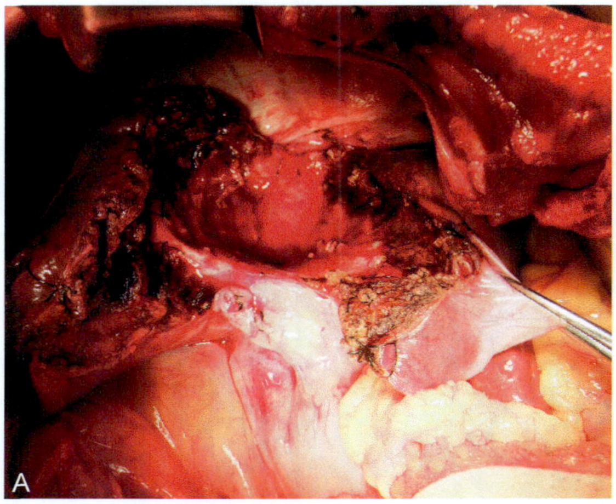

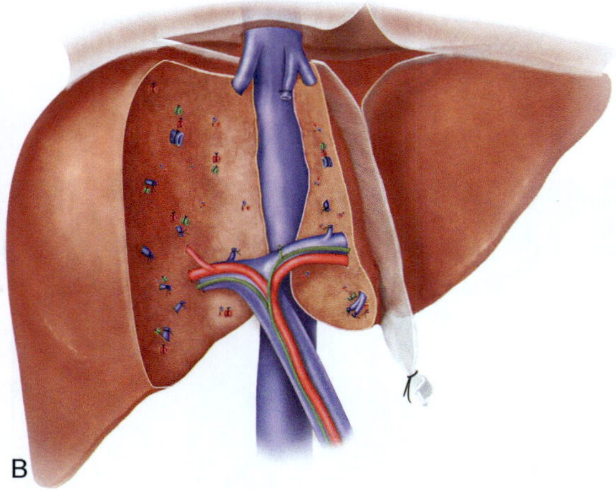

图 28-10 **剩余肝的断面**

A. 切除Ⅳ、Ⅴ、Ⅷ段后的术野、离断门静脉的右前分支和左中分支后，可以充分地显露出保留侧的门静脉Ⅱ、Ⅲ、Ⅳ、Ⅴ平段分支、在门静脉分处可见清晰看到腔静脉；B. 示意图为肝断面积和血管

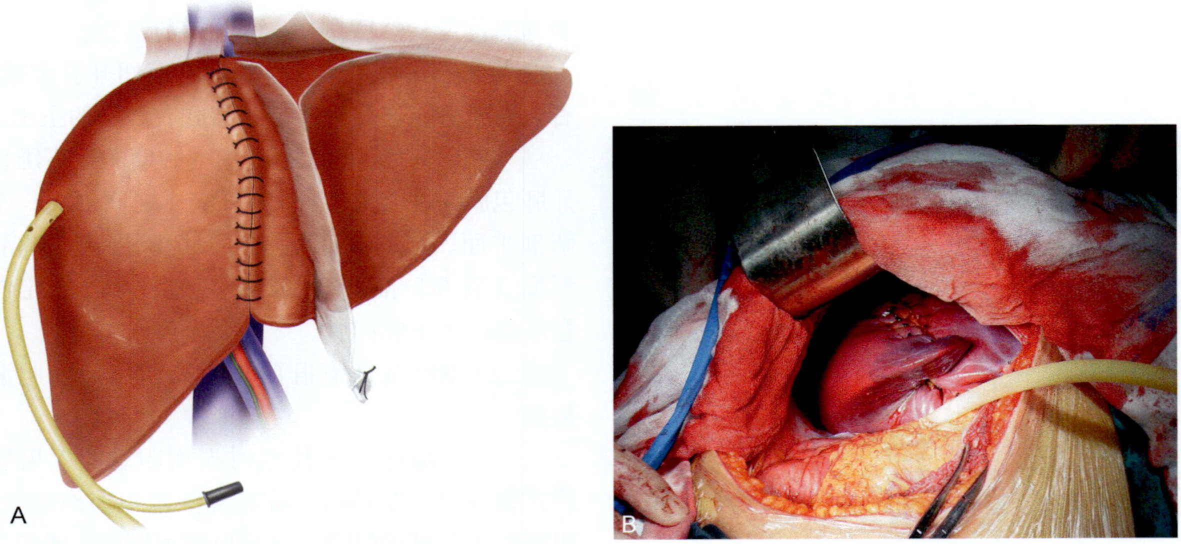

图 28-11 **肝实质两断面经过多针缝合后对拢**

笔者认为：缝合后能够减少术后出血及胆瘘的风险

经验与教训

病人的选择	适合肝中叶切除的病人：具有原发性肝疾病或极限预留肝体积的病人
术前评估	应用 ICG 清除率或 CT 判断预留剩余肝体积是否足够
手术操作	①术中超声对指导血管定位，规划保证足够肝切缘的切除平面具有重要意义 ②在入肝处控制肝中静脉是首要的 ③阻断入肝血流降低术中出血 ④肝内控制肝门静脉系统的段、分支可降低医源性损伤
并发症	①肝创面越大胆瘘风险越高 ②当病人存在原发性肝疾病或行扩大肝叶切除术时，肝衰竭的风险应引起高度重视
结果	生存率与行扩大肝叶切除时相似（图 28-12）

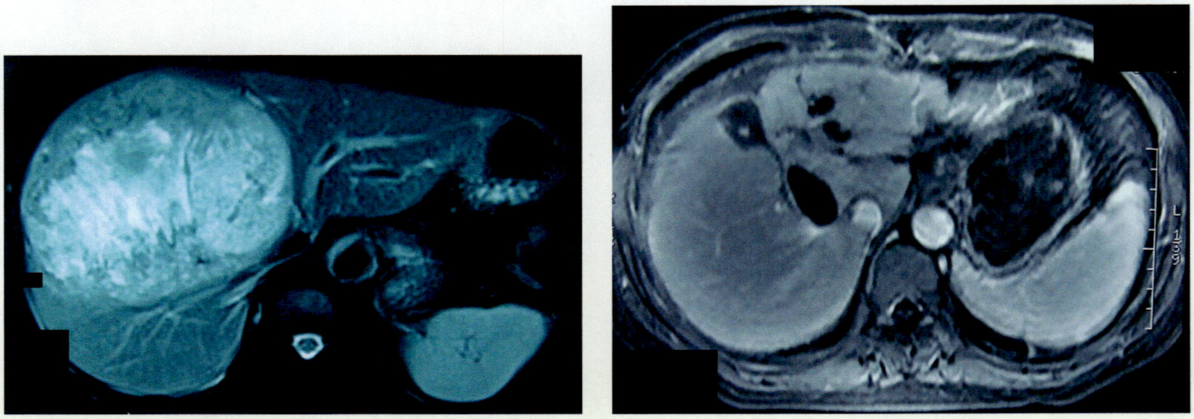

图 28-12 **术前磁共振成像及中肝切除术后 3 个月磁共振成像**

六、术后护理

■ 肝硬化病人术后护理的重点是对异常的肝合成和解毒功能，以及门静脉高压的处理。大多数行肝切除术的病人术后会有短时的肝功能不全、高胆红素血症、腹水、低蛋白血症、水肿和基本凝血功能减退。

■ 在术后第 1、3、7 天或出院前检验血清谷草转氨酶（AST）、碱性磷酸酶（ALP）、总胆红素和结合胆红素、部分凝血酶时间（PTT）、电解质水平、血细胞计数等。血清胆红素通常在术后第 2 天上升达峰值，然后在 1 周之内恢复到正常水平。胆红素的持续上升预示着肝功能储备不足。

■ 尽量减少钠的摄入。

■ 再生肝需要补充磷。

■ 所有的肝硬化病人，只要饮食恢复就应开始应用螺内酯。当需要控制腹水和(或)外周水肿时还应加用呋塞米。

■ 术后疼痛控制的最好方法是病人自控镇痛(PCA)。由于在肝大部切除后肝代谢药物的能力降低，应对镇痛药的种类和剂量做出相应调整。

■ 术后第 3 天恢复正常饮食。

■ 除非存在胆漏，否则术后第 3 天拔除引流管。

■ 如果出现不明原因的发热及胆红素水平上升而其他肝功能指标均正常，可能存在胆汁积聚，行 CT 平扫检查以明确诊断。放置经皮引流管常可在几天后解决胆汁积聚，通常没必要再手术。

七、结果

■ Mehrabi 等报道了 48 例中央型肝肿瘤行肝中叶切除术的连续病例。18.8% 的病人发生了术后并发症，3 年无瘤生存率为 47.9%。

■ 预后方面，术后 1、3、5 年的总体无瘤生存率范围分别为 53% ～ 82%，30% ～ 50%，17% ～ 30%。

■ 三项回顾性研究比较了肝中叶切除术与半肝或扩大肝叶切除术，发现其围术期发病率、死亡率和术后平均住院时间无差异。Wu 等发现在离断肝实质时肝中叶切除比扩大肝叶切除需要更长的入肝血流阻断时间。行扩大肝叶切除的病人 1、3、6 年的无瘤生存率较差，但差异无统计学意义。

八、并发症

■ 肝衰竭——肝中叶切除术的主要优势是保留有功能肝实质。

■ 出血——肝实质外暴露肝静脉以便能及时钳夹，应用 Pringle 法肝门阻断，维持中心静脉压力等操作在肝中叶切除过程中可从本质上减少出血。

■ 围术期死亡的首要原因是肝衰竭和出血。

■ 胆瘘——肝中叶切除术是胆瘘的独立危险因素。该术式有两个切除平面并需要广泛的肝门解剖。

■ 肝静脉流出道阻塞。

■ 腹水。

第 29 章 肝切除术中的腔静脉切除术

Aijun Li Mengchao Wu

一、定义

肝占位侵犯下腔静脉（IVC）时通常因为手术可能导致的失血量较多及空气栓塞的风险而无法切除。但是，根据近期报道，肝肿瘤联合下腔静脉切除术可以安全实施。

二、鉴别诊断

- 肝内胆管癌。
- 肝细胞肝癌。
- 肾细胞癌。
- 其他肿瘤转移性疾病。

三、病史及体格检查

- 到目前为止，下腔静脉联合肝切除术最常见的适应证是肝细胞肝癌。由于肝硬化是引起术后肝衰竭、肝切除术后并发症的主要原因，因此，需注意病人的病史、症状及其他肝病征象。一般而言，拟行肝切除联合下腔静脉切除术的病人，不应伴有其他基础的肝病变。
- 病史：肝炎、酒精性肝病。
- 症状：精神症状、体重情况。
- 体征：腹水、扑翼样震颤、胸腹部毛细血管扩张、病态肥胖、大面积的足部水肿。
- 术前需评估心肺功能，如果合并严重的心肺疾病，不能进行肝切除联合下腔静脉切除术。

四、影像学及其他实验室检查

1. *超声* 超声通常作为首选的筛查检查项目，但是不能够准确评估肝病变的范围及下腔静脉的被侵犯情况。

2. *增强 CT* 除了能够提供肝病变的数量、大小、位置等信息外，还能够评估剩余肝体积。

3. MRI 能够鉴别肝占位及血管系统的侵犯情况。对下腔静脉癌栓提供诊断帮助。磁共振血管造影（MRA）有助于确认肝静脉、下腔静脉及判断肿瘤与血管的位置关系。

- 以上各种检查方法都可以显示出下腔静脉受压或下腔静脉瘤栓。
- 怀疑有恶性病变并且侵犯 IVC 管腔的病人，术前应常规行以上影像学检查。并且应该行超声心动图，以评估癌栓是否已进入右心房。有助于术前制订手术方式，降低病人的死亡率。
- 除常规的术前实验室检查外，所有的病人必须行有关肝功能的所有相关检查。包括：肝功能检查、肝炎筛查、凝血功能检查、血小板计数等。

五、外科治疗

（一）术前准备

- 术前选择性对病变侧肝行肝门静脉栓塞术，以增加剩余肝体积，从而预防术后肝衰竭。
- 低容量复苏能够减少失血量，但是有增加 IVC 阻断后血流动力学紊乱的风险。
- 体外静脉转流（VVB）联合全肝血流阻断（THVE）有助于原发性肝肿瘤或继发性肝肿瘤侵犯下腔静脉的切除。对于早期病人，当肿瘤侵犯下腔静脉时，实施 VVB 是值得探讨的（图 29-1）。术前与麻醉团队及体外循环团队进行沟通协商是手术成功的另一个关键。

（二）解剖研究

1. *肝后下腔静脉的解剖特征* 肝后下腔静脉包括：肾上部下腔静脉，膈下的肝上下腔静脉，膈上下腔静脉。下腔静脉管腔壁厚，质韧，有弹性，不易被损伤。而肝静脉管腔壁薄，但是在汇入下腔静脉处管壁增厚。因此，在手术过程中，肝静脉的近端部分容易被损伤，损伤后易造成术中出血和（或）空气栓塞。

2. *侵犯下腔静脉肿瘤的特点* 大多数与下腔静脉毗邻的肿瘤位于肝Ⅰ、Ⅳ、Ⅴ、Ⅷ段，或者位于尾叶的腔静脉旁部。

（1）尾状叶肿瘤 从解剖结构讲，肝的尾状

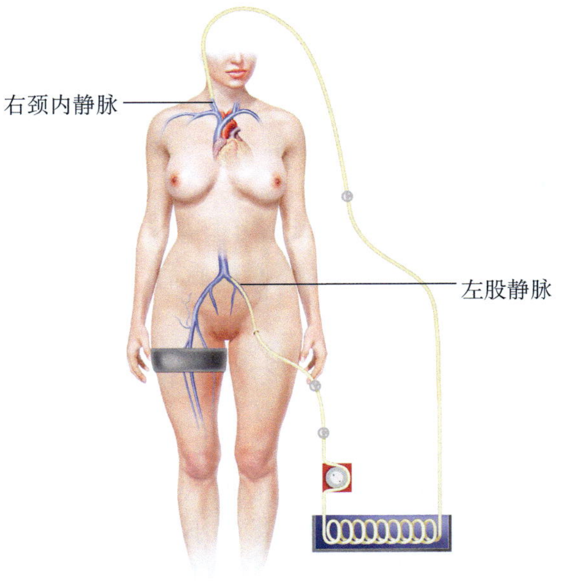

图 29-1　下腔静脉转流术示意图。行左侧股静脉和右侧颈内静脉经皮插管。病人肝素化后，将插管连接体外循环泵和加温装置，将血液从股静脉注入颈内静脉

叶分为左尾叶和右尾叶。右尾状叶又可以分为腔静脉旁部和尾状突。尾状叶肿瘤通常侵犯肝门静脉及胆管，从而造成阻塞性黄疸。肿瘤向后通常侵犯下腔静脉。

（2）肝静脉根部肿瘤：左、右肝静脉癌栓累及下腔静脉或肿瘤侵犯肝静脉根部。由于肝静脉被肝实质包绕，并且管壁较薄，处理肝静脉时空气栓塞的风险较大。为了避免空气栓塞、严重的出血，手术时应肝外分离肝静脉，并且提前进行阻断。

3. *下腔静脉癌栓（IVCTT）的特点*　IVCTT 通常分布于肝静脉及肝短静脉。IVCTT 通常分为 3 种类型（图 29-2）。① Ⅰ 型：癌栓位于肝后静脉，但是在处于膈肌下缘；② Ⅱ 型：癌栓进入下腔静脉，突破膈肌，但是未到右心房；③ Ⅲ 型：癌栓到达右心房。

（三）手术体位

- 患者取右侧卧位。
- 胸部铺无菌单，如果胸骨不切开，维持正常体温就可以。
- 笔者建议：左颈静脉及左股静脉置管，必要时可行 VVB。

（四）手术切口

- 右侧肋缘下切口向剑突下延展，这样能够提供更好的术野。为了更利于手术操作，可行胸骨切开。
- 大拉钩牵拉腹壁，暴露术野。

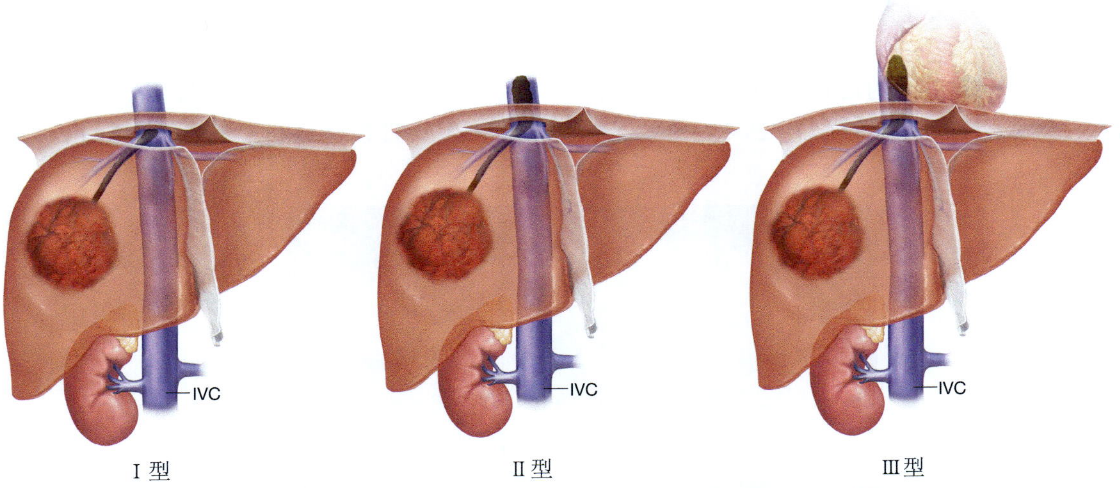

图 29-2　Ⅰ 型 . 癌栓位于肝后静脉，但是在处于膈肌下缘；Ⅱ 型 . 癌栓进入下腔静脉，突破膈肌，但是未到右心房；Ⅲ 型 . 癌栓到达右心房；IVC. 下腔静脉

肝肿瘤侵犯下腔静脉管壁但不伴癌栓的手术操作

- 游离肝。
- 肝十二指肠韧带及肝右静脉置血管阻断带。但有些病例，肿瘤可能会阻碍肝静脉的分离及悬吊。笔者建议行全肝血流阻断联合体外肝门静脉分流。
- 评估下腔静脉的受侵范围：一般而言，

HCC 仅压迫下腔静脉，不会侵犯 IVC。但是 ICC（肝内胆管细胞癌）或者转移腺癌易侵犯 IVC（图 29-3）。

■ 分离、结扎尾状叶的肝短静脉。但 IVC 被肿瘤侵犯时，管腔会变硬，并且发白。通常而言，肿瘤与管壁之间有间隙，需要仔细寻找此间隙，这样能够避免损伤下腔静脉。

■ 在剥离肿瘤过程中，由于肿瘤侵犯管壁较深或者操作不当，易损伤 IVC 的管壁。若损伤沿血管横轴用 5-0 Prolene 线进行缝合。

■ 如果 IVC 需要全段切除，切除方式将在其他章节介绍。

■ 如果 IVC 被侵犯，下面的步骤是决定该段下腔静脉长度是否有助于用侧壁血管钳如 Satinsky 钳辅助 IVC 切除。在肝实质离断后，能够非常容易地用侧壁血管钳夹闭下腔静脉的侧壁（图 29-4）。

■ 在肝实质离断之前，通过脐带夹控制肝上及肝下下腔静脉（图 29-5）。确认并且留出合适的空间上血管夹。如果拟行 THVE，预夹闭肝上下腔静脉以决定是否需要进行 VVB。

■ 肝门静脉阻断后，进行肝实质的离断。左手示指置于下腔静脉后壁，左手拇指置于 IVC 的内 / 前侧。这样的手法有利于外科医生进行肝切除。

■ 为了利于接下来的血管重建，利用侧壁血管钳进行侧壁吻合 (图 29-6，图 29-7)。

■ 如果肿瘤侵犯下腔静脉，则利用全肝血流阻断，联合下腔静脉一并切除肿瘤，然后进行 IVC 吻合。

■ 切缘：在距离肿瘤至少 0.5cm 处离断下腔静脉。

■ 切除方法也可以分两步进行：先切除肝的主要肿瘤，然后阻断下腔静脉后，切除下腔静脉肿瘤。

■ IVC 重建时，如何选择进行补片缝合还是单纯缝合。

（1）如果 IVC 直径减小小于 25%，那么可以用 5-0 Prolene 进行单纯血管壁吻合。

（2）如果 IVC 直径减小小于 50%，则可以将自体静脉或牛心包制成补片，用 5-0 Prolene 进行补片缝合。

（3）文献报道，可用的自体静脉包括：大隐静脉、股静脉及左肾静脉。

■ 如果 IVC 被侵犯范围更大，或者 IVC 被癌栓阻塞时，需要进行血管置换。在肿瘤切除时，需用血管夹取代脐带夹，以获得更好的阻断效果。

■ 当 IVC 缺损长度小于 3cm 时，可以直接用 5-0 聚丙烯缝线进行 IVC 血管吻合。

■ 当 IVC 缺损长度大于 3cm，或吻合时张力过大时，应使用间置血管进行重建。

■ 如果自体血管不足以 IVC 重建时，那么需要用 ePTFE 材料的人工血管进行 IVC 修补。

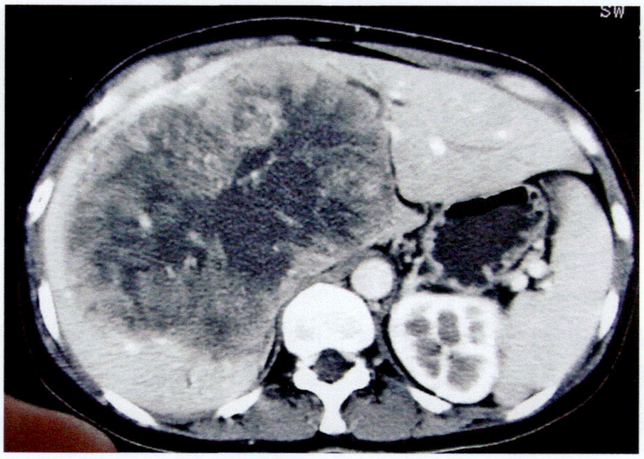

图 29-3 **术前 CT**

肿瘤位于肝Ⅳ和Ⅷ段，并侵犯尾状叶；下腔静脉不易鉴别，并且 IVC 被压迫还是侵犯不能确定；术中探查证实 IVC 未被侵犯

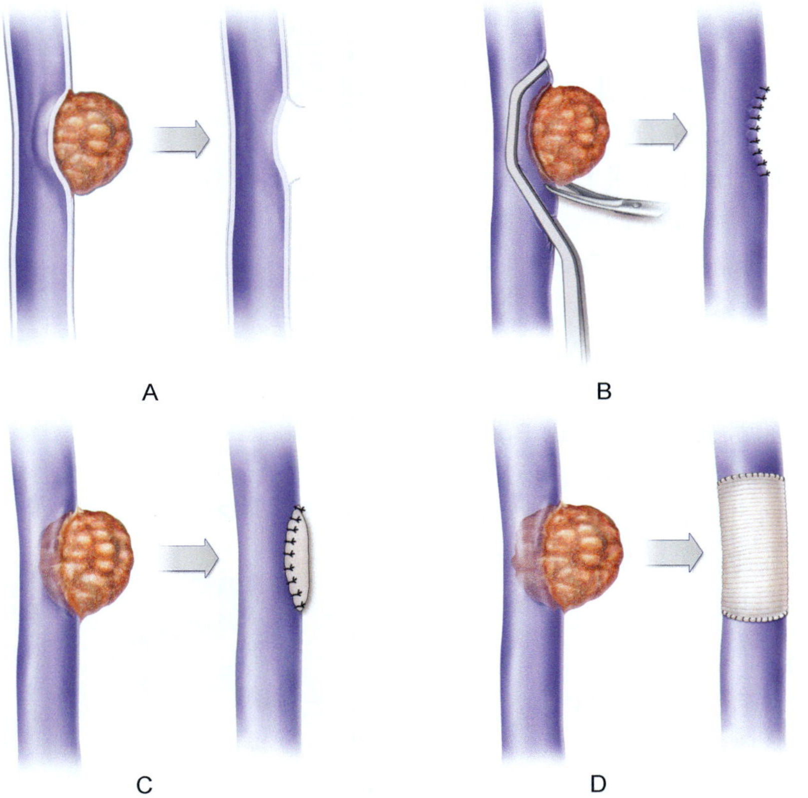

图 29-4　A. 下腔静脉未被肿瘤侵犯，但是侧壁被肿瘤压迫；则沿间隙将肿瘤从管壁剥离；B. 下腔静脉管壁部分受侵犯，在侧壁血管钳辅助下可行肿瘤切除术，然后进行侧壁吻合，吻合后，管腔狭窄程度＜ 25%；C. 当 IVC 管径被肿瘤侵犯程度＞ 50%，肿瘤切除后需用补片缝合；D. 如果 IVC 被侵犯范围更大，则需要用人工血管等进行置换

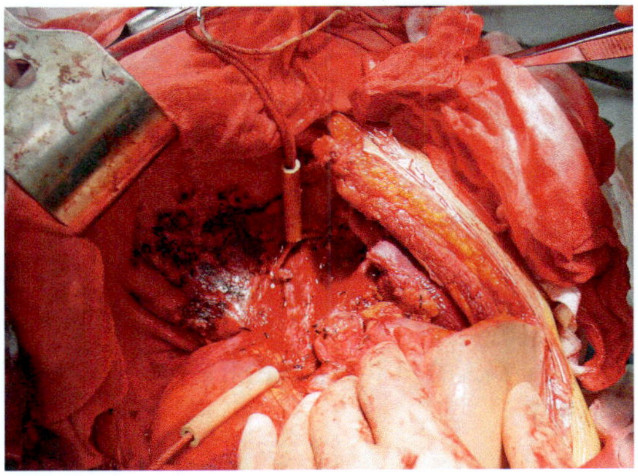

图 29-5　用 2 个脐带夹阻断肝上和肝下下腔静脉（全肝血流阻断），该图为右三肝切除术后图片（为更好的显示脐带夹放置的位置）

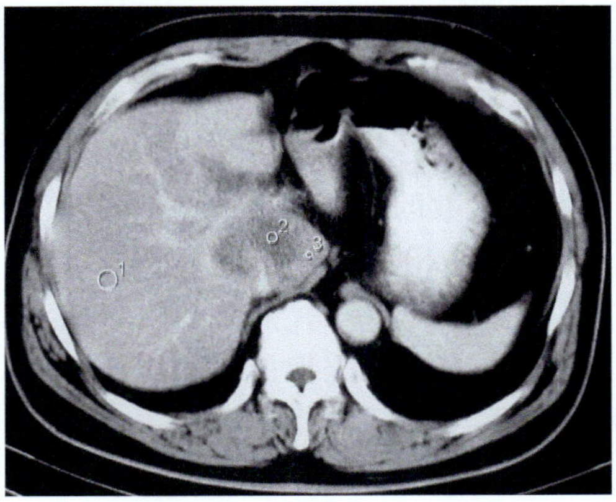

图 29-6　术前 CT 扫描（提示：尾状叶肿瘤侵犯 IVC）

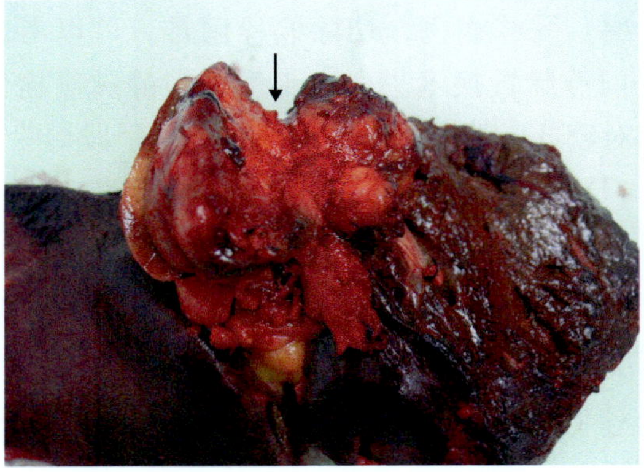

图 29-7　肿瘤大体标本，肿瘤切开后发现尾状叶肿瘤侵犯 IVC

肝肿瘤伴有下腔静脉癌栓

手术方式的选择需要依据癌栓（TT）侵犯下腔静脉的范围而定（图 29-2）。

在肝占位伴有肝门静脉癌栓术中，分离肿瘤时，切忌挤压肝静脉和下腔静脉，否则，有可能形成肺栓塞。但是，绝对的“no-touch”原则在术中往往很难达到，所以在术中，很难预防 TT 的脱落。

降低 TT 脱落风险的技巧之一：分离肿瘤时，IVC 的近心端置类似于 B. Braun’s Tempofilter Ⅱ 的 IVC 临时滤过装置。于术前一天或者术日清晨，通过右颈静脉在局部麻醉后置该滤过装置。癌栓距离右心房距离只要不小于 2cm，该装置就可以进行固定。

（一）Ⅰ型癌栓

- 探查肿瘤的位置、大小及 IVC 的位置；游离、翻转肝，暴露 IVC。
- 肝上下腔静脉、肝下下腔静脉进行血管阻断。谨慎操作防止癌栓脱落。在离断肝实质时，首先用 Pringle 法进行阻断。但是，需要保留被侵犯的肝静脉。
- 夹闭 IVC。
- 直视下，切开肝静脉及下腔静脉，取出癌栓。

（1）大多数的癌栓不会附壁，因此，可以直视下将癌栓取出。

（2）在一些病例中，癌栓会附壁或者侵犯 IVC 管腔，不能够完整取出。需要进行 IVC 管壁切除术然后对 IVC 进行修补。

（3）一些病例，癌栓会侵犯 IVC 全层，并且与管壁粘连致密，需要切除部分 IVC 然后进行 IVC 重建。

（4）一些病例，切除癌栓困难，可以考虑行肝门静脉置换术。由于Ⅰ型肝门静脉癌栓位置相对较低，静脉癌栓能够通过外科手段切除。

- IVC 再灌注，缝合渗血点。

（二）Ⅱ型癌栓

对于Ⅱ型癌栓，癌栓超过膈肌，因此，需切开膈肌和心包移除癌栓（图 29-8，图 29-9）。

对于Ⅱ型癌栓，较少发生隔下下腔静脉栓塞，但是一旦发生，TT 易破裂、脱落，进而导致心脏压塞、急性肺栓塞及其他并发症。

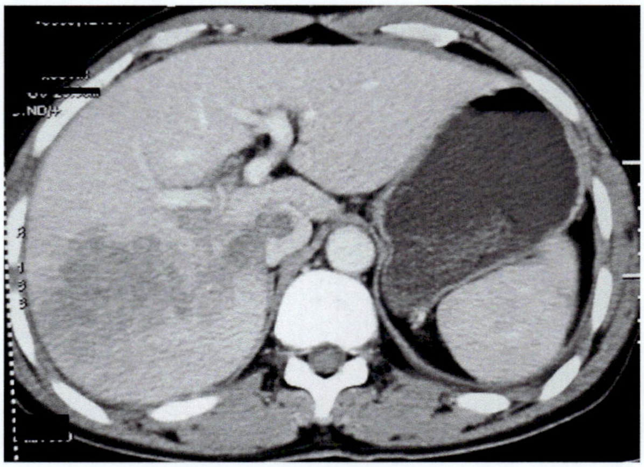

图 29-8　巨大肝肿瘤伴有肝右静脉、下腔静脉癌栓（行右肝肿瘤切除术联合癌栓去除）

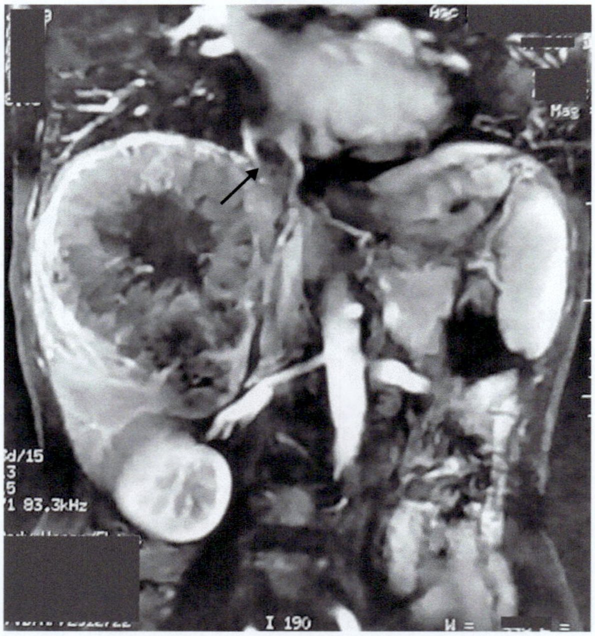

图 29-9　病人的 MRI 冠状位图肝右静脉癌栓直至隔上、右心房下

- 首先解剖肝内 IVC，然后翻转肝。
- 打开膈膜，分离肝上下腔静脉，进入纵隔膜，暴露右心耳（图 29-10）。
- 肝上下腔静脉悬吊脐带夹（图 29-11）。
- Pringle 法阻断入肝血流。
- Satinsky 夹阻断右心耳（图 29-12）。
- 纵向切开 IVC，联合肿瘤一道移除癌栓。
- 再灌注前，利用 IVC 内残存的血液对残

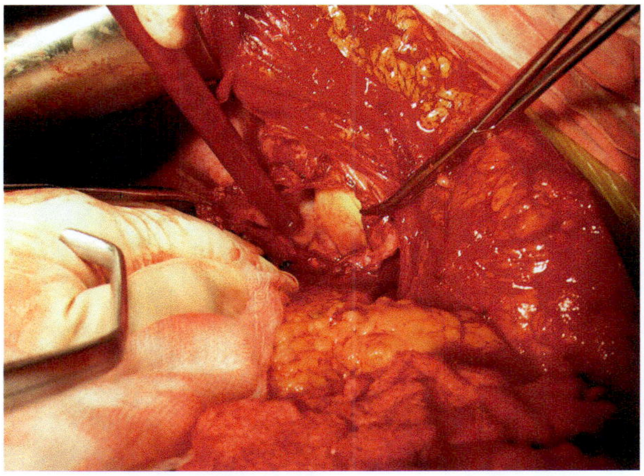

图 29-10　膈上暴露肝上下腔静脉

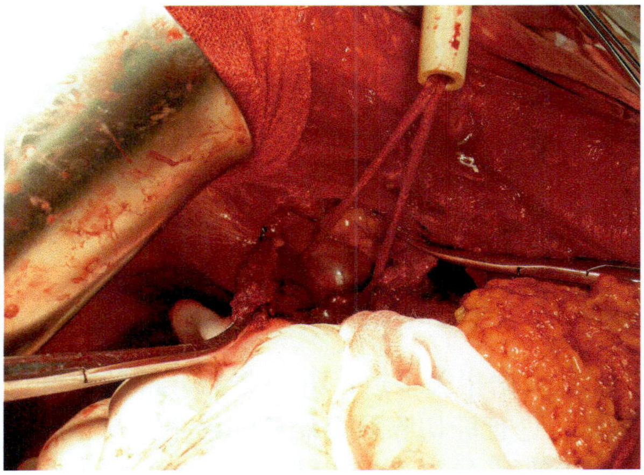

图 29-11　在膈上，心包外分离肝上下腔静脉并悬吊脐带夹

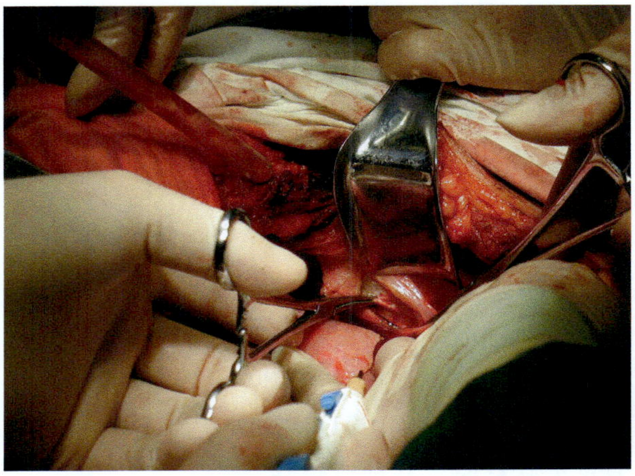

图 29-12　Satinsky 夹阻断右心耳

留癌栓及血凝块进行冲洗，防止气体或者血凝块造成肺栓塞。

- 5-0 Prolene 缝合 IVC（图 29-13）。
- 分别松开 Satinsky 夹，肝上下腔静脉，肝门静脉阻断。

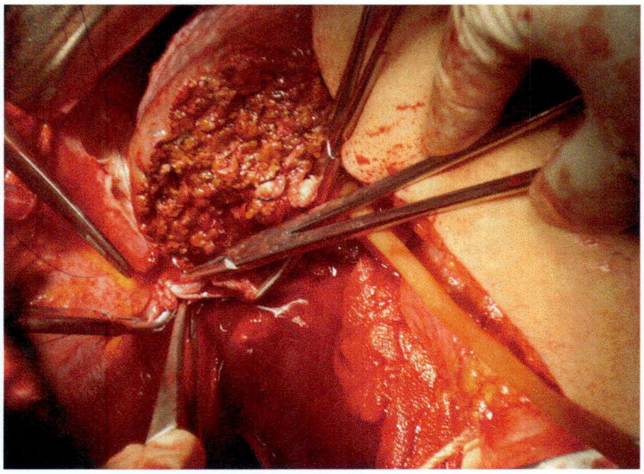

图 29-13　5-0 Prolene 缝合 IVC

- 修补右心耳及膈肌（图 29-14）。
- 切开标本，确定癌栓取净（图 29-15）。
- Ⅲ型癌栓伸入右心房（图 29-16），因此，需要借助体外循环（心肺旁路）的帮助，在直视下将癌栓取出。
- Georgen 等报道了一种无须体外循环的新手术方式对肝癌合并右心房癌栓进行切除。该手术经胸腹入路，切除过程中通需要手指和经食管超声辅助。其实施需要 3 个前提条件：

（1）肝癌病人的癌栓与血管壁无粘连

（2）彻底游离肝脏以便于向足侧牵拉肝脏，从而将肿瘤和癌栓整块从右心房牵拉出来。

（3）在癌栓上方，用血管夹阻断肝上下腔静脉，然后常规阻断入肝血流，并切除 -0 肿瘤和癌栓。

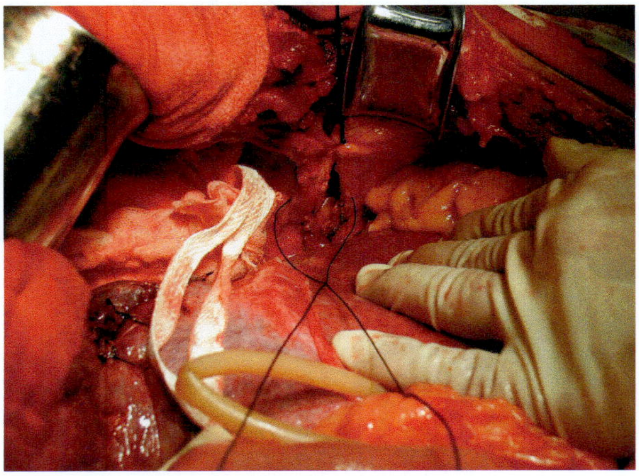

图 29-14　修补右心耳及膈肌，间断缝合

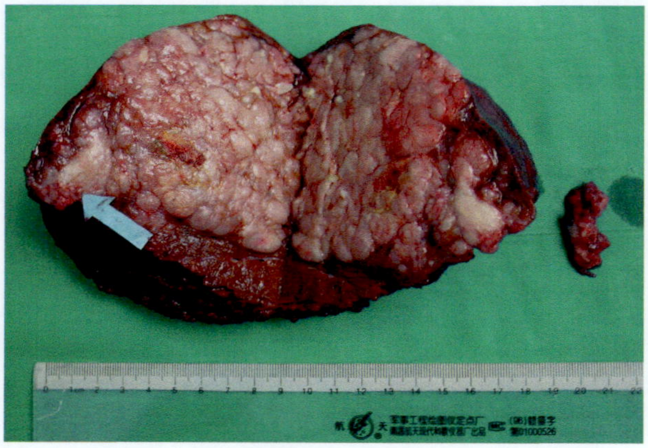

图 29-15 肝与癌栓大体标本（箭头示：肝右静脉癌栓）

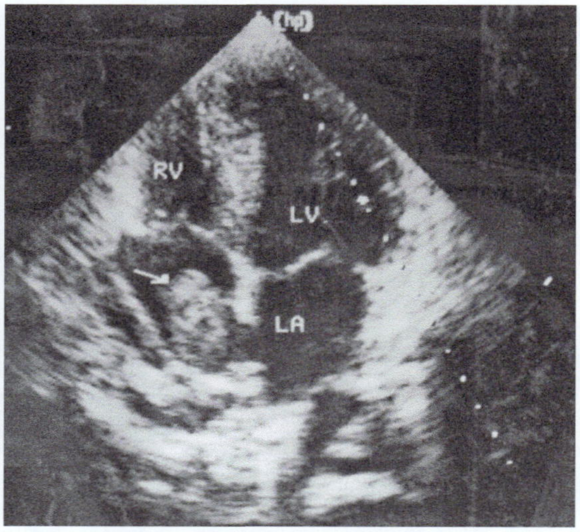

图 29-16 Ⅲ型癌栓超声（箭头示：癌栓在右心房）

六、术后管理

- 术后每天监测肝功能、电解质、血常规、凝血功能等指标。
- 术后根据病人情况应用镇痛药。因为肝切除术后，影响病人对麻醉药的代谢。
- 肝再生过程中会消耗大量的磷，因此术后常规补充磷。
- 术后第 3 天可以进食。
- 当肝功能指标恢复正常，但是病人出现发热、心动过速、高胆红素血症是胆瘘的征象，应进行 CT 平扫。如确定胆瘘，应行经皮引流术，二次手术较少见。
- 肝硬化病人术后需警惕门静脉高压。对于肝硬化病人，肝切除术后会出现一过性的肝功能不全的情况如：高胆红素血症、腹水、低蛋白血症、水肿、凝血功能障碍。

七、术后并发症

- 出血。
- 肝衰竭、肾衰竭。
- 胆瘘。
- 腹腔感染。
- 肝静脉流出道梗阻。
- 肝脓肿。
- 胸膜炎、胸腔积液。

八、结局

- 根据相关报道，HCC 侵犯肝静脉或肝门静脉，进行肝切除联合癌栓切除术的 5 年生存率为 20%。较仅进行 TACE 术的病人，生存率提高。
- Arii 等报道：IVC 切除并联合 ePTFE 材料进行血管重建的中位生存时间为 29 个月。补片可以长期保持，并且无感染等并发症。其 1、3、5 年生存率分别为：63.6%，38.2%，25.5%。
- Azoulay 等报道：22 例肝联合 IVC 切除，其 1、3、5 年生存率分别为：81.8%、38.3%、38.3%。
- 最近研究表明，肝联合 IVC 切除术的 5 年生存率为 20% ～ 30%，中位生存时间为 9.8 ～ 28 个月。
- 因此，HCC 病人肿瘤仅侵犯 IVC，不伴有远处转移时，其预后较好。

第 30 章 肝右三叶切除术

Ivan R. Zendejas

一、定义

切除范围：镰状韧带右侧的肝；剩余肝左外叶。在肝段解剖中（图 30-1），肝右三叶切除包括：中肝的Ⅳ段、右前叶的Ⅴ和Ⅷ段、右后叶的Ⅵ和Ⅶ段。

肝右三叶切除还包括：肝的尾状叶，脐裂右侧的胆管。最常见于肝门部胆管癌病人。

二、鉴别诊断

- 胆管癌。
- 肝转移癌。
- 肝细胞癌。
- 胆囊癌。
- 肝外伤。

三、病史及体检

需要注意病人潜在的慢性肝疾病，以确保合适的剩余肝体积。

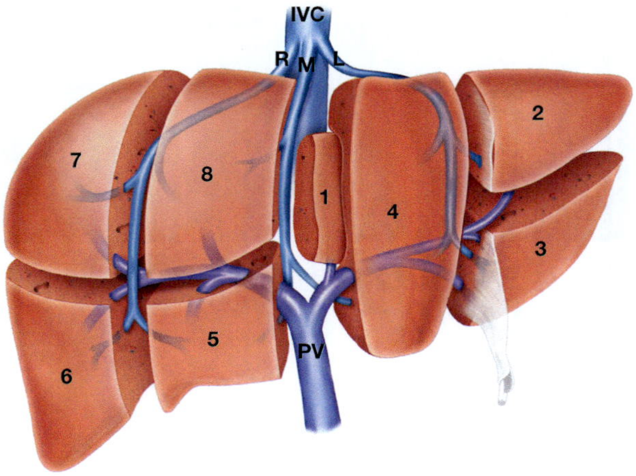

图 30-1 肝右三叶的解剖

常规切除肝Ⅶ段和Ⅷ段；需要根据手术阴性切缘的原则，选择性地切除肝Ⅰ段

四、影像学及其他检查

1. *腹部增强 CT* 主要的作用是确定肝右三叶所包含的血管结构，脉管系统的变异及确定阴性外科切缘（图 30-2，图 30-3，图 30-4）。

2. *腹部增强 MRI* 与增强 CT 效果基本类似，但腹部增强 MRI 更有助于肝实质占位病变的鉴别诊断。

3. *术中超声*（IOUS） 这是肝胆外科的必备设备及技术。IOUS 能够帮助确定切缘，观察＜ 1cm 的微小病灶，显示肝静脉及肝蒂（图 30-5，图 30-6）。

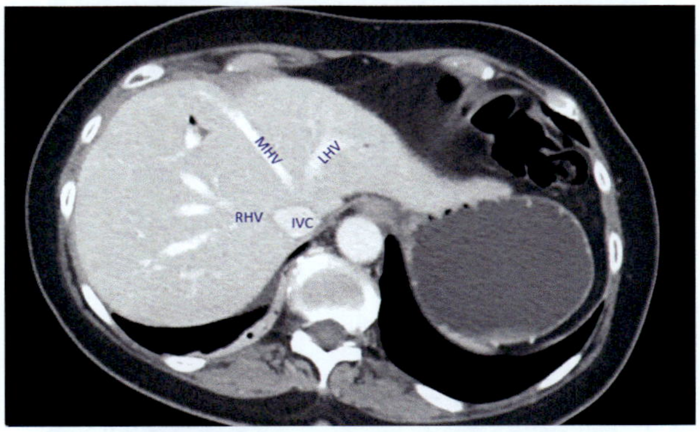

图 30-2 肝静脉解剖（肝右三叶的切除线位于肝中静脉及肝左静脉之间）

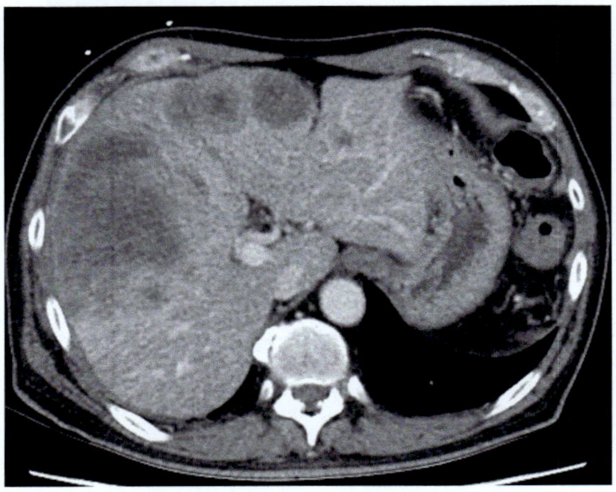

图 30-3 癌细胞侵犯了中肝及右肝

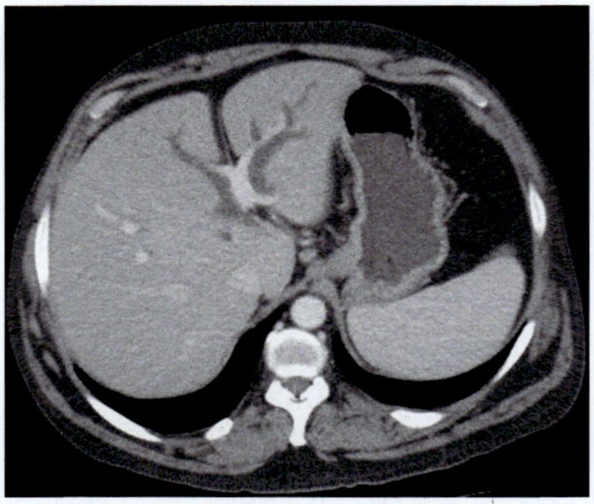

图 30-4 显示了一个明显的右侧肝门部胆管癌

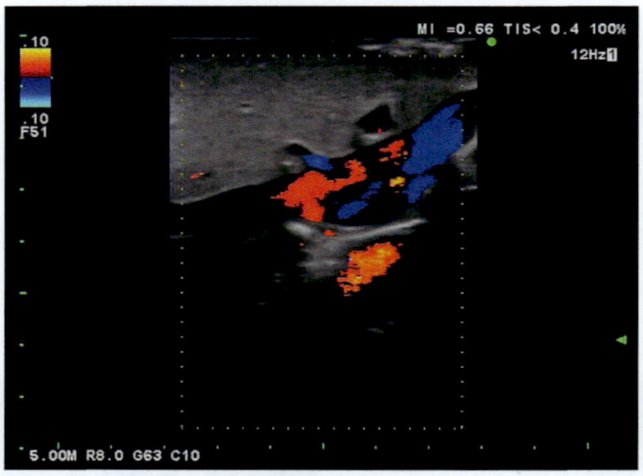

图 30-5 术中超声下的肝静脉成像

液体灌注的结构呈现黑色；彩色多普勒超声有助于区分囊性病变和血管结构；在此图中，肝左静脉被多普勒超声标记成蓝色；而肝右静脉呈红色；肝左静脉和肝右静脉一起汇入肝上下腔静脉

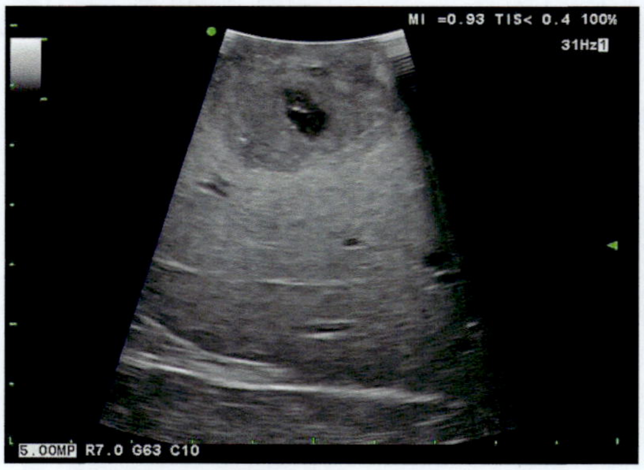

图 30-6 肝占位的术中超声

低回声区位于图像的顶端，利用术后超声能够很方便地观察到肝占位

五、外科治疗

（一）术前准备

- 术前需计算剩余肝体积，以及剩余肝 / 体重的比值。笔者习惯应用三维成像技术评估剩余肝体积（图 30-7）。
- 需要评估剩余肝的肝功能储备。
- 右半肝（通常包括肝Ⅳ段）术前需行肝门静脉结扎术（PVE）。
- 如果术前行 PVE，PVE 术后 3 ～ 4 周需再次行 CT 扫描，判断未结扎侧肝的增生情况。
- 低容量术中复苏能够减少失血量。这个方法需要术前护理人员及麻醉医生的配合。
- 通过局部麻醉，例如硬膜外导管，能够减少疼痛评分及呼吸道并发症。
- 术前静脉注射 100mg 甲泼尼龙能够减轻肝损伤的程度，但不能改善预后。

（二）体位

- 病人取仰卧位，根据腹腔拉钩的位置，选择性悬吊右臂。
- 病人需要暴露乳头至耻骨中间的部位。
- 笔者常规置大静脉及动脉插管。

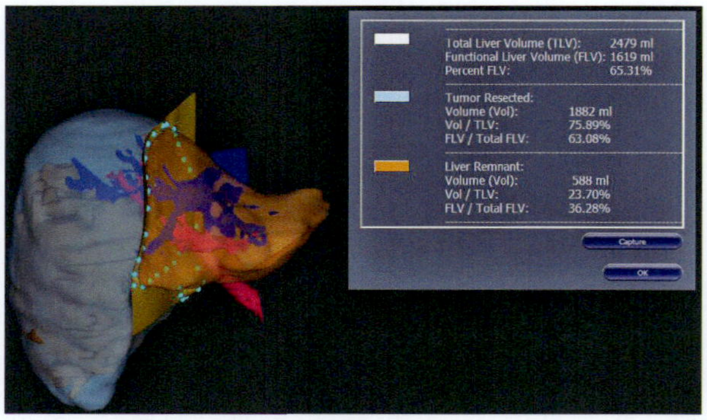

图 30-7 三维成像技术显示了剩余肝体积（图中所示软件显示了剩余肝）

切口

■ 切除肝右三叶的切口有多种选择（图 30-8）。

■ 双侧肋缘下切口联合剑突下正中切口 [图 30-8 （A+B+C）]。

■ 右侧曲棍球棍样切口图 30-8（A+C）。

■ 对于小儿病人，可采用如图 30-8（A+B）样两侧的切口。

■ 为了更好地暴露肝上下腔静脉，可选择性切除剑突。

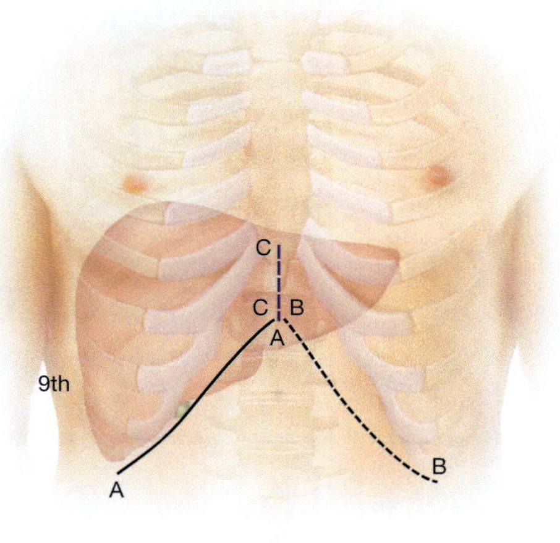

图 30-8 肝右三叶切除的切口方式（笔者习惯用右侧肋缘下联合剑突下正中切口）

暴露

Thompson 拉钩能够帮助保持肋缘合适的张力，以利于显露肝静脉及肝上下腔静脉。

处理肝门部

■ 触诊肝门部有助于明确动脉解剖、淋巴结情况、肿瘤侵犯范围（图 30-9）。

■ 通过文氏孔双手触诊肝门部的结构，能够确定动脉的解剖。肝门静脉后的搏动是肝右动脉发自肠系膜上动脉的一个明确的标志。通过肝胃韧带检查是否有营养肝左外叶的副肝左动脉。触诊肝左动脉最佳的地方在肝顶端的脐裂。为了更好的手术效果，营养左外叶的动脉需要明确并予以保留。

■ 淋巴结的情况可以通过触诊得知，并且肝门部的活动度可以评估肿瘤的侵犯范围。

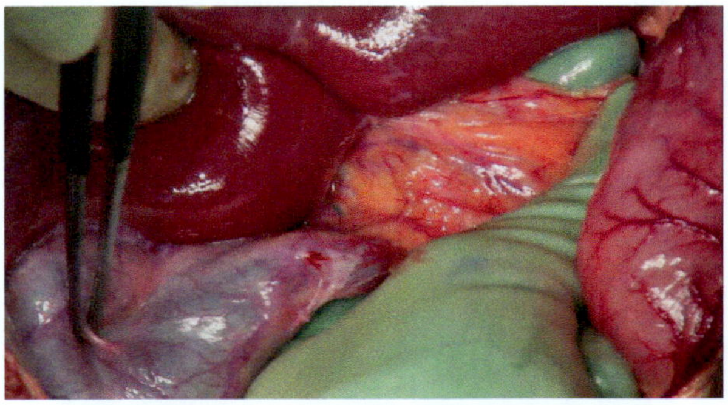

图 30-9 触诊肝门部有助于明确动脉解剖、淋巴结情况、肿瘤侵犯范围

肝的游离

结扎肝圆韧带，分离镰状韧带至第二肝门处，打开肝胃韧带，保留副肝左动脉。然后移动肝右叶（可以借助术中超声判断肿瘤大小及肝的移动度）。进而切断右侧冠状韧带及右三角韧带，进一步翻转肝右叶。在肝裸区抬起肝右叶时需要注意勿撕裂肾上腺静脉及肝短静脉，这些静脉需要进行结扎或者夹闭（图 30-10）。

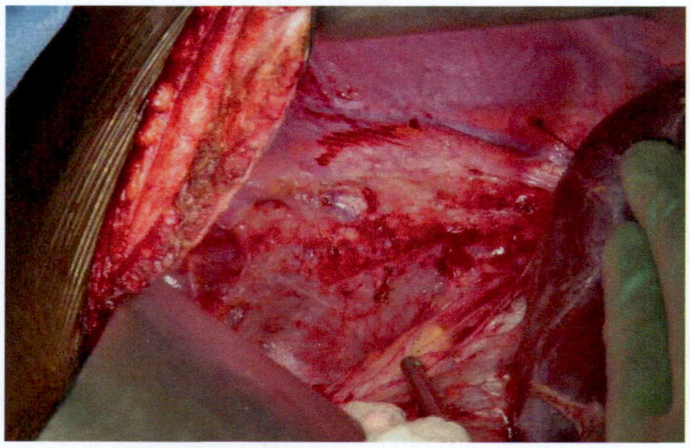

图 30-10 **右半肝的游离**

第一肝门的分离

■ 分离、结扎、离断胆囊管及胆囊动脉。在胆总管右侧确定肝右动脉，分离、结扎，离断（图 30-11）。右肝管道系统的处理：肝门静脉右支已被切割闭合器离断，肝右动脉、胆管已被外科夹夹闭后离断）由于肝动脉存在着很多的变异，为了确保左肝的血供，在结扎肝右动脉前需要触摸肝左动脉的搏动。清扫肝门部的淋巴及神经组织，显露肝门静脉右支，并且放置阻断带。如果肝门静脉右支较长，那么可以直接用血管夹夹闭，如果肝门静脉右支较短，则需要用 6-0 Prolene 缝扎。阻断入肝血流后，从胆囊床至肝上下腔静脉的肝中界面会出现一条明显的缺血线。

■ 肝总管在肝门部的分叉较高，在实际操作中，需要降低肝门板才可以暴露肝左、右管的分支部位（图 30-12）。解剖第一肝门肝左、右管的分支位于肝实质内。此例病人 Glisson 鞘在肝总管前已经被切开。由于肝右管最靠近肝侧且被肝门板所覆盖，此处需首先确定不损伤肝左管后，结扎离断肝右管（图 30-13）。

■ 调整拉钩位置，暴露脐裂（图 30-14）。暴露脐裂时，需要横断Ⅲ段和Ⅳ段肝实质之间的肝组织桥。在肝Ⅳb 段的基底部确认脐裂横段。除了一些尾状叶的分支，肝门静脉在脐裂处无重要的分支。如果尾状叶被切除，这些分支可以被结扎离断。在脐裂的基底部确认并保留副左肝动脉。沿脐裂右侧，分离、结扎、离断Ⅳa 及Ⅳb 段的管道。可以通过 Glisson 鞘直接结扎离断，也可以在切肝时进行。

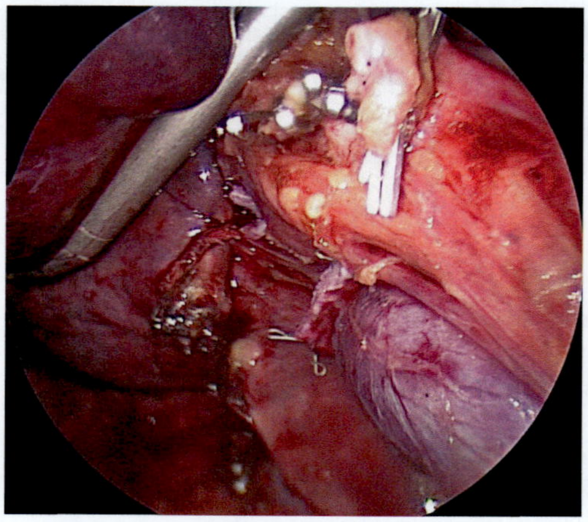

图 30-11 **右肝管道系统的处理肝门静脉右支已被切割闭合器离断，肝右动脉、胆管已被外科夹夹闭后离断**

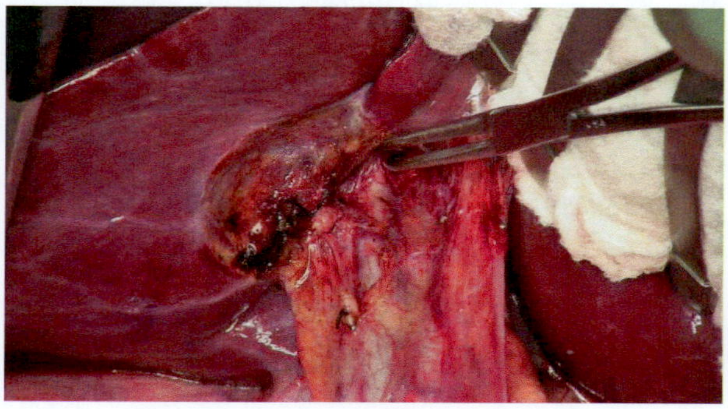

图 30-12 **解剖第一肝门肝左、右管的分支位于肝实质内**
此例病人，Glisson 鞘在肝总管前已经被切开

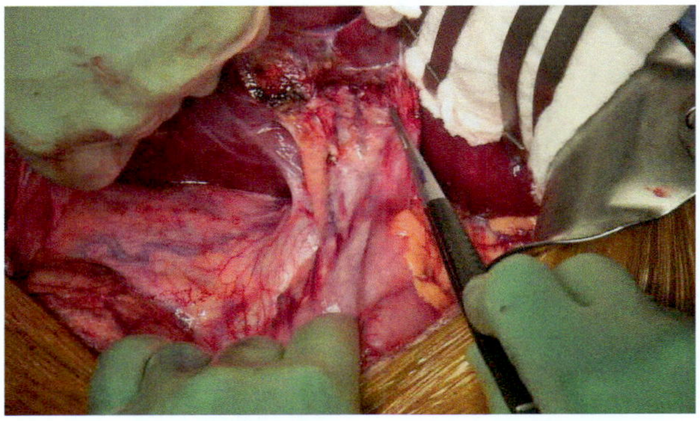

图 30-13　**肝左管的确认降低肝门板后，清晰地暴露肝左管**

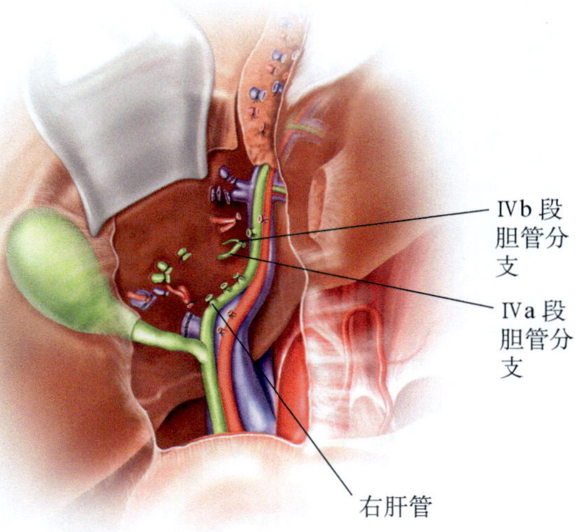

图 30-14　**分离肝Ⅳa 和Ⅳb 段的分支（解剖时需沿镰状韧带的右缘进行，以保护肝Ⅱ段和Ⅲ段的重要管道结构）**

肝静脉的处理

充分游离肝右叶，并将其翻转到肝上下腔静脉的左侧，结扎切断肝脏后方的各个静脉，包括右侧肾上腺静脉、右侧尾状叶静脉和一些小的肝短静脉。确认右肝静脉根部后，悬吊右肝静脉，进而根据右肝静脉的长度及与肿瘤的毗邻关系，用吻合器或者血管夹夹闭后离断（图 30-15）。然后，肝中静脉和肝左静脉就更容易显露。在切断肝实质的过程中时切断肝中静脉是最安全的方法（损伤肝左静脉将造成严重后果）。当无法保证足够切缘或解剖结构适合时，可以先从前方解剖肝中静脉和肝左静脉的间隙，然后悬吊肝中静脉。找到这个间隙需要合适的角度，通常需要按照从上向下的方向进行解剖。将肝左外叶向右侧翻起，打开静脉韧带。确认

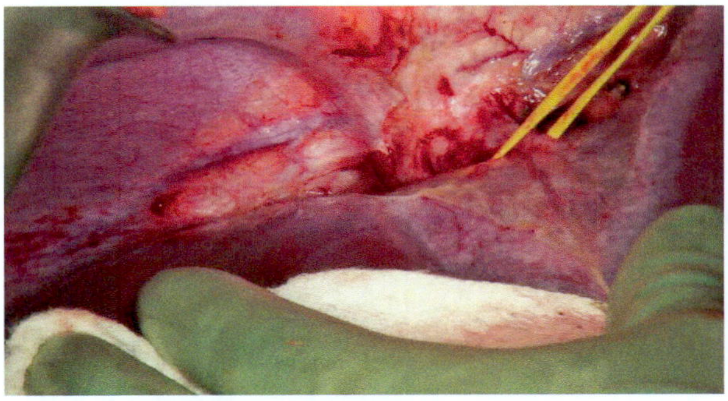

图 30-15　**肝中静脉或者肝左静脉在肝实质外的暴露**
肝中静脉与肝左静脉共干是最常见的解剖结构；在断肝时分离此共干静脉是安全的

肝左静脉后，继续仔细解剖分离其后壁和下腔静脉前的间隙，然后悬吊肝左静脉。再次强调：必须确保肝左静脉根部完整，以保留足够的残肝功能。

肝的离断

沿镰状韧带右侧缘，从下向上离断肝实质。向上朝肝中静脉根部的左缘，向后朝 Arantius 韧带。从下方开始离断，离断、结扎切断Ⅳ段的 Glisson 鞘。然后，向着已分离的下腔静脉进行离断。再次确认肝中静脉与肝左静脉，然后切断肝中静脉（图 30-16，图 30-17）。

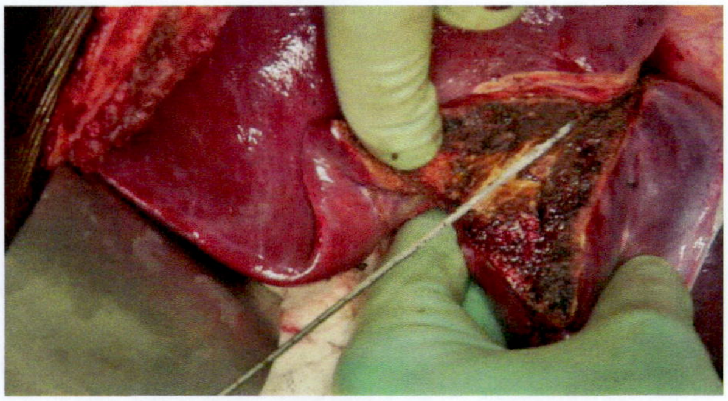

图 30-16 **肝实质的离断**
图中所示为微波探头的应用

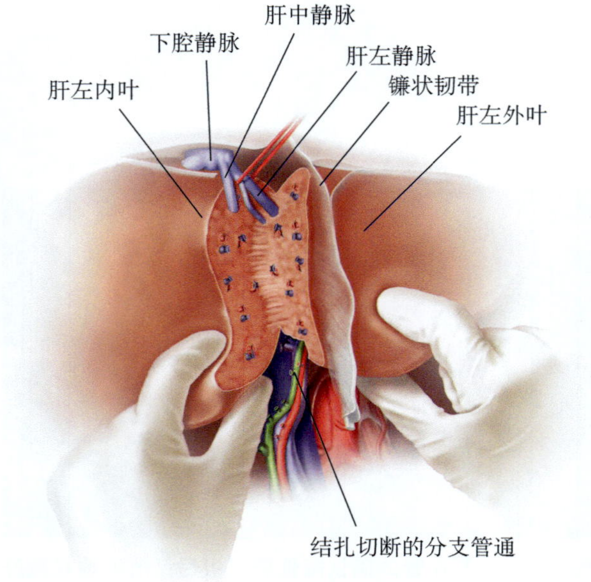

图 30-17 **肝实质离断后保留肝左静脉**

关腹

- 放置引流管，检查肝断面及肝蒂，防止胆瘘。
- 用非可吸收缝线将左外叶与腹膜进行缝合，防止血管扭转。
- 关腹线关腹，皮钉或者丝线缝合皮肤。

经验与教训

术前准备	①肝右三叶联合尾状叶切除术适应证为肝门部胆管癌侵犯右侧胆管。R0 切除预后较好 ②术前需进行剩余肝体积评估 ③拟行肝右三叶切除病人，术前均需行 PVE
术中监测	①体温。术中保持核心体温是非常必要的，可以减低因低体温、酸中毒、凝血障碍造成的死亡率。核心体温可以通过食管探子等方法进行测量 ②血流动力学监测。包括 CVP 及有创动脉血压检测
手术技巧	①肝门部胆管癌病人，进行肝内胆管分离是十分重要的，因为肿瘤来源于此 ②在进行 S4 段血管及胆管结扎时，一定确认解剖结构，勿损伤左外叶血供及胆道

六、术后检查

- 肝切除术后应谨慎使用中枢神经系统抑制剂药，以防止误吸。
- 保持较低水平的 CVP 直至尿量正常。
- 监测凝血功能。
- 预防静脉血栓。

七、预后

R0 切除病人 5 年生存率约为 25%。

八、并发症

- 肝衰竭。
- 出血。
- 胆瘘。
- 感染。
- 呼吸系统并发症。

第 31 章 肝左三叶切除术

Jason A. Castellanos　Kamran Idrees

一、定义

肝左三叶切除术最早由 Starzal 等于 1982 年描述。此手术包含了标准的左半肝切除术（Ⅱ、Ⅲ、Ⅳ段）和肝右前叶切除（Ⅴ、Ⅷ段）（图 31-1）。

左肝原发性肿瘤或转移性的肿瘤侵袭性生长越过肝中静脉，侵犯右半肝和（或）部分Ⅴ、Ⅷ段的病人需行此手术。另外，肝门部胆管癌病人为达到肿瘤阴性切缘也可行此手术。

二、病史及体格检查

为了保证术后剩余肝体积能够正常承担肝功能，术前应仔细评估。除了通过断层扫描评估剩余肝体积之外还要评估术前肝功能并排除肝硬化。

因为肝左三叶切除术切除了大部分肝，所以患门静脉高压和慢性肝病的病人都不应行此手术。

医生应该了解病人之前所做的所有相关治疗细节。

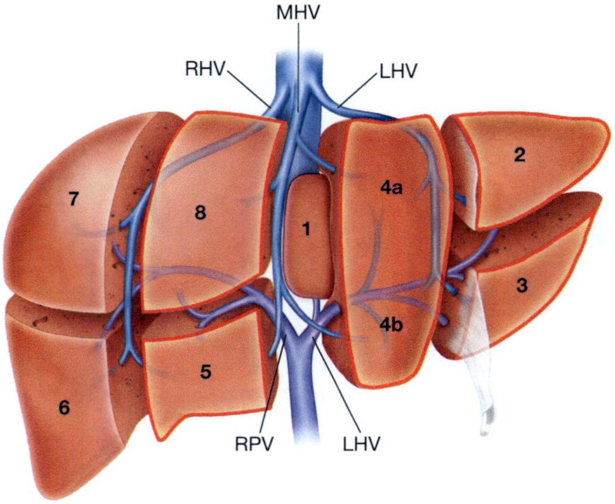

图 31-1　**肝左三叶切除、肝解剖**

红色边缘线标出被切除的肝段；RHV. 肝右静脉；MHV. 肝中静脉；LHV. 肝左静脉；RPV. 肝门静脉右支

三、影像学和其他诊断方法

病人应行针对肝的磁共振成像（MRI），或腹部对比增强三相断层扫描（CT），通过影像学检查鉴别肿瘤并判断肿瘤与肝门及肝血管的关系，有无肝门血管变异，以及评估有无肝硬化的影像学表现（图 31-2）。

识别肿瘤并评估 R0 切除的可能性，同时测定剩余肝体积。

对于转移性疾病，根据原发肿瘤的情况，行全面分期评估。

术中超声对于判定切缘，防止病灶遗漏，观察肝内血流具有重要意义。

四、外科治疗

（一）术前手术计划

通过术前影像学检查的结果评估剩余肝体积，以确保术后足够的肝功能——正常肝功能病人至少保留 20%，有肝疾病者应大于 30%（非

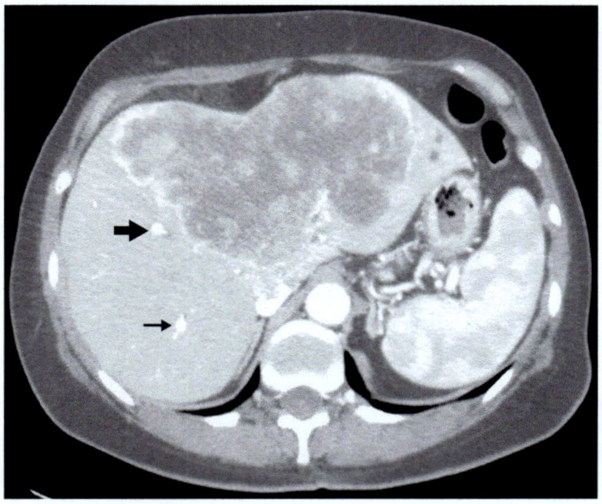

图 31-2　**肝门胆管癌侵犯肝**

Ⅰ、Ⅱ、Ⅲ、Ⅳ、Ⅴ、Ⅷ段的三相 CT 扫描（门静脉期）可见肝右前叶（粗箭头）和肝右后叶（细箭头）的肝蒂；病人行肝左三叶联合尾状叶切除，达到肿瘤的 R0 切除并获得较好的预后

酒精性脂肪肝，化学药物治疗相关性脂肪肝），肝硬化病人应大于 40%。如果术前判断剩余肝体积过小，可将肝门静脉栓塞术作为术前辅助手段促使保留侧肝在肝切除术前快速增生。

（二）体位

病人取仰卧位，右臂固定于体侧，消毒范围为双侧乳头平面至耻骨联合平面。

诊断性腹腔镜

笔者的经验是先行诊断性腹腔镜探查手术确定无腹膜转移。

取脐上切口，切开皮肤及皮下组织，采取开放法建立气腹，设定气腹压为 15cmH_2O。

完整探查腹腔，包括探查肝门部以评估是否有转移病灶及肝门部肿大的淋巴结，若未发现手术禁忌证，则准备开腹。

开腹手术

切口

（1）行双侧肋缘下切口，并沿中线向上延伸至剑突，并置入腹部自动拉钩。另一个方法是做腹部正中切口至脐上再向右侧延伸切口（图 31-3）。

（2）有时为了更好地暴露肝静脉进入下腔静脉的汇入点，可以切开剑突，扩大切口，以更好地暴露肝静脉汇入肝上下腔静脉处。

（3）再次探查腹腔，检查有无转移灶及其他手术禁忌证。

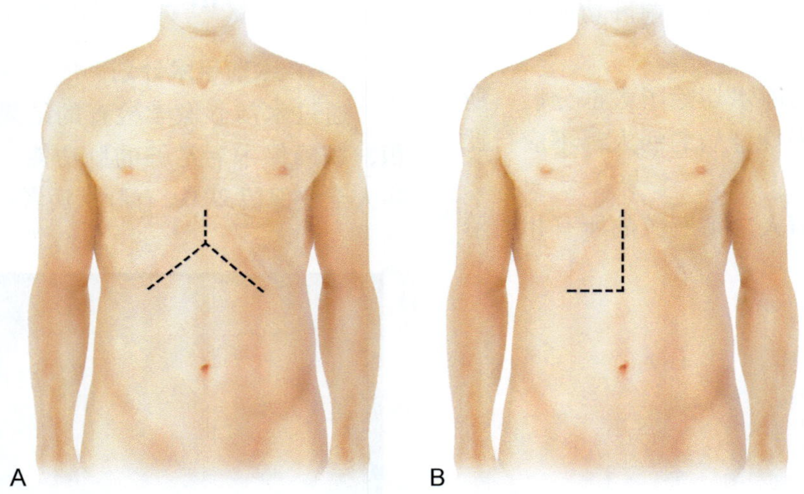

图 31-3 肝左三叶切除术切口（A. 双侧肋缘下切口；B. 反“L”切口）

胆囊切除

■ 触诊肝门结构以分辨有无解剖变异（如触及肝门后方的搏动提示有变异的发自肠系膜上动脉的肝右动脉或副肝右动脉）。

■ 解剖并结扎胆囊管及胆囊动脉，行胆囊切除术（图 31-4）。

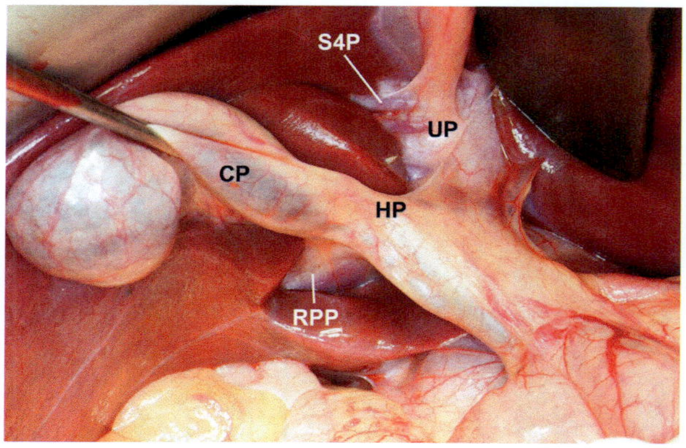

图 31-4 **肝板层系统的表面解剖**

被胆囊遮盖的胆囊板（CP）；肝门板（HP）和脐部板（UP）；Ⅳ段肝蒂（S4P）；右后叶肝蒂（RPP）（引自 Fischer JF,ed. 2012. Mastery of Surgery.6th ed.Philadelphia, PA: Lippincott Williams & Wilkins.）

游离肝

■ 结扎并切断肝圆韧带，将镰状韧带、左三角韧带和冠状韧带切开至肝静脉水平，切断右三角韧带和右冠状韧带，暴露肝裸区。

■ 应用术中超声寻找肝右静脉以确定切除平面，确保肿瘤的可切除性，同时排除在剩余肝上有其他病灶。

■ 触诊后，辨别潜在变异的副肝右动脉，切断肝胃韧带，这时变异的肝左动脉可能同时被结扎。

■ 游离右肝也有助于沿肝右静脉切开肝实质的操作，肝短静脉需要结扎后切断，与肝后下腔静脉分离。腔静脉韧带结扎后切断或用血管切割闭合器切断。

肝门解剖

■ 打开肝十二指肠韧带，清扫肝门部淋巴结和神经组织，可以观察到胆总管、肝固有动脉和肝门静脉（图 31-5）。

■ 在切除之前将 Rummel 止血带置于肝门，如需要时可立即以 Pringle 法行肝门阻断。

■ 抬起左半肝并向右牵拉，暴露左侧肝门三联体，用血管彩带分别将肝门静脉左支、肝左动脉、左肝管悬吊分离并分别结扎。静脉韧带的尾侧端可作为指向肝门静脉左支的解剖学指引协助解剖。

■ 结扎这些结构往往通过由前向后或由后向前的顺序。笔者倾向于先结扎靠后的管道。首先距离肝门静脉分支处至少 5mm 结扎并切断肝门静脉左支，防止肝门静脉右支狭窄。然后分别结扎切断肝左动脉和左肝管。如果尾状叶也要一并切除的话，那左侧肝门结构要尽可能靠近其分支处离断。

■ 在右侧肝门鞘内仔细解剖分离出右前叶肝蒂。辨认此结构可借助术中超声，可以帮助确定右前叶肝蒂的位置和深度（一般距肝表面 1 ～ 2cm）。根据解剖的难易程度，肿瘤侵犯右肝门鞘的范围，和术者的习惯，一般有三种方式找到右前叶肝蒂：分别是肝外法、肝内法和延迟结扎法。如果肝外解剖结构清晰，肿瘤没有影响到肝门解剖，那么右前叶肝蒂可以在右侧肝门鞘内解剖分离出来并行选择性结扎（肝外法），或者在保留右后叶肝蒂的基础上，将右前叶肝蒂与肝组织一同用切割闭合器完整离断（肝内肝蒂结扎法）。如果肿瘤侵犯了肝门鞘，术者应在肝切割过程中结扎此肝蒂（延迟结扎法）（图 31-6）。

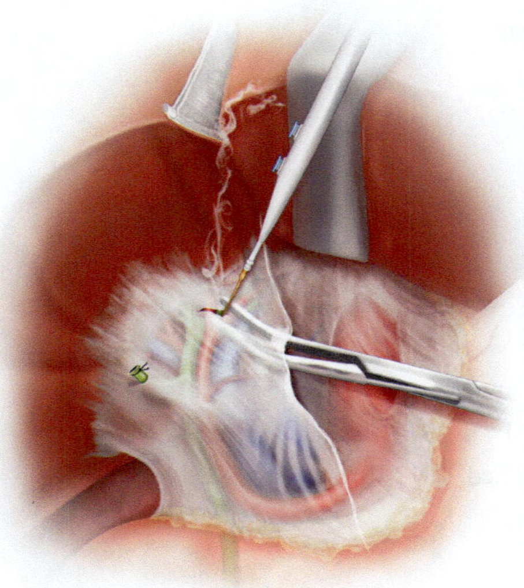

A

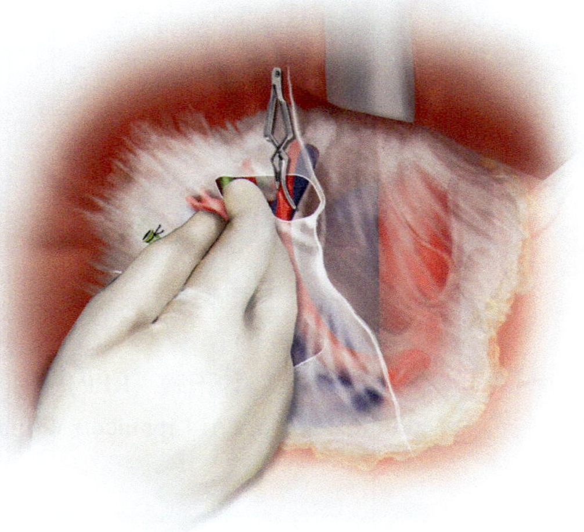

B

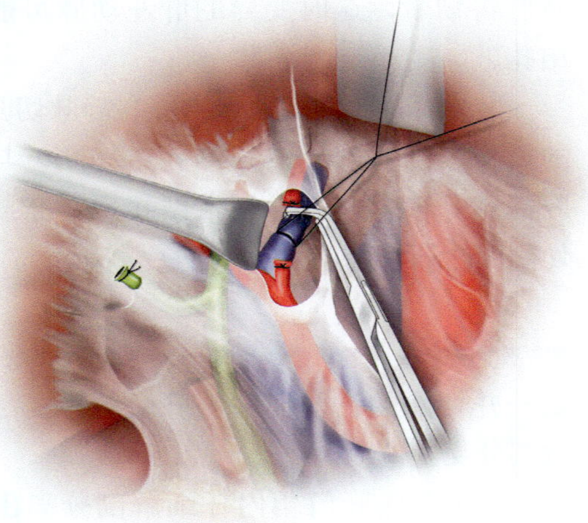

C

图 31-5 解剖肝门和左侧肝蒂

A. 打开肝十二指肠韧带；B. 确认在肝动脉，使用哈巴钳阻断肝左动脉，使血流流向右肝；C. 肝左动脉及门静脉左支的离断，可结扎后切断或用血管吻合器

■ Machado 描述了一种肝内法来分离并结扎此段肝蒂。先在肝门前方行一小切口，然后钝性分离肝实质直到暴露右前叶肝蒂的前方。在Ⅰ段和Ⅴ段交界处垂直于肝门的位置行第二个切口。用大弯钳穿过这两个切口可分离出右肝肝蒂，可用血管带悬吊。第三个切口在胆囊床右侧，用弯钳穿过此切口和第一个切口将右前叶肝蒂游离。

■ 值得注意的是，肝Ⅶ段的血供也有可能发自右前叶肝蒂，所以在离断此肝蒂前应该反复检查确保剩余肝足够的血供。如果术前影像学检查未明确Ⅶ段肝蒂与右前叶肝蒂的关系，在术中离断右前肝蒂前需先行夹闭评估血供情况。

■ 离断肝蒂时，常用 Endo GIA 切割闭合器，血管钉仓，但当血管蒂太短无法置入切割闭合器时，缝扎血管后离断，并用 6-0 Prolene 线锁边缝合血管远端。由于解剖变异的可能，笔者的习惯是先切开肝实质，再结扎右前支肝管。

■ 在结扎了肝左叶和右前叶肝的血管后，此部分肝会因为缺血出现发绀，与正常肝以缺血线分隔。

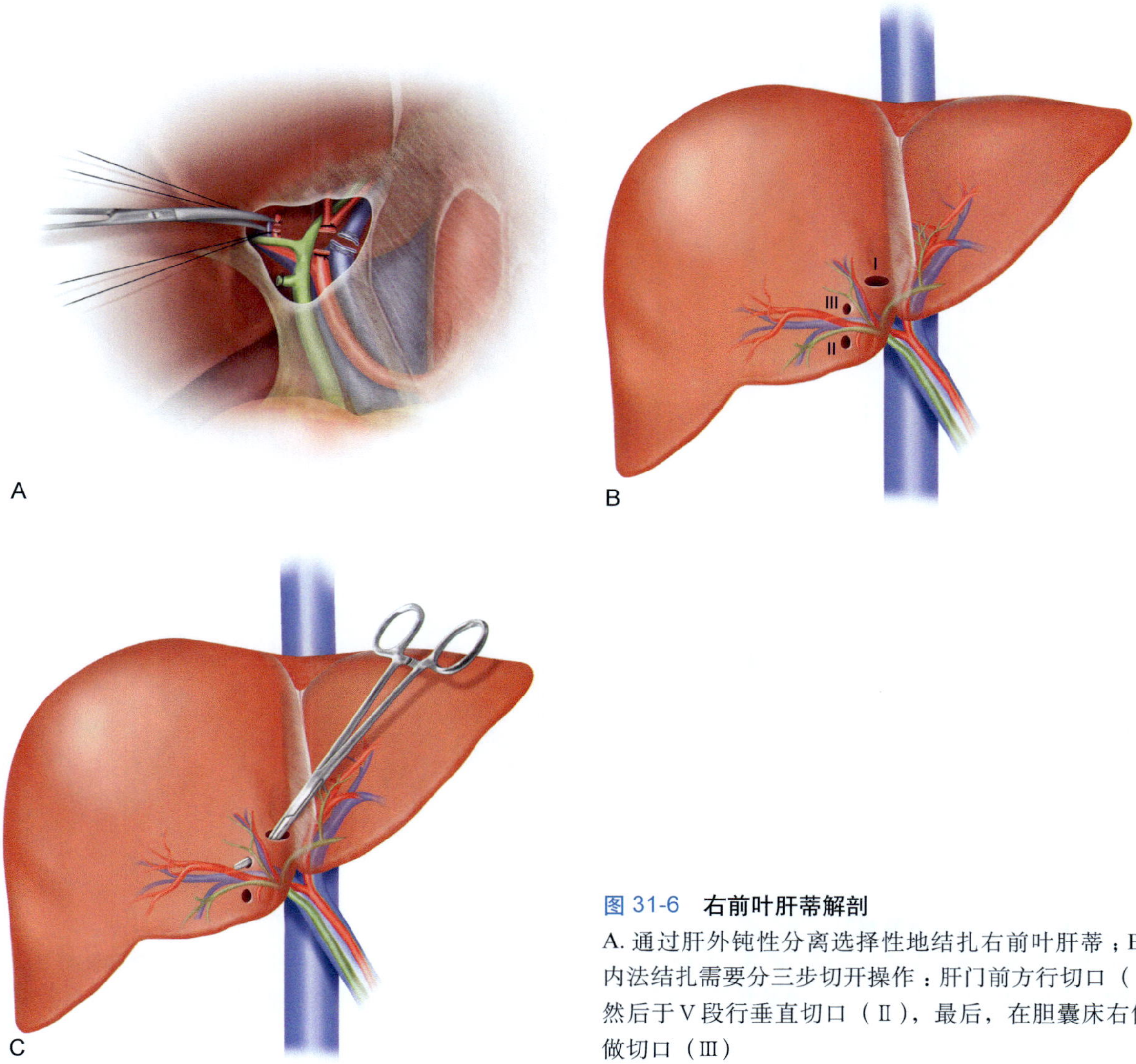

图 31-6　**右前叶肝蒂解剖**

A. 通过肝外钝性分离选择性地结扎右前叶肝蒂；B. 肝内法结扎需要分三步切开操作：肝门前方行切口（Ⅰ），然后于Ⅴ段行垂直切口（Ⅱ），最后，在胆囊床右侧缘做切口（Ⅲ）

解剖肝中静脉和肝左静脉

■ 如前所述，离断镰状韧带、左三角韧带和冠状韧带后，肝左静脉和肝中静脉的前表面即可暴露。钝性分离两支肝静脉的汇合部，并将左膈下静脉在汇入肝左静脉处分离、结扎、离断（图 31-7）。

■ 在静脉韧带索（LV）与肝左静脉（LHV）的交界处将其游离。术中照片显示将肝左静脉和肝中静脉及其共干在肝外进行游离。通过解剖出左膈下静脉可以多游离出一段肝左静脉。

■ 将肝左外叶向上牵拉，打开小网膜囊至横膈膜。结扎并离断起自肝门静脉左支到肝左静脉的静脉韧带索。

■ 牵起头侧的静脉韧带索断端指引解剖下腔静脉的方向。此韧带在靠近下腔静脉处扩展变宽。切开静脉韧带索至变宽处，向头侧、向左侧牵拉，形成张力以暴露肝左静脉与肝中静脉间的无血管区。

■ 将血管带置于肝中静脉与肝左静脉的汇合部。如果两静脉的汇合部已完全游离，可直接结扎。但是，如果因为肿瘤侵犯而导致无法行血管阻断。笔者的经验是先切开肝实质，再去处理这些静脉。如果贸然结扎这些血管是危险的，因为在切开肝实质之前，肝中和肝右后方的分支是难以控制的。

■ 如果要切除尾状叶的话，引流尾状叶血流的肝静脉应该在切开肝实质之前予以结扎、离断。

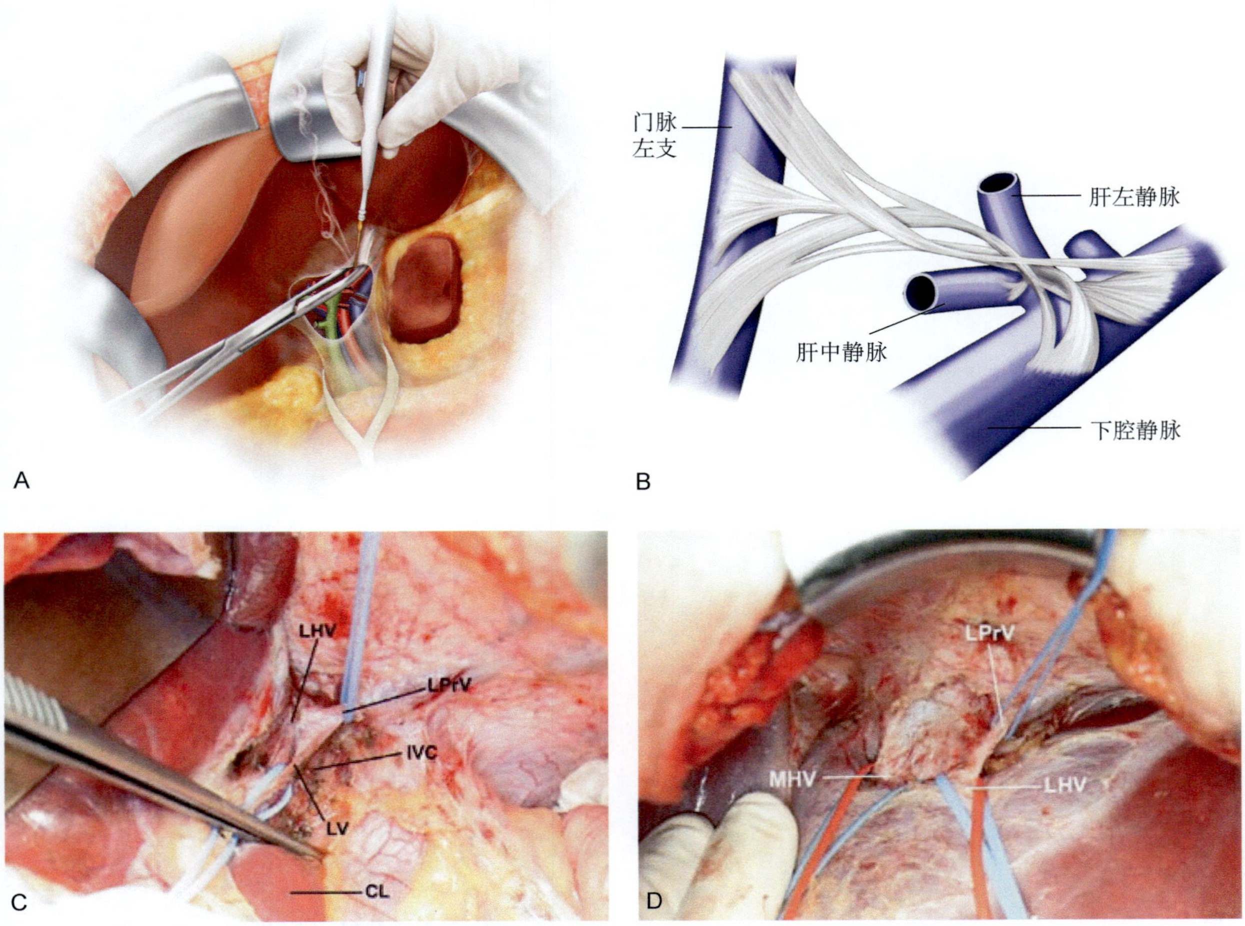

图 31-7 肝中静脉和肝左静脉解剖

A. 切开静脉导管索暴露肝左静脉和肝中静脉；B. 静脉导管索如图所示插入到肝左静脉和肝中静脉；C. 静脉韧带（LV）与左肝静脉（LHV）的分离；D. 肝左静脉与肝中静脉共干的肝外分离术照片，左膈静脉的分离可使肝左静脉游离更长一段距离

LPrV. 左膈静脉；IVC. 下腔静脉；CL，肝尾状叶；MHV. 肝中静脉；LHV. 肝左静脉

切割肝实质

■ 用 2-0 铬制线于肝缺血线两侧的肝下缘分别预置缝线以牵拉。

■ 主刀医生在手术开始时应与麻醉团队沟通，维持病人低中心静脉压（CVP）（< 3mmHg）。

■ 在肝被膜上沿缺血线标记出预切线。整个标本应整块切下，但如果右前叶肝蒂解剖困难，先行切除肝左叶有助于解剖右前肝蒂（图 31-8）。

■ 沿缺血线自肝下缘切开肝实质。术中超声以确定肝右静脉的位置。种类繁多的技术手段可用于横断肝实质，包括切割闭合器、电外科、超声刀、射频能量器械和水刀（图 31-9）。

■ 如果肝右前叶肝蒂不能在切肝之前结扎，手术切除平面应该在肝右静脉向左侧偏移 1cm。

■ 切除标本后，肝左静脉和肝中静脉已结扎、离断。整个标本移出术野。

■ 剩余肝断面应检查有无出血，可以用氩气刀喷凝和置入止血纱布的方法控制。对于胆漏可用外科夹或缝扎的方式处理。

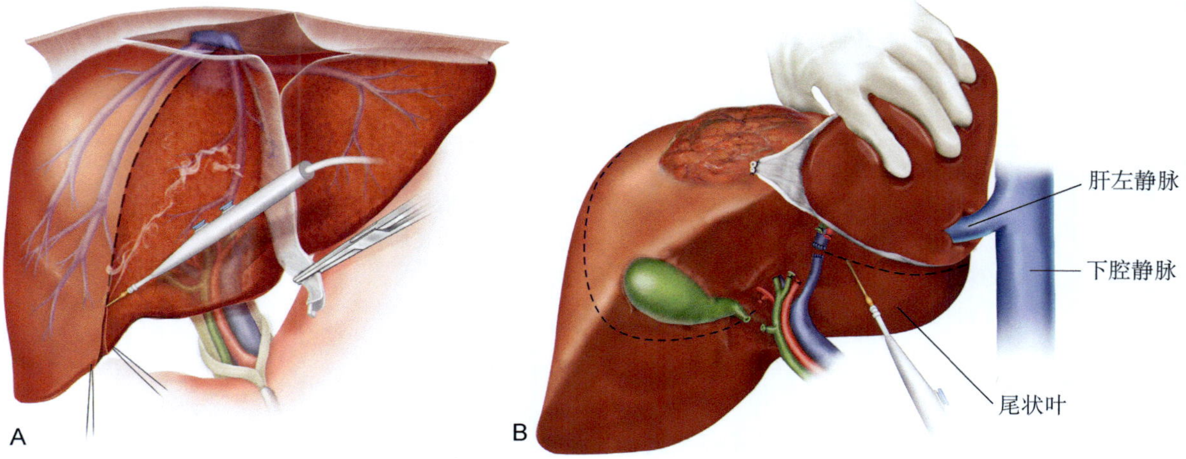

图 31-8　**预切线的前面观（A）和后面观（B）**

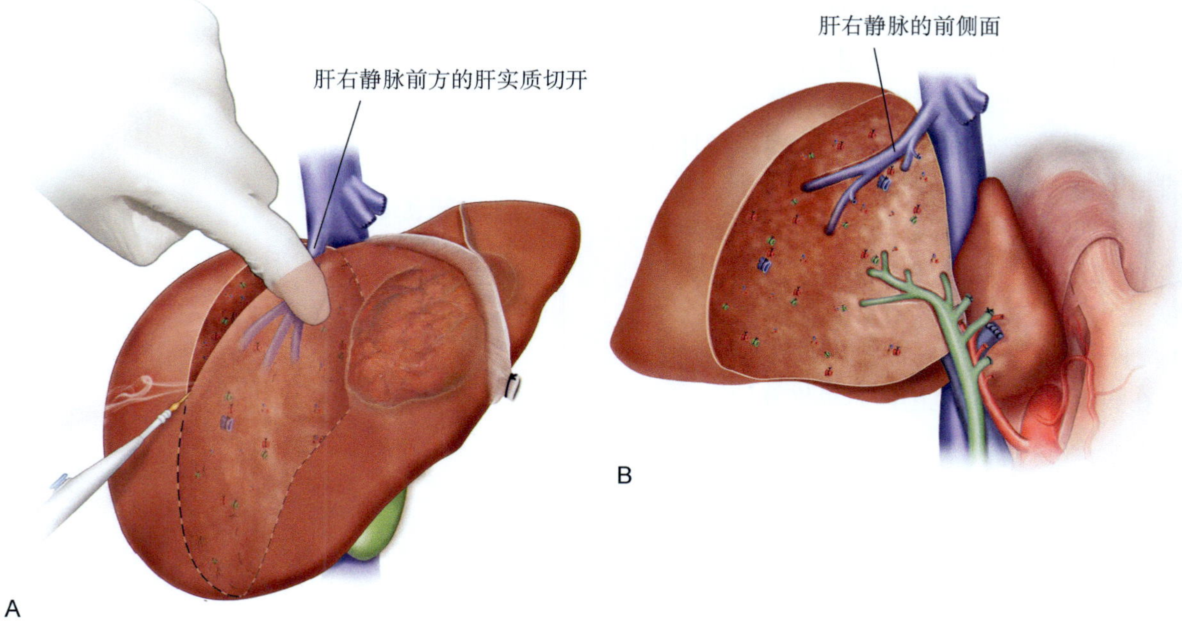

图 31-9　**切断肝实质和标本移除**

A. 切除平面为肝右静脉的前内侧面；B. 移除标本后，暴露肝右静脉和肝门结构，仔细检查肝断面有无出血和胆漏

关腹

引流管置入与否与临床实际情况紧密相关，如果有胆漏的证据或术中行胆道重建操作，则应术中置入引流。

手术切口用可吸收缝线以标准方式闭合，皮肤则用金属皮钉或缝线缝合。

经验与教训

手术适应证	①肿瘤侵犯左半肝和右前叶（V、Ⅷ段） ②没有腹腔转移或其他恶性疾病的证据
术前评估	①手术前肝功能正常 ②术前评估剩余肝体积，减少术后肝衰竭的概率
游离右前叶肝蒂	①超声检查可以帮助辨认结构 ②解剖肝蒂方法分为肝内法、肝外法和切肝后延迟结扎法 ③如果肿瘤侵犯肝门，右前叶肝蒂的解剖和结扎应该在切开肝实质的过程中进行 ④在离断右前肝蒂时应保证不影响Ⅶ段的血供

五、术后处理

- 初始术后护理应根据手术进程或病人其他疾病选择在有监护的外科病房或外科重症监护室进行。
- 应关注病人血流动力学参数、尿量、呼吸状态、体温和有无术后肝衰竭症状。
- 为了尽量维持低中心静脉压（CVP），应首选胶体液（如白蛋白）而不采用晶体液进行术后复苏，因为中心静脉压的升高和体循环过载可能导致剩余肝水肿，从而损害肝功能。
- 除了血常规和电解质检查，肝功能和凝血功能检查也应在术后常规进行。除此之外，应特别关注术后血磷浓度，凝血功能障碍和贫血应及时纠正。
- 在病人能承受的范围内尽早恢复饮食，鼓励早期下床活动。

六、手术预后

肝左三叶切除是实施较少的的超大手术，目前还没有关于此手术并发症发生率和死亡率的大宗文献报道。在谨慎选择病人和有经验的外科医生的基础上，此手术可安全实施且肿瘤学预后较好。

七、并发症

- 术后肝衰竭。
- 出血——术中或术后。
- 胆瘘。
- 腹腔脓肿。
- 呼吸衰竭或肺炎。

第三部分

门静脉高压的外科治疗

第32章 门静脉血栓的处理

Ashish Singhal　Flavio Paterno　Shimul A. Shah

一、定义

门静脉血栓（PVT）是指血栓堵塞了肝门静脉腔，影响了肝内和肝外的静脉通道（图 32-1）。

目前有多种门静脉血栓分级方法，分级的重要性在于确定手术方式，但手术的方式与栓子的范围及是否有足够旁路血管能够行血管重建以建立肝门静脉血流有关。

二、发病率

在终末期肝病的病人中，手术中发现门静脉血栓的概率为 5% ～ 15%，大部分病人有局部血栓。

肝移植等待队列中的病人有 7% 发生血栓，平均等待时间为 12 个月。

三、危险因素

在没有肝硬化的病人中，门静脉血栓往往和血栓前状态有关 [比如骨髓增生性肿瘤和（或）遗传性凝血异常]。

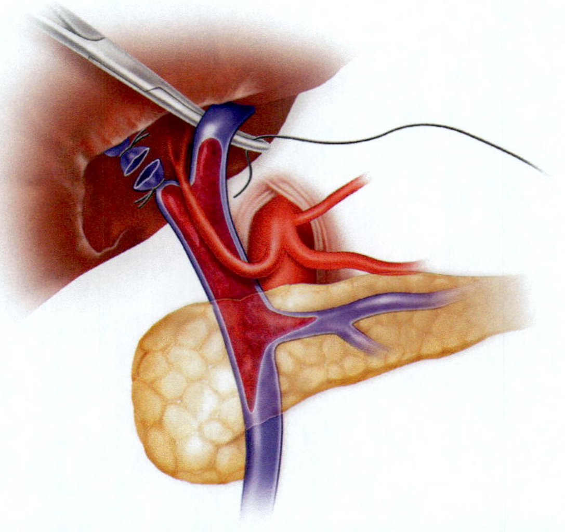

图 32-1　门静脉血栓（PVT）在解剖和结扎肝门静脉时才能确认

高位结扎肝门静脉可以在取栓术中更好地控制静脉

在肝硬化的病人中，肝门静脉血流动力学异常是导致血栓的主要因素。肝硬化除了有肝实质的特征性改变，同时也有血管反应性的改变。这导致了肝内血管抵抗的增加（门静脉高压），肝门静脉血流减慢。促凝血和抗凝血因子都呈下降状态，进而导致病人处于一种不稳定的代偿凝血 - 抗凝平衡，很容易滑向高凝或低凝状态，导致血栓形成或出血。

低血小板似乎也是肝硬化病人发生门静脉血栓的独立危险因素，它可以提示门静脉高压的程度。

相比于无门静脉血栓的肝硬化病人，有血栓的病人普遍存在疑血因子 V 发生率升高、亚甲四氢叶酸还原酶 C677T 多态性升高和凝血酶原基因突变增多的表现，后者尤其普遍。然而，只有凝血酶原基因 20210 与门静脉血栓的发生独立相关。

门静脉血栓在男性中多见；患有自身免疫性肝炎、慢性活动性肝炎、病因不明的肝硬化、酒精性肝病、病人之前接受过门静脉高压相关性出血治疗（硬化治疗、手术和脾切除术）的病人。当存在下列至少一项危险因素时（包括男性、之前接受过门静脉高压治疗、肝功能 Child C 级、酒精性肝病），病人发生门静脉血栓的概率从 6.6%（无危险因素）提高到 12.5%。

肝细胞肝癌（HCC）是发生门静脉血栓的危险因素。肿瘤侵犯肝门静脉的分支和（或）肝门静脉的主干是肝细胞肝癌病人出现肝门静脉阻塞的可能原因。肉眼可见的血管侵犯是肝移植手术的绝对禁忌证，所以，等待肝移植的肝癌病人出现肝门静脉阻塞应仔细鉴别是血栓还是肿瘤侵犯。

四、影像学和其他诊断方法

多普勒超声（US）和多相（动脉期和门脉期）肝断层扫描（CT）是初诊选择。

多普勒超声在检查发现肝门静脉主干和肝内分支血栓方面准确性很高，与此同时还能提供肝门静脉血流速度及流向的信息。在等待行肝移植的病人，建议每 3 个月行一次多普勒超声检查。

CT 可清晰地显示肠系膜上静脉（SMV），自发的门体静脉分流，深静脉和下腔静脉（IVC）。

对于有肾功能不全的病人或根据病人所住医院的习惯可行磁共振成像（MRI）代替 CT 检查。但是，其准确性低于 CT，特别是在病人有腹水的情况下。

五、外科处理

外科处理的主要目的是至少达到肝门静脉部分再通，通过传统的肝门静脉端端吻合使肝门静脉血流能够再通。除此之外，也要预防在等待手术期间栓子的增长，特别是在肠系膜上静脉。

（一）抗凝

肝硬化病人的抗凝过程是经过身体的抗凝 - 促凝因子平衡调整的，特别是凝血因子下降的时候。对于部分血栓形成的病人，有 40% ～ 75% 可以达到完全再通，然而有少于 10% 的病人血栓还会增长。接受抗凝治疗的病人血管再通率明显高于未经治疗的对照组病人。但是目前还没有理想的关于肝硬化病人过度抗凝治疗后出血风险的研究。对于有慢性门静脉血栓的肝硬化病人，抗凝治疗也被认为是无效的。

（二）经颈静脉肝内门体分流术

经颈静脉肝内门体分流术（TIPS）的目的是使肝门静脉再通，通过使肝门静脉血流改道防止血栓再生。很显然，血栓的范围不同，TIPS 的操作难度差别很大。操作失败的原因可能与不能看到肝门静脉的肝内分支、肝门静脉退化为纤维组织索、血栓范围延伸到肠系膜上静脉有关。在部分血管瘤病人，TIPS 可能是简单易行的。理想状态下，置入 TIPS 并使血管再通与栓子的破裂和机械取栓术相关。

血管内取栓术

- 门静脉血栓往往由紧紧附着在内膜上的巨大纤维组织构成。血管内取栓术是对这一类病例的有效方法。此手术与血栓动脉内膜切除术类似，血管内膜与血凝块一并切除。
- 门静脉血栓通常在肝门解剖之后再处理。肝动脉和胆总管分别游离拉开，肝门静脉自胰腺至左右分支处完全解剖游离。
- 游离一长段肝门静脉以求在血栓切除过程中对静脉获得足够的控制（图 32-2）。在范围较大的门静脉血栓病例中，胰腺后方的肝门静脉也应该暴露。
- 在血栓切除之前，要与麻醉团队确定准备好足够的红细胞，以备大出血的情况发生。
- 当夹闭肝门静脉的主干后，分别结扎并横断肝门静脉的左右支。用 3 把扁桃体钳拉起肝门静脉边缘，保持静脉壁张紧。用扁桃体钳或血管内膜剥离匙仔细地将血栓与肝门静脉壁分开（图 32-3）。一旦血栓的上端完全游离，就可以用扁桃体钳或卵圆钳夹住上端扯动血栓（图 32-4）。按照先顺时针旋转，再逆时针旋转，然后向内朝向肝门静脉发起处推挤血栓。当大部分血凝块都松动之后，就可以整体拉出血栓（图 32-5）。
- 在行肝门静脉吻合时，肝门静脉内应先放开血流，冲出所有的血栓碎片和新形成的血块（图 32-6）。
- 另一种血管内取栓术是通过外翻肝门静脉壁完成的。3 ～ 4 把扁桃体钳夹住肝门静脉的边缘，用扁桃体钳或血管内膜剥离匙将血栓游离。随后通过翻转肝门静脉壁，逐渐拉出血栓。

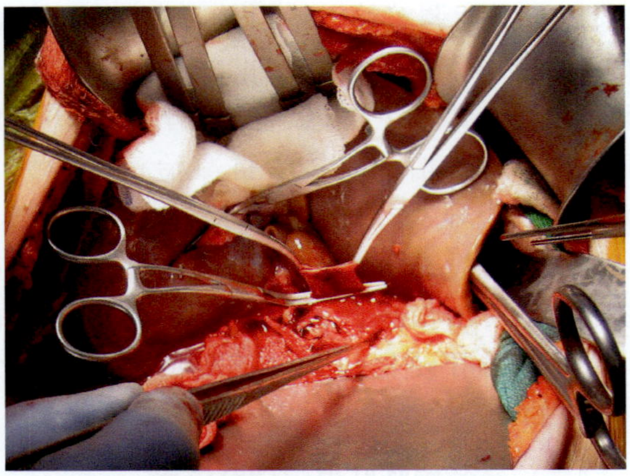

图 32-2 **游离一长段肝门静脉**

2 ～ 3 把扁桃体钳夹住肝门静脉边缘并拉开，暴露肝门静脉管腔行血栓取出术

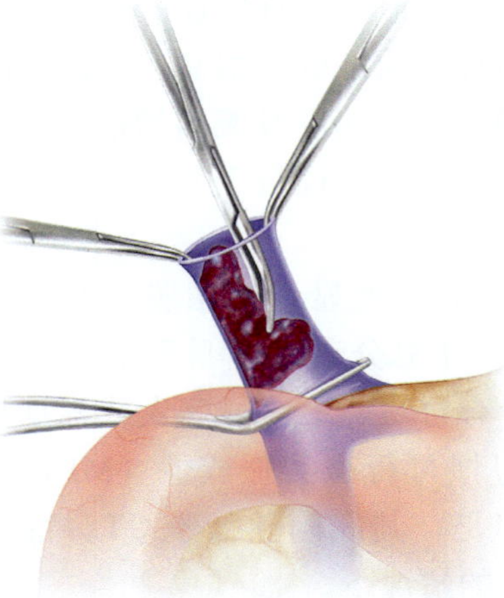

图 32-3 **用扁桃体钳仔细地将血栓与肝门静脉壁分离**

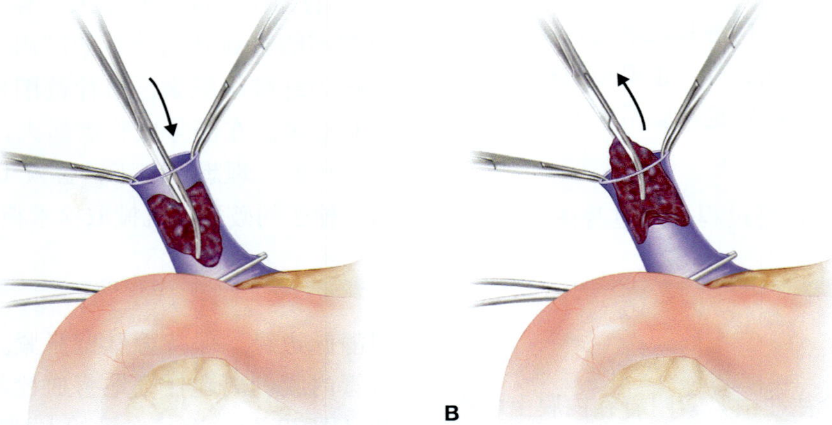

A B

图 32-4 **用卵圆钳或扁桃体钳拉拽出血块**

首先向内将钳子推向肠系膜上静脉方向（A）然后向外拉拽（B）

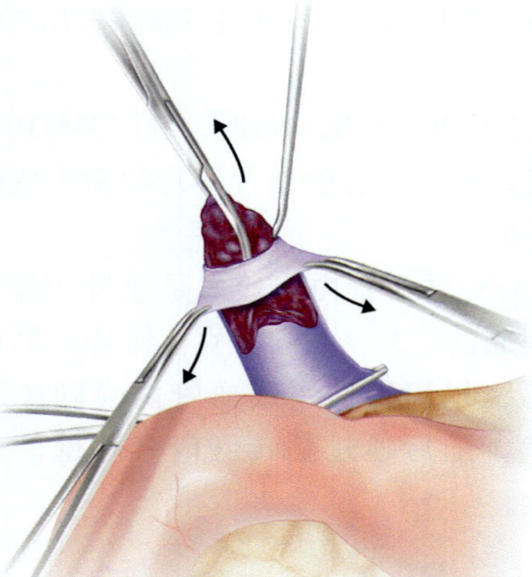

图 32-5 **用扁桃体钳夹住血块并拉出**

同时用 2 ～ 3 把扁桃体钳翻转肝门静脉壁，使用血管内膜剥离匙可有助于剥离血块

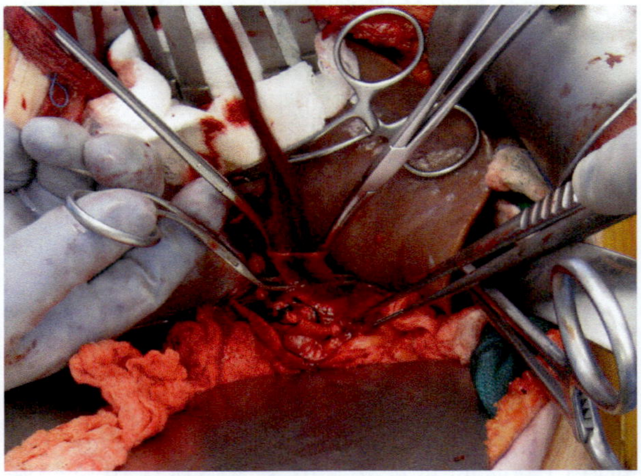

图 32-6 **在行肝门静脉吻合之前，肝门静脉内应先放开血流，冲出所有的血栓碎片和新形成的血块**

门 - 肠系膜静脉旁路移植术

■ 适应证是门静脉完全血栓栓塞和取栓不尽的病人。

■ 在肠系膜根部，横结肠下方游离作为移植受体的肠系膜上静脉（SMV）。用萨氏无创血管钳（主动脉侧壁钳）夹闭肠系膜上静脉，纵向切开静脉。

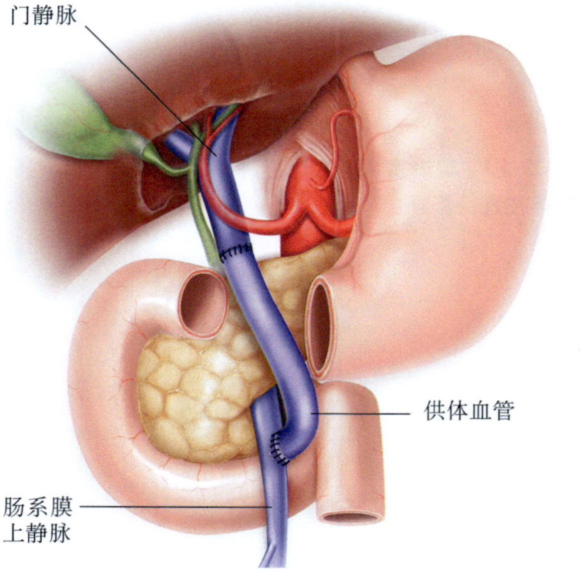

图 32-7　与肠系膜上静脉吻合的旁路移植静脉从胃后隧道穿过

■ 将用髂静脉做的移植静脉的斜侧面和肠系膜上静脉做端侧吻合。移植静脉穿过横结肠系膜，走行于胰腺的前方和胃窦、幽门的后方（图 32-7）。

■ 移植静脉的上端与原肝门静脉的下端以传统方法进行吻合。

■ 如果碰到肝门静脉、肠系膜上静脉、脾静脉完全血栓栓塞的病例，移植静脉可与冠状静脉（图 32-8）或扩张的侧支循环静脉吻合。这些静脉的静脉壁极薄，应轻柔操作。

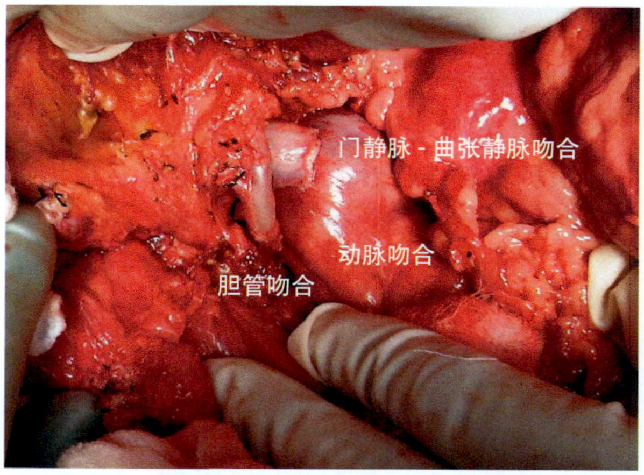

图 32-8　一长段供者肝门静脉与扩张的冠状静脉（静脉曲张）行端侧吻合

门 - 肾静脉吻合术

■ 一开始这种手术用于既往行远端脾肾静脉分流术的病人，但目前也应用于无相关手术史的病人。

■ 通过游离并牵开十二指肠和胰头暴露肝下下腔静脉和左侧肾静脉。

■ 在左肾静脉汇入下腔静脉处将其离断。离断静脉可选择 Endo GIA 或萨氏血管钳。

■ 左侧肾静脉和肝门静脉行端端吻合（图 32-9）。若两血管间间距过长，可用中介血管连接两血管断端。

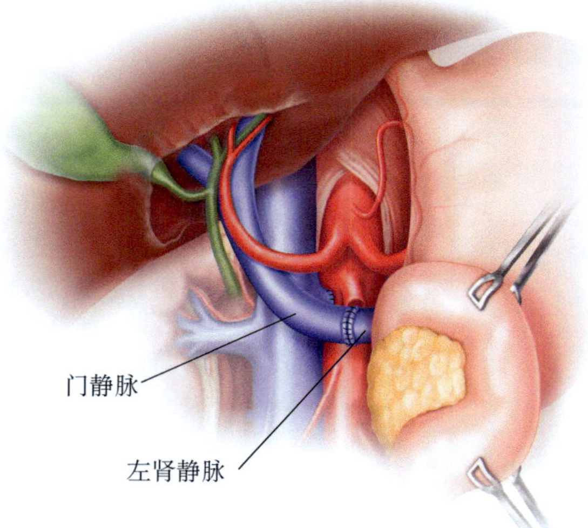

图 32-9　游离并向左牵开十二指肠和胰头以暴露下腔静脉和左肾静脉，在左肾静脉汇入下腔静脉处将其离断，后于肝门静脉行端端吻合

手术技巧

腔门静脉半转位术

腔门静脉半转位术是脾静脉、肠系膜上静脉系统完全血栓栓塞，肝门静脉完全无血流通过的病人的最后手术的手段。肝门静脉灌注由下腔静脉血流提供。

有两种不同的手术方法：①肝门静脉与肝下下腔静脉行端端吻合；②肝门静脉与肝下下腔静脉行端侧吻合。

（一）端端吻合腔门静脉半转位术

- 在进行肝切除术时，肝后下腔静脉一并切除。
- 肝上下腔静脉行端端吻合。
- 供侧肝下下腔静脉应予以缝扎。
- 门腔静脉吻合是供侧肝门静脉与受侧肝下下腔静脉行端端吻合。由于两血管管径可能有差距，此吻合有一定难度（图 32-10）。

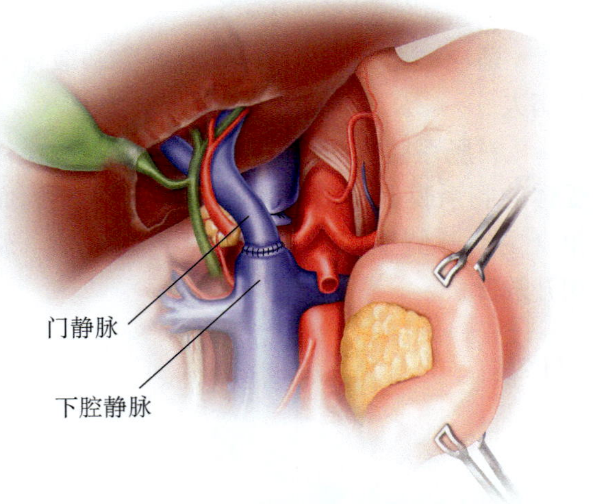

图 32-10　端端吻合的腔门静脉半转位术（两血管间可能存在直径差异）

（二）端侧吻合腔门静脉半转位术

- 受体病肝切除时，保留下腔静脉（背驮式）。
- 肝上下腔静脉吻合类似背驮式肝移植。
- 门腔静脉吻合是由供者肝门静脉末端与肝下下腔静脉前壁行端侧吻合（图 32-11）。若两血管间间距过长，可用中介血管连接肝门静脉和下腔静脉。
- 为了获得朝向肝的肝门静脉血流，控制性地缩窄肝后下腔静脉可能是必要的。
- 部分病例出现术后并发症，主要包括顽固性门静脉高压，静脉曲张出血，需行内镜治疗、脾动脉栓塞或脾切除术。

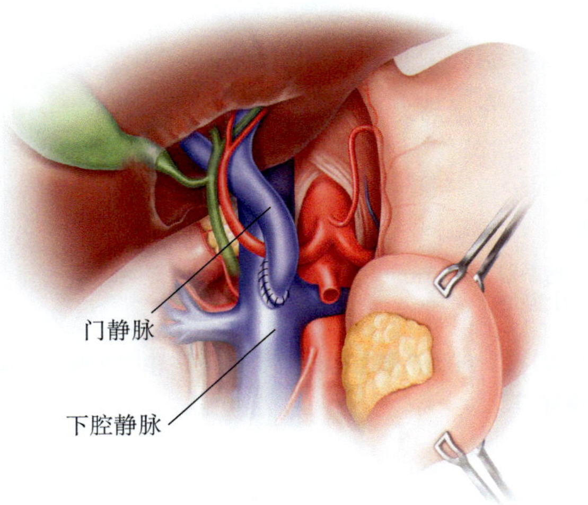

图 32-11　端侧吻合的腔门静脉半转位术
为了获得朝向肝的肝门静脉血流，控制性地缩窄肝后下腔静脉可能是必要的

经验与教训

血管内取栓术	①确保在胰腺后方完全游离静脉 ②控制肠系膜上静脉以防肝门静脉撕裂 ③轻柔拉出血栓，如果出现阻力，要考虑锐性切断血块，再评估血流情况 ④如果不能拉出血栓，应及时放弃并选择其他方法，因为强行取栓有撕裂静脉导致大出血的可能
门 - 肠系膜血管旁路移植术	①直线吻合很重要，在开始吻合前标记旁路移植血管的方向，保证吻合后血管呈直线 ②必须无张力吻合 ③游离足够长的血管保证术野暴露和有效控制
门腔静脉吻合术	①作为最后的手段 ②确认血流情况和压力梯度。因为下腔静脉的低血流速度，血栓发生率很高 ③人为缩窄下腔静脉有助于改善肝门静脉血流

续表

肝门静脉 - 曲张血管吻合术	①小心轻柔地处理曲张的血管，避免解剖时的过度牵拉。用侧壁血管钳暴露 ②结扎其他曲张的静脉来改善此吻合口的血流

六、术后护理和预后

- 再发血栓是手术潜在的并发症，如果在术后早期出现再发血栓，可能会导致移植血管失败。迟发的血栓不一定会导致移植失败但可能导致门静脉高压。行血管吻合术时如果再通的肝门静脉血流充足，再发血栓的风险会极大降低。
- 长期抗凝治疗可能有预防门静脉血栓形成的作用，但长期随访数据并不支持抗凝药物的使用。肝硬化病人长期行抗凝治疗并没有获益，因为肝硬化病人出现门静脉血栓的主要原因是血流动力学改变而不是凝血机制异常。
- 在广泛性的血栓或行非改变解剖结构性手术的病人中，再发血栓的概率升高。在这些病人中，建议术后早期抗凝。阿司匹林似乎更多地在动脉相关并发症中起到了预防作用，但一些研究显示短疗程服用阿司匹林能够降低高风险病人静脉血栓栓塞的发生率。

七、并发症

- 再发血栓。
- 顽固性门静脉高压。
- 术中大量出血。
- 手术失败导致再移植。

第 33 章 经颈静脉肝内门体分流术

Ranjith Vellody Narasimham L. Dasika

一、定义

经颈静脉肝内门体分流术（TIPS）是在肝实质内创建的由门静脉系统到体循环系统的通道。TIPS 的目的是减少肝门静脉压力，改善门静脉高压的并发症，诸如顽固地静脉曲张、出血和腹水。通过颈静脉入路，在影像引导下，通过微创血管内技术在肝内门静脉和一支肝静脉间建立分流。目前 TIPS 已经被广泛接受作为外科手术创建门体分流的替代方法，后者有着更高的并发症发生率和死亡率。

TIPS 也可以作为肝移植的桥梁，并且有不改变肝门静脉和肠系膜静脉解剖结构的优点，保留正常的解剖结构能够降低接下来肝移植手术的风险；TIPS 的其他优势包括降低门静脉高压以最小化肝性脑病的风险；并且在置入分流的过程中可以同时栓塞和硬化治疗出血的曲张静脉和其他起负面作用的门体分流。

二、病人选择，病史及体格检查

- 通过系统回顾随机对照试验得到 1A 级别证据，支持通过置入 TIPS 治疗内镜难处理的静脉曲张出血和药物治疗效果不佳的顽固性腹水。静脉曲张出血和腹水也是 TIPS 最常见的适应证。
- 少量证据证明 TIPS 应用于其他适应证也有临床获益。TIPS 的适应证、禁忌证及其证据等级见表 33-1。

表 33-1 经颈静脉肝内门体分流术的适应证和禁忌证

适应证（证据级别）	静脉曲张出血的二级预防（1A）
	顽固的腹水（1A）
	难治性的急性静脉曲张出血（1B）
	肝肾综合征（1B）
	门静脉高压性胃病（2B）
	难治性的肝病性胸腔积液（4）
	布加综合征（4）
	肝静脉闭塞性疾病（4）
	肝肺综合征（4）
绝对禁忌证	静脉曲张出血的一级预防
	多囊肝
	严重肝衰竭
	严重右心衰竭（右心房压＞ 20mmHg）
	严重的肺动脉高压（平均值＞ 45mmHg）
	难控制的全身感染或败血症
	未减压的胆道梗阻
	严重的三尖瓣关闭不全
相对禁忌证	未治愈的肝性脑病
	丰富血供的肝肿瘤
	门静脉血栓
	血小板计数＞ 0.02×10^9/L
	未治愈的严重凝血障碍
	轻度肺动脉高压
	完全肝静脉阻塞

- 病史采集应包括病人既往上、下消化道出血的细节；上消化道内镜结果以排除非静脉曲张性上消化道出血；既往行内镜治疗静脉曲张出血的病史；行腹腔穿刺或胸腔穿刺的频率。应特别注意病人近期有无精神状态改变或失忆的发生，提示肝性脑病。
- 之前存在肝性脑病和胃底静脉曲张出血的病人，应在术前行球囊导管闭塞下逆行性静脉栓塞术（BRTO），因为 TIPS 可以加重肝性脑病。
- 了解病人有无肝胆疾病病史和胆道或上消化道手术史，既往行相关手术会改变解剖结构，增大 TIPS 难度。
- 术前一定要了解病人既往肝切除或肝移植手术的详细情况，手术改变局部解剖结构的细节和静脉吻合的方式。既往肝切除或肝移植手术史并不是 TIPS 的禁忌证，但术前了解肝门静脉和肝静脉解剖结构的改变是恰当选择手术方案的基础。
- 了解病人有无心脏病、深静脉血栓、肺栓塞病史，以及通过术前心脏负荷检查确定病人有无肺动脉高压，因为肺动脉高压和右心衰竭是 TIPS 的禁忌证。

▪ 胰腺炎病史伴脾静脉血栓会导致左上象限区域性门静脉高压和胃部静脉曲张。因脾静脉闭塞引起的局限性的胃部血管曲张不是 TIPS 的适应证。对于既往行经肝脾静脉再通、BRTO、部分脾动脉栓塞或脾切除术的病人应考虑行此治疗。

▪ 局部体格检查应着重评估病人的营养状况、黄疸、下肢水肿、脾功能亢进、腹水、胸腔积液和肝性脑病。

▪ 应向病人及其家属详细交代关于此手术的风险与获益（特别是肝性脑病）。

三、影像学和其他诊断方法

▪ 血常规（CBC）、全面的代谢功能检查和凝血功能检查是评估是否需要纠正血小板减少和凝血功能失调的基础，并能够评估肝疾病的严重性。

▪ 以不包括肝病病因的的终末期肝病模型（MELD）评分预测 TIPS 预后已被广泛接受，MELD 评分高于 18 分的病人在 TIPS 术后 3 个月的死亡率明显增高。

▪ 术前应用超声或其他影像学方法（如 CT 和 MRI），来明确肝静脉、肝门静脉和肝内门静脉分支的走行是十分必要的。慢性的肝门静脉梗阻是 TIPS 的相对禁忌证之一。行肝静脉和门静脉系统的对比增强 CT 或 MRI 检查能进一步明确肝静脉和肝内门静脉分支的空间关系，以确定 TIPS 手术计划。CT 或 MRI 的断层扫描特别适用于既往行肝切除手术的病人。

▪ 有长期中心静脉穿刺置管病史的病人术前应考虑行双侧颈内外静脉超声检查。

▪ 如果病人病史或体格检查可疑心脏疾病应行心电图和心脏彩超检查以评估心功能及右心压力。

▪ TIPS 术前肝活检并不是必需的，然而术前行肝活检有助于鉴别窦前性或窦后性病因导致的肝病。

▪ 对于临床怀疑自发性细菌性腹膜炎的病人应行抽腹水检查。

▪ 肝内胆管显著扩张是 TIPS 的禁忌证，然而胆道减压后可以安全实施 TIPS。

▪ 丙肝病人应查甲胎蛋白，如果甲胎蛋白高于正常值应行断层扫描检查排除肝内肿瘤。

▪ 术前应常规查病人血型并交叉配血。

四、外科治疗

（一）术前准备

▪ 术前应详细地向病人及其家属交代 TIPS 的风险与临床获益，并签署知情同意书。在行急诊手术时，应重点向家属交代此手术的死亡率、并发症发生率和肝性脑病的发生情况。

▪ 术前回顾所有的实验室检验结果和影像学检查，评估病人肝、肾及心脏疾病目前的情况；证明门静脉系统的通畅；并了解因既往手术造成的解剖学改变。

▪ 对于血小板减少和凝血功能异常应在术前调整至正常水平，应向血库申请血液制品。

▪ 急性上消化道出血的病人在转入介入放射科之前应置入三腔双囊管行气球填塞止血术。食管和胃气囊充气时可行 TIPS，但笔者建议 TIPS 置入后应给气囊松气行脾门静脉造影评估静脉曲张充盈情况及是否需要行静脉曲张栓塞治疗。

▪ 一些有胸腔积液或腹水的病例在行 TIPS 的前一晚行胸腔穿刺或腹腔穿刺，并输注推荐剂量的白蛋白。

▪ 术前推荐预防性应用广谱抗生素。

（二）病人体位

▪ 病人在血管造影机台上取仰卧位。

▪ 术前应行双侧颈内、外静脉超声检查。

▪ 行静脉诱导麻醉，穿刺侧颈部备皮，消毒，铺无菌巾；躯干右上象限消毒，如果行腹腔穿刺或经肝门静脉穿刺引导，下腹部也应做消毒准备。

▪ 如果有明显的胸腔积液或腹水，应先行腹腔穿刺或胸腔穿刺。明显的腹水会影响 X 线的可见度，并且增加病人在手术中所受辐射剂量。因大量胸腔积液或腹水造成肝移位也会给寻找肝门静脉入路带来解剖上的不利影响。

▪ 行 TIPS 前行腹腔穿刺引流出大量腹水并伴活动性上消化道出血或血流动力学不稳定的病人，应在术中全程监测动脉血压。

静脉通路

- TIPS 最常用的入路是右侧颈内静脉。用标准塞丁格法，在超声引导下行右侧颈内静脉穿刺，通过导丝指引，扩张静脉通路，将10F 鞘管置入下腔静脉（IVC）。

（1）部分操作者喜欢从左侧颈内静脉建立通路，因为由此能更稳定地到达肝静脉。作为候选，左、右颈外静脉也可用于穿刺。

（2）对于上腔静脉梗阻的病人，左、右股静脉可用于常见的标准入路行手术有助于上腔静脉再通。在极端情况下，股静脉也可以直接行 TIPS 置入。

（3）小心操作导丝、扩张器和导丝鞘，防止在通过右心房时出现心律失常和右心房穿孔。

- 右心房和下腔静脉压力并不一定要常规测量，除非有特殊临床原因，如心肺疾病。

肝静脉选择

选择合适直径的肝静脉很重要，通过肝右静脉建立 TIPS 是最常见的。标准的塑形的 5F 导管（根据术前影像）通过管鞘置入下腔静脉中部，然后拔出导丝，肝静脉插管成功。

- 当肝右静脉因管径太细或其他解剖原因不适合时，TIPS 也可以通过肝中静脉甚至肝左静脉置入。
- 肝右静脉和肝中静脉很难鉴别，但这对于后续操作十分重要。于右前斜投影体位（RAO）行楔形肝静脉造影，可见门静脉系统。肝门静脉的右支居中，肝右静脉在其后方，肝中静脉则在其前方（图 33-1）。

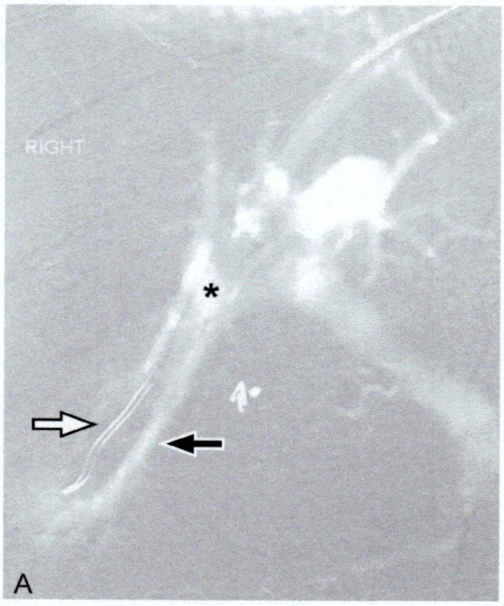

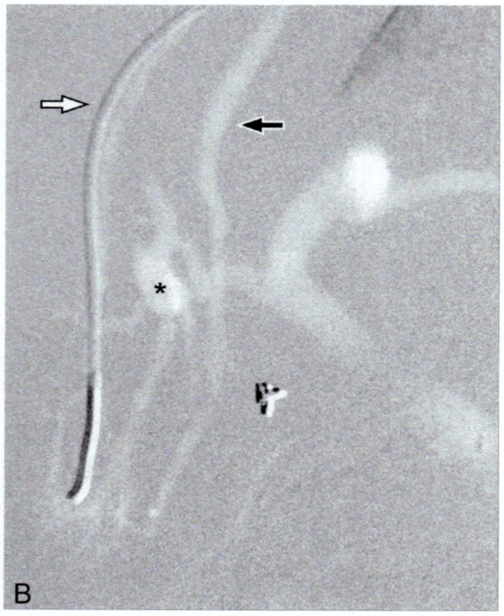

图 33-1 **肝静脉和肝门静脉的关系**

A. 在前后位投影中肝右静脉（白色箭头）内有导管和肝中静脉（黑色箭头）是互相重叠且难以鉴别的，注意肝右静脉的位置（星号）；B. 右前斜位投影显示肝右静脉（白色箭头）在肝门静脉（星号）的后方，肝中静脉（黑色箭头）在肝右静脉前方

看到门静脉系统

- 如果在 TIPS 中能间接看到肝内和肝外门静脉会极大地降低手术时间，可以通过多种方式看到门静脉系统。

（1）最常见的方法是用造影剂或二氧化碳气体（CO_2）行肝门静脉造影（图 33-2A）。CO_2 是显示肝静脉、肝门静脉和静脉曲张的优秀造影剂，因为 CO_2 气体的低黏性可以轻松地通过小静脉和肝血窦。CO_2 作为对比增强剂可应用于肝静脉造影和肾功能不全的病人，然而对于左右心内分流的病人，禁忌使用 CO_2 气体；肝肺综合征的病人也应谨慎使用。

（2）肝右静脉导管楔形插入中心肝小静脉。然后通过注入 CO_2 气体或造影剂行肝静脉造影或间接肝门静脉造影。CO_2 气体和造影剂通过肝血窦流入肝门静脉，继而充盈显影肝门静脉主干及其分支。应避免外周造影，防止造影剂溢出或包膜穿孔；应同时行前后位（AP）和右前斜位（RAO），恰当评估肝静脉和肝门静脉右支的解剖学关系（图 33-1）。

（3）相似的，用阻塞气囊导管也可以显示肝内门静脉分支。用这种方法，通过导丝将 5F 导管换成阻塞气囊导管，气囊在肝静脉的分支内充气，气囊膨胀阻塞了肝段回流静脉血流，注入的 CO_2 气压在较大的肝段中逐渐消散，最小化并发症的发生率，且能使肝门静脉主干和分支更好充盈显影。

（4）楔形肝门静脉造影偶尔也看不清肝门静脉走行，特别在病人静脉阻塞疾病和肝内门静脉分支血栓的情况下。

■ 如果做不到间接看到肝门静脉，可以尝试直视肝门静脉（见“困难经颈静脉肝内门体分流术”）。

（1）在超声引导下，经皮用 22G 穿刺针穿入肝内门静脉系统，注入增强剂或 CO_2 气体。这种方法在穿刺肝门静脉过程后需用明胶海绵或弹簧钢圈栓塞肝实质以止血。

（2）其他穿刺方法包括经皮附脐静脉穿刺或经脾门静脉穿刺入路，这两种方法在结束手术前都需要栓塞入路。

肝门静脉入路

■ 有多种上市设备可行 TIPS 置入术。TIPS 置入器材中最重要的是由 Colapinto 发明的可调节方向的穿刺针，这种针有 30° 针尖及可以显示针尖方向的外部标志。后来对这一器械进行了若干改造，目前最常用的改良版器械是 Rösch-Uchida TIPS 设备 (Cook Medical, Bloomington, IN)，见图 33-2B。这套设备穿刺针尖更灵活，直径更小，能够最小化肝创伤。最初的 Colapinto 针 (Cook Medical, Bloomington, IN) 改良后有了成角的钝性导管和外层鞘管，用改良的 Colapinito 针置入更细的 Rösch-Uchida 套管针组合来进行肝门静脉穿刺。

■ 通过导丝，将 Colapinto 导管通过鞘管置入肝右静脉，缓慢退出外层鞘管和可调节套管至距离下腔静脉 2cm 以内，旋转针尖朝向肝门静脉方向。

■ 在肝静脉内向前内侧旋转套管，朝向门静脉造影术提示的肝门静脉右支的方向（一般见于第 11 肋水平，脊柱右侧 0.5 ～ 1.5 个椎体宽度的位置）。然后将套管针组合通过套管穿刺进入肝门静脉右支，穿刺的深度一般为 5cm 以下。拔出穿刺针之后，导管一边吸引一边逐步退向肝右静脉。血液完全吸走后，注入造影剂确认肝门静脉通路并评估此肝门静脉分支是否适合置入 TIPS（33-2C）。

（1）理想的穿刺距离是进入肝门静脉右支距门静脉分支处 2 ～ 3cm。最多有 50% 的病人的肝门静脉分支处是在肝外的，在此区域穿刺会导致出血。穿刺到肝门静脉右支太靠近外周的位置也不理想，因为会导致 TIPS 内因角度不良产生涡流。

（2）肝门静脉右支在肝中静脉的后方，因此肝门静脉穿刺套管应适当向后旋转，肝中静脉向肝门静脉左支的通道需要向前内侧旋转套管。评估所选肝静脉和门静脉造影所见的肝门静脉位置的空间关系来引导穿刺是至关重要的。

■ 沿确认的门静脉系统通路，亲水导丝进入肠系膜上静脉或脾静脉。用多侧孔的标记套管沿导丝替换原导管（图 33-2D）。

■ 10F 导管鞘随后退回右心房，分别测量门静脉系统压力和右心房压力，两者压力差值就是门体静脉压力梯度。

门体静脉压力梯度（PSG）在 5 ～ 7mmHg 是正常的，超过 12mmHg 就过高了。注意存在门体静脉侧支循环，如自发性脾肾静脉分流时所测得的门体静脉梯度会降低；当使用静脉滴注液体或血液制品行复苏疗法时，会造成右心房压力一过性升高，这时测得的门体静脉梯度也会降低。但是由于门静脉高压，肝门静脉的压力绝对值仍然偏高。

■ 随后分别于前后位和斜位行直接脾门静脉造影术，使用碘造影剂显示肝门静脉解剖。评估是否存在竞争性短路和静脉曲张，同时决定肝实质隧道的长度（图 33-2D）。

（1）为了防止存在离肝血流，通过放置于肝实质隧道内的鞘管行额外的静脉造影，以准确测量隧道长度。

（2）如果下腔静脉和肝静脉的汇合部在门静脉造影中不能清晰显示，为了测量隧道长度，应在此区域直接注射造影剂来确定此汇合点。

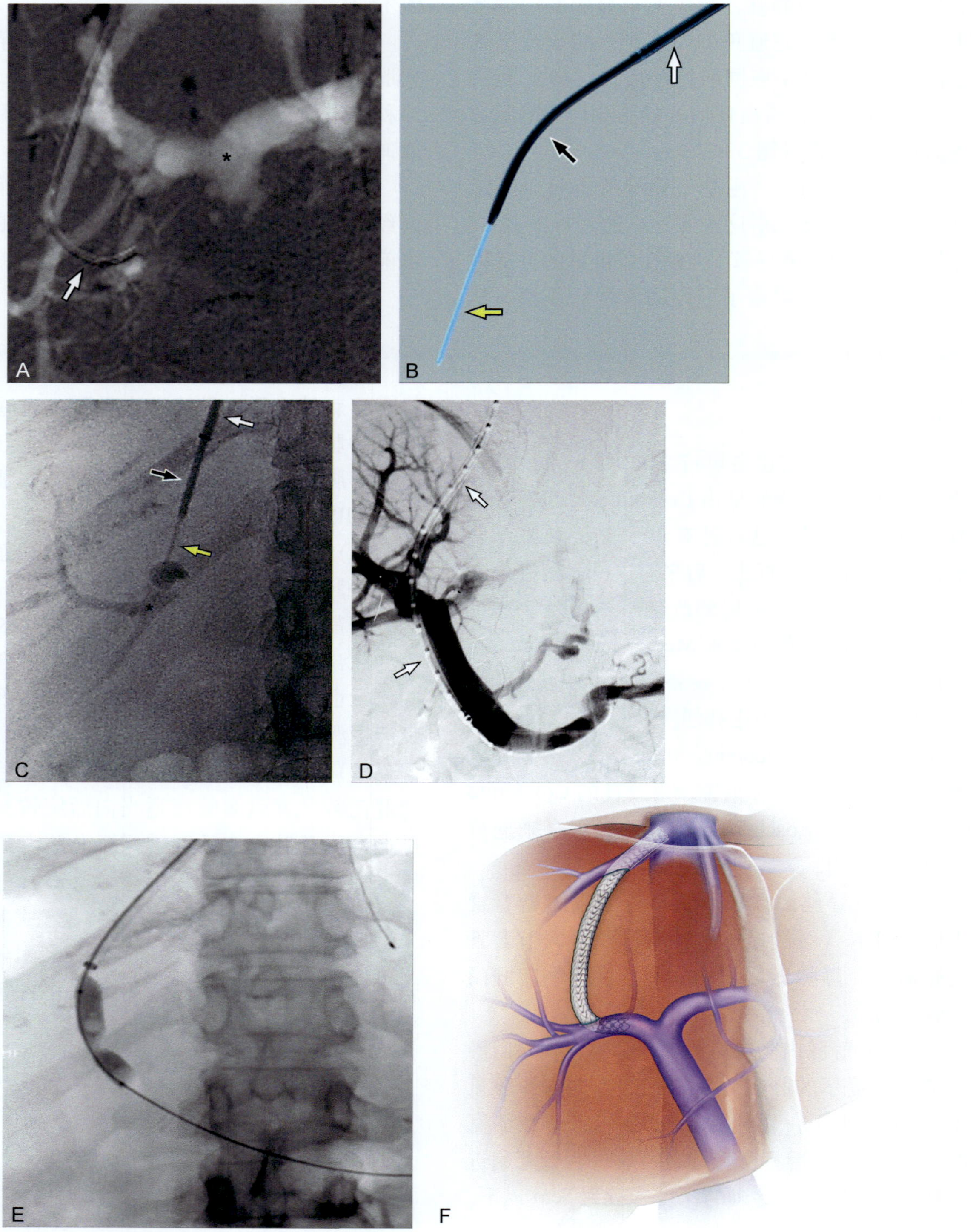

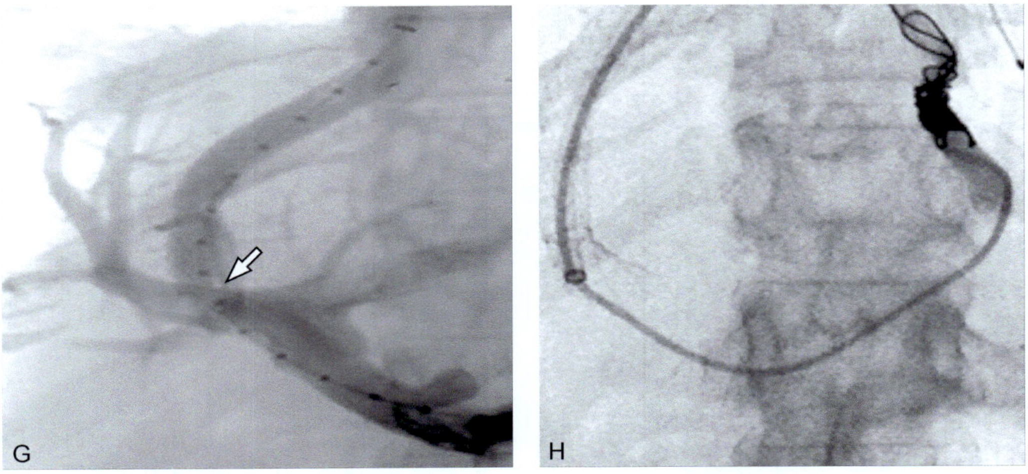

图 33-2　65 岁女性病人，肝硬化、门静脉高压伴腹水、肝性胸腔积液行标准 TIPS

A. 通过楔形于肝实质置入肝右静脉的导管（白色箭头），注入 CO_2 气体，利用数字减影血管造影技术清晰地显示了肝门静脉分支处（星号）和左右门静脉分支；B.Rösch-Uchida 改良了原来使用的 Colapinto 针（Courtesy of Cook Medical, Bloomington,IN），通过一个鞘管（白色箭头）插入一个可调节方向的细套管（黑色箭头），内含一个灵活的的小套管针组合（黄色箭头）；C. 小套管针组合（黄色箭头）穿刺进入肝门静脉右支（星号），然后向前内侧旋转穿过鞘管（白色箭头）的引导套管（黑色箭头）；D. 用多侧孔的标记导管（白色箭头）通过刚刚建立的 TIPS 通道置入肝门静脉行直接脾门静脉造影；E. 用 6 ～ 8mm 气囊行 TIPS 通道预扩张；F. 图示 Gore Viatorr TIPS 扩张支架，展示了肝门静脉内未包被支架部位，肝门静脉入口有金环，以及肝实质内通道和肝静脉内 PTFE 包被部分 (Courtesy of W.L. Gore and Associates, Newark, DE)；G. 最终的肝门静脉造影显示血流通过 TIPS，注意金色环（白色箭头）标记了肝门静脉的入口；H. 用弹簧钢圈和乙醇，经胃左静脉栓塞食管静脉曲张

扩张肝内隧道

移除标记猪尾巴导管，随后使用 180cm 长的 Amplatz 超硬导丝（Boston Scientific，Natick，MA）置入脾静脉。用 10F 鞘管扩张器替换入原鞘管内，然后将管鞘和扩张器通过硬导丝置入肝门静脉内。当肝实质因肝硬化变得坚硬时，部分操作者喜欢先用 6 ～ 8mm 的气囊预扩张肝实质隧道便于后续鞘管穿过肝实质（图 33-2E）。

支架选择

传统上讲，TIPS 操作是不在肝实质隧道内放支架的。肝内隧道仅用球囊扩张来建立，但是通畅率却很低。随着裸露金属支架的发展，分流长期通畅率上升到一定地步使得 TIPS 可以考虑作为手术门静脉减压的替代手段。聚四氟乙烯（PTFE）包被支架的引入使得通畅率进一步提高。

TIPS 最常用的支架是 Gore Viatorr 聚四氟乙烯（PTFE）包被支架。除了尾部 2cm，该支架由 PTFE 包被，支架被 PTFE 包被的部分和金属裸露部分的交界处用金环标示。裸支架部分置于肝门静脉中，不会影响血流通过；PTFE 包被部分则放置于肝实质内直到肝静脉和下腔静脉的交界处（图 33-2F），支架的包被材料阻挡了胆汁和黏液的渗入，也能避免支架内赘生物的生长，提高了支架通畅率。

自膨式裸金属支架也有一定的作用，特别适用于在近期内可能行肝移植的，单个肝静脉流出道或伴自发性细菌性腹膜炎的病人。

尽管已经发明了气囊扩张式裸金属支架，但在小儿 TIPS 中，随儿童生长而增加分流通道直径的功能依然很有限。此种支架还能在 TIPS 翻修术中被用来消除扭曲。

一般来说，直径 10mm 的支架可应用于所有 TIPS 的适应证。

支架的长度等于肝实质隧道的长度加上肝

流出道至下腔静脉汇合点的长度。一般应在此长度上再加 1cm，是因为支架置入弯曲通道走了曲线，同时也补偿在支架置入时出现的透视收缩。

支架置入

■ 将 Gore Viatorr 支架通过管鞘置入肝门静脉，随后退出管鞘，露出远端 2cm 的裸支架。之后将支架和管鞘作为一个整体后退直至看到金环，说明 PTFE 包被的支架已到达肝实质隧道的边缘，金环要带着一点拉力准确地放置于肝门静脉和肝实质隧道的交接处。支架放置到合适位置后将鞘管拉至右心房然后拉紧释放索，支架就放好了。支架在肝内呈沙漏样压缩。随后用与支架直径相同的球囊，通过充气使支架完全扩张。

（1）既往患有肝门静脉狭窄或闭塞的病人，需将支架放到肝门静脉和脾静脉的交汇处，肠系膜上静脉或脾静脉来保证肝门静脉血流通畅。此操作应使用自膨型裸金属支架来保证血流通畅地进入门静脉系统。但放置此支架会增加肝移植的难度，需与移植小组讨论进行。

（2）正确放置的 Gore Viatorr 支架在肝移植手术中是很容易被外科医生拉出并移除的。

■ 多侧孔导管再次插入肝门静脉来测量 TIPS 术后 PSG。

如果手术适应证是出血，那么 PSG 目标值要低于 12mmHg。在腹水或胸腔积液的病人中，介入放射委员会（SIR）和美国肝疾病指南研究委员会推荐压力梯度要低于 8mmHg。如果最终 PSG < 5mmHg，肝性脑病的风险会大大提高。由于复苏治疗带来的血流动力学改变和液体过多，急诊 TIPS 术后 PSG 很难准确测量。

■ 最终再行一次肝门静脉造影术确保进出 TIPS 血流通畅（图 33-2G）。

辅助操作

因难治性静脉曲张出血行急诊 TIPS，同时也应考虑用金属钢圈、血管栓子或利用乙醇等液体栓塞介质行胃底食管静脉曲张的栓塞和硬化治疗（图 33-2H）。

困难经颈静脉肝内门体分流术

■ 在特殊情况如计划行右肝切除术时，肝左静脉也可以用来创建分流（图 33-3）。

■ 如果没有肝静脉可以建立通路（如布加综合征），可经尾状叶创建下腔静脉 - 门静脉通路 [直接肝内门腔静脉分流（DIPS）]。移植外科的医生应了解 DIPS 的解剖，因为它会改变肝移植手术的手术方法。

■ 如果仅依靠 X 线透视法很难看清肝门静脉，可以利用实时经腹或经血管超声引导建立通路。其他确定肝门静脉穿刺点的方法包括超声引导下经皮在肝门静脉右支前方置入金属标记物；经皮经肝在肝门静脉内置入球囊（图 33-4A）；经肝或经附脐静脉通路在肝门静脉置入导管（图 33-4B ～ D）。同样，经肝内通道置入一勒除器，

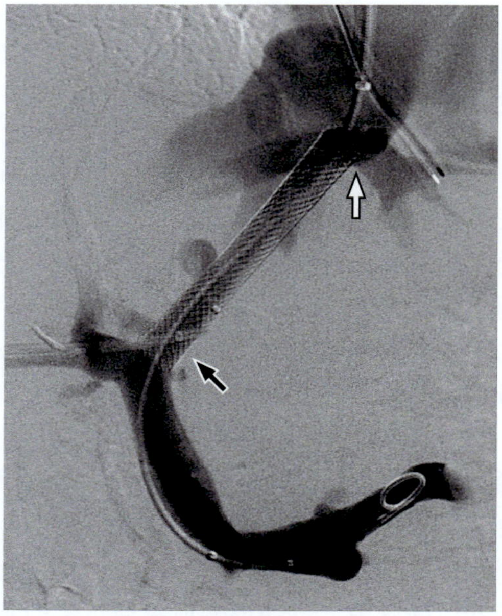

图 33-3　结直肠癌肝转移病人行右肝切除之前经左肝静脉（白箭头）向门静脉（黑箭头）行预防性选择性 TIPS

跟气囊一样可以定位。在特殊情况下，一种常被称作“瞄准法”的方法可用来建立 TIPS 通道。用这种方法，第二个勒除器通过肝静脉系统置入，提供瞄准的靶点。穿刺针经皮穿过这两个勒除器，建立 TIPS（图 33-44E，F）。由于不对称的肝萎缩或儿科病人的肝，肝静脉和门静脉处于同一平面，这时瞄准法就变得很有用。

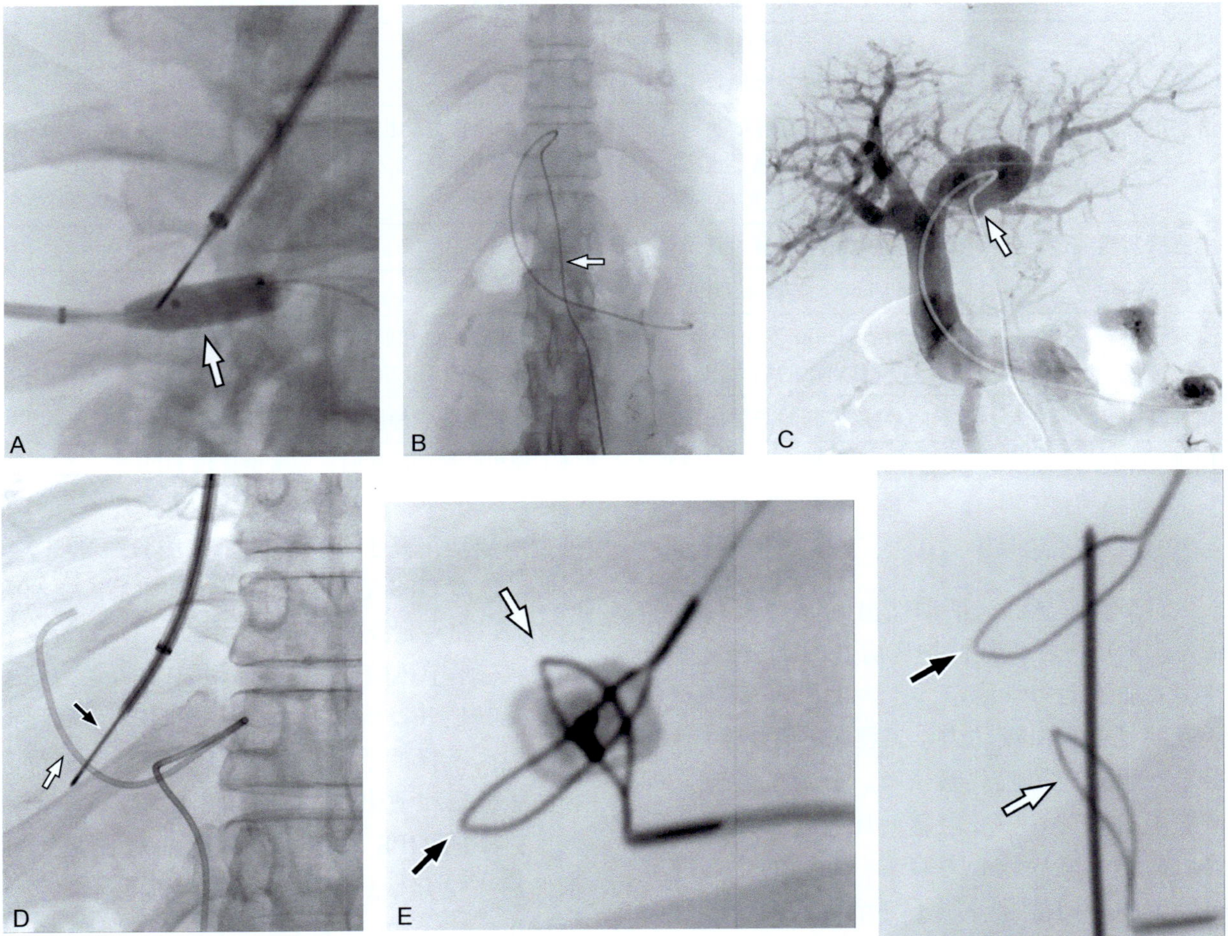

图 33-4 **“瞄准法”门体静脉分流**

A. 瞄准用 TIPS 穿刺针经皮经肝穿刺到肝门静脉右支放置的气囊（白色箭头）；B. 通过附脐静脉（白色箭头），将导管置入脾静脉；C. 脾门静脉造影显示导管进入肝门静脉左支（白色箭头）；D. 调整附脐静脉导管入肝右静脉（白色箭头），将其作为下一步 TIPS 穿刺针的目标（黑色箭头）；E 和 F. 22G 针经皮穿过分别位于肝门静脉（白色箭头）和肝静脉（黑色箭头）的勒除器的前后位和斜位造影

经验与教训

病史和体格检查	①目前有 1 级证据支持 TIPS 治疗静脉曲张出血和药物治疗效果差的腹水 ②因既往手术改变的解剖结构会增加 TIPS 手术难度
影像学和其他诊断方法	①术前肝影像学检查评估肝静脉和肝门静脉的解剖、门体静脉侧支循环通路、腹水和潜在的肝内肿瘤 ②通过计算 MELD 评分来进行风险分级
术前处理	①术前行腹腔穿刺能够改善通气功能、X 线透视成像清晰度并且减少病人和术者所受辐射 ②对于急性上消化道活动性出血，病人情况不稳定，应置入三腔双囊管压迫止血

续表

体位	颈部和腹部术区消毒，腹部皮肤都要准备，预备行经皮肝门静脉穿刺或抽取腹水
静脉入路	尽管右侧颈内静脉常作穿刺用，TIPS 也可以通过其他静脉通路实现
肝静脉选择	①肝右静脉最常用 ②前后位和右前斜位投影通过其与肝门静脉右支的位置关系确定肝右静脉
显示门静脉系统	① CO_2 是楔形肝静脉造影的理想选择 ②定位肝内门静脉能显著减少操作时间
肝门静脉入路	①根据选择肝静脉的不同，调整 Colapinto 导管方向也不同 ②理想的穿刺距离是进入肝门静脉右支距肝门静脉支处 2 ～ 3cm ③在置入 TIPS 之前应测量门体静脉压力梯度
扩张肝实质隧道	球囊扩张肝实质隧道易于鞘管置入
支架选择	Gore Viatorr 支架是 TIPS 术的理想选择
支架置入	① Gore Viatorr 支架的金环应放置在肝门静脉入口和肝实质隧道的交界处 ②在所有出血的病人中，TIPS 术后的 PSG 应低于 12mmHg
附加操作	对于难以控制的静脉曲张出血，应考虑栓塞曲张的静脉
困难 TIPS	当术前影像学和楔形门静脉造影提示不理想的解剖结构时，应考虑替代 TIPS 置入方法

五、术后护理

对于因静脉曲张活动性出血行急诊 TIPS 的病人，术后应在重症监护病房（ICU）恢复，直到病人血流动力学稳定，急诊 TIPS 术后护理包括持续复苏和血流动力学监测。对于择期 TIPS 手术，病人应留院观察一夜。分流的建立立即增加了右心房（中心静脉）压力，升高了心脏前负荷，可能导致心力衰竭。升高的中心静脉压导致的肝门静脉减压不完全可能会使静脉曲张继续出血，应采取措施减低右心房压力。

出血不止的病人应再次行上消化道内镜排除非静脉曲张来源性出血，再次评估 TIPS 分流并栓塞残余的出血的曲张静脉。

每 4 小时复查血常规（CBC）和凝血功能、检测尿量，术后 12 小时和 24 小时行血清肌酐和肝功能检查。应定期检查病人是否有神志、精神改变。TIPS 术后经常会出现一过性肝功能改变，肝功能持续性变差并伴有肝性脑病应引起关注。

TIPS 术后 2 ～ 3 天应行肝多普勒超声检查评估 TIPS 分流情况。

肝性脑病病人应考虑服用乳果糖。

六、预后

- 在大部分医疗中心，该技术的成功率＞95%。SIR 总结的 TIPS 质量改善指南建议应保持技术成功率高于 95%，临床成功率在 90%。
- 急诊 TIPS 治疗静脉曲张出血术后，＞ 90% 的病人出血得到控制。TIPS 术后死亡率在 27% ～ 50%，与术前风险分级评分、术中血流动力学不稳定及其他并发疾病有关。急诊 TIPS 术后死亡率明显高于择期手术。置入 TIPS 术后附加行静脉曲张栓塞和硬化能够降低再出血率。
- 择期 TIPS 术后，因静脉曲张出血行手术的病人生存期显著高于因腹水而手术的病人（＞ 60 个月 vs. 29 个月）。

（1）TIPS 在治疗顽固性腹水方面，效果优于大量抽取腹水联合输注白蛋白。然而，TIPS 术后肝性脑病发生率更高，而且目前还没有明确的生存获益。

（2）在术后早期，3 ～ 6 个月，MELD 评分 ≥ 18 分的病人死亡率显著升高。此外，MELD 评分超过 24 分的病人 6 个月生存率只有 25%，小于 10 分的生存率是 100%。

（3）使用 PTFE 包被支架相比于裸金属支架，TIPS 失效率更低（15%vs.44%），基本通畅率更高（76% vs. 36%），降低了发生肝性脑病的概率（33% vs. 49%），临床复发概率也显著下降（10% vs. 29%）。

有 20% ～ 31% 的病人被发现新发或原有肝性脑病加重。然而，大部分病人可以用药物控制，只有不到 5% 的病人需要关闭分流。

七、并发症

■ 尽管 TIPS 是一个相对安全的操作，但因为手术步骤复杂，在置入 TIPS 的每一步中都可能引发并发症。除此以外，早期和迟发的与手术操作无关的并发症发生率也很高。

■ 手术相关性并发症

（1）在已发表的报道中，手术导致的死亡率在 0.6% ～ 4.3%，但在最大的医学中心，手术相关的死亡率约为 1.4%。主要操作程序的并发症发生率不应超过 3%。大部分手术相关的并发症都可以通过术前仔细评估、断层扫描、了解肝门静脉位置、熟悉手术操作步骤和小心谨慎的方法来避免。

（2）腹腔出血是手术相关的严重并发症，严重时可导致死亡。腹腔出血可能因穿刺针穿破肝包膜或肝门静脉穿刺点位于肝外而导致。罕见的原因还包括肝动脉假性动脉瘤、动静脉瘘形成、肝动脉撕裂、下腔静脉穿孔或胆囊穿孔。额外的介入操作（如动脉造影或栓塞）可以处理肝外出血和肝动脉撕裂。

（3）另一个手术相关性并发症包括颈静脉穿刺相关性血肿、器械穿过右心房时导致的心律失常、其他器官误伤和胆管损伤。

■ 围术期并发症

（1）肝转氨酶升高在 TIPS 置入术后很常见，但多是一过性的。持续性的转氨酶升高可能提示因 TIPS 使肝血流灌注减少而导致肝衰竭；持续性的高胆红素血症提示有慢性溶血反应。

（2）感染并发症，如肝脓肿和移植物感染（腔内膜炎）并不多见（图 33-5）。目前还没有证据证明 TIPS 术前预防性使用抗生素有临床获益。对于这种感染的治疗主要包括长期抗生素治疗，必要时联合脓肿穿刺引流。在感染征象消失之前，不应尝试重新打开 TIPS。

（3）TIPS 术后肝功能迅速恶化，肝性脑病加重，血氨上升是罕见的。出现这些情况应考虑缩小分流管直径，甚至在一些极端情况下关闭分流。因肝门静脉右支阻塞导致右肝入肝和出肝血流阻断进而出现右肝缺血坏死是十分罕见的并发症，无论任何原因导致的肝动脉代偿血流减少会引起肝灌注的不足，有可能导致缺血性并发症。

■ 迟发性并发症

（1）约有 1/3 的病人在 TIPS 术后会新发或加重肝性脑病。大部分病人通过减少致病因素、饮食调整、口服不可消化的二糖（如乳果糖）和抗生素治疗后能够控制病情。只有很少一部分病人需要减少分流管直径甚至关闭分流。

（2）复发的静脉曲张出血或腹水可能提示 TIPS 失效。

（3）少见的，当 TIPS 不能有效降低门体静脉压力梯度时，可以考虑再放第二个 TIPS（侧支 TIPS）（图 33-6）来进一步降低 PSG。

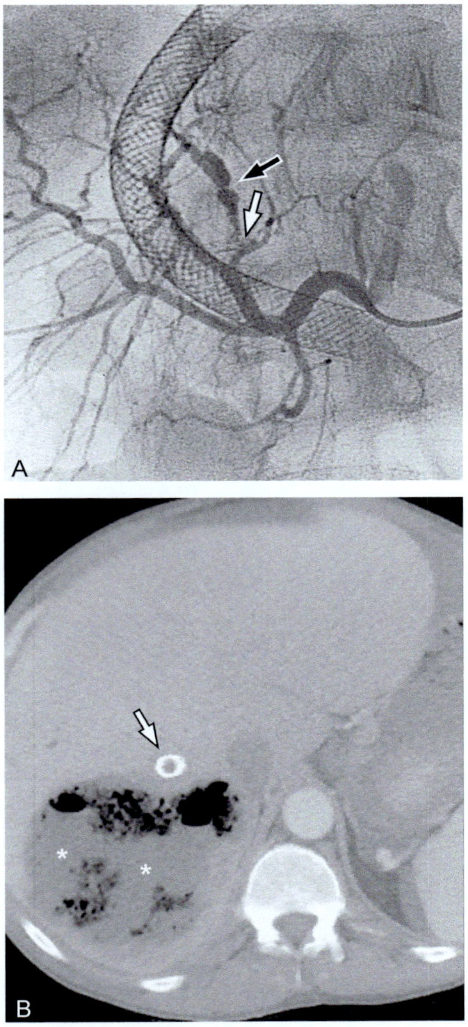

图 33-5　TIPS 的并发症

A. 静脉曲张出血行困难的 TIPS，因胆道出血行肝动脉造影提示肝左动脉撕裂（白色箭头）和假性动脉瘤形成（黑色箭头）；B.TIPS 支架（白色箭头）感染（腔内膜炎）继发肝脓肿（星号）

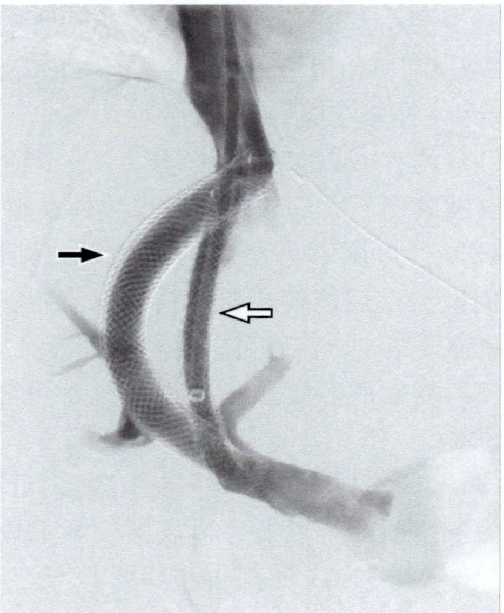

图 33-6 **侧支 TIPS**

由于持续性升高的 PSG，沿原先从肝中静脉（白色箭头）放置的 8mm TIPS，从肝右静脉（黑色箭头）放置侧支 TIPS

（4）手术时间延长可能会导致皮肤的放射性损伤。通过周期性地改变投影角度可以明显减少这种放射性损伤。

八、经颈静脉肝内门体分流术失效

■ 门静脉高压复发伴分流道狭窄或闭塞是 TIPS 的一个显著缺点。目前 PTFE 包被支架的应用提高了通畅率。

■ 早期 TIPS 失效继发于机械或生物原因导致的 TIPS 狭窄或闭塞。机械因素包括包被不够，支架缩短和支架迁移；生物因素包括分流道与胆道交通，导致支架血栓形成。或因为支架内组织增生导致的肝实质隧道狭窄（图 33-7A）。PTFE 包被导管几乎消除了 TIPS 失效的生物因素。

■ 下腔静脉和肝静脉汇入处的支架扩张不足导致一段肝静脉没有支架支撑；TIPS 的肝静脉端容易因内膜增生引起狭窄；支架扩张至下腔静脉是决定分流道通畅的重要因素（图 33-7B，C）。

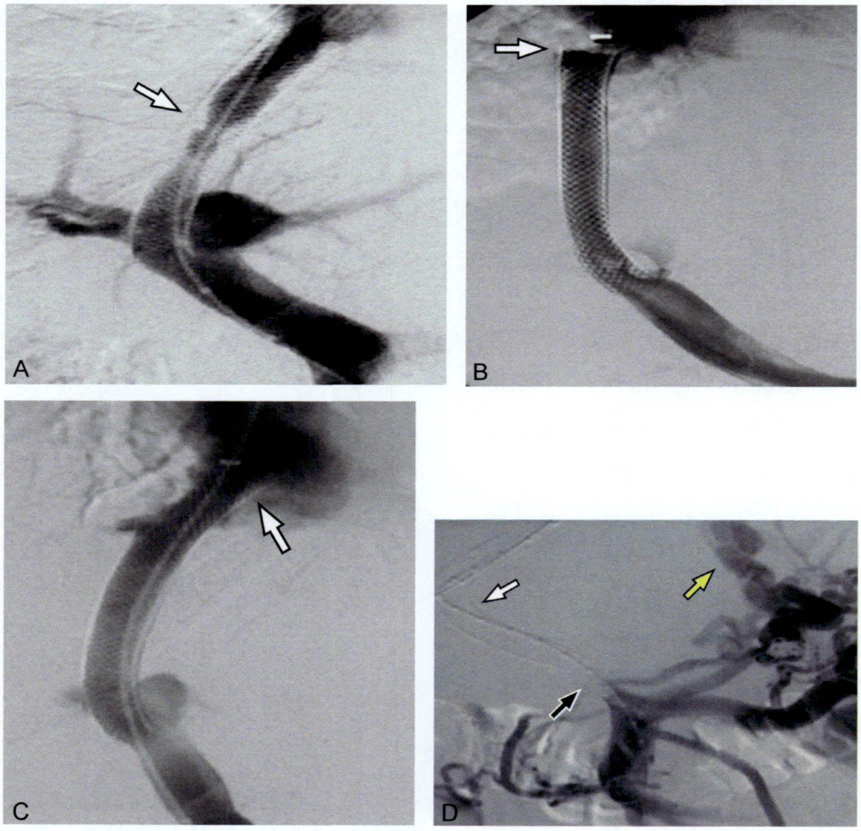

图 33-7 **TIPS 失效**

A. 自膨式裸金属支架的中部（Wallstent Boston Scientific，Natick，MA）因胆汁和黏液渗入分流道出现狭窄（白色箭头）；B. 肝静脉端的 Wallstent TIPS 在肝右静脉（白色箭头）上方形成“T 形栅栏”导致 TIPS 失效；C. 另一个 Wallstent 支架在下腔静脉 / 肝静脉交汇处（白色箭头）行 TIPS 扩张来缓解此假性梗阻；D. 肝门静脉造影显示因扩张至脾 - 肠系膜静脉系统的血栓（黑色箭头）而阻塞的 TIPS 分流（白色箭头），以及复发的静脉曲张（黄色箭头）

■ TIPS 失效也可能是由于竞争性分流或支架蜷曲导致没有足够的肝门静脉血流通过分流道而致。

■ 二次介入手术一般能够成功挽救失效的 TIPS。完全栓塞的 TIPS 可以通过机械法或药物溶栓并按照需要重新在肝静脉和下腔静脉的交界处调整支架；肝静脉端狭窄或少见的肝门静脉端狭窄都可以通过反复球囊扩张或必要时于病变处重新放置支架来治疗；竞争性分流导致的血流入口相关的失效可以通过栓塞或硬化相关分流道使血流流向肝。当把 Gore Viatorr PTFE 包被支架放入既往存在的 Wall 支架（Boston Scientific，Natick, MA）中通过高压气囊将支架修正至适合的直径时有可能会出现内折，应小心操作，避免此种情况发生。

九、TIPS 的随访

■ 定期行多普勒超声检查是早期发现 TIPS 失效的无创的检查方法。

■ 虽然对于 TIPS 复查的时间还没有定论，但一般大的中心都建议病人复查超声的时间是 1 个月、3 个月、6 个月、1 年，之后 1 年 2 次复查。如果出现术前症状复发，也应及时复查超声。对于 TIPS 失效，超声检查的发现见表 33-2。

■ TIPS 失效的临床或多普勒超声证据需经 TIPS 置管行直接肝门静脉造影和压力测量来进一步验证。失效的分流可以在门诊通过狭窄部位行球囊扩张，扩张支架或根据肝门静脉造影和回退压力来重新调整支架来修复。

表 33-2　**分流道失效的超声检查标准**

TIPS 内无血流
TIPS 分流道内的血流速度峰值＞ 190cm/s
流速谷值＜ 50 ～ 90cm/s
肝门静脉主干流速低值＜ 30cm/s
肝内门静脉反流
与 TIPS 术后马上测定的血流速度有显著差异（差异＞ 50cm/s）
外周肝静脉出现反流

TIPS. 经颈静脉肝内门体静脉分流术

第34章 儿童和成人门静脉高压的手术治疗

Michael J. Englesbe Amit K. Mathur

一、定义

肝门静脉（包括脾静脉和肠系膜上静脉）的压力正常应在1～4mmHg，高于肝静脉的压力，一般不超过6mmHg，不超过中心静脉压（CVP）。肝门静脉压力超过此数值则可定义为门静脉高压。更普遍的定义门静脉高压的方法是通过一系列肠系膜血管血压升高带来的症状来确认，包括腹水、静脉曲张导致的胃肠出血、肠系膜血管侧支循环形成。肝疾病或肝前、肝后静脉梗阻会导致门静脉高压。

二、病史和体格检查

- 门静脉高压的治疗，第一步应评估肝功能。大部分门静脉高压的儿童或成人都伴肝硬化。全面了解病人肝病的危险因素，对儿童病患，新生儿病史很重要，包括暴露脐带导管。
- 不伴肝硬化的门静脉高压一般有静脉曲张出血，很多病人有慢性腹痛，特别在左上腹。
- 评估肝病和门静脉高压的体格检查特征，脾与肋缘和脐部的关系。
- 营养失调、黄疸、肝性脑病、乏力、凝血功能障碍都是肝功能下降的标志。不伴肝硬化的门静脉高压病人通常只有脾大一个症状。

三、影像学和其他诊断方法

- 术前评估应包括血液和血清学检验，应关注肝功能和血小板计数，需行凝血功能检查，对检验结果的解读要谨慎。很多肝功能异常的病人都会表现出异常的检查结果，如C蛋白和S蛋白。
- 行肝超声评估右上腹血管系统通畅性和肝形态，血栓再通的肝门静脉可能在超声检查中被误认为是正常的。
- 动静脉期的磁共振成像（MRI）或计算机断层成像（CT）（都须行增强检查）能更清楚地评估解剖结构。
- 行内镜检查评估静脉曲张情况，特别是胃部静脉曲张。
- 通过肝活检评估肝病理，肝活检可以通过经颈静脉入路进行，同时也能测量右心房、上腔静脉、肝静脉和肝门静脉楔压。患肠系膜静脉栓塞疾病和门静脉高压的病人（如门静脉血栓）一般肝静脉楔形压力正常。
- 复杂的病人应行全面血管造影，包括上腔静脉、腹部动脉系统和肠系膜静脉系统的造影。
- 有严重的门静脉高压并发症的病人，门体静脉压力梯度大于12mmHg需行介入治疗。

四、外科治疗

（一）术前准备

- 除非有禁忌证，患肝硬化伴门静脉高压并发症的病人应行经颈静脉肝内门体分流术（TIPS）。
- 回顾此类复杂的病例需多学科会诊。包括儿科和成人肝病学家、影像科医生、介入放射科医生和外科医生。
- 血管内操作（包括TIPS）可以对门静脉高压提供持续性改善，这些经皮介入分流或再通手术是一线治疗。大部分病人不能耐受介入栓塞脾，尽管在部分情况下，脾栓塞是最佳选择。
- 成人手术的适应证如下。

（1）至少一项可能致命的门静脉高压并发症，一般是潜在的大量的胃肠出血。

（2）成人门静脉高压并发症伴肝硬化失代偿期应接受肝移植或TIPS，在这些病人中很少有分流手术的指征。

（3）严重的且长期存在的低血小板症。

（4）严重且活动受限的腹痛，一般是严重的脾大导致的。很多肠系膜静脉闭塞疾病的病人只有腹痛症状，其中只有少数须行手术治疗。

（5）巨脾影响病人生活质量，脾越过腹部

中线，占据了大部分盆腔。

■ 儿童手术适应证如下。

（1）两项致命的门静脉高压并发症。

（2）巨脾或严重的血小板减少症影响生活质量。

（3）不能接受血管内手术。

（4）有门静脉高压伴肝硬化失代偿期并发症应接受肝移植而不应行分流手术。

■ 所有要手术的病人都应针对肺炎球菌、脑膜炎奈瑟菌和流感嗜血杆菌行免疫接种。

（二）体位

■ 病人取仰卧位，对于儿童双手应固定于身体两侧。暴露颈部和腹股沟部以备静脉穿刺。

■ 在大部分病例中应常规行动脉、中心静脉置管。中心静脉导管用来测量中心静脉压（CVP）以评估门体静脉压力差，同时也需要置入另外的管道和麻醉设备来监测术中肠系膜静脉压力。

■ 手术团队（包括外科医生、护士和麻醉师）应准备好应对术中出血，因为在肝移植或开放式腹部血管手术中会经常发生，过度的液体复苏会加剧这种出血；在手术中，理想的中心静脉压应保持在 5mmHg，这需要外科医生和麻醉师经常沟通。

切口和暴露

■ 行腹部正中切口。

■ 向下用力拉开切口以便于评估上腹部胃短静脉。Omni™ 和 Thompson™ 的自动拉钩效果最好。

手术决策

■ 处理严重门静脉高压的最终手术方式应根据探查结果决定。外科医生应了解病人的病理、生理机制，知道怎样以合理的手术风险为代价保证门静脉高压的长期控制。应考虑如果目前的手术失败，以后的治疗手段是什么。

■ 在因急性门静脉高压并发症，病人极度危险时，可使用假体置入材料或冷冻保存的血管。

■ 评估肝门静脉压力。请麻醉师将测压管交至术野，选择一根容易结扎的血管行置管术，网膜的血管分支最合适，用血管导管在此静脉内穿刺置管并测量压力（图 34-1）。测压传感器的位置不同测出的压力值变化很大，将测压传感器置于一固定位置以便之后以此压力值为基线进行测量。

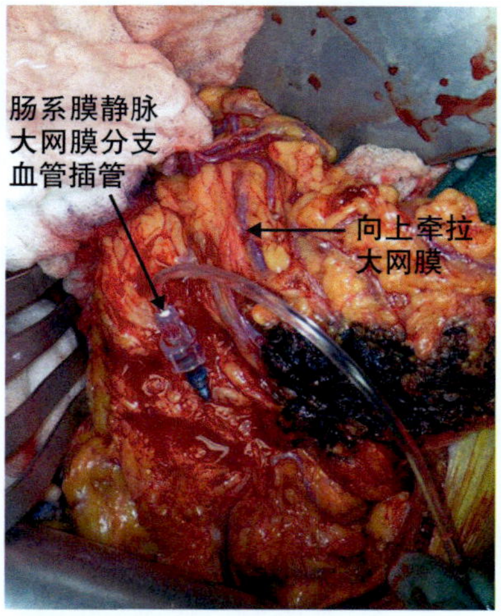

图 34-1　肠系膜静脉测压

选择一根容易结扎的血管行置管术，用血管导管在此静脉内穿刺置管，并在麻醉团队的协助下测量压力

近端脾动脉结扎的脾切除术和胃 – 食管血管断流术

■ 适应证

包括门静脉高压致命并发症、肠系膜静脉闭塞性疾病及脾血流回流受阻（区域性门静脉高压）（图 34-2）。

长期低血小板症（血小板＜ 35×10^9/L）和巨脾的病人需行脾切除术。仅行脾切除术，病人的脾依然是纤维化且巨大的，血小板也不会升高。另外，许多治疗门静脉高压的手术因为巨大的脾也无法实施，因此，脾切除术应该是治疗的第一部分（图 34-3）。

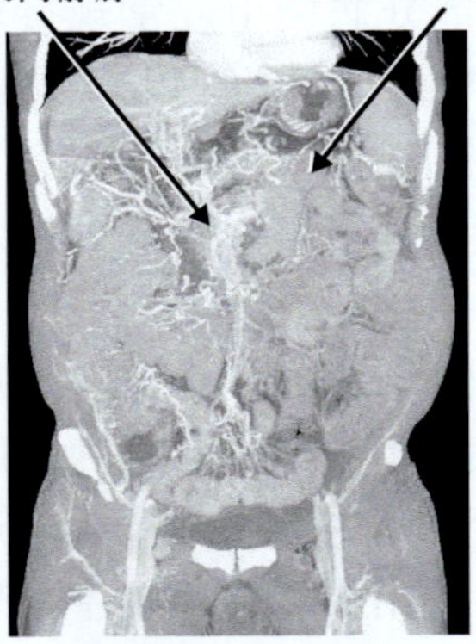

图 34-2 复杂的肠系膜静脉闭塞性疾病（这些病人常需进行脾切除术）

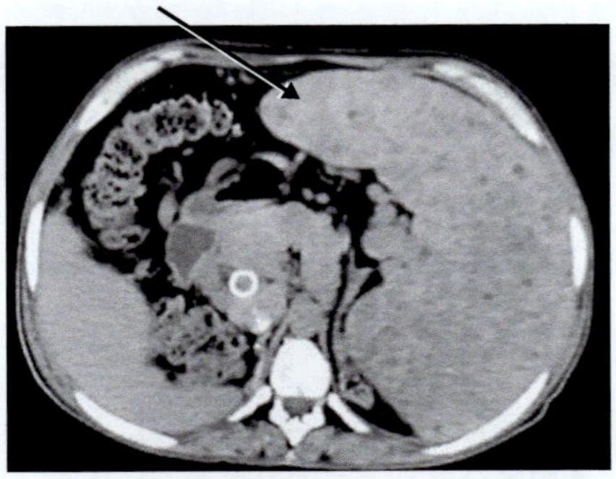

图 34-3 巨脾的病人脾越过腹部中线

■ 此手术可以用腹腔镜来完成。如果有显著的门静脉高压和侧支循环，在手术前应立即行脾栓塞术。如果脾栓塞术在切除术前数小时实施，病人会有显著的不良反应，脾也会变得软而易于在手术中损伤。脾的大小和门静脉高压的严重程度决定是否应行开腹手术。

■ 手术关键步骤如下。

（1）将腹壁向下拉开以显露脾。

（2）尽量减少切割和解剖操作。用手而不是用金属拉钩来牵拉暴露，最好用“不接触”技术、外科夹或电外科设备（如 LigaSure 或超声刀）结扎、离断侧支循环静脉（图 34-4）。

（3）离断足够的胃短血管来暴露脾静脉。

（4）用外科夹夹闭脾动脉。在近端辨认出脾动脉，更重要的是，找到容易离断的位置。不要沿脾动脉周边解剖，脾静脉及其属支就位于动脉的后方，一旦损伤这些血管将会很难处理。结扎动脉能给脾减压，降低肝门静脉压力，极大地减少出血。

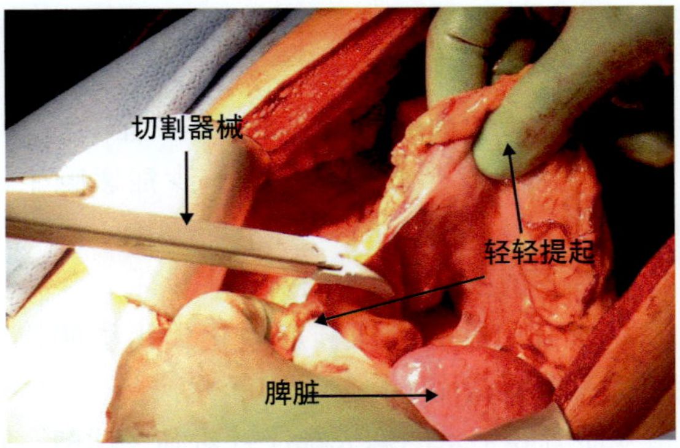

图 34-4 粗大的侧支循环静脉最好用 LigaSure 或外科夹处理（应尽量少地用手术器械挑起和解剖组织）

（5）使用 LigaSure 器械和外科夹离断脾通向后腹膜的侧支循环血管，从而游离脾。

（6）用氩气刀喷凝游离脾的创面，这样可以有效地控制不可计数的小血管出血。

（7）先离断脾门，将胃短静脉留在脾上极等到手术最后再处理。

（8）尽量靠近脾脏，以四周控制脾蒂。然后用切割闭合器夹住脾蒂。应选择合适的钉仓类型，以确保能够钉合脾门处较厚的组织。确认膜腺组织未被夹住后，激发切割闭合器切断脾蒂。

（9）脾门切断后，用切割闭合器或外科夹切断剩余的胃短静脉（图 34-5）。

（10）紧邻腹腔干用外科夹夹闭脾动脉。再次强调，不要沿脾动脉周边解剖。

（11）完成食管胃血管断流术。辨认胃后和肝胃韧带内的侧支循环血管，用外科夹夹闭这些静脉（图 34-6）。

（12）再次测量肝门静脉压力决定是否需要行分流术。在结扎前行侧支血管置管，行脾静脉直接测压，而且需多次测量。

（13）如果有可行的肠系膜静脉入血流和中央静脉出血流的目标血管，而且脾切除术后门体静脉压力梯度达到 12mmHg，则应行分流术。

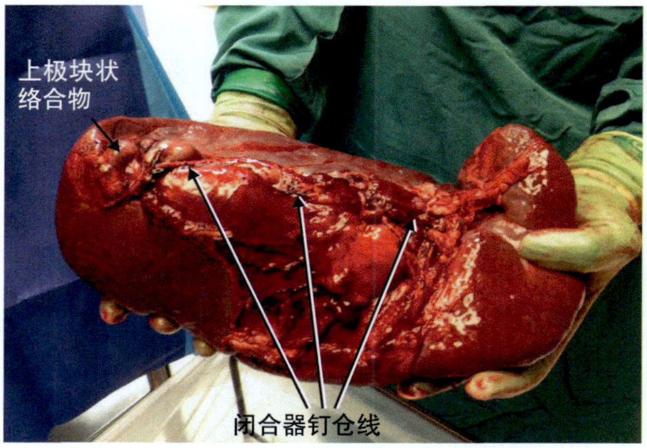

图 34-5　切割闭合器是设计用来切割较厚组织的紧邻脾，用切割闭合器含住脾门，最后再用切割闭合器离断脾上极血管

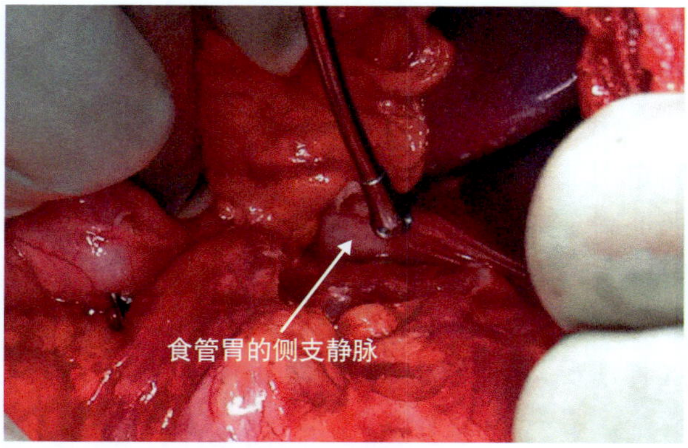

图 34-6　外科夹夹闭食管胃侧支循环

近端脾肾分流术

（一）适应证

为脾切除后顽固性门静脉高压，做一个非选择性的分流。脾静脉和脾静脉与肠系膜上静脉的连接处应该是通畅的，脾静脉和中央静脉压力差在 12mmHg 时需要保持分流通畅。如果压力监测不可靠，可以做一个小的、容易修复的脾静脉切开术来测量压力，依靠此测量结果来决定是否需要行脾切除后脾肾分流术。

（二）手术重要步骤

此手术需要大范围地游离脾静脉，但不是总能在技术上做到，其他替代性的方法包括做脾静脉小切口、应用静脉导管或其他分流手术。

（三）此手术的关键步骤如下

- 找到左肾静脉，肾静脉位于主动脉前方，需行术前影像学确认。

（1）游离脾结肠韧带，暴露左肾。此区域内的侧支循环血管最好用氩气刀凝固处理。

（2）进入肾前筋膜。相比于肾前、结肠系膜后区域，此平面为少血管区，向肾门区解剖直到发现肾静脉。

（3）在部分病人中，直接穿过结肠系膜（而不用游离结肠），肾静脉可以直接游离出来。

（4）左侧肾静脉可能有很多侧支循环静脉（图 34-7），解剖游离足够长的一段肾静脉用血管钳夹闭。只有在必要的时候才离断这些侧支循环血管，因为这些血管的血管壁十分纤薄，难以处理。

（5）游离肾静脉和胰腺。解剖出足够行肾、脾静脉吻合的距离就可以了。此区域的解剖游离很困难，应使用针尖电凝设备、小外科夹且仔细谨慎操作。此区域的肾静脉或其他静脉出血最好使用 Prolene 线联合垫片缝合。

（6）全身肝素化。如果有活动性出血应跳过此步骤，大部分出血都会在分流建立后自行停止。

（7）血管钳夹闭左肾静脉，一般在静脉前上侧。

（8）根据血管走行，吻合口一般位于脾静脉的根部（图 34-8A），更普遍的方式是在脾静脉的侧方（图 34-8B）。血管钳钳夹的位置是此手术中最有挑战性的细节之一，直接决定了能

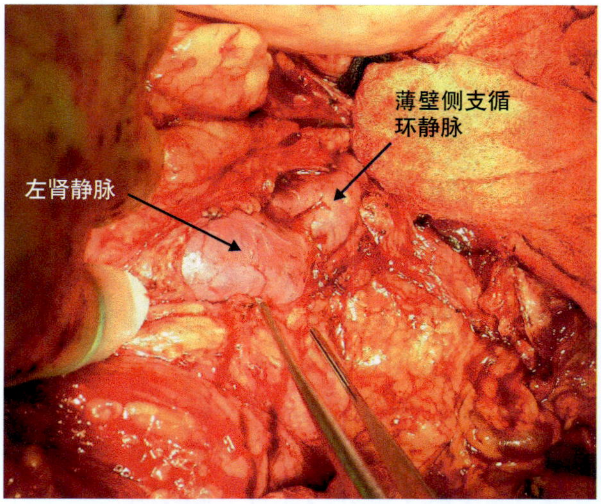

图 34-7　左肾静脉和来自肾上腺静脉的粗大侧支循环血管

否行简单的无张力吻合。如果做不到，那么应考虑使用连接移植静脉（如大隐静脉）。

（9）完成吻合口后壁，打“air 结”（类似于固定引流管时做桩打结的方式，译者注）固定保证吻合口扩张。成人应用 Prolene 线，儿童用 PDS 线缝合，检查来自脾静脉的汇入血流。脾切除术后血管内可能会生成血凝块，如果发生这种情况，应行取栓术，然后将吻合口的前壁缝好，留一个活结。

（10）先取掉肾静脉血管钳评估是否有出血，再放开脾静脉血管钳。

（11）用多普勒彩超和流向探头检查血流方向，血流一般为预计心排出量的 10%，尽管也可以很高（图 34-8C）。

（12）血流可以通过进一步的结扎侧支循环血管和（或）减少中心静脉压来增大。胃和食管的侧支循环血管在所有病例中都应该给予结扎。

（13）在脾静脉游离解剖的区域留置引流管，复测肠系膜静脉压力。

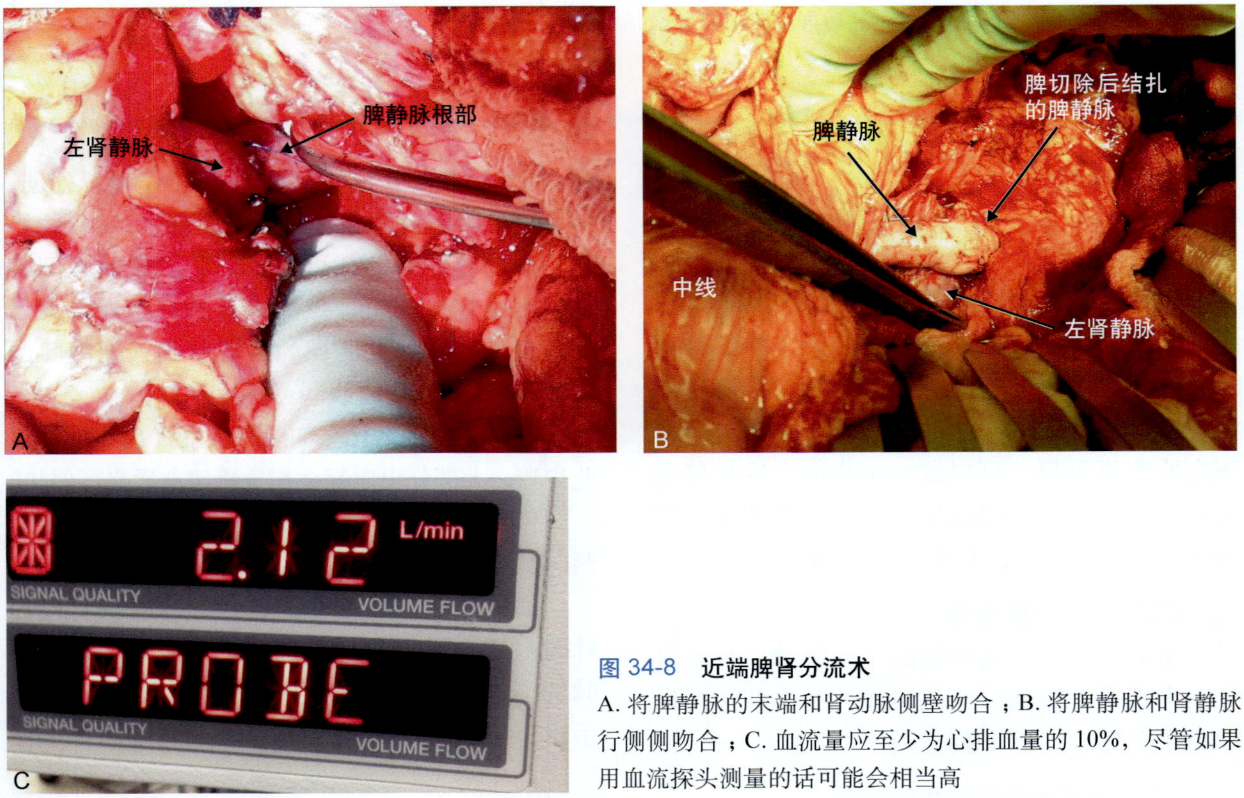

图 34-8 近端脾肾分流术

A. 将脾静脉的末端和肾动脉侧壁吻合；B. 将脾静脉和肾静脉行侧侧吻合；C. 血流量应至少为心排血量的 10%，尽管如果用血流探头测量的话可能会相当高

肠系膜下静脉肾静脉分流术

（一）适应证

大部分病人肠系膜下静脉（IMV）太细小，不能提供足够的分流血流。在部分有复杂肠系膜静脉闭塞性疾病的病人中，肠系膜下静脉会变得粗大，但在慢性阻塞性疾病中不会出现。这些病人应行脾切除术，如果脾切除术后肠系膜静脉压有明显的上升且没有更合适入路血管可用，肠系膜下静脉向左肾静脉分流是一个好的选择。

（二）手术重要步骤

- 确保肠系膜下静脉是粗大的（约为左肾静脉直径的 50%）且压力足够维持分流道通畅。测定肠系膜下静脉压力，确保不要损伤到静脉，否则，可能会影响通过分流道的血流。
- 如有可能，直接穿过结肠系膜游离左肾静脉，或者按脾肾分流术部分中描述的方法暴露左肾静脉。
- 左肾静脉可能有很多粗大的侧支循环血管（图 34-7）。离断足够的血管来置入血管钳，只有在必要的时候才离断这些侧支循环血管，因为这些血管的血管壁十分纤薄，难以处理。

- 标记肠系膜下静脉的流向来确保建立分流时方向无误。
- 静脉注射肝素。
- 在左肾静脉适当位置钳夹一把血管钳，有助于对齐血管及缝合吻合口。
- 结扎并切断肠系膜下静脉。检查血流，必要时取栓，尽量贴近胰腺用血管钳夹闭 IMV，保持血管对齐。
- 在肠系膜下静脉和左肾静脉间做吻合（图 34-9）。成人用 Prolene 线缝合，儿童用 PDS 线。先完成吻合口后壁，再次检查血流，用肝素盐水冲洗，留一活结让吻合口扩张。
- 移除肾静脉血管钳检查有无出血，再撤掉肠系膜下静脉的血管钳。
- 用多普勒超声和血流探头检查血流方向。可以通过进一步的结扎侧支循环血管和（或）减少中心静脉压来增大血流。

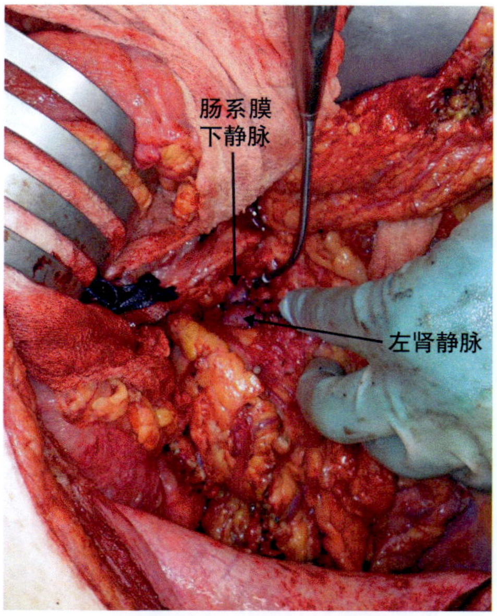

图 34-9　肠系膜下静脉和左肾静脉吻合

远端脾肾分流术

（一）适应证

- 严重的门静脉高压伴致命并发症；脾静脉必须是通畅的且脾不能过大；病人有顽固的血小板减少症（血小板计数 $< 35\times10^9$/L）且脾严重增大需行脾切除术。
- 有明显腹水的病人不应行选择性分流术，如远端脾肾分流。

（二）手术关键步骤

- 切断足够的胃短血管，暴露脾静脉和胰腺，尽量少做不必要的解剖和分离，用手代替镊子暴露术野。侧支循环血管最好用“不接触”技术、使用外科夹或 LigaSure 器械离断（图 34-4）。也可以打开横结肠系膜，沿肠系膜上静脉找到脾静脉。
- 游离脾结肠韧带，暴露左肾，此区域内的侧支循环血管最好用氩气刀凝固处理。
- 进入肾前筋膜，相比于肾前、结肠系膜后区域，此平面为少血管区，向肾门区解剖直到发现肾静脉。
- 如果直接穿过横结肠可以暴露脾静脉，那么穿过结肠系膜（而不用游离结肠）就可以把肾静脉直接游离出来。如果需要大范围游离肾静脉或脾静脉，则不推荐此种方法。
- 左侧肾静脉可能有很多侧支循环静脉（图 34-7）。解剖游离足够长的一段肾静脉用血管钳夹闭。只有在必要的时候才离断这些侧支循环血管，因为这些血管的血管壁十分纤薄，难以处理。
- 游离足够长的脾静脉到达肾静脉，在解剖中用弹性血管带悬吊脾静脉，简便操作。用弹性血管带轻柔牵拉脾静脉，更好地暴露脾静脉的分支。

（1）针尖样电凝设备有助于精细解剖，用电凝设备或小血管夹处理分支静脉，在小静脉上打结容易撕裂静脉导致出血。

（2）如果损伤到脾静脉，先轻压脾门，使脾静脉减压，再去缝补静脉（更常见的是用垫片缝合）。

（3）在一小部分病人中，做不到将脾静脉和胰腺安全地分离开。及早决定手术能否继续，然后换另一种手术方法。

（4）游离需要的脾静脉能够行无张力吻合就足够了。游离胰腺能拉紧脾静脉和肾静脉的距离，减少需要游离的脾静脉的长度。

- 全身肝素化。如果有活动性出血应跳过此步骤，大部分出血都会在分流建立后自行停止。

■ 结扎并离断脾静脉中部，可以用丝线结扎或外科夹来加强闭合。

■ 在脾侧脾静脉夹一把小血管钳（Heifetz 钳或哈巴狗血管钳），确保钳子不会扭曲静脉边缘。

■ 用血管钳夹闭左肾静脉，一般在静脉的前上侧。

■ 完成吻合口后壁，打“air 结”（类似于固定引流管时做桩打结的方式，译者注）固定保证吻合口扩张。成人应用 Prolene 线，儿童用 PDS 线缝合，检查来自脾静脉的汇入血流并用肝素盐水冲洗，然后将吻合口的前壁缝好，留一个活结。

■ 先移除肾静脉血管钳，检查有无出血，再移除脾静脉血管钳（图 34-10）。

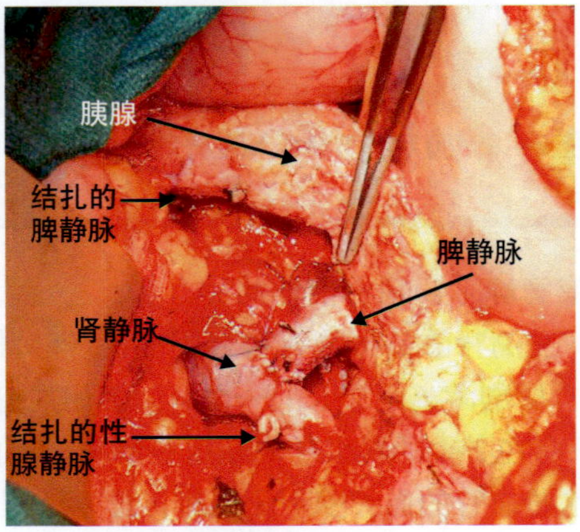

图 34-10 远端脾肾分流术

■ 用多普勒超声和血流探头检查血流方向，血流量一般为预计心排血量的 10%，尽管也可以很高。

■ 结扎其他的门体静脉侧支循环血管，这些血管位于脾周围、胃和食管，简单地用外科夹夹闭它们就够了。

■ 在脾静脉解剖区域留置引流管。

■ 用超声随访。如果超声检查看不到分流道，做包括肠系膜血管重建的 CT 扫描或腹部磁共振（图 34-11）。

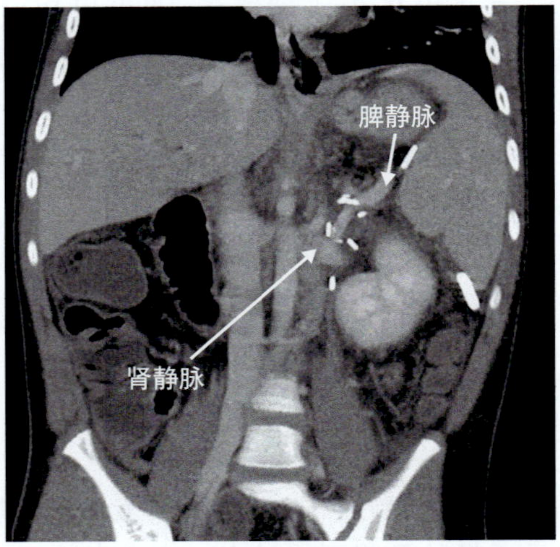

图 34-11 患儿在 CT 上显示的通畅的远端脾肾分流

肠系膜静脉－肝门静脉左支分流术

（一）适应证

■ 严重的门静脉高压伴致命的并发症。

■ 门静脉血栓栓塞，但肠系膜上静脉（或脾静脉）和肝内门静脉通畅，包括肝内门静脉左右支的交界部。

■ 病人有顽固性血小板减少症（血小板 ＜ 35×10^9/L），巨脾需行脾切除术。

■ 肠系膜－门静脉左支分流术恢复了正常的生理学功能，据报道，此手术可改善肝功能和消化功能。

■ 此手术须静脉旁路移植，颈静脉比较好。

■ 有时肝内门静脉可能不足以行吻合术，应准备替代分流手术。在判断肝内门静脉通畅且适合行吻合术前，不应先行获取旁路移植静脉。

（二）手术关键步骤

■ 沿肝圆韧带解剖进入 Rex 隐窝，用针尖电凝器械和小外科夹离断肝内小血管，暴露足够长的 2 段和 3 段的肝门静脉，用来置入侧壁血管钳和创建吻合。

■ 用术中超声确认此静脉的通畅性，如果用无创检查觉得欠通畅的话，应行静脉造影。

■ 暴露肠系膜上静脉。在结肠系膜内，找到中结肠静脉，沿中结肠静脉朝着肠系膜根部解剖，会发现很多侧支循环静脉，用外科夹和 LigaSure 设备离断这些血管。

■ 暴露足够长的肠系膜上血管，有助于后续上血管钳和创建吻合（图 34-12）。

■ 确认两支静脉都适合行 meso-Rex 分流术后，取旁路移植静脉。颈内静脉是较好的选择。

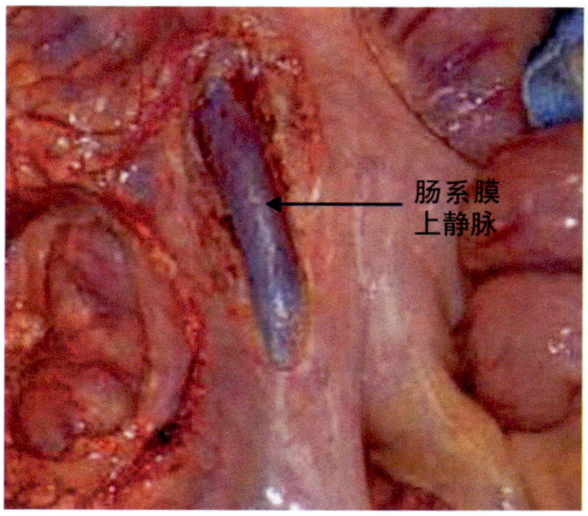

图 34-12 **解剖肠系膜上静脉为 meso-Rex 分流术做准备**

- 全身肝素化。
- 在 Rex 隐窝内，用侧壁血管钳夹闭肝 2、3 段肝门静脉，也可以用小的 C 形血管钳或小萨氏钳。
- 肝门静脉和旁路移植静脉端进行吻合，在吻合口留活结，松开肝门静脉血管钳，修补出血处。
- 用肝素盐水冲洗旁路移植血管，确认血管通畅，血流低阻力。在靠近吻合口处上血管夹，不要影响旁路移植静脉的位置，同时确保旁路移植桥静脉内没有柱形的血液积存。
- 旁路移植静脉在胃窦、幽门区之前或之后走行，穿过横结肠系膜的隧道，贴近肠系膜上静脉走行。
- 确认旁路移植静脉的长度，测量时应确保肝处于正常解剖位置（没有牵拉）。
- 在旁路移植静脉和肠系膜上静脉之间行端侧吻合，一般两者间呈 45° 夹角，在完成吻合前检查肠系膜上静脉内的血流。
- 在确保肝内 / 旁路移植静脉内没有血凝块之前，先松开肝门静脉侧血管钳，让旁路移植静脉膨胀，夹闭吻合口直至出血停止。
- 松开肠系膜上静脉的血管钳（图 34-13）。
- 在吻合口做一个小活结。
- 用多普勒超声和血流探头检查血流，血流量一般能达到心排血量的 15%，尽管有时可以非常高。
- 结扎其他的门体静脉侧支循环血管，这些血管位于脾周围、胃和食管，简单地用外科夹夹闭它们就够了。
- 用超声检查来复查能够早期发现旁路移植静脉内的血流变化，对于及早行血管介入和分流道修复是很重要的。

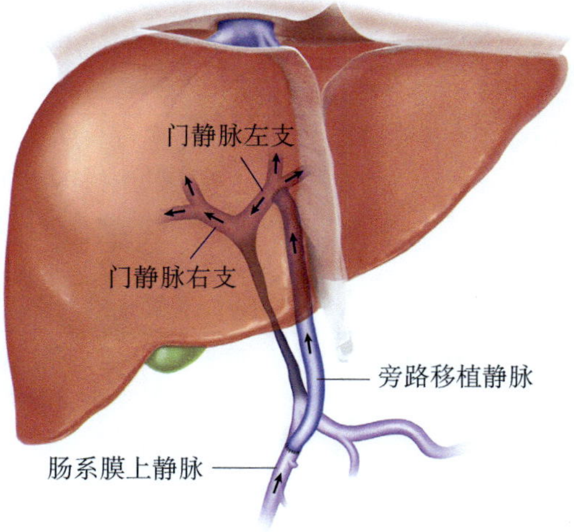

图 34-13 **肠系膜上静脉 - 门静脉左支分流术**

其他分流手术

- 门静脉高压手术需要有针对独特的病人情况的创新术式和根据术中发现改变手术方式的决心。
- 应考虑前文详述的众多手术方式变化。粗大曲张的静脉优势也适合创建分流，这些血管的血管壁菲薄，需要谨慎小心应对。如粗大的胃左静脉可以在 Rex 隐窝内用来和肝门静脉吻合和（或）肝后下腔静脉吻合行 Inokuchi 分流术（图 34-14）。

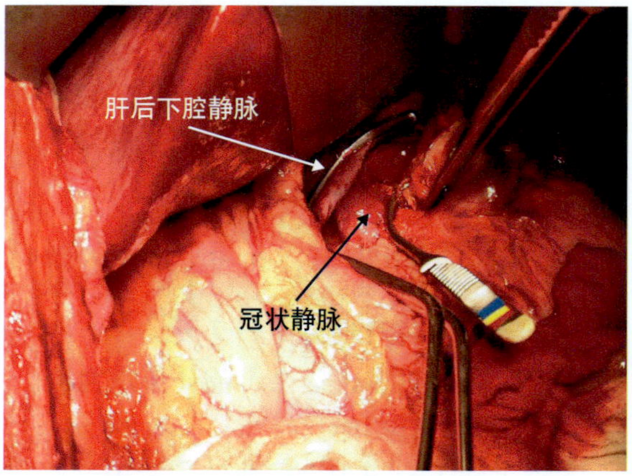

图 34-14 **粗大的冠状静脉（胃左静脉）可以和肝后下腔静脉吻合（Inokuch 分流术）**

经验与教训

病人选择	①评价肝功能，大部分病人有肝硬化 ②非硬化性门静脉高压：病人一般只有巨脾的症状且有出血病史 ③许多儿童有脐静脉导管
影像学检查	①有肠系膜血管血栓的病人需行凝血功能检查 ②动脉和静脉的磁共振或 CT 可以很好地显示解剖结构
成人手术适应证	①一项致命的门静脉高压并发症 ②没有可以作为长期解决方案的血管介入治疗方法 ③残留肝功能，如果有肝硬化不处在失代偿期 ④巨脾，显著的血小板减少症或严重的腹痛极大影响生活质量
儿童手术适应证	①两项致命的门静脉高压并发症 ②巨脾或严重的血小板减少症影响生活质量 ③没有可作为长期解决方案的血管内治疗解决方法
手术决策	①手术计划会根据术中发现随时更改 ②术中测量肠系膜静脉压力帮助手术决策
脾切除术	①尽量减少不必要的解剖 ②使用外科夹、氩气刀和 LigaSure 器械实现“不接触”技术 ③早期用外科夹夹闭脾动脉 ④组织切割闭合器横断脾门
近端脾肾分流术	①脾切除术后行分流术 ②打开肾前筋膜找到肾静脉，解剖出足够长的肾静脉，钳夹血管钳 ③用 Prolene 线联合垫片缝合修补损伤的静脉 ④全身肝素化 ⑤通过结扎其他的侧支循环来增大分流道的血流量
肠系膜下静脉 - 左肾静脉分流术	①一般来说肠系膜下静脉太细小，不足以给肠系膜系统减压 ②应用于肠系膜静脉闭塞疾病 ③直接通过结肠系膜游离左肾静脉
远端脾肾分流术	①解剖足够长的脾静脉能够靠近肾静脉 ②解剖足够长的肾静脉能够用来夹闭 ③结扎竞争性的侧支循环血流来增大分流道的血流量
肠系膜上静脉 - 肝门静脉左支分流术	①恢复正常的肝血流 ②颈静脉是理想的选择 ③术前和术中要确认肝内门静脉是否通畅 ④在确认此手术可行之前，不要先取旁路移植静脉 ⑤全身肝素化 ⑥在摆放旁路移植静脉时应确保肝在正常的解剖位置上

五、术后护理

- 一般的住院时长为 3 ～ 7 天。
- 避免容量过多，这会影响分流道血流。
- 仔细监测肝功能。
- 许多病人会出现术前血栓，对于这些病人应考虑术后分次或不分次地使用肝素。病人出院时应给予全身抗凝治疗。
- 所有脾切除病人须术后服阿司匹林。如果病人血小板计数超过 300×10^9/ L，无论是住院病人还是门诊病人都应行 3 个月或更长时间的全身抗凝治疗。
- 不需要鼻胃管和节食的病人能够恢复的更快。
- 出院前应行腹部超声确认分流道的通畅

性，如果看不到分流道应根据情况行进一步的影像学检查。

- 术前有腹水的病人需继续行数周利尿治疗。
- 病人出院后应按照固定的时间行内镜检查有无门静脉高压造成的静脉曲张，以及分流道的影像学检查，复查应持续多年。
- 早期的诊断并通过介入放射技术早期干预有利于分流道的长期通畅。

六、预后

- 据报道患儿中有极好的长期生存率，然而必须通过对分流道内血流异常改变的持续的监控和早期的干预，才能保持分流长期通畅。
- 成人预后的数据较少，成年病人往往有多种复杂疾病，包括高凝状态。
- 在精心护理下，这些病人中因门静脉高压并发症导致的死亡是很罕见的。

七、并发症

- 肝坏死。
- 分流道血栓。
- 出血。
- 脾切除病人的血小板增多症。
- 胰瘘。

第四部分

胰腺外科

第 35 章　胰腺的超声内镜检查

Anand R. Gupte　Disaya Chavalitdhamrong　Mihir S. Wagh

一、定义

内镜超声（EUS 或超声内镜检查）是一项将高频超声传感器和内镜相结合的内镜操作。

超声内镜是一种倾斜观察的内镜，超声探头位于其尖端，向周围组织发射高频声波。此检查能以独特的视角观察胃壁、周围器官和血管。

二、背景

Eugene DiMagno 医生在 20 世纪 80 年代第一次介绍了内镜超声。起初超声内镜是放射性的，检查的范围是以内镜为轴的垂面，类似于 CT 检查，提供 360° 图像。1991 年，一种凸面线阵超声内镜问世，这些线阵超声探头平行于内镜的长轴进行扫描，便于行细针吸引（FNA）和多种介入治疗。

在过去的 20 年，超声内镜发展成为胰腺检查不可或缺的一项手段。超声内镜可用于多种胰腺疾病如胰腺实性肿块、胰腺囊性病变和急慢性胰腺炎的检查、诊断、分期和治疗。

目前，有两种类型的超声内镜：放射型和线阵型。两种超声内镜能提供消化道腔内、邻近器官、淋巴结和血管结构的高分辨率图像；同时配备彩色多普勒模块，可以清晰地鉴别血管结构并帮助医生对胰腺肿瘤行血管分期。

超声内镜是一项安全的检查手段，并发症罕见且多与治疗性操作相关。超声内镜引导下细针穿刺吸引（EUS-FNA）的并发症包括出血（0 ～ 1.3%）、穿孔（0 ～ 0.4%）、感染（0.3%）和胰腺炎（1% ～ 2%），菌血症的风险较低。除非行超声内镜引导下胰腺囊性病变的细针抽吸，否则不建议术前应用抗生素。肿瘤播散的风险明显低于经皮穿刺，目前报道仅出现 4 例。

三、胰腺病变和超声内镜的发现

胰腺肿瘤通常表现为胰腺正常回声质地内出现的不规则高回声或混杂信号区。在胰腺癌的病人中，可以发现肿瘤侵犯邻近血管（肝门静脉、脾静脉和肠系膜上静脉、腹腔干、脾动脉和肠系膜上动脉），胆总管和十二指肠。另外，还能发现腹水、腹腔干和胰腺周围的淋巴结，肝上的转移灶。

胰腺囊肿分为非肿瘤性的囊肿和肿瘤性的囊肿。超声内镜检查结果应结合临床印象、超声内镜形态学标准和囊液分析的结果来判读，进而确定囊肿来源并指导下一步治疗。恶性可能性大的囊肿的形态特征包括不规则或增厚的囊壁，囊壁呈结节状或内有实性肿物，囊肿直径大于 3cm 或随访过程中肿瘤直径持续增大。

超声内镜能协助确定胰腺炎的病因，包括胆囊及胆道结石（也包括泥沙样结石）、胰管结石、胰腺囊肿（假性囊肿或肿瘤）、壶腹肿瘤、胰腺分裂症、慢性胰腺炎改变和胰腺肿物。

超声内镜对于慢性胰腺炎的细微变化很敏感，可以显示胰腺实质的细节，如早期纤维化、钙化和胰管改变。根据是否符合慢性胰腺炎超声内镜诊断标准来诊断慢性胰腺炎（Rosemont 分级），包括胰腺实质的回声特征、局部增强回声（条索状）、分叶性、囊肿形成和胰管特征性改变（主胰管壁增强回声、主胰管结石、主胰管走行不规则、管径扩张和分支胰管扩张）。

四、其他诊断方法

在 20 世纪 80 年代，内镜超声经过发展克服了腹部超声和 CT 检查对胰腺扫查的局限性。

内镜超声可以提供胰管和胰腺实质的高分辨率图像，并且能通过内镜逆行胆管造影技术（ERCP）作胆管成像的补充。

内镜超声被认为是检查胰腺肿瘤最敏感的

影像学检查方法之一，并且在通过细针穿刺获得组织活检方面具有独特优势。超声内镜的灵敏度在 93% ～ 100%，CT 检查则在 53% ～ 92%。

内镜超声引导下细针穿刺与 CT 引导或单纯超声引导相比，被证明是在准确性相仿（内镜超声 76% 对单纯超声 /CT 81%）的同时更安全的一种技术。内镜超声引导下的细针穿刺诊断胰腺癌的敏感度大于 90%，准确度大于 95%。

五、外科治疗

（一）术前计划

- 超声内镜检查之前应行血常规、电解质和凝血功能检验。病人在行超声内镜引导下的细针穿刺前应停用抗凝和抗血小板药物或使用肝素行过渡性治疗。
- 术前夜间 12 时以后病人应禁食、禁水。
- 只有行超声内镜引导细针穿刺胰腺囊性占位时才推荐术前预防性使用抗生素。
- 此操作一般在镇静或有监护的麻醉下进行，这取决于病人有无其他并存疾病。

（二）体位

行胰腺内镜超声检查时，病人一般取左外侧卧位，与行食管、胃、十二指肠镜（EGD）检查的体位相似。

如果术前计划是引流收集胰液，应选择俯卧位，有助于行 X 线透视避开骨骼结构的干扰；此体位也有助于 ERCP 检查（如需要）的进行。

食管进镜

内镜超声是倾斜的内镜视角，这样咽部的进镜就几乎是盲目的或仅有部分视野。超声内镜尖端先下弯曲插入咽部，在达到咽部后利用上下调节轮将尖端伸直，插入食管时需稍微顺时针转动，此处操作应小心，如果暴力进镜有因解剖变异导致穿孔的可能。

胃内操作

胃内操作是为了检查胰体、尾部。

超声内镜探头置于贲门远端，定位腹主动脉。

- 放射型内镜超声　主动脉是圆形的无回声的阳性多普勒信号结构。充起气囊，将腹主动脉置于 6 点钟方向，超声内镜被动前进。膈脚是环绕主动脉的低回声结构，随着进镜，膈脚消失，腹腔干在腹主动脉 12 点钟位方向出现后迅速分支为肝总动脉和脾动脉，看起来像是“鲸鱼尾”。继续沿此方向进镜就可以看到胰体部和它标志性的“盐和胡椒”外观，胰腺深部是典型的无回声的多普勒阳性的球杆头部（高尔夫球杆征），显示的是脾静脉和肝门静脉的交汇处（图 35-1）。顺时针旋转的同时逐渐向外退镜，来显示胰尾部。起初左肾可以在胰腺下方显示，超声表现为一个低回声的椭圆状结构，且皮质为低回声，髓质为高回声。接下来屏幕右侧可见的低回声的结构是脾，可见脾动、静脉进入脾门。这样就完成胰体、尾部的检查（图 35-2）。从这个区域，操作者翻转并逆时针旋转镜头，同时逐渐进镜，可以看到胰颈部图像。
- 线阵型超声内镜　进镜方法和放射型内镜相似。超声内镜镜头置于贲门部，然后顺时针旋转镜头确定主动脉，呈从右至左向下倾斜的线状结构。可见膈脚，膈脚消失时可见腹腔干

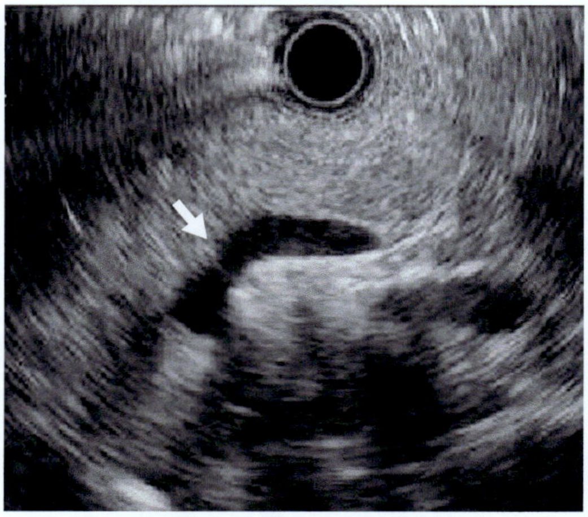

图 35-1　放射型超声内镜观察胰体（白色箭头标出脾静脉和肝门静脉的交汇处：“高尔夫球杆征”）

起自腹主动脉（图 35-3），追踪腹主动脉直至其分成肝总动脉和脾动脉，肠系膜上动脉可见发于腹主动脉，在腹腔干的远端。在腹腔干分叉处的上方轻轻向下调节旋钮（超声内镜尖端向上），指向胰腺，通过缓慢地顺时针旋转并退镜可以看到胰尾和脾门，操作者随后翻转内镜观察胰颈。不同于放射型内镜的进退都是被动的，使用线阵型内镜时，经常缓慢顺时针或逆时针旋转是很重要的。

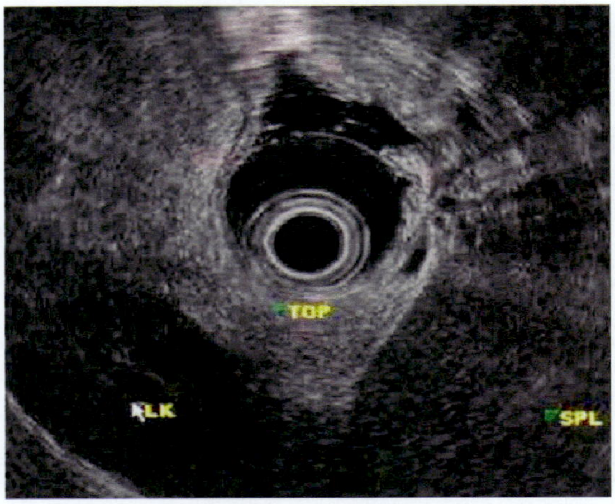

图 35-2 放射型超声内镜观察胰尾部
TOP. 胰尾；SPL. 脾；LK. 左肾

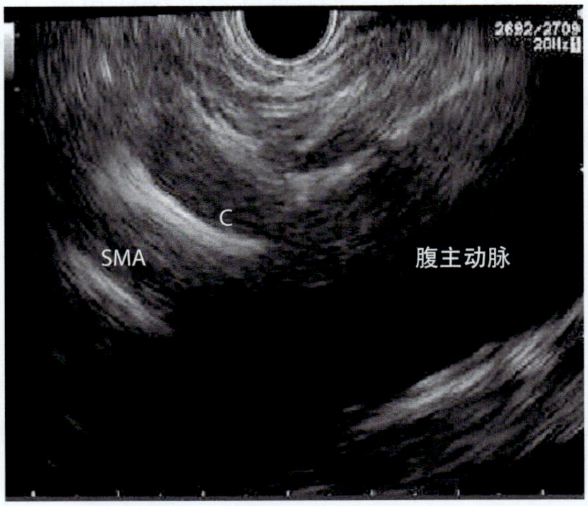

图 35-3 线阵型超声内镜在腹腔干平面的腹主动脉影像
由于血管内反射声波的能力较差所以呈深色区域。C. 腹腔干；SMA. 肠系膜上动脉

十二指肠内操作（十二指肠球部、壶腹部和远端）

通过十二指肠球部检查胰头、壶腹部区及壶腹部远端十二指肠（图 35-4）。

■ 放射型超声内镜 轻柔地进镜，穿过胃，在超声内镜下看到幽门。之后内镜前端翘起穿过幽门,操作者向着自己的方向推动大旋钮（“落日征”）。在十二指肠球部内给气囊充气，然后开始内镜超声检查。肝在 11 点钟方向，胰腺在 6 点钟方向，肝门静脉是一个左上斜向右下的管状结构。十二指肠的低信号区代表肌层，是一个向下的低回声带。胆管是从肝走行到十二指肠的无回声管状结构，在探头和肝门静脉之间。边顺时针旋转边向下进镜沿胆管追踪至壶腹部，逆时针旋转同时退镜可以看到肝门部胆管（分叉处）。在此平面，胰管有时可以看到，稍微上下移动镜头能够获得足够的胰管影像。下一个观察胰头的位置是十二指肠壶腹部。超声内镜穿过十二指肠第二段，然后稍稍后退，位置类似于行 ERCP 术，可以看到十二指肠大乳头然后给气囊充气，在此位置上胰腺呈新月形。随着探头前后移动，显示胆管和胰管穿过十二指肠壁，同时在胰管上方可见胆管的断层影像。如果需要更详尽地观察壶腹部，可以通过静脉滴注胰高血糖素，在十二指肠肠腔内冲入盐水减缓十二指肠的运动，继续进镜至十二指肠乳头远端可以看到钩突（图 35-5）。将大旋钮推向术者方向，尽可能多地向上翘起内镜

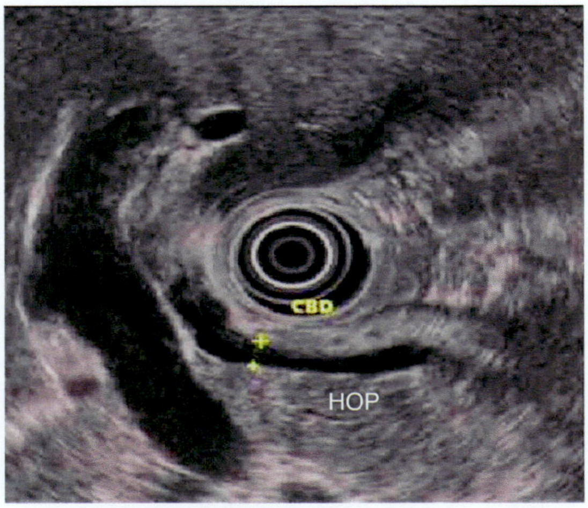

图 35-4 放射型超声内镜观察胰头（CBD. 胆总管；HOP. 胰头）

头部并将左右旋钮锁定在右侧。缓慢逆时针旋转并退镜看到腹主动脉，可能会显示纵向的外形，逐步变成椭圆形，最后变成圆形。下腔静脉可见于腹主动脉上方或被探头挤压。胰腺可以在腹主动脉右侧看到。

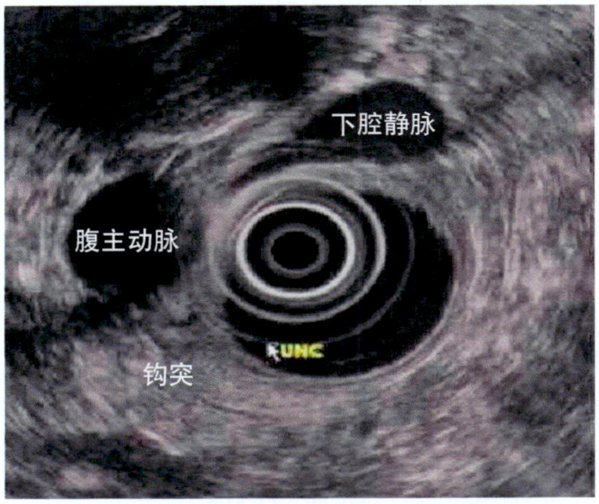

图 35-5 **放射型超声内镜观察钩突，肠系膜上动脉（SMA）很难看到**

■ 线阵型超声内镜 顶部的图像操作和放射型内镜相似。内镜穿过胃到十二指肠球部，微微向下弯曲探头可以看到球部的顶端，探头放于十二指肠球部顶端，轻微逆时针旋转并向上弯曲，可以看到肝门静脉。在探头和肝门静脉之间可以看到胆管，可以通过双向旋转探头追踪胆管走行。胰管也能在胆管下方看到，可能需要上下弯曲或旋转探头来看到胰管全貌。对于线阵型内镜，气囊并不是像放射型内镜一样是必需的。检查壶腹部的方法和原则与放射型内镜相似。镜头垂直于十二指肠乳头，就能看到壶腹部。十二指肠乳头在 6 点钟方向，可看到胰胆管的纵行影像。轻柔旋转，缓慢后退直到看到肝门静脉汇合部。钩突的检查需要通过进镜头至乳头远端然后将镜头拉直。通过轻柔旋转内镜定位腹主动脉，一旦找到腹主动脉，将镜头顺时针旋转找到胰腺，然后边退镜边旋转，直到再次看到肝门静脉交汇部。

超声内镜引导下细针穿刺

超声内镜（EUS）引导下细针穿刺（FNA）使用线阵型超声内镜，可以提供细针在靶区的实时超声影像。穿刺设备包括穿刺针、针鞘、针芯、手柄。穿刺针分多种型号：标准型、19G、22G 和 25G。22G 和 25G 的穿刺针一般用来检测十二指肠内病变，因为内镜成锐角或套叠后很难将大于 19G 的穿刺针伸出来。吸引所用注射器一般与穿刺设备配套使用，且置于同一包装内。

■ 通过线阵型超声内镜获得病灶部位图像，通过调节上下旋钮，有时也需要左右旋钮尽量缩小内镜与病灶的距离。

■ 行多普勒彩超来确定：①病灶区域无血管；②在穿刺路径上无干扰血管。

■ 穿刺设备穿过超声内镜内通道，锁紧鲁尔接口，将针鞘缓慢伸出内镜，并经内镜确认位置。

■ 通过屏幕上的测距组件测量针鞘尖端与病灶中心的距离，有助于估算合适的进针深度。

■ 穿刺针在实时超声影像的引导下向病灶穿入，一旦穿刺针进入病灶，随即拔除针芯，将抽吸注射器连接到穿刺设备上，然后抽吸。

■ 如果抽取的是囊性病灶，在抽取囊性病灶完毕后，取下注射器，将针尖退入针鞘。随后整体拿出穿刺设备，行囊液检验。在实际应用中，囊液一般需行细胞学、癌胚抗原（CEA）和淀粉酶含量检测。

如果抽取的是实性肿物，应快速而有力地前后摇摆针尖，伴或不伴吸引，使针道在病灶内呈扇形，获得尽量多的组织行细胞学检查，几次操作之后，停止吸引，将针尖退入针鞘，整体移出。穿刺针内组织随即行细胞学检查，建议在手术期间有细胞学家在场，能够现场立即做出细胞学评估，这样可以减少 FNA 穿刺针穿刺的次数，得到更多的 FNA 诊断结果。

内镜超声在良性胰腺疾病中的评估作用

正常的胰腺组织为均质斑驳回声伴光滑轮廓。胰管位于胰腺实质内，典型的纤细、光滑、无回声且无多普勒信号的表现。从胰头到胰尾，胰管直径逐渐变小。正常的胰管在胰头、胰体和胰尾的直径分别为 3mm、2mm、1mm。对胰腺良性肿瘤的超声内镜检查方法如前所述。

（一）急性胰腺炎

除了钙化灶，慢性胰腺炎的表现在急性胰腺炎中都会出现（如囊肿、胰管内壁凹凸不平且扩张、条索状影）。因此，建议在急性胰腺炎发作 4 ～ 6 周或之后再行超声内镜检查。

胰腺可表现为正常或弥漫性增大，正常回声或在胰腺炎水肿时呈低回声影。在一些情况下，能够鉴别水肿型胰腺炎和坏死型胰腺炎，坏死型胰腺炎表现为局限性低回声肿块伴或不伴条索状回声。

（二）慢性胰腺炎

慢性胰腺炎的超声内镜表现根据 Rosemont 标准将胰腺实质和胰管特征分为主要标准和次要标准。主要标准包括强回声光点伴声影，蜂窝状小叶和主胰管结石；次要标准包括囊肿、无声影的光点、无邻近小叶的分叶状结构、主胰管或分支胰管扩张、管壁凹凸不平、管壁高回声或条索状回声。

（三）自身免疫性胰腺炎

自身免疫性胰腺炎，胰腺表现为正常大小或增大呈香肠状，偶尔可见低回声肿块，可能与腺癌很难鉴别，也可观察到高回声的条索状影或小叶形成。因此，明确诊断须对胰腺实质行肿块活检或细针抽吸（FNA）或对壶腹部行活检。

超声内镜在评估胰腺囊性疾病中的应用

胰腺囊性肿瘤

胰腺囊性肿瘤（图 35-6A ～ C）可以分为肿瘤性的 [浆液性和黏液性囊腺瘤、导管内乳头状黏液腺瘤（IPMN）或实性假乳头状瘤伴囊性变] 和非肿瘤性的胰腺囊肿（真性囊肿、潴留性囊肿、假性囊肿或淋巴上皮囊肿）。两者的鉴别很重要，因为非肿瘤性囊肿可以安全地监控，无症状可以不用处理。肿瘤性囊肿，特别是有很大恶性倾向的，应考虑行切除手术。超声内镜检查可以看到肿瘤的大小、形状、形态学特征、与胰管的关系和对邻近器官有无侵犯。还能帮助评估囊壁（结节、增厚）和囊内结构（如碎片或分隔）。上文叙述了超声内镜引导下的 FNA 技术。如果胰腺囊肿为多囊的，应将最大的囊腔作为目标。如果有腔内结节（提示更高的恶性可能），抽吸囊液和对结节活检应分别进行。癌胚抗原（CEA）高于 192ng/ml 被认为是判断黏液性病变的一个有用但不敏感的标志。

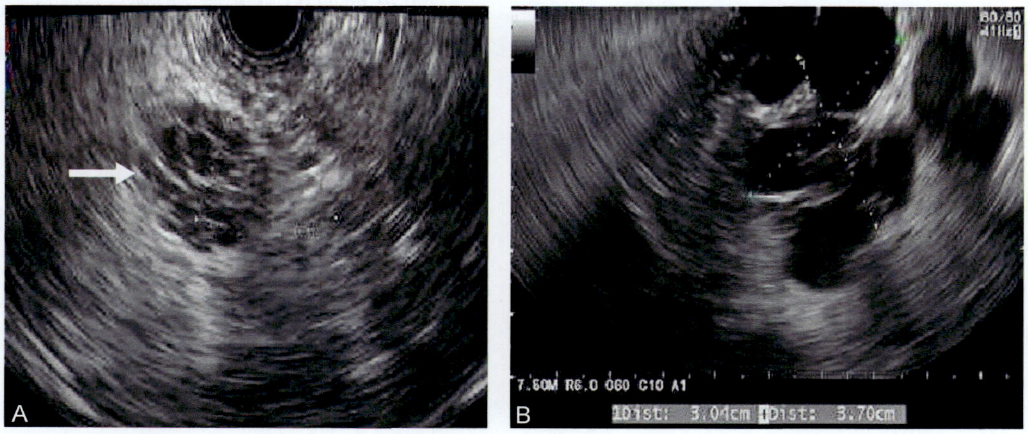

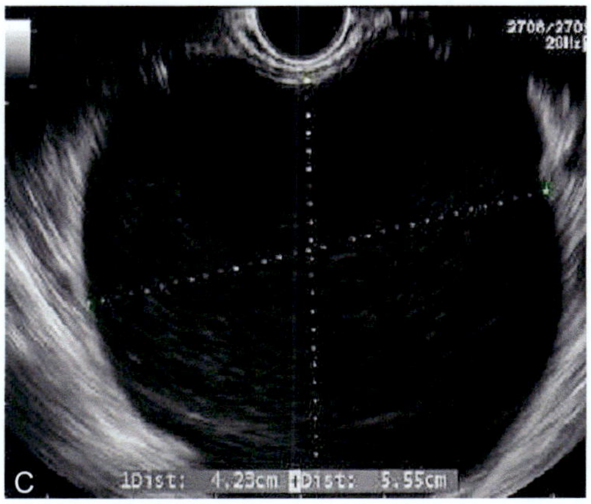

图 35-6　胰腺囊性疾病内镜超声图像
A. 浆液性囊腺瘤（白色箭头标注）；B. 黏液性囊腺瘤；C. 假性囊肿

内镜超声在评估胰腺肿物方面的作用

超声内镜在评估胰腺肿物方面作用很大（图 35-7），可以提供病理上的诊断，同时给疾病分期。胰腺肿块型病变可以分为恶性的（腺癌、淋巴癌、其他少见肿瘤）和良性疾病（慢性胰腺炎或自身免疫性胰腺炎）。对于良恶性疾病的鉴别很困难，在一些情况下，手术切除可能是唯一确定诊断和治疗的方法。对胰腺肿块进行 FNA 术的方法上文已详述（图 35-8）。获得细胞学诊断前穿刺标本的次数备受争议，但对于胰腺肿物穿刺 7 次被认为是一个较理想的次数，让细胞学家在手术现场直接检查是很重要的。每次穿刺的针道都应该有所改变，这样能在病灶内部扇形取样，获得最多的细胞学标本。在每次细针穿刺后将标本转印在玻片的过程中，应保持吸引力，让组织紧贴针头。然而，之前 Wallace 做了相关研究表明，这种吸引力实际上会让标本被血染得更加严重而且并没有提高诊断的准确性，尽管这是一项关于恶性淋巴结病穿刺吸引诊断技术的初步研究，但其结论仍值得借鉴。虽然我们评估的是胰腺肿块的情况，包括肿物位置、病灶大小和邻近血管的关系等，但如果看到异常淋巴结，则应首先评估淋巴结。用不同类型的穿刺器械来对胰腺肿物和可疑的转移灶行 FNA，有助于降低肿瘤种植转移的风险。

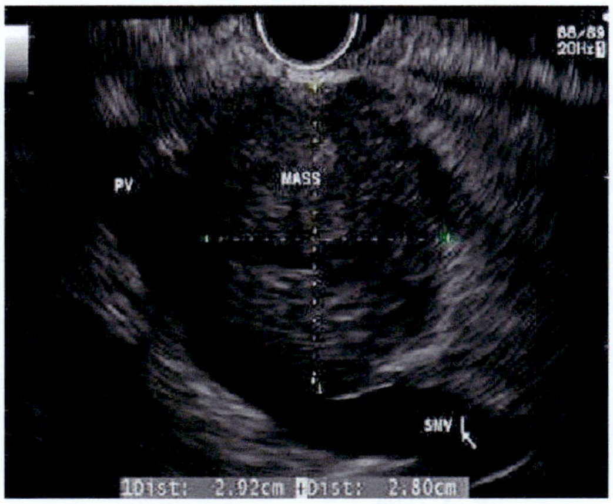

图 35-7　胰腺肿物的超声内镜图像

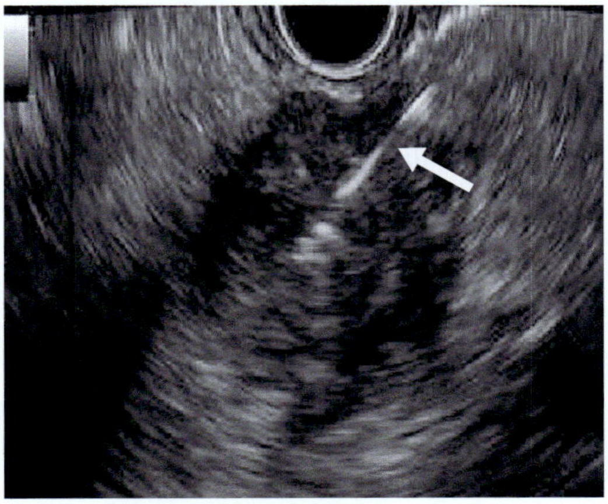

图 35-8　胰腺肿物 FNA
条状白色直线（白色箭头）是穿刺针，位于低回声边界不规则的肿块之内

超声内镜对胰腺疾病的介入治疗

(一)局部晚期胰腺肿瘤的细针穿刺注射治疗

内镜超声引导下的细针注射(EUS-FNI)抗肿瘤药物之前已被报道过。最近研究表明,TNFerade 通过 EUS-FNI 技术注射 TNFerade 药物(生物治疗药物,一种可以产生肿瘤坏死因子 α 的腺病毒载体),为局部晚期胰腺癌病人的治疗带来希望。注射 TNFerade 药物不会影响接下来的手术切除,进行 EUS-FNI 的操作方法类似于 FNA。

- 肿瘤通过线阵型超声内镜定位,用 22G 穿刺针穿入肿瘤,同时用多普勒彩色超声确定不会误伤血管。
- 穿刺针缓慢拔出的同时将药物缓慢注射进去。
- 不完全将穿刺针拔出肿瘤,然后将针换一个角度再次穿入肿瘤,呈扇形注射。标准的 TNFerade 注射量是 2ml。

(二)胰管引流

ERCP 通常是胰管梗阻减压治疗的首选方法,但是当 ERCP 不成功时,一般只能选择手术。最近,当 ERCP 做不了时,提倡使用超声内镜引导下的胰管引流术解决此类问题。

- 超声内镜引导下的胰管引流既可以通过胃及十二指肠腔,也可以从十二指肠乳头入路完成。
- 通过胃或十二指肠球部找到胰管,用 19G 针穿刺,注入造影剂使胰管显影。
- 将一导丝顺行插入胰管,允许导丝盘卷着通过乳头孔进入十二指肠。
- 将穿刺道初步撑开,可以用 ERCP 导管、球囊或撑开器。
- 将 5 ~ 7F,足够长能从胃或十二指肠伸到主胰管的支架,然后通过乳头,置入十二指肠。
- 有些病例中,可使用经乳头汇合法。如前所述,将导丝置入十二指肠,将超声内镜换成十二指肠镜。或是沿着导丝,或是将导丝退入内镜,将附件越过导丝帮助行胰管置管术。再行内镜下逆行胰管造影(ERP)。

(三)腹腔神经丛阻滞术和神经毁损术

慢性胰腺炎和胰腺癌的疼痛一般是由交感内脏神经的传入纤维通过腹腔神经丛中转,在 $T_{5\sim9}$ 水平传入脊髓。腹腔神经丛由位于腹腔干水平,腹主动脉前侧方的神经节组成。腹腔神经丛毁损术(CPN)是指用乙醇消融腹腔神经丛。阻滞术(CPB)是指用类固醇或麻醉药(如布比卡因)暂时性地镇痛。CPN 和 CPB 的技术相同。

- 病人给予镇静药,取左侧卧位。
- 术中或术后应静脉滴注生理盐水,防止出现低血压。
- 建议使用广谱抗生素,如环丙沙星。特别是术中使用类固醇的病人,因为有文献报道 CPB 术后出现胰周脓肿的病例。
- 用线阵型超声内镜在贲门处找到腹主动脉,然后通过逆时针旋转寻找腹腔干的发起点,脾动脉和肝总动脉的分叉处。腹腔神经节的超声表现是腹腔干发起点上前侧的微小低回声的结构。
- 手术可以使用 22G 或 19G 的穿刺针,或者专用的 20G 多孔喷雾针 (EUS-20-CPN, Cook Endoscopy,Winston Salem, NC) 。腹腔神经丛毁损针可以用很小的压力将溶液均匀播散到一个很宽的区域。退出针芯,推射盐水排净空气,在腹腔干发起点前上方用针尖穿透胃壁。回抽无血保证没有误伤血管。
- 先注入 5ml 0.25% 的布比卡因,随后如果行消融术,则注入 20ml 无水乙醇;如果行阻滞术,则注入 20ml 0.25% 的布比卡因,然后注入 80mg(4ml)曲安奈德。随后用 3ml 生理盐水冲管,确保药物完全注入。
- 观察病人 2 ~ 4 小时,防止出现低血压、发热或腹痛症状,这些症状多为一过性,可以行对症支持治疗。

(四)基准点靶标放置

- 将放疗靶标置入胰腺癌病灶区,为了后续放疗定位。需要最少 1 ~ 2 个靶标,这些靶标可以放在病灶内或距离病灶 1cm 的地方。靶标可以用 19G 或 22G 的穿刺针置入。
- 标准基准点是柱状的金粒,长为 3 ~ 5mm,直径为 0.8 ~ 1.2mm。无菌骨蜡可以用来在 19G

穿刺针中盛放并分隔开金靶标。新一代更小更长的靶标长约 10mm，直径为 0.35mm，这些靶标预装在用 22G 穿刺针改造的投递装置中，可以做到理想的置入。置入靶标的过程与 FNA 类似。有研究团队最近刚刚发表了关于用新型多靶标置入针在超声内镜引导下置入靶标的前期数据。

- 通过线阵型超声内镜定位病灶。
- 穿刺装置通过超声内镜通道，并锁定。穿刺针在确保穿刺线路上没有血管的情况下进入目标区域。置入针芯，向前将靶标推送至目标区域。

经验与教训

操作超声内镜前要有足够的训练和过硬的技术，这怎么强调也不过分	
胰腺的超声内镜检查（基本原则）	一站一站的检查方法很重要，因为胰腺全部的图像必须在不同的位置上（如胃、十二指肠球部、壶腹部对侧和壶腹部远端）才能获得 如果在操作超声内镜时方向错乱，或常见的标志难以找到。解决的方法就是返回起始点，或者向下一站前进，然后再返回较困难的这一站 操作线阵型内镜，需要轻柔地顺时针或逆时针旋转探头才能获得胰腺全貌
超声内镜引导的细针抽吸	当镜头处于较直的状态和不在抬举状态时，进针会比较容易 吸取囊液时，穿刺针应置入囊肿的中心位置，如果不能得到囊液，穿刺针应重新置入囊肿，不能完全拔除。或者换更粗的针头，可以吸取较稠厚的囊肿成分 如果有一肿块和囊肿有联系，实性和囊性的部分都应取样 在对实性病灶行 FNA 时应使用扇形取样技术，尽可能多地得到细胞样本 如果抽取的标本比预想的少，在抽取时可以加上吸引，但如果抽出血液，则应避免吸引
腹腔神经丛介入治疗	如果神经节看不清，全部药液可以直接注射在腹腔干的前上侧 如果注射时完全没有阻力，应考虑穿刺针依然在胃中或进入血管
胰管引流	胰管术前应充分扩张

六、术后护理

- 超声内镜术后，病人应在恢复室内监护直到镇静药代谢完全（30 ～ 45 分钟），并且符合离开标准。
- 在接受镇静药后，病人不应驾驶机动车或操作重型机械，因此应有一位负责任的人开车将术后病人送回家。
- 对于胰腺囊性病变的病人行超声内镜引导下的 FNA 后应使用抗生素 3 ～ 5 天。

七、并发症

- 与常规内镜相比，病人行超声内镜不会增加穿孔的风险。
- 大部分超声内镜的并发症都是与 FNA 或介入治疗有关。行超声内镜引导下 FNA 的病人有 1% ～ 2% 的风险出现胰腺炎；临床显著的出血和胆汁性腹膜炎是 FNA 术罕见的并发症。

第 36 章　胰十二指肠切除术：切除部分

George VanBuren, II　William E. Fisher

一、定义

胰十二指肠切除术（Whipple 手术）是指将胰头、钩突、胆囊、远端胆管、十二指肠和胃窦切除的手术。

保留幽门的胰十二指肠切除术（保留幽门的 Whipple 手术）和 Whipple 手术相同，只是保留了胃窦、幽门和十二指肠近端。

完整 R0 切除胰头肿瘤是控制局部病灶发展的最有效措施，也是胰头、肝胰壶腹或胆管下段恶性肿瘤的常规治疗方法。

二、鉴别诊断

- 胰腺导管腺癌。
- 胰腺神经内分泌肿瘤。
- 胰腺囊性肿瘤。
- 肝胰壶腹癌。
- 胆管下段胆管细胞癌。
- 十二指肠腺癌。
- 胆管狭窄。
- 慢性胰腺炎。

三、病史和体检

■ 在手术前应详尽了解病人病史并行体格检查。

■ 重要病史　体重减轻大于 10%，新发的糖尿病、黄疸、中上腹模糊的腹痛、后背疼痛（提示腹腔干侵犯可能）、腹泻（提示外分泌功能不足）。

■ 和胆道梗阻相关的病史　黄疸、发热、寒战、皮肤瘙痒、陶土样便和茶色尿。

■ 胰腺癌的危险因素　吸烟、慢性胰腺炎、糖尿病、65 岁以上的老年人、非裔美国人种族、肥胖、男性、胰腺癌家族史和其他恶性肿瘤家族史（即 BRCA2 突变恶性肿瘤）。

■ 体格检查　巩膜黄染、黄疸、营养不良症状、恶病质。

■ 不良征象　明显的腹部肿瘤或腹水可能提示为恶性疾病；左侧锁骨上淋巴结肿大（Virchow 淋巴结）也提示恶性肿瘤。

■ 除了和胰腺癌有关的病史和体检，还应全面评估病人的功能状态确保病人能耐受大手术。

（1）如果病人的一般状态较差（ECOG 评分超过 2 分，Karnofsky 评分低于 60 分），应考虑为生理上边界可切除。

（2）应通过测试病人运动耐受程度和运动程度，评估其心肺功能。

（3）应通过体格检查寻找其他慢性疾病，包括颈动脉杂音、颈静脉怒张、肺啰音、哮喘、心脏杂音或杵状指。

四、影像学检查和其他诊断方法

■ 所有病人都应按“胰腺检查标准”行胸部、腹部和盆腔的 CT 检查。胰腺检查标准指的是三期（动脉期、静脉期和延迟期）的薄层 CT（≤ 5mm）扫描，同时行冠状位和矢状位成像。用水来充盈胃腔，做得好的 CT 检查可能是术前评估病人能否行手术的最重要的依据。CT 检查的目的是检测恶性肿瘤和评估低密度肿块和周围血管的关系，应特别关注肿瘤和肝门静脉（PV）、肠系膜上静脉（SMV）、肠系膜上动脉（SMA）、肝动脉及腹腔干的关系。除此之外，CT 还能辨认肝动脉的解剖变异，约有 20% 的病人有这种变异，必须在手术前注意。

■ 胸部 CT 检查评估肺部转移

■ 根据影像学检查，通过美国肝胆胰学会的一致共识来判断可切除、边界可切除、局部晚期和转移性疾病。这些判断标准被美国国立综合癌症网络（NCCN）采纳。

（1）可切除的肿瘤表现：没有远处转移；没有影像学证据表明肠系膜上静脉和肝门静脉出现肿瘤侵犯、移位、癌栓或静脉包绕；腹腔干及肝动脉和肠系膜上动脉周围有清晰的脂肪层（图 36-1）。

（2）边界可切除肿瘤表现：没有远处转移；肿瘤侵犯肠系膜上静脉和（或）肝门静脉，显示肿瘤与静脉相接，伴或不伴有血管腔侵犯或狭窄，肿瘤包绕肠系膜上静脉 / 门静脉，但没有包绕周围动脉，或一截较短的静脉因癌栓或肿瘤包绕而闭塞，但邻近有合适的侧支循环血管，可以行安全地切除和血管重建；胃十二指肠动脉（GDA）包绕至肝动脉，肿瘤包绕了一小段血管或直接与肝动脉相接，但侵犯范围没有到达腹腔干；肿瘤包绕肠系膜上动脉不超过 180°（图 36-2）。

（3）局部晚期肿瘤表现：没有远处转移；肠系膜上静脉 / 肝门静脉闭塞无法行重建；肿瘤包绕肠系膜上动脉超过 180°，腹腔干或腹主动脉受侵；切除区域以外出现淋巴结转移（图 36-3）。

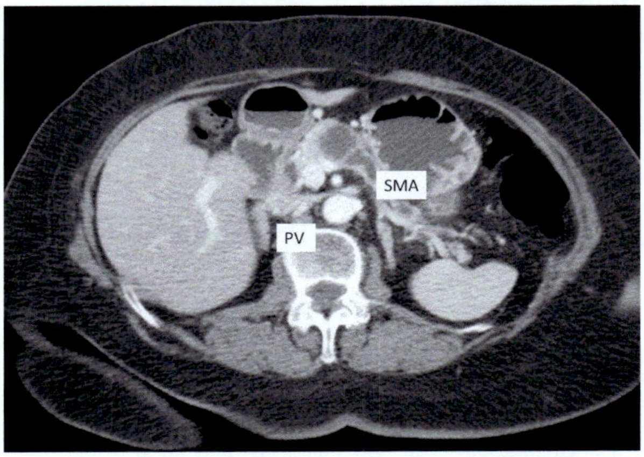

图 36-1　可切除胰腺癌的 CT 影像（PV. 肝门静脉；SMA. 肠系膜上动脉）

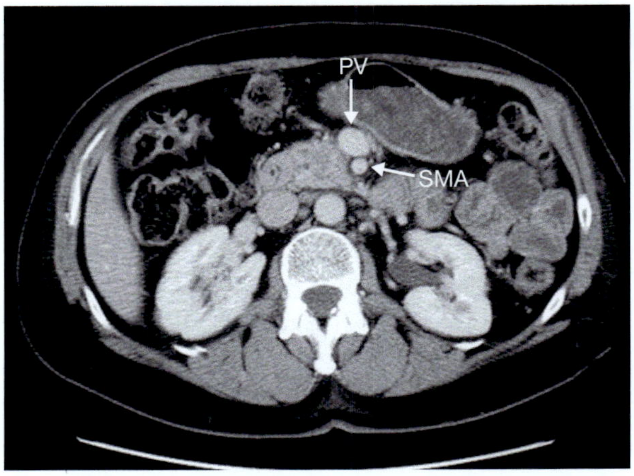

图 36-2　边界可切除胰腺癌的 CT 影像（在肠系膜上静脉和肝门静脉交汇处的“脂肪层”缺失。PV. 肝门静脉；SMA. 肠系膜上动脉）

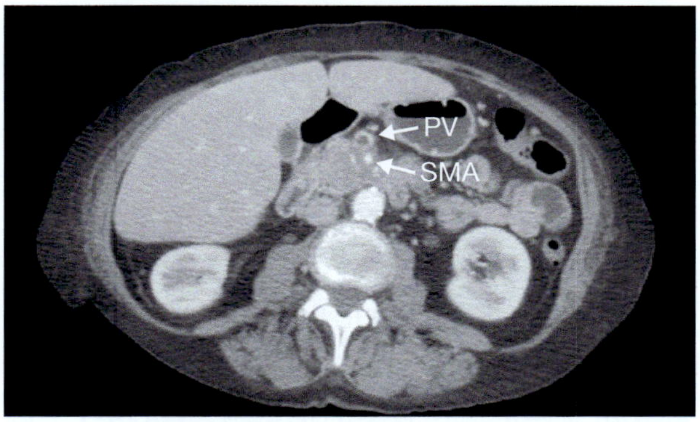

图 36-3　一例不可切除（局部晚期）的胰腺癌 CT 影像（肿瘤完全包绕肠系膜上动脉）

■ 在大部分胰腺肿块或囊性病变中，内镜超声（EUS）检查是重要的一步。如果计划行新辅助化疗，要先行内镜超声获得组织学诊断。对于囊性病变，EUS 可以帮助诊断并且抽取其中囊液行细胞学检查，包括黏蛋白染色、癌胚抗原(CEA)、淀粉酶计量甚至基因检测。除此之外，超声内镜可以辅助 CT 扫描进一步评估血管侵犯情况，并且在发现小病灶的敏感度上，比 CT 更胜一筹。如果检查中发现肿大的腹主动脉淋巴结，应行穿刺活检。超声内镜和 CT 检查都会被胆道支架所影响，所以理想情况下，这些检查应在 ERCP 之前完成。

■ 经内镜逆行胰胆管造影术（ERCP）　ERCP 可以用来行胆管解压。在胆管癌中，必须检查胆道全程，并且看到狭窄范围的近端，这需要行经皮经肝肝内胆管造影术。在壶腹部癌中，可以直接看到肿瘤并对其活检。如果病人计划行新辅助化疗且血清胆红素明显升高（> 10mg/dl），则应提前置入胆道支架，争取时间将病人转诊至大型胰腺外科中心。然而，据报道胆道支架有增加感染并发症，延长胆道梗阻时间导致肝衰竭和凝血功能障碍影响手术等不良后果。

■ 对于可能需要行肝门静脉切除的病人，应行颈部多普勒超声检查以确定颈内静脉的通畅性。在动脉粥样硬化高危风险的病人中，还应检查颈动脉。

■ 奥曲肽扫描　奥曲肽扫描是用于检查神经内分泌肿瘤原发灶和转移灶的放射性核素扫描。放射性的奥曲肽与有生长抑素受体的肿瘤细胞特异性结合。在 4 小时和 24 小时行生长抑素受体闪烁扫描术和单光子发射计算机断层成像术（SPECT），示踪剂可以在甲状腺、肝、胆囊、肾、脾和膀胱显影，这些器官的生理性摄取是弥散的。因为背景亮度的下降，良性肿瘤在 24 小时后看得更清楚。

- 肿瘤标志物　血清糖类抗原 199（CA19-9）可以预测胰腺癌的预后。然而 CA19-9 在梗阻性黄疸中也会升高。如果在没有黄疸的情况下 CA19-9 超过 1000U/ml，应高度怀疑转移性疾病。在接受新辅助化疗的病人中，CA19-9 可以作为评价治疗效果的标志物，CA19-9 下降超过 50% 可能提示预后改善，CA19-9 值较低并不一定代表较好的病理类型。在胰腺神经内分泌肿瘤的病人中应查血清嗜铬粒蛋白 A，其升高可以作为随访的标志，但数值低不一定代表较好的病理类型。
- 肝功能和凝血功能检验　胆盐在维生素 A、维生素 D、维生素 E 和维生素 K 的吸收中是必不可少的。胆道梗阻的病人如果出现 PT/INR 延长，应补充维生素 K（10mg 肌内注射，3 次 / 天）。血清白蛋白水平低于 30g/L 的，可能需要术前营养支持治疗。
- 由心内科医生或相关的内科医生术前评估心肺功能对围术期病人康复有帮助。

五、外科治疗

（一）术前准备

最好由多学科肿瘤小组对所有胰腺病变进行评估。此小组应包括影像科、胃肠科、肿瘤科、放疗科和手术小组成员。这样可以客观地回顾病例，便于入组临床试验，可以推动各学科治疗指南的发展。

所有的胰腺癌病人，不论是可切除、局部晚期或转移，都应向他们提供进入临床试验的机会。

胰十二指肠切除术应在大型医疗中心进行（大约每年行超过 16 例胰腺切除手术）。在比此手术量低的医院行胰十二指肠切除，死亡率和并发症发生率都更高，肿瘤预后也更差。

准备好改变术中的解剖顺序。肿瘤和周围组织的解剖学关系可能会改变原计划切除的范围——应先处理不受影响的层面，再着手解剖有风险的层面。

（二）体位

- 病人取平卧位，两臂置于体侧。将床单掖紧，方便术中安装自动拉钩。
- 将头部偏向右侧，暴露左侧颈内静脉。

手术技巧

诊断性腹腔镜

随着 CT 扫描准确性的提高，腹腔镜分期的价值减弱了。腹腔镜探查手术对于胰腺癌病人应作为外科切除潜在的先导，提倡对于高危病人应将诊断性腹腔镜手术和切除手术放在同一天进行。高危病人包括可能有晚期疾病、肿瘤较大（> 4cm）或新辅助化疗后边界可切除肿瘤、肝小病灶难以鉴别或行经皮穿刺活检、腹水、明显体重减低、低蛋白血症和 CA19-9 水平升高（> 1000U/ml）。

探查腹膜、网膜和肝表面是否存在转移。为了进行彻底的探查可以建立多个穿刺孔，用不同的器械进行游离、并联合腹腔镜超声检查。

切口

- 胰十二指肠切除术可行自剑突至脐的正中切口或双侧肋缘下切口。双侧肋缘下切口可能更适用于体格较矮和显著肥胖的病人，但对于肋缘下角较窄的病人不利，另外有过盆腔手术史的病人，在分离盆腔粘连时，这种切口可能会限制术野的暴露。
- 离断镰状韧带时适当保留一定长度，在手术最后用来覆盖胃十二指肠动脉的残端。
- 选用合适的自动牵引拉钩（Bookwalter 或 Thompson）。

可切除性的初步评估

- 手术的最初步骤就是评估可切除性。
- 肝、内脏器官和腹膜表面应详尽地用全身四象限法探查。探查内容包括肝的双手触诊、小肠的探查（起自 Treitz 韧带，终至盲肠）、结肠触诊。
- 打开小网膜囊，检查腹腔干区域有无肿大的淋巴结，检查横结肠系膜到结肠中血管的右侧有无肿瘤侵犯。
- 其他关于肿瘤恶性程度的信息，如与肝门静脉、肠系膜上静脉的关系等可以在解剖的过程中逐渐发现。

CATTELL–BRAASCH 手法和 KOCHER 手法

用能量平台刀具离断降结肠和结肠肝曲外下方的韧带连接。完全游离结肠系膜，并将其从中部翻起，暴露十二指肠的第二、第三段和胰头（图 36-4）。此时在自十二指肠水平部到胰颈下缘出现一个无血管的层面（图 36-5）。沿十二指肠外侧缘腹膜打开 Kocher 切口，此切口向头侧延伸至 Winslow 孔。离断十二指肠水平部下方的无血管韧带，可以进一步解剖胰头后方，将胰腺和十二指肠抬起，与下腔静脉和腹主动脉分离。将十二指肠游离至可以看到左肾静脉跨过腹主动脉，从病人右侧完全暴露和离断 Treitz 韧带。

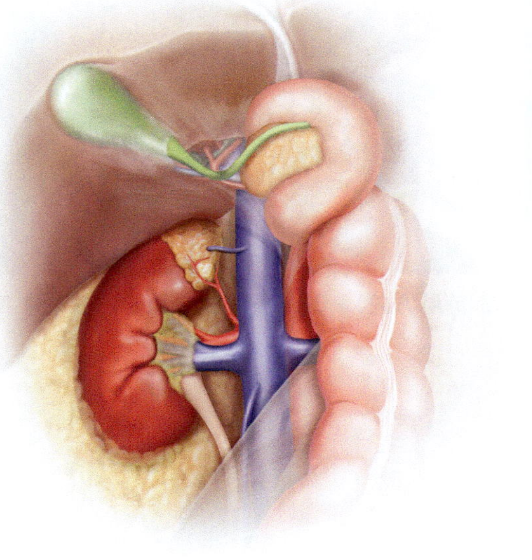

图 36-4 Cattell-Braasch 手法和接下来的 Kocher 手法

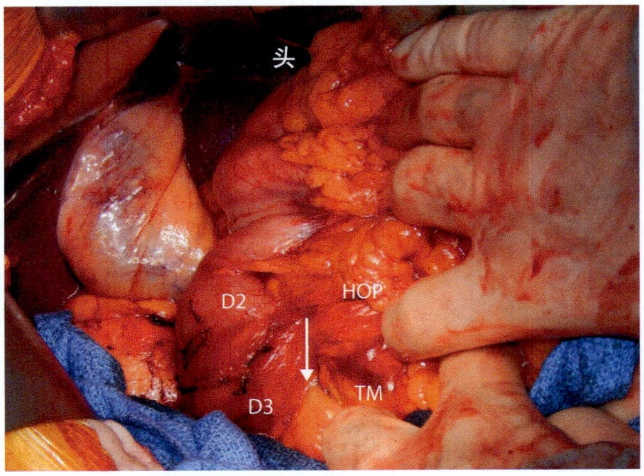

图 36-5 行 Cattell-braasch 手法暴露十二指肠和胰腺
白色箭头指的是横结肠系膜和胰头之间的无血管区，此时还有待从系膜和网膜开始解剖。TM. 横结肠系膜；D2. 十二指肠第二段（降部）；D3. 十二指肠第三段（水平部）；HOP. 胰头

暴露胰腺下方的肠系膜上静脉

切断胃结肠韧带，打开小网膜囊，暴露胰体、尾部。离断胃结肠韧带时，解剖应在胃网膜血管外侧进行，保留胃部的血管和十二指肠起始部的血供。解剖由病人胰腺的左侧至右侧进行，目的是找到大网膜、胃网膜血管根部和横结肠系膜的系膜融合无血管层面，将此层面完全游离暴露胰头部。胰腺前方的腔隙先天性粘连的病人应沿胰腺下缘向胃网膜静脉方向前进（图 36-6）。

解剖中结肠静脉前面，并在胃网膜静脉在胰腺下缘汇入肠系膜上静脉处分离出胃结肠静脉，这些静脉可能以共干的形式汇入（胃结肠干）或分别汇入肠系膜上静脉。一般在胃网膜静脉头侧有一支小静脉汇入，与我们的直觉相反，游离此静脉最安全的位置是在肠系膜上静脉平面——而不是远离 SMV。游离胃网膜静脉

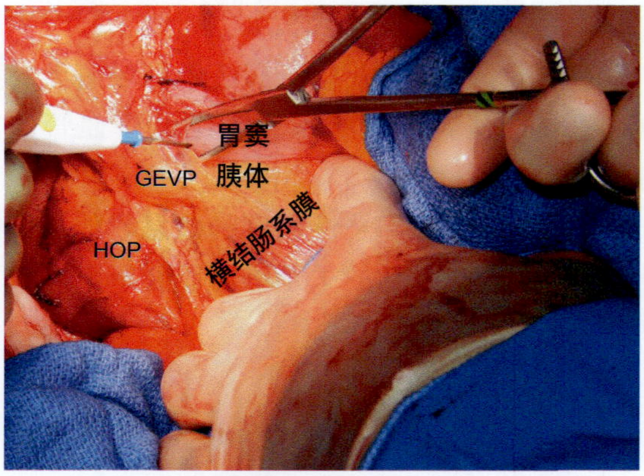

图 36-6 **松解胃后壁和胰腺前表面的先天性粘连**
在离断胃结肠韧带后，沿胰腺下缘，自病人左侧至右侧解剖直至胃网膜血管根部（GEVP），此时可在左侧看到胰头（HOP）

后将其结扎、离断（图 36-7）。此部分解剖应着重注意保护中结肠静脉；然而少数情况下，根据解剖将此血管谨慎地离断，防止后续解剖产生牵拉伤或撕裂血管。

继续解剖进一步游离胰腺上表面，暴露肠系膜上静脉的前面（图 36-8）。

此时，胰腺的前表面完全显露，胰颈和胰体部的上表面及肠系膜上静脉的前侧面已解剖显露（图 36-9）。

此时应初步地对肠系膜上静脉前方，胰颈后方的层面进行评估。将肝门静脉向头侧暴露至胰颈部之后，打通胰腺后方通道，笔者行此步骤时建议使用钝头器械（如 Kelly 钳），操作

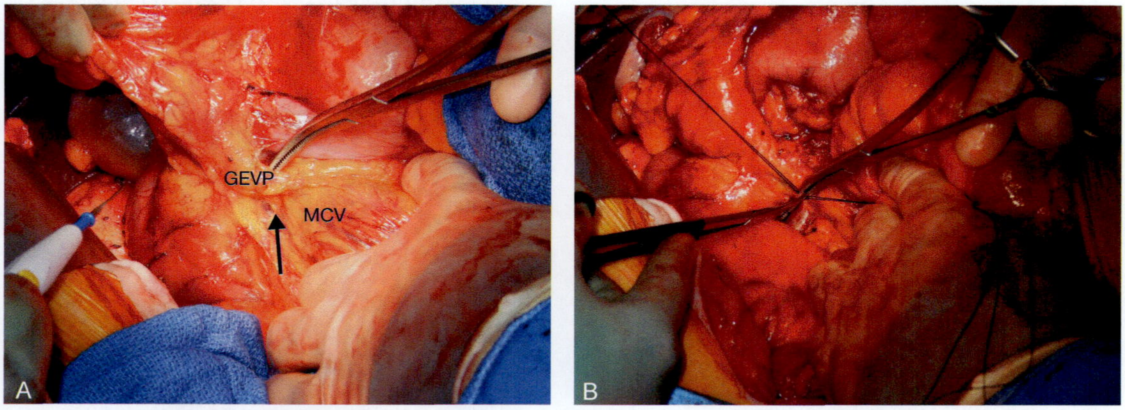

图 36-7 **A. 胃网膜静脉已完全游离（黑色箭头指出肠系膜上静脉方向）；B. 结扎并离断血管。GEVP. 胃网膜血管根部；MCV. 中结肠静脉**

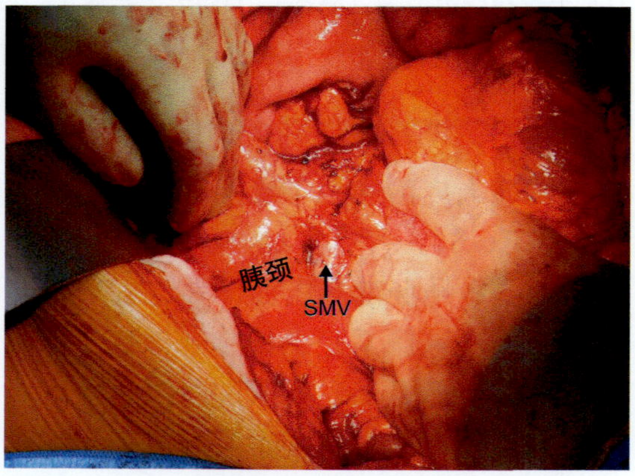

图 36-8 **离断胃网膜血管后，暴露肠系膜上静脉（SMV）的前表面（在十二指肠第三段的尾侧继续向上解剖肠系膜上静脉）**

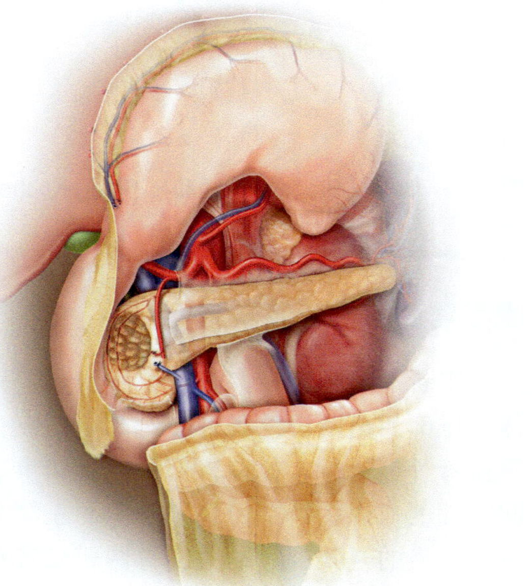

图 36-9 **暴露胰头、胰颈和胰体部（包括肠系膜上静脉的前侧面）**

时应小心谨慎，评估肿瘤或炎症对此平面的侵犯情况。此时误伤肠系膜上静脉会导致大出血，因为暴露有限所以出血很难控制。

此时可通过触诊较好地评估肿瘤与肠系膜上动静脉的关系。然而触诊有时并不是完全可靠的，因为病灶的后方和外侧缘是否侵犯血管需在切开胰颈部，外科医生判断能够切除后才能完全确定。

解剖肝门

将手指通过 Winslow 孔触诊肝门，肝门至胰头的肿大变硬的淋巴结如果能够与肿瘤标本一起清扫掉，那就不会影响切除手术。

在术前回顾 CT 扫描时应注意辨识有无变异的肝右动脉或其他解剖学变异。在解剖肝门之前，通过触诊肝门评估变异的肝动脉解剖（约 20% 的出现率）是很重要的。变异的肝动脉一般在胰腺后方起自肠系膜上动脉，在胆总管和肝门静脉的后外侧与其并行。此区域其他可能出现的解剖变异详述于第 15 章。

一般通过清扫动脉前方的淋巴结来暴露肝动脉近端。

解剖出肝动脉并一直追踪至肝门，此区域的小血管可以用丝线结扎或双极电凝防止出血，此处的出血会使下一步解剖变得更困难。

向上牵拉幽门会暴露发自于肝总动脉的拉力带——胃右动脉，将其结扎并离断。在直接起自肝动脉尾侧的胃右动脉的后面发现胃十二指肠动脉（图 36-10）。

发现胃十二指肠动脉后（图 36-11），将其完全游离并试验性地夹闭，确保肝固有动脉仍可触及有力的搏动。此测试排除了在腹腔干显著狭窄时，肝的血流主要依靠来自胰头的侧支循环血管这种情况。如果存在这种情况，为胰十二指肠切除手术的禁忌证。

胃十二指肠动脉需要双重结扎，应用外科夹补充夹闭。

GDA 切断后，从肝动脉中端将其拉开并将胆总管向外侧拉开，暴露肝门静脉前表面（图 36-12）。

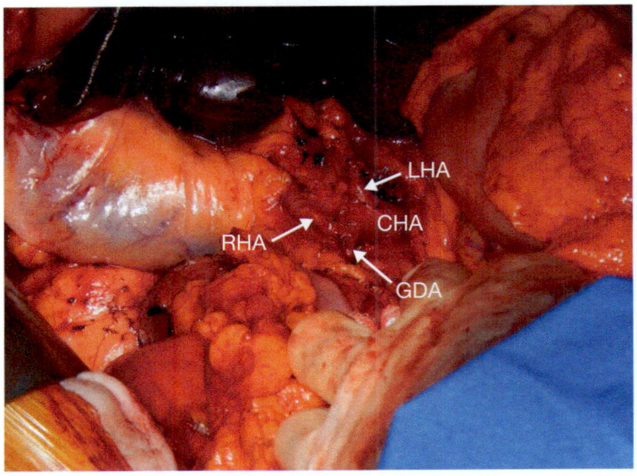

图 36-10 展示肝总动脉（CHA）及其分支

该图不是典型的解剖结构，肝左动脉（LHA）和肝右动脉（RHA）的分叉发生在胃十二指肠动脉 (GDA) 发出之前，GDA 由肝右动脉发出。图中胃右动脉已经被结扎和离断了

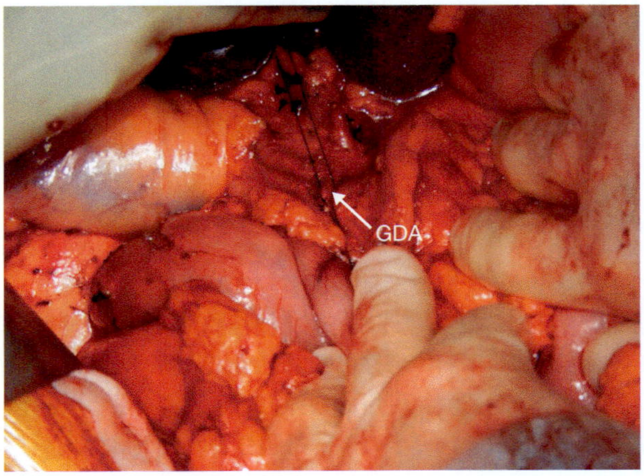

图 36-11 将胃十二指肠动脉（GDA）结扎并离断（笔者推荐额外缝扎或锁边缝合胃十二指肠动脉残端并用外科夹做一标记）

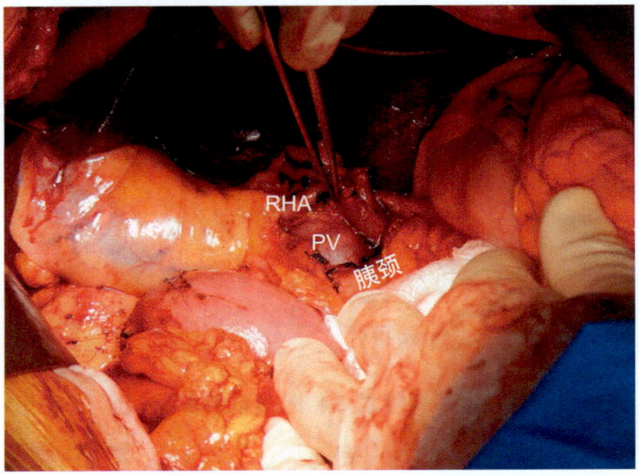

图 36-12 切断胃十二指肠动脉有利于向中部和头侧拉开肝动脉和其分支（RHA. 肝右动脉），暴露胰腺颈部头侧的肝门静脉（PV）

在胰颈部和肝门静脉之间建立隧道

笔者建议在解剖胆管之前行此步骤，因为在行此步骤时的术中发现可能会影响继续手术的决心。

只在静脉的前表面解剖。

在胰颈部下缘解剖肝门静脉。如果没有肿瘤侵犯，胰颈部与肝门静脉可以轻易分开。此步解剖应用钝头的大血管钳较安全。

胰颈部下方隧道可以通过胰腺上下缘，在几乎直视下一步完成（图 36-13）。

将血管弹力带或脐带线置于胰颈部下缘。

将胆总管或肝总管（根据手术切缘的需要）360° 完全游离，用血管弹力带悬吊胆管（图 36-14）。

解剖胆囊管和胆囊动脉，然后结扎，切断（图 36-15）。行胆囊切除术，当存在炎症时，逆行性胆囊切除术更加安全。

此时（图 36-16），必须决定是切除还是放弃手术。

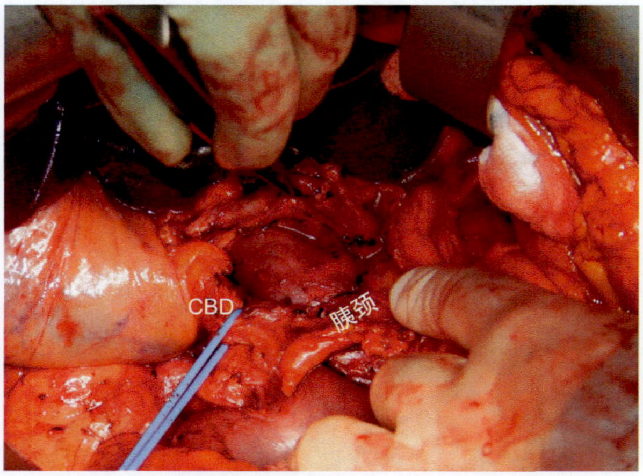

图 36-13 完全游离解剖胆总管（CBD）
继续沿肝门静脉外侧缘从前往后解剖，建立肝门静脉和胆总管之间的平面。将外侧的淋巴组织一同清扫，这样可以和标本一起切除。可用血管弹力带悬吊胆总管。如果出现变异的肝动脉，要小心确保将胆总管和肝动脉分离

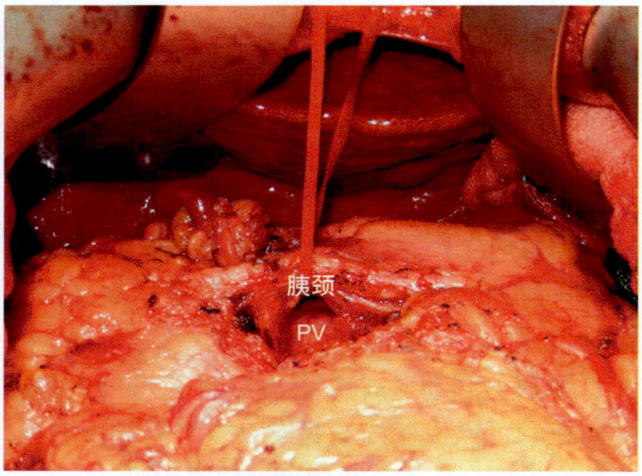

图 36-14 在胰颈部解剖显露出肝门静脉前表面（将脐带线置入，方便下一步切断胰腺实质）

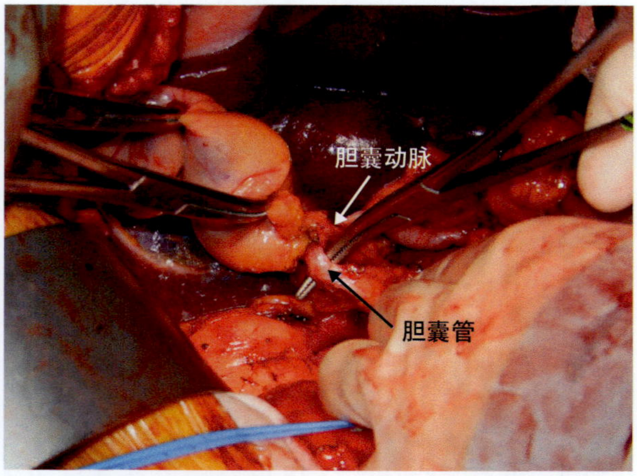

图 36-15 行胆囊切除术（将胆囊动脉和胆囊管分离出，结扎并离断）

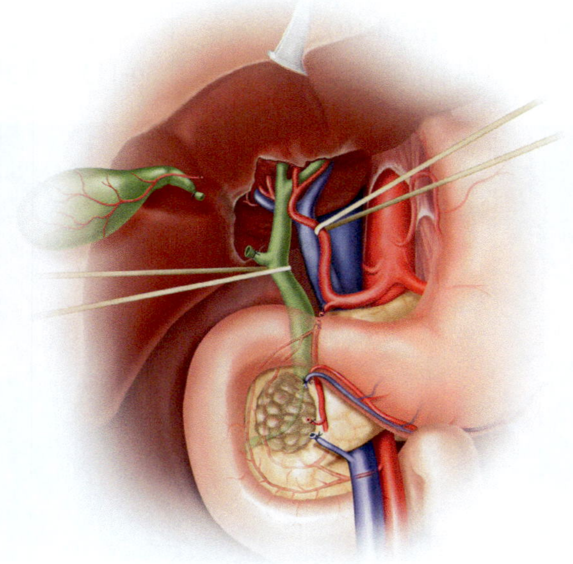

图 36-16 此时的解剖情况，决定是继续行切除手术还是放弃（下一步决定继续切除）

切断十二指肠

■ 如果拟行保留幽门的手术，将胃部和近端十二指肠与胰腺游离开，保留走行至幽门的胃网膜血管。

■ 在保留幽门的胰十二指肠切除术（PPPD）中，在距幽门远端 1.5 ～ 2cm 处切断十二指肠。或在常规胰十二指肠切除术中，从胃窦部切断（图 36-17）。

■ 在 Laterjet 迷走神经（鸦爪支）的分支处切断幽门，一般在胃小弯血管弓第三支、第四支，胃大弯胃网膜静脉汇合部。

■ 如果行保留幽门手术，笔者一般常规在十二指肠空肠吻合术前扩张幽门。

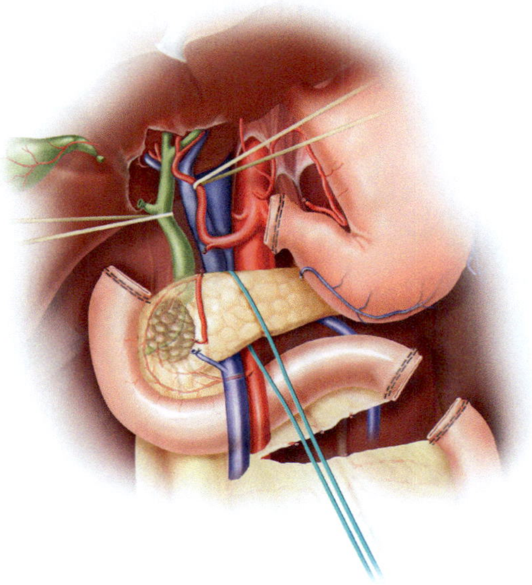

图 36-17　用 GIA 直线切割闭合器切断十二指肠和空肠，应在幽门远端至少 2cm 横断十二指肠

若行标准手术时，应从胃窦部离断。在十二指肠悬韧带（LT）远端离断空肠，离断位置应根据血管弓和肠系膜长度决定。远端空肠袢一定要保证能无张力地拉至右上腹，紧贴肠壁将近端空肠袢系膜控制并离断，减少损伤肠系膜上血管损伤的风险

游离 Treitz 韧带

■ 在 Treitz 韧带（LT）远端约 10cm 横断空肠。小心操作，避免损伤紧邻十二指肠悬韧带左侧的肠系膜下静脉。

■ 离断一定长度的空肠系膜，直到游离的空肠袢可以在肠系膜上静脉后方自左到右拉至右上腹。

■ 笔者推荐于病人左侧解剖 Treitz 韧带，并且尽量多地离断同侧的肠系膜根部。继续解剖时，在近端解剖拉开第三段和第四段十二指肠，通过这种方法能最大化暴露视野并且避免来回翻动标本和调整拉钩。

■ 可以用结扎法离断肠系膜，然而许多外科医生发现能量刀具的使用能加速此操作。当解剖靠近肠系膜血管时应小心，因为此时解剖平面靠近肠壁。

切断胆管

■ 一般在胆囊管汇入部以上，锐性离断肝总管。

■ 如果术前置入胆管支架，在移除支架时，支架在通过术野的过程中应被视为污染物品。值得注意的是，金属支架并不会影响离断胆管，而且可以用很小的力拉出。

■ 部分医生术中取胆汁做培养，术后直接行抗生素治疗。

■ 用哈巴狗血管夹夹闭胆管断端防止胆汁污染术野（图 36-18）。远端胆管缝合并将缝线尾端留长，方便病理科医生辨认此重要切缘。

■ 进一步向下解剖远端胆管和附着的淋巴组织到肝门静脉的前面。

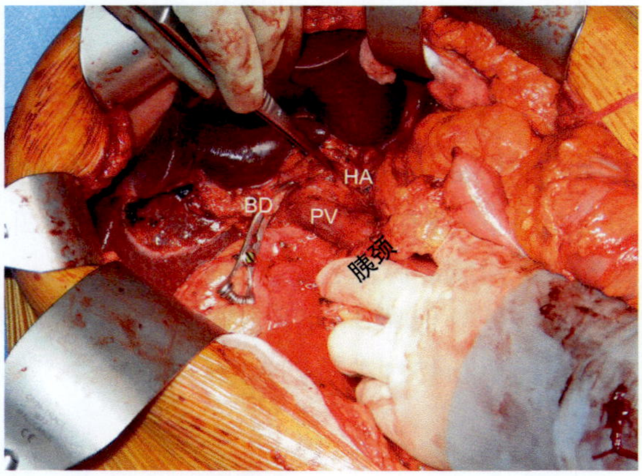

图 36-18 **切断胆管**

用哈巴狗动脉夹夹闭胆管近端，阻止胆汁外流污染术野，同时起到止血作用。锐性切断胆管，如果胆管内支架易于取出，则将其移除并置于术野以外，如果由病理医生取出则应记录。远端胆管缝闭，将缝线尾端留长便于病理医生辨认。BD. 胆管；HA. 肝动脉；PV. 肝门静脉

离断胰腺

- 在离断胰腺之前，分别在胰腺上下缘胰十二指肠横行血管周围预置缝线，起到止血和牵拉作用。此缝线应结扎横向走行于胰腺内的动脉，应小心不要误伤胰管（图 36-19）。
- 在肝门静脉前方横断胰颈部（图 36-20）。笔者一般用电凝模式切开胰腺上下缘，用手术刀切开胰腺中间部分，避免电凝损伤且方便辨认胰管。离断胰腺时用钝头的大弯钳置于胰腺后方、肝门静脉之前，保护肝门静脉。

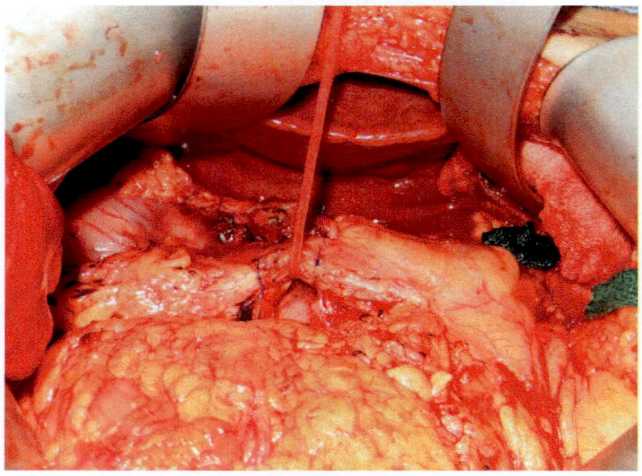

图 36-19 **在胰腺切缘的近端和远端分别预置缝线（结扎横行的动脉并且提供牵引作用）**

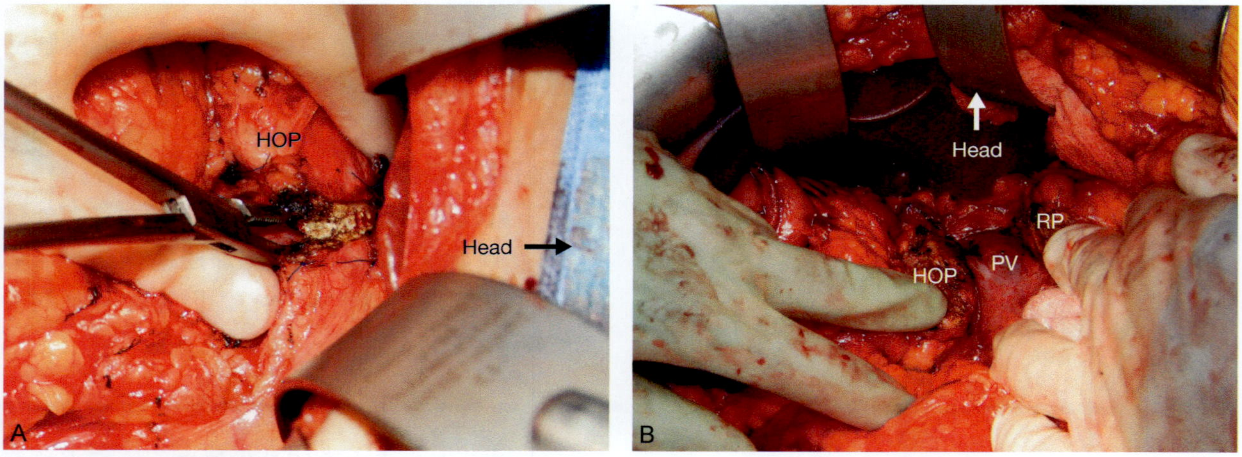

图 36-20 **离断胰颈部**

A. 合理使用电凝设备切开胰腺可以控制出血，便于病理评估切缘；B. 离断胰颈部后，完全暴露肝门静脉前方。RP. 剩余胰腺；HOP. 胰头；PV. 肝门静脉；Head：头侧

解剖肠系膜上静脉和肝门静脉汇合部的外侧缘

将胰头和钩突与肠系膜上静脉的右侧缘分离，将负责引流胰头和钩突血液返回肝门静脉的脆弱的血管分支予以结扎（图 36-21）。

在上方，随着将胰头向上向外牵拉，结扎

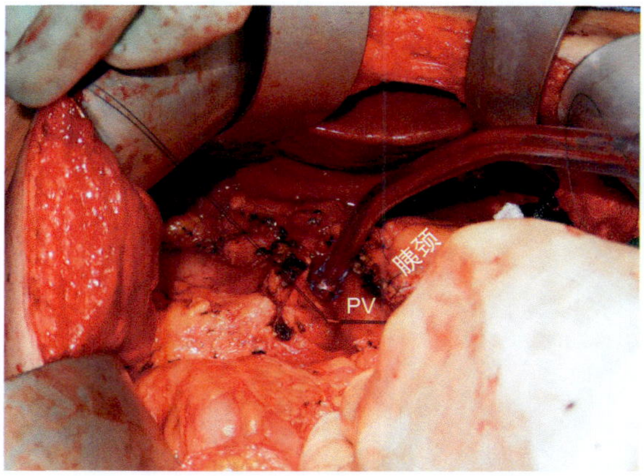

图 36-21 **结扎并离断胰腺外侧的肝门静脉或肠系膜上静脉分支静脉（注意肠系膜上静脉空肠第一支，它在肠系膜上静脉后侧汇入，收纳来自胰腺钩突的静脉分支。PV. 肝门静脉**

自胰头至肝门静脉和肠系膜上静脉的小静脉，包括在肝门静脉下外侧汇入的胰十二指肠下静脉（Belcher 静脉）。

在下方，向上外侧牵拉胰头后，显露空肠第一支静脉。笔者建议将空肠第一支静脉在汇入肠系膜上静脉时结扎。如果没有紧贴 SMV 结扎，在肠系膜上动脉后方行解剖和牵拉时可能出现损伤，一旦此血管受牵拉而导致出血，止血操作可能会误伤肠系膜上动脉。如果肿瘤位置靠下，此结扎操作是十分关键的；如果肿瘤位置远离空肠第一支，可以保留此血管。

将肠系膜上静脉与胰腺钩突完全分离，暴露肠系膜上静脉 / 肝门静脉汇合部。SMV 必须完整地与胰头分离，以确保最大化腹膜后清扫范围（图 36-22）。

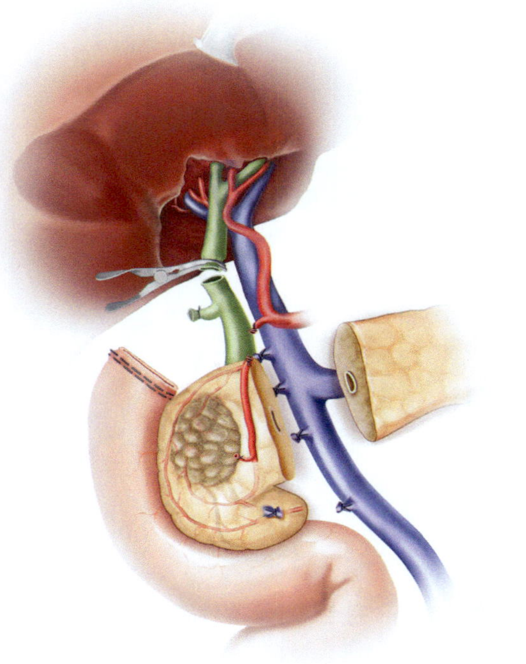

图 36-22 **解剖肠系膜上动脉的前外侧面**

此区域和内脏神经和淋巴组织可以辨认胰十二指肠下动脉，避免单纯用电刀解剖这些结构——此区域的胰瘘合并假性动脉瘤是致命的

如果肿瘤病变紧贴肠系膜上静脉、肝门静脉或二者的汇合部，应完全游离肠系膜上静脉。游离胰体部，与脾、肝门静脉汇合部及脾静脉完全分离。同样用血管弹力带向下悬吊脾静脉和肝门静脉。处理完静脉后，直接在肠系膜上静脉的中部前方解剖肠系膜上动脉，沿肠系膜上动脉外侧逐步解剖，将标本向外侧牵拉，逐步游离直到只有静脉相连，其他部分完全分离。将在第 42 章中详述肝门静脉的切除与重建方法。

完成腹膜后和肠系膜上动脉的解剖

在没有血管侵犯的病例中，用小静脉拉钩在肠系膜上静脉 - 肝门静脉（SMPV）汇合部中部牵拉暴露连在肠系膜上动脉上的腹膜后组织。

将钩突与肠系膜上动脉的右后外侧分离，沿动脉外膜将全部神经组织一并切除。此操作是本手术最冗长的部分，但通过完整的沿肠系膜血管的淋巴组织清扫，可以最大程度上减少阳性切缘的风险。

笔者建议采用一种可控的方法处理腹膜后切缘。逐步、少量地分离，用缝扎法或能量刀具离断。倾向于结扎胰十二指肠上动脉和其他较小的不具名的起源于肠系膜上动脉的滋养血管（图 36-23）。笔者认为如果用切割闭合器离断此部分，会将组织残留在肠系膜上动脉，从而增加 R1 切缘的风险。

如果在此区域的操作中使用能量刀具，应小心避免热传导波及外侧的肠系膜上动脉，因为这可能导致灾难性的术后假性动脉瘤。

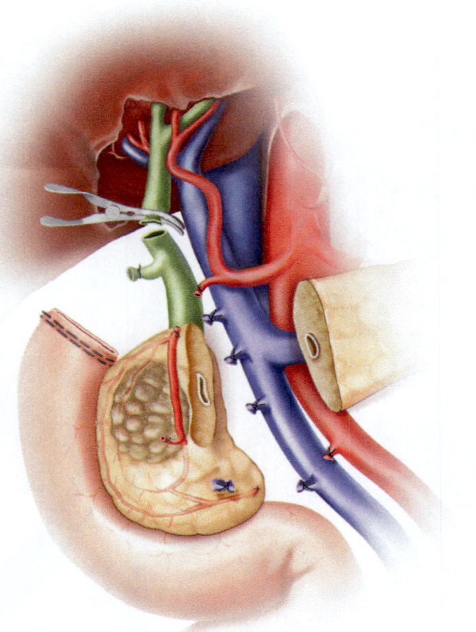

图 36-23 **完全切除标本后的手术图像**

去除胰腺标本后（图 36-24），将剩余的胰颈和下方的脾动、静脉分离开 2 ～ 3cm，以利于重建手术。

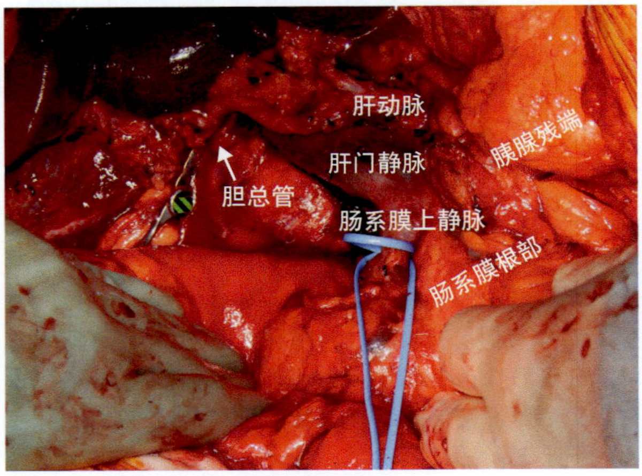

图 36-24 **完全切除后的手术影像**

标注标本便于病理分析

在将标本送去病理检查之前，外科医生采用标准方法标注标本是很重要的，这有助于和病理医生的交流。术者会在胆管、胰颈和后腹膜 / 肠系膜上动脉切缘分别预制缝线。肠系膜上动脉切缘不能回过头来标记，应当场做记号。此外，如果手术切除了部分肠系膜上静脉或肝门静脉，应特别标记静脉并送冷冻病理检查。

胆管和胰颈的阳性切缘可行进一步切除，但最近的研究表明此操作并没有影响病人预后。

如果肠系膜上动脉切缘阳性，且不能进一步切除时，应置入金夹标记，以便于术后行放疗。

经验与教训

术前评估	术前对于变异的肝动脉辨识不清可能会导致肝的缺血损伤，甚至继发肝衰竭
打开小网膜囊	结扎胃网膜血管，有时也要预先结扎中结肠静脉。此操作更好地暴露肠系膜上静脉，且能避免静脉的牵拉损伤
解剖肝门静脉 - 肠系膜上静脉汇合部	空肠第一支静脉结扎不牢固可能会导致在将其牵拉至肠系膜上动脉后方时出现撕裂和损伤，尝试在此部位行止血操作时可能会误伤肠系膜上动脉
后腹膜解剖	完整切除钩突和肠系膜上动脉旁的肠系膜软组织会降低 R1 切除的风险
静脉侵犯	如果肿瘤侵犯肝门静脉 - 肠系膜上静脉汇合部，应控制肝门静脉、肠系膜上静脉和脾静脉。动脉优先解剖，离断静脉后先行完成此步解剖能减少钳夹时间
胰颈	将胰颈与后方的脾动、静脉游离，有利于下一步行重建和吻合术
保留幽门	如果行保留幽门手术，笔者通常会在重建手术前扩张幽门，笔者认为这能减少胃瘫的发生率

六、术后护理

- 病人术后应转入重症监护病房，监测血流动力学改变、尿量或引流液性质变化。
- 监测引流液 于术后第 1 天和第 3 天监测引流液淀粉酶含量。如果存在胰漏，应留置引流管。除此之外，还应严密观察引流液是否有胆汁样或血样改变。如果没有胰漏和胆漏，术后第 3 天应拔除引流管。
- 引流液淀粉酶含量不高不能确保没有胰漏。出现心动过速和白细胞增多症状都应引起关注，可行 CT 检查评估。
- 病人围术期应使用抗生素。如果术后胆汁细菌培养阳性，应继续使用药敏试验敏感抗生素 7 天。

七、预后

- 在规模较大的外科中心，30 天死亡率低于 1.5%，90 天死亡率约为 4%。
- 胰腺癌病人的 1 年生存率约为 26%，5 年生存率约为 6%。如果肿瘤早期发现，及时行手术切除，5 年生存率约为 22%。

八、并发症

- 胰瘘。
- 胃排空迟缓。
- 胆瘘。
- 瘘相关的假性动脉瘤——不常见，先兆出血一般表现为低血压伴呕血或腹腔引流管出血。这些情况应行急诊介入血管栓塞。
- 切口感染。
- 腹腔脓肿。

第 37 章 胰十二指肠切除术：微创手术切除

Song Cheol Kim　Ki Byung Song

一、定义

胰十二指肠切除术（PD）是指针对壶腹部周围良、恶性疾病，切除胰头、十二指肠、胆管和胆囊伴或不伴有远端胃（保留幽门）的切除手术。

Gagner 和 Pomp 在 1994 年第一次介绍了腹腔镜保留幽门的胰十二指肠切除术（LPPPD）。随着技术的不断进步，出现了包括手辅助 LPD、腹腔镜和机器人等辅助下进行的胰十二指肠切除术。

二、鉴别诊断

- 胰腺癌。
- 远端胆管癌。
- 壶腹癌。
- 十二指肠癌。
- 胰腺神经内分泌肿瘤。
- 其他疾病。

三、病史和体格检查

不是所有病人都适合做腹腔镜胰十二指肠切除术（LPD）。表 37-1 列出了目前被广泛接受的 LPD 禁忌证。联合肝门静脉切除重建的 LPD 已有报道。随着经验的积累，肥胖病人也可以尝试行 LPD。

经历过腹部大范围手术或既往有胰腺炎病史可能会影响 LPD 的顺利实施。因此，详尽了解病人病史有利于降低中转率。

体重指数（BMI）较多被认为是显著的并发症发生的危险因素，特别是在医生学习手术的过程中。BMI 较高的病人有大量的腹壁和内脏脂肪，给手术中辨认腹腔内结构带来挑战。在肥胖病人中，暴露十二指肠的第三段和第四段变得尤为困难。此外，肥胖病人胰腺质地脆弱，在行吻合操作中，给缝合带来困难。

表 37-1　目前腹腔镜胰十二指肠切除术的禁忌证

• 局部进展期疾病
• 肥胖（BMI ＞ 35）
• 由于手术史或炎症导致的腹腔内严重粘连
• 心肺疾病不能耐受较长时间的气腹
• 解剖结构变异

BMI. 体重指数

四、影像学和其他诊断方法

病人须行腹部、腹盆部 CT 检查或磁共振成像以诊断和制订手术计划。多排螺旋 CT 在判断肿瘤的血管侵犯，包括肝门静脉、肠系膜上静脉（SMV）或动脉和腹腔干侵犯方面用处很大。据报道，多排螺旋 CT 在胰腺癌诊断的敏感度为 85% ～ 95%，特异度为 95%。

多排螺旋 CT 的出现减少了常规磁共振扫描的需求。磁共振加权 T_2 成像序列胰胆管造影成像可以显示胰管、胆管树、肝和血管结构。磁共振胰胆管造影可以取代内镜下逆行胰胆管造影术，清晰地显示胆管和胰腺的病灶，这样可以避免内镜逆行胰胆管造影所导致的诸如出血、穿孔和胰腺炎这类并发症。

超声内镜（EUS）的高频探头可显示胰腺和周围结构的清晰影像。小的胰腺肿物或肿瘤检查敏感度为 91% ～ 99%，特异度为 100%。超声内镜下细针抽吸（EUS-FNA）在诊断不明确的胰腺囊性疾病或临床诊断倾向于手术治疗的情况下可以应用。然而，如果经传统 CT 检查判断为恶性病变且可行根治性切除手术时，EUS-FNA 为非必须选择。外科医生也应该对延长手术时间所带来的危险因素和并发症做到心中有数。此风险在腹腔镜胰十二指肠切除术中会有所增加（参见美国胃肠内镜外科医师学会指南）。

五、外科治疗

（一）术前计划

■ 术前对于梗阻性黄疸行姑息性治疗是合适的，但这些操作与增加术中并发症风险相关。

■ 如果有结肠或结肠系膜侵犯，术前应考虑行肠道准备。

■ 推荐术前应用预防性抗生素，预防静脉血栓。

（二）体位

■ 病人取平卧位，右侧背部下垫棉垫抬高右侧腹部。或者 LPPPD 手术可用分腿位，此体位时，主刀医生站在病人两腿之间，助手站在病人一侧。

■ 分别置入鼻胃管和气囊导尿管，给胃部和膀胱减压。

■ 头高足低位（10° ～ 30° ）用来暴露术野。

■ 在主刀侧和第一助手对面放置两个显示器，主刀医生和扶镜手站在病人右侧，第一助手和洗手护士站在病人左侧。静脉镇痛泵用于术后镇痛。

Trocar 布置

■ 用开放法通过脐部 12mm Trocar 建立气腹。

■ 手术用 30° 腹腔镜观察深部。Trocar 位置见图 37-1。

■ 另外在直视下建立 3 或 4 个 Trocar，2 或 3 个 5mm Trocar（1 个在医生左手的右侧，另 1 ～ 2 个在左侧提供辅助作用），2 个 12mm Trocar（1 个用于腹腔镜镜头，另 1 个置于脐部，主刀的右手侧）。

■ 用 CO_2 气体建立气腹，压力保持在 12mmHg。控制气腹压不超过 12mmHg 对于减少 CO_2 聚集很重要，因为一般 LPD 手术完成时间超过 6 小时。

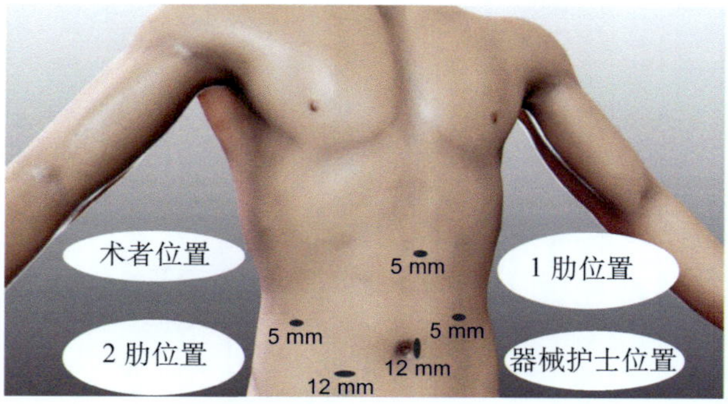

图 37-1　腹腔镜保留幽门胰十二指肠切除术的 Trocar 布置

2 或 3 个 5mm Trocar（1 个在医生左手的右侧，另 1 ～ 2 个在左侧提供辅助作用），2 个 12mm Trocar（1 个用于腹腔镜镜头，另 1 个置于脐部，主刀医生右手侧）

辨认肝门静脉，切断十二指肠或胃窦

■ 检查全腹腔有无异常和转移病灶，整个肝表面和腹膜表面都应仔细探查，术中超声可用来行进一步检查。

■ 解剖胃结肠间韧带，进入小网膜囊（图 37-2）。

■ 沿着胃网膜静脉在其汇入肠系膜上静脉处，胰腺下缘辨认肝门静脉。将胃网膜静脉在其汇入肠系膜上静脉处结扎并离断（图 37-3）。胃网膜静脉也常汇入中结肠静脉，在这种情况下，应努力保留中结肠静脉。

■ 解剖胰腺后方肝门静脉 / 肠系膜上静脉，打通胰腺后方隧道，评估肿瘤潜在的对肝门静脉的侵犯（图 37-4）。

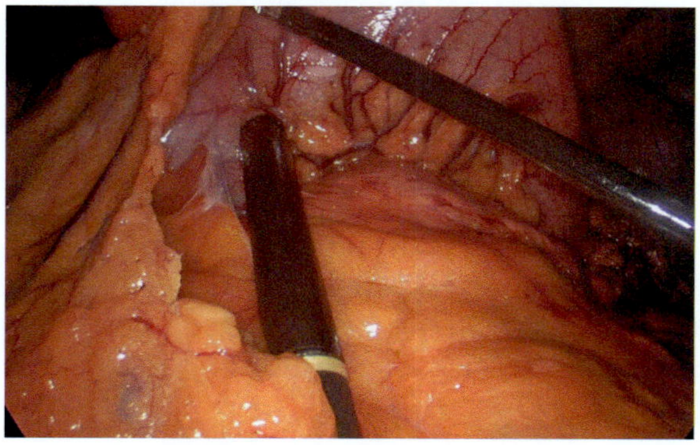

图 37-2　内镜超声（腹腔镜超声探头通过 12mm Trocar 置入，通过超声定位确定切除边界）

■ 打开肝胃韧带，暴露背朝胰腺走行的肝动脉。用金属架或超声刀离断胃右动脉，沿十二指肠解剖离断胃网膜右血管后，在幽门远端

2cm 用内镜下直线切割闭合器切断十二指肠（图 37-5）。或者根据主刀医生的习惯或由于需要保证阴性切缘，可以在胃窦部横断，将剩余胃部放置于腹腔左上区。

■ 解剖胰腺上缘，建立“金氏三角”，它是由肝总动脉、胰腺上缘和胃十二指肠动脉（GDA）围合而成（图 37-6）。在胃十二指肠动脉的起始部将其结扎，并用血管切割闭合器切断，笔者建议用外科夹夹闭用以标记。

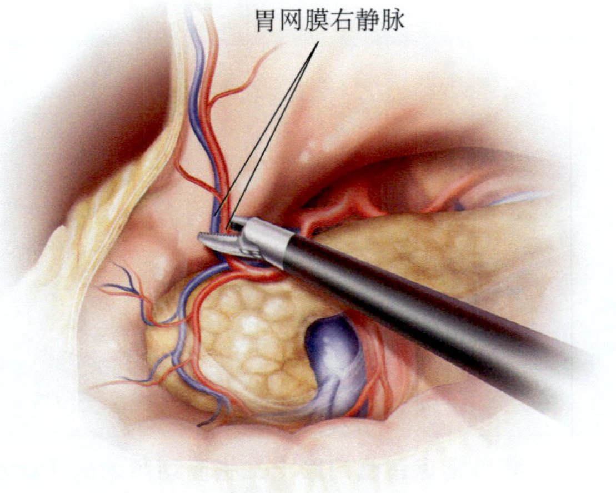

图 37-3 **解剖并离断胃网膜血管**

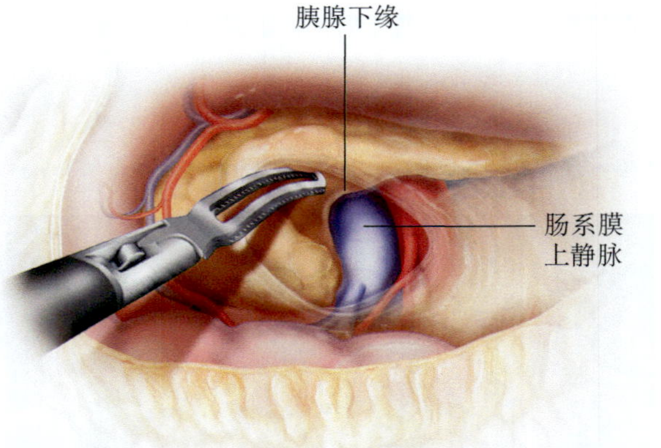

图 37-4 **辨认肝门静脉和肠系膜上静脉（在胰腺下缘找到肠系膜上静脉，沿着此血管向上解剖，显露胰腺后方肝门静脉）**

■ 穿过肝门静脉前方隧道，用脐带线轻轻悬吊胰腺，准备离断胰腺。

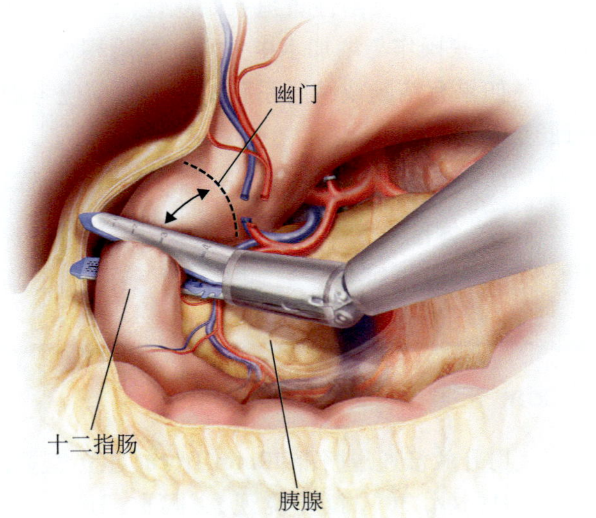

图 37-5 **在幽门（虚线）远方 2cm 处用内镜下直线切割闭合器离断十二指肠（提倡先行离断十二指肠，方便后续解剖）**

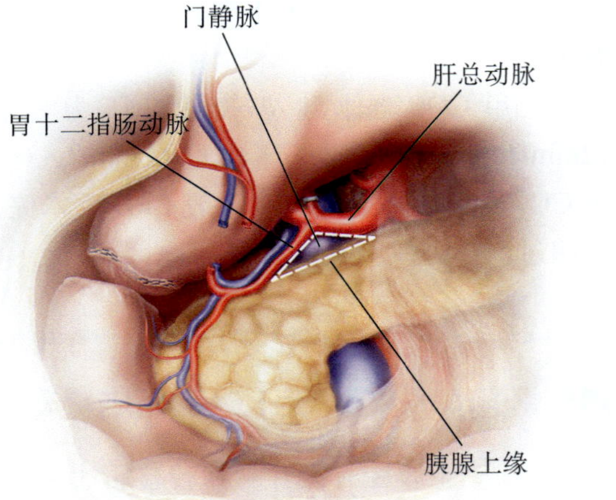

图 37-6 **金氏三角（肝总动脉的外侧线、胰颈部上缘和胃十二指肠动脉围成 1 个三角形，此三角形用于建立胰腺后方隧道。解剖此三角区域，将胰腺与肝门静脉游离（打通隧道）并用棉线轻轻向上牵拉已经游离的胰腺（“套索法”），准备下一步离断胰腺**

游离升结肠和十二指肠，辨认肠系膜上静脉

■ 切开升结肠肝曲的腹膜转折，将右半结肠向下向病人的左侧游离，彻底暴露十二指肠第二段和第三段，沿结肠系膜和十二指肠 / 胰头之间的无血管区解剖。此过程中第一助手可以通过向病人左下方牵拉右半结肠系膜来协助暴露解剖层面（图 37-7）。结扎并离断任何余留的右胃网膜血管分支（图 37-8）。

■ 游离十二指肠第三段和第四段（Kocher 手法），包括切断 Treitz 韧带（图 37-9）。应小心轻柔牵拉十二指肠，防止出现穿孔，继续解剖至腹主动脉左侧，肠系膜上动脉（SMA）的起始部。通过此方法大部分情况下可以顺利切断 Treitz 韧带，但有些情况下，十二指肠的第一段和腹膜之间可能有额外的连接，需在横结肠系膜下方暴露并将其离断。在开始解剖十二指肠系膜前务必要完整游离暴露十二指肠第三段和第四段。

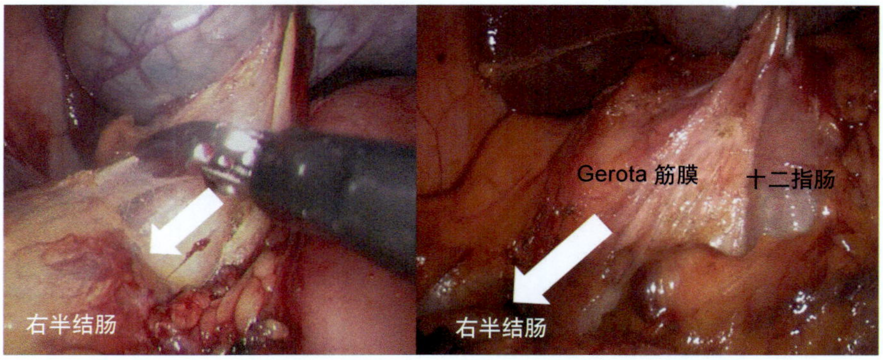

图 37-7　**解剖结肠 - 十二指肠间无血管区**
沿无血管层面钝性分离结肠十二指肠层面，此步骤对预防因结肠血管损伤导致的结肠缺血十分重要

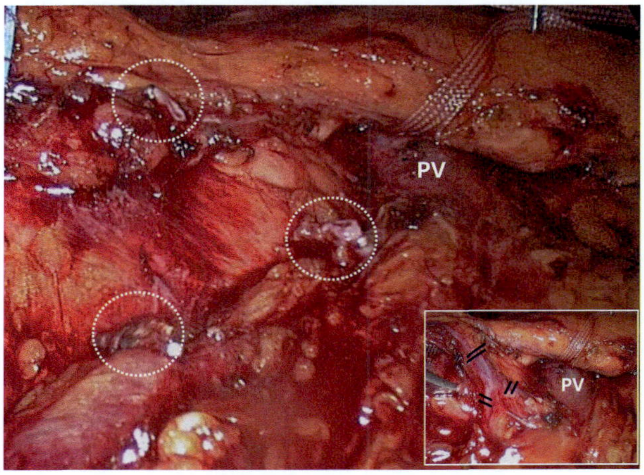

图 37-8　**解剖右侧胃网膜血管分支**
黑线 . 右侧胃网膜血管分支的切线；白色虚线圆圈 . 结扎后的右侧胃网膜静脉分支

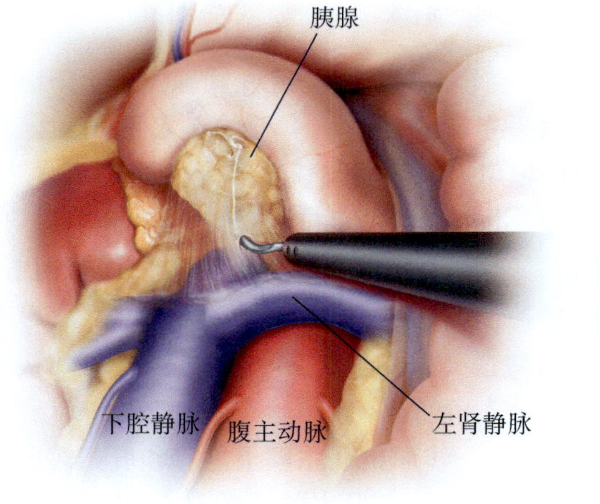

图 37-9　**游离后腹膜十二指肠**
行 Kocher 手法，游离到左侧肾静脉和腹主动脉，小心牵拉十二指肠，防止出现十二指肠穿孔。充分游离腹膜后十二指肠有助于在肠系膜根部分离十二指肠

解剖肝门

■ 行胆囊切除术。

■ 自胃十二指肠动脉起始部至肝固有动脉分支处行淋巴结清扫。

■ 仔细解剖胆管避免损伤变异的起源于肠系膜上动脉，走行于胆总管后方的副肝动脉或变异的肝动脉。或者走行于胆管前方的低位肝右动脉（图 37-10）。术前回顾 CT 检查并且在离断胆管前仔细检查，避免误伤肝动脉，因为腹腔镜手术中不可能行肝门触诊。

■ 距十二指肠近端 2 ～ 3cm 处切断胆总管，近端胆管断端用哈巴狗动脉夹夹闭，远端胆管缝合防止污染术野且有止血作用。此时通过用超声剪或双极电凝切除软组织和淋巴组织使肝门静脉完全暴露。

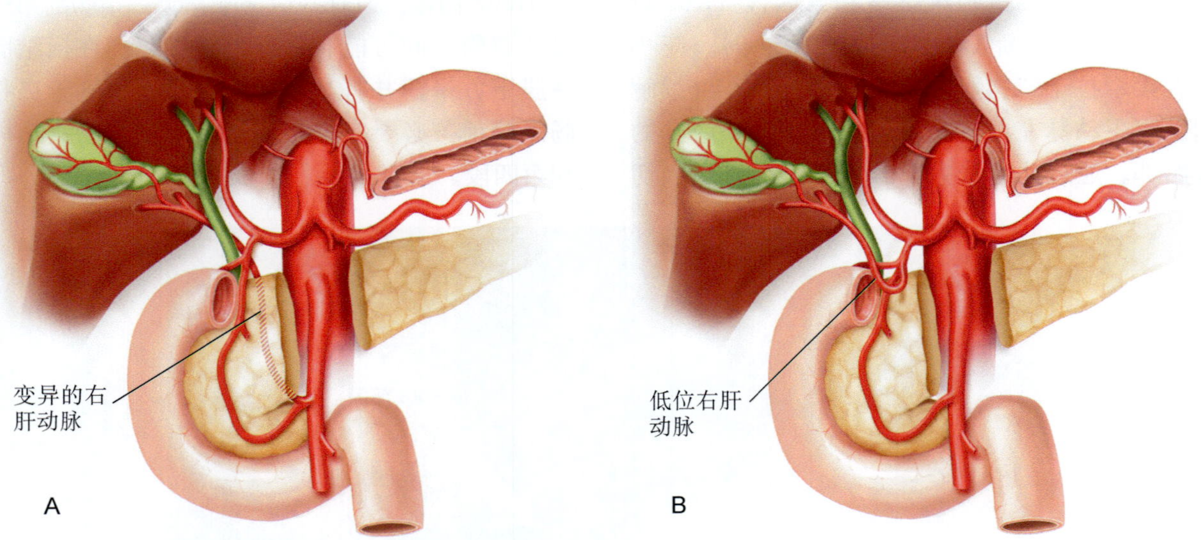

图 37-10 **仔细解剖胆管避免误伤副肝动脉和变异的肝动脉**
它们发于肠系膜上动脉，走行于胆总管后方，或者低位的肝右动脉走行于胆管前方。A. 变异的肝动脉；B. 低位的肝右动脉

切断胰腺颈部

■ 在横断胰腺时，缝扎胰腺颈部上下缘实质内水平走行的动脉能有效控制断面出血。建议使用超声刀切开胰腺减少出血（图 37-11）。

■ 用棉线悬吊牵拉胰腺实质，将其与肝门静脉 / 肠系膜上静脉分开，能预防损伤肝门静脉，严格控制胰腺断面的出血可以避免术后出血和胰肠吻合失败。显露胰管（图 37-12），胰腺切缘送冷冻病理检查。

■ 进一步解剖肠系膜上静脉和肝门静脉。离断从胰头和钩突发出的小静脉分支。笔者推荐用外科夹处理这些小静脉。

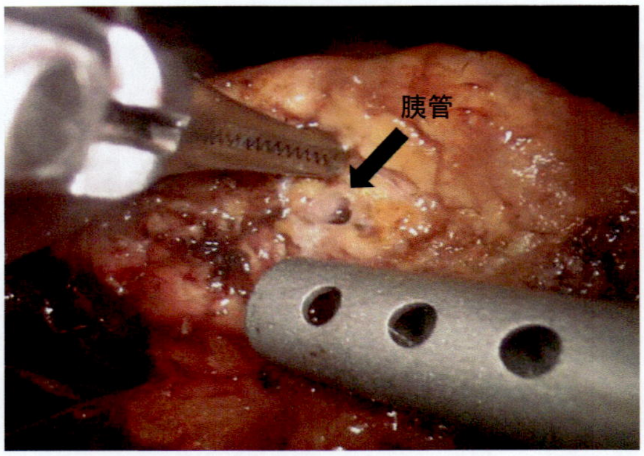

图 37-12 **辨认胰管**

■ 剩余胰腺继续解剖 1 ～ 2cm，方便后续行胰肠吻合术（图 37-13）。

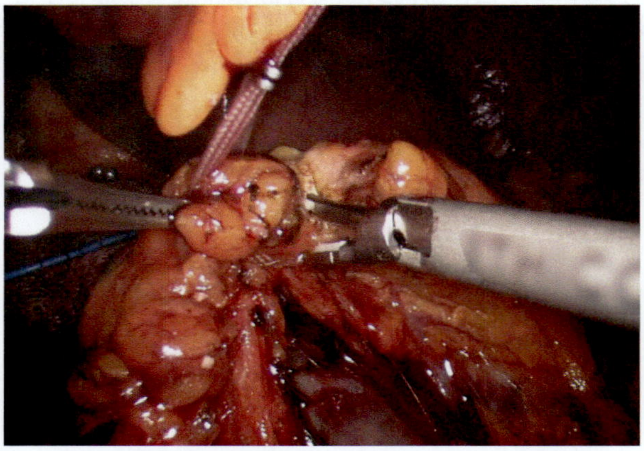

图 37-11 **用超声刀离断胰腺（依据主刀医生的习惯也可以选用电凝，推荐使用超声刀离断胰腺，可以减少出血）**

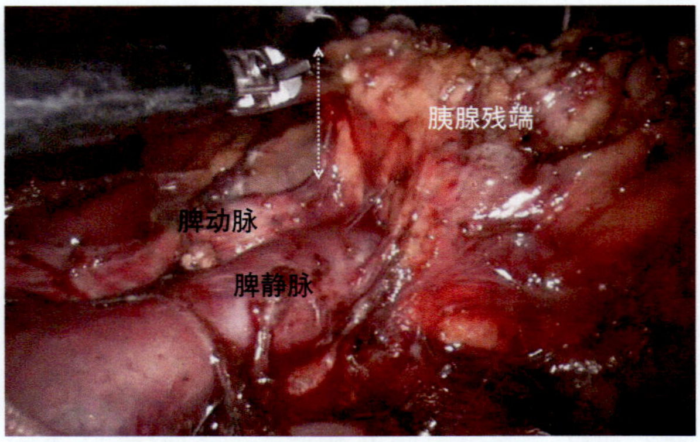

图 37-13 **游离剩余的胰腺（将剩余的胰腺继续游离 1 ～ 2cm，有利于行胰腺空肠吻合术）**

离断近端空肠

▪ 在 Treitz 韧带远端 10 ～ 15cm 切断空肠系膜，离断血管弓，结扎系膜血管（图 37-14）。用内镜下直线切割闭合器切断空肠。牵拉空肠通过肠系膜后空间，向肠系膜根部的右侧行此步骤。也可以在原位行此操作（先离断空肠和系膜再将空肠拉到右侧）。

虽然超声刀或双极电凝能很好地用来切断近端空肠系膜。但还是应该谨慎地用外科夹夹闭系膜侧（剩余侧）血管断端（图 37-15）。

▪ 空肠和十二指肠的营养血管应在肠壁旁离断，减少损伤淋巴管和系膜血管的风险。

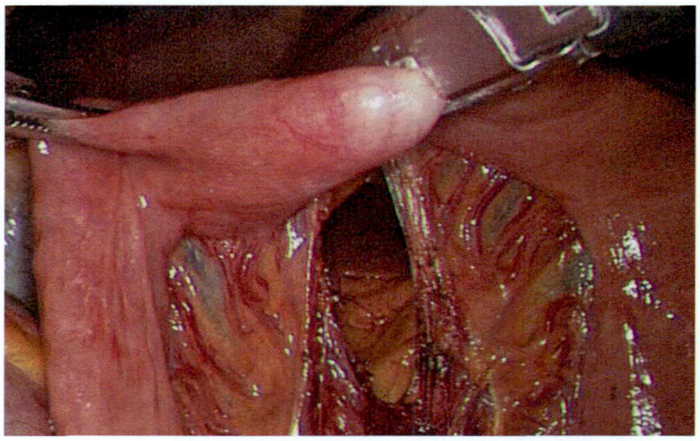

图 37-14 横断近端空肠（在 Treitz 韧带远端 10 ～ 15cm 切断空肠系膜，离断血管弓，结扎系膜血管）

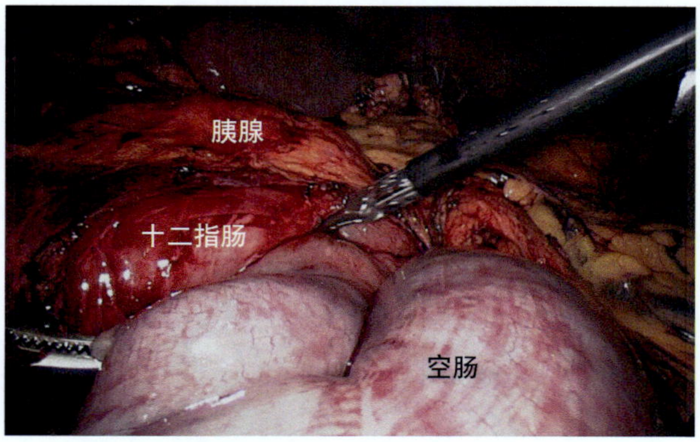

图 37-15 不离断肠系膜血管的情况下在肠系膜血管后方牵拉空肠会使手术变得复杂（因为大量肠管都堆积在一个有限的空间内，这个问题在腹腔镜手术中尤为重要）

在肠系膜上动脉旁切除钩突

▪ 此步骤为手术中最有技术难度的部分，同时也是获得阴性切缘最重要的一步。抬起标本显露剩余连接部分的细节特征，包括肝门静脉或肠系膜上静脉的分支。空肠第一支静脉及其来自钩突的属支也可以通过向前外侧牵拉标本来暴露（图 37-16）。重要的是，此手法旋转肠系膜利于暴露肠系膜上动脉，然而这种解剖关系的变化把动脉拉到了肝门静脉的右侧，增大了损伤的风险。

▪ 为了便于解剖且控制意外出血，可在脾静脉和空肠第一支静脉以上，置棉质弹力带分别悬吊肝门静脉或上腔静脉（图 37-17）。使用拉钩将肠系膜根部拉向左侧以解剖钩突与肠系膜静脉之间的间隙。用脐带棉带悬吊后可以清晰看到肠系膜上动脉周围的神经淋巴软组织。

有两种方法可以用来解剖肠系膜上动脉和钩突：向下（自胆总管侧到空肠系膜）或者向上（自空肠系膜向上解剖至胆总管侧）（图 37-18）。一般倾向于选择向上解剖法，因为此法能更有效地暴露静脉分支。

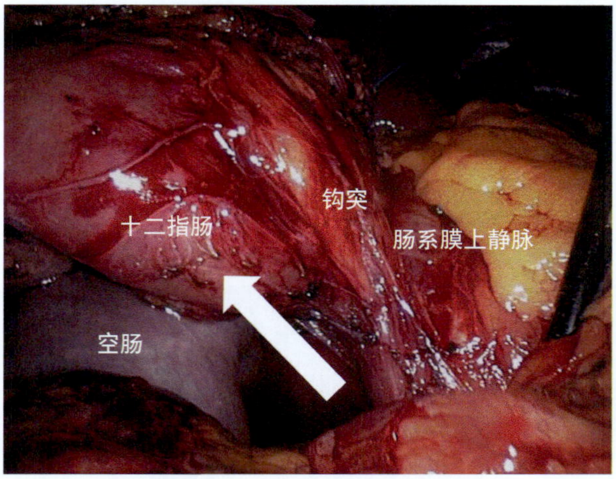

图 37-16 向前外侧牵拉标本有利于显露空肠第 1 支静脉和来自于钩突的属支

▪ 用脐带棉带向上牵拉肠系膜上静脉，同时向尾侧牵拉标本，可以发现空肠第一支静脉收纳来自钩突血流的静脉属支（一般 2 ～ 3 支静脉），将其用外科夹夹闭后以超声刀离断，切断空肠第一支静脉的属支后，应清扫肠系膜上动脉附近的软组织显露 1 ～ 2 支胰十二指肠下动脉（IPDA）（图 37-19）。可以采用超声刀离断

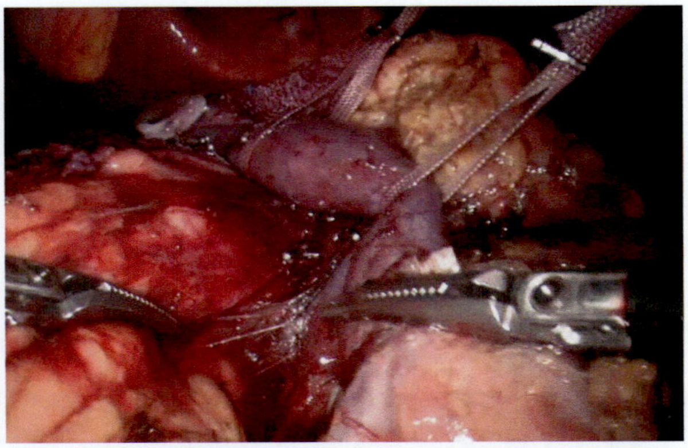

图 37-17 **用脐带棉带悬吊肝门静脉和肠系膜上静脉帮助解剖和控制此血管的意外出血**

这些动脉，一般倾向于分别夹闭剩余的胰十二指肠动脉。偶尔出现一些不能辨认的分支可以轻松用超声刀离断。

- 解剖剩余的肠系膜上动脉和钩突间的软组织应按照疾病的肿瘤学情况来确定。对于非胰腺导管腺癌的疾病，解剖可以仅做到靠近钩突，没有损伤肠系膜上动脉的风险。然而对于胰腺导管腺癌，必须将肠系膜上动脉右侧的神经淋巴软组织清扫干净以获得阴性切缘。
- 大部分软组织包含小的肠系膜血管，这些小血管可以用超声刀安全的凝闭。然而剩余的较粗的胰十二指肠上静脉应结扎或用外科夹夹闭。
- 将标本置于标本袋内，在手术的最后通过 2 ～ 3cm 的脐部扩大 Trocar 口或另做切口将标本袋完整取出（图 37-20），胆囊置于标本袋中一并取出。

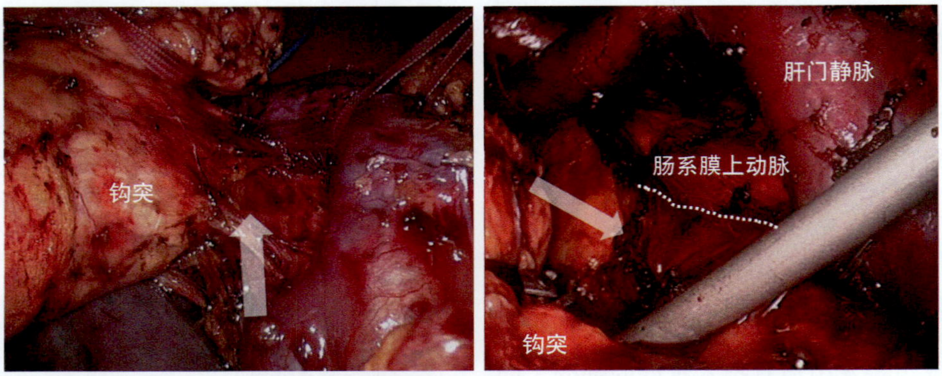

图 37-18 **有两种方法可以用来解剖肠系膜上动脉和钩突**

向下（自胆总管侧到空肠系膜）或者向上（自空肠系膜向上解剖至胆总管侧）。一般倾向于选择向上解剖法（箭头），因为此法能更有效地暴露静脉分支（箭头）

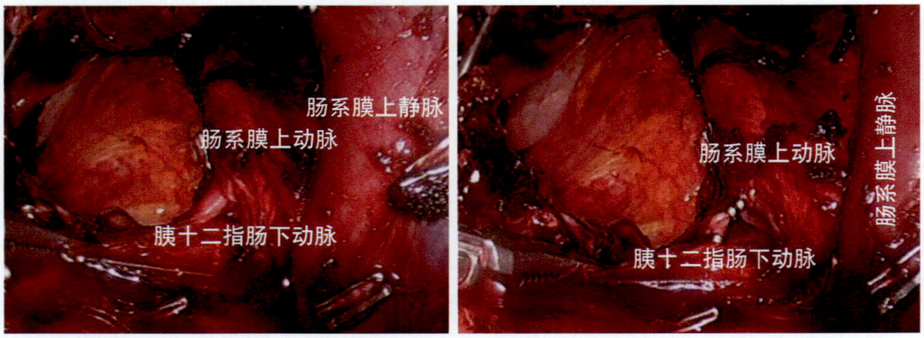

图 37-19 **辨认胰十二指肠下动脉（IPDA）**

切断空肠第一支静脉的属支后，应清扫肠系膜上动脉附近的软组织显露 1 ～ 2 支 IPDA

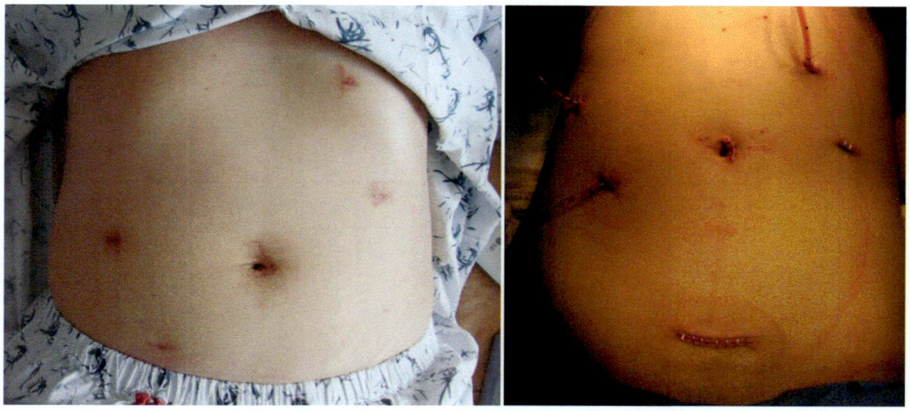

图 37-20 **脐旁切口和 Pfannenstiel（剖宫产）切口**

在手术的最后通过 2 ～ 3cm 的脐部扩大 Trocar 口或另做 Pfannenstiel 切口将标本袋完整取出

经验与教训

指征	①想开展 LPPPD 手术的外科医生应有丰富的开腹胰十二指肠切除术经验和熟练的腹腔镜操作及缝合技巧 ②手术指征应初步限于低 BMI、良性或低度恶性疾病、局限性的恶性肿瘤不伴有血管侵犯
术前准备	术中不能采用触诊来辨别变异的肝动脉解剖，所以应仔细复习影像学检查
手术技术	①先离断十二指肠有利于更进一步的解剖 ②游离右半结肠对于清晰暴露术野很重要 ③切割闭合器联合结扎胃十二指肠动脉——外科夹可能会在后续移动标本时脱落，直线切割闭合器有形成假性动脉瘤的可能，所以应在钉线以上再做结扎 ④用哈巴狗动脉夹夹闭胆管近端，可以阻止术野被污染且可以帮助止血 ⑤结扎横行的胰腺上下缘动脉且应用能量刀具切割胰腺是保证无血视野的关键步骤 ⑥向前外侧牵拉标本可以显露钩突与 SMV 和 SMA 的连接 ⑦仔细辨认并切断空肠第 1 支静脉和其来源于钩突的静脉属支是防止意外出血的关键步骤 ⑧在脾静脉和空肠第 1 支静脉以上用脐带棉带悬吊肝门静脉和肠系膜上静脉能有效防止意外出血
术后护理	应根据时机和临床观察来处理出血 24 小时内的出血应返回手术室二次手术 术后 5 ～ 7 天出血，应考虑行内镜检查出血点 超过 5 ～ 7 天，应行 CT 血管造影和介入控制假性动脉瘤

六、术后护理

- 一般情况下，病人应入重症监护病房监护，但在高水平专科中心，病人也可以返回普通病房。
- 病人应穿抗血栓弹力袜并接受预防性低分子肝素治疗直到出院
- 应使用经静脉镇痛泵控制疼痛。

七、预后

与开腹胰十二指肠切除术相比，LPD 手术有一般腹腔镜手术的优势，包括术后恢复快，美容效果，切口并发症较少。

据报道，LPD 手术的死亡率在 1% ～ 8%。某医学中心 100 例手术死亡率低于 1%，术后并发症发生率约为 30%，手术时间一般比传统的保留幽门的胰十二指肠切除术（PPPD）要长，术后住院时间要短于开腹手术。肿瘤学的预后指标，如清扫淋巴结数量和阴性切缘比率都和开腹手术相似。

LPPPD 手术的围术期大宗病例数据见表 37-2。

八、并发症

据报道，并发症发生率在 20% ～ 40%，最常见且致命的并发症是胰瘘和出血，大部分腹腔内感染都与胰瘘相关。

表 37-2 腹腔镜胰十二指肠切除术的死亡率和并发症发生率

变量	Dulucq 等	Palanivelu 等	Kendrick 等	Zureikat 等	Kim 等
数量	13	75	65	14	105
中转率（%）	NA	0	4.6	14	4.7
死亡率（例数）	1	1	1	1	1
手术时间（中位时间，分钟）	295	357	368	456	474
胰瘘（%）*	8	7	18	36	6
住院日（平均，天）	16	8	7	8	11
阴性切缘（%）	100	97	89	100	100

NA. 未注明

* 笔者判定胰瘘的标准不同。表中展示的为根据国际胰瘘研究委员会（ISGPF）规定的 B 级或 C 级

第 38 章　机器人辅助胰十二指肠切除术

Brian A. Boone　Herbert J. Zeh

一、定义

胰十二指肠切除术包括胰头和十二指肠的切除，需要游离和切断胰腺、胃、胆总管和空肠。本章着重讲述利用机器人系统进行标本切除和取出的技术部分，后面的章节重点讲解消化道重建部分。

二、病史及体格检查

- 病史和体格检查的重点应放在明确病人有无转移，如有转移则不考虑行切除手术。
- 机器人技术常规应用于良性和恶性疾病。
- 年龄、体重指数（BMI）或并发疾病不是机器人手术的禁忌证。
- 预期需进行血管切除与重建，以及大范围的腹部手术史是机器人手术的相对禁忌证。

三、影像学和其他诊断方法

- 对于胰腺癌行影像学检查的首要目的是通过排除转移和肠系膜血管侵犯来判断可切除性。
- 根据指南，可切除肿瘤需要具备以下条件：无远处转移；影像学上见肠系膜上静脉（SMV）和肝门静脉（PV）未与肿瘤相邻或因肿瘤纡曲；腹腔干、肝动脉和肠系膜上动脉（SMA）周围可见清晰的脂肪间隙（图 38-1）。临界可切除肿瘤包括：肿瘤与肝门静脉 / 肠系膜上静脉相邻；肿瘤与胃十二指肠动脉相邻或包绕至肝动脉；肿瘤与肠系膜上动脉相邻但范围小于 180°，该部分病人可能获益于新辅助化疗。
- CT 扫描　覆盖胸、腹、盆腔的胰腺三相薄层 CT 扫描是目前胰腺疾病检查的主要手段。CT 扫描可以发现和鉴别胰腺占位，评估其对血管的侵犯情况及远处脏器（特别是肝和肺）有无转移。
- 超声内镜（EUS）　此检查方法虽然不是所有中心的常规选择，但在大部分病例中应考虑行此检查。超声内镜能够显示病灶和切取活检，在需要组织学证据进行新辅助化疗或常规化疗时尤为重要。此外可以评估肠系膜血管的侵犯情况，也可以针对可疑淋巴结进行诊断和活检，从而准确判断肿瘤分期。
- 诊断性腹腔镜手术　诊断性腹腔镜在胰腺癌处理中的作用仍存争议，在大部分医疗中心也不常规进行。对于肿瘤较大、CT 结果不确定、

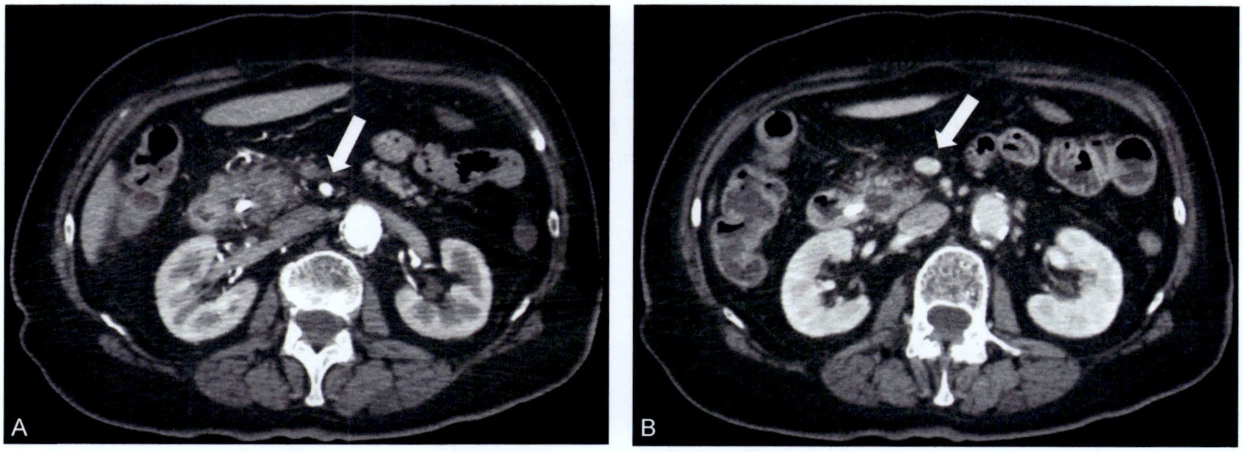

图 38-1　**术前评估可切除性时需进行 CT 检查以显示肿瘤和周围血管的关系**

A. CT 扫描动脉期见可切除胰腺癌病人的肠系膜上动脉周围存在清晰的脂肪间隙（白色箭头所示）；B. 静脉期显示肠系膜上静脉周围存在清晰的脂肪间隙（白色箭头所示）

糖基抗原（CA19-9）大幅升高的病人可以考虑行诊断性腹腔镜。

四、外科治疗

（一）术前准备

■ 根据高质量的影像学检查决定可切除性是术前准备的关键步骤，由于机器人手术中外科医生无法用手触诊肿瘤并判断其与血管的关系，故该点尤为重要。

■ 应准备好交叉配型的4U红细胞。

■ 术前应使用抗生素。

（二）摆放和体位

■ 机器人手术室的一般摆放见图38-2。

■ 病人取仰卧分腿位，可以让助手有腹部操作的空间，右臂下掖入保护棉垫。

■ 手术开始之前，应行中心静脉和动脉穿刺，并置入鼻胃管和尿管，病人上半身下置入对流温毯。

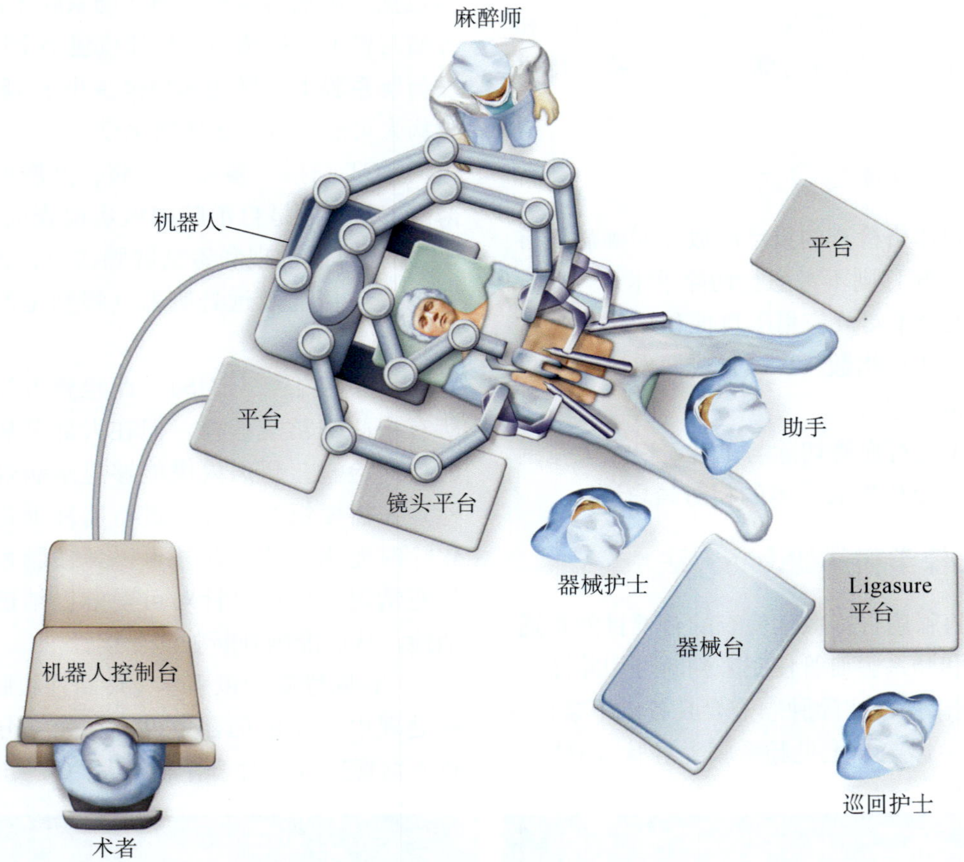

图38-2 **机器人胰十二指肠切除术手术室布置**

机器人置于病人头侧；病人取分腿位可以让助手靠近腹部和机器臂；机器人控制台置于手术室一层，给器械护士和巡回护士足够的活动空间

穿刺孔布置

机器人辅助胰十二指肠切除术需布置7个穿刺孔。包括1个10mm镜头孔，3个机器人手臂孔，2个辅助孔和1个5mm肝牵引孔。穿刺孔位置见图38-3。

用5mm穿刺器置入肚脐与锁骨中线交界处进行穿刺，进入腹腔，此穿刺孔最后扩张至8mm作为机器人手臂孔使用。

在左侧锁骨中线做4～5cm切口将标本取出。

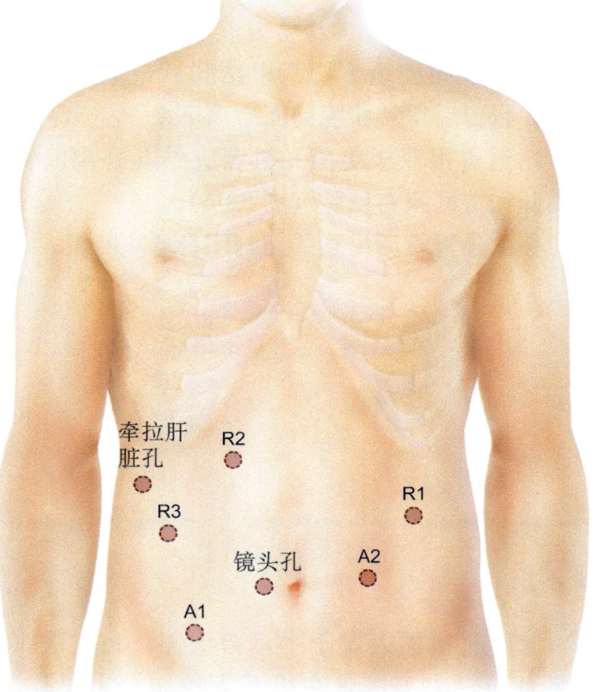

图 38-3　**机器人辅助胰十二指肠切除术采用七孔法进行**
包括 1 个 1mm 镜头孔，3 个机器人手臂孔，2 个辅助孔和 1 个 5mm 肝牵引孔
A1、A2：辅助孔 1、辅助孔 2
R1 ～ R3：1 ～ 3 机器臂孔

游离右半结肠和十二指肠

用标准腹腔镜器械，包括无创抓钳和双极电凝来充分游离右半结肠。

利用 Kocher 手法游离十二指肠第三段和第四段直到将空肠拉至右上腹并在小肠系膜根部暴露肠系膜上静脉（图 38-4）。

在 Treitz 韧带远端 10cm 用直线切割闭合器切断空肠。近端空肠在肠系膜上静脉下方穿过。将远端空肠约 50cm 处经结肠前缝于胃壁，使其在胃肠吻合术时易于辨认（图 38-5）。

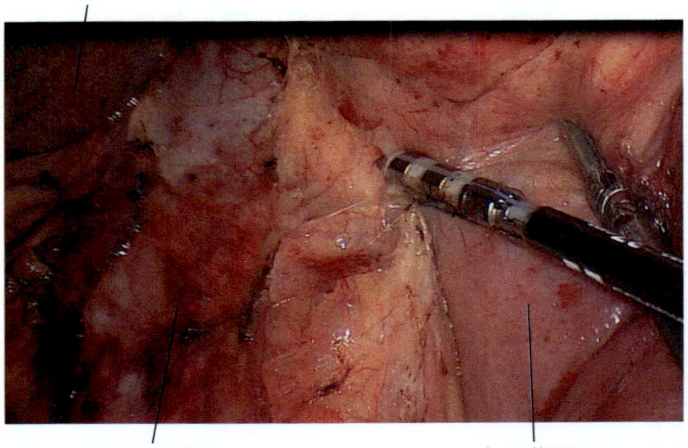

图 38-4　**用腹腔镜器械完全游离十二指肠，并将十二指肠拉至左上腹（在游离十二指肠时可以看到下腔静脉）**

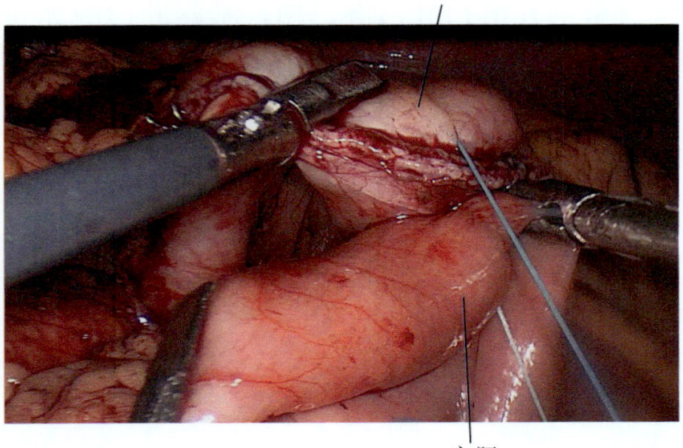

图 38-5　**将离断后的空肠缝于胃壁，使其易于在胃肠吻合术时得到辨认**

游离和切断胃

继续在腹腔镜下切断胃结肠韧带进入小网膜囊，将胃后壁从胰腺前面游离下来。

贴近胃用双极电凝和外科夹结扎并离断胃右动脉和胃网膜右动脉（图 38-6）。

移除鼻胃管后用直线切割闭合器离断胃。

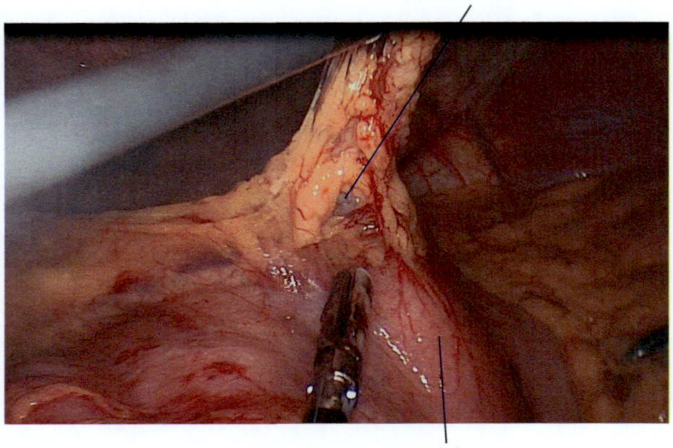

图 38-6 辨认胃右动脉，用双极电凝贴近胃离断此血管

解剖肝门

此时将机器人置于手术台头侧，病人取头高足低位，主刀医师在机器人控制台上操作，助手站在病人两腿中间，在手术中负责更换器械、传递缝针并辅助吸引和使用切割闭合器。

用机器人电钩沿胰腺上缘继续解剖至肝门部，清扫肝总动脉淋巴结（图 38-7），暴露肝总动脉，沿其解剖出胃十二指肠动脉（GDA）（图 38-8）。用血管弹力带收紧 GDA，用彩色多普勒超声和 3D 多普勒超声确认肝总动脉血流，血流信号确认后，用血管闭合器离断 GDA 并用 10mm 钛夹加固。

解剖并清扫肝门淋巴结，暴露肝门静脉和胆总管（图 38-9）。

此时可顺行切除胆囊，或保留至与整体标本一同切除。

解剖显露胆总管，用血管闭合器切断胆管。

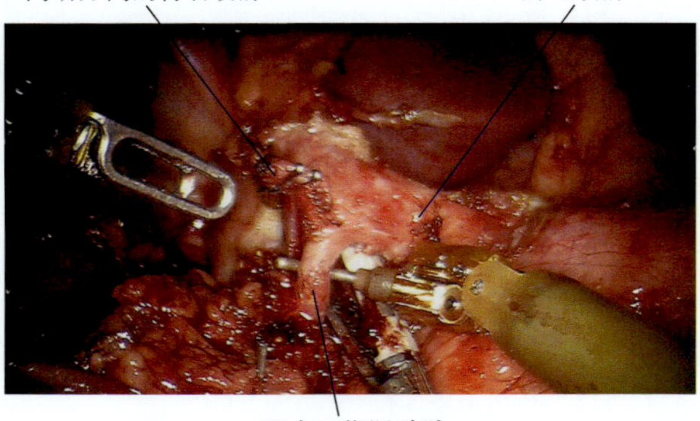

图 38-8 显露胃十二指肠动脉（用血管弹力带收紧 GDA，确认肝总动脉血流信号后，用内镜下血管闭合器离断 GDA）

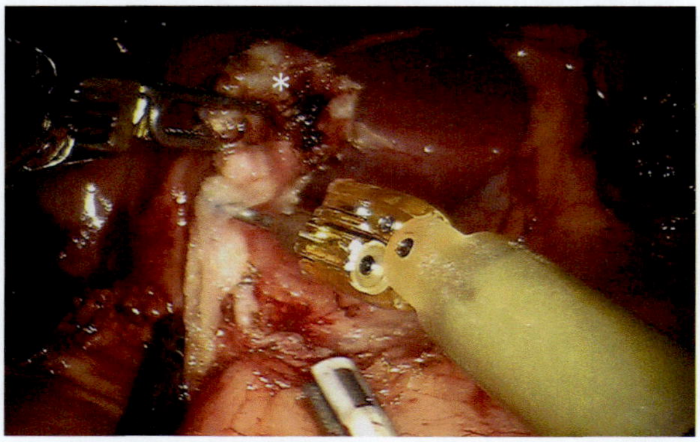

图 38-7 显露肝总动脉淋巴结（白色星号）后用电钩将其剥除，暴露肝总动脉

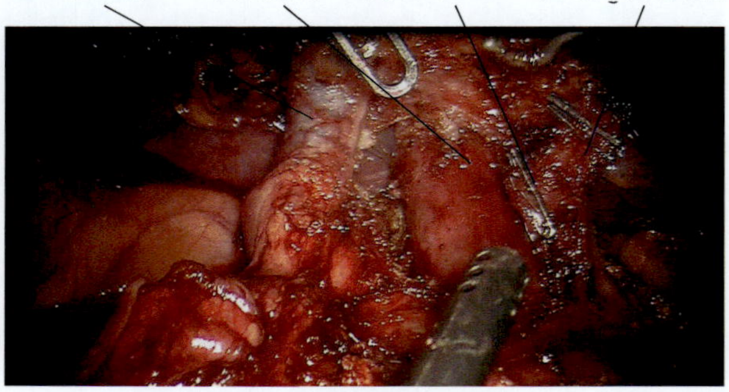

图 38-9 继续解剖肝门，直到暴露胆总管和肝门静脉

游离并切断胰腺

沿胃网膜右静脉追踪至其根部找到肠系膜上静脉。将胰腺下缘与 SMV 分离，打通胰腺与肝门静脉之间的隧道，机器人灵活的镜头角度可以使该隧道清晰显示（图 38-10）。

打通此隧道后，用电凝设备离断胰腺颈部（图 38-11）。小心仔细地辨认胰管，保留少量张力。

随后游离胰腺，首先游离 SMV/PV 外侧缘，找到在肠系膜上动脉下方横行的空肠第 1 支静脉。用外科夹或丝线结扎胰腺钩突回流的小静脉，保留肠系膜上静脉。

将肠系膜上静脉 / 肝门静脉拉向一侧，沿 Leriche 间隙解剖，暴露肠系膜上动脉（图 38-12）。

分别显露胰十二指肠上、下动脉，根据血管直径和位置不同，采用外科夹、丝线结扎或 Ligasure 将其离断（图 38-13）。

显露肝门静脉的钩突上分支，用血管切割闭合器、外科夹或丝线结扎。

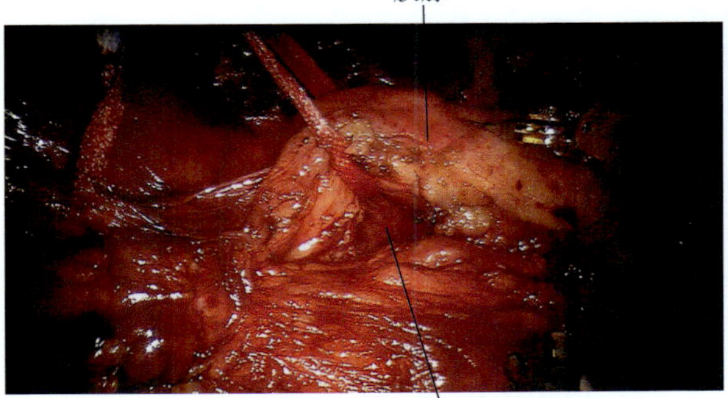

图 38-10　**解剖胰腺下缘，打通胰腺背面和肠系膜血管前面之间的隧道**

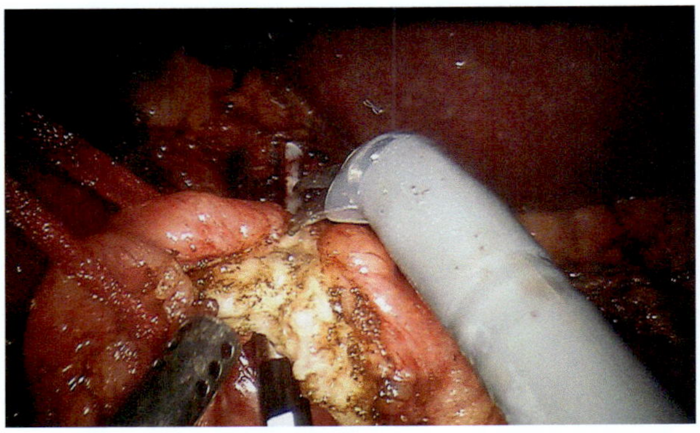

图 38-11　**用电凝剪离断胰腺实质（机器人系统灵活的镜头角度保证了建立隧道和离断胰腺时视野清晰）**

通过左锁骨中线的 4 ～ 5cm 扩张切口，用内镜下标本袋完整取出标本。移除标本后，清理术野准备行重建手术（图 38-14）。

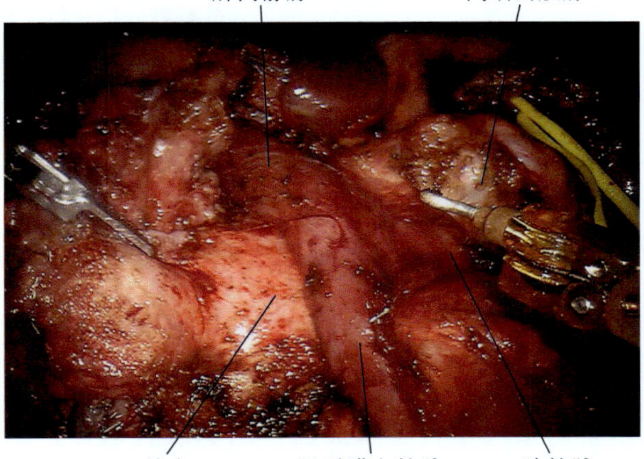

图 38-12　**联合电钩和精细剪刀解剖钩突**

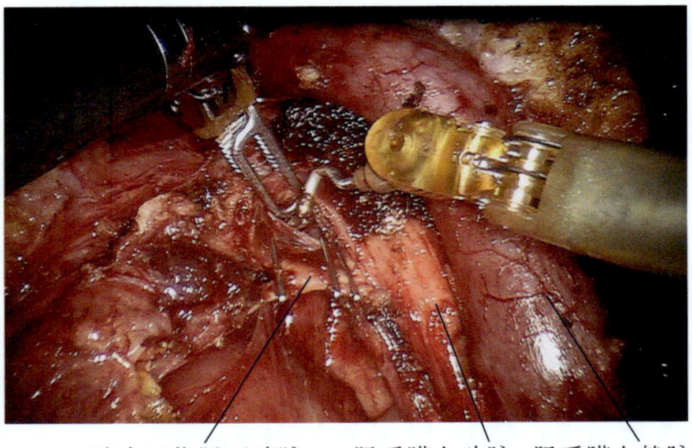

图 38-13　**向内侧牵拉肠系膜上静脉，暴露肠系膜上动脉，从而沿 Leriche 间隙解剖，暴露并结扎胰十二指肠上动脉**

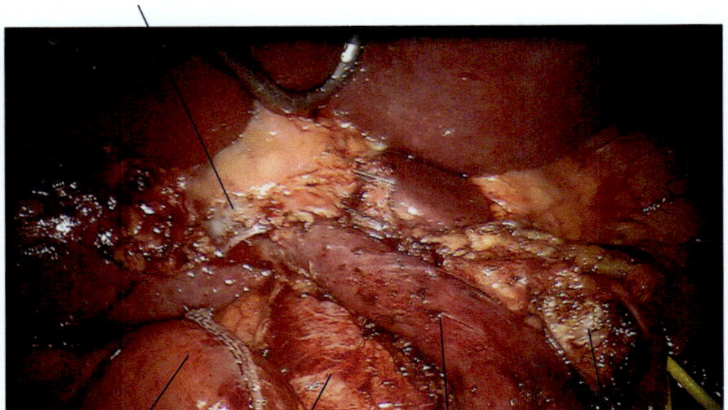

图 38-14　**移除标本后的术野（为后续的重建手术做准备）**

经验与教训

术前规划——可切除性评估	在切断胰颈之前外科医生不能通过触诊对肿瘤的血管侵犯情况进行准确评估，然而切断胰颈之后切除已无法避免，所以术前高质量的CT检查和手术规划对于评估可切除性极为重要
穿刺孔布置	如果穿刺孔互相距离太近，机器人手臂会碰撞。镜头孔应在脐部上外侧，以便充分暴露肝门和钩突解剖
将离断后的空肠缝于胃壁	在机器人装机之前将空肠缝于胃壁便于重建手术中的识别
肝门解剖	评估变异的血管解剖，如起自肠系膜上动脉的肝右动脉，约20%的病人出现此种变异
悬吊法处理钩突	机器人3臂必须向外上侧牵拉旋转标本，以充分暴露肠系膜上动脉

五、术后护理

- 手术结束后，病人拔管后根据病人情况和术中因素决定转至重症监护病房或普通监护病房，留置鼻胃管。
- 在胰腺床留置引流管，术后3天检测引流液淀粉酶。引流液淀粉酶正常的病人出院前拔除引流管。

六、预后

- 尽管没有机器人与开腹胰十二指肠手术的随机试验或大宗病例做对照，目前几个中心的初步经验表明两者预后相当。有几个临床研究表明机器人手术能够减少术中出血量。
- 目前最大的单中心机器人胰十二指肠切除术被报道，结果（132例）如下。

（1）术后30天和90天死亡率分别为1.5%和3.8%。

（2）临床显著并发症（Clavien Dindo分级3级或4级）发生率约为21%。

（3）中位手术时间为527分钟，然而随着经验的积累，手术时间有显著缩短。

（4）中位出血量在300ml左右。

（5）有8%的病例中转为开腹手术。

七、并发症

根据初步的研究结果，机器人胰十二指肠切除术术后并发症的种类、发生率、严重程度均与开腹手术相当。

- 胰瘘。
- 假性动脉瘤。
- 胃排空延迟。
- 感染（切口、腹腔脓肿）。
- 胆瘘。
- 胃瘘。
- 胃流出道梗阻。
- 肠梗阻。

第 39 章 胰十二指肠切除术：胰管空肠吻合术

Charles M. Vollmer

一、定义

胰管空肠吻合术是剩余胰腺与空肠吻合，是胰十二指肠切除术中消化道重建的必要步骤。

尽管在胰十二指肠切除术、胰腺中段切除术、胰体尾切除术（罕见）中，将胰腺吻合于肠道的方法多种多样，但胰管空肠吻合术是目前世界范围内最为常用的吻合手术。此外，目前还存在多种胰管空肠吻合的吻合方法，包括“扣入式”和“内陷式”。本章将介绍目前最为常见的双层端侧导管对黏膜式胰管空肠吻合术。

本章的意义在于尽管胰十二指肠切除术的前半部分在于如何选取最佳的方式切除病变组织，同时这也决定着手术的远期疗效。但是在术后并发症的防治过程中，重建阶段手术直接决定着病人术后的恢复时间。目前最主要的术后并发症为胰瘘，其发生率约为 15%。

二、病史及体格检查

经过众多胰腺外科医生（国际胰瘘学组）的努力，目前国际上有一套公认的胰瘘评价指标。继之病人特异度相关的胰瘘风险因素也被确立：①胰腺质地软的病人；②胰管直径小的病人；③非胰腺癌或胰腺炎的胰腺病理性改变；④术中出血多的病人。医生可以在术中明确这些因素是否存在，也可以通过上述重要因素对病人预后做出合理的推测。医生的治疗决策应将上述因素考虑在内，还需要了解它们对术中及术后治疗的影响。

外科治疗

（一）胰腺切除

成功的吻合术是重建手术的良好开端。切除阶段的常规目标是减少出血量和对胰腺的精细处理。

在肝门静脉沟上方选取合适的胰腺横断位置，于切面两侧缝扎胰腺对减少出血是有帮助的。胰腺的上下缘均存在着水平走向的小动脉，以 2-0 丝线 8 字缝合断面两侧的胰腺上下缘。注意在左侧剩余的胰腺不要进针过深，以免将胰管封闭。对于右侧胰头部则不需要过多关注，因为其最终是要被切除的。结扎完毕时，注意不要剪线，两侧线头可以在重建阶段辅助医生提拉远端胰腺（图 39-1）。

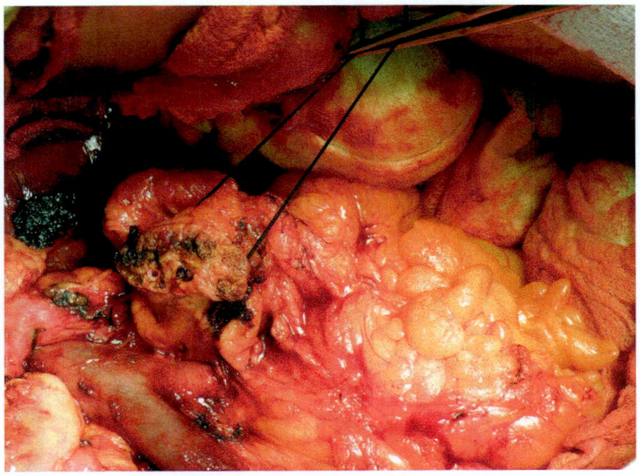

图 39-1　**胰腺颈部横断面图**
两条缝合线置入胰腺组织中，可以控制前后的血管弓，也可以用来将剩余胰腺组织提拉出腹膜后，从而方便接下来的吻合重建

胰腺横断的技术很多，包括应用手术刀片切断或切割闭合器离断等。笔者推荐应用 Bovie 电刀离断胰腺，因为其可减少术中出血。针形电刀能够提供高精度的聚焦电凝，其切除模式常被用于横断筋膜及大部分实质组织，聚焦电凝模式用于控制明显的血管出血。本方法是切除大部分胰腺实质直至显露胰管，过程中要快速横断胰腺防止热量损伤胰管。

用电刀将胰腺断面的出血点进行止血。胰

腺后壁常存在小动脉，其下方有胰管伴行。

远端剩余胰腺应与其伴行的脾静脉至少游离出 2～3cm，然后通过牵拉丝线暴露胰腺后壁，游离外吻合层的后部，使此处至胰腺包绕脾静脉的区域内基本无血管走行。

（二）重建

完成胰腺断面止血后，剩余胰腺放置于右上腹。多数医生习惯将剩余胰腺于结肠后肠系膜打孔穿出，笔者倾向于将空肠置于肠系膜后走行，从十二指肠悬韧带孔穿过至右上腹。上述操作使空肠连接胰腺及横断的胆管，使此成为了“新十二指肠”（图 39-2）。如果病人有严重的中心性肥胖，可以应用之前提到的方法放置胰腺。

牢记影响胰肠吻合成功与否的因素：①组织具有良好的血供；②避免过度牵拉；③胰管通畅。在完成吻合后，可以通过触摸肠系膜血管搏动来判断吻合口血液供给状态。在切除空肠时，仔细确认有无肠系膜血肿，避免因血肿导致的吻合失败。不要缩短近端空肠的长度，缩短后会引起肠系膜“纽带”的缩短，从而加大空肠到达右上腹时的张力。

用 Bovie 细针电刀设置低能量模式（15～20）于胰颈部横断面止血，止血时避免损伤胰管。

胰管直径需灵活测量，在精确缝合胰管时，一种可吸收的“Weck-Cel”测量器对防止胰管现在及以后不发生堵塞有效（图 39-3）。

胰管可使用某些特殊器具扩张（双子或儿科直角），轻轻使胰管保持开放，小心不要损伤胰管组织。最终，以逆行的方式，在导管内推进 5F 或 8F 的儿科鼻胃管，可以确保胰腺导管的通畅。这比硬质导管柔软、安全，而硬质导管可能会穿破胰管甚至胰腺实质。

对后续操作区域的准备是将拉钩器具等以白色纱布遮盖，使拉钩器从术野消失，从而给手术一个中性的背景，在缝合时有更好的视觉效果图 39-4。

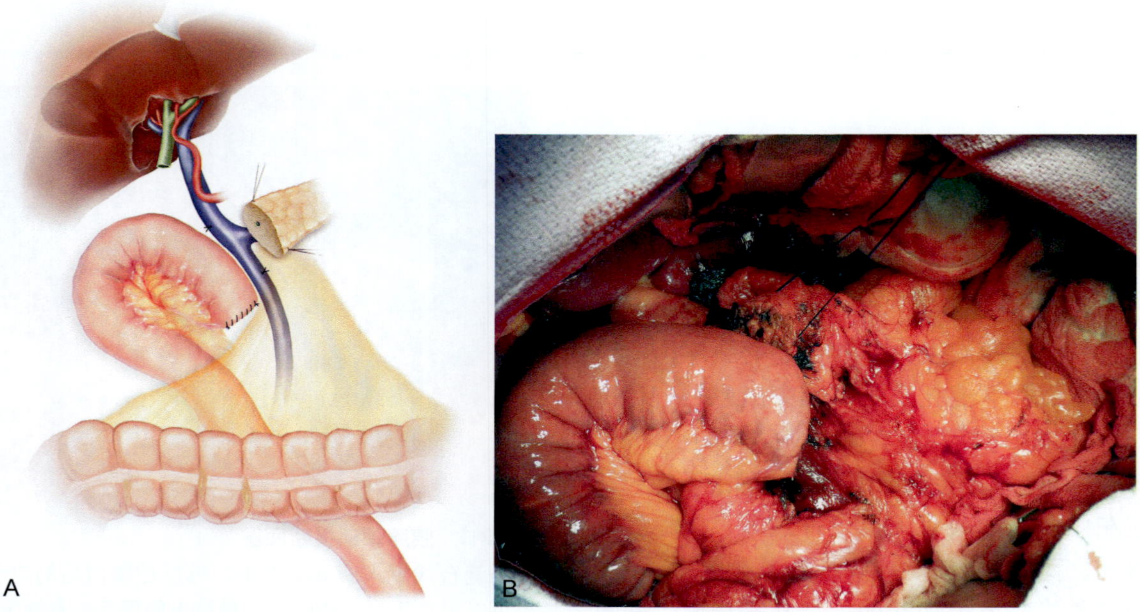

图 39-2　新十二指肠

A. 将空肠置于肠系膜后走行，从十二指肠悬韧带孔穿过至右上腹；B. 实际上，这段空肠成为了“新十二指肠”，空肠便于连接胰腺及横断的胆管。通过切除至少 20cm 的近端空肠，可以避免不必要的张力

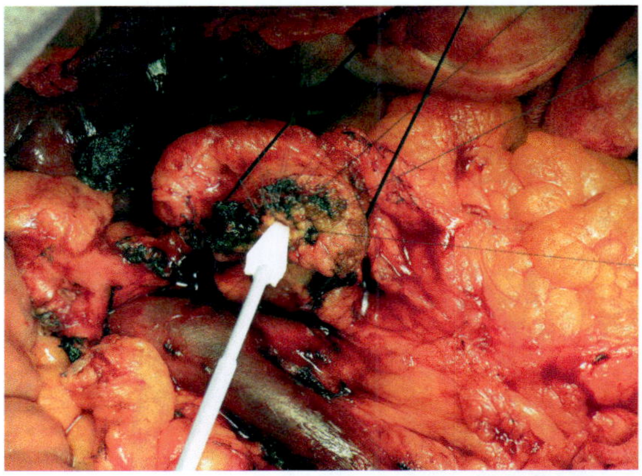

图 39-3　一种箭头式“Weck-Cel”测量器精确测量胰管

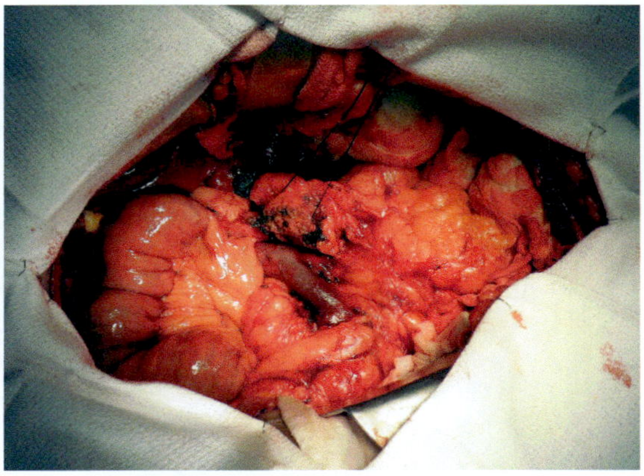

图 39-4　四块白色外科治疗巾包绕术区边沿，从而利于缝合视野，也可防止组织缠到拉钩上

技术要点

以单股可吸收线行胰管对黏膜的胰肠吻合。6-0 的可吸收线适于吻合较小或正常直径的胰管，5-0 的可吸收线适于吻合较大直径（> 8mm）的胰管。有些特殊情况下，如胰管直径为 1 ～ 2mm，可能需要 7-0 的可吸收线完成缝合。越小型号的线，直径越小，针距越小。以双侧带针线缝合会更加方便，在行内向外缝合的同时，另一端可以由另一人行由外向内缝合。

在此期间需要精细操作，因而建议使用 Castro Viejo 持针器，避免使用过长过大的持针器。对于直径< 3mm 的胰管，建议应用目镜放大镜进行操作。

笔者一般在胰肠吻合口放置支撑管，因为胰肠吻合可能会导致胰瘘，特别是对具有胰瘘高危因素的病人。另外，一些术者发现在行吻合时暂时性的置入儿科鼻胃管可以提高缝合的精细程度。

内层与前壁

本操作的目的是提拉显露胰腺横断面并展开胰管。用钟表位阐述以下操作（图 39-5）。

从 12 点钟方向开始缝合，在缝合时适当放松前拉线，于胰管后方垂直于胰腺实质进针 2mm，屈曲动作可以将约 1mm 的胰管壁外展，在缝合胰管时应转动持针器滑出针头，避免强行牵拉针头损伤管壁。

缝线一端从胰管内穿出后，剪掉实质侧的线头，保留胰管侧的线头。用直镊夹持缝线两端，以此缝线作为缝合的起始标记（3 点钟、6 点钟、9 点钟、12 点钟方向）。将直钳置于术野外，轻轻牵拉缝线将胰腺提起。

接下来，在张力下缝合 3 点钟、9 点钟方向的胰管壁，并将线头以夹子夹住（图 39-6）。

分别从 3 点钟、9 点钟方向缝合至 12 点钟方向。一般来说，2 ～ 3mm 的胰管可以容纳 7 根缝合丝线（图 39-7A）。对于直径较大的胰管，每 1/4 圆甚至可以容纳 3 ～ 4 根丝线，因而如需要可以适当增加丝线数量，并以橡皮筋圈套保持视野整洁（图 39-7B）。

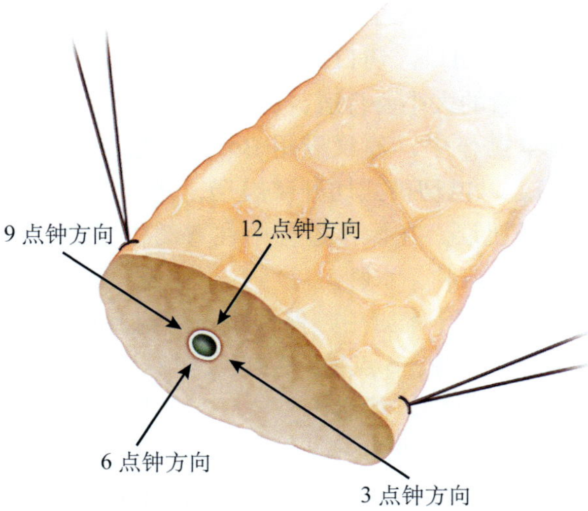

图 39-5　胰管横断面的钟表定位

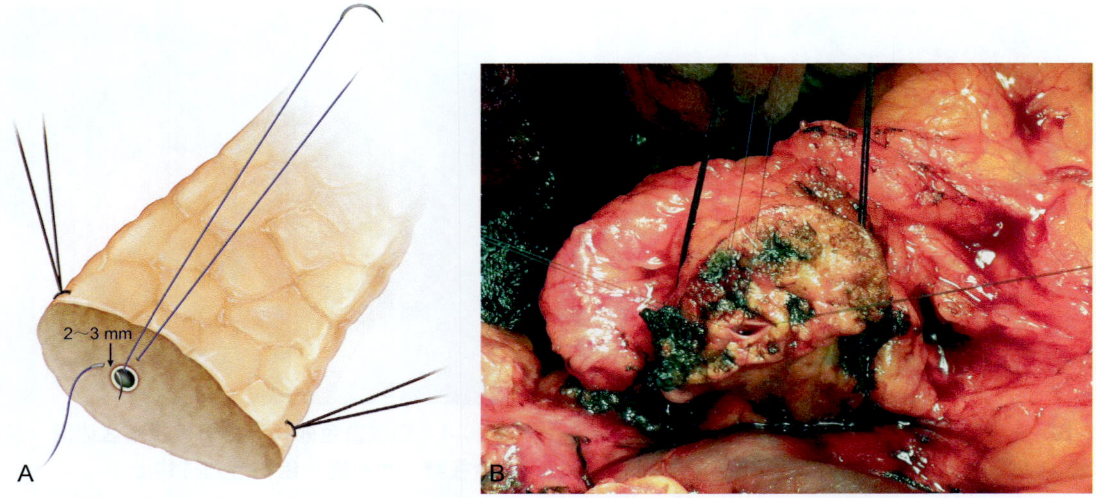

图 39-6 A. 9 点钟方向的缝针从内向外穿过胰管，包括几毫米胰腺组织；B. 起始的几针为后续缝合提供良好的视野

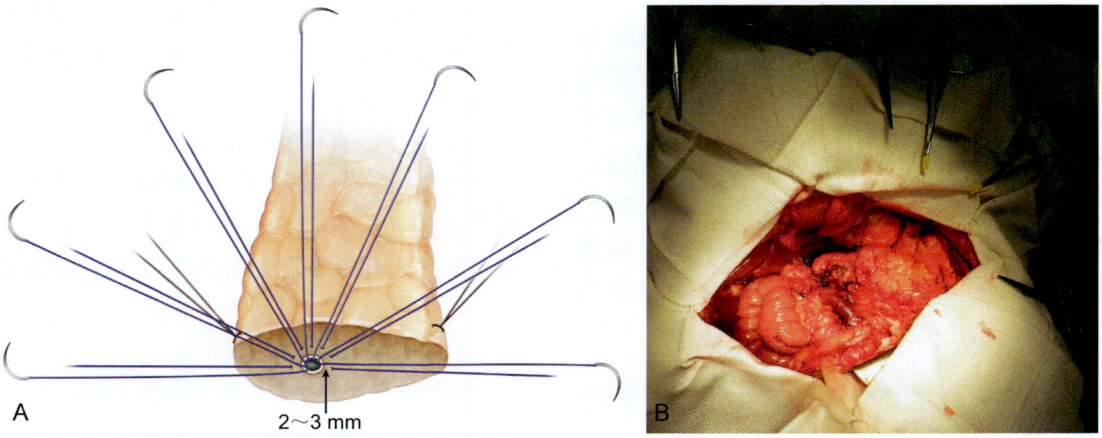

图 39-7 A. 3mm 粗的胰管可以容纳 7 根缝针；B. 为了保证一致性，缝线须在外部仔细排列

肠切除术准备

根据胰管大小，于胰腺断面对侧肠道的肠壁上做小切口，切口距肠道断端 5cm。注意切口与胰管的大小要合适，切记切口不要过大。

本操作中，建议应用 Bovie 针型电刀（图 39-8）。以电切模式切开浆膜层，然后以刀头戳开空肠肌层。在操作过程中注意动作轻柔，减少出血、血肿、水肿。

置肠道于术野中，保持肌层外翻，6-0 丝线分别于 3 点钟、6 点钟、9 点钟、12 点钟方向缝合（图 39-9A）。然后，将胰管与空肠切口成镜面对合（图 39-9B）。以细丝线在上述方向缝合肌层和浆膜层（图 39-9B）。同时，Castro Viejo 手术器械可以减少组织损伤。

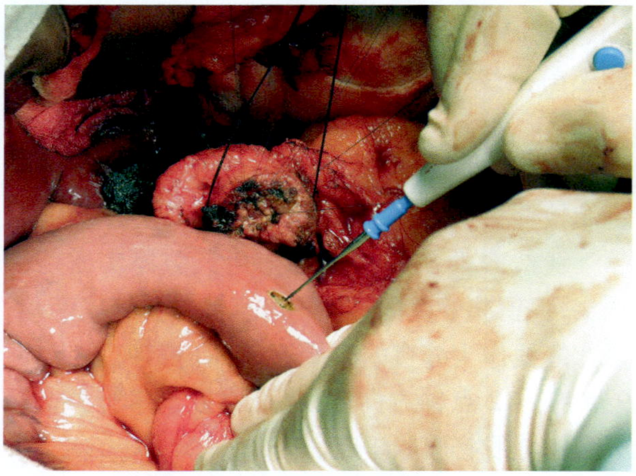

图 39-8 肠道切口用 Bovie 电刀精准切开

对 3mm 粗的胰管，浆膜层大概需打开 2mm，开始的时候只在黏膜层开一个小口

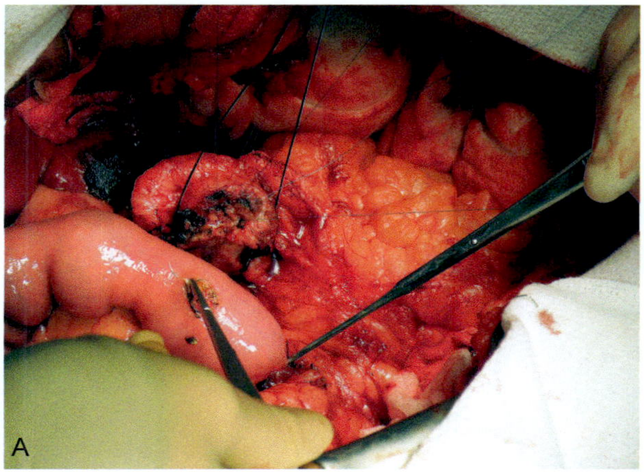

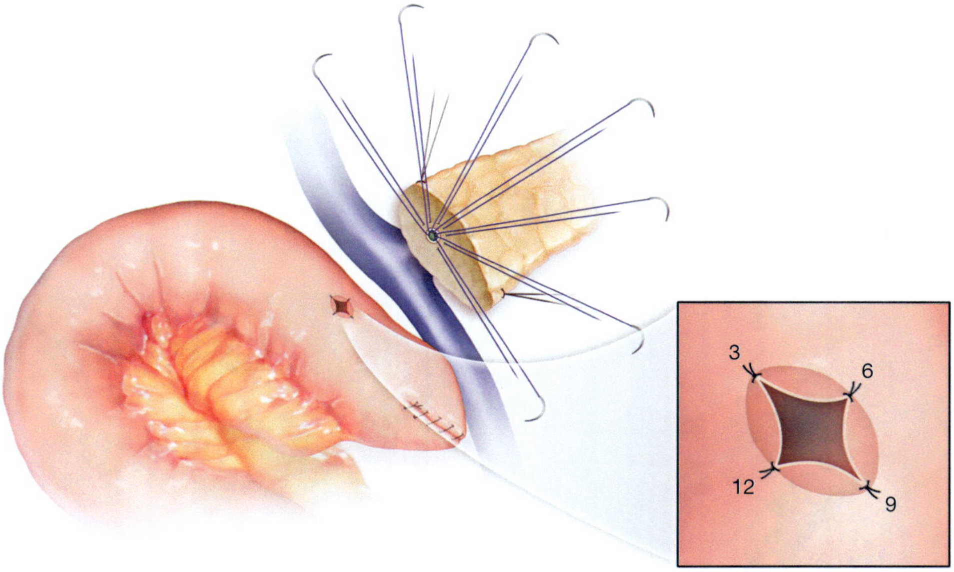

B

图 39-9　A. 为了整合肠道切口，6-0 的可吸收线用于固定对应的黏膜及浆膜，避免对黏膜进行不必要的操作；B. 缝线时避免使黏膜层褶皱，使用与胰管相同的钟表定位法确定缝线

外层与后壁

建议此步骤在处理内壁前完成。操作前预先设计吻合部位非常重要，可以帮助术者在较轻张力下完成操作。

越少的胰腺缝合可以降低胰腺实质损伤的概率。因此，与后壁的距离可以平行放置 2 根 2-0 或 3-0 丝线缝合，减少缝针刺入胰腺的次数。

第一针由胰腺后侧壁水平穿出，距胰腺断面 1cm（图 39-10A）。注意进针不宜过深，避免穿透胰管；同时进针也不宜过浅，避免打结时撕裂胰腺实质。

将带针线与肠道缝合，由中间至两侧，距离切口 1.5 ～ 2cm（图 39-10B）。如果肠切口位于小肠系膜游离部周围，这基本上相当于小肠与其系膜接触面的 1/4。

第二针以上述方式缝合，在肠壁上由侧边向中间进针。（图 39-11A），同时由中间向外侧穿出胰腺实质（图 39-11B），然后打结。

按上述方法在各边追加 1 ～ 2 针并打结，保证吻合完全。如此行肠道与胰腺端侧吻合（图 39-11C，D）。

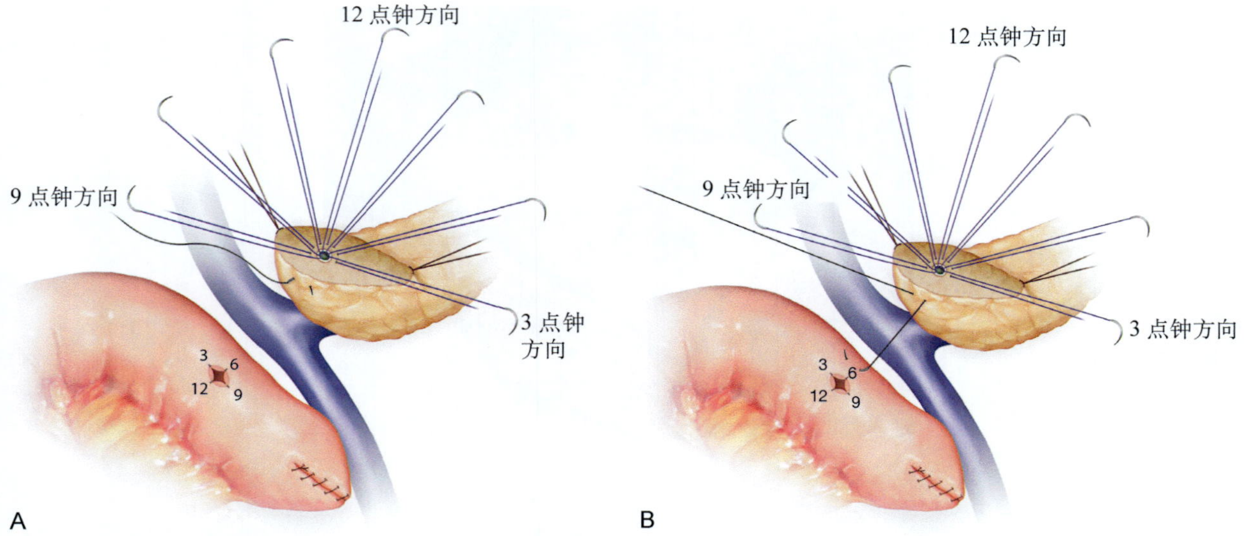

图 39-10 A. 胰肠吻合口的固定需用丝线从侧面向中间水平缝合，缝针须从腺体的中点扎出，避免损伤到后面的胰管；B. 这些缝线接下来从内向外连接空肠，这样就可以使线结打在胰腺外部

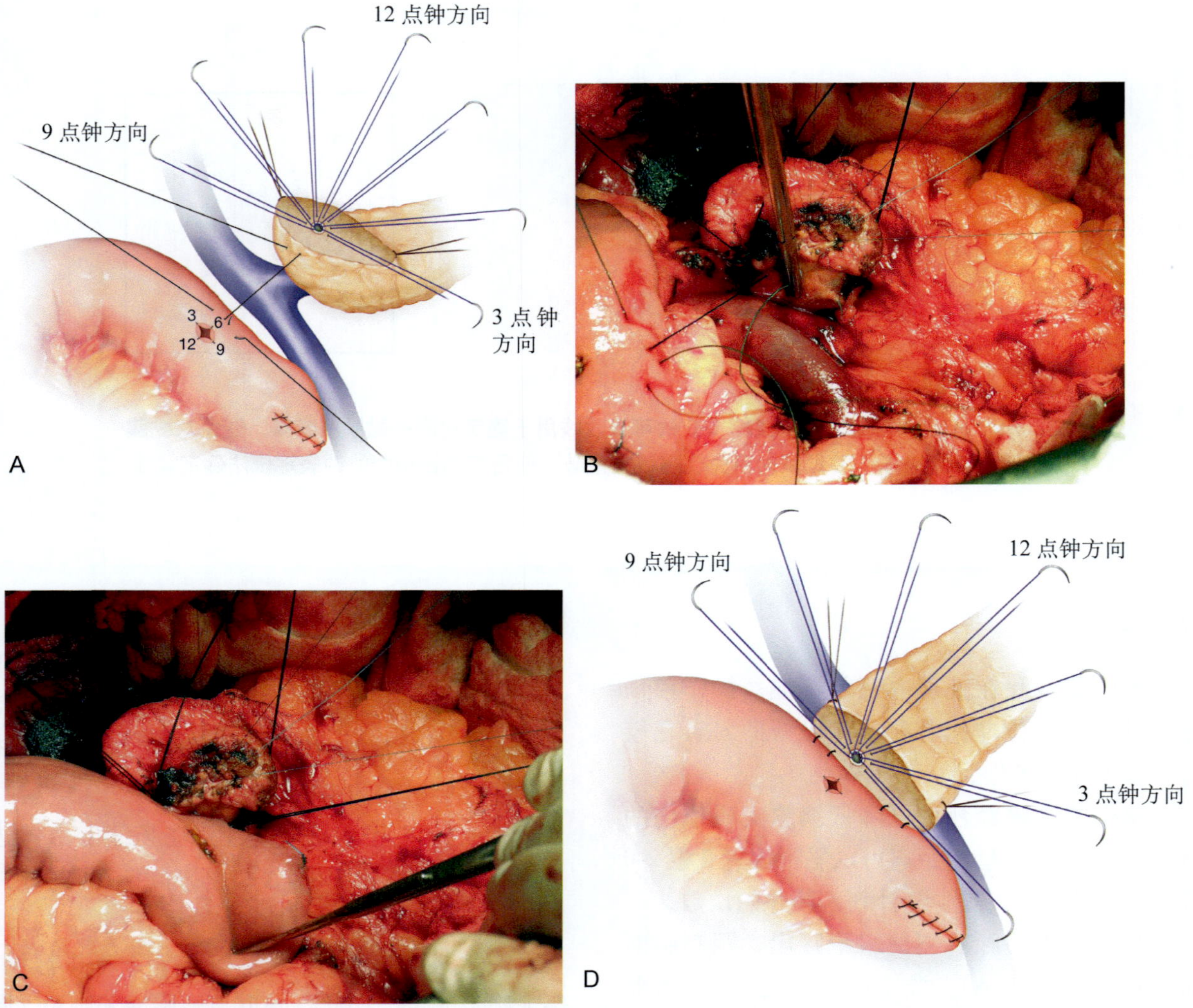

图 39-11 A. 在肠壁上由侧边向中间进针；B. 接下来，缝针由中间向外侧穿出胰腺实质，然后打结；C. 按上述方法在各边追加 1 ～ 2 针并打结，保证吻合完全，如此肠道与胰腺端侧吻合；D. 吻合口的后壁完成后，肠道的开口与胰管的开口可以在合适的位置对应

内层与后壁

如果上述步骤操作较好地完成，则肠道切口将在无张力下外翻包裹胰管。以 6-0 单股丝线在 6 点钟方向由胰管穿入，周围 1 ～ 2mm 胰腺实质穿出（图 39-12A）。

然后将针由肠道切口 2mm 穿入（图 39-12B），于切口 6 点钟方向穿出，注意不要缝入对侧肠道肌层。以直钳夹持缝线，作为后壁中点的标记。

应用上述方法，在此标缝线的上下方由内向外各缝合 2 ～ 3 针(图 39-13)。然后去掉缝针，将缝线分别用乳胶管暂时固定。缝针的位置如图 39-14 所示。可根据不同的胰管直径，选择合适的缝合针数。

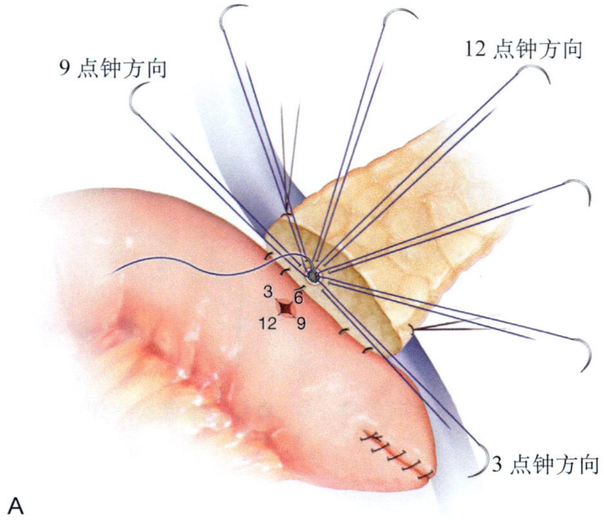

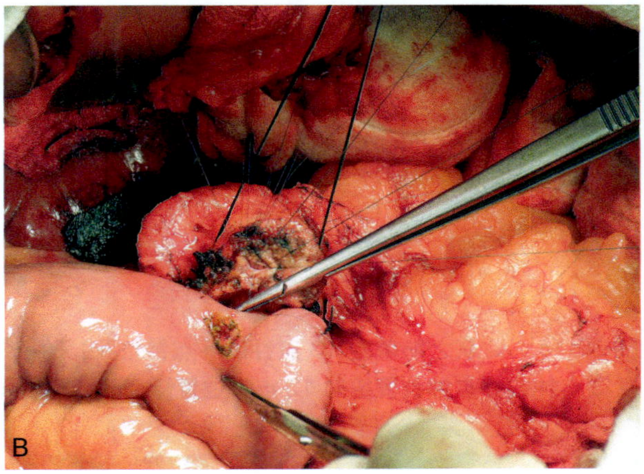

图 39-12 A. 由胰管 6 点钟方向开始；B. 这些缝合后将针穿入对应位置的肠道黏膜层

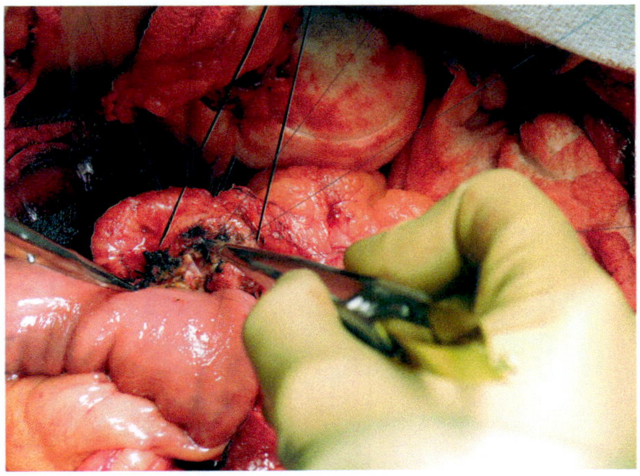

图 39-13 7 点钟位置缝针从胰管内向外缝合，随后在肠道的 4 点钟位置从外向内缝合

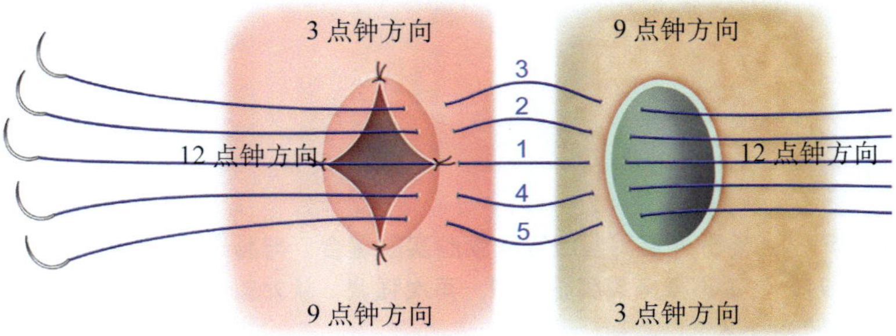

图 39-14 后壁内层接下来的缝合次序
共同点是从内向外出针时能够将针头合适的暴露

完成内层与前壁缝合

现在处理最初固定在胰管的缝线，按照从两边向中间的顺序（先 3 点钟和 9 点钟方向，再 12 点钟方向）缝合胰管与空肠切口前壁（图 39-15A）。缝针的位置如图 39-15B 所示。

在缝合前，确保所有丝线没有打结，以免引线结穿过切口而导致胰瘘。不要缝合上切口后壁肌层。所有缝合完成后逐个打结，并将线结置于吻合口外。

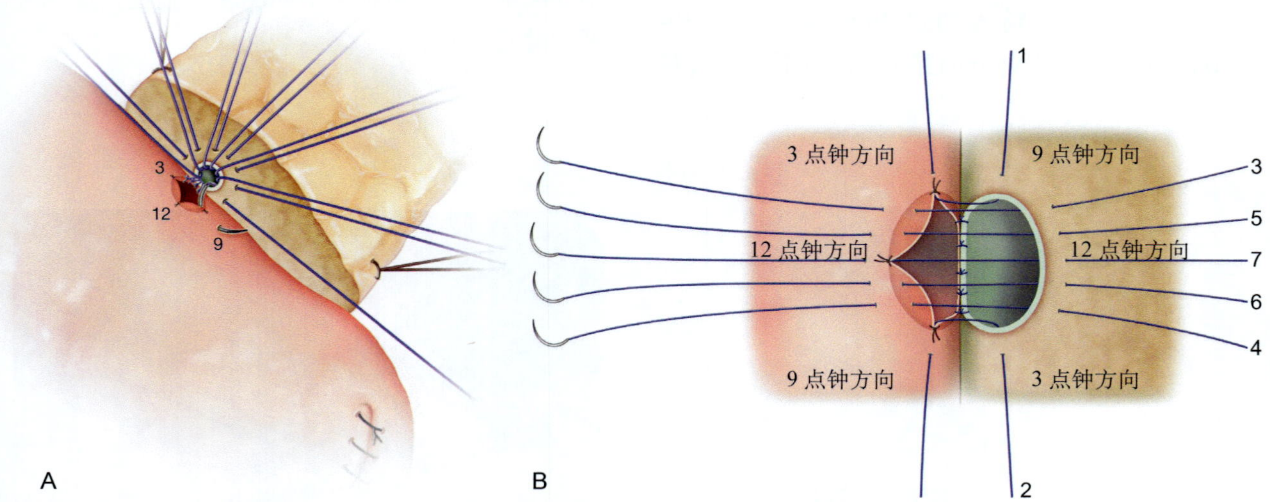

图 39-15 A. 从之前角上（3 点钟或 9 点钟位置）的缝针开始，从肠壁内侧穿向外侧；B. 缝合的最佳次序如图所示，从 3 点钟或 9 点钟位置缝向 12 点钟位置，全部缝合后再收紧打结

后层与前壁

以 2-0 丝线距胰腺断面 0.5mm 进针经胰腺实质缝合外层与前壁（图 39-16）。在缝合时注意针道走行于吻合口表面，因为越靠近胰腺中心，胰腺实质就会变得越浅。

将上述缝线穿过空肠浆膜层，缝线间距为 5 ～ 10mm，确保肠道在无张力下外翻贴合胰腺断面（图 39-17）。

特别注意预防打结过紧造成的胰腺切割，因而在打结时尽量不要上下晃动。

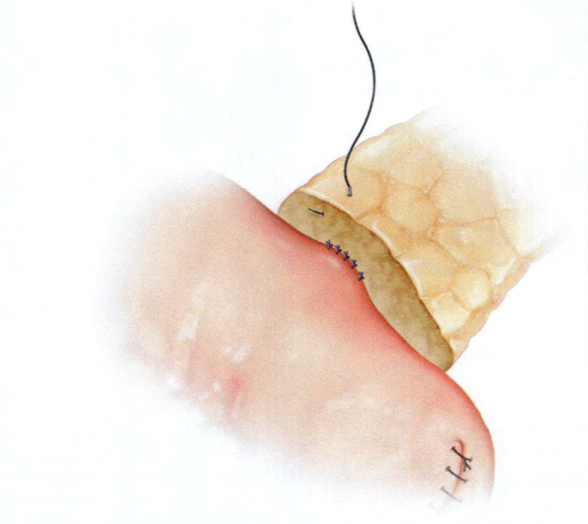

图 39-16 前壁外层用丝线穿入胰腺实质缝合，与肠道缝合时，注意不要撕裂胰腺组织。再次强调，从外向内缝合

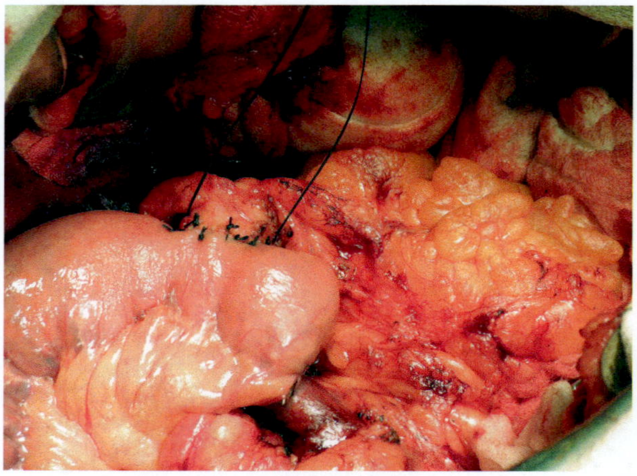

图 39-17 双层吻合完成后，确保肠道与胰腺组织处于无张力状态

最后步骤

在某些情况下，胰腺表面会有纤维脂肪层存在。在游离切除胰腺时，主要保护这层组织，并保持其贴合胰腺。如果条件允许，可将上述组织用丝线缝合在肠壁上，建立第三层前壁。

为了防止吻合口裂开，可以将靠近空肠横断面的多余空肠贴附在吻合口周围。

在手术区域内放置引流管。笔者倾向于放置 19F Blake 引流管，并将其放置于吻合口前壁。避免将硬引流管直接放置在吻合口后方，但可将其放置在胰腺与肝门静脉、肠系膜上静脉之间。

经验与教训

准备	①好的胰肠吻合术建立在精细的切除手术基础上，减少不必要的出血，避免胰腺实质不必要的损伤 ②在胰十二指肠切除术的切除期需要灵活的操作，但吻合期与其不同，需要高度集中注意力，术者要适应这种转变
实施	①确保胰胆管是游离的、无水肿的、血供良好的、无张力的 ②可将白色手术单铺于牵拉器上，减少细线缝合的技术失误 ③建议使用 Castro Viejo 持针器
内层吻合	①将不同方向（3 点钟、6 点钟、9 点钟、12 点钟）的缝线以线夹分类夹住。用皮筋分类其他线 ②缝合胰管和胰腺实质时，注意转动手腕出针，避免强行出针导致胰腺撕裂
外层吻合	①注意要浅层缝合，避免将吻合口内壁或胰管远端缝合 ②打结时注意不要切割胰腺

三、术后护理

- 饮食可以刺激胰腺分泌，因此在病人可进软食后，注意检测引流液淀粉酶。
- 当引流液淀粉酶水平低（< 300U/L），引流液性质好，量不多，病人一般情况好时，可考虑拔除引流管。
- 当引流液淀粉酶水平在 300 ～ 1000U/L 时，需要评估病人病情；当引流液淀粉酶水平大于 1000U/L 时，高度考虑胰瘘可能，建议持续外引流，并进行医疗干预（影像评估、经皮或开腹治疗）。
- 如果术后胰瘘证据确凿，可结合 Callery 教授的胰瘘诊疗指南进行医治。

四、预后

在笔者最近行胰肠吻合的 70 例病人中，上述方法的胰瘘发生率约 3%，平均胰瘘风险评分为 3.7 分。

第 40 章 胰十二指肠切除术：胰胃吻合术

Laureano Fernández-Cruz

一、定义

将切除后剩余的胰腺与胃做吻合，而不是与空肠吻合。这项手术一般在行胰十二指肠切除术或胰腺中段切除术后实施。

二、鉴别诊断

■ 对于胰腺切除术后不需要行重建手术的病人，胰胃吻合是一种较好的术式选择。

■ 对于胰腺导管内乳头状黏液腺瘤（IPMN）的病人，胰胃吻合可能是一个特别具有吸引力的选择。对于这类病人，外科干预的主要原则是降低恶变的风险。考虑到胰腺全切导致术后脆性糖尿病的风险，很多外科医生提倡对 IPMN 病人行胰腺部分切除。但是这种方法需要长期监测剩余胰腺的功能状态。胰胃吻合术可以使医生通过剩余胰管来监测胰腺功能，可以说它从理论上解决胰腺功能监测这一难题，但其临床效果尚未被业内证实。

■ 在较为罕见的胰腺中段切除术中，胰胃吻合同样需要考虑远端剩余胰腺消化道重建的问题。虽然肠道重建的并发症罕见，但是确实可能会发生，胰胃吻合不需要行肠道 Roux-Y 吻合，因而也就无从谈起肠道吻合并发症了。

三、病史及体格检查

胰瘘是主要的腹部并发症，其发生率为 5% ～ 30%。胰瘘的风险因素包括胰腺质地软、胰管直径小、潜在的病理改变、局部血供减少、手术医生的经验。因此认为病人的自身因素会影响到胰瘘的发生。

四、外科治疗

术前准备

■ 尽力减少胰瘘的发生率，如更改术式，将胰肠吻合改为胰胃吻合。

■ 与胰肠吻合所面临的问题一样，胰胃吻合缺乏统一的吻合技术规范（到底是选择导管对黏膜吻合、嵌入式吻合，还是将胰腺与胃壁套叠的方式，目前尚无统一规范）。

■ 目前，医学界对于吻合方式（胰胃或胰肠吻合）的选择尚无统一定论。目前已经完成四项前瞻性随机对照研究来对比两种方式的优劣。其中，三项研究认为两种吻合方式在胰瘘发生率上结果相似（胰胃吻合：11%、16%、13%；胰肠吻合：11%、21%、16%）。一项研究认为，胰胃吻合较胰肠吻合的胰瘘发生率显著降低(4% vs. 18%)。

■ 虽然早在 1946 年，Waugh and Claggett 首次报道了胰胃吻合这种术式，但该术式是在最近几年才引起业内关注的。

手术技巧

套筒式内陷吻合

■ Delcore 最先报道了上述胰胃吻合方式：将剩余胰腺套叠于胃腔（于胃后壁做小切口），不用在胰腺主导管内放置任何支架。

■ 此种方法在行胃肠吻合前通过残端胃进行，或者在考虑到保留幽门的情况下通过与胃前壁切口进行（图 40-1）。

■ 此种方式最重要的技术要点在于：充分的游离胰体部和尾部，至少保留 3cm 的长度，同时在不影响胰腺的血液灌注情况下，更大程度的游离也并非禁忌。

■ 横行切开胃后壁，特别注意切口的大小并要考虑到胃壁的延展性，将切口做到适合胰腺直径的口径。

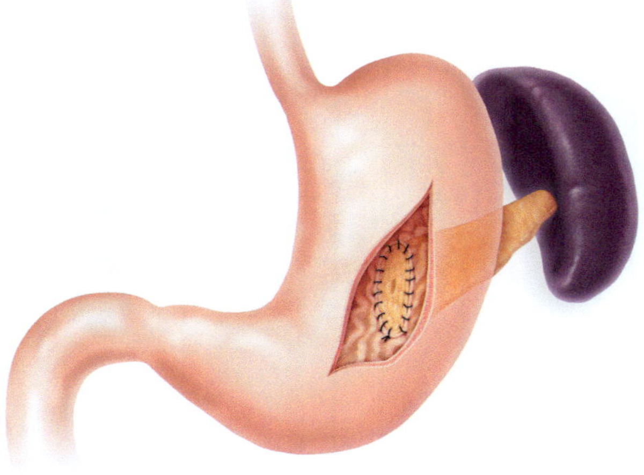

图 40-1 Aranha 描述的胰胃吻合

在胃前壁切口的直视下，将剩余的胰腺套入胃后壁的切口。通过单纯间断缝合，胰腺与胃壁全层缝合

■ 在胃后壁对侧的前壁投影位置，纵行切开胃前壁，于胃后壁侧行胰胃吻合。(对于还要行胃肠吻合的病人，可以用直线切割闭合器切除胃窦部代替前壁切开)。

■ 将胃壁全层与胰腺缝合的方法称胰胃吻合。

(1) 由头部向尾部缝合，与胃后壁、胃前壁交替缝合，使吻合术最终在尾部完成。该方法可以方便暴露每一进针点，不需要过度牵拉缝线暴露视野。

(2) 以 3-0 丝线间断缝合。由外部胰腺组织进针，穿过胃壁并最终从外侧出针。然后将缝线穿过胃壁切口并向后由内而外出针，将胃壁全层缝合。

(3) 绝大多数有经验的手术医生喜欢先缝合，最后打结。

(4)以圆周的方式缝合，针距间隔 3 ～ 4mm。

■ 当缝合打结完毕后，胰腺将套入胃内腔。

■ 将胃前壁以常规方式逐层闭合。

内陷式胰胃吻合术

■ Aranha 报道了一例胰十二指肠切除术术后的单层内陷式胰胃吻合术。

■ 此种方式需要将剩余胰腺游离 4cm。

■ 与之前一样，胃后壁切口的大小要适应胃壁的延展性。胃前壁行纵形切口暴露胃内壁。

■ 以 3-0 丝线间断缝合。

■ 此技术的优势是视野直观、操作简单，术者全程都可以在直视下完成吻合。

■ 由胃内壁开始全层缝合。每一针都需要将胰腺缝合上，确保胰腺断面可以在胃内壁看到。

■ 所有缝线原位打结，最后使胰腺内陷入胃腔中（图 40-2）。

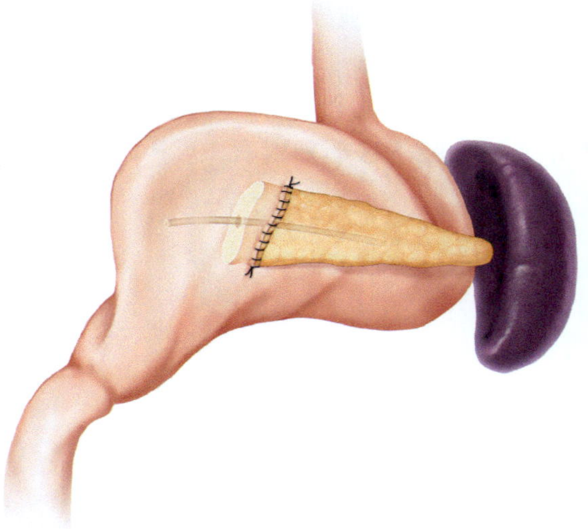

图 40-2 完成的吻合术的缝线方式

外科医生的可贵之处是通过一个较大的纵形切口，将胰腺套进胃壁

导管 – 黏膜式胰胃吻合

■ 作为胰肠吻合的替代选择，Telford and Mason 介绍了导管 - 黏膜式胰胃吻合术式。与单纯性内陷式吻合相比，该术式更好地开放了胰管（图 40-3）。

■ 首先，以丝线将胃后壁头侧与胰腺前壁缝合，这与胰肠吻合中先缝合胰腺后壁相反。

■ 完成上述步骤后，行胰管胃黏膜吻合。

■ 于胃壁切开一个适合胰管直径的切口。从后壁头侧开始，以 5-0 单股可吸收线间断缝合，使线结位于吻合腔内部。站在病人右侧的术者，将胰腺导管与胃内壁缝合，不缝合剩下的胰腺实质。最后由外向内全层缝合胃壁。

- 在缝合过程中，建议使用放大镜。
- Telford and Mason 报道中使用了硅胶管支撑胰管。这是可行的，只是如果使用，支撑管应在胃后壁与胰腺前壁缝合完成后放置。
- 缝合导管黏膜吻合口前下壁，将线结置入吻合腔外。
- 以 3-0 丝线缝合胃后下壁与胰腺后壁。

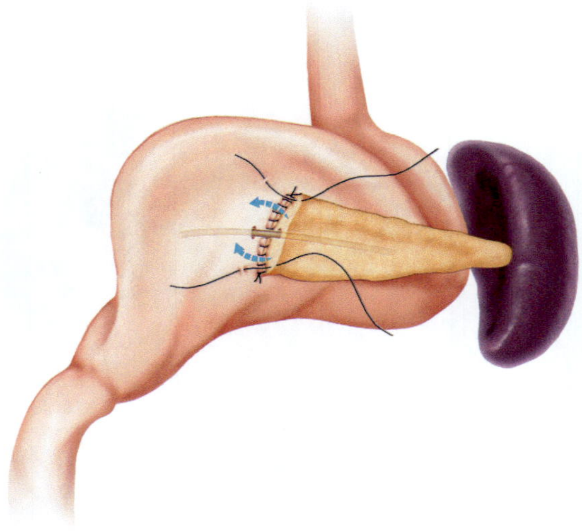

图 40-3 胰管 - 黏膜吻合（此吻合术与胰肠吻合相反，首先吻合剩余胰腺的前部）

胃分隔式胰胃吻合

最近，一种新型的应用胃分隔式胰胃吻合的胰十二指肠切除术被报道。

此术式为应用 2 ～ 3 个 Endo GIA 切割闭合器沿胃大弯侧制造一个长约 3cm 的边界，将胃大体分为两个腔。这部分胃有 10 ～ 15cm 的长度靠近胰腺断面切缘。然后行端侧导管对黏膜或内陷式胰胃吻合（图 40-4）。

此导管 - 黏膜式胰胃吻合方法与前述相同，唯一不同的是与胃的人为分区管道吻合。该技术适合 IPMN 的切除手术，给胰十二指肠切除术提供了新思路，对于简化操作具有深远意义。仅需要打几个钉仓来重建消化道就可以了。

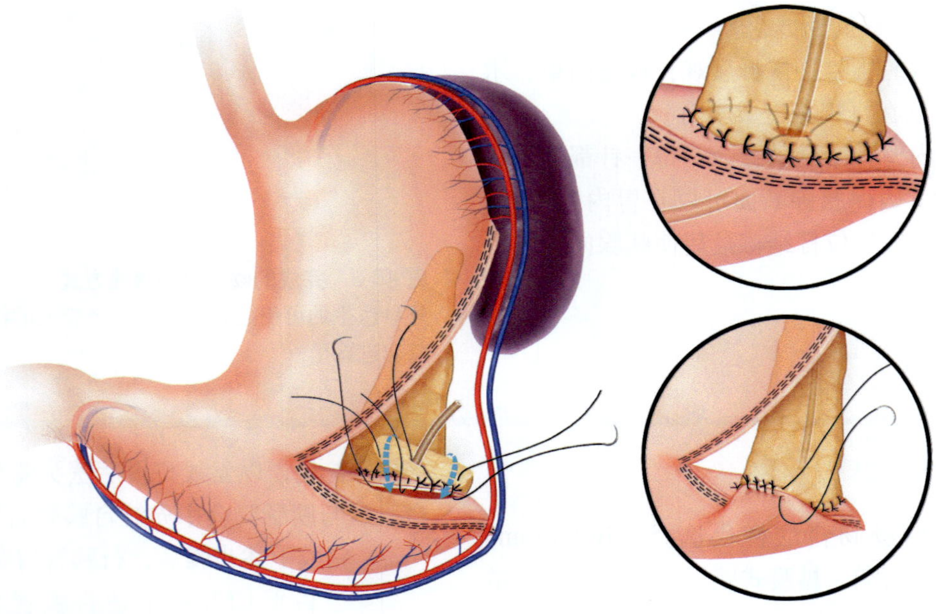

图 40-4 胃分隔式及导管 - 黏膜吻合
这种吻合的建立与胰肠吻合不同，这种分隔为剩余胰腺的存活提供了额外的动力及途径，并简化了胰腺切除术

经验与教训

病史及体格检查	①胰胃吻合适用于剩余胰腺存在 IPMN 可能的病人，可以方便后期监测及行胰腺切除术 ②胰胃吻合适用于胰腺中段切除的病人，它避免了行 Roux-Y 吻合
外科治疗	①与导管对黏膜的胰肠吻合相比，大多数医生倾向于以内陷式胰胃吻合术将质地软的胰腺与胃后壁吻合 ②胰胃吻合口后壁是胰腺的前壁
结果	由于可变因素众多，没有得出两种吻合方式的优势

五、术后护理

- 病人须放置鼻胃管。不考虑客观因素限制，大部分病人可以在术后第 1 天安全拔除鼻胃管。
- 在拔除鼻胃管后，病人须在其后几天进食流食，防止出现呃逆、恶心、反酸等情况。病人禁止行具有膨胀胃效果的体格检查。
- 一支引流管放置在胰床部，术后 3 天查引流液淀粉酶。如病人出院前，引流液淀粉酶水平正常（< 1000U/L），可以考虑拔除引流管。

六、预后

- 在 4 项随机对照研究结果中，没有得出胰胃吻合与胰肠吻合就并发症发生率上哪个更具有优势。
- 在 Yeo 的研究中，胰肠吻合术应用端侧式吻合，还是应用侧侧吻合，取决于术者的意愿。在胰胃吻合中，其将胃后壁与剩余胰腺吻合，平均胃后壁切口长度在 2.5 ～ 3cm。在 Bassi 的研究中，胰肠吻合应用单层吻合法或导管对黏膜式吻合技术；胃肠吻合应用套筒式内陷吻合法。
- 在 Duffas 的研究中，胰肠吻合可能应用端侧或侧侧法，但胰胃吻合技术没有阐述。
- 在 Fernández-Cruz 的研究中，胰肠吻合应用端侧或导管对黏膜吻合法；胰胃吻合应用胃分隔式和导管对黏膜吻合法。所有胰管内放置支撑管。
- 由于上述吻合方法多变性，上述研究未就哪种吻合术式（胰胃 / 胰肠）能够降低胰瘘率做出阐述，此问题仍需后期进一步研究。

七、并发症

- 胰瘘。
- 假性动脉瘤。
- 胃排空延迟。

第41章 腹腔镜下胰肠吻合术

Steven J. Hughes

一、定义

腹腔镜技术是借助摄像机与微小切口操作技术进行腹部外科手术的方法。

胰空肠吻合术（pancreaticojejunostomy, PJ）是将胰腺残端（胰腺远端）与空肠袢进行吻合，以恢复胰液向肠道内持续分泌的解剖和功能。

二、病史和体格检查

- 根据病人行胰十二指肠手术的原因及病人的自身情况，胰腺的质地差别较大。胰管是否扩张，与既往胰管是否阻塞，以及是否有导管内乳头状黏液性肿瘤形成有关。
- PJ 术后主要风险是胰瘘导致的脓肿或瘘管。目前已有针对胰瘘并发症严重程度的分级系统。
- 胰腺质地较硬，缝线在胰腺实质上固定较结实，不容易撕脱，因此胰瘘并发症发生较少。

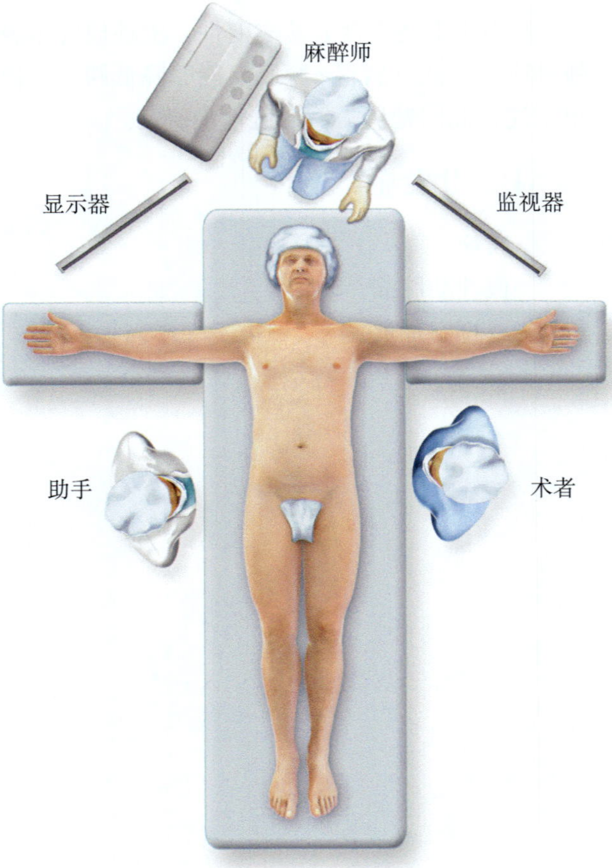

图 41-1　病人取仰卧位，两臂外展；手术台取头高足低位，以便更好地暴露上腹部；主刀医生站于病人的左侧；有些医生习惯采用“分腿位”，站在病人两腿间进行手术

三、外科治疗

（一）体位

- 病人取仰卧位，双臂外展，可不必收起（图 41-1），一些外科医生更倾向于采用“分腿位”，即医生站在病人双腿之间的体位。
- 取头高足低体位，有助于术野的暴露，但同时需要足踏板支撑。

（二）Trocar 布局

Trocar 布局见图 41-2。腹腔镜胰肠吻合术至少需要 5 个 Trocar。最右侧的 Trocar 用于放置固定牵拉器以提起肝左叶，以便更好地暴露胰腺残端，其他 Trocar 用于放置镜头、一助和术者的手术器械。

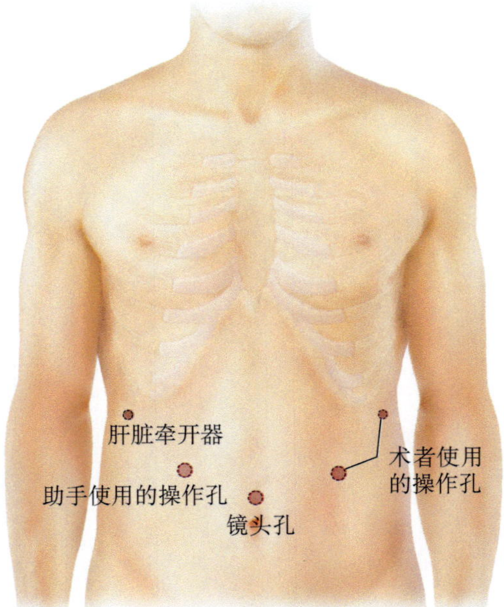

图 41-2　Trocar 布局（通常使用五孔法）

游离胰腺残端

■ 为了吻合胰腺背侧，应将胰腺残端至少游离 1cm，最好能达到 2cm（图 41-3），增加胰腺残端游离的范围，以便于在吻合过程中提起胰腺，维持更好的手术视野。

■ 对于胰肠吻合中所需的空肠袢，应保证足够长度的肠系膜，以及充足的动脉和静脉血供。胰肠吻合有多种重建方式可供选择。笔者倾向于将胰肠吻合的空肠袢置于肠系膜血管后方，使其成为“新十二指肠”。考虑到近端空肠系膜的正常解剖位置，这种重建方法能够在保证胰肠吻合口无张力的情况下，最大限度地减少胰肠吻合时所游离肠系膜的长度。这种方法也可以减少内疝形成，或横结肠系膜切开所致的其他问题。重要的是，这种方法避免了空肠袢在肠系膜血管后方的过度旋转。

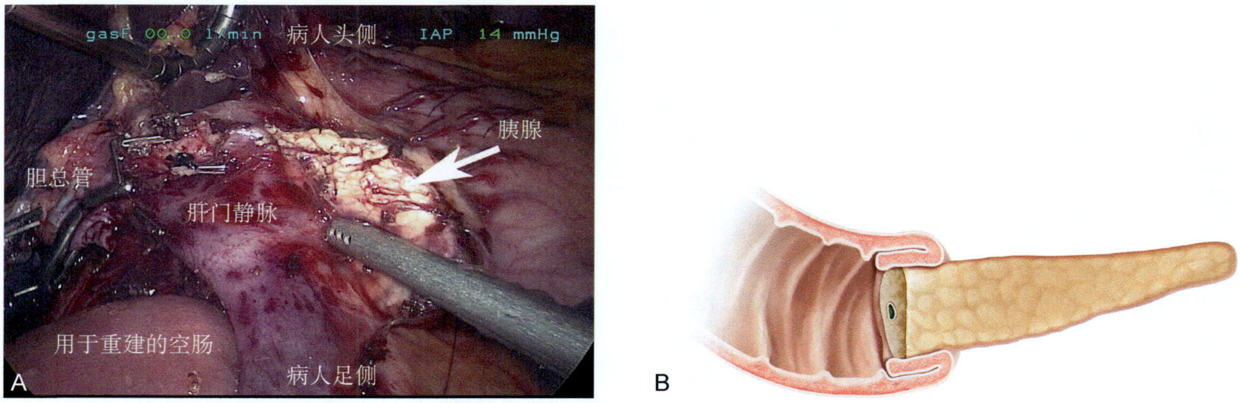

图 41-3　A. 胰肠吻合术前的手术视野。切除胰头之后，将胰颈部从四周的组织上游离至少 1 ~ 2cm；B 胰肠吻合完成的模式图，可见胰腺残端插入空肠末端内大约 1cm

方法一：胰肠端端套入式吻合

■ 使用 RB-1 型缝合针带 4-0 可吸收线（双针，40cm）连续缝合以完成胰肠吻合。两端的缝合针各带一段 20cm 缝线，进行连续缝合，最后将缝线两端打结，完成吻合重建。将针线从 12mm Trocar 放入腹腔，把其中一段约 20cm 的缝线暂时置于术野的左上区，稍后用于胰肠前壁吻合。用电凝装置切除用于重建的空肠袢残端钉合线。

■ 端端吻合的第一针从空肠侧进针，如图 41-4。这样在吻合过程中，可以始终进行正手缝合空肠。还可以使吻合口背侧缝线的张力在空肠浆膜上，而非胰腺实质。该进针部位应位于空肠的对系膜侧。

■ 端端吻合胰腺侧的进针应先从病人头侧方向，使用反手进针的方式刺入胰腺残端，见图 41-5。通常，这一针应垂直于胰腺长轴进针，后续则沿胰腺的长轴进针。

■ 将缝针从空肠和胰腺之间的缝线后方穿出，以继续进行吻合，见图 41-6。因为胰肠吻合是从背侧开始的，所以这个动作可以防止缝线锁边。

■ 进一步拉紧空肠袢，使空肠和胰腺残端之间的缝线形成“降落伞”样结构（图 41-7）。打结固定时应注意将线结打在空肠浆膜上，确保空肠和胰腺对位良好。否则，可能会在胰肠前壁吻合时，影响吻合口上部的对合。

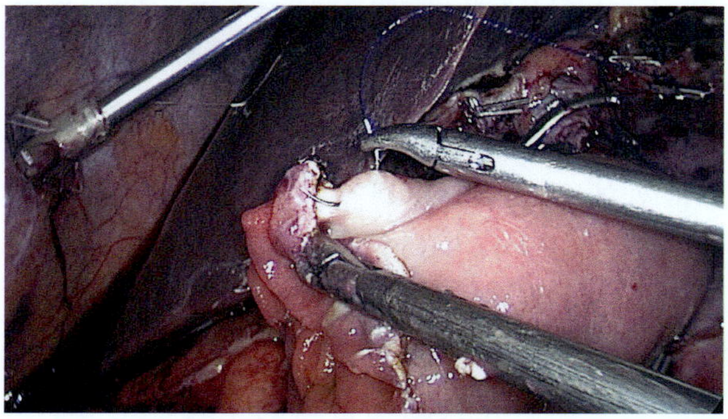

图 41-4　吻合的第一针从空肠开始，沿着空肠的长轴，从远端进针，近端出针。此针应该位于空肠的对系膜侧，以保证吻合后肠袢的解剖位置合适。先从空肠后壁开始缝合，就可以保证在整个吻合过程中，术者都是正手缝合空肠

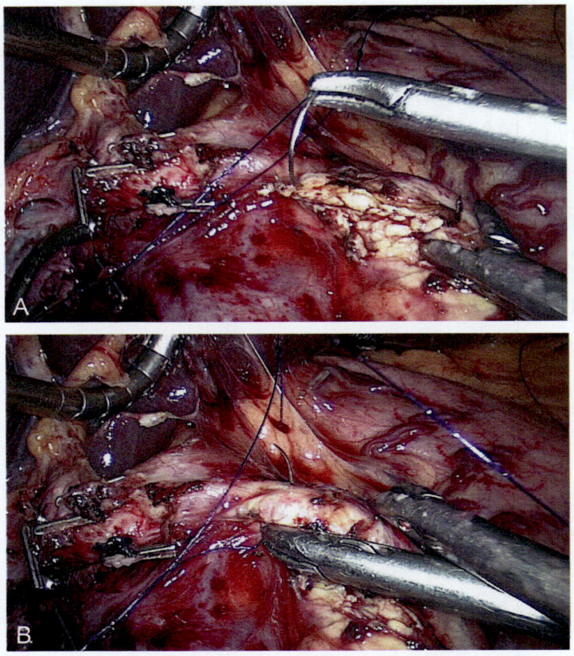

图 41-5　A. 胰腺残端的第一针，此针从病人头侧方向，进入胰腺实质，沿胰腺长轴，近端进针，尾端出针。但是，该步骤需要在剑突下额外置入 5 mm Trocar 来辅助进行；B. 若这一针从胰腺背侧进针，腹侧出针，则不需要额外置入 Trocar

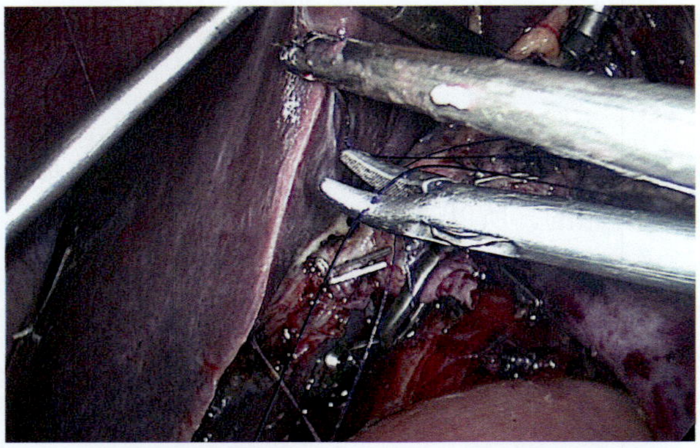

图 41-6　胰肠背侧进行第二针吻合时，为了不将缝线锁边，应将缝针从空肠和胰腺之间缝线的后方穿出。然后再从空肠后壁，第一针下方 3 ~ 4mm 开始第二针吻合

■ 一助用无损伤钳夹住吻合部位上方 1.5 ~ 2cm 处的缝线，协助暴露吻合部位，并保持缝线的张力（图 41-8）。然后连续缝合胰腺和空肠背侧（图 41-9）。术者在每次缝合空肠后确定缝线的张力，然后在保持缝线张力的情况下将缝线递给一助。在胰肠吻合口的下端，用 Lapra-TY ™夹住缝线以保持其张力（图 41-10）。

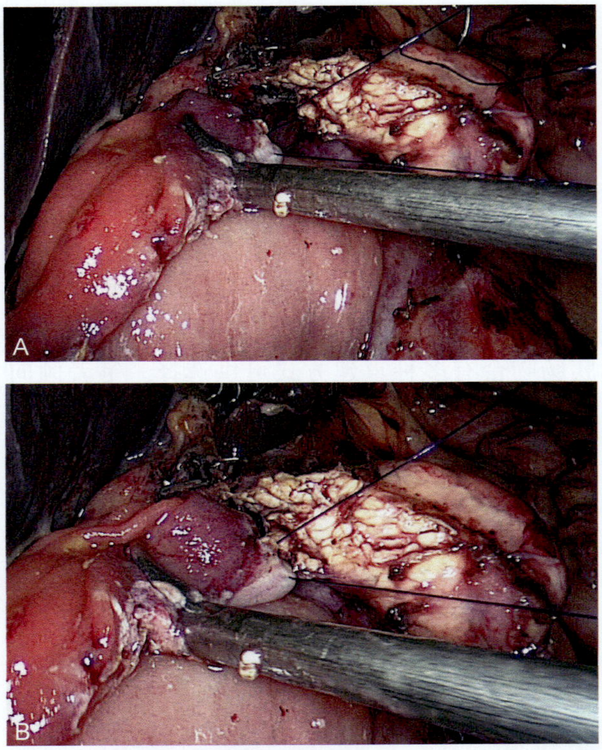

图 41-7　空肠和胰腺之间的缝线呈“降落伞”样，将空肠和胰腺拉合对位

A. 将缝线拉紧，使胰腺断端与空肠浆膜对位后打结，预留足够长度做后续的双针缝合；B. 此时，空肠浆膜与胰腺后壁贴在一起

■ 开始吻合胰腺和空肠前壁。在紧邻胰肠后壁吻合第一针处，向胰腺断端进针（图 41-11）。同样的，在紧邻胰肠后壁吻合第一针处，对空肠前壁进行缝合，然后牵引缝线，使其保持张力（图 41-12）。

■ 当术者将肠黏膜翻转时，助手应保持缝线的张力，向病人的左侧牵拉，有助于将空肠叠加在胰腺前壁，完成胰腺套入肠腔。

■ 胰腺和空肠前壁的吻合，以及胰腺套入空肠是从上往下进行，通常，由于缝线持续牵拉空肠壁，在尚有几针缝合未完成的情况下，胰腺断端就已经完全套入空肠腔内（图 41-13）。

■ 胰腺前壁和空肠前壁吻合完成后，再放置一个 Lapra-TY ™以保持缝线张力，然后将前壁和后壁的缝线打结（图 41-14）。

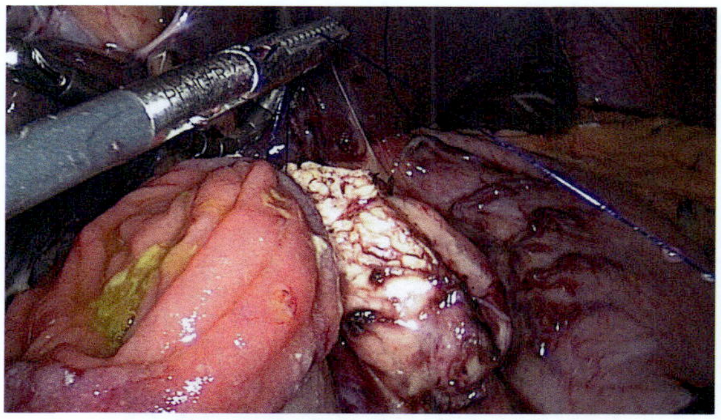

图 41-8　在胰肠吻合口前方，一助提起缝线保持张力，这样也便于暴露胰腺的背侧

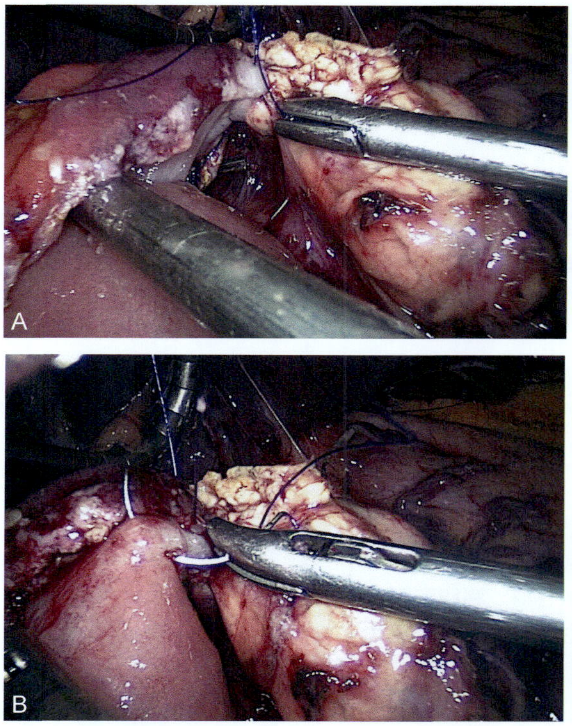

图 41-9　继续进行胰腺和空肠后壁的吻合，使用正手进针缝合胰腺，浆肌层缝合邻近的空肠。然后术者调整好缝线的张力，并在保持张力的情况下将缝线递给一助。一助牵引缝线，协助暴露吻合部位。间隔 3 ～ 4mm 重复此步骤，直至胰肠吻合口下端

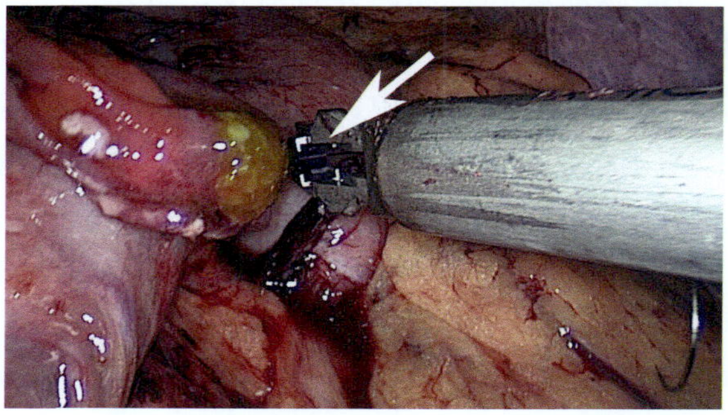

图 41-10　在胰肠吻合口的下端，用 Lapra-TY ™夹住缝线以保持其张力

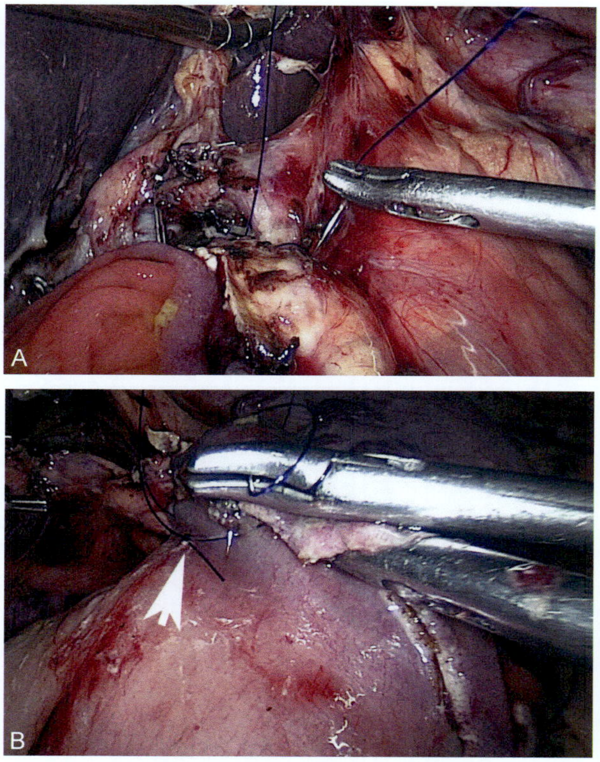

图 41-11　A. 胰腺和空肠前壁吻合时，第一针从胰腺上方进针；B. 胰肠前壁吻合时，缝合空肠的第一针。箭头指示胰腺和空肠肠后壁吻合时打的第一个结，位于胰肠吻合口的上方

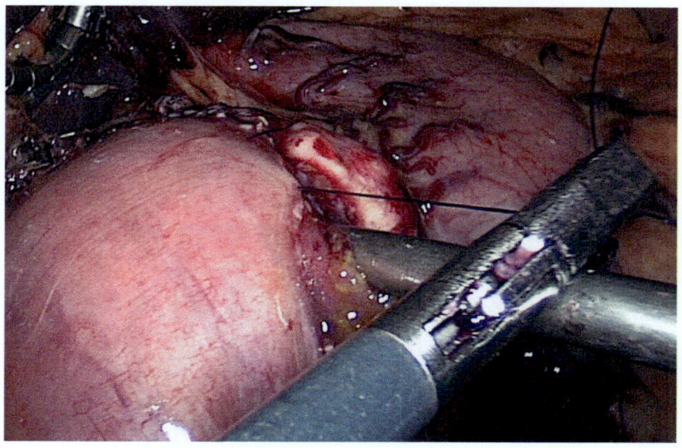

图 41-12　一助协助保持缝线张力，术者翻转空肠黏膜，应向病人的左侧牵引缝线，使空肠壁在胰腺的前面翻转，最后将胰腺套入空肠腔内

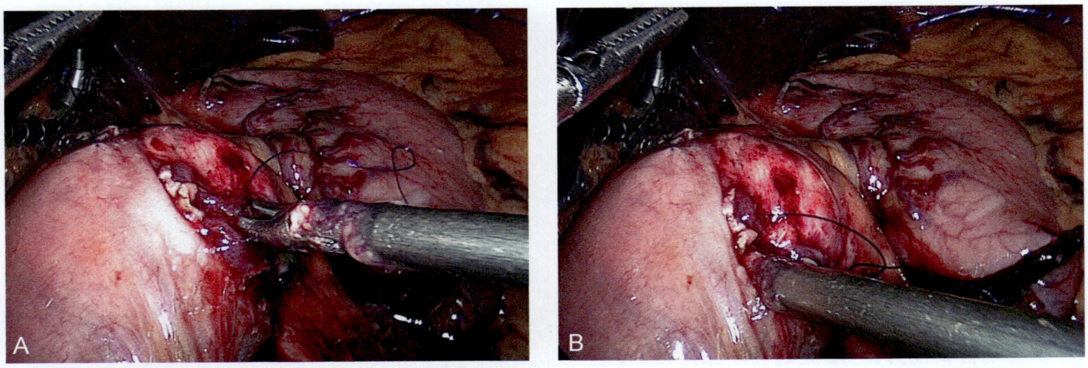

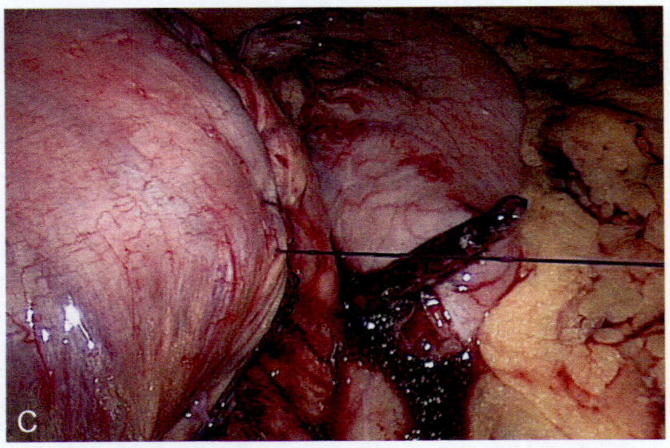

图 41-13 A ~ C. 胰腺和空肠前壁的吻合即将完成，吻合口内露出部分空肠黏膜，随着吻合的进行，空肠壁内翻，整个胰腺断端套入空肠腔内

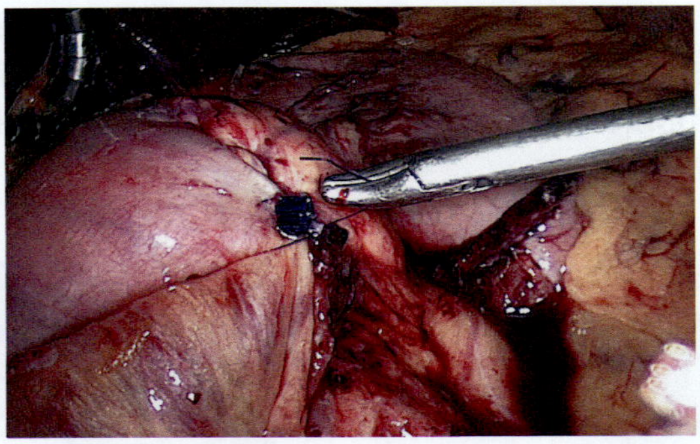

图 41-14 胰腺和空肠前壁的缝合，用 Lapra-TY ™ 夹住缝线以保持其张力，将前壁和后壁的缝线打结

方法二：胰腺空肠导管对黏膜端侧吻合（Blumgart 法）

■ 腹腔镜下进行胰腺空肠导管对黏膜端侧吻合存在两大技术的挑战。

（1）外科医生必须先用多根缝线间断缝合胰腺和空肠，最后再统一打结。

（2）在导管对黏膜吻合过程中，依照标准的 Trocar 布局进行吻合操作难度较大。额外增加一个 5mm Trocar（最好位于腹中线、剑突下）可以解决这个问题。

■ 使用 SH-1 型缝合针带 3-0 可吸收线进行吻合，全层间断缝合胰管和空肠，见图 41-15。缝线由前至后穿过胰腺全层，然后在空肠对系膜缘、预计进行胰管空肠吻合部位的后方，沿空肠的长轴方向进针、从浆肌层穿出，再从胰腺残端背侧进针，穿透胰腺全层，注意不要将缝线穿过胰管，通常需要缝合 5 ~ 6 针。为了保持胰腺断端和空肠的缝合对接，可以使用钛夹夹住从胰腺穿入和穿出的两股线。在胰管和空肠黏膜吻合的过程中，这种方法可以使胰腺和空肠保持紧密接触。根据情况改变每一个缝合线的长度也有助于对组织的保护。

■ 用两根 RB-1 型缝合针带 4-0 可吸收线进行胰管 - 黏膜缝合，见图 41-16。缝合完毕后，将线收紧打结，使空肠和胰管对位良好。必须注意，不能在胰管 - 空肠黏膜吻合口施加张力，因为这些线会很容易撕裂胰管。

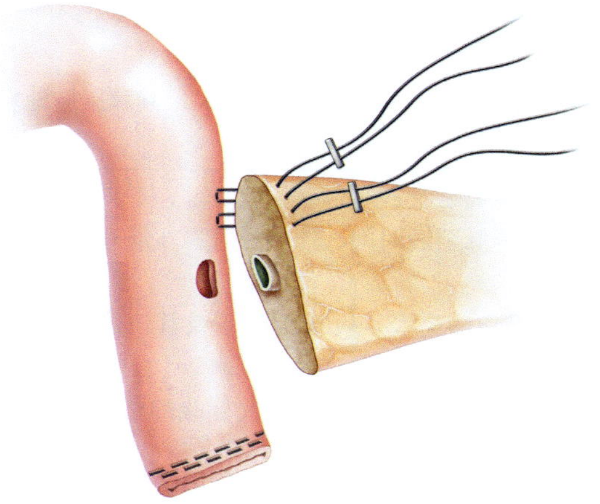

图 41-15 **胰腺空肠导管对黏膜端侧吻合，先将胰腺背侧与空肠缝合，缝线应全层穿过胰腺，当所有缝线都已布置好后，暂时不打结，这种方法可以为接下来的步骤提供更好的操作视野，但是需要合理的方法整理缝线，防止多根缝线造成混乱**

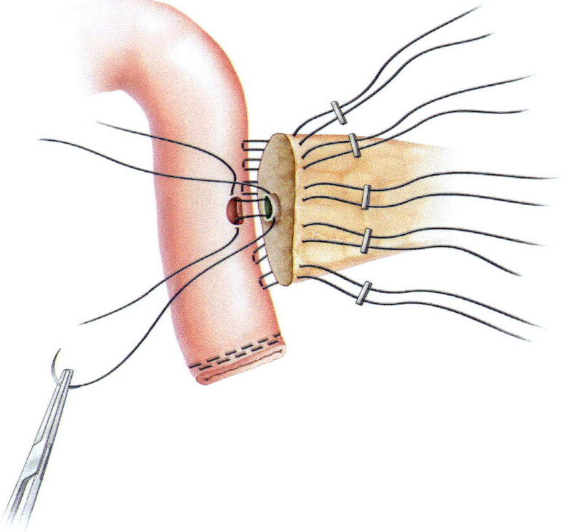

图 41-16 **通常，先用两根缝线，将胰管 - 空肠后壁进行缝合，在肠壁外侧打结。有些术者也会将线结打在肠腔内**

■ 继续用 4-0 可吸收线间断缝合胰管 - 空肠黏膜前壁，见图 41-17。有些术者会在这一步骤之前，向主胰管内插入一根硅胶支撑管，防止误将胰管前后壁逢在一起。当胰管 - 空肠黏膜前壁的缝线都已在位，开始将其逐个打结，完成胰管 - 空肠黏膜前壁吻合。如果使用支架，应在打结前将其取出，以避免支架意外滞留，还需要用内镜取出。

■ 如图 41-15 所示，将之前放置的缝线全部打结（图 41-18）。

■ 沿着胰腺长轴方向，从胰腺前壁进针，然后将胰腺与空肠前壁浆肌层缝合。这种吻合技术的发明者主张将胰腺前壁和空肠前壁缝合时的线结打在后壁缝合线的线结上，以减少对胰腺组织撕裂（图 41-19）。

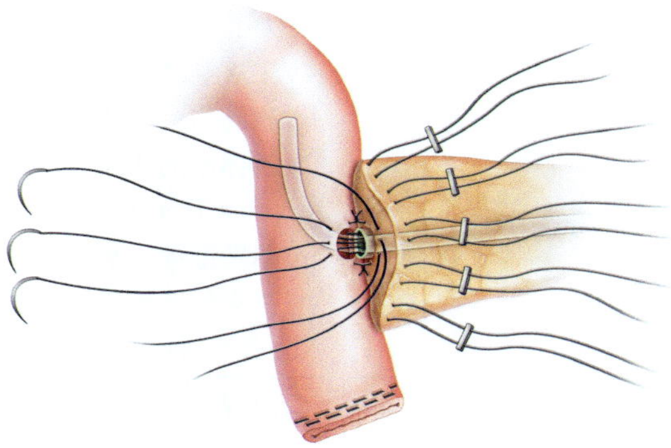

图 41-17 **胰管 - 空肠黏膜前壁的缝合线**

可选择性放置硅胶支撑管，防止误将胰管前后壁缝在一起，在一些胰管直径较小的情况下，这个方法尤其有效，在将缝线打结前，应将支撑管取出

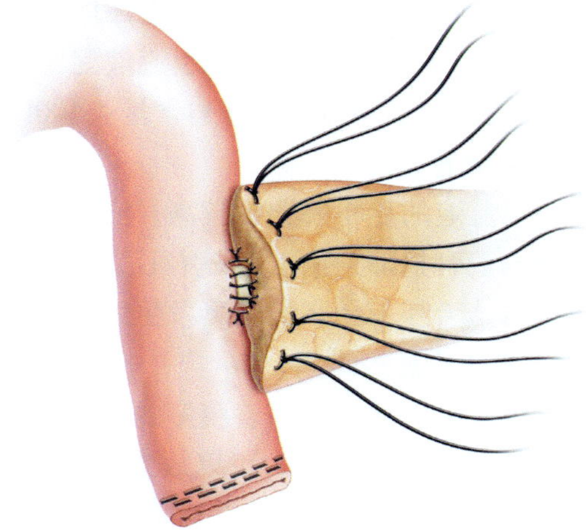

图 41-18 **将胰腺 - 空肠后方的间断缝合线打结**

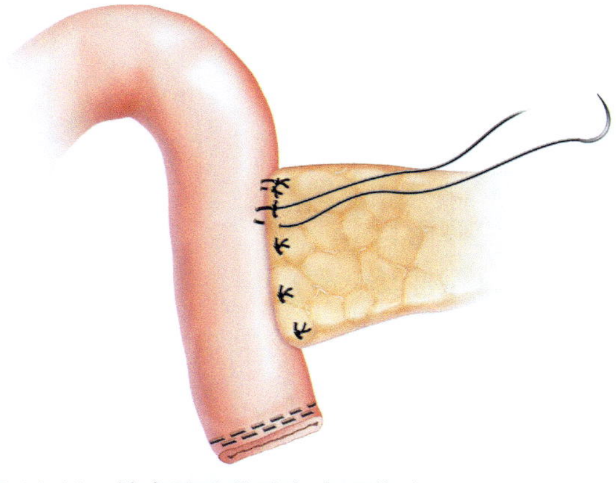

图 41-19 **缝合胰腺前壁和空肠前壁**

注意将线结打在后壁缝合线（图 41-15，图 41-18）的线上

经验与教训

病史和体格检查	诊断为胰腺神经内分泌肿瘤、下段胆管肿瘤或十二指肠肿瘤的病人，其胰腺质地较软，术后并发症率也更高
手术操作	①为了缝合胰腺后壁，应充分地游离胰腺残端 ②注意限制液体复苏的用量，减少肝门静脉阻断时间，能够显著减少肠道水肿，降低胰肠吻合的技术难度 ③若标准的 Trocar 布局不能满足吻合操作的需要，可在剑突下或其他位置额外放置 5mm Trocar ④如果进行间断缝合，要尽量减少缝线的长度，并且严格按照缝线的整理方法，即钛夹夹住缝线成对的两端 ⑤尚无证据显示组织粘合剂或胰管支撑管能够减少胰瘘
术后护理	①出现胰瘘 5 ～ 7 天后发生的出血（肠腔内出血或经引流管引出血液），在有证据确诊前，应考虑为致命的假性动脉瘤破裂 ②胃排空障碍可能由胰瘘引起

四、术后护理

- 病人术后通常需要密切监测生命体征。
- 术后第 1 天和第 4 天检测引流液淀粉酶。
- 若术后第4天引流液淀粉酶含量＜100U/L，则可拔除引流管。
- 若引流液的淀粉酶含量较高，应留置引流管直至淀粉酶含量降到正常，或引流液＜10ml/d。
- 奥曲肽治疗不会降低胰瘘发生率，但可能缩短瘘管闭合所需的时间。
- 胃排空延迟往往伴随着胰瘘的发生。如果术中未放置外科管饲系统，可以放置鼻 - 空肠营养管。但是应该考虑到，刚进行完肠吻合术的情况下，置鼻 - 空肠引流管存在一定的风险。另外，全静脉营养是必要的。术后应给予营养支持治疗至少 7 天。

五、并发症

- 胰瘘。
- 胃排空障碍。
- 出血（假性动脉瘤）。
- 败血症。
- 死亡。

六、预后

不同胰肠吻合方式所对应的胰瘘发生率见表 41-1，一项大样本研究显示，胰瘘的总发生率大约是 25%（15% ～ 40%），胰瘘通常与质地较软的胰腺的比例有关。

表 41-1 胰肠吻合术后的胰瘘发生率

分级	*n*	%
胰肠端端套入式吻合[a]	31	
A	5	16.1
B	1	3.2
C	1	3.2
胰肠导管对黏膜端侧吻合[b]	187	
A	25	13.4
B	7	3.7
C	6	3.2

a. 根据作者近期 6 个月的经验得到的数据（未发表）

b. 引自 Grobmyer SR, Kooby D, Blumgart LH, et al. Novel pancreaticojejunostomy with a low rate of anastomotic failure-related complications. J Am Coll Surg. 2010;210(1):54–59. doi:10.1016/j.jamcollsurg.2009.09.020.PJ, pancreaticojejunostomy.

第 42 章 肝门静脉切除与重建术

Steven J. Hughes　Kevin E. Behrns

一、定义

交界性可切除胰腺癌由胰腺癌侵犯肠系膜上静脉 / 门静脉系统的范围来界定。

在许多大型的胰腺外科中心，肝门静脉（portal vein，PV）整块切除与重建术已作为常规术式开展。大量的临床研究数据显示，这种额外的复杂操作并不会增加术后并发症。

尚不推荐行动脉切除与重建术，因为现有数据未能证明此操作具有良好的“获益 / 风险”比。

二、病史和体格检查

- 大多数交界性可切除胰腺癌病人已处于 N_1 期。因此，这些病人的 5 年生存率与手术死亡率相近。
- 既往中心静脉的手术或血栓形成事件可能是静脉重建术的禁忌证，因为它们会导致门静脉高压。
- 对于血液高凝状态的病人，其手术风险可能增加，而且术后还可能需要进行抗凝治疗。
- 下肢水肿是行股深静脉置管术的禁忌证。

三、影像学检查和其他诊断方法

- 高分辨率薄层螺旋 CT 是诊断的基础（图 42-1）。尤其要注意图像的门静脉期，肠系膜静脉 - 肝门静脉周围脂肪层缺失范围大于 180° 或管径变窄，提示肿瘤侵犯肝门静脉。
- 进行双侧股深静脉及颈静脉超声检查。超声可以协助股深静脉置管，但不是必需的。

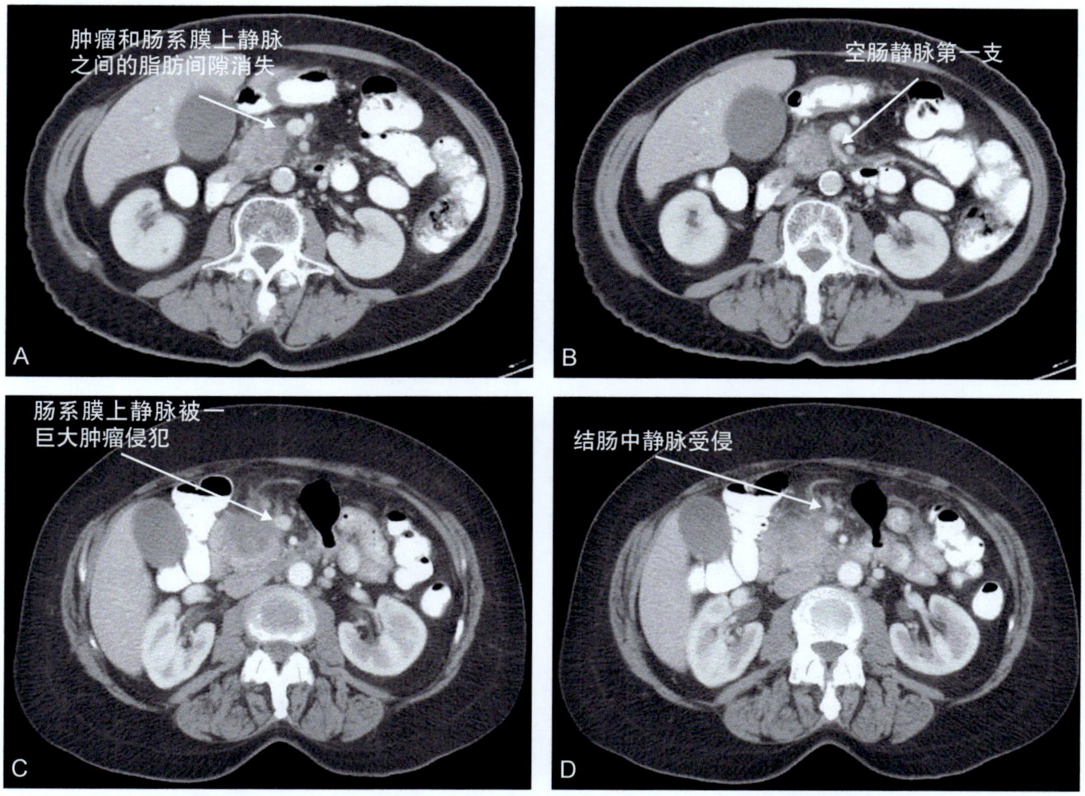

图 42-1　A. 胰腺癌病人的 CT 图像显示肠系膜上静脉受侵；B. 空肠静脉第一分支受侵，切除后所致的侧壁缺损用牛心包片修复；C. 一位巨大胰腺癌病人的 CT 图像显示肠系膜上静脉受侵范围＞ 180°；D. 该病人结肠中血管也受侵，通过血管旁路移植，进行血管切除后的重建，最终可达到 R0 切除

四、外科治疗

（一）术前规划

■ 手术成功的关键在于术前准确判断是否需要进行间置血管移植。

■ 如果静脉已经狭窄，手术方案可采用受侵部位环周切除、原位修补，或间置血管移植。通过 CT 检查，评估肝门静脉受侵范围、切除后重建需要修补的缺损大小（图 42-2）。

（1）＜ 2cm 的缺损通常可以原位吻合。

（2）2 ～ 4cm 的缺损可通过间置血管移植进行修复重建。

（3）＞ 4cm 的缺损需要长段血管来修复，但是移植血管血栓风险与血管长度呈正相关，而且较长段的血管重建可能会影响手术治疗效果。

■ 需要考虑到肿瘤侵犯脾静脉与肠系膜上静脉汇合部的情况。

（1）如果肿瘤侵犯血管侧壁，可在原位垂直于血管长轴缝合血管壁或使用补片修补缺血管壁损。

（2）如果需要将整段静脉切除，并在原位行

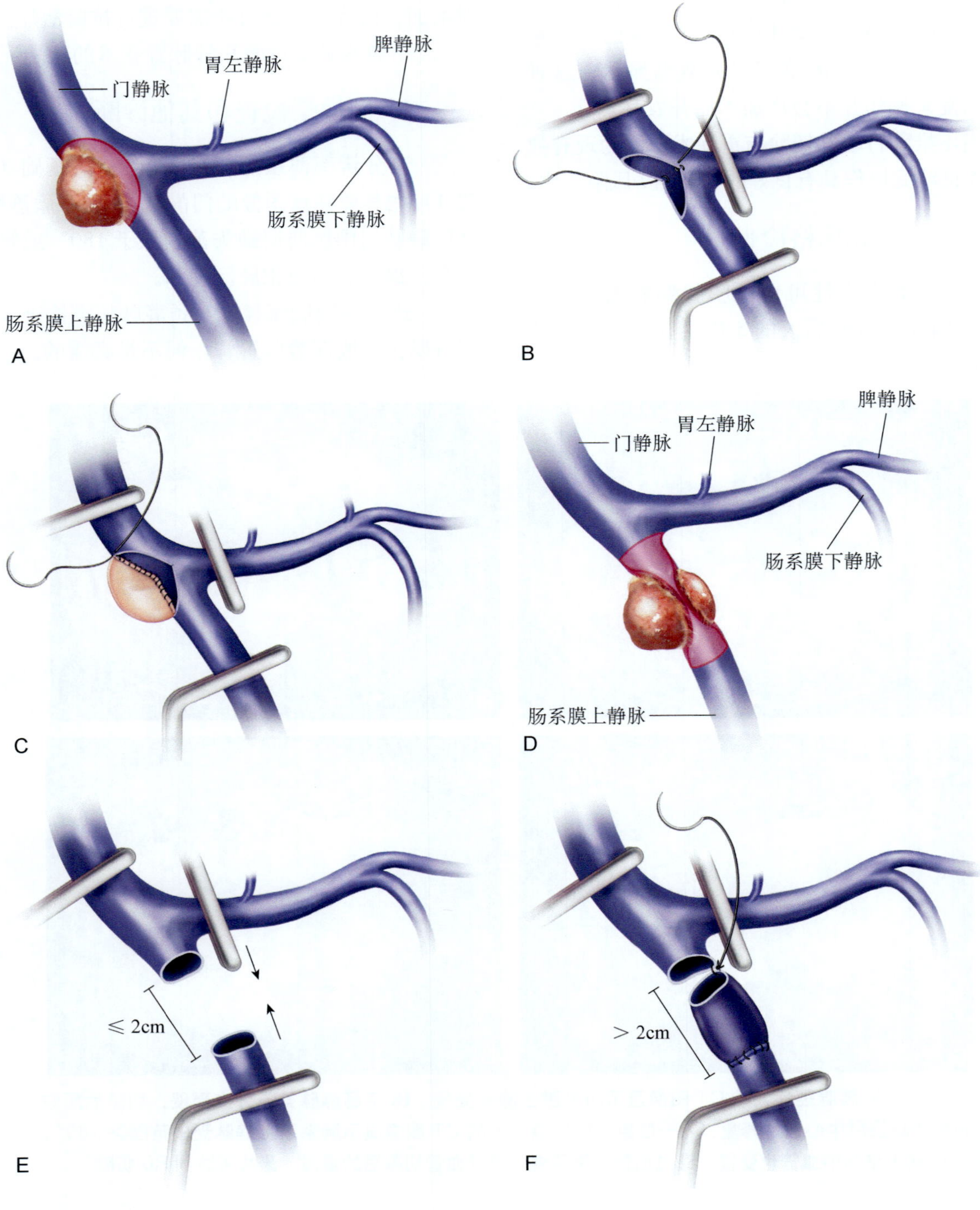

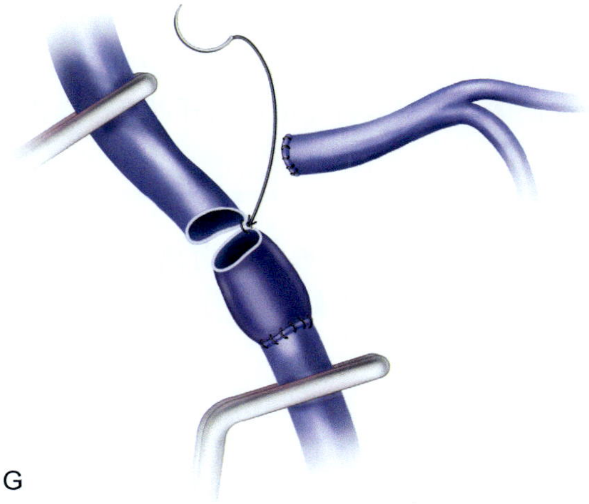

G

图 42-2　肠系膜上静脉与肝门静脉汇合部位附近，可能的切除与重建方法

A. 病灶位于肝门静脉的侧壁，肝门静脉的中间部分（脾静脉和肝门静脉汇合处）可以保留，红线表示预计切除血管的边界；B.垂直于血管长轴，横向缝合肝门静脉侧壁的纵行缺损；C. 如果侧壁缺损较大，需要用补片进行修补；D. 肿瘤侵犯导致的肠系膜上静脉严重狭窄时，需要手术切除受侵血管，红色区域代表预计切除血管的范围；E. 原位的端端吻合进行血管重建，该方法适用于血管缺损＜ 2cm 或肠系膜活动度良好，血管断端可以无张力吻合的情况；F. 自体静脉移植重建（缺损＞ 2cm 或吻合存在张力）；G. 如果脾静脉与肝门静脉汇合部同时受侵，也可以选择同时重建肝门静脉血流

端端吻合或间置血管移植，大多有经验的术者选择将脾静脉近端结扎，而不再将脾静脉断端进行吻合，因为这会显著增加手术的复杂程度。该操作引起门静脉高压伴随症状的风险相对较低。

- 推荐在围术期开始或继续服用阿司匹林肠溶片（81mg，1 次 / 天）。
- 准备一个牛心包补片备用。
- 大多数手术中心已经不再使用尸体静脉进行移植。
- 强烈推荐对所有交界性可切除胰腺癌病人进行新辅助治疗。与非手术治疗和姑息治疗相比，R1 切除不能获得更高的生存获益。
- 对所有存在肠系膜上动脉周边脂肪层消失的病人，均应进行新辅助治疗。

（二）体位

- 裹起左臂使其贴近身体，这样可以为左侧颈静脉区提供一个较好的术野，方便解剖供体血管（图 42-3）。
- 根据获取供体血管的位置，在上身或下身放置主动加温装置。
- 备皮并消毒，使用无菌单分隔出左颈或左大腿与腹部手术区。确保这些无菌单能将不同的操作部位之间分隔出无菌区域。可以用图示中大小的无菌单进行铺单。笔者推荐使用含碘的手术贴膜覆盖这些手术区域，然后在手术贴膜上进行铺单，以降低手术感染风险（图 42-4）。

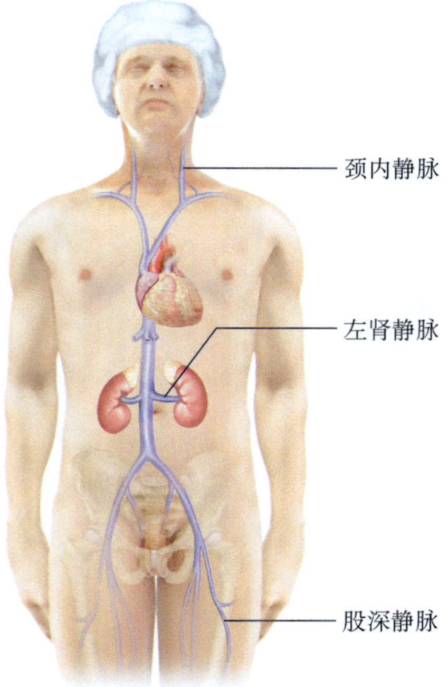

图 42-3　自体静脉移植供体的来源包括颈内静脉、左肾静脉及股深静脉

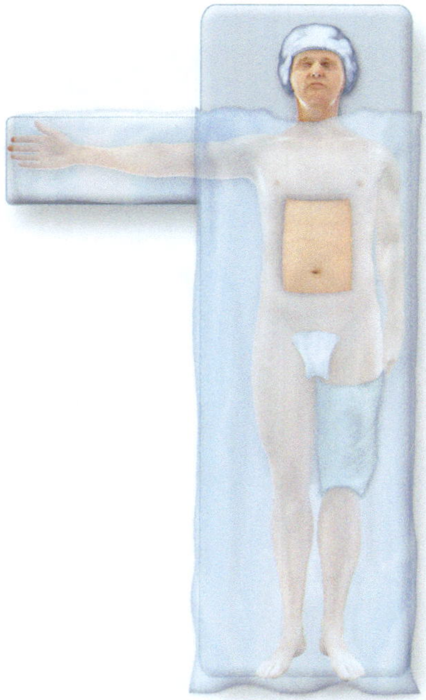

图 42-4　患者取仰卧位，左臂贴近身体，先对左大腿进行消毒、铺无菌巾，然后再进行腹部手术区域的消毒和铺单

当术中需要对左侧大腿进行操作时，可以掀开无菌单，或者直接切开上层的无菌单，而不会污染其他无菌手术区域。

- 为了尽量降低低体温的风险，将病人身体用手术单盖好，只暴露出腹部手术区域。需要切去供体血管时，将无菌单切开以进行操作。

切口和暴露

采用腹部正中切口或双侧肋下缘切口，均能充分暴露术野。除了能暴露上腹部脏器，切口大小还必须保证能够充分游离右半结肠和小肠系膜在腹后壁附着处。

解剖分离

大部分解剖分离的步骤在第 36 章已详细描述，但未包括一些特定部分的解剖，最重要的是，先解剖钩突 / 肠系膜上动脉，再解剖肠系膜上静脉 / 肝门静脉。

- 采用 Cattell-Braasch 去旋转手法，充分游离盲肠、右半结肠及小肠系膜与腹后壁的附着部位，向左侧至腹主动脉，上方至十二指肠第三段。
- 作为 Kocher 手法的一部分，在十二指肠第三段和腹主动脉之间建立一个解剖平面，沿此平面向病人头侧方向解剖，直至肠系膜上动脉的起始部（图 42-5）。
- 游离 Treitz 韧带并翻转小肠，将盲肠翻转到左上腹。
- 这些解剖操作可以很好地暴露、游离肠系膜区域，使肠系膜 - 肝门静脉被切除长 2 ～ 3cm 后，仍能在无张力的情况下进行血管重建。
- 这些解剖操作还可以将左肾静脉的前方暴露出来，左肾静脉也是一个重要的血管供体来源。
- 打开小网膜囊，暴露胰头，检查横结肠系膜根部，用双手触诊病灶，并顺着肠系膜动脉触诊可能的病灶。
- 在解剖胰腺上下缘的过程中，注意辨认肿瘤侵犯部位上方和下方的肝门静脉和肠系膜上静脉的前界。
- 通过触诊和观察，明确肿瘤与脾静脉 / 肠系膜上静脉汇合处的关系。
- 在肠系膜根部与十二指肠第三、第四段及胰头间建立解剖平面。

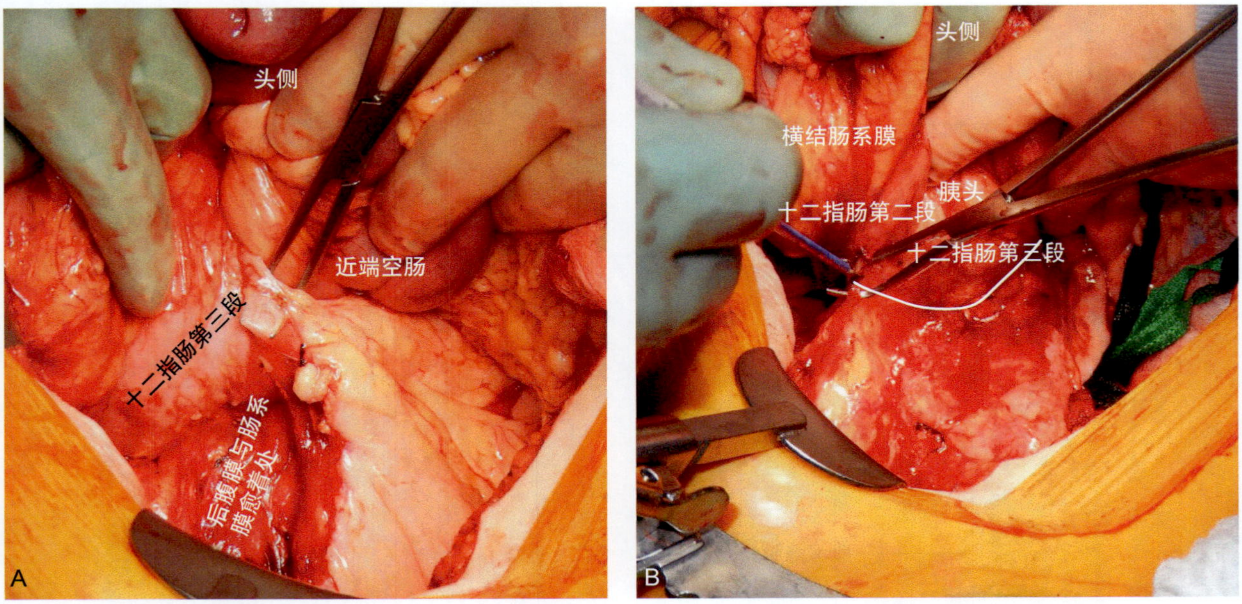

图 42-5 A. 完全游离右半结肠和小肠系膜在腹膜的附着处；B. 朝着肠系膜上动脉起始部方向，继续游离十二指和胰头与腹后壁的附着部位（白线代表解剖平面）

■ 根据肿瘤对肠系膜上静脉 / 肝门静脉的侵犯程度，评估可切除性（图 42-2）。

若肠系膜上静脉 / 肝门静脉侧壁只有一小段受侵，可沿血管壁纵行放置血管夹，这样可以保证足够的切缘（2 ～ 3mm）和止血效果。注意纵行放置血管夹时，由于张力的存在，不能垂直于血管长轴进行吻合，需要再次调整血管夹位置使其与血管长轴垂直。因此，笔者很少使用该方法，而通常使用的方法是阻断待切除部位远、近端血流，环周切除受侵血管。

若不容易在肠系膜上静脉 / 脾静脉前方建立解剖平面（如只有静脉侧壁受侵），则应该晚点再切断胰颈。

■ 继续其他解剖操作。

（1）解剖第一肝门，游离并阻断胆管和胃十二指肠动脉。

（2）切断近端胃肠道（十二指肠或胃）。

从钩突和十二指肠系膜的后下方开始，朝着病人头侧方向，紧贴肠系膜上动脉外膜，把钩突、十二指肠系膜从肠系膜上动脉侧壁解剖游离出来，直至肠系膜上动脉自腹主动脉发出处。这个解剖过程可以使用能量器械，但是笔者建议使用缝合结扎的方法处理胰十二指肠下动脉（图 42-6）。

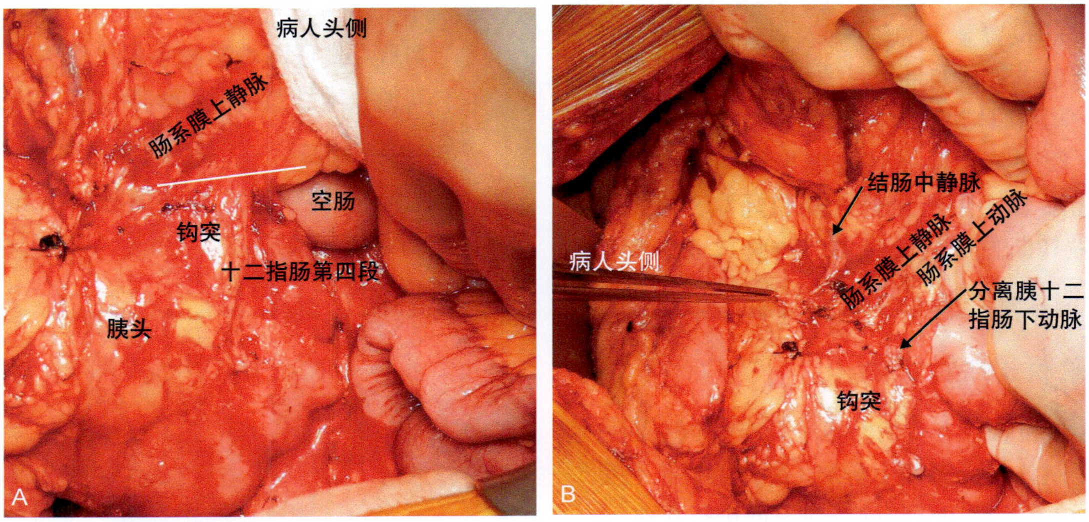

图 42-6 **在肠系膜根部与第三、四段十二指肠和钩突间建立解剖平面**

A. 沿肠系膜上静脉外膜游离钩突（白线代表解剖平面）；B. 结扎胰十二指肠下动脉

此外，也可以从前面对肠系膜上动脉进行解剖，在结肠中动脉起始部下方、分叉处上方开始解剖。首先，游离肿瘤下方的肠系膜上静脉，并用血管带悬吊（图 42-7），向下解剖至动脉外膜，然后继续沿血管右侧缘解剖，直到突破至后面的解剖平面。完成以上步骤后，再按照前述的从后下方解剖的方法，操作会更加简洁。

确定切除和重建的手术方案，尤其要确定是否需要移植血管。应首先切取待移植的血管，以尽量缩短血管阻断时间，减轻肠壁水肿，以防止影响肠道的重建。

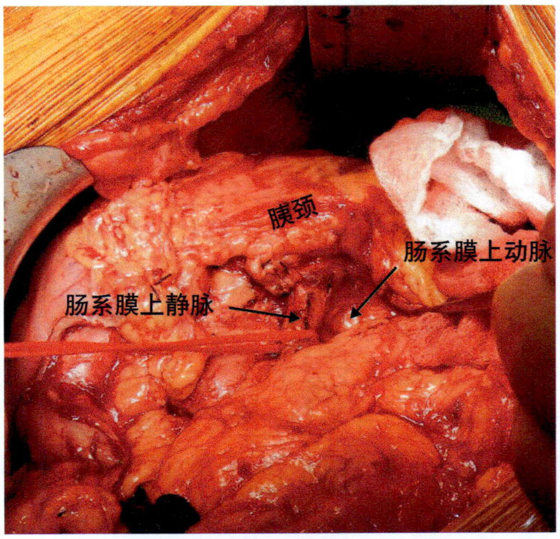

图 42-7 **环绕肠系膜上静脉进行解剖，并用血管带进行悬吊**

此方法为远端肠系膜上动脉的解剖提供了前方入路，同时也便于进入肠系膜上动脉外膜的解剖平面

获取重建血管

■ 静脉注射普通肝素（50U/kg）并给予充足时间使药物在体内循环。

■ 准备一碗肝素化生理盐水（100U/ml）用来保存血管。

（一）左肾静脉

■ 如果血管长度足够，左肾静脉是理想的供体血管，因为切取左肾静脉不需要额外建立术野，并且左肾静脉具备合适的管径和较厚的管壁，可以很好地固定缝线。

■ 评估左肾静脉的管径和长度（从左性腺静脉汇入的位置至下腔静脉），以确定其是否适合作为重建血管。如果间置的移植血管长度预计为3cm，那么供体血管的长度就要更长，大约为5m。

■ 解剖待切除血管周围组织并用血管带牵引，用血管夹阻断血管近端和远端，用锐性手术器械切断血管后，将供体血管放入肝素盐水中（100U/ml）。

■ 用 5-0 Prolene 缝线连续缝合吻合近端肾静脉和下腔静脉。

（二）股静脉

■ 股深静脉也是一个很好的供体血管来源，因为股深静脉壁相对较厚，管径合适，不会出现长度不够的情况，并且切取血管相关的并发症极少。

■ 剪开无菌巾，准备切取血管所需的术野，并用另外的无菌巾进行保护。

■ 使用另一套无菌器械，并确保与腹部手术器械分开。

■ 切取左侧股深静脉的手术操作更容易。

■ 其他技术细节参考 Lee 等学者的描述。

（三）颈静脉

在一些外科中心，左颈内静脉是肝门静脉重建的首选供体血管。

血流阻断和血管切除

■ 在胰腺后方待切除水平建立解剖平面（通常位于胰体与肠系膜上静脉 / 肝门静脉汇合处左侧之间）。然后切断胰腺，对断面进行止血。

■ 解剖分离脾静脉，并用血管带悬吊（图 42-8）。在解剖过程中，要注意胃左静脉。胃左静脉通常在肠系膜上静脉 / 肝门静脉交汇点近端 1cm 处汇入脾静脉，在解剖分离脾静脉或用血管带悬吊时，可能会损伤胃左静脉，导致切取供体血管过程中出血难以控制。笔者通常会将胃左静脉结扎、切断。

■ 肠系膜下静脉汇入脾静脉的位置是相当多变的。如果汇入点与肠系膜上静脉 / 肝门静脉交汇点很近，就需要单独分离出肠系膜下静脉。

■ 围绕着靠近受累部位以下的肠系膜上静脉周围进行解剖，并用血管带悬吊肠系膜上动脉。注意第一支空肠静脉，该静脉通常接受由钩突处发出的一支较大的静脉汇入，一旦损伤，其出血很难控制，会给手术带来许多麻烦。此外，即使靠近该血管进行血流阻断，也很难完全停止出血。

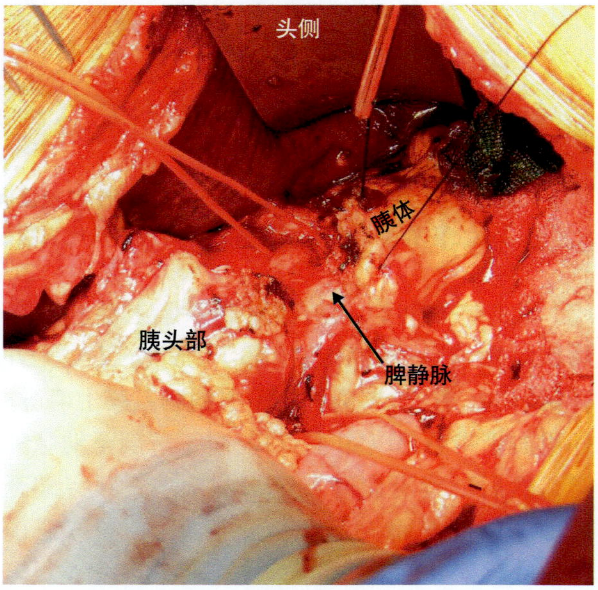

图 42-8 **根据情况，解剖分离脾静脉，并用血管带悬吊**
肿瘤在肠系膜上静脉 / 肝门静脉的汇合处外侧；胰腺已从胰颈部左侧离断，以保证足够的阴性切缘，并显露出脾静脉的前表面；在分离过程中，需要注意胃左静脉；胃左静脉通常在肠系膜上静脉 / 肝门静脉交汇点近端 1cm 处汇入脾静脉；在解剖分离脾静脉或用血管带悬吊时，可能会损伤胃左静脉，导致切取供体血管过程中出血难以控制

■ 在拟切除的血管平面以上用血管带悬吊肝门静脉，识别钩突上静脉（belcher 静脉）并分离、结扎、切断。

■ 至此，已解剖分离出拟切除血管的近端和远端血管（图 42-9）。

■ 如果供体血管尚未切取，则需要静脉注射普通肝素（50U/kg），并在上血管夹之前预留至少 1 分钟确保药物在体内循环。笔者倾向于把血管夹置于相对远离切除平面的位置，从而在血管重建时更好地暴露术野，并使待重建的血管保持较好的活动度。

■ 用记号笔标记血管前壁，以便手术中更好地判断血管方位。也可以用较细的单股缝线标记血管前壁。术中很容易失去对血管方位的正确判断，这会导致重建血管的扭转和狭窄。用锐性手术器械沿切除平面切断血管。

■ 用缝线在切除标本上做标记，方便病理医生对标本进行解剖定位。应在静脉切缘上用一根或多根缝线进行标记。

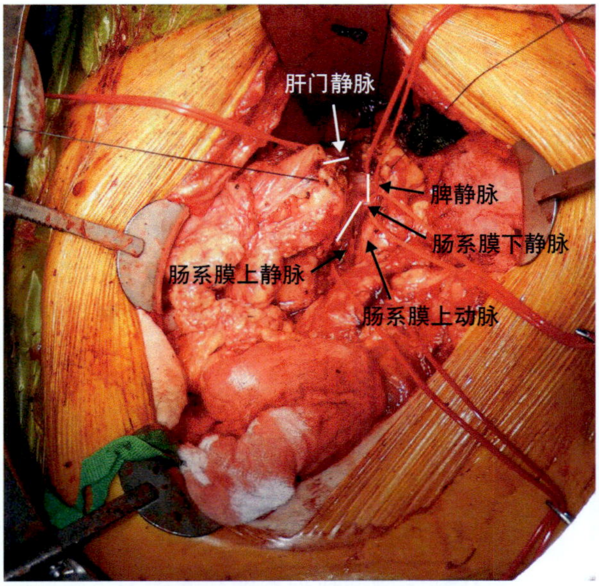

图 42-9 拟切除血管的近端和远端血管已被解剖分离出来，胰腺钩突也从肠系膜上动脉上解剖分离出，白线为拟切除静脉的界限（该手术方案为：将切除后的血管断端进行吻合，结扎脾静脉）

重建

■ 立即进行血管重建。

■ 在术野周围和牵开器臂上放置湿的白色纱布，以便更好地看到缝线并避免缝线在牵开器上混成一团。

■ 用 6-0 普理灵缝线和细血管针完成修复。

■ 笔者无须抑制肝素的全身抗凝作用，除非需要控制术后的非手术相关的出血。

（一）原位横向吻合

■ 在静脉纵向切口的前缘、后缘的中点，各用一根单针 6-0 Prolene 缝线开始缝合（图 42-10）。将这两根针纵向、在距切边缘 1mm 地方从外向内进针，然后立即穿出的进行缝合，在血管外打结缝线。

■ 先缝合血管切口后缘，从血管切开中点头侧 1mm 处，由血管壁外向血管腔内进针。

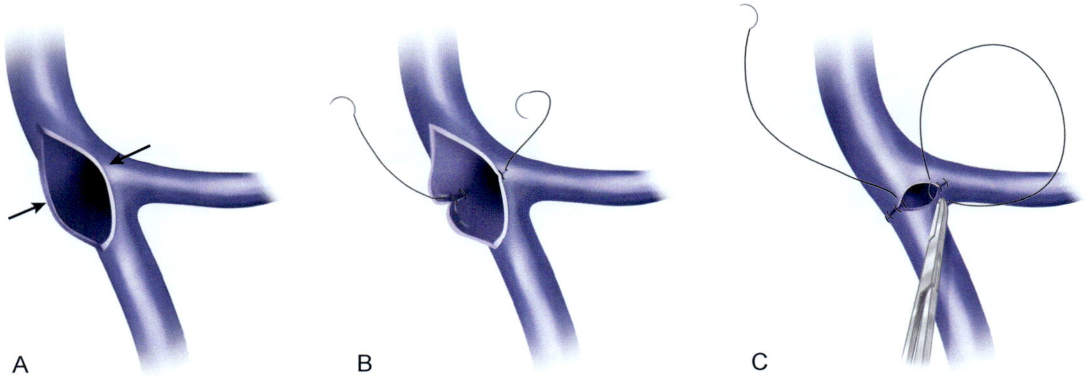

图 42-10 横向缝合纵向切开的血管壁

A. 在血管纵向切口的前缘、后缘的中点（箭头处），开始缝合；B. 在直视缝合处血管腔内的情况下，先进行后缘的缝合；C. 缝合前缘，完成整个吻合

■ 在直视缝合处血管腔内壁的情况下，连续缝合血管后缘。待可以直视血管切口前缘的管腔内壁时，再开始缝合血管切口前缘，直至血管缺损被缝合。

■ 打开下方的血管夹，恢复肝门静脉血流灌注，让血管充盈，排除吻合处残余的气体。拉合两根缝线，使其保持最小的张力，同时使血管吻合处能最大限度地延展，然后将两根缝线打结，完成吻合。

■ 对于仍出血的部位，用间断缝合进行修补。

■ 止血药（如纤维素）有助于控制针道渗血。

■ 松开余下的血管夹。

（二）补片修补

■ 当在静脉侧壁缺损不能在无张力下横向吻合，采用用牛心包膜进行补片修补缝合（图 42-11）。

■ 修剪补片到合适大小。补片长度为缺损长径的 80%，宽度为缺损短径的 2 倍，将最大限度地减少血管狭窄的风险。

■ 从血管缺损的头侧端开始，用双针缝线向下将血管切口后缘和补片缝合，助手将补片向下后方牵拉，暴露缝合部位的血管腔内壁（图 42-11B）。

■ 小心操作使补片与静脉对合良好，静脉的缝合针距应适当增大，以防止大小不匹配。

■ 从血管缺损的足侧端，用另一个双针缝线继续向头侧缝合血管切口后缘，然后将线端与血管后壁上半部分的线端打结。

■ 另外，后缘缝合也可以同时从缺损的头侧、足侧端开始，缝线从两端向中间缝合。这种方法降低了补片和血管缺损吻合错位的风险，但限制了血管腔内的暴露。

■ 用两根双针缝线的另一端，继续从头侧、足侧缝合血管切口前缘，直至切口前缘中点处，将两根缝线打结，完成吻合。注意，应先打开静脉修补处下方的血管夹，使修补处血流充盈后，再打结以完成最终的吻合。

■ 撤除剩余的血管夹。缝合修复仍出血的部位。

（三）原位端 - 端吻合术

■ 为了获得足够的边缘，静脉被环周式切除时，可通过原位端 - 端吻合进行修补。通常，即使缺损＞2cm，也可通过将肠系膜根部向头侧游离来完成吻合。

■ 首先在血管断端的 3 点钟和 9 点钟位置，放置双针缝线（图 42-12）。如果血管两断端的管径明显不匹配，应考虑采用间断缝合。通常可以将静脉翻转 180° ，充分暴露后壁以便放置缝线。

■ 使用 3 点钟位置的双针缝线的一端，开始连续缝合血管后壁。将从头侧血管断端进针，然后在直视血管腔内壁的情况下进行缝合，当缝合至 9 点钟位置时，将缝针从静脉足侧断端穿出，将线端与放置在此处的双针缝线的一端打结。注意，不要像“荷包缝合”似的牵拉此缝线。有些外科医生提倡在此处先不打结，等到门静脉血流恢复，再将两端缝线打结，从而使缝合线“降落伞”样撑开，以尽量减少管腔狭窄的风险。

■ 分别从 3 点钟和 9 点钟位置，同时进行前壁的缝合，使两根缝线在 12 点钟位置汇合。

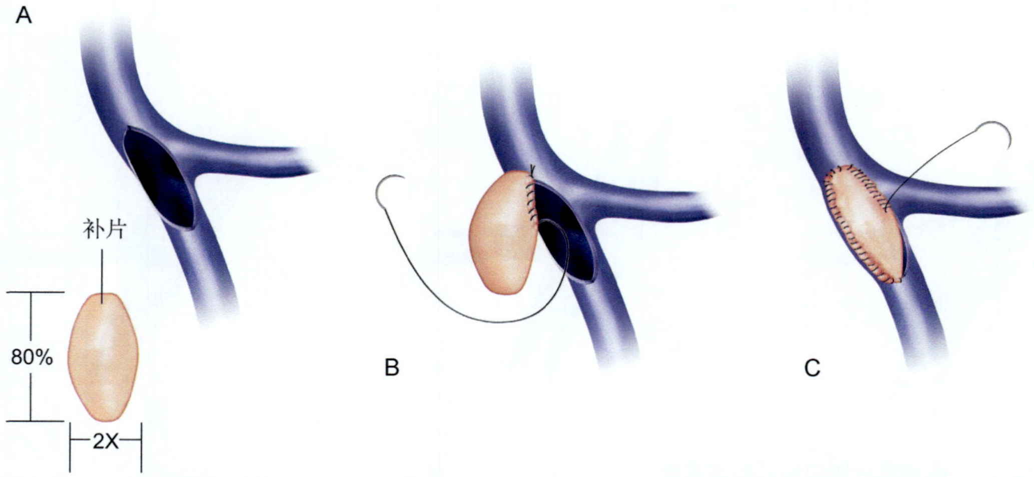

图 42-11 A. 预估补片的宽度，补片长度为缺损长径的 80%，宽度为缺损短径的 2 倍；B. 横向后缝合线从腔内侧穿出缝合；C. 前缝合线完成修补

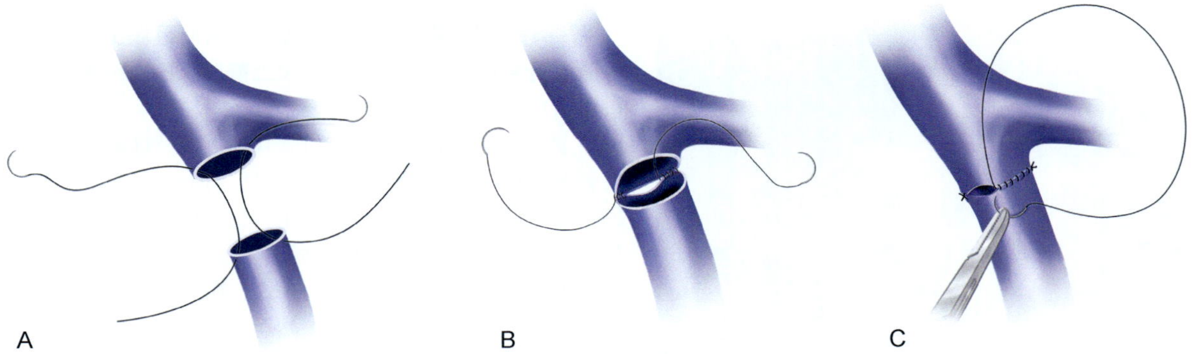

图 42-12　**原位端 - 端吻合重建，经常会出现静脉两断端管径不匹配的情况，此时，笔者建议将两断端间断缝合。虽然连续缝合耗时较少且出血较少，但是可能通过荷包样作用，导致吻合口狭窄**

A. 将两根双针 6-0 Prolene 缝线放置在 3 点钟和 9 点钟位置；B. 在直视血管腔内壁的情况下进行后壁的缝合，最后在 9 点钟位置将缝线打结，完成缝合；C. 然后再缝合前壁

■ 撤除吻合口足侧的血管夹，使血管充盈以排出血管内气体，同时使缝线呈“降落伞”样撑开。然后，将两根缝线打结，完成吻合，缝合修复仍出血的部位。

（四）血管间置移植

■ 当血管缺损不能在无张力条件下吻合，则需要血管间置移植（图 42-13）。

■ 直到完成移植血管与其下端的静脉的吻合，再将移植血管修剪至合适的长度。

■ 两个吻合口的吻合方式均与原位端 - 端吻合的方式一致。助手应对移植血管施加朝向头侧的张力，以便于吻合处手术视野的暴露。

■ 尽量减少对血管内皮的损伤。在可能的情况下，使用无损伤钳，轻轻抓取血管外膜。

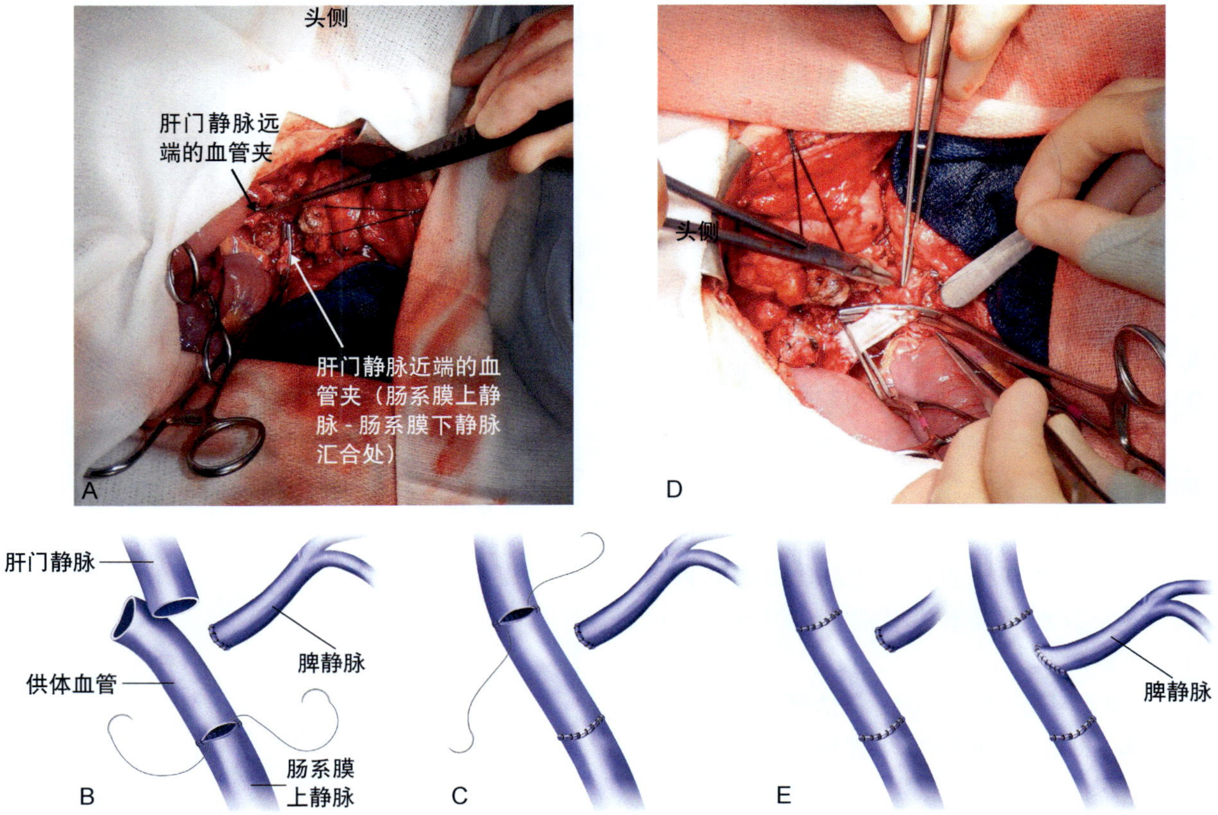

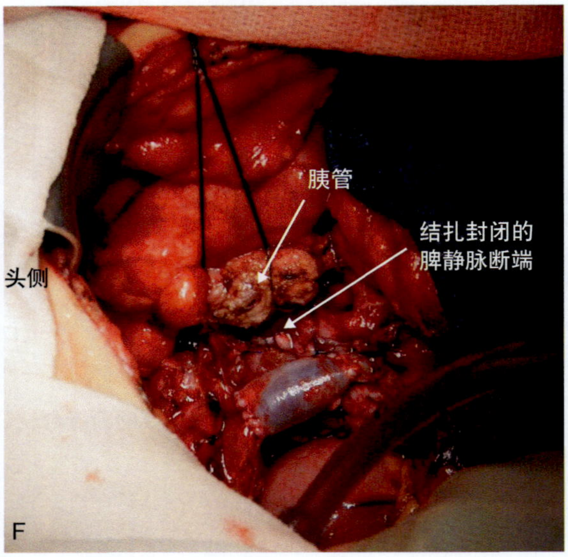

图 42-13 用股深静脉作为间置血管对肠系膜上静脉 / 肝门静脉进行修补（该病例的肠系膜上静脉 / 肝门静脉汇合处已被切除）

A. 在进行间置血管移植前，血管缺损近端及远端血管已经被血管夹阻断，脾静脉断端已结扎封闭（图中不可见），约 4cm 的静脉已经被切除，但是供体血管长度仅为 2cm，可以通过解剖游离肠系膜与后腹膜的附着部位，使两血管断端距离缩短；B. 使用与图 42-12 一样的方式，在直视下首先进行移植血管与静脉足侧断端吻合；C. 然后进行移植血管与静脉头侧断端吻合；D. 移植血管与静脉足侧断端吻合的术中照片；E. 由术者判断是否将脾静脉与间置血管进行吻合，若进行脾静脉的吻合，应在吻合前恢复肝门静脉血流，并在间置血管内侧壁放置血管夹；F. 恢复间置血管的血流灌注，脾静脉断端已被结扎封闭

■ 如果血管缺损包括脾静脉汇入肝门静脉处，可将脾静脉的断端缝合，此方法的并发症发生率尚可接受。若将脾静脉与间置的血管做吻合，可避免恶性门静脉高压并增大肝门静脉血流，因此理论上可以降低血栓形成的风险。

经验与教训

术前规划	①肝门静脉切除和重建的关键在于提前做好手术计划 ②术前评估供体血管情况，告知病人可能需要额外的切口以获取移植血管
手术技术	①在切断肝门静脉前，先解剖胰腺钩突，以便于显露静脉的后壁，缩短血流阻断时间，避免阻断肝门静脉的同时解剖胰腺钩突造成出血 ②尽量早期解剖、游离肠系膜上静脉和肝门静脉 ③在阻断肝门静脉、肠系膜上静脉前，先获取移植血管
术后护理	进行抗血小板药物治疗

五、术后护理

■ 在恢复室给予一个阿司匹林栓剂，然后继续每天的抗血小板治疗，至少到出院为止。笔者建议术后长期继续服用阿司匹林肠溶片（81mg）。

■ 确保频繁地监测病人的重要生命体征、引流量等。

■ 若引流量突然增加，护理人员应立即通知医生，这可能是移植物自发性血栓形成的首发征象，及早发现血栓形成对实施任何外科治疗都非常重要。

■ 床旁超声多普勒诊断是评估肝门静脉血流的的首选方式，门静脉期 CT 能可靠地评估肝门静脉开放程度。

■ 肝门静脉重建后，90% 以上病人的肝门静脉开放程度良好。因血栓形成需二次手术或血管造影以恢复通畅的情况很少发生。

六、预后

标准胰十二指肠切除术与需要肝门静脉 / 肠系膜上静脉切除 / 重建的胰十二指肠切除术，在并发症发生率、死亡率、无病生存率和总生存率方面无明显差异。

七、并发症

■ 出血。
■ 肝门静脉血栓形成。
■ 深静脉血栓形成。
■ 静脉功能不全。
■ 切取供体血管部位的伤口并发症。

第 43 章 开腹远端胰腺切除术

Susanne G. Warner　Rebecca M. Minter

一、定义

远端胰腺切除指在肠系膜上血管左侧离断胰腺，进行胰体、尾切除联合 / 不联合脾切除。本章节主要讨论远端胰腺切除的技术和适应证，主要集中在恶性肿瘤的切除。

二、病史和体格检查

在微创手术时代，开腹远端胰腺切除的应用逐渐减少，如果可能，应尽可能的选择微创性的胰体、尾切除术。需要进行开腹手术的情况包括病人病情所限、存在合并症或腹腔镜的禁忌证，这些情况都可以通过详细的病史采集和体格检查得到（表 43-1）。外伤导致的胰管破裂或既往手术导致的广泛粘连或解剖异常是常见的需要开腹手术适应证。其余适应证包括：急性或慢性胰腺炎导致的胰周炎症、伴有血管侵犯的胰腺恶性肿瘤。此外，肿瘤局部侵犯后腹膜，但无远处转移也是开腹手术的适应证。

表 43-1　远端胰腺切除术的适应证

开腹远端胰腺切除术的适应证	微创远端胰腺切除术的禁忌证
①恶性肿瘤侵犯血管或者广泛浸润后腹膜 ②创伤性胰管损伤 ③急性 / 慢性胰腺炎后遗症（如胰管狭窄、胰管离断）	①无法耐受气腹（如严重的心肺疾病） ②严重凝血功能异常或肝功能 ③开腹手术后腹腔严重粘连

在术式选择方面，怀疑存在恶变时应选择远端胰腺切除术，开腹手术适合存在局部广泛病变的病人。本章节主要集中讨论切除的肿瘤学原则。

对可能存在恶变的病人，要进行相关的病史采集和体格检查，包括详细的既往治疗病史、已知的胰腺癌危险因素（如胰腺癌家族史、慢性胰腺炎、糖尿病史、肥胖和吸烟）。应仔细讨论和考虑任何腹部或后背不适或感觉异常的特点、持续时间、缓解因素以进行鉴别诊断。

应仔细评估病人合并症、心血管和肺功能状态。根据麻醉学指导，进行负荷超声心动图或肺功能检查，完善术前评估。

详细的既往手术史和家族史有助于遗传性恶性疾病的鉴别，以指导术前决策、术后的监测及对病人和其家人的基因检测方法。如果怀疑神经内分泌肿瘤，应仔细鉴别功能性神经内分泌肿瘤的相关症状，如皮疹、糖尿病、腹泻、低血糖及消化性溃疡的表现。

进行详细彻底的体格检查，以评估病人是否存在任何腹部异常情况，如器官肿大。脾大应警惕区域性门静脉高压的可能，可能因瘤栓形成或血管侵犯导致；肝大可能存在肝转移灶。应特别注意区域淋巴结，尤其是左侧锁骨上和脐周围可触及的淋巴结，以促进临床诊断。

三、影像学检查和其他诊断方法

- 根据不同的诊断，进行相应的术前检查。大多数情况下，需要实验室检查和对比增强成像进行鉴别诊断，有时需要联合内镜超声进行组织活检和评估胰腺病灶及其周围组织结构。
- 实验室检查包括全血细胞计数和全面的代谢功能检查，包括肝功能和淀粉酶。术前 CA19-9 水平对术后监测具有重要的意义，也有助于新辅助治疗时的决策制订。如果怀疑神经内分泌肿瘤，应进行尿中激素及其代谢产物检测和相关的激素刺激试验。如果病人有明显的体重减轻，血清前白蛋白检查有助于判断营养状态，指导围术期的营养补充。
- 胰腺肿物或胰腺损伤的术前评估，往往建立在对比增强横断面成像的基础上。虽然对最佳的影像学检查方法仍存在争议，但目前最常用的是胰腺 CT 检查，包括动脉期、胰腺实质期和门静脉期扫描，对于评估胰腺肿物的可切除性和制订手术计划非常重要。进行图像三维重建，有助于评估肿物的可切除性。图 43-1 显示胰腺肿物侵犯肾上腺，该情况适合进行根治性顺行远端胰腺切除术。

■ 对于胰腺囊性肿瘤病人，大多数外科医生应用 MRCP 检查评估囊性病灶的特点、病灶与主胰管或者胰管分支的交通情况，以进一步明确病灶的风险。

■ 超声内镜（endoscopic ultrasound, EUS）是另一种可靠的检查方法，它可以评估是否存在淋巴结转移，以及胰腺肿瘤和胰周血管的空间关系。EUS 同时可以对肿瘤和可疑淋巴结进行组织活检。如果能通过断层扫描检查确定手术方案，则不需要进行 EUS 检查，额外进行 EUS 检查并不会改变原定的手术方案。外科与胃肠科内科医生进行多学科联合协作，对于病情的收集和分析非常重要。

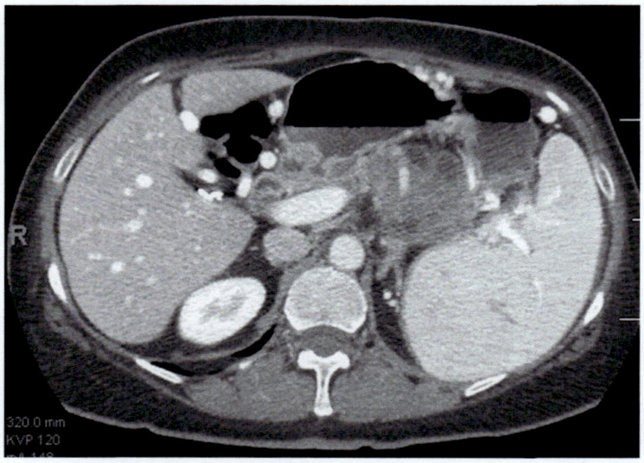

图 43-1 远端胰腺占位同时侵犯肾上腺

■ 目前，对于 PET-CT 在胰腺癌术前分期和手术可行性的判断中的作用，尚缺乏明确的证据，不推荐 PET-CT 作为常规的检查方法。

四、外科治疗

（一）术前计划

术前影像学检查可以指导手术治疗的方式。位于肠系膜上血管左侧的肿瘤，可通过远端胰腺切除术或胰腺次全切除术进行根治。仔细分析上述影像学检查结果。应特别注意预期的手术切缘，因其与周围器官和血管密切相关，尤其是腹膜后的切缘、肠系膜与腹腔的主要血管、左肾上腺、左肾血管及肾。如肿瘤侵犯部分结肠，常规进行肠道准备，为术中行区域性结肠切除做好准备。

若手术医生考虑手术出血风险较大，则应提前告知麻醉医生。对所有需要手术的病人，均进行血型和交叉配血检验，以便危急时刻进行输血。

除了中心静脉和外周静脉置管输液，还要放置导尿管、鼻胃管和动脉穿刺置管。

应在切开皮肤前 1 小时，预防性给予广谱抗生素。抗菌谱包含革兰阳性皮肤菌群、革兰阴性和厌氧肠道菌群。

将乳头至耻骨之间的整个腹部及两侧腹进行备皮，即使仅做腹正中切口。这样的皮肤准备便于在必要的情况下把切口向肋缘下和剑突周围延长。

（二）体位

病人取仰卧位、手臂外展（肩关节活动受限者除外）。固定开腹牵开器械时应注意安全。

手术技巧

腹部切口

■ 手术可选择左侧肋缘下切口或腹部正中切口；肥胖和肋弓角度会影响术野的暴露。根据病人的体型、肿瘤的位置和医生的习惯，选择合适的切口位置。一般来说，体型较瘦或肋缘成角小病人适合取腹部正中切口，该切口损伤较小；既往手术行腹部正中切口及肿瘤靠近中线的病人，也适合采取腹部正中切口；对于肥胖、结肠脾曲位置偏高及肿瘤位于胰尾端的病人，采用肋缘下切口有助于左上腹术野的暴露。

■ 腹部正中切口：从剑突纵行向下至脐下方。

■ 左肋缘下切口：左侧肋缘下两横指，从正中线开始延伸至腋前线。

探查和暴露

■ 腹部探查主要寻找是否存在胰腺外的转移灶。肝和腹膜的转移灶可在直视下和通过触诊发现，检查网膜有无结节或包块。检查肝胃韧带和腹腔神经丛周围的淋巴结是否存在转移。任何意外发现的可疑病灶，都应在大范围解剖分离之前取活检并做快速冷冻病理。若计划行远端胰腺切除术，也应该对胰头部进行检查以确定是否存在需要治疗的病变。

■ 使用 omni-Trak（Y 形）或 Bookwalter（环形）自动牵开器。笔者推荐使用 omni-trak（Y 形）牵开械，其可以借助牵开器上的胸骨拉钩抬高肋弓，促进上腹部术野的暴露。

■ 将结肠脾曲游离，并向下反折。对于一些特殊病人，在开腹之前，可先采用腹腔镜游离脾曲和分离胃短血管，以缩短腹部切口的长度。

胰腺的暴露

■ 切断胃结肠韧带，进入小网膜囊。轻柔地向下牵拉横结肠，由于结肠中静脉在胰腺颈部下方汇入肠系膜上静脉，应尽量避免撕扯结肠中静脉。

■ 用能量器械切断胃短血管，或用血管夹 / 缝线结扎，然后在两结扎点之间切断胃短血管。将胃后壁与胰腺相连的筋膜进行解剖分离，显露胰腺的前表面。

■ 当病变较小，不易在直视下发现时，可解剖分离胰腺下缘组织，以便从胰腺后方进行触诊。在胰腺下缘，轻柔地将胰腺实质与后腹膜附着的部分解剖分离。在胰腺后方，脾静脉向肝门静脉汇入处左侧，辨认并分离出脾静脉。术中超声可帮助定位胰尾部不易发现的小肿瘤。

■ 通常，在胰腺上缘可见腹腔干，还可见肝动脉和脾动脉，沿着两动脉走行可找到其从腹腔干发出处。然后用血管切割闭合器离断脾动脉，或将脾动脉结扎切断（脾动脉近端先用 3-0 丝线缝扎，再用单根丝线结扎）（图 43-2）。

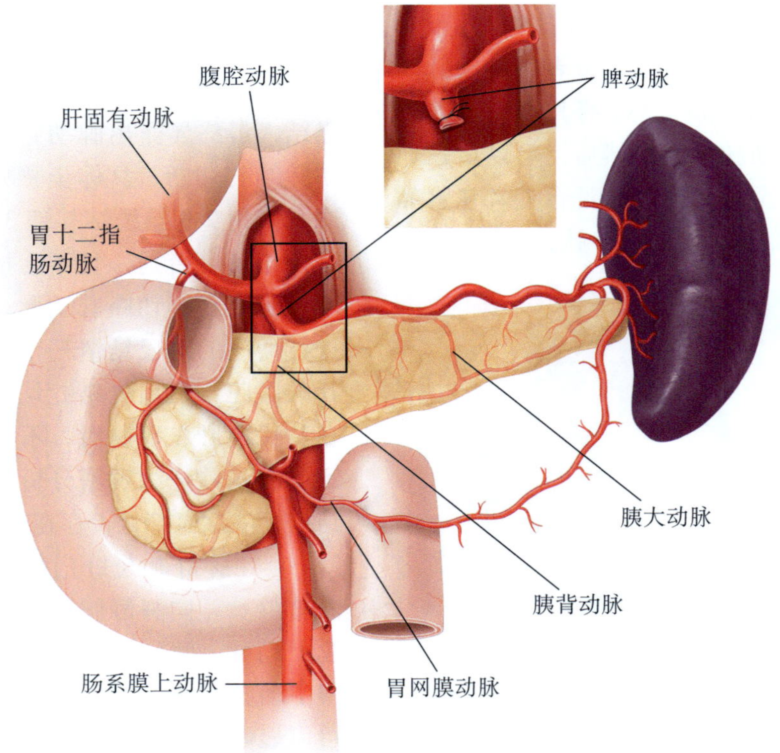

图 43-2　**脾动脉分离**

胰腺离断技术的选择

与其他任何手术一样，远端胰腺有许多可供选择的手术切除方式。术前需决定是采取从胰尾向胰颈、胰体部进行切除（逆行性切除法），还是从胰颈、胰体部向胰尾进行切除（顺行性切除法），是否考虑保留脾等。对恶性肿瘤病人，笔者建议采用顺行性切除法，并进行 N_1 淋巴结清扫。

（一）联合脾切除的远端胰腺逆行性切除

■ 在胰腺下缘，解剖分离胰腺后方与后腹膜的附着部位，直至可见肠系膜下静脉和肠系膜上静脉（图 43-3）。轻柔地向前方牵拉胰腺，有助于显露胰腺和后腹膜之间的血管解剖平面。离断肠系膜下静脉，将脾静脉和胰体、胰尾部一起向上提起。

■ 将胰体、胰尾游离后，可解剖分离脾肾韧带和脾膈韧带，将脾从腹壁后方游离出来。应确保脾和胰体、胰尾部的后方完全游离，然后可将脾和胰体、胰尾部一起向中线方向翻起。此时，通常可见脾动脉沿着胰腺上缘走行，但是也常存在明显的解剖变异，如部分脾动脉走行于胰腺实质内。在胰腺实质的预计切除线，也就是胰腺肿瘤近侧 2cm 处，或者在脾动脉刚从腹腔干发出处，游离脾动脉，将其结扎、切断。应缝扎加结扎脾动脉近端，然后，可以清楚地看到脾静脉走行至与肝门静脉汇合处，在紧靠肝门静脉的位置结扎、切断脾静脉。

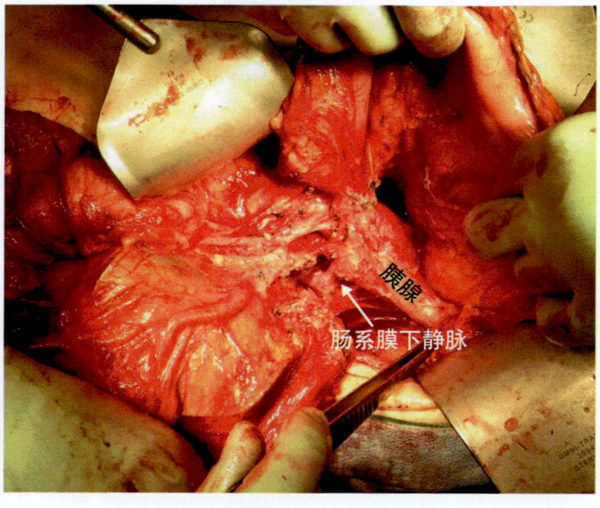

图 43-3 显露胰腺下缘、肠系膜上静脉和肠系膜下静脉

远端胰腺完全游离后，应注意触诊胰腺，以确保预计切除线无肿瘤或其他的病变。如果预计切除线靠近脾静脉与肝门静脉汇合部，且肝门静脉无肿瘤侵犯，则可以在肝门静脉 / 脾静脉前壁和胰腺后壁之间进行解剖分离，使离断胰腺实质的部位更靠近胰颈部。

■ 接下来开始切断远端胰腺（详见“切断远端胰腺”部分）。

（二）联合脾切除的远端胰腺顺行性切除

■ 对于局部进展期胰体、胰尾部癌，笔者倾向于采用这种手术方式。此过程可能会耗费更多的时间，但有利于提前解剖分离血管，并且使淋巴结清扫更彻底，同时还能更早地确定切缘情况。若采用这种手术方式，需要先切断胰腺。

■ 掀起大网膜，向下牵拉横结肠，打开小网膜囊，可见肝总动脉移行至肝固有动脉及胃十二指肠动脉。在个别情况下，如果要更靠近胰颈部离断胰腺，则需要切断胃十二指肠动脉。

■ 彻底清扫肝固有动脉、肝门静脉及肝总动脉左缘的淋巴结。解剖分离肝门静脉前壁与胰颈后方间的组织，然而横断胰颈部。

■ 辨认腹腔干，然后在胰腺上缘清扫腹腔淋巴结，最终显露出脾动脉的起始部，而后将脾动脉结扎切断，具体步骤如前所述（图 43-2）。通常采用 2-0 丝线结扎加 3-0 丝线缝扎脾动脉，若操作角度合适，且不会损伤腹腔干，也可使用切割闭合器切断脾动脉。个别情况下，为了进行彻底的淋巴结清扫，还需要将胃左动脉在其从腹腔干发出处结扎切断，然而，当病人存在替代性肝左动脉时，不应切断胃左动脉。一定要在术前仔细观察分析影像学图像中的血管结构，注意血管是否存在解剖学变异。

■ 在脾静脉与肝门静脉汇合部，结扎、切断脾静脉。向脾静脉深部逐渐解剖，显露肠系膜上动脉，清扫腹腔干和肠系膜上动脉之间的腹主动脉旁淋巴结。完成彻底的清扫淋巴结后，可以显露出肠系膜上动脉起始部至腹腔干起始部之间的腹主动脉左侧（图 43-4）。

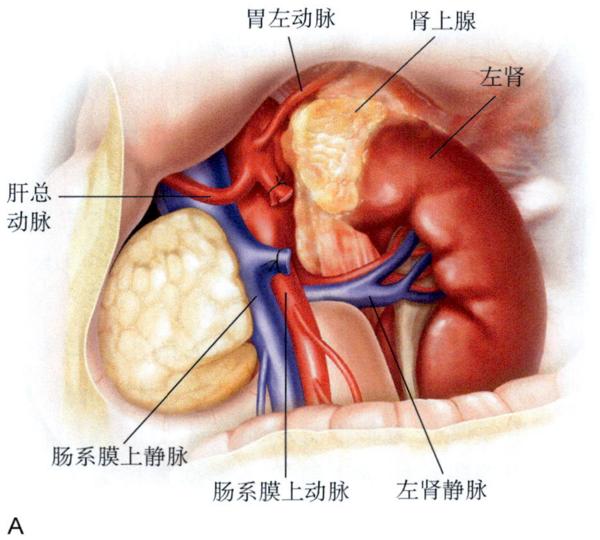

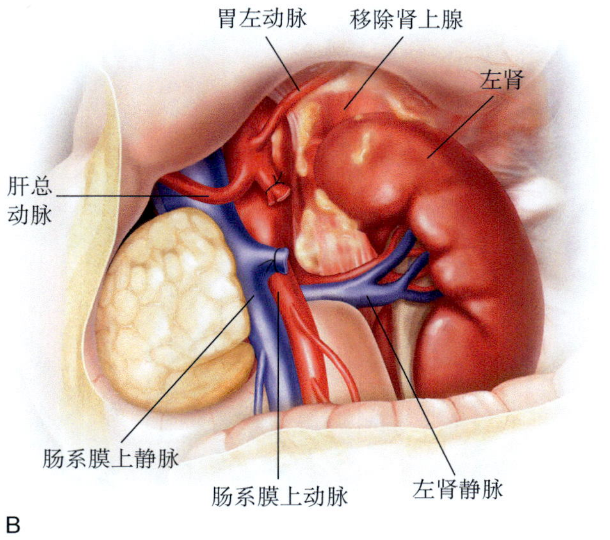

图 43-4　显露肠系膜上动脉起始部至腹腔干起始部之间的腹主动脉左侧区域
A. 左肾上腺在位时；B. 左肾上腺移除后

（1）根据病情需要，可以继续解剖分离直至膈肌，也可以将肾上腺一并切除。

（2）左肾静脉应为解剖分离操作的下缘。如果不切除肾上腺，则应该找到并注意保护肾上腺静脉。当胰体、胰尾部恶性肿瘤的位置偏外侧时，应在肾上极切除 Gerota’s 筋膜。

■ 然后朝着胰尾方向，逐渐解剖分离胰腺上、下缘与周围腹膜组织，结扎、切断肠系膜下静脉，最后将脾从肾上游离，作为标本取出前的最后一步。

在少数情况下，必须切除肾上腺，详见 Strasberg 等的描述。

（三）保留脾的远端胰腺切除

■ 对于囊性病变或体积较小的高分化肿瘤，可以考虑保留脾的远端胰腺切除术，因为根据肿瘤学原则，此类病人没必要进行大范围的根治性切除手术。

■ 保留脾的方法有许多种

（1）Warshaw 法：需要靠近肿瘤切断脾动脉、脾静脉，然后在脾门处切断脾动脉、脾静脉，保留胃短动脉作为脾的主要血供。该方法使用相对较少，因其可能导致严重的并发症，如脾梗死、脾脓肿、胃底静脉曲张。

（2）更常用的保留脾的远端胰腺切除方法：需要保留脾血管，将脾血管从胰腺后方仔细地解剖分离出来，直到脾门的位置，结扎、切断或者用能量器械切断小动脉和静脉的多个分支，钳夹结扎或借助外科能量平台处理。图 43-5 显示保留脾的远端胰腺切除术完成后的术野。

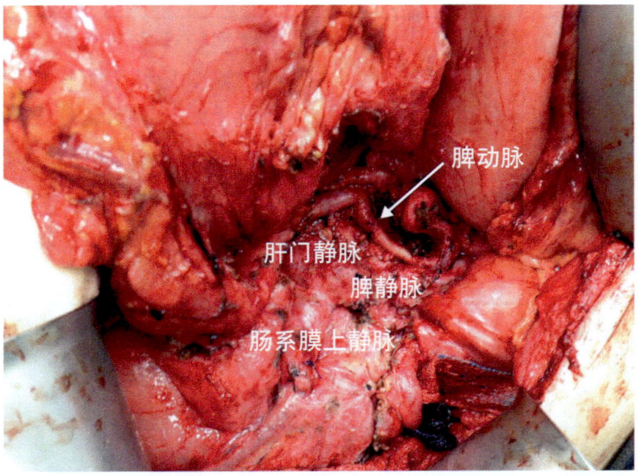

图 43-5　保留脾的胰体、胰尾切除术完成后的术野

横断胰腺

■ 对于相对无水肿或无纤维化，且厚度不超过 1.5cm 的胰腺，可用 Endo GIA 切割闭合器将胰腺横断（3mm 钉仓）；在胰腺水肿或胰腺较厚的情况下，可以用能量器械横断胰腺，然后用 3-0 Prolene 线连续锁边缝合，封闭胰腺断面。图 43-6显示使用胸、腹部手术的切割闭合器横断胰腺。

手术技巧

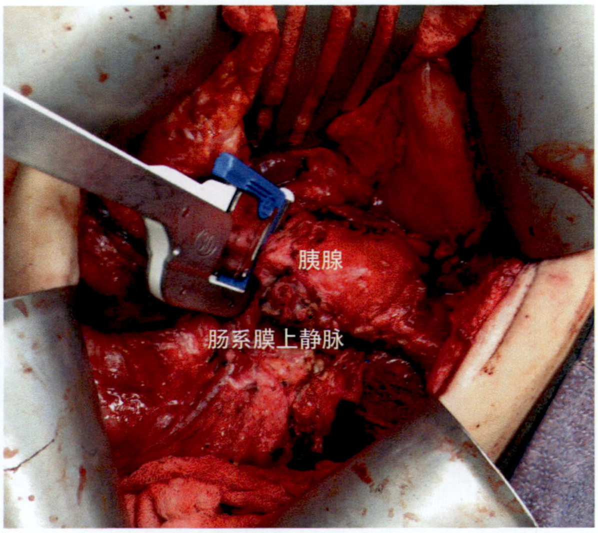

图 43-6 使用胸、腹部手术的切割闭合器横断胰腺

■ 将标本取出，在器械台上标记出标本的各个切缘。外科医生最好能亲自去病理科，以保证标本的方位准确，还可与病理科医生讨论切缘情况。

■ 通常，切除的标本应送病理进行切缘评估。若术中怀疑切除不够彻底，则应该对后腹腔膜也进行清除，并进行快速冷冻病理，评估后腹膜切缘是否存在肿瘤。将标本进行连续切片，有助于对切缘情况进行准确地评估。

■ 可以用钛夹对胰腺切除后的术野做好标记，对于那些术后病理切缘可疑阳性的病人，以便用钛夹作为解剖标志指导术后的放疗。在胰腺残端附近留置引流管。根据外科医生的经验，选择合适的引流管的大小和类型，笔者通常选择 10-Fr 的引流管。最后，将结肠和胃等脏器恢复到原始的解剖位置。

关腹

■ 对于腹部正中切口，用 0 或 1-0 PDS 线做连续缝合，关闭腹膜和各层筋膜肌。用 3-0 薇乔线间断缝合皮下组织，用 4-0 单乔线连续皮内缝合。

■ 对于肋缘下切口，根据外科医生的经验，用 0 或 1-0 PDS 线，做单层或双层缝合。

经验与教训

手术指征	需要对病人的病史、体格检查和影像学图像进行全面评估后，以确定病人是否适合手术，还需注意是否存在各种解剖结构的变异。应尽可能进行微创手术治疗
腹部切口	①体型较瘦或肋缘成角小病人适合取腹部正中切口，可先用腹腔镜解剖游离结肠脾曲，以减少后续手术操作的难度，还有助于减小腹部切口的长度 ②对于结肠脾曲位置偏高，以及需要进行保留脾的远端胰腺切除术的病人，可采用左侧肋缘下切口
腹腔探查和初步暴露术野	①腹部手术牵开器，推荐使用 Omni-Trak（Y 型）自动牵开器 ②若术中发现预计切除区域以外的淋巴结肿大，或可疑的转移灶，应进行活检并进行快速冷冻病理，根据术中病理结果，再行下一步手术切除操作。要注意探查胰头区域
显露胰腺	在解剖游离胃后壁和胰腺前壁的过程中，胃和横结肠系膜之间的血管应结扎切断，注意不要损伤结肠中动、静脉。注意不要过度向下牵拉横结肠，以防将结肠中静脉从肠系膜上静脉撕脱
胰尾向胰颈、胰体部进行解剖（逆行性切除法）	若预计横断胰腺的部位靠近脾静脉 / 肝门静脉汇合处，而且肝门静脉未受侵，则可以将脾静脉 / 肝门静脉前方与胰颈部后方之间的解剖层面进行分离，以便更靠近胰颈部横断胰腺。这种手术方式可能需要切断胃十二指肠动脉
胰颈、胰体部向胰尾部进行解剖（顺行性切除法）	①在结扎、切断脾动脉的过程中，应在结扎或放置闭合器之前，在结扎切点近端阻断脾静脉 ②在结扎脾动脉之前，先用血管带将脾动脉环绕并阻断，观察肝固有动脉搏动是否存在，以判断结扎的位置是否正确 ③根据病情需要，在广泛清扫胰腺后方组织以后，可以继续解剖切除、肾上腺等部位 ④若怀疑横结肠受侵犯，应在术前进行肠道准备，以备术中进行区域性结肠切除

续表

保留脾	对于囊性病变或高分化恶性肿瘤，可以考虑保留脾的远端胰腺切除术，因为根据肿瘤学原则，此类病人并没必要进行大范围的根治性切除手术
横断胰腺	①在胰腺严重水肿或纤维化，或者胰腺较厚（1.2 ~ 1.5cm）的情况下，若用切割闭合器横断胰腺，可能导致止血和胰管闭合不彻底。这种情况下，笔者建议使用能量器械横断胰腺 ②不管使用何种方式横断胰腺，胰腺残端都是用 4-0 Prolene 线连续锁边缝合，封闭胰腺断面
手术标本分析	外科医生与病理科医生的配合非常重要，这样可以保证标本的方位准确，还可以促进淋巴结的收集和分析。建议外科医生对切除标本的切缘进行染色标记

五、术后护理

- 术后密切监测血糖。术后糖尿病的发生率为 9% ～ 40%，可能与术前胰腺功能和慢性胰腺炎的严重程度有关。对于所有病人，都应在围术期密切监测血糖，术后也应长期进行监测。
- 胰腺酶可能会一过性升高，但应在几天内逐渐下降。腹腔引流管应保留到病人饮食恢复的时候，通过监测引流液可以发现胰瘘发生的迹象。虽然术后不留置引流管的手术呈增多的趋势，笔者仍然倾向于留置腹腔引流管监测术后胰漏。不管采取何种胰腺切除技术，文献报道术后胰漏的发生率为 9% ～ 35%。如果术后第 4 周引流液中淀粉酶含量仍然很高，则因该实施胰管支架置入术，以治疗胰漏，促进引流管尽快拔除。
- 根据病人的情况，我们通常在术后第 2 天开始给予清流食。然后根据病人对腹胀等不适的耐受程度，逐渐增加病人的饮食。虽然手术时间较长，且术中对胃部的牵拉及其周围解剖操作较多，术后也不常规留置胃管，通过在术后 24 ～ 48 小时将胃管拔除。
- 一旦饮食逐步增加至正常，医护应警惕胰腺功能不全的症状，即使是血糖控制良好。围术期补充胰酶将使许多病人获益，特别是术前存在慢性胰腺炎的病人。约有 17% 的病人需要长期补充胰酶。
- 对于胰切除术的病人，长期的胰腺外分泌不足可引起维生素 D 缺乏和骨质疏松，因而在术后长期生存的健康体检中，初级保健医生应注意监测。外科医生应该与病人的初级保健医生沟通，提出这种监测需求，因为他们可能会忽视这种疾病特异性的维生素 D 缺乏现象。

六、预后

每个肿瘤切除术都应做到 R0 切除。根据病理结果的不同，远端胰腺切除术后病人的长期生存率也存在显著差异。对于胰体、胰尾部腺癌，近些年来的长期研究显示，顺行性切除法的切缘阳性率逐渐降低至只有 9%，而传统的逆行性切除法的 R1 切除率则接近 25%。Strasberg 与其同事报道，顺行性切除法术后病人的 5 年总生存率为 30.4%，疾病特异性生存率 35.5%。需要注意的是，目前大多数针对开腹远端胰腺切除术治疗恶性肿瘤研究的证据等级较低，为单中心、回顾性研究。

七、并发症

- 目前，远端胰腺切除术的预后数据主要来自回顾性病例研究或大样本系统综述。因此，文献报道的并发症数据差别较大。
- 大样本的病例研究显示，开腹远端胰腺切除术后并发症发生率高达 40%。
- 关于胰腺切除区域及膈下脓肿的发生率，有些文献报道保脾手术增加脓肿的发生率，而有些文献显示保脾手术降低脓肿的发生率。由于更多的胰腺囊性和实性病变在体检中被发现，保脾手术也逐渐推广应用，目前亟需研究来证实保脾与切脾的利弊。

第 44 章 微创远端胰腺切除术

Paul D. Hansen W. Cory Johnston

一、定义

腹腔镜和机器人远端胰腺切除术方法最初是用于胰体、胰尾部的体积较小的良性病变。随着手术经验和技术的不断进步，其适应证扩展至体积较大的肿瘤和恶性肿瘤。

对于恶性肿瘤，通过有经验的医生实施微创远端胰腺切除术，其预后与开腹手术的预后相同。

远端胰腺切除术时是否保留脾，取决于肿瘤的病理类型、大小、部位及肿瘤与脾和脾血管的关系。

二、鉴别诊断

- 胰腺腺癌。
- 胰腺神经内分泌瘤。
- 胰腺囊性病变。
- 胰腺转移癌。
- 慢性胰腺炎。

三、病史和体格检查

- 胰体、胰尾部的肿瘤通常无症状，发现时往往已进展至晚期。因此，在初步评估或手术探查过程中，常发现局部进展和远处转移。
- 询问病史和体格检查时，应特别注意晚期肿瘤的表现，包括腹腔神经丛受侵导致的背部疼痛、压迫胃或十二指肠导致的恶心和早饱及脾静脉血栓形成引起的脾大。

四、影像学检查和其他诊断方法

- 最主要的影像学检查是胰腺CT多期扫描，包括平扫、动脉、门静脉期扫描。1～3mm薄层切片与冠状面、矢状面重建可清楚地显示胰腺、病灶及周围血管和脏器的结构。（图44-1A，图44-2A，图44-3A）腹部和盆腔CT有助于确定是否存在淋巴结转移、腹膜或网膜种植转移和肝转移。对于已确诊或怀疑胰腺癌的病人，应同时进行胸部CT检查。
- 腹部磁共振成像（magnetic resonance imaging，MRI）诊断肝转移具有较好的敏感性，但对胰腺和血管等软组织的解剖结构显示稍差。磁共振胰胆管造影（magnetic resonance cholangiopancreatography，MRCP）可大略地显示胆胰管的解剖，但无法显示细微结构。MRI检查时对病人配合的要求较高，但对于CT增强剂过敏或其他原因无法行增强CT的病人来说，MRI是一个很好的选择。
- EUS受操作医生的主观影响较大，但可以更准确地评估肿瘤的大小，以及与门静脉和肠系膜上静脉（superior mesenteric vein，SMV）的关系。在评估肠系膜上动脉（superior mesenteric artery，SMA）和腹腔的受累程度上，EUS的作用不优于CT。通过超声引导下细针穿刺（fine needle aspiration，FNA）对原发肿瘤或区域淋巴结进行活检，可提供明确的病理诊断。超声内镜引导下抽取胰腺囊性病变的囊液，有助于区分良性肿瘤和癌前病变（图44-1B）。
- 内镜下逆行胰胆管造影（endoscopic retrograde cholangiopancreatography, ERCP）能清楚地显示胰腺和胆道的细微解剖结构，如扩张、狭窄、管腔缺损或肿块。
- 常规使用术中超声（intraoperative ultrasound, IOUS）确定病灶的位置，辨认病灶与重要血管的解剖关系，以进行术中分期，判断病灶的可切除性（图44-2B，图44-3B）。

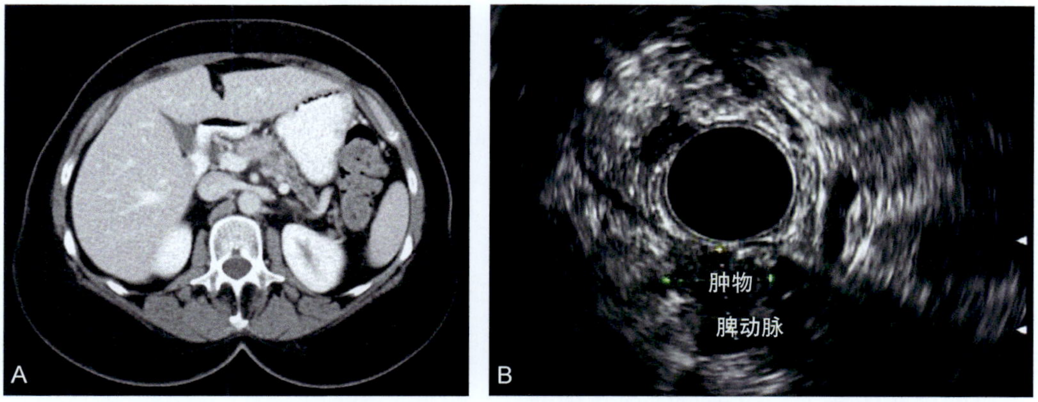

图 44-1　A. 静脉期 CT 显示在胰体部、邻近脾动脉处有一低密度肿物，远端胰管扩张；B. 超声内镜显示肿物与脾动脉紧邻

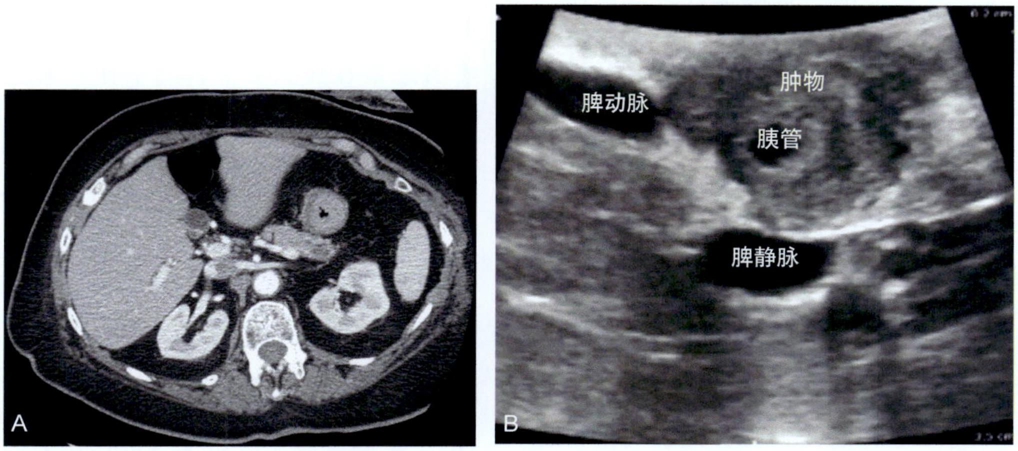

图 44-2　A. 静脉期 CT 显示胰尾部有一不规则的低密度影，经超声内镜 / 细针穿刺证实病理为胰腺导管腺癌；B. 术中超声显示胰尾部有一不规则的低回声肿物，包绕胰管，该肿物同时与脾动脉及脾静脉毗邻

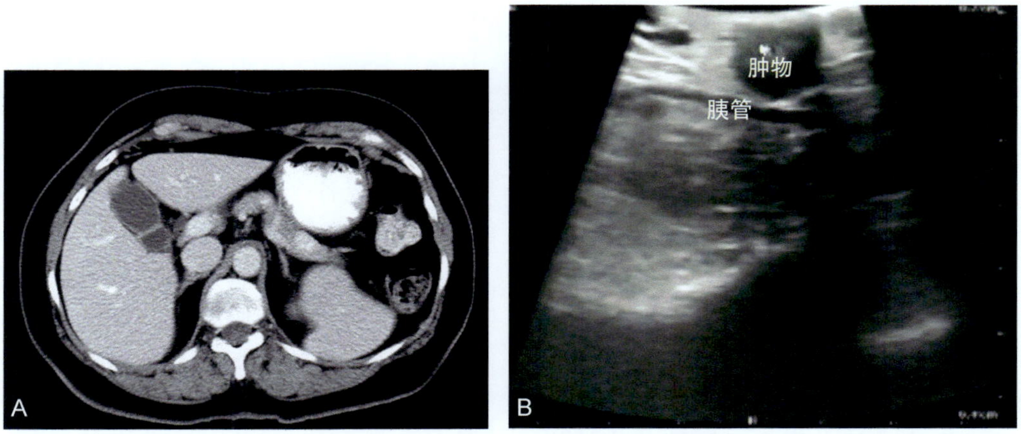

图 44-3　A. 静脉期 CT 显示胰尾部有一圆形富血供肿物，病人有低血糖症状，超声内镜 / 细针穿刺证实该肿物病理为胰岛细胞瘤；B. 术中超声提示胰尾部胰岛素瘤

五、外科治疗

（一）术前准备

■ 术前根据断层扫描影像和 EUS 结果，判断手术的可行性。根据美国国家综合癌症网络 (National Comprehensive Cancer Center, NCCN) 指南决定肿瘤的可切除性，即肿瘤与 SMA 和腹腔干的关系。肝门静脉、肠系膜上静脉、脾静脉和左肾静脉受累不是手术的禁忌证，但对于存在此类血管侵犯的病人，应进行术前新辅助化疗。腹腔干切除后以肝动脉重建已有较多的报道，但大多数美国医疗中心不采用这种方法。

■ 胰腺切除的范围不是固定的，其取决于胰腺肿瘤的位置和肿瘤与周围血管的位置关系。对于胰尾部的肿瘤，切除时可保留胰颈部和胰体部，而对于偏胰颈、胰体部的肿瘤，切断胰腺的位置则更靠近门静脉。胃十二指肠动脉（gastroduodenal artery, GDA）通常被认为是切断近端胰腺的界限，若在胃十二指肠动脉右侧切断胰腺，将会损伤胰腺段胆总管。

■ 通常在术前，医生根据个人经验和肿瘤的具体情况，决定行联合脾切除的远端胰腺切除术。如果怀疑恶性肿瘤，脾和脾血管周围淋巴组织应与胰腺一起切除。良性和低度恶性的囊性病变，可以考虑保留脾，但术中的具体情况可能改变保脾的手术计划。

■ 若已经建立可靠的大口径外周静脉 (intravenous, IV）通路，可不必行中心静脉置管。麻醉师可根据情况，决定是否动脉穿刺置管检测动脉血压。

（二）体位

■ 病人取仰卧位，部分情况下取偏右侧卧位，腰背部垫高，使用托手板使手臂外展，角度小于 90°，防止牵拉臂丛神经。此外，也可双臂伸直固定于病人身体两侧，以便于放置固定牵开器。

■ 术中解剖分离操作时，调整手术台为头高足低，左侧稍抬高，促使胃肠道向右下方滑落，远离手术操作区域。

■ 术者站立的位置取决于胰腺肿瘤的位置，并可在手术中随时变换。在游离胃和结肠时，术者通常在病人右侧，助手在病人左侧。当显露出胰体、胰尾部后，术者根据胰腺肿瘤的位置调整站立位置。如果肿瘤位于胰腺远端，预计在胰体部切断胰腺，术者则位于病人右侧；如果肿瘤是位于胰腺近端，预计在胰颈部切断胰腺，术者则位于病人左侧，以便于解剖游离。这样能促进术者沿肠系膜上静脉和肝门静脉进行组织游离，以及在胰颈部后方建立隧道。

■ 通常使用 10mm 的高清（high-definition, HD）腹腔镜镜头以提供最佳的成像效果，也可以选择 5mm 的腹腔镜镜头。

■ 笔者倾向于使用两个二氧化碳（CO_2）气腹机，因为术中发生出血时，使用吸引器可能会迅速降低气腹压力。

手术技巧

腹腔镜探查

（一）Trocar 布局

腹腔镜探查时，先放置两个 Trocar。第一个通常为 11mm 或 12mm Trocar，置于脐下；第二个为 11mm 或 12mm Trocar，置于左腹直肌外侧、脐水平。使用这两个 Trocar 进行腹腔探查和超声检查。

根据手术操作的复杂程度和胰腺肿瘤的位置，再放置 2 个或 3 个 Trocar（图 44-4）。

在右肋缘下较高位置，放置 5mm Trocar 用于向头侧牵拉胃部，以暴露胰腺；另外的 5mm Trocar 分别置于右腹直肌外侧、脐水平以上，以及左侧肋弓下缘。如前所述，根据胰腺肿瘤的位置，决定各个 Trocar 用于腹腔镜镜头、解剖操作或助手牵拉脏器。

根据医生的经验来决定是否需要手辅助切口。对于侵及周围脏器的较大肿瘤、炎症较重的肿瘤及位于胰腺近端邻近腹腔干的肿瘤，手辅助技术非常有用。根据术者和肿瘤的具体情况，选择手辅助切口的最佳位置。右利手的术者倾向于使用左手在手辅助切口内操作，切口位于下腹中线位置；而左利手的术者通常使用右手在手辅助切口内操作，切口位于左侧肋弓下缘外侧。

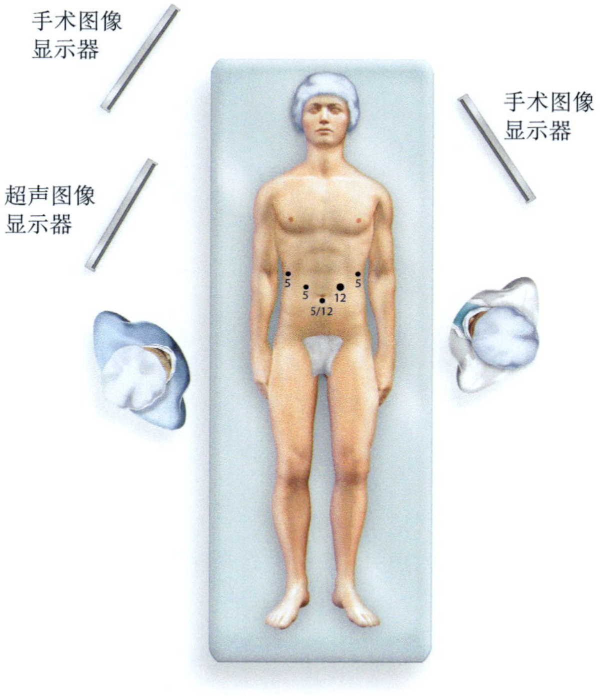

图 44-4 Trocar 位置

病人取仰卧位，左侧稍垫高，双臂伸直外展或放在身体两侧。术者可站在病人任意一侧，通常肿瘤位于远端胰腺时，站在右侧；肿瘤位于近端胰腺时，站在左侧

（二）腹膜及内脏探查

- 探查整个腹膜是否存在肿瘤，对可疑病变进行术中快速冷冻病理。
- 也要探查腹腔脏器，对可疑病变进行术中快速冷冻病理。虽然术者能直视网膜，也很容易探查腹腔脏器，但通常不对肠道进行探查，除非有特殊情况。
- 当胰腺肿瘤较大，以及肿瘤位于胰腺中段时，应仔细探查小肠系膜根部和横结肠系膜后表面。
- 若存在腹水，应进行细胞学检查。

（三）术中超声

- 全面检查肝，确认有无转移灶。对于肝表面的病灶，保留较小切缘行楔形切除后，进行快速冷冻病理检查；对于肝实质内的结节，行空芯针穿刺组织活检，进行快速冷冻病理检查。
- 检查胰腺实质，确定肿瘤的具体位置、大小及与胰管的关系（图 44-3B）。
- 明确肿瘤与 SMA、SMV、脾血管和左肾静脉的关系（图 44-2B），确定预计切断胰腺的位置。
- 检查腹主动脉旁淋巴结、腹腔干周围和 SMA 周围淋巴结。对于预计切除范围以外的淋巴结，若怀疑存在转移，则应切除并进行快速冷冻病理检查。
- 若腹腔镜探查发现肿瘤转移或局部病灶不可切除，应终止手术或行姑息性旁路手术。

腹腔镜远端胰腺切除术及脾切除术

（一）游离脾曲

病人取头高足低位、左侧抬高。切开左侧腹膜反折，将近端降结肠向中线方向牵拉，使远端横结肠和结肠脾曲随之向下移动，远离脾下极。此解剖分离步骤在 Gerota’s 筋膜和横结肠系膜之间的无血管平面进行。

分离脾与后腹膜之间的无血管组织，游离脾下极。

在解剖分离过程中，可以从胰尾部前方进入小网膜囊。这种“顺时针”方法最早由 Asbun 和 Stauffer 描述，通过从左向右分离胃结肠韧带，能够很好地显露胰腺体部（图 44-5）。

（二）进入小网膜囊、分离胃短血管

保留右侧胃网膜血管弓，在靠近胃大弯处打开胃结肠韧带，进入小网膜囊。然后用超声刀和双极电凝，由右至左分离胃结肠韧带和胃脾韧带（图 44-6）。

如果脾静脉受侵或血栓形成，此区域的静脉属支可能会增粗。对于直径大于 3mm 的静脉，应该用直线切割闭合器切断，或者用血管夹、缝线分别结扎、切断。

沿着胃大弯向上，游离胃底部，向前方解剖游离胃后壁，将胰体、胰尾部完全显露。对于胃后壁和胰腺之间的无血管筋膜组织，可钝性分离或电刀分离（图 44-7）。

对于近端胰体的肿瘤，向病人右侧继续进行解剖，沿着无血管解剖平面，将横结肠系膜向下方剥离，显露出中结肠血管、胃网膜血管及其汇入 SMV 处。打开 SMV 血管鞘，右下向上清扫 SMV 前表面，直至胰腺下缘。

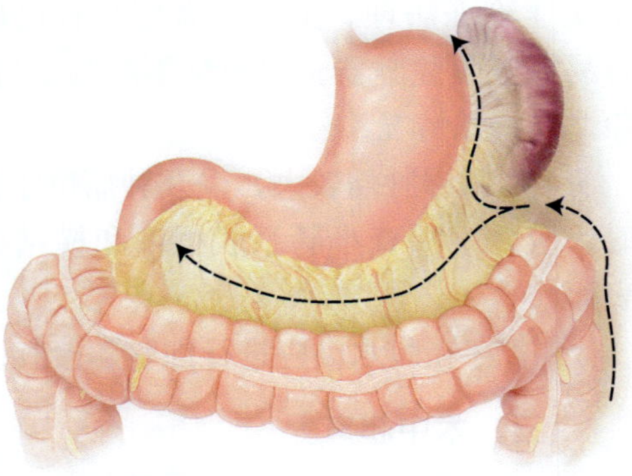

A

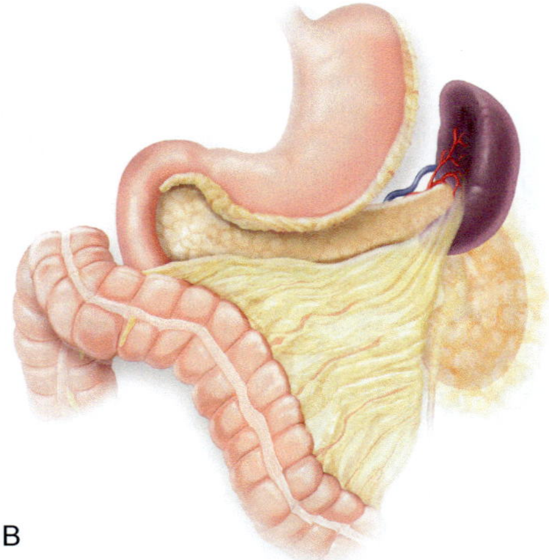

B

图 44-5 “顺时针”方法显露远端胰腺

A. 自左向右游离左半结肠及脾曲。从胰尾部和横结肠系膜之间进入小网膜囊；B. 打开胃结肠韧带和胃脾韧带，显露胰腺，将横结肠向右下方牵拉，使其远离术野

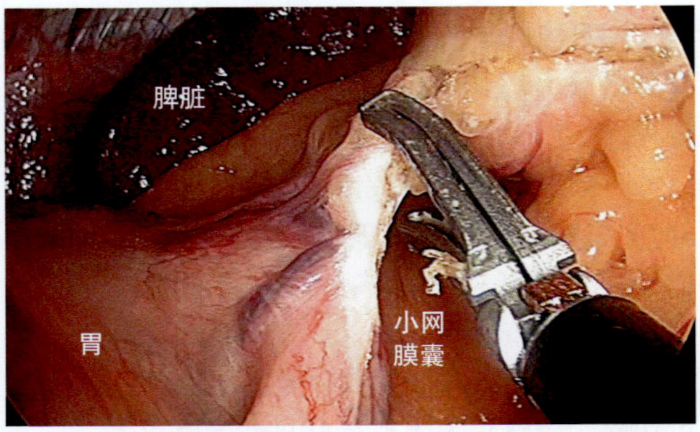

图 44-6 在胃大弯和脾之间，切断胃短血管（除了脾静脉血栓导致胃短静脉曲张时，可以用双极电凝或者超声刀切断胃短血管）

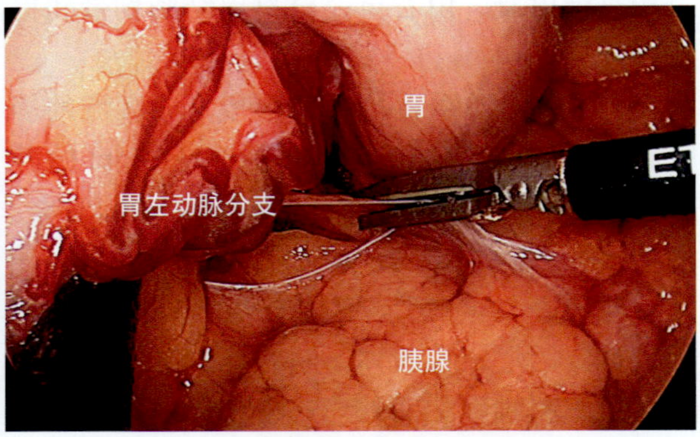

图 44-7 解剖分离胃后壁和胰体部之间的筋膜组织

（三）游离胰体尾部

使用肝牵开器或将胃大弯与腹壁缝合的方法，向上牵拉胃，使之远离胰腺（图 44-8）。

用电刀或超声刀，沿胰腺下缘中部向外侧

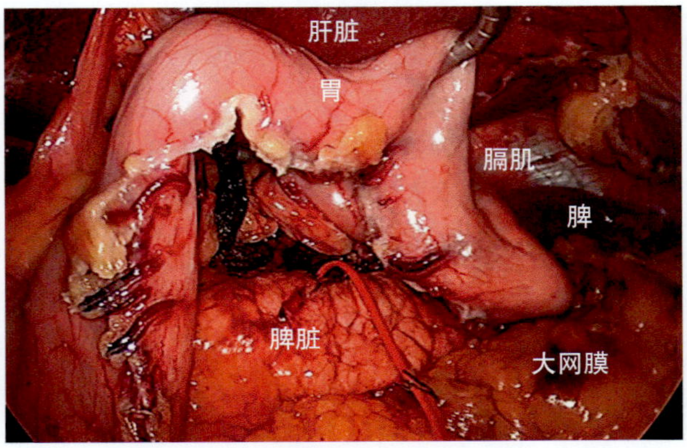

图 44-8 在分离胃结肠韧带、悬吊胃以后，胰体部得以很好的显露

切开后腹膜。牵拉胰腺时动作要轻柔，因其容易撕裂和出血。

根据病灶位置决定切断胰腺的位置。胰尾部至中部的肿瘤可以靠近胰体部切除，留出足够的切缘；对于近端胰体部的肿瘤，需要进行在 SMV 前方切断胰颈部，行胰腺次全切除术；对于胰颈部的肿瘤，需要在 SMV 右侧切断胰腺。切断胰腺近端的界线是胃十二指肠动脉在胰腺前面经过的部位，在此界线右侧切断胰腺可能损伤胰腺端胆总管。

打开胰腺后壁和腹膜后脂肪的间隙，通过钝性分离或电刀，将胰体部向前方游离。

继续将胰尾向前方游离，注意不要伤及脾门。在小网膜囊内，此解剖平面将与之前游离结肠脾曲的解剖平面汇合。

沿着胰腺上缘切开后腹膜。脾动脉经常位于后腹膜的表浅位置，将解剖分离出来，用血管阻断带环绕进行标记。

（四）游离、切断脾静脉

用术中超声再次确认肿瘤的位置，选择合适的胰腺横断面，辨认脾血管及其与胰腺的解剖关系（图 44-2B）。对于远端胰腺的肿瘤，应在胰腺后方解剖，切断脾静脉；对于胰腺近端的肿瘤，应在胰颈部后方解剖分离 SMV / 脾静脉汇合部，然后在该部位切断脾静脉。

将远端胰腺向前上方牵拉，可见胰腺后方的脾静脉，应在此处切断脾静脉。脾静脉可以部分或完全走行于胰腺组织，尤其是远端的胰腺组织。

用弯分离钳打开脾静脉的血管鞘，并在胰腺后方和脾静脉之间建立隧道（图 44-9），隧道向上方直至胰腺上缘。在此解剖分离过程中可能会遇到脾动脉。

用血管阻断带环绕胰腺，然后向前方牵拉胰尾，以便于显露脾静脉（图 44-10）。

围绕脾静脉周围进行解剖，然后放置血管阻断带。用血管阻断带牵拉脾静脉，协助将脾静脉从胰腺游离出足够的长度，以放置直线切割闭合器（图 44-11）。

可以用直线切割闭合器切断脾静脉，也可以用血管夹或非可吸收线结扎后切断。若脾静脉紧邻胰腺预定切断线，也可用直线切割闭合器将胰腺和脾静脉一起切断。

对于胰腺近端的肿瘤，将 SMV 的前内侧从胰颈部后方钝性分离，以显露脾静脉汇入 SMV 处（图 44-12），然后在肠系膜下静脉（inferior mesenteric vein，IMV）汇入处的近端或远端切断脾静脉。

（五）游离、切断脾动脉

脾动脉通常位于脾上缘、脾静脉头侧的位置，但是脾动脉的形态弯曲，走向方向变化较大（图 44-13）。

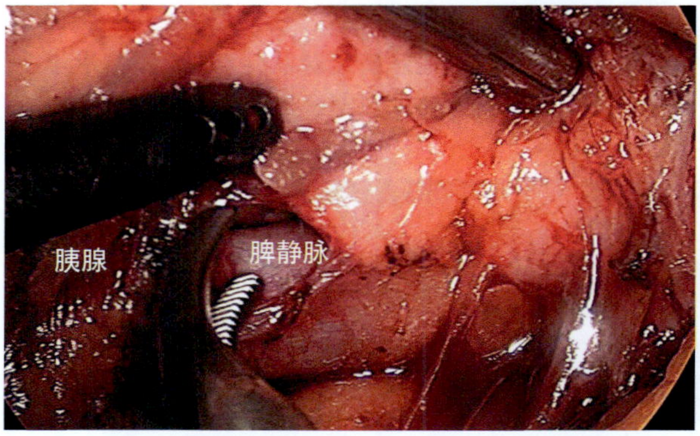

图 44-9 **在胰体后方解剖脾静脉，于脾静脉和胰腺上缘之间打通隧道（从图中角度，脾动脉常位于脾静脉后方）**

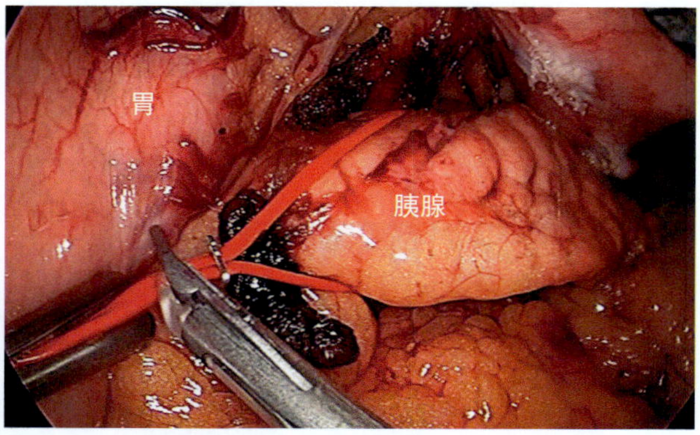

图 44-10 **游离胰体**

用血管阻断带环绕、牵拉胰腺，以便于解剖血管和使用切割闭合器

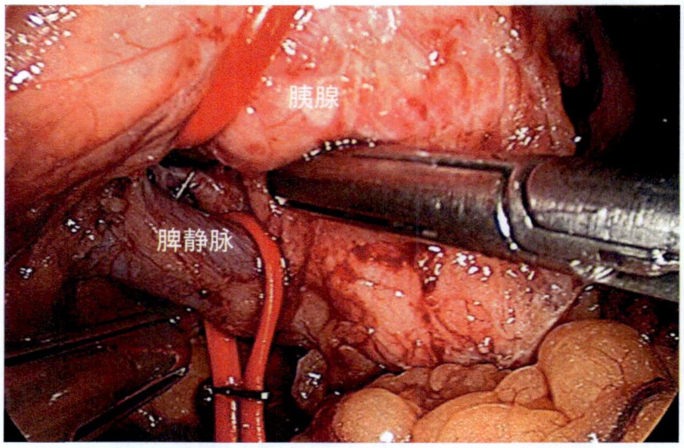

图 44-11 **将脾静脉从胰腺后壁游离，环绕脾静脉放置血管阻断带，便于牵拉脾静脉**

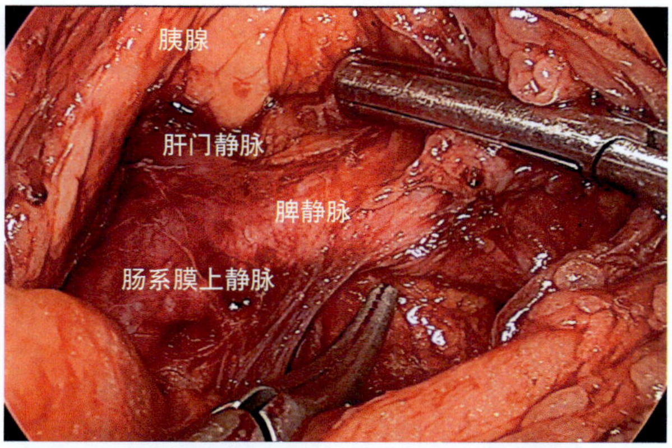

图 44-12 **胰腺远端切除后，肝门静脉、肠系膜上静脉、脾静脉的显露**

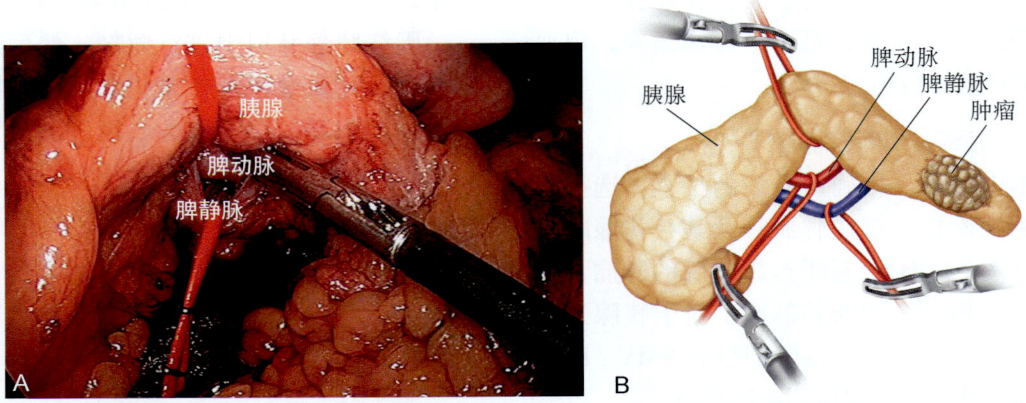

图 44-13 A. 向前方牵拉胰腺，显露脾静脉（血管阻断带悬吊）和脾动脉；B. 牵拉胰腺显露脾静脉和脾动脉

与脾静脉一样，应根据肿瘤的具体部位决定切断脾动脉的位置。对于胰体、胰尾部的肿瘤，切断脾动脉的位置应远离腹腔干。对于胰颈部和近端胰体部的肿瘤，应在脾动脉自腹腔干发出处切断。

将脾动脉骨骼化，并用血管阻断带悬吊（图 44-14）。切除胰颈部或近端胰体部的肿瘤时，笔者建议常规使用 IOUS 辨认脾动脉，因为曾有腹腔干或肝总动脉被误认为脾动脉的报道（图 44-15A ～ C）。

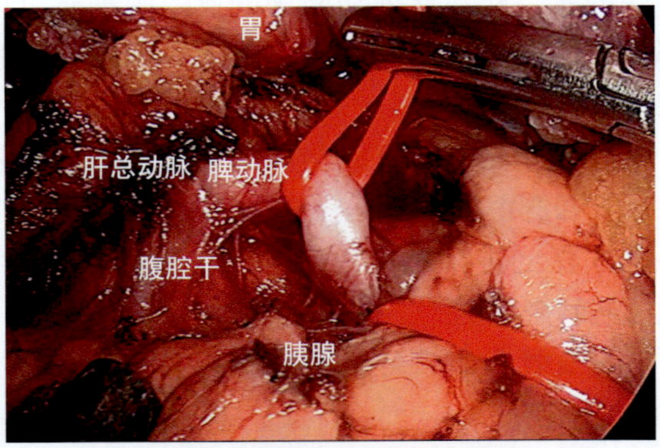

图 44-14 术中图片显示脾动脉从腹腔干发出，用血管阻断带悬吊脾动脉，协助解剖分离脾动脉

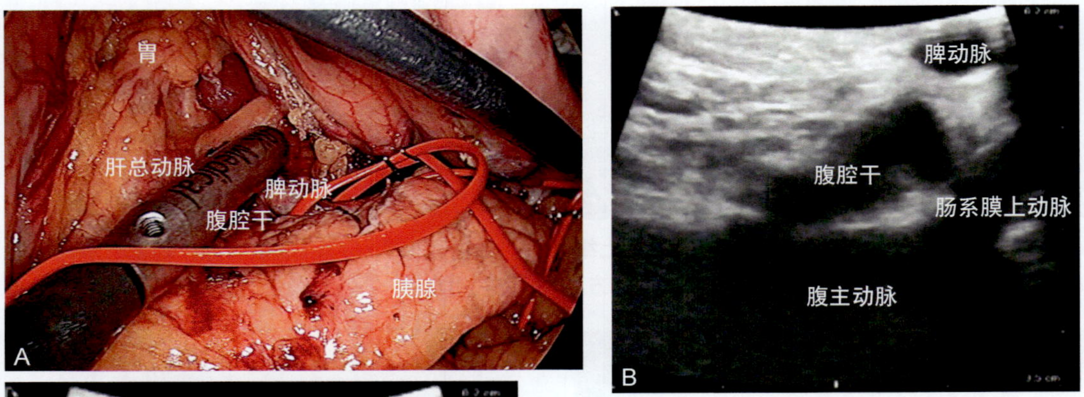

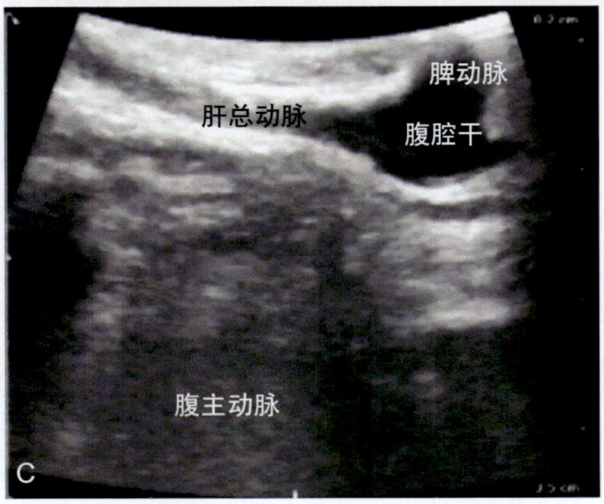

图 44-15 A. 若切断脾动脉的位置靠近中线，则应该在切断脾动脉前，用术中超声协助辨认脾动脉，如果不仔细，有可能误将肝总动脉当作脾动脉切断；B，C. 术中超声显示腹主动脉、肠系膜上动脉、腹腔干及脾动脉发出处，在切断脾动脉前，要确认肝总动脉和脾动脉从腹腔干发出的位置，以防意外切断肝总动脉

用直线切割闭合器切断脾动脉，也可用血管夹或不可吸收线结扎后切断脾动脉（图 44-16）。

此外，也可用切割闭合器将脾动脉和胰腺一起切断。然而，当切断胰腺近端的肿瘤时，笔者不建议这样操作，因为可能误伤腹腔干或肝总动脉。

（六）胰腺分离

将胰腺从脾血管和肠系膜血管充分游离后，胰腺切断可在手术的任何时间进行。笔者倾向于早期切断腺体，因为这将有助于显露胰腺后方的血管结构。

根据胰腺肿瘤的病理类型，决定切断胰腺的位置。恶性肿瘤的理想切缘应大于 1cm，术中可以用快速冷冻病理检查证实。近端（右侧）切缘的界线为 GDA 走行于胰头前方的位置。

切断胰腺和处理胰管的最佳方法尚未明确。目前应用的各种方法的胰瘘发生率相似。

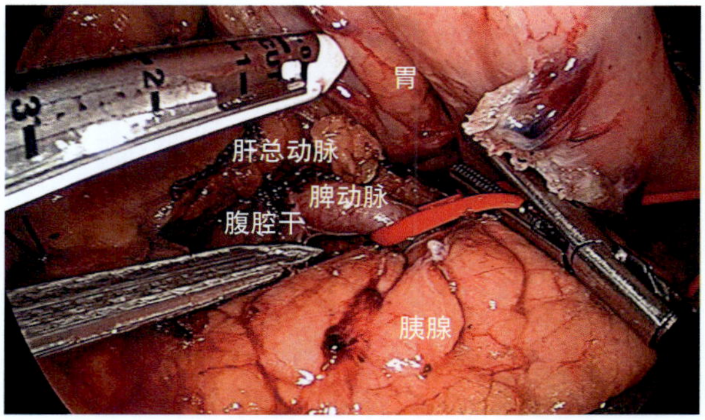

图 44-16　术中图片显示在靠近脾动脉自腹腔干发出的位置，用直线切割闭合器切断脾动脉（用血管阻断带悬吊脾动脉，协助放置闭合器时）

若胰腺较薄（厚度小于 2cm），最好使用直线切割闭合器切断胰腺。生物或合成的切割线保护器预防胰漏的效果尚不明确。笔者建议先直线切割闭合器缓慢钳夹胰腺实质，再激发切断胰腺，这样操作可防止胰腺撕脱，减小术后胰漏的风险（图 44-17）。

对于纤维化或较厚的胰腺，可使用直线切割闭合器、电刀或超声刀等进行切断，在切断胰腺的过程中应注意确定胰管的位置。

可以用褥式缝合或双极电凝封闭胰管。

（七）从后腹膜分离标本

切断胰腺和脾血管后，用电钩或超声刀，沿左侧肾上腺前方和 Gerota’s 筋膜前方的无血管组织间隙，将切除标本从后腹膜分离。

分离后腹膜和膈肌与脾之间的韧带，完成所有标本的游离。

（八）淋巴结清扫范围

当怀疑是恶性肿瘤时，应整块切除远端胰腺和脾，以清除脾门和脾血管周围淋巴组织。

对于胰腺神经内分泌肿瘤、胰腺囊性肿瘤及较小（小于 3cm）的胰腺癌，早期发现后行远端胰腺切除加脾切除术，可清扫足够的淋巴结。

若胰腺癌体积较大，可能需要更广泛的淋巴结清扫。对于经验丰富的外科医生，可进行腹腔镜下 D1 淋巴结清扫，联合腹腔干、SMA 、腹主动脉左侧的骨骼化、以及左肾上腺切除（根治性顺行模块化胰脾切除术，radical antegrade modular pancreaticosplenectomy, RAMPS）。否则，笔者建

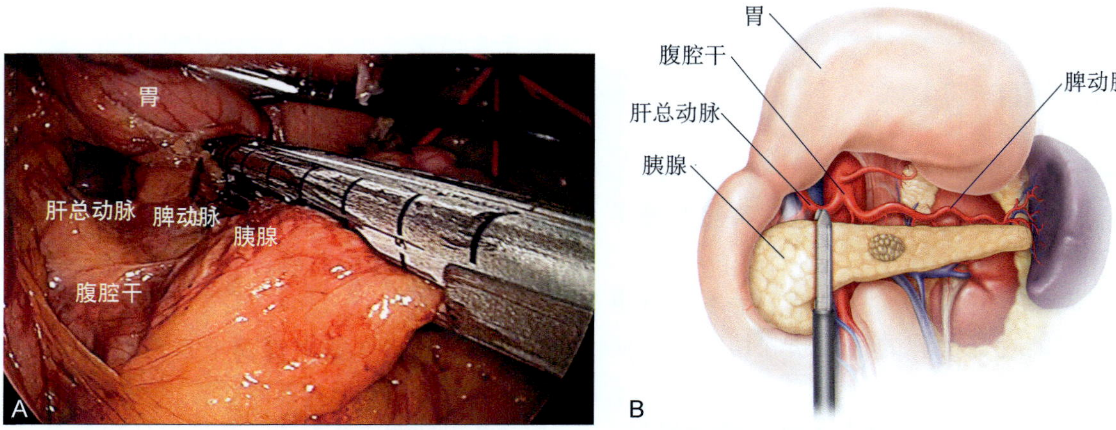

图 44-17　A. 术中图片显示直线切割闭合器切断胰体，治疗胰尾部肿瘤，缓慢钳夹胰腺实质，可以防止胰腺实质撕脱，在图中左侧，可见腹腔干、肝总动脉、脾动脉；B. 直线切割闭合器切断胰腺

议开腹进行该手术,以保证手术安全(见第43章)。

(九)标本取出、引流管的放置和切口的关闭

将标本放进大号标本袋，先放脾，最后将胰腺放在上方。稍微延长切口，将胰腺提出腹腔后，切断脾门，然后将脾粉碎后从腹腔取出。

若肿瘤位于胰颈部或近端胰体，则可以在腹腔内将胰腺和脾完全分离。将胰腺放在另一个标本袋,然后从扩大的12mm Trocar切口取出。将脾放在另一个加厚的标本袋，粉碎后取出。

对于恶性肿瘤，应将切除标本的切缘送快速冷冻病理检查，以确保切缘阴性。

根据情况在胰腺残端的附近和后方放置腹腔引流管。笔者不常规放置引流管，但是否需要放置腹腔引流管仍存在争议。

彻底冲洗腹腔，清除异物后，用薇乔线关闭切口。

保留脾的腹腔镜远端胰腺切除术

(一)保留胃网膜血管弓和胃短血管

进入腹腔和暴露的步骤与前面所描述的相同。

打开肝胃韧带时，注意保留胃网膜右血管弓，这些血管将维持脾的血流灌注。

不需要游离胃底，注意保留胃短血管。

(二)逆行性分离脾静脉分支

从胰腺分离脾静脉的操作如前所述，用血管阻断带环绕脾静脉，用于牵拉脾静脉和血流阻断。

采取从右向左、钝性和锐性分离相结合的方式，逆行性将脾静脉从胰体和胰尾分离，避免使用单极电刀，因为其热量容易损伤脾静脉小分支。

沿着脾静脉走行，将来自胰腺的脾静脉小分支骨骼化，用双极电凝或结扎切断（图44-18）。

(三)顺行性分离脾动脉

沿胰腺上缘将脾动脉骨骼化。

从右到左，顺行性分离脾动脉进入胰腺的分支，用血管夹结扎和切断。

(四)Warshaw 技术

Warshaw技术是指：既在胰腺近端切缘附近切断脾血管，又在近脾门处切断脾血管。

切除的标本中包含切断的中段脾血管，但是将脾留在原位，由胃短血管维持其血供。这种方法中，需要保留胃网膜右血管弓和胃短血管。

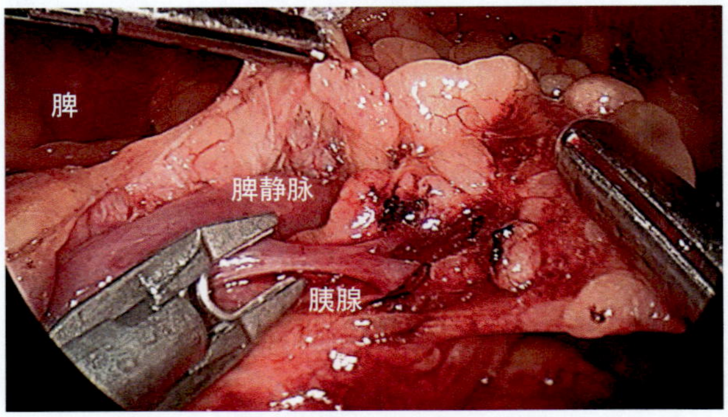

图44-18 术中图片显示在保留脾的远端胰腺切除术中，在脾静脉的小分支放置血管夹

直径大于3～5mm的脾静脉小分支应使用血管夹或缝线结扎切断；直径小的脾静脉分支可以用双极电凝切断

机器人远端胰腺切除术

(一)基本概念

机器人远端胰腺切除术的方法与腹腔镜手术基本一样。

机器人手术的潜在优势包括：手术器械更加灵活，可能在保留脾的远端胰腺切除术中使病人获益。

机器人手术潜在的缺点包括：缺乏触觉、调整视野困难、布置仪器和器械过程复杂、费用较高。

(二)体位

病人的体位与腹腔镜手术相同。

根据手术操作中最复杂的部分，决定镜头孔的位置。大多数情况下，镜头孔位于脐下，镜头在腹腔内指向脾，手术操作从病人右侧开始。

用机器人3臂将胃向上牵拉，也可以通过手术台上的固定牵开器牵拉胃。

助手站在镜头对面，帮助牵拉和吸引。

(三)Trocar的布局和机器的安置

与腹腔镜手术相比，机器人手术时Trocar

的位置距离手术区域稍远。这可以防止 Trocar 意外脱落，还可以增大腹腔内各器械之间距离，并防止机器臂在腹腔外互相干扰。

（四）游离结肠和胰腺

结肠与胰体、胰尾部游离和显露的步骤与前述的腹腔镜手术相同。

（五）游离胰腺与控制血管

游离胰腺与控制血管的步骤与前述的腹腔镜手术相同。

（六）机器人保留脾的远端胰腺切除术

机器人远端胰腺切除术方法的主要优点是器械灵活，可以用于解剖分离远端胰腺和脾的血管。

通过机器人的三维视野，可以很好地辨认脾动脉和脾静脉的细小分支，采用单极或双极器械，将各个血管分支分别切断。

（七）取出标本

取出标本的步骤与前述的腹腔镜手术相同。

经验与教训

根据肿瘤的具体位置和性质，决定手术操作顺序和解剖操作	当部分脾静脉走行在胰腺上缘下方深部时，解剖脾静脉可能导致难以控制的出血。此时，从胰腺下方解剖脾静脉较为安全
用血管阻断带、局部止血药或非可吸收线控制脾静脉出血	若切断胰腺时未能同时闭合胰管，应用一针 U 形缝合将胰管缝扎
建议用吸引器保持干净的术野。吸引时，开启两个气腹机以保持腹压稳定	根据胰腺的厚度和质地，决定切断胰腺的方式。对于厚度在 2cm 以下的胰腺实质，可以用切割闭合器切断。单极电凝、超声刀、射频消融设备都可以用来切断胰腺
Trocar 布局要考虑病人腹部的长度和体型。对于体型较大或者肥胖的病人，troacr 布局应整体向头侧移动	不常规放置腹腔引流管，若留置腹腔引流管，应基于胰腺的质地和胰腺吻合的可靠性
对于胰腺中段、邻近腹腔干的肿瘤，或者腹腔镜下难以游离的较大肿瘤，可以增加手辅助切口	在结扎、切断脾动脉前，应使用 IOUS 辨认出肝总动脉，以防误伤肝总动脉

六、术后护理

- 预防性应用抗生素 24 小时。
- 为了预防深静脉血栓的形成（deep venous thrombosis, DVT），通常开始从术后第 1 天，在没有出血的情况下，给予低分子肝素。
- 术后第 1 天，开始清流食，随着肠道功能恢复，逐渐增加饮食。
- 手术当天开始早期活动。
- 如果留置了腹腔引流管，术后第 4 天检测引流液淀粉酶含量，如血清淀粉酶正常范围内，则拔除引流管。
- 如果病人出现白细胞增多、发热、肠道功能恢复延迟，以及其他胰瘘或腹腔感染的表现，应进行 CT 扫描。
- 经皮介入是最常用的处理术后胰瘘和腹腔脓肿的有效手段。
- 无并发症的情况下，术后第 4 天或第 7 天出院。

七、预后

- 微创手术（minimally invasive surgery，MIS）和开腹手术后的总生存期无差别。
- 微创手术与开腹手术的 R0 切除率无差别。
- 与开腹手术相比，微创手术的术中出血量较少。
- 与开腹手术相比，微创手术的手术时间较长。
- 与开腹手术相比，微创手术的平均住院时间较短。
- 微创手术的术后并发症发生率和死亡率优于或等于开腹手术。

八、并发症

- 胰瘘发生率 15% ～ 30%。
- 术中 / 术后出血。
- 腹腔脓肿。
- 胰腺假性囊肿。
- 脾梗死。
- 脾静脉血栓形成。
- 脾切除术后凶险性感染（overwhelming postsplenectomy sepsis, OPSS）。

第 45 章 保留脾的远端胰腺切除术

Adam S. Brinkman　Sharon M. Weber

一、定义

■ 保留脾的远端胰腺切除术（DPSP）是完整切除远端胰腺（位于肠系膜上静脉与肝门静脉的交汇处外侧的部分），并仔细解剖保留脾动脉（SA）和脾静脉（SV）以保留脾，或离断这些血管（Warshaw 法）而通过胃短血管维持脾的血供。

■ DPSP 适应证包括不能完全局部切除的良性肿瘤（神经内分泌瘤），局限于远端胰腺的胰腺囊肿、慢性胰腺炎和部分远端胰腺创伤。而对位于远端胰腺的恶性肿瘤（胰腺癌），因胰体、胰尾的病变有淋巴回流至脾门，DPSP 仍存在争议。

■ 在美国，大多数的 DPSP 在开腹或腹腔镜下完成，另有少数病例在机器人辅助或手辅助下完成。针对保留脾血管或结扎脾血管，目前存在不同的手术方法。

二、鉴别诊断

■ 癌前病变或恶性肿瘤

（1）胰腺实性肿瘤。

（2）功能性和非功能性神经内分泌瘤。

（3）胰腺囊性肿瘤

①导管内乳头状黏液性肿瘤（IPMNs）。

②黏液性囊腺瘤（MCN）。

③实性假乳头状肿瘤。

（4）良性病变

①先天性囊肿。

②浆液性囊腺瘤（SCA）。

③慢性胰腺炎并胰腺假性囊肿理论上可行 DPSP 切除。

■ 病变的位置和与脾血管的解剖学关系是 DPSP 术前主要评估的因素。

三、病史和体格检查

■ 考虑行 DPSP 的病人应进行详细彻底的病史和体格检查，包括详细的既往病史、既往手术史（包括既往上消化道和胰腺手术）、胰腺疾病或恶性肿瘤的个人史与家族史。

■ 应特别注意胰岛功能不足、营养状态，以及耐受 15mmHg 气腹的能力（如需行腹腔镜手术）。

■ 严重的营养不良（2 个月体重下降超过标准体重（IBW）的 10% ～ 15%）或血清白蛋白 < 30g/L 的病人应考虑补充营养，可通过鼻胃管给予肠内营养或通过中心静脉导管给予全肠外营养。

四、影像学检查和其他诊断方法

■ 对胰腺疾病，胰腺增强 CT 成像是首选。螺旋 CT 扫描的薄层切片有助于清楚地显示脉管走行、病变大小、局部组织的受累及疾病的局部进展（图 45-1）。尤其应根据动脉期和静脉期的成像和入脾的动脉血流来决定是否有保脾可能。

■ 应注意肿瘤、囊肿或狭窄部位与 SV、肠系膜下静脉（IMV）、SA 的解剖关系，以防术中可能出现的意外情况。

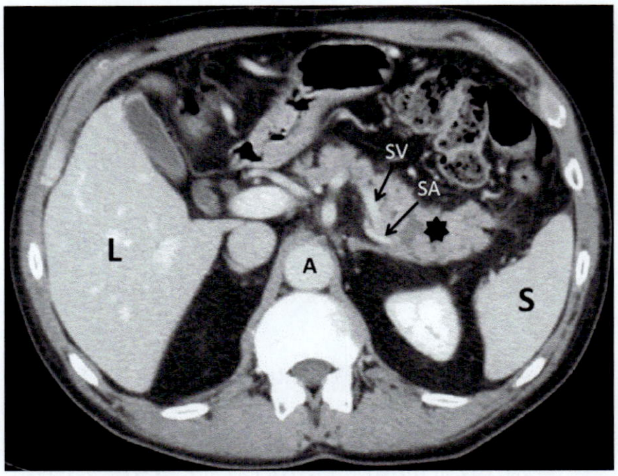

图 45-1　胰腺增强 CT 示胰尾一 3.6cm×2.9cm 大小的囊实性病变（星号），考虑恶变的 IPMN，可行 DPSP
A. 腹主动脉；L. 肝脏；S. 脾脏；SA. 脾动脉；SV. 脾静脉

■ 除 CT 外，超声内镜（EUS）可更好地评估胰腺病变及其与周围组织的关系。此外，诊断性的穿刺活检或者囊液抽吸检测 CEA、淀粉酶、黏蛋白浓度有助于明确诊断和制订手术方案。对于 CT 检查发现局部病灶可能需要 EUS 进一步明确，对有怀疑的的包块（多数是淋巴结）可同时取活检。

■ 病理学检查还可明确孤立性胃静脉曲张导致的 SV 血栓形成和左侧门静脉高压。

■ DPSP 术前可考虑进行 MRI 或 MRCP 等诊断性检查，以便更好的明确胰管的解剖。

■ ERCP 作为明确胰管解剖的金标准，能同时提供囊性病变与主胰管的交通关系，有助于 IPMN 诊断。

■ 对于可疑恶性肿瘤的病人，可同时进行包括 X 线胸片或胸部 CT 在内的其他影像学检查以完善术前评估和肿瘤分期。

五、外科治疗

（一）术前计划

■ 手术前，所有病人需进行详细的病史采集和体格检查，如需要，可同时进行心肺检查。应告知计划行腹腔镜胰腺远端切除的病人有术中中转开腹的可能。

■ 还应考虑到接种抗荚膜细菌疫苗，包括脑膜炎奈瑟球菌、嗜血菌属、肺炎链球菌。对于无法保脾的病人，疫苗接种应在术前 1 ～ 2 周；未接种疫苗的病人行脾切除术应在术后两周内接种疫苗以缓解脾切除后的菌血症。

■ 同时应记录病人术前的基础实验室检查结果，包括血型分型、电解质、血红蛋白和血细胞比容，育龄女性还应进行妊娠试验。

■ 术前常规应用抗生素并预防深静脉血栓（DVT）的形成。高危病人应行动脉置管并留置中心静脉导管。

（二）体位

■ 病人取仰卧位，双臂分开，备自动拉钩；麻醉诱导前皮下注射肝素预防 DVT，双下肢固定连续压迫器；开腹 60 分钟内注射一次二代头孢抗生素。

■ 气管插管后，消毒后留置导尿管和胃管减压管。

■ 腹部备皮：剑突至脐，左右至髂前上棘。

■ 术前充分准备，做简单切口规划以便术中中转开腹。

■ 部分术者愿意取右侧卧位以帮助显露左上腹，另一部分术者愿意取分腿位，以便站在病人双腿之间操作。

■ 器械准备：标准的腹腔镜器械，包括 0° 和 30° 腹腔镜、超声刀或双极电凝、腹腔镜下切割闭合器（血管和肠道的 U 形钉仓）和钛夹钳。

腹腔镜探查

（一）腹腔镜手术

1. Trocar 分布

（1）根据外科医生的喜好，建立气腹可在脐上选择用穿刺针或 Trocar 完成，气腹压力为 15mmHg。腹腔镜直视下另外置入 3 ～ 4 个 Trocar，依据病人解剖的不同，通常一个 Trocar 孔位于中线上部或中线稍偏右侧，另外 2 个 Trocar（1 个为 5mm，另 1 个为 10mm 用于通过腹腔镜下切割闭合器）可置于左侧腹部中部或偏下（图 45-2）。

（2）一旦气腹完全建立，进行诊断性的腹腔镜探查以排除癌症的转移。如发现异常病变，应取活检，送冷冻。粘连松解以显露腹腔左上象限。

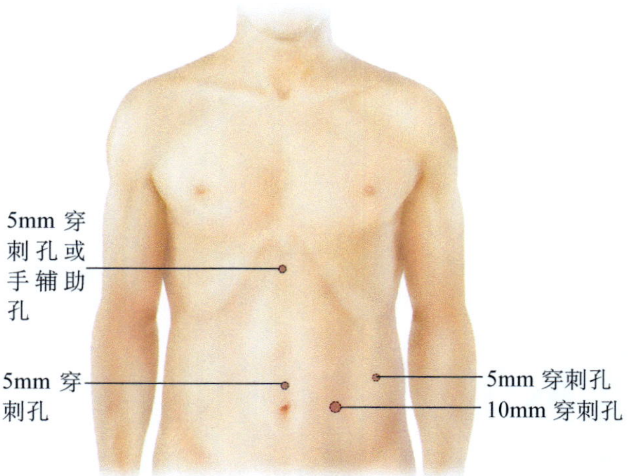

图 45-2 腹腔镜下 DPSP 布孔，包括 3 个 5mm 和 1 个 10mm 穿刺孔，上腹正中的 5mm 穿刺孔可用于手辅助解剖或移出标本

2. 打开小网膜囊

(1) 沿胃大弯侧离断胃结肠韧带打开小网膜囊，注意保护紧邻胃网膜血管。此步骤有助于显露胃后壁和胰腺前表面（图 45-3）。

(2) 应注意保留胃底近小弯侧的的胃短血管，因为在 Warshaw 法 SA 与 SV 离断后，该部分血管可作为脾血供来源。

(3) 如果术前确定行脾切除，胃短血管应全部离断。

3. 胰腺病变的鉴别　术中应尽量通过视诊或触诊明确胰腺病变及其与胰颈部的关系。适合 DPSP 的主要是位于 SMV/PV 交汇处左侧的病变（图 45-4）。如果病变不能确定，以腹腔镜下超声或者超声来帮助定位。

4. 胰腺的游离

(1) 在 Treitz 韧带上方沿着胰腺下缘向脾门分离。

(2) 小心打开胰腺下方的薄被膜，并沿着腹膜后的组织间隙解剖并提起胰腺。由此 SV 通常会随着胰腺被提起，从而能在胰腺前方游离（图 45-5）。

(3) 注意避免损伤或离断后方的 SV。

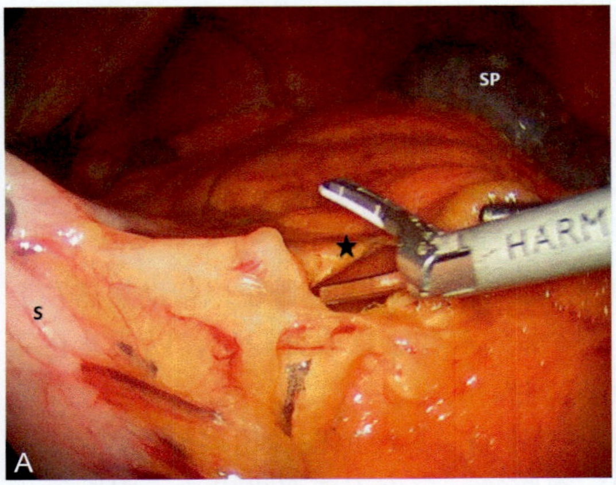

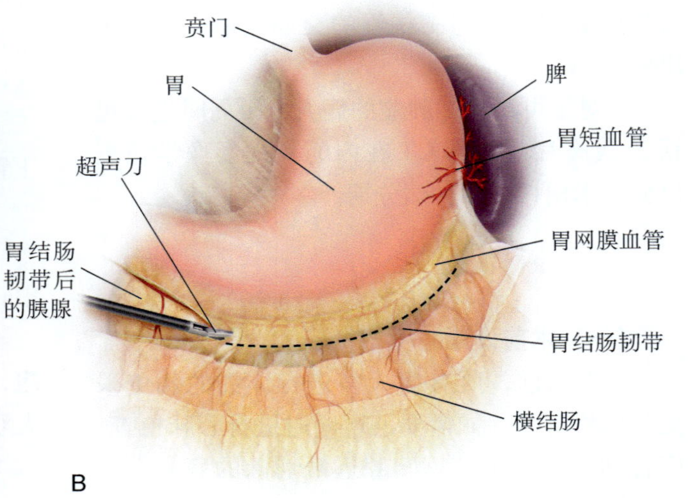

图 45-3　A. 沿着胃（S）的大弯侧打开胃结肠韧带（星号）后，进入小网膜囊，注意不要损伤与脾（SP）沟通的胃短血管；B. 经胃结肠韧带打开小网膜囊，注意保留胃网膜血管

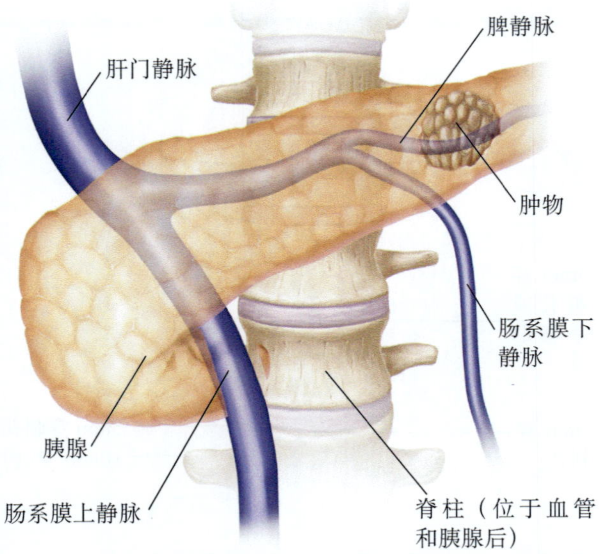

图 45-4　适合 DPSP 的主要是位于 SMV/PV 交汇处左侧的病变

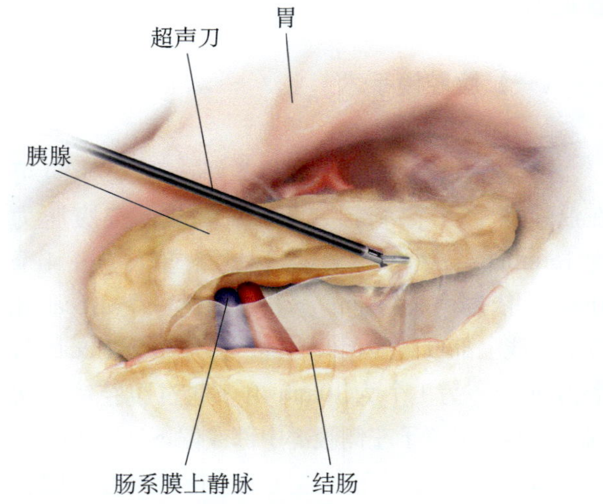

图 45-5　由内而外地分离、打开胰腺下缘的腹膜（脾静脉位于胰体的后方，如肿瘤侵犯胰腺后方纤维组织，脾静脉在游离时有出血可能）

（4）游离出 IMV，如在肿瘤左侧汇入 SV 则需结扎；如在计划离断胰腺平面的右侧汇入 SV 则可保留；如肿瘤侵犯 IMV 则结扎切除。

（5）部分术者主张在左上腹打开一手辅助孔以协助组织游离与解剖。

5. 脾动脉的分离与处理

（1）保留脾血管：仔细辨认位于胰腺上缘弯行的 SA 并游离，可以采用缝线结扎或生物夹联合能量设备的方法等离断脾动脉发出通往胰尾部的小分支，从而将 SA 完全从胰腺上分离下来。

（2）不保留脾血管（Warshaw 法）：解剖游离 SA 并用腹腔镜下切割闭合器离断，笔者建议再用结扎或生物夹的方式加固断端以减少胰瘘情况下出现假性动脉瘤的风险。SA 应在 SV 之前处理以减少出血。

6. 离断胰腺

（1）保留脾血管的方式

①应在病变的右侧建立一个隧道，以防止胰腺周围血管网造成的出血（图 45-6）。

②然后可以用腹腔镜下切割闭合器、超声刀或 Ligasure 血管闭合装置将胰腺横断。对于胰腺较厚的病人，用超声刀使胰腺实质变薄，同时可避免胰管损伤，通常位于后方的胰腺约中后 1/3 的上缘。这能增强吻合器控制胰管的能力。

（2）无脾血管保留方式（Warshaw 技术）：在腹腔镜下用切割闭合器将胰腺、SA 和 SV 同时离断。此外，胰腺、SA 和 SV 亦可单独解剖离断。在大多数情况下，最简单的方法是用切割闭合器将 SV 与胰腺一起结扎。

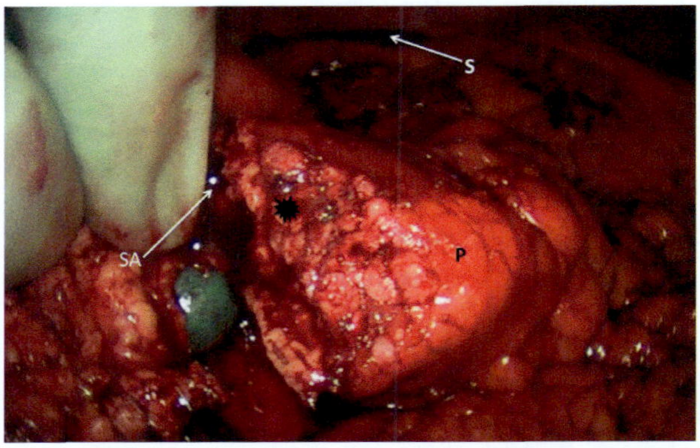

图 45-6　手辅助下在肝门静脉和脾静脉汇合部的左侧横断胰腺（P）。SA 被完全游离并用切割闭合器离断。胰腺切缘（星号）向前方翻转至脾侧以帮助胰腺后方的游离

7. 胰腺远端的解剖

（1）保留脾血管的方式

①将 SV 从胰腺解剖并剥离。由右到左游离，离断胰腺实质可加快 SV 的剥离。

②无论是使用钳夹、结扎或用超声刀，进入胰腺的小静脉分支应仔细离断（图 45-7）。通常，小静脉出血可通过短时间加压控制；然而，持续出血可能需要用聚丙烯缝线结扎。

（2）无脾血管保留方式（Warshaw 法）

①使用血管切割闭合器以离断脾门脾血管。

②在控制脾门部血管时要特别注意避免撕裂或穿刺脾实质。

③一旦完成，使用大标本袋将标本从腹部最大的穿刺孔取出，脾血供可由胃短血管代替。

8. 残余胰腺的处理

（1）标本被取出应细致止血确保无出血。以温无菌生理盐水冲洗术野，SA 和 SV 需彻底检查有无出血。同时应注意脾血供，防止脾缺血或出血。

（2）放置软腹腔引流管，在术后监测胰瘘的发生。

9. 关腹

（1）标本取出后，应检查脾是否存在缺血和出血等情况。采用 Warshaw 法切除时，如脾存在完全或部分性缺血，由于持续的缺血往往会导致显著的左上腹部疼痛和出血，应行脾切除术。

（2）如果切口≥ 10mm，则需要关闭筋膜，皮肤用 4-0 可吸收线缝合关闭。如果有手辅助切口，则应同时缝合关闭筋膜层。

（二）开腹手术的切口选择

- DPSP 的切口由病人体型和既往腹部手术史决定。
- 取上腹正中切口或左肋下切口皆可。肥胖病人既往的上中线切口可以继续使用，那些肋下角狭窄的病人，正中切口可能很难达到胰尾部。此外，局部晚期恶性肿瘤、直径较大的肿瘤、腹腔镜下无法根治性切除的，应以开腹手术为主。

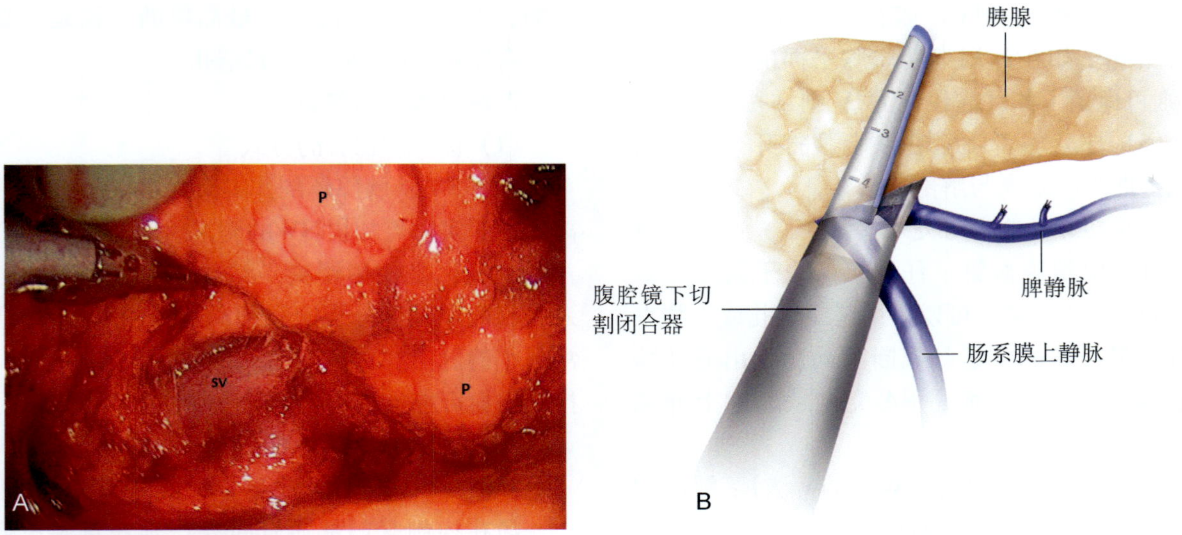

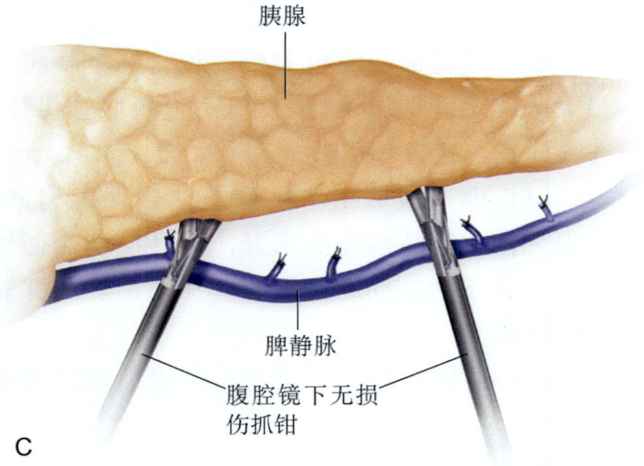

图 45-7 **A. 在脾静脉（SV）下缘，由内向外分离胰腺（P），小静脉分支通过缝扎、血管夹或切割闭合器等控制出血；B. 由内向外将胰腺从底部的 SV 游离下来；C. 使用腹腔镜下切割闭合器在病变右侧横断胰腺**

▪ 一旦进入腹腔，应行腹腔触诊以确保无肿瘤转移。放置自动牵开器可使左肋弓向头侧牵拉使术野充分暴露。

▪ 开腹手术的其余操作步骤与腹腔镜技术相同，尽管先从左到右游离可使脾更加容易抬高到术野。如果采用 Warshaw 法，首先应离断胰腺后方的 SA 和 SV，再切断胰腺。标本取出后，应检查横断胰腺切缘，后以 2-0 或 3-0 聚丙烯缝合进行胰管结扎，或使用其他胰腺残端闭合技术，如吻合器钉仓、超声刀或 Ligasure 血管闭合装置。

▪ 顺着胰腺切缘走行置入引流管，并单独戳孔由腹壁引出，逐层关腹。

经验与教训

术前评估	①术前应进行详细的病史采集和体格检查。 ②评估是否存在胰腺分泌功能不足或营养不良，考虑行术前营养支持 ③接种抗荚膜细菌疫苗
开腹手术与腹腔镜手术	①可耐受气腹与既往上消化道手术史 ②根据病变的情况确定术式 ③可经手辅助孔帮助解剖和移出标本 ④开腹手术可采用正中切口和左肋缘下切口
胃短血管的处理（仅 Warshaw 法）	保留胃短血管且避免过度牵拉

续表

脾动、静脉的处理	① SV 的小属支可通过加压、血管夹或缝线结扎控制出血 ②肠系膜下静脉如在肿瘤左侧汇入 SV 则需分离结扎；如在肿瘤的右侧汇入 SV 或直接汇入肠系膜上静脉则可保 ③如肿瘤侵犯 SA、SV 或 IMV，应将以上血管和标本一起切除（Warshaw 法） ④部分 SV 血管壁较薄需小心解剖，避免出血和术后静脉血栓
脾切除	①除腺癌、诊断不明或直接侵犯脾门等情况，保脾都是合理选择 ②意外出血或脾缺血有可能造成非计划的脾切除
胰腺残端的处理	放置腹腔镜引流管并在术后定期检测引流液

六、术后护理

- 非复杂性的 DPSP 手术病人可留住普通病房，如有必要，根据医生判断可置入胃肠减压。
- 如果血流动力学和血细胞比容稳定，病人第二天开始可进清流食，如果耐受，可逐步增加饮食。
- 术后 1 天，应检查引流液淀粉酶，评估胰瘘形成的风险。应注意引流液的量、性状和颜色，上述任何变化都应及时进一步排查胰瘘发生的可能。
- 鼓励病人经常下床活动，术后 4 ～ 5 天出院。

七、预后

有足够的腹腔镜培训和扎实的解剖知识，这种手术方法可以安全地进行，并且发病率、死亡率和胰瘘的发生率与开腹类似。与大多数腹腔镜技术一样，病人往往术后疼痛较轻，麻醉时间和住院时间较短，且失血量与开腹几乎相同。一些研究表明，Warshaw 手术更易完成且手术时间更短，脾血管离断的脾切除术仍被多数人采用。尽管预后与开腹手术类似，DPSP 的适应证仍应仔细考量并应由熟练掌握腹腔镜技术的外科医生实施。

八、并发症

- 出血。
- 感染——常为膈下感染。
- 胰漏 / 瘘。
- 脾静脉血栓形成。
- 血小板增多症。
- 高血糖，可能进展为糖尿病。
- 胰腺外分泌不足。
- 脾缺血（Warshaw 法）。

第 46 章 胰腺中段切除术

Daniel J. Delitto　Jose G. Trevino

一、定义

胰腺中段切除术（也称胰腺中央切除术或胰腺中间切除术）是一种可以保留更多胰腺实质的胰颈、胰体部切除手术，以保留胰腺的内分泌和外分泌功能。这种节段性切除还保留了周围的结构，包括十二指肠、脾、胆管和胆囊。胰腺中段切除术适合位于胰颈部和胰体部近段的良性、癌前病变及低度恶性潜能的肿瘤。

二、鉴别诊断

■ 大多数胰腺神经内分泌肿瘤（PNET）是非功能性的，但是约 15% 的 PNET 能够分泌胰岛素、胰高血糖素、血管活性肠肽（vasoactive intestinal peptide，VIP）、胰多肽（pancreatic polypeptide, PP）、生长抑素、促胃液素。神经内分泌肿瘤具有恶性潜能，部分病人应施行手术切除术。PNET 是胰腺中段切除术最常见的适应证。

■ 黏液性囊腺瘤（mucinous cystadenomas, MCAS）占所有胰腺肿瘤的 2%，占胰腺囊性肿瘤的 25%。通常这些肿瘤的体积较浆液性囊腺瘤大，肿瘤含有分泌黏蛋白的上皮细胞，与胰腺导管系统不相通。目前认为，MCAS 属于具有恶性潜能的不典型增生病变，应行手术切除。

■ 胰腺实性假乳头状瘤（solid pseudopapillary tumor, SPT）是一种少见的胰腺囊性肿瘤，约 5% 的 SPT 具有恶性潜能。随着肿瘤生长，肿瘤内乳头状血管蒂发生蜕变、坏死，影像学图像中呈低密度。若诊断为 SPT，应手术切除。由于通常在诊断时，这些肿瘤已经较大，胰腺中段切除术是一种可行的外科手术方法。

■ 胰腺浆液性囊腺瘤（serous cystadenomas，SCAS）约占胰腺肿瘤的 1%，占胰腺囊性病变的 33%。 SCAS 包含真正的上皮细胞，且不与胰管相通。SCAS 手术治疗指征包括：伴有明显临床症状或肿瘤内固体成分快速增长。否则，建议仅随访观察。与 SPT 类似，SCAS 在诊断时往往体积已较大，胰腺中段切除术往往不可行。

■ 胰腺导管内乳头状黏液性肿瘤（Intraductal papillary mucinous neoplasms, IPMN）与胰腺导管系统相连通。根据肿瘤位于分支胰管还是主胰管，对 IPMN 进行分类。约 50% 的 IPMN 位于主胰管，不适合进行胰腺中段切除术。对于分支型 IPMN，如果有临床症状，影像学上出现异常表现（如肿瘤囊壁结节、囊内分隔较厚或导管狭窄）、高度异型性、胰腺癌家族史或肿瘤直径＞ 3cm，应行手术切除。IPMN 手术治疗是为了避免其转化为恶性，不以保留胰腺实质为目的，因此，笔者不主张为 IPMN 病人行胰腺中段切除手术。

三、病史和体格检查

良性胰腺肿瘤的早期症状包括腹部隐痛或腹胀、恶心和体重减轻，进展期肿瘤的表现包括胃排空受阻、黄疸或复发性胰腺炎。然后，绝大多数胰腺肿瘤都是在偶然的影像学检查中发现的。较小的（直径 1 ～ 2cm）、无症状的胰腺肿瘤，尤其适合于胰腺中段切除术。

四、影像学检查及其他诊断方法

■ 多层 CT 薄层胰腺三期（动脉、动脉晚期和静脉期）增强扫描，可以提供胰腺实质和导管的清晰解剖，是胰腺肿瘤定性诊断可靠方法。磁共振（magnetic resonance imaging，MRI）和磁共振胰胆管造影（magnetic resonance cholangiopancreatography，MRCP）可以进一步确定病变与胰管的关系（图 46-1）。超声内镜（endoscopic ultrasound，EUS）可进行细针穿刺（fine needle aspiration, FNA）活检。对每个病变的诊断特性进行描述。

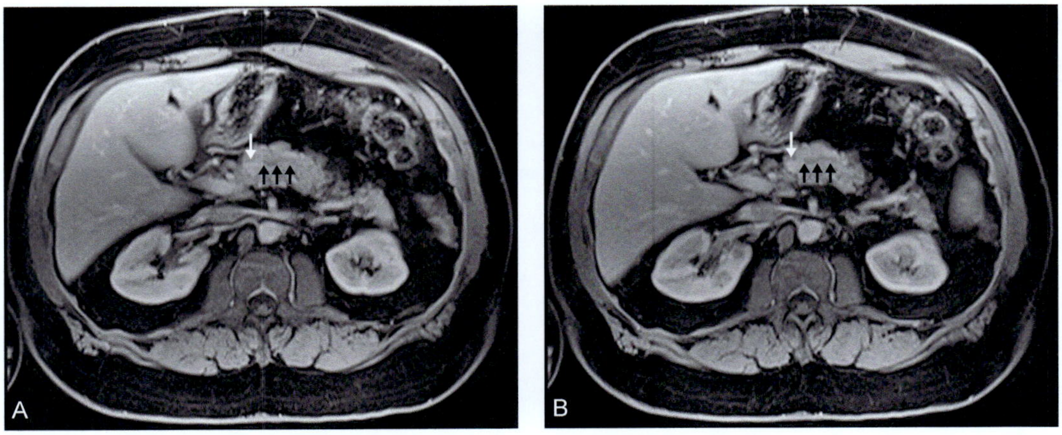

图 46-1 增强 MRCP 显示胰颈部 PNET
肿瘤位于胰腺中部，而且侵及主胰管，不适合肿瘤摘除术，所以需行胰腺中段切除术。白色箭头示直径为 1.2cm 的肿瘤密度高于周围胰腺组织；黑色箭头示远端胰管扩张，胰管周围胰腺实质水肿，伴有胰腺炎表现

- PNET 在薄层 CT 或 MRI 扫描多表现为富血管性病变。生长抑素受体显像（somatostatin receptor scintigraphy，SRS）诊断大多数 PNET 的灵敏度较高，但胰岛素瘤除外。EUS 可进一步明确胰头附近肿瘤的诊断，与正常胰腺实质相比，肿瘤通常呈现低回声。细针穿刺或针芯活检获得细胞团块或组织，进行嗜铬粒蛋白免疫组化染色，可确诊 PNET。功能性 PNET 应基于生化检查结果进行诊断。
- MCAS 通常多见于年轻女性，肿瘤可能被分隔为多个囊腔。然而，更常见的是较大的单房性囊肿。EUS 和 FNA 可见肿瘤内黏稠的液体，黏液富含癌胚抗原（carcinoembryonic antigen，CEA），但淀粉酶含量较低。
- SCAs 的 CT 图像可见肿瘤中心呈“星芒状”或“蜂巢状”瘢痕。EUS 可见特征性的薄壁囊肿和内部的薄间隔。如果进行细针穿刺，吸出的液体多为浆液性，液体内 CEA 和黏蛋白含量较低。
- SPTS 多发于年轻女性（平均年龄 25～30 岁），通常位于胰体、胰尾部，且肿瘤体积较大。这些肿瘤的影像学图像可见低密度区，提示退变、坏死的乳头状细胞条索及其内部的钙化。细针穿刺组织行免疫组化染色可见神经元特异性烯醇化酶、波形蛋白和 α_1- 抗胰蛋白酶的表达。即使存在局部浸润或远处转移，积极的外科手术切除仍是必要的。
- IPMN 肿瘤的诊断依赖 CT 或 MRCP。EUS 联合 FNA 抽取肿瘤内液体进行检验，可见淀粉酶和 CEA 含量均较高。此外，K-ras 基因突变或杂合性缺失是恶性 IPMN 的特征。内镜逆行胰胆管造影（endoscopic retrograde cholangiopancreatography，ERCP）可显示主胰管的连续性。

五、外科治疗

（一）术前计划

- 完整的病史采集和体格检查对任何进行胰腺中段切除的病人都是必要的。密切注意恶性肿瘤的表现，包括体重下降或新发糖尿病，既往黄疸或胰腺炎病史也应详细询问。基本的血液化学检查包括肝功能、血常规、凝血功能等。血清肿瘤标志物检查包括 CEA、CA 19-9、嗜铬粒蛋白 A。必要时还应进行其他的检查，以诊断功能性 PNET。
- 胰腺中段切除术的适应证为：直径＜ 3cm，位于胰颈部或胰体部近端或位于主胰管附近，不适合行肿瘤摘除术的肿瘤。剩余的远端胰腺应最大限度地保留内分泌功能。为达到此效果，Iacono 等建议胰尾侧残端的长度不应＜ 5cm。
- 手术切除的禁忌证包括恶性肿瘤、未累及胰颈部和胰体部的慢性或局灶性胰腺炎。重要的是，当胰尾部的唯一血液供应来源于胰横动脉，中段胰腺切除术是禁忌，因为该动脉术中会被离断、结扎。

（二）体位

病人取仰卧位，调整手术台为头高足低位。

建立两条大口径的静脉通路，如果病人有心血管合并症，应监测动脉血压。

根据文献报道，对于有经验的外科医生，腹腔镜胰腺中段切除术是安全、可行的。微创手术时 Trocar 布局如图 46-2，具体手术步骤见下文。

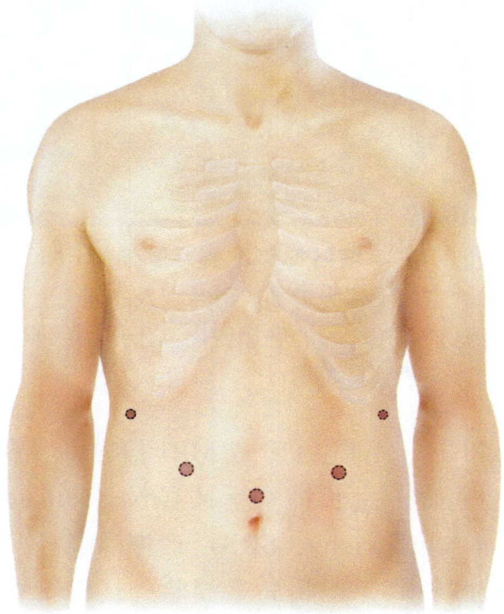

图 46-2 腹腔镜胰腺中段切除术的 Trocar 布局
镜头孔位于脐部，左侧腋前线的 Torcar 用于放置牵开器牵拉胃和肝。在解剖的过程中，术者站在病人右侧。进行胰腺和胃肠道吻合时，术者站在病人的左侧，将牵开器移至右侧腋前线的 Trocar 位置

胰腺的暴露

■ 充分暴露上腹部，行腹部正中切口或者双侧肋缘下切口。进行彻底的腹腔探查，排除肿瘤转移或其他疾病。

■ 打开胃结肠韧带进入小网膜囊，保留胃网膜血管弓，以指引找到胃网膜右静脉汇入肠系膜上静脉处。分离胃窦和胰体部之间的粘连，继续从左到右进行解剖分离直到胃网膜右静脉水平。

■ 游离近端横结肠系膜，以充分显露胰头部和十二指肠的第二和第三部分。然后，将胃网膜血管蒂与横结肠系膜之间的解剖平面进行分离，以充分暴露胰颈部及肠系膜上静脉（图 46-3）。

■ 解剖胰腺的上缘。打开肝十二指肠韧带，显露肝总动脉（common hepatic artery, CHA）和周围淋巴结，向下锐性分离至肝总动脉外膜。在肝总动脉和胰颈、胰体部、胰头侧之间的平面，继续向远端解剖分离，直至胃十二指肠动脉处。若在胃十二指肠动脉右侧横断胰腺，则会有损伤胰腺内胆总管的风险。

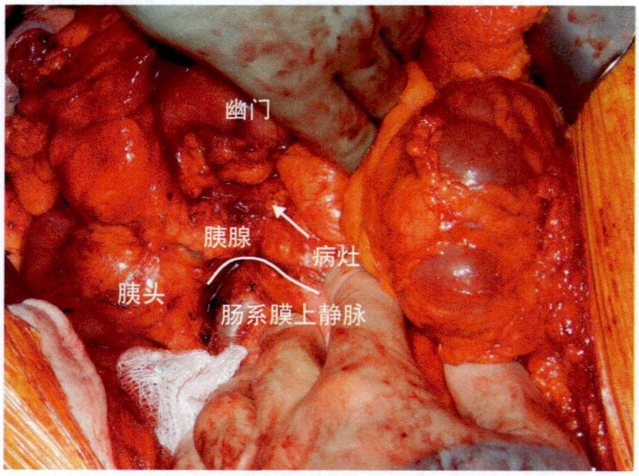

图 46-3 分离大网膜后，向头侧翻起胃窦和幽门部，显露胰头。仔细解剖分离胰体及胰颈部下缘（白线所示），显露肠系膜上静脉的前表面，可触及胰腺实质深部的肿瘤（白色箭头所示），在胰腺表面看不到该肿瘤

准备切除胰腺

■ 如果病变是不可见的或无法触及，应用术中超声（intraoperative ultrasound，IOUS）来确定胰腺病变的位置。平时用来探查肝的 IOUS 探

头通常不能清楚地显示浅表结构，因此，对胰腺的成像效果较差，但是使用“间接扫描”技术可以解决这个问题。向小网膜囊内注满生理盐水，将生理盐水作为超声在探头和胰腺之间的传播媒介，将探头浸入距胰腺实质 2 ～ 3cm 处的盐水中，以显示胰腺浅层结构和病灶。

■ 在胃网膜静脉回流入肠系膜上静脉的位置，分离、结扎胃网膜静脉。

■ 在胰颈部和肠系膜上静脉 / 肝门静脉之间的平面进行解剖分离。用血管带或脐带结扎线环绕胰颈部，以便于暴露胰腺背侧。在横断胰颈部之前，笔者并不对胰腺进行大范围的解剖，将其与脾静脉分离。因为当横断胰颈以后，这部分的解剖分离将变得简单。

■ 此时，应选择合适的位置来横断胰腺，以确保切缘阴性。还要再次评估胰腺中段切除术是否可行，或是应该行胰十二指肠切除或胰体、胰尾切除术（图 46-4）。

（一）胰腺中段切除

■ 用切割闭合器或能量器械，在胰颈部和胰头部间切断。若使用能量器械切断，切断后用 5-0 单股缝线缝合、结扎胰腺内纵行走向的动脉出血点（图 46-5）。

■ 将胰体从脾静脉解剖分离，以保证足够的胰腺切缘，也使胰腺残端和胃肠道吻合时，胰腺残端有足够的活动度。

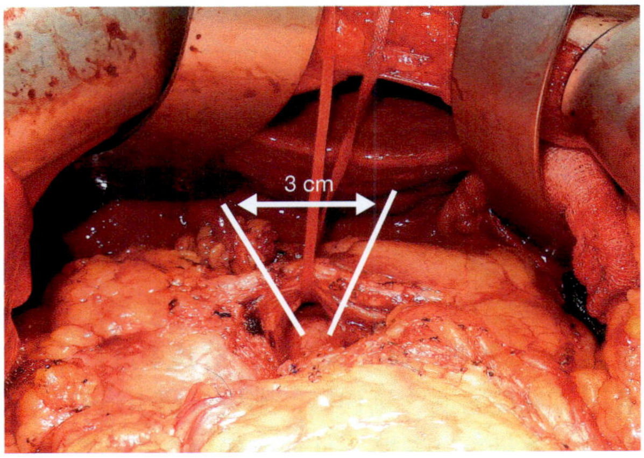

图 46-4　**解剖胰腺上缘之后，将肝总动脉和胰腺分开，在胰腺和脾静脉、肠系膜上静脉和肝门静脉之间建立解剖平面。对于绝大多数适合胰腺中段切除术的肿瘤，在肝总动脉和胰腺之间解剖分离出 1.5 ～ 2cm 的空间，可用于横断胰腺颈部并可获得足够的切缘（白线表示预计横断胰腺的位置）**

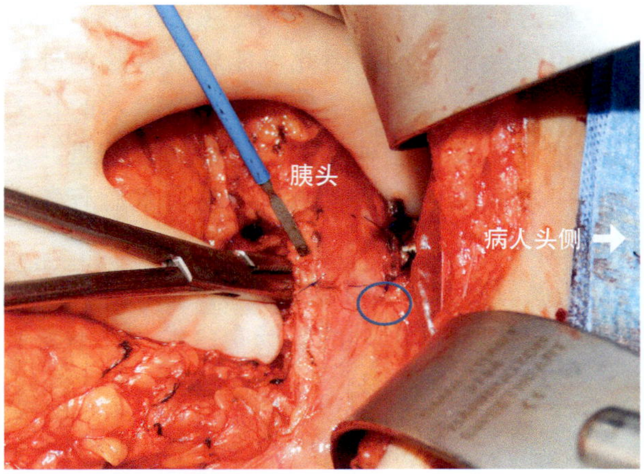

图 46-5　**横断胰腺**

先在胰腺头侧方向切断胰颈部，此处可用切割闭合器切断。笔者建议用电刀切断胰颈，因为电刀对胰腺切缘有很好的切割止血作用。此过程可将弯钳置于胰颈下方，保护肝门静脉。当确定胰腺切断的位置后，开始游离胰体部，注意游离过程中不要向胰头侧偏移（为保证阴性切缘的情况除外）。切缘越小，出血和术后胰瘘的风险越小。该图片中，胰腺切除线位于胰颈部位（圆圈为肿瘤所在部位）。注意缝合、结扎胰腺内纵行走向的动脉

■ 在远端胰体部（脾方向）缝合、结扎以防出血，然后用能量器械切断胰腺。尽量用锐性切断胰管，避免电刀烧灼，有助于对切缘的病理评估。

■ 进行腹腔镜胰腺中段切除时，用一个单独的切口取出标本（笔者建议用麦氏切口）。先通过观察和触诊切除的标本评估切缘。

■ 然后将标本进行快速冷冻切片病理分析，以确保切缘干净、无侵犯。在恶性肿瘤或侵犯切缘的情况下，应将手术方式改为标准的手术切除，即胰十二指肠切除术或联合脾切除的胰、胰体尾切除术。

■ 用 4-0 的可吸收单丝线缝合胰头残端。如果有必要，将远端胰腺残端与脾血管进一步游离，保证足够的空间用于吻合。

（二）胰肠吻合

■ 在过去十年，应用胰胃吻合的胰腺中段切除术逐渐得到推广，因其具有保留胰腺的内分泌和外分泌功能、不破坏肠道的连续性的优点（图 46-6）。两个大型学术中心的回顾性研究显示：应用胰胃吻合的胰腺中段切除术是安全和有效的。支持该吻合方式的主要因素包括：胃后壁血液供应丰富；在解剖上胃后壁靠近胰尾，

因此吻合口张力小。反对者认为：胃内的低 pH 环境可使胰酶失活，因此可能导致胰腺的外分泌功能降低。然而，在胰腺中段切除术的相关研究中并未发现这种现象。值得注意的是，最近的一项回顾性研究表明胰胃吻合术后有较高的胰漏发生率。

■ 胰胃吻合术具有以下优势：无须单独建立 Roux 肠袢，无须额外的肠肠吻合术，也不需要打开横结肠系膜后方通道。

■ 由于胰胃吻合时，更多的需要将胰腺残端游离，因此应用相对较少。

■ 胰肠吻合时，在 Treitz 韧带远侧 15 ～ 30cm 切断空肠，远端空肠作为 Roux 肠袢用于吻合。切断空肠系膜，将 Roux 空肠从结肠后上提至胰腺处。应用端侧吻合或端端吻合的方式，将胰腺残端和空肠吻合（图 46-7）。

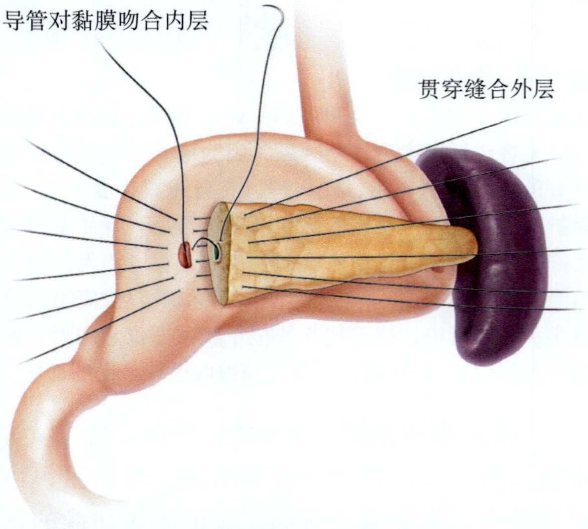

图 46-6 **胰胃吻合术进行胰腺 - 消化道重建**

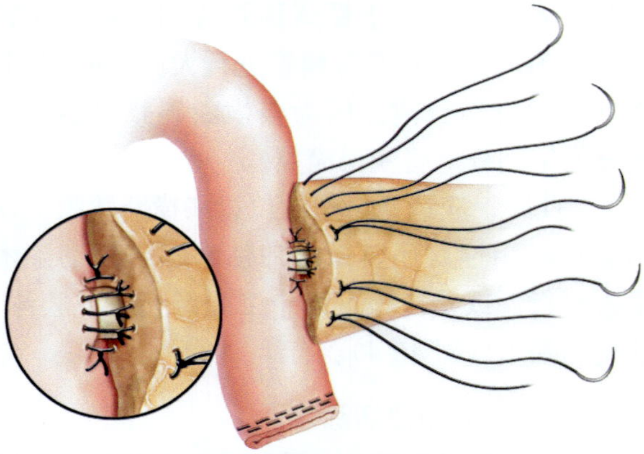

图 46-7 **如果远侧胰腺残端不能被充分游离（如游离 3 cm），无法保证胰胃吻合术的顺利进行，则需行 Roux-en-Y 胰肠吻合术**

经验与教训

选择合适的病人	①排除恶性肿瘤病人；胰腺中段切除术不适合切除恶性肿瘤，尤其是胰腺癌 ②确保切除手术能获得足够的阴性切缘 ③排除慢性胰腺炎病人
胰腺头侧切缘	确保胰腺头侧主胰管残端能够被识别并缝扎
胰肠吻合术	从结肠后方、结肠中血管右侧，将空肠袢上提至胰腺处进行吻合
胰胃吻合术	此方法避免了切断空肠；保证了吻合口的张力最小。但是与胰肠吻合术相比，需要更多地游离胰腺残端
关腹	在吻合口附近，放置两根引流管

六、术后护理及并发症

■ 病人术后 24 小时内应该进行心电等监护。胰腺中段切除术后出血发生率较低，但如果出现不明原因的心动过速、低血压、少尿或无尿等症状，必须分析查找出原因。

■ 在术后第 3 天，检验腹腔引流液中的淀粉酶含量。根据腹腔引流液淀粉酶水平来诊断胰瘘。根据 Bassi 等报道的分级系统，对胰瘘进行分级。若引流液淀粉酶含量偏高，则应保留引流管，直到引流液量可以忽略不计或淀粉酶含量非常低时再拔除引流管。B 级胰瘘包括对临床产生影响的、出现早期感染的表现和影像学表现的胰瘘，这种情况通常需要抗生素治疗和进一步的引流治疗；C 级瘘对临床治疗有较大的影响，通常会发展为脓毒血症，并可能需要再次手术。

■ 出院前，必须再次评估胰腺内分泌和外分泌功能。可以在评估病人整体情况的基础上，检查病人是否存在吸收不良导致的腹泻。术后应进行连续血糖测量，特别是术前就存在高血糖的病人。如果有必要，在出院前要对病人进行糖尿病教育，并给出适合的药物治疗方案。

■ 胰腺切除术后，胃排空延迟较为常见，可通过促胃肠动力药物治疗和推迟进食的方法进行治疗。很少有病人需要再次手术行胃肠吻合术。

七、预后

■ 大量回顾性研究表明，胰腺中段切除术与标准切除术，即胰十二指肠切除术与远端胰腺切除术的预后相当。在一个大规模的回顾性研究中发现，胰腺中段切除术可减少内分泌功能不足的发生。

■ 不同的研究发现，术后胰瘘的发生率为8%～63%。虽然胰腺中段切除术能够保留更多胰腺实质和功能，使手术治疗胰腺良性病变是一种很好的选择，但仍需前瞻性、随机对照试验来进一步阐明胰腺中段切除术的价值。

第 47 章 壶腹局部切除术和经十二指肠 Oddi 括约肌成形术

Bharath D. Nath　Tara S. Kent

一、定义

■ 壶腹局部切除术和经十二指肠括约肌成形术是指：切开十二指肠以切除肝胰壶腹周围病变和肝胰壶腹括约肌（Oddi 括约肌）进行姑息性或治愈性重建的手术。针对 Oddi 括约肌的手术操作包括对胰管和（或）胆管在十二指肠开口处的重建，包括以下内容。

(1) 单纯括约肌切开，无重建（括约肌切开术）。

(2) 切开括约肌和将胰、胆管与十二指肠黏膜吻合（括约肌成形术）

(3) 切开括约肌，分离胰管和胆总管间隔，将胰、胆管与十二指肠黏膜吻合（间隔成形术）。

■ 此手术可用于治疗壶腹及括约肌的良性、功能性及癌前病变，尽管壶腹局部切除和经十二指肠括约肌成形术可整合为同一步骤中的两个部分，对于壶腹部的手术，它们也可分别作为切除和重建步骤。

■ 壶腹或壶腹周围的十二指肠恶性肿瘤（也包括胰头和远端胆管）的标准治疗方式是胰十二指肠切除术。

■ 壶腹局部切除术是一种并发症发生率相对较低的、高度选择性的手术，理论上对壶腹部的良性或癌前病变具有良好的效果。

二、鉴别诊断

■ 经十二指肠 Oddi 括约肌成形术 / 壶腹局部切除术（transduodenal sphincteroplasty ampullectomy，TSA）可以被认为是壶腹肿瘤或功能性疾病病人的治疗手段之一。然而，需要说明的是，TSA 仅适用于少数壶腹病变病人，术前应慎重进行鉴别诊断，因为不同的诊断将导致不同的治疗策略。

■ 经十二指肠 Oddi 括约肌成形术适应证包括以下内容。

(1) 内镜下或“自上而下”胆总管探查不易取出的胆总管结石。

(2) 对内镜治疗无效的 Oddi 括约肌功能障碍所导致的持续肝和（或）胰腺损伤。

(3) 良性壶腹腺瘤。

(4) 胰腺分裂症

三、病史和体格检查

■ 病人常因胰管或胆总管的梗阻性症状而就医，最初可能出现胆道或胰管梗阻症状，如尿黄、黄疸、腹泻、腹痛、皮肤瘙痒、胆管炎或胰腺炎，个别情况下，黑粪或缺铁性贫血可能有助于诊断。

■ 大多数壶腹腺瘤是散发性的，然而，家族性腺瘤性息肉（familial adenomatous polyposis，FAP）综合征病人则可能出现群发性患病。

■ 高达 90% 的 FAP 病人发展为十二指肠腺瘤，壶腹腺癌是接受预防性结肠切除术 FAP 病人的主要死亡原因。

■ 无论是散发性或与息肉病综合征有关，壶腹腺瘤被认为是需要切除的癌前病变。

■ 不同报道提示 25% ～ 50% 的腺瘤包含隐匿性恶性病灶。

■ 腺瘤癌变率为 30%。

■ 一些已发表的研究证实，采样误差导致 25% ～ 30% 恶性疾病病人术前活检结果为假阴性。

■ 目前，良性壶腹病变经常通过内镜下切除术进行治疗，需要外科手术进行壶腹局部切除术是既不适合内镜切除，也不宜行胰十二指肠切除术的小部分病人。此外，由于技术限制（如病人曾行 Roux-en-Y 胃旁路术）而未能在内镜下手术成功的病人可归属于这一组。

■ 在一项包含 157 例壶腹病变的研究中，主要表现为黄疸、腹泻、深色尿或瘙痒，与恶性肿瘤相关。然而，当症状是胃肠道（gastrointestinal，GI）出血，诊断常为良性。值得注意的是，出现梗阻性症状的多数是恶性肿瘤，一般不考虑壶腹局部切除术。

■ Oddi 括约肌功能障碍（Sphincter of Oddi dysfunction,SOD）是一种具有特征性的综合征，可能由机械性（如纤维化）或功能性原因（如胆管系统动力障碍，由于神经内分泌功能障碍所致的括约肌持续性痉挛）导致。

■ Oddi 括约肌功能障碍常表现为胆囊切除术后复发性胆源性腹痛，而胆源性腹痛的其他原因，如胆总管结石梗阻、胰腺炎、胆管炎，通常在诊断 Oddi 括约肌功能障碍前通过大量的检查而排除。

■ 此外，行 Roux-en-Y 胃旁路手术治疗病态肥胖后也可能会导致 Oddi 括约肌功能障碍。

■ 由于各种原因行胃旁路手术或 Roux-en-Y 胃空肠吻合术后，胃肠道的解剖结构发生改变，不利于内镜下治疗壶腹部病变，因此需要经十二指肠切开途径进行治疗。

■ 胰腺分裂症病人由于十二指肠小乳头开口狭窄，可出现继发性胰腺炎。此类病人应首先选择非手术治疗，仅行胰酶替代疗法可减轻临床症状，内镜下小乳头切开术或外科手术小乳头括约肌成形术则是进一步治疗手段。

■ 最后一类可能需要手术治疗的壶腹部病变是持续存在的十二指肠后壁穿孔，此损伤常见于经内镜逆行胰胆管造影的并发症，通常不需手术治疗，然而，当损伤一经确认，部分病人可急诊行经十二指肠 Oddi 括约肌成形术。

四、影像学检查和其他诊断方法

■ 非侵入性影像学检查包括磁共振胰胆管造影（MRCP）和计算机断层扫描（CT）胰胆管成像（图 47-1）。

■ 侵入性检查方法包括经内镜逆行胰胆管造影（ERCP）和内镜超声（EUS），同时也是壶腹部病变的初始检查手段。

■ 影像学检查可评估疾病的局部进展程度，包括浸润深度。因 CT 扫描便于使用和判读结果，通常作为初步诊断的影像学方法。

■ CT 扫描利于检测淋巴结或远处转移，然而 EUS 对壶腹腺瘤浸润深度的检测有很大的帮助，因此在病变局部切除前的检查中具有重要作用（图 47-2）。但也有学者认为，在检测淋巴结转移方面，CT 扫描不优于 EUS。

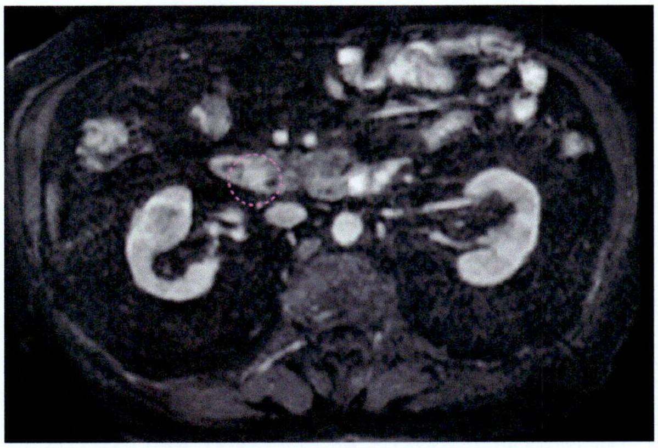

图 47-1　MRCP 提示壶腹部有一约 1.3cm 的腺瘤（该壶腹部腺瘤用紫色虚线标注）

■ 当怀疑壶腹部存在狭窄时，经内镜逆行胰胆管造影可明确狭窄延伸到胰腺实质或远端胆总管的范围，这对手术方案的制订格外重要。

■ 若狭窄范围超出壶腹部本身，则应选择胰十二指肠切除术或根据病因行肝管空肠吻合术进行胆总管重建治疗。

■ ERCP、肝胆管亚氨基二乙酸（HIDA）扫描、促胰液素刺激下 MRCP 或括约肌测压可用于 SOD 诊断。

■ ERCP 后造影剂延迟排泄（> 45 分钟），胆总管扩张 > 1.2cm，碱性磷酸酶或血清谷草转氨酶（SGOT）升高（> 2 倍正常上限）的病人，

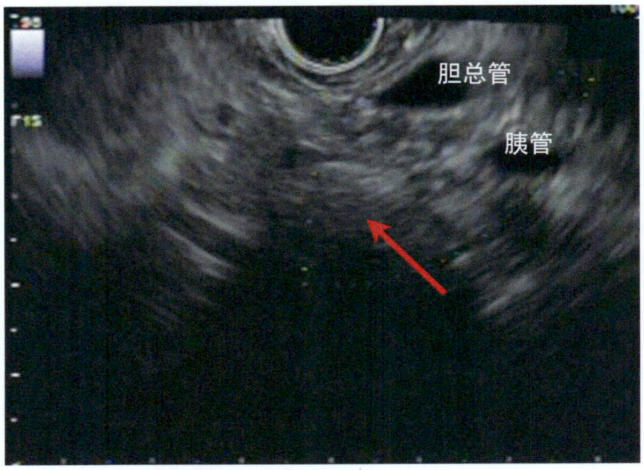

图 47-2　超声提示壶腹部腺瘤

可见胆总管和胰管，在图片中央（红色箭头）可见异常密度，提示腺瘤

应用不联合其他诊断方法的内镜下十二指肠乳头括约肌切开术治疗效果好。

- 仅满足一部分上述标准的病人，应进一步行括约肌测压术，括约肌测压异常的病人可能从十二指肠乳头括约肌切开术中获益。
- 病人出现胆道疼痛但无上述任何异常，需要括约肌测压术，但即使存在压力异常，括约肌切开术的成功率也普遍较低。
- 虽然还没有得到前瞻性研究的证实，一个小规模的研究表明：联合吗啡注射的 HIDA 扫描作为一种无创性检查辅助的优点是，结果阳性时提示手术预后良好。
- 对于既往行 Roux-en-Y 胃旁路手术的病态肥胖病人，促胰液素刺激下 MRCP 可用于诊断 SOD 功能不全。
- 括约肌测压术是在内镜下将小型压力导管放置在 Oddi 括约肌处进行的，四类压力异常的定义包括以下内容。

(1) 乳头狭窄，定义为 Oddi 括约肌静息压力持续升高，且对松弛括约肌药物无反应。

(2) 动力异常，是在静息压力升高的情况下，对松弛括约肌的药物有反应。

(3) Oddi 括约肌收缩过速，是指自发性收缩的频率增加和对胆囊收缩素刺激的生理异常反应。

(4) 括约肌反常收缩，胆囊收缩素刺激使括约肌张力增加。

- 促胰液素刺激试后内镜下检查可用于筛选可能从外科括约肌成形术中获益的胰腺分裂症病人。简而言之，EUS 可用于显示小胰管，注射促胰液素后，导管扩张增加是阻塞性乳头狭窄证据，若不存在这种扩张，应进一步考虑非手术治疗。

五、外科治疗

（一）术前计划

- 若病人有胆道梗阻症状表现，则需要行胆道减压，即经皮肝穿刺胆道置管引流或 ERCP。
- 术前放置硬膜外导管有助于开腹手术时的疼痛控制，同时减少了术后对麻醉镇痛药的依赖。
- 应用大手术前的常规准备措施使病人达到最佳状态，包括调整营养状况、戒烟、戒酒等。

（二）体位

- 病人取仰卧位，下肢束带固定。若无肝素使用禁忌，术前给予普通肝素 5000U 预防深静脉血栓形成（DVT）。
- 切开皮肤前 1 小时内给予抗生素，其抗菌谱应覆盖皮肤菌群、革兰阴性菌和厌氧菌。
- 展开左臂，收起右臂，从病人右侧放置腹部牵开器。手术切口采用右肋缘下切口，跨过中线向左侧稍延伸（图 47-3）。

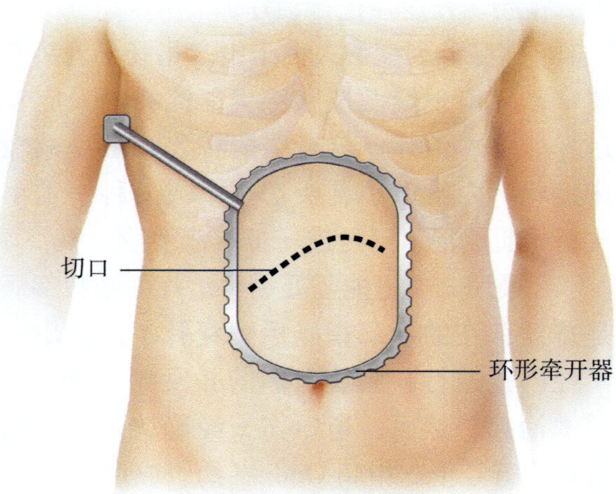

图 47-3 病人取仰卧位，右臂收起，Bookwalter 环形牵开器置于右侧，行右侧肋缘下切口，跨过中线向左侧稍延展

手术技巧

开腹及暴露

取右肋缘下切口，越过中线向左侧延伸以便于暴露，切口位于肋缘下方约两指。依靠固定牵开器（如 Bookwalter 或 Thompson）可充分暴露术野，如果胆囊存在，常规进行胆囊切除术。笔者建议保留较长的胆囊管残端，以方便经胆囊管残端放置导管以探查壶腹开口，这个方法有助于确定随后十二指肠切开的位置。向上牵拉肝，完全游离结肠肝曲，使结肠肝曲能被安全地从术野中向下牵拉。

Kocher 手法

抓住十二指肠降部，向中线方向牵拉，暴露并分离其外侧腹膜。从无血管平面向中线方向分离，完全游离十二指肠升部（图 47-4）。壶腹部通常位于十二指肠降部远端，因此，Kocher 手法广泛游离十二指肠，并向下、向内靠近向下延伸，充分游离结肠肝曲，暴露十二指肠升部，是无张力愈合的关键。这种游离可使十二指肠上翻，用缝线将十二指肠固定在术野有助于后续缝合的操作。将剖腹手术垫置于十二指肠后方，垫高十二指肠，有助于进一步操作。

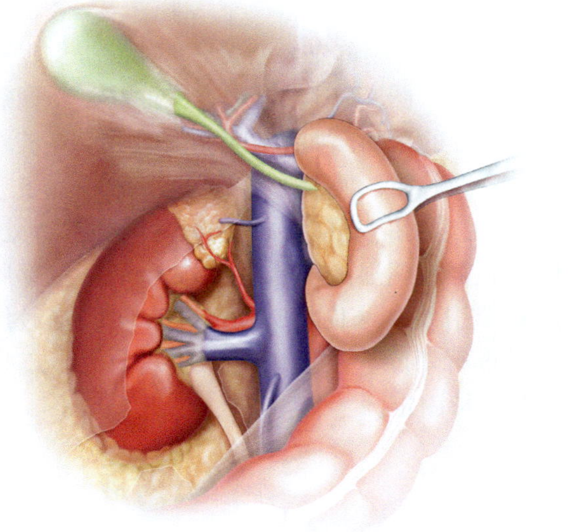

图 47-4　Kocher 切口（暴露结肠中血管与肠系膜上血管的汇合部）

切开十二指肠、暴露壶腹部

双向手动触诊十二指肠降部明确病变，如果不能触及，经胆囊管残端放置胆道导管，气囊充气，向外撤出导管直到受到阻力，气囊则位于壶腹部。切开系膜对侧的十二指肠壁以暴露壶腹部（图 47-5）。十二指肠切开可选择纵向或“S 曲线”切口。笔者通常选用纵行切口，如果需要更广泛暴露，术中可以根据需要延伸。此外，切除体积较大腺瘤时需要广泛的暴露，曲线切口则能提供更大的手术视野。十二指肠具有扩张性，所以注意不要做一个不必要的大切口，5cm 的纵行切口通常能充分地暴露术野。在十二指肠壁切口周围留置缝线有助于保持术野，从而暴露十二指肠腔。

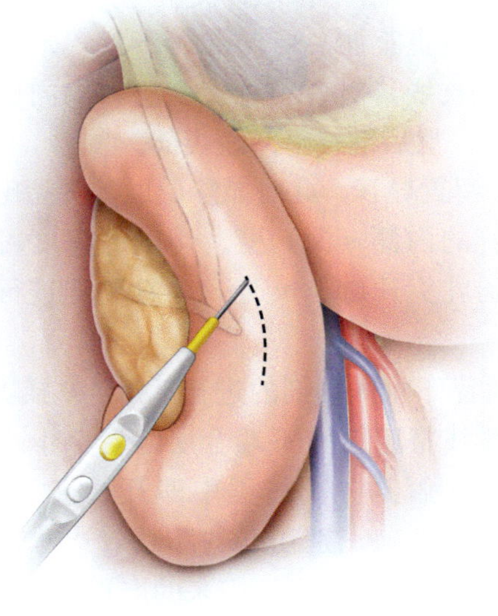

图 47-5　十二指肠切开术

辨认十二指肠大、小乳头

- 确定十二指肠大和小（如果有的话）乳头，腺瘤很容易确定。另外，胆道导管可确定主乳头。
- 小乳头通常位于大乳开口头侧 2cm 处。术中注射促胰液素（75 U/kg）刺激胰腺分泌将有助于辨认小乳头。

切除的准备

■ 此时，应首先为壶腹局部切除提供良好的手术视野（图 47-6）。操作方式取决于不同病人手术治疗的目的。如果切除肿瘤，用 2-0 缝线牵拉，提高肿瘤，便于肿瘤的切除。

■ 在肠腔内，环绕计划切除范围外 1cm 处（即距壶腹部或明显的肿瘤边界外 1cm），贯穿肠壁放置牵引线，这也将有助于将壶腹固定最佳位置以进行切除。这些缝线可使残余的十二指肠黏膜保持固定。

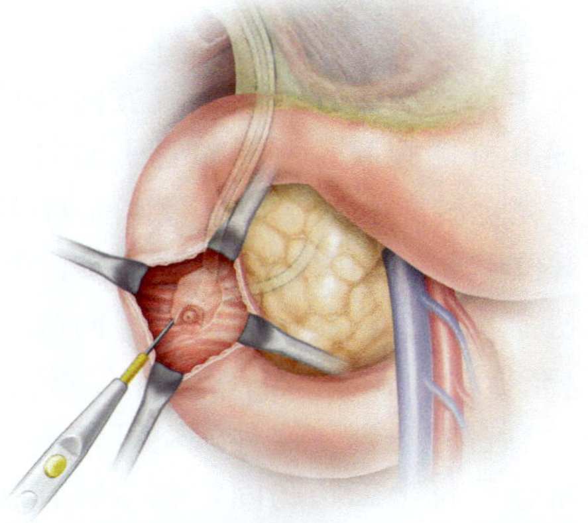

图 47-6 用电刀环绕切开壶腹周围，暴露出胆总管和胰管开口

当辨认胰管开口困难时，术中注射促胰液素，可见清亮的胰液从胰管开口流出；胆总管的定位可借助胆囊管残端内置入胆道导管

切除

■ 向下牵拉肿瘤，以针尖型电刀分离十二指肠后壁黏膜直至胆总管。此时，放置牵引缝线（5-0 可吸收线）对合胆总管全层和的内侧十二指肠黏膜，然后继续解剖壶腹部。

■ 如留置导管，此时撤除。以针尖型电刀切开胆总管的内侧（深）壁。切割的深度可达距十二指肠乳头开口 3cm 处，并且仍能进行胆管成形。

■ 随着环周样解剖的进行，用 4-0 或 5-0 可吸收单股线将胆总管下端全层缝合至十二指肠壁上，即在解剖分离过程中即开始进行重建，这种方法能准确识别切开的胆总管边缘，避免胆总管回缩后难以识别所带来的严重后果。

■ 另外，重建操作应该在胰腺导管和胆总管的切除完成后再开始，其目的有两个：①若完整切除的标本进行术中冷冻病理检查，可能会根据结果进行进一步切除以保留足够切缘（1cm）；②基于胰腺和胆总管的走行方位对重建方式进行调整。

■ 解剖分离过程中，应在胆总管和胰管边缘贯穿缝线，并将针带线暂时留置。当切除步骤完成后，用针线将胆管、胰管与相对的十二指肠缝合。

■ 胰管开口约位于十二指肠壁 2 点钟位置。与胆总管类似，留置缝线 [5-0 聚对二氧环己酮（PDS）或类似的] 缝合胰管全层并最终与十二指肠固定。

■ 环周状进行解剖切除，以缝线牵引十二指肠壁直到整个壶腹部被切除。

术中冷冻切片

■ 如果手术切除腺瘤性病变，术中应进行冷冻切片。若术中冷冻切片发现为恶性肿瘤，应转为胰十二指肠切除术。

■ 25% ～ 45% 的 T_1 期壶腹恶性肿瘤病人有淋巴结转移，因此，胰十二指肠切除术是恶性肿瘤首选手术方式，腺瘤切除的术中冷冻分析是必不可少的。

重建阶段

■ 重建步骤开始于将胆总管和胰管并行排列，人为创造胆总管和胰管的间隔。分别将胆总管、胰管用 5-0 单股可吸收缝线全层间断贯穿，以便在管腔侧打结固定（图 47-7）。

■ 将预先放置的缝线从外向内全层贯穿十二指肠壁，将胰管和胆总管与十二指肠壁对合，以环周状方式逐渐完成重建，最后将重建的壶腹部下方遗留的小部分十二指肠壁缺损进行缝合（图 47-8）。

■ 在保证肠壁无张力的情况下，通常横向吻合十二指肠壁切口（通常依赖于十二指肠切开术的大小）。另外，术者也会使用 3-0 丝线纵向缝合浆肌层，缝合应避免管腔狭窄并最大程度保持十二指肠通畅。在某些情况下，纵向缝合虽然可提供良好的切口吻合，但可能导致管腔变窄，因此还会选择胃空肠吻合术。

■ 根据医生的判断，可在靠近于十二指肠切开处放置闭式引流，然后常规关闭腹部切口。

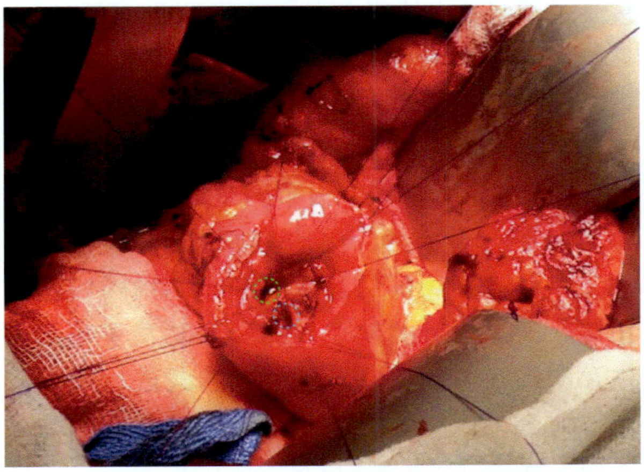

图 47-7　完成壶腹部结构的重建步骤（绿色虚线指示胆总管。蓝色虚线指示胰管）

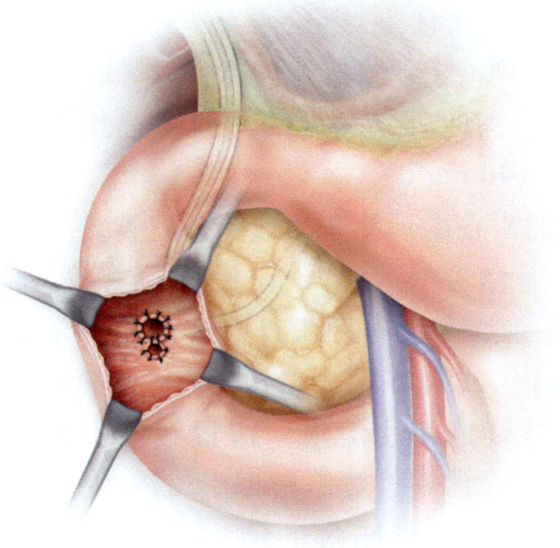

图 47-8　重建的胰管及胆总管
由于重建的胰管和胆总管比原有壶腹部结构小，因此，需要缝合遗留的十二指肠壁缺损

经验与教训

括约肌测压术	测压时避免使用抗胆碱药和阿片类药物（如吗啡），因其能影响 Oddi 括约肌压力
术后胆道积气	可能存在，提示重建的壶腹部开口正常
延迟重建胰管和胆总管	能更好地调整胆总管、胰管与十二指肠壁对合的位置，也能根据需要进一步扩大切缘
伴有胰腺型、胆型腹痛的，曾接受减肥手术的病人	① Oddi 括约肌功能障碍和壶腹部狭窄应区分对待，且都可能需外科手术治疗 ②最近，有研究质疑内镜下治疗 Oddi 括约肌功能障碍的价值，该研究结果是否也适于对外科手术治疗 Oddi 括约肌功能障碍尚不明确
术前 ERCP 和 EUS	ERCP 和 EUS 是评价壶腹局部切除术手术适应证的重要检查方法
十二指肠切开	十二指肠具有扩张性。尽管手术需要足够大的切口以暴露术野，但是应该先做小切口，再根据情况将切口延长
关闭十二指肠切口	若无法通过横行缝合将十二指肠切口无张力关闭，可采用纵行缝合关闭切口。若担心十二指肠腔狭窄，可采用胃空肠吻合术
辨认壶腹部	从胆囊管残端插入胆道导管，有助于辨认壶腹部

六、术后护理

■ 术后常规护理包括疼痛控制，通过导尿管严格记录尿量，经鼻胃管胃肠减压，并监测负压引流的引流液量。

■ 使用病人自控性镇痛或硬膜外麻醉，当可以经口进食后采用口服镇痛药。

■ 根据临床的实践经验，制订临床路径：包括术后第 1 天和术后第 4 天常规的全套实验室检查，否则只有当临床表现异常时复查。对于括约肌成形术的病人，检查包括总胆红素、血清淀粉酶和脂肪酶。如果胰酶持续增高，术后应延迟恢复饮食。

■ 常规给予弹力袜和普通肝素（每次 5000U，3 次 / 天）。此外，术后期间应持续给予泮托拉唑治疗（40 mg/d）。

■ 通常在术后第 3 天拔除鼻胃管。

■ 通常在术后第 3 天撤除硬膜外导管和 Foley 导管。在没有硬膜外麻醉的情况下，一般术后第 1 天或第 2 天，尿量正常后撤除 Foley 导管。

■ 持续监测引流液。留置腹腔引流管，直到病人可以常规饮食。根据引流液的量和性质，能够排除十二指肠瘘的情况下，可将引流管拔除。

七、预后

■ 对于 Oddi 括约肌功能障碍的病人，其满意度和症状的缓解程度与 Oddi 括约肌功能障碍的分类有关。有研究报道，接近 100% 的 I 型 Oddi 括约肌功能障碍的病人具有良好的预后。然而，Ⅲ型和Ⅱ型功能障碍的病人预后相对不佳，仅有 58% ～ 61% 的病人预后良好。一项多因素分析研究显示，通常老年人的预后优于年轻人（47 岁 vs. 33 岁），而患慢性胰腺炎的病人通常预后较差。

■ 括约肌成形术的并发症发生率为 30%，仅是胰十二指肠切除术后并发症发生率的一半，并且严重程度较小。

■ 对于十二指肠小乳头开口狭窄的病人，手术成功率因患病人群而异。成功率最低的是临床表现为胰腺型疼痛但又没有胰腺炎的病人，慢性胰腺炎病人的手术成功率居中，急性胰腺炎仅发作过一次后即进行手术的成功率最高（75% ～ 90%）。

■ 对于 Oddi 括约肌功能障碍的病人，一项回顾性研究表明，患有慢性胰腺炎的病人经十二指肠括约肌成形术成功率较低，但之前曾接受过减肥手术的病人中的成功率相对较高。

■ 对于之前接受 Roux-en-Y 胃旁路术，随后进行经十二指肠括约肌成形术的 Oddi 括约肌功能障碍的病人，一项小规模病例研究表明，大多数病人术后疼痛得到改善。

■ 对于恶性肿瘤病人，回顾性分析提示：经十二指肠壶腹局部切除术与胰十二指肠切除术相比，具有显著的缺点，即局部复发率升高和生存期缩短。然而，对这两种术式进行前瞻性对比研究的规模较小，其结果表明在特定的病人中，预后可能是相似的。

八、并发症

■ 一项外科手术与内镜下壶腹局部切除术的对比研究显示：手术切除与内镜下切除的并发症发生率分别为 42% 与 18%。内镜下切除的并发症按发生率从高到低分别为出血、胰腺炎、顽固性恶心，手术切除最常见的并发症包括脱水、有症状的胰腺炎、切口感染、腹腔脓肿。

■ 严重并发症发生较少，包括十二指肠切口愈合不良导致的胰瘘、胆瘘及腹腔内脓肿和脓毒症。一项研究报道胆管炎的发生率为 6%。

第 48 章 胰腺神经内分泌肿瘤摘除术

Megan B. Anderson　Christopher D. Raeburn　Barish H. Edil

一、定义

■ 胰腺神经内分泌肿瘤（PNET）是一类来源于成熟胰腺内分泌细胞（α、β、γ 和 δ 细胞）和多能干细胞的不同肿瘤的总称，具有分化为内分泌和外分泌细胞的能力，以前被称为胰岛细胞瘤。

■ 基于肿瘤合成胰腺内分泌激素的不同，PNET 分为功能性和无功能性。功能性肿瘤可合成胰岛素、促胃液素、胰高血糖素、血管活性肠肽（VIP）、生长抑素。

二、鉴别诊断

■ 功能性 PNET 摘除术适应证

（1）胰岛素瘤。

（2）特定的胃泌素瘤。

（3）特定的生长抑素瘤。

■ 一些直径小于 2cm 的无功能性 PNET 也适合摘除术，但目前仍存在争议。

三、病史和体格检查

■ 进行详细、彻底的病史采集和体格检查，以发现功能性肿瘤的表现、肿瘤占位性症状或肿瘤转移的证据。体格检查的重点在于是否有腹部肿块、脏器肿大，胆道梗阻或肝功能障碍及淋巴结肿大。

■ 虽然大多数 PNET 为散发，但 10% 的 PNET 与综合征性疾病有关，如多发性内分泌腺瘤 1 型（MEN-1）、希佩尔 - 林道综合征（VHL）、神经纤维瘤病 1 型（NF1）和结节性硬化症（TSC）。

■ 无功能性 PNET 通常生长缓慢，好发于胰头部。因肿瘤占位效应，这些病变的症状通常与胰腺癌症状类似，主要为黄疸、腹痛、体重下降。

■ 功能性 PNET

（1）胰岛素瘤：Whipple 三联症指低血糖症状主要发生于空腹、夜间或运动时，症状发作时可以检测出低血糖，摄入葡萄糖后症状可缓解。

①禁食 72 小时后，血糖≤ 2.5mmol/L。

②反应性 C 肽＞ 100 pmol/L。

③尿磺酰脲类药物阴性。

④胰岛素抗体阴性。

（2）胃泌素瘤（卓 - 艾综合征）主要特征：难治性消化性溃疡病及分泌性腹泻。

①血清促胃液素＞ 500pg/ml。

②胃液 pH 小于 3。

③促胰液素或钙刺激试验阳性。

四、影像学检查和其他诊断方法

■ 影像学检查　CT、MRI、超声内镜引导下细针穿刺（EUS/FNA）、生长抑素受体显像（SRS）、经皮经肝穿刺肝门静脉采血检测（PTPVS）和动脉内钙刺激静脉采血检测（ASVS）都有助于定位 PNET 和术前制订治疗方案。图 48-1 显示胰头部的胰岛素瘤 CT 图像，胰岛素通常动脉期成像最明显。

■ CT 定位 PNET 的敏感度仅有 67%，需要与其他的检查手段联合进行 PNET 的定位。

■ 在 EUS 检查过程中，标记出体积较小的或位置较深的肿瘤，使手术时更容易定位。

■ 根据实验室检查和影像学资料，只有一部分特定的病人适合行肿瘤摘除术。低级别肿瘤（如胰岛素瘤）最适合行肿瘤摘除术。

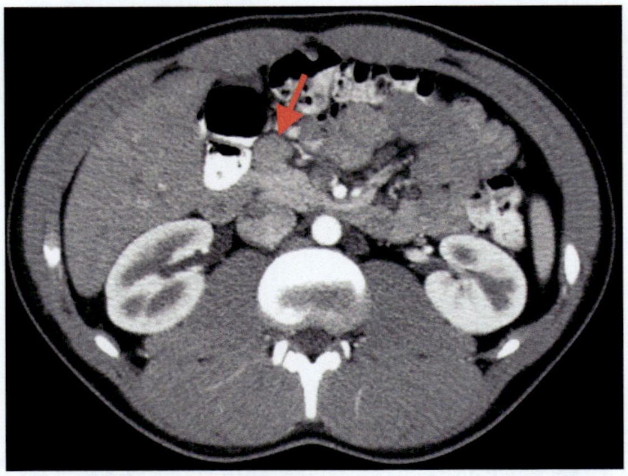

图 48-1 CT 提示胰头部胰岛素瘤

该肿瘤局限，与胰腺实质界线清楚，符合良性 PNET 的表现。与大多数胰岛素瘤不一样的是，该肿瘤在动脉期未见强化。红色箭头示胰头部外生型胰岛素瘤

五、外科治疗

（一）术前规划

■ 大多数（大于 90%）的胰岛素瘤是良性的，通常首选肿瘤摘除术。如果有浸润、淋巴结肿大的证据，或肿瘤邻近胰管或大血管，应考虑行标准的胰腺切除术。肿瘤摘除术可选择传统的开腹手术或腹腔镜下手术。

■ 对于摘除肿瘤时可能损伤胰管的病人，有研究者主张术前放置胰管支架，但目前没有临床数据支持或反对这种方法。

■ 禁忌证包括近期胰腺炎发作、难以纠正的凝血功能障碍、影响预期生存时间的合并症、恶性肿瘤征象（包括淋巴结肿大或远处转移）。

（二）体位

手术时，病人取仰卧位，常规消毒腹壁，铺无菌巾单。

手术技巧

切口选择

1. 开腹手术　上腹部正中切口。

2. 腹腔镜手术　脐下放置 10mm Trocar，进行腹腔探查，左上腹和右下腹部分别放置 1 个 10mm Trocar，右上腹和左下腹分别放置 1 个 5mm Trocar，如图 48-2。

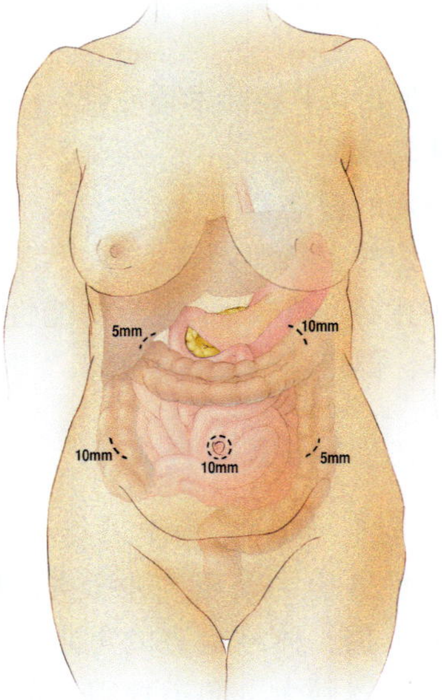

图 48-2 腹腔镜 PNET 摘除术的穿刺孔位置（最好将腹腔引流管从左上腹或右上腹引出）

腹腔探查

摘除术前应进行彻底的腹腔探查，排除局部晚期肿瘤或转移性肿瘤，PNET 最常见的转移部位是肝，因此，全面检查肝非常关键，术中超声（IOUS）是检测肿瘤转移最敏感的手段。

解剖分离胰腺

■ 如果病灶位于胰头，则先将大网膜从结肠肝曲解剖游离，Kocher 手法操作有助于进一步游离胰头。离断胰头前方的胃网膜右血管，完全显露胰头。在向腹中线方向游离时，会遇到肠系膜上静脉（SMV），必须注意避免损伤血管。

■ 为了充分显露胰颈部，可能要离断胃网膜右静脉。

■ 如果肿瘤位于胰颈部，那么可能需要游离解剖胰颈部下方和肝门静脉 / SMV 前方的解剖层面。

■ 如果肿瘤位于胰尾，通过分离胃脾韧带（含胃网膜血管）和胃短血管，游离脾附着的部位，可能会显露这个区域。

■ 通过从左到右分离胃结肠韧带，进入小网膜囊。沿着大网膜提起胃，以更好地显露胰腺。

■ 胰腺的探查到此基本结束。若肿瘤位置很容易确定，可避免进一步解剖探查，除非病人有遗传性综合征或考虑存在多发性疾病。

■ 以钝性分离、锐性分离相结合的方式，解剖胰腺上、下缘，可以进一步帮助确定病变的位置，还可根据需要探查胰腺后方。

■ 一旦胰腺完全显露，使用手指触诊或腹腔镜器械检查胰腺。在开腹手术中，使用 Kocher 手法并游离脾后，可用双手分别对胰头和胰颈部、胰体部进行触诊。如果肿块很小，IOUS 有助于确定病变位置，以及更好地评估肿瘤是否邻近胰管和血管结构。

■ 一旦确定肿瘤位置，必须小心避免损伤其周围任何主要血管结构。

■ 当胰腺被充分游离和暴露后，应该使用上述技术方法显露肿瘤（图 48-3）。

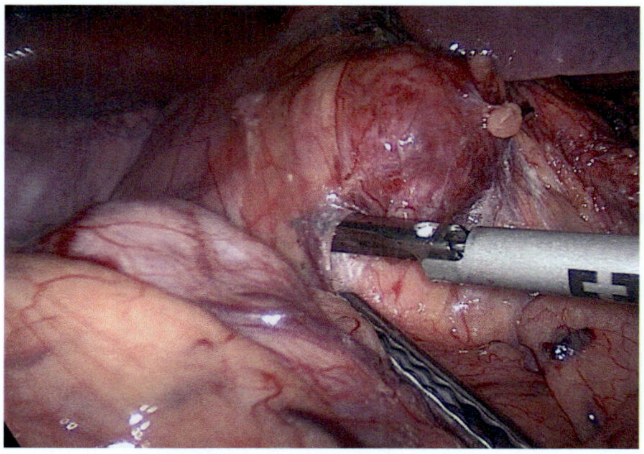

图 48-3　胰岛素瘤的术中照片
可见超声刀解剖分离胰腺外生性肿瘤，肿瘤具有完整包膜，该肿瘤与胰腺实质的边界清楚，具有假包膜，因此适合瘤摘除术

摘除肿瘤

■ PNET，尤其是胰岛素瘤，通常与正常胰腺组织界线清楚，具有完整的包膜，摘除肿瘤的解剖分离平面也比较明显。图 48-4 显示以电刀解剖分离的一个包膜完整的胰岛素瘤，并显示其解剖分离平面。

■ 当确定合适的解剖分离平面后，使用不同类型的能量器械进一步解剖分离，持续轻柔地牵拉组织，使解剖平面和肿瘤供血血管清楚地显示。

■ 笔者主张使用外科夹夹闭 > 1mm 的血管及胰管。

■ 在肿瘤组织上做八字缝合，可借助该缝线牵拉肿瘤，沿着假包膜与胰腺实质间的解剖平面分离。

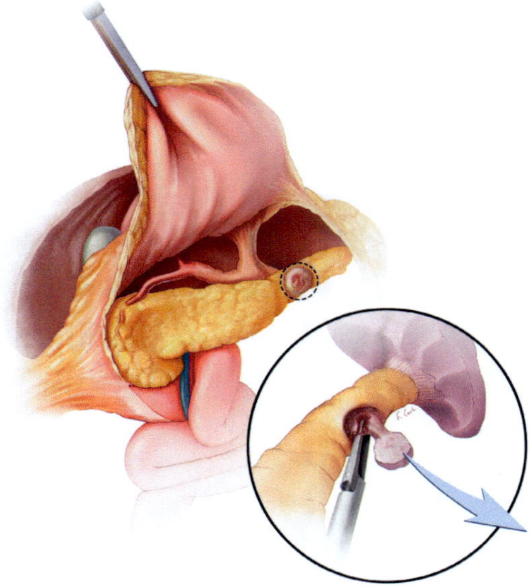

图 48-4　胰腺被充分暴露
该图强调牵拉胃壁对于胰腺暴露的重要性，局部放大图显示从胰腺实质中将肿瘤摘除

■ 摘除肿瘤后，应注意确保彻底止血。此外，IOUS 可用于确定胰管的完整性。

■ 对于胃泌素瘤的手术，有学者主张常规进行十二指肠切开探查，因其具有较高的多发性肿瘤风险，病灶小，且难以检测。

关腹和放置引流

■ 缝合 10mm Trocar 切口时，应仔细缝合各层筋膜，以防止发生切口疝。

■ 沿着肿瘤摘除区域放置引流管，有助于术后监测和控制任何渗漏。引流管最容易从左上腹或右上腹穿刺孔引出，见图 48-5。

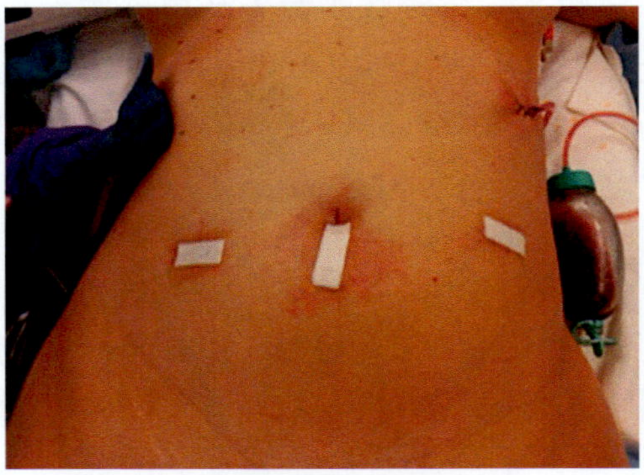

图 48-5 关腹后的引流管从右上腹引出或者从左上腹的穿刺孔引出

经验与教训

超声内镜下颜色标记肿瘤	用颜色标记体积微小的 PNET 对指导手术切除非常重要。由于目前大多数手术为腹腔镜手术，超声内镜标记肿瘤也弥补了腹腔镜下无法触诊的不足
胰腺深部难以摘除的肿瘤	若胰体、胰尾部肿瘤难以摘除，或肿瘤可能侵犯胰管，应行腹腔镜或开腹胰体、胰尾切除术（联合脾切除或保留脾）
手术技术	①钳夹 PNET 可能导致肿瘤撕裂。因此，应使用器械推挤肿瘤，以利于显露 ②当显露肿瘤困难时，可在肿瘤组织上做八字缝合，可借助该缝线牵拉、暴露肿瘤
术中超声	在手术刚开始的时候，应用术中超声评估肿瘤与胰管的关系，以决定施行摘除术或切除术
腹腔引流	胰瘘发生率很高，绝大多数术者在摘除术后放置腹腔引流管

六、术后护理

根据病人的耐受情况逐步调整饮食；对于胰岛素瘤摘除术后病人，应每 15 分钟监测血糖直到血糖稳定；应监测腹腔引流液的量和性状；当病人开始经口足量进食后，应检测腹腔引流液中淀粉酶水平，在拔除引流管前确认没有胰瘘发生。

七、预后

如果 PNET 为胰岛素瘤，摘除术后可得到治愈。如果是非功能性 PNET，病人术后应定期监测随访；对于体积较大或潜在恶性的 PNET，手术时应行标准的淋巴结清扫。

八、并发症

■ 早期并发症　胰瘘、急性胰腺炎、伤口感染或腹腔内感染、出血。

■ 晚期并发症　慢性胰瘘导致皮肤瘘，腹水或假性囊肿、复发性 PNET。

第 49 章 胃泌素瘤的手术治疗

Jason A. Castellanos Nipun B. Merchant

一、定义

卓 - 艾综合征，亦称佐林格 - 埃利森综合征，也称胃泌素瘤，是一种能大量分泌促胃液素的神经内分泌肿瘤，也是是消化性溃疡的一种罕见病因。该肿瘤主要见于十二指肠和胰腺。这类肿瘤可能为散发性或与多发性内分泌腺瘤病 1 型 (multiple endocrine neoplasia type 1, MEN-1) 相关。虽然促胃液素引起的胃酸分泌过多可用抑酸药和质子泵抑制药控制，但是对病人生存起到最主要影响的是胃泌素瘤的潜在恶性肿瘤特性。因此，手术仍是胃泌素瘤最重要的治疗手段。

二、鉴别诊断

表 49-1 总结了高胃泌素血症的可能病因。

表 49-1　高胃泌素血症的鉴别诊断

高胃酸分泌	正常 / 低胃酸分泌
幽门螺杆菌感染	恶性贫血
残窦综合征	萎缩性胃炎
胃泌素瘤 胃窦 G 细胞增生	质子泵抑制药或组胺 H_2 拮抗药的使用
肾衰竭	迷走神经切断术
短肠综合征	

三、病史和体格检查

■ 胃泌素瘤病人通常没有特异性症状，因此病人一般在初发症状 3 ～ 9 年后才得到延迟诊断。该病可见于从儿童到老年的任何年龄段，通常表现为男性多发（男性 ∶ 女性 = 3 ∶ 2），散发性胃泌素瘤多在 50 岁左右发病，MEN-1 相关胃泌素瘤多在 40 岁左右发病。

■ 胃泌素瘤最常见的临床症状是腹痛、腹泻和胃食管反流病（gastroesophageal reflux disease, GERD）（表 49-2）。典型的病人表现为十二指肠球部单发性小溃疡（直径≤ 1cm），也可能有非典型部位的复发性溃疡病史，如空肠（11%）和十二指肠远端（14%）。

表 49-2　胃泌素瘤的临床表现和检查所见

临床表现	腹痛（75%）
	腹泻（73%）
	消化性溃疡（> 90%）
	反流性食管炎（44%）
	恶心（33%）
	呕吐（25%）
	体重减轻（17%）
	胃酸分泌过多并发症
	出血（25%）
	穿孔
	梗阻
	狭窄（幽门、十二指肠、食管）（< 10%）
检查所见	胃黏膜皱襞肥厚（94%）
	多发性溃疡
	少见部位溃疡
	十二指肠远端（14%）
	空肠（11%）
	胰腺肿物

引自 Mozell E, Stenzel P, Woltering EA, et al. 1190.Functional endocrine tumors of the pancreas: clinical presentation, diagnosis, and treatment. Curr Probl Surg. 27:301–386; Roy PK, Venzon DJ, Shojamanesh H, et al. 2000.Zollinger-Ellison syndrome. Clinical presentation in 261 patients. Medicine. 79:379-411; Meko JB, Norton JA.1995.Management of patients with Zollinger-Ellison syndrome. Annu Rev Med. 46:395-411

■ 尽管高达 20% 的病人无溃疡的临床表现，但溃疡穿孔仍是最常见的并发症。

■ 大多数胃泌素瘤病人（75% ～ 80%）是散发性的，而其他病人则与 MEN-1 相关。鉴别病人的病因十分重要，不同病因决定着病人的不同的治疗方式。除胃泌素瘤外，MEN-1 病人可能合并甲状旁腺瘤、垂体腺瘤和其他神经内分泌瘤。

四、影像学检查和其他诊断方法

■ 若怀疑胃泌素瘤，应该检测病人的血清空腹促胃液素水平。检测之前，病人应该停用抑酸药（质子泵抑制药停用 7 天，组胺受体拮抗药至少停用 30 小时)。

■ 若促胃液素水平升高，大于正常值上限 10 倍（1000 pg/ml），应检测胃内 pH，以排除胃酸缺乏症。在排除其他病因（如保留胃窦的毕Ⅱ式胃大部切除术后）存在的情况下，胃液 pH ≤ 4 可诊断胃泌素瘤。

■ 若促胃液素水平升高，但不超过正常上限的 10 倍，应进行促胰液素刺激试验。正常情况下，促胰液素抑制 G 细胞分泌促胃液素，但胃泌素瘤病人接受促胰液素刺激后，促胃液素分泌增加。测量基线促胃液素 1 分钟后，静脉注射促胰液素，然后在 2 分钟、5 分钟、10 分钟、15 分钟、20 分钟后分别测量促胃液素。血清促胃液素高于 200pg/ml，提示结果阳性，可诊断胃泌素瘤。

■ 如果这些检查仍不能确诊，但临床上仍高度怀疑胃泌素瘤，可以进行其他检查。钙刺激试验是连续 3 小时静脉注射 10% 葡萄糖酸钙（5mg/kg），测试前及测试开始后 3 小时内每隔 30 分钟分别测定血清促胃液素和血钙。血清促胃液素高于 395pg/ml，提示阳性结果，但目前该试验的阳性标准仍存在争议。胃泌素瘤病人血清嗜铬粒蛋白 A 的水平常升高，在部分病例中可以以此确诊（图 49-1）。

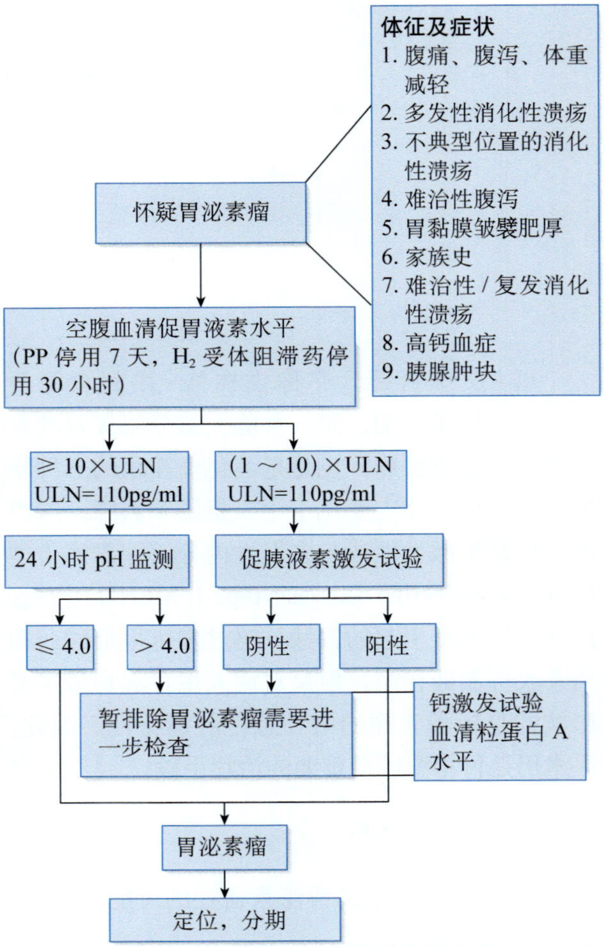

图 49-1 胃泌素瘤的诊断过程（ULN. 正常值上限）

■ 通过生化检查确诊胃泌素瘤后，应将注意力转向术前肿瘤定位及分期；高达 90% 的胃泌素瘤位于胆囊管和胆总管的连接区域，其次是十二指肠第二、三段结合处、胰颈部和胰体部；即所谓的胃泌素瘤三角（图 49-2）。

■ 最主要的定位检查包括三期 CT 增强扫描或 MRI 及超声内镜（EUS），医生根据经验和实际情况选择应用 CT 或 MRI 检查。尽管影像学检查的准确度不断提高，CT 或 MRI 目前可检测到 4mm 的肿瘤，但检测直径小于 2cm 肿瘤的灵敏度较低。EUS 可检测到更小的肿瘤（直径 2 ～ 3mm，根据具体操作者经验），而且可同时获取细胞学标本。

■ 生长抑素受体显像（SRS），也称 OctreoScan，是利用胃泌素瘤细胞高表达促胃液素生长抑素受体的特性，以放射性 ^{111} 铟标记的喷曲肽检测原发肿瘤还是肝转移病灶的方法。尽管其他成像学检查的准确度不断提高，但因 SRS 检测转移性肿瘤的灵敏度较高，SRS 仍在胃泌素瘤的定位和分期中发挥着重要作用。

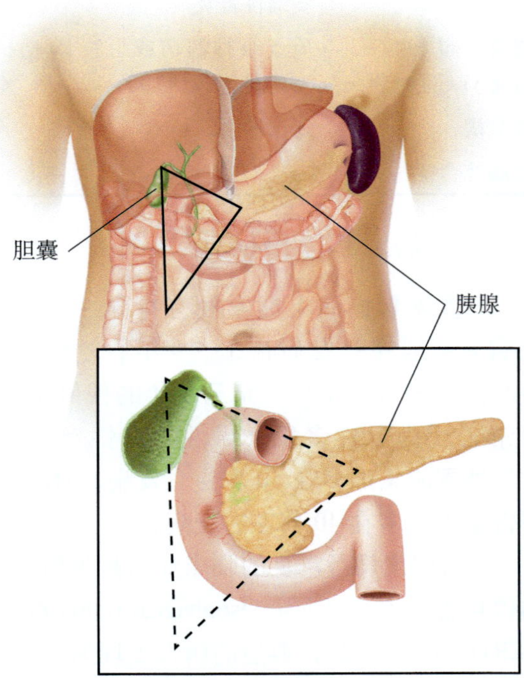

图 49-2 胃泌素瘤三角（90% 的胃泌素瘤发生于此区域）

■ 患有 MEN-1 相关胃泌素瘤的病人，还应检测其是否患有甲状旁腺功能亢进症。如果同时存在原发性甲状旁腺功能亢进症，应先行甲状旁腺切除术纠正高血钙，因为高钙血症可能增加麻醉风险，同时也增加了促胃液素和胃酸的分泌。

■ 对于散发性且无转移灶的胃泌素瘤，应进行手术探查，即使术前影像不能确定肿瘤的具体位置，术中仔细探查往往可以发现肿瘤。

■ 肿瘤直径大于 2cm 时，肝转移的风险增加。

■ 出现转移灶的病人应尽可能接受手术治疗，化疗对胃泌素瘤的治疗效果有限。当病人不适合手术治疗时，可考虑其他治疗方法，如射频消融治疗、肝移植术、肝动脉栓塞和放射性核素标记生长抑素治疗（图 49-3）。

五、外科治疗

体位

病人取仰卧位，以方便进行剖腹探查。

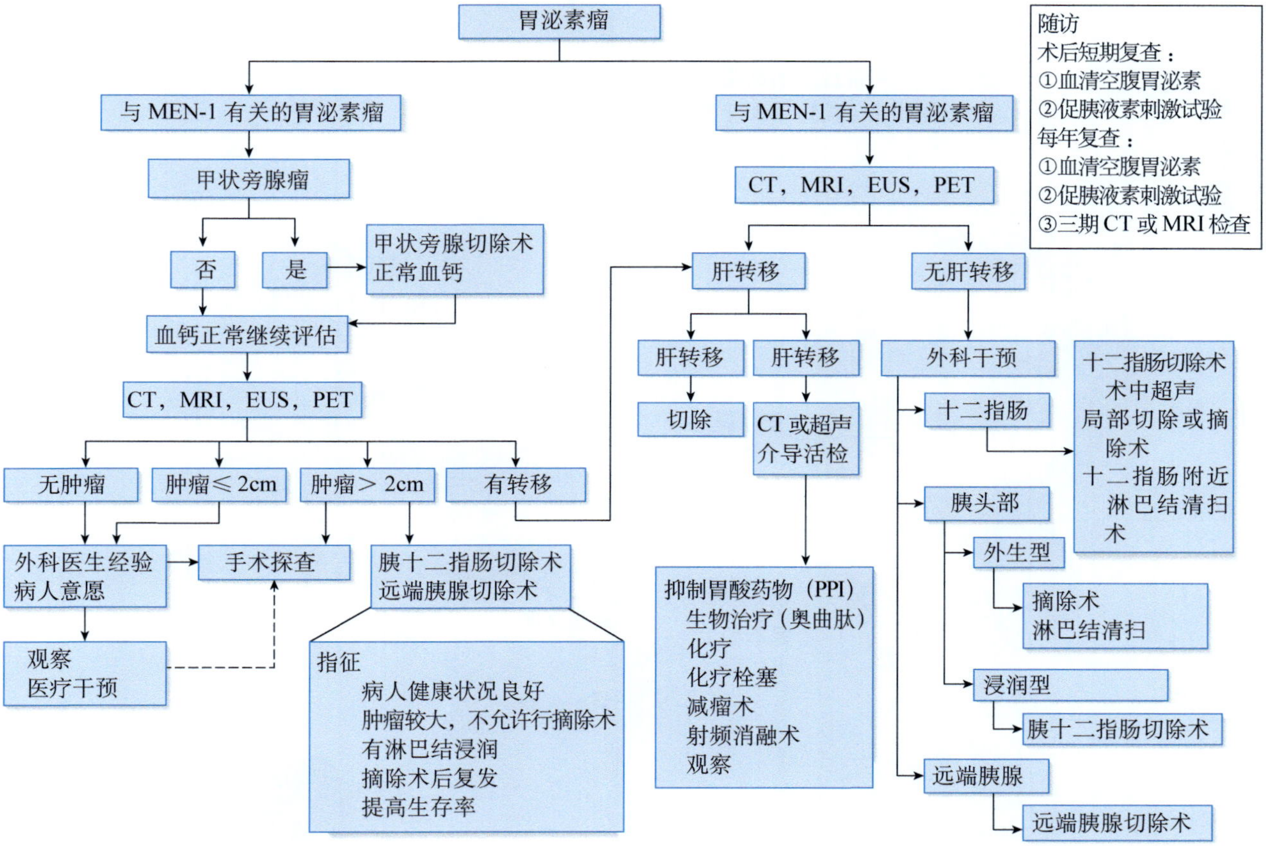

图 49-3 胃泌素瘤的定位及诊断

切口选择

可采用双侧肋缘下切口或上腹正中切口，以探查十二指肠和胰腺（图 49-4）。

（一）探查与 Kocher 切口

进入腹腔，初步探查后，游离结肠肝曲和升结肠（图 49-5A），沿着十二指肠第二、三部分切开腹膜反折，采用扩大的 Kocher 手法以更好地暴露和游离十二指肠和胰头（图 49-5B）。

暴露十二指肠和胰头后，触诊十二指肠和胰头（图 49-5C）。

对胰体、胰尾部进行触诊也非常重要。打开小网膜囊，切开胰腺下缘的无血管组织，为方便解剖分离，可先将结肠脾曲游离。暴露胰体、胰尾部后，应仔细触诊以确定是否存在多发肿瘤（图 49-5D）。

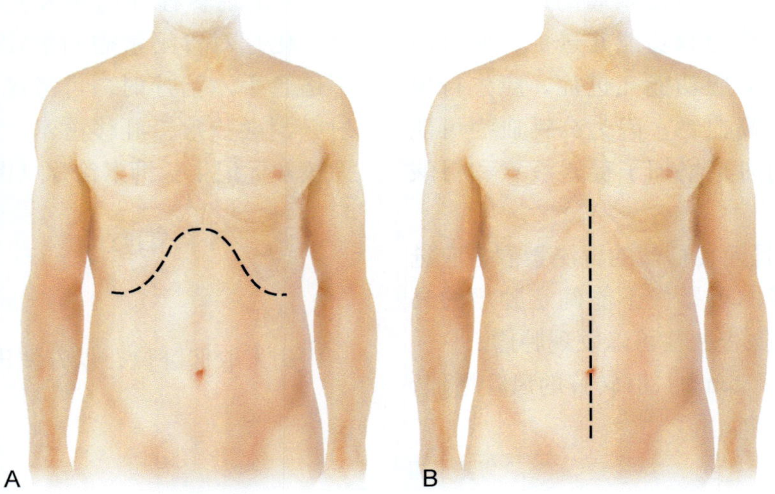

图 49-4 可能应用的剖腹探查切口

A. 双侧肋缘下切口；B. 上腹正中切口

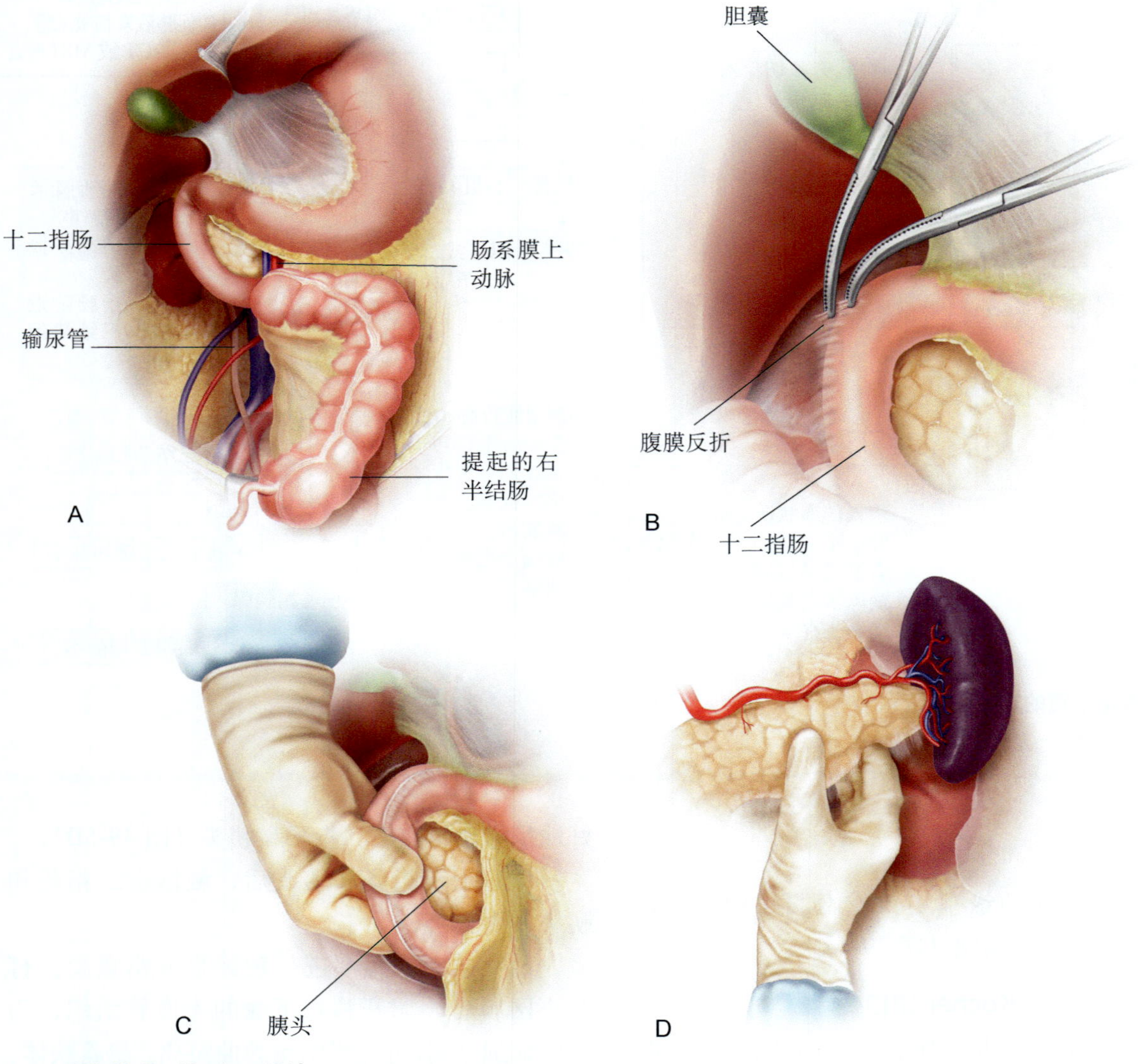

图 49-5 Kocher 手法

A. 游离右半结肠；B. 沿着十二指肠切开腹膜反折；C. 扩大的 Kocher 切口可以使胰头部从后腹膜提起，进行触诊；D. 将胰腺与横结肠系膜分离，完全游离胰腺，触诊胰体、胰尾部

（二）术中超声

游离十二指肠和胰腺后，探查可见和可触及的肿瘤，用术中超声来探查在十二指肠和胰腺的小肿瘤。若进行肿瘤摘除术，应先明确肿瘤与胰管的关系（图 49-6）。

所使用超声探头的类型应取决于外科医生的经验和偏好。笔者倾向于使用指尖接触式探头。

在超声检查过程中，医生的左手通常置于十二指肠和胰腺的后部，右手持探头。

同时应对肝进行检查，排除任何可能的转移病灶，并对可疑病变进行活检。

（三）术中内镜

接下来，进行术中胃十二指肠镜检查。内镜经口进入胃及十二指肠，用"透照检查法"确认是否存在其他的胃泌素瘤。病变一般位于十二指肠黏膜下层，因此内镜透照下可显示出阴影（图 49-7）。

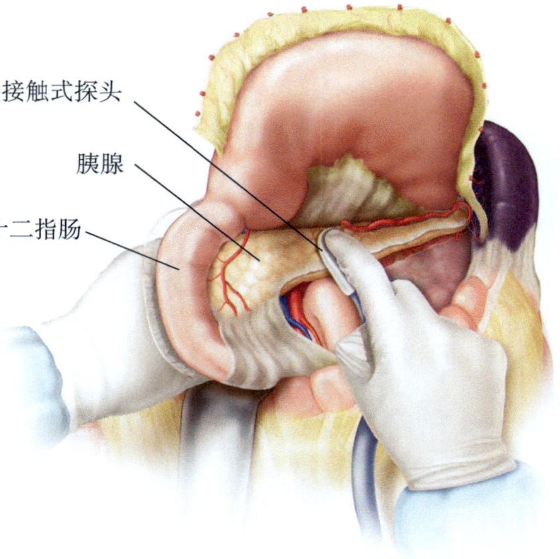

图 49-6　**术中超声探查胰腺及十二指肠**

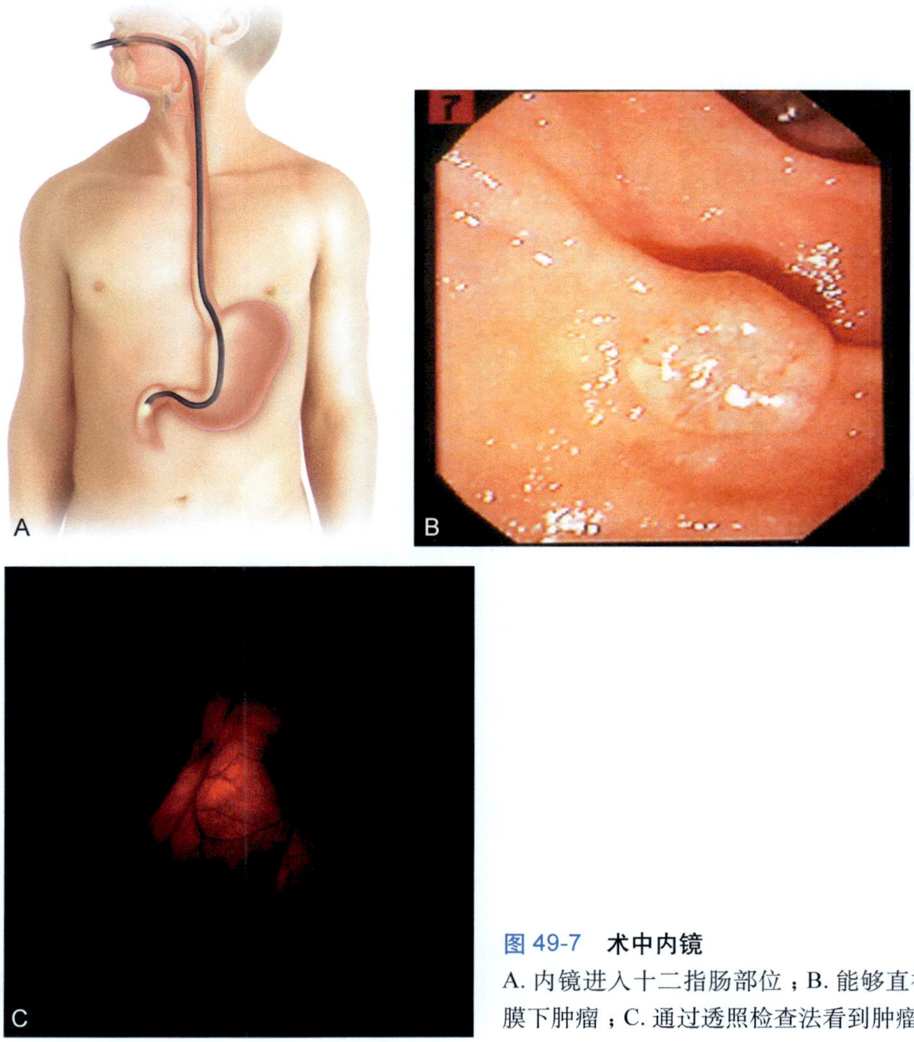

图 49-7　**术中内镜**

A. 内镜进入十二指肠部位；B. 能够直视下看到黏膜下肿瘤；C. 通过透照检查法看到肿瘤

（四）切开十二指肠

在十二指肠降部的系膜对侧肠壁，纵行切开 2 ～ 3cm 切口。若之前已经确认十二指肠病变的位置，则应该将十二指肠切开的位置调整至适合切除肿瘤处。

一旦行十二指肠切开术，应以示指和拇指仔细触诊肠壁（图 49-8）。

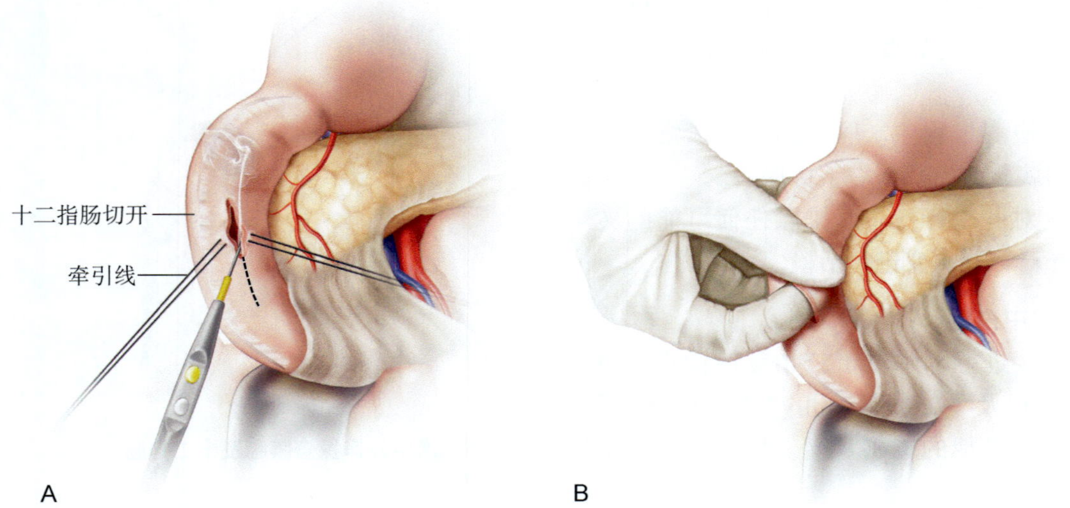

图 49-8 A. 于十二指肠降部的系膜对侧切开肠壁；B. 拇指和示指触诊肠壁，以检查是否存在小的肿瘤

由于十二指肠的第三、第四部分常难以探查，因此可以在切开十二指肠后用示指将黏膜外翻，这样就能在直视下探查十二指肠的各个部分（图 49-9）。

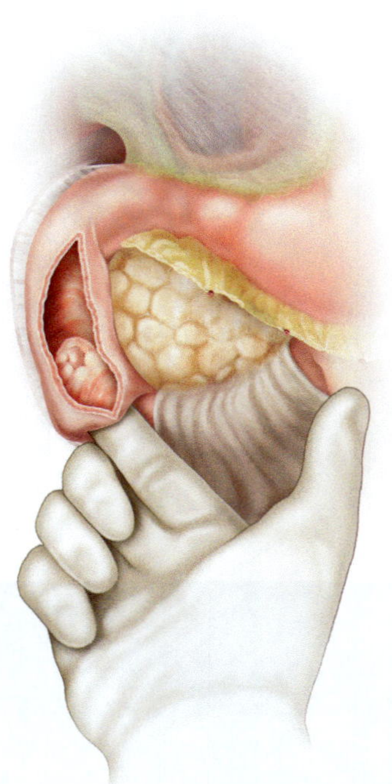

图 49-9 将十二指肠第三、四部分的肠黏膜向切口处翻转，完成探查

十二指肠的胃泌素瘤应该进行全层切除，切缘至少距病变 2mm。

对于十二指肠内侧壁的胃泌素瘤，应先明确胰管和壶腹部位置，再行肿瘤切除。可以利用小号胰管导管协助确认壶腹部。

（五）切除胰腺肿瘤

根据胰腺胃泌素瘤的大小和位置，决定具体手术方式。位于胰头部的外生性肿瘤，可行肿瘤摘除术；若肿瘤呈侵袭性或邻近主胰管，则可能需行胰十二指肠切除术。

位于胰体、胰尾部的肿瘤，需行胰体、胰尾切除术。可选择保留脾的胰体、胰尾切除术。是否需要脾切除应视肿瘤的位置和淋巴结转移的情况而定（胰十二指肠切除术详见第 36 ～ 44 章，胰体、胰尾切除术详见第 43 ～ 45 章）。

（六）清扫十二指肠周围淋巴结

胰腺和十二指肠周围的淋巴结清扫很重要，因为它们可能包含微小转移灶或实际上就是原发性肿瘤。

淋巴组织的清扫范围包括胰头、腹腔干、肝总动脉、肠系膜上动脉、胆总管和门静脉周围淋巴结。淋巴结清扫应从肝十二指肠韧带内淋巴结开始，由肝门向腹腔干方向进行，然后清扫胰头前后方所有的淋巴结（图 49-10）。

确认原发肿瘤后，应特别注意其周围区域，因为非常可能包含转移淋巴结。

（七）关闭十二指肠切口

探查、切除胃泌素瘤后，尽量横行缝合十二指肠肠壁切口，以避免肠腔狭窄。

若十二指肠壁纵行切口较长，则应纵行缝合十二指肠肠壁切口（图 49-11）。

双层缝合十二指肠壁。根据术者的经验和偏好，选择间断或连续缝合。

在靠近十二指肠壁切口的位置，放置一根引流管，观察术后引流液的情况。若同时行胰腺肿瘤摘除术，应在摘除部位也放置一根引流管。

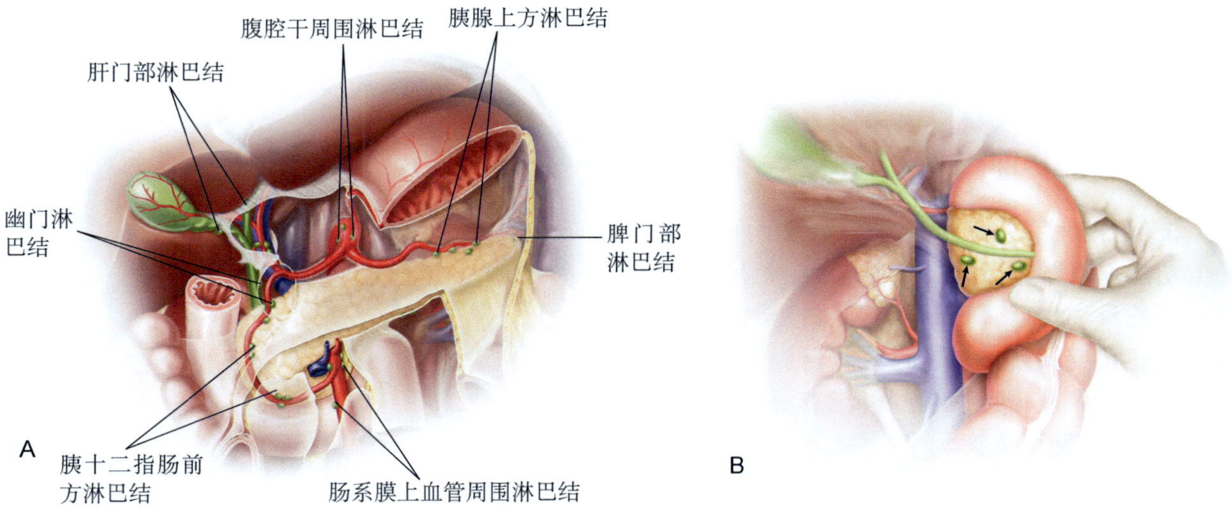

图 49-10　A. 淋巴结的清扫范围应包括肝十二指肠韧带内、腹腔干和胰头前；B. 后方周围的淋巴结

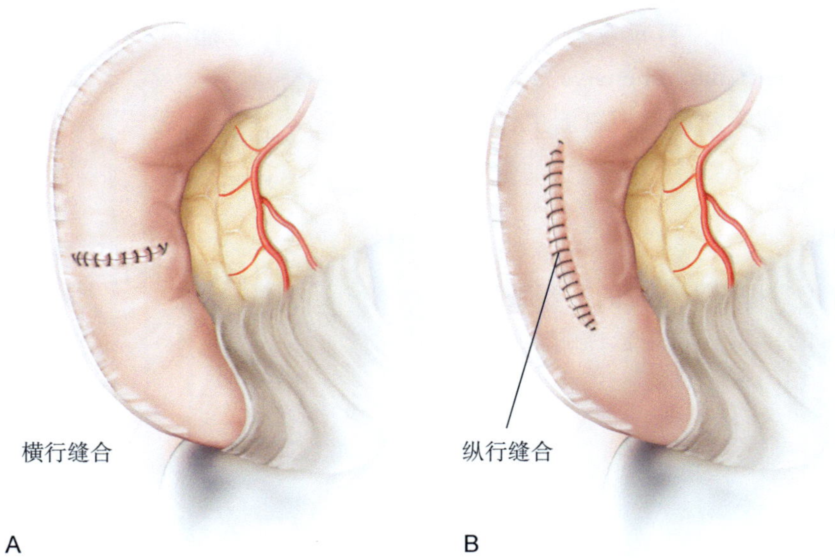

图 49-11　A. 推荐横行缝合；B. 如果纵行切口较长，可做纵行缝合

经验与教训

手术指征	①生化检查确诊的散发性胃泌素瘤 ②直径大于2cm的MEN-1相关性胃泌素瘤 ③无局部不可切除uho远处转移的证据 ④其他手术适应证
手术探查	①术中超声及术中内镜的透射检查法有助于发现肿瘤 ②由于十二指肠部胃泌素瘤容易被遗漏，因此所有病人均应行十二指肠切开 ③应将肿瘤全层切除，切缘至少2mm ④若胰腺胃泌素瘤呈侵袭性或紧邻主胰管，应行切除术而非肿瘤摘除术
淋巴结清扫	探查并清扫淋巴结非常重要
关闭十二指肠切口	尽量通过横向缝合关闭十二指肠切口

六、术后护理

腹部探查后，病人应住外科病房，在胃肠道功能恢复前给予营养支持治疗。密切监测引流液的量和性状，直到恢复经口进食。若怀疑出现肠瘘或胰瘘，应进行口服泛影葡胺造影以确诊。当病人正常饮食，引流液清亮且小于50ml/d，可拔除引流管。

出院后3个月和6个月，病人应进行复查，包括询问病史、体格检查、CT或MRI，以及血清空腹血清促胃液素、促胰液素刺激试验。之后的应每6个月进行一次随访，直到术后3年，每次均检查上述项目。目前美国国家综合癌症网络（National Comprehensive Cancer Network，NCCN）指南不建议常规监测生长抑素受体显像。

七、预后

肿瘤转移是胃泌素瘤病人死亡的主要原因，据估计，至少60%的胃泌素瘤是恶性的。存在肝转移的病人，10年总生存率为30%，而无肝转移的病人，15年的总生存率为83%。

散发性胃泌素瘤可能通过手术切除而治愈。一项比较手术与药物治疗的大型研究表明，胃泌素瘤手术后12年的治愈率为41%，且肝转移发生较少（5% vs. 29%），疾病相关15年生存率为98%（手术治疗）与74%（药物治疗）。

MEN-1通常不可治愈，5年无病生存率仅为1%～6%。尽管缺乏有效的生物治疗和化学治疗，MEN-1病人也可能获得长期生存，有研究报道5年生存率为98%。

八、并发症

- 复发。
- 残余肿瘤。
- 十二指肠瘘。
- 胰瘘。
- 感染（腹腔脓肿）。
- 十二指肠狭窄。

第 50 章 胰管空肠侧侧吻合术：合并胰头切除（Frey 术）或不合并胰头切除（Puestow 术）

Kevin E. Behrns　Jose G. Trevino

一、定义

慢性胰腺炎是一种炎性疾病，包括一系列的形态学、组织学、临床特征的变化，从无临床症状仅有组织学标本的炎症改变，到显著性的腺体形态学破坏伴随腺泡细胞的丢失、明显的纤维细胞外基质的沉积和胰管狭窄。

二、鉴别诊断

- 急性胰腺炎。
- 自身免疫性胰腺炎。
- 胰腺癌。
- 导管内乳头状黏液性肿瘤（IPMN）。

三、病史和体格检查

- 晚期慢性胰腺炎的临床表现为疼痛、胰腺内外分泌功能不足。慢性胰腺炎最重要的病因是酗酒。
- 其他类型的慢性胰腺炎包括自身免疫性胰腺炎、十二指肠旁胰腺炎和因基因突变导致的家族性胰腺炎。
- 区分酒精性慢性胰腺炎与自身免疫性慢性胰腺炎，尤其是局部自身免疫性胰腺炎和胰腺腺癌，则可能需要大量的检查和检验进行评估和证实。
- 加速慢性胰腺炎进展的重要危险因素包括饮酒和吸烟。
- 应仔细询问病人的饮酒史，绝大多数慢性胰腺炎病人具有重度饮酒史（大于 5 次 / 天）。
- 慢性胰腺炎的疼痛表现为间歇性或者持续性。腹部间歇性疼痛通常持续 1 ～ 2 周，伴有数月的无疼痛期；持续性疼痛每天出现，偶尔出现 1 个月或数月的疼痛缓解期。
- 持续数月至数年的慢性胰腺炎出现典型的体重减轻，然而当出现形态学改变（如胰腺假性囊肿并诱发胃十二指肠的梗阻）时，则可加速体重的减轻。
- 慢性胰腺炎其他并发症包括胆道梗阻导致的黄疸和脾静脉梗阻继发的胃底静脉曲张导致的上消化道出血。

四、影像学检查和其他诊断方法

- CT 是影像学检查的首选，对比增强、多维 CT 薄层扫描可清晰地显示胰腺实质和胰管解剖。慢性胰腺炎 CT 特征包括胰头部增生伴多发钙化和远端胰管扩张（图 50-1）。
- 早期慢性胰腺炎，在有或无促胰液素刺激的 MRCP 检查下呈强化表现。胰管和流体动力学显著狭窄部位的形态学变化在上述检查的图像中会非常明显。

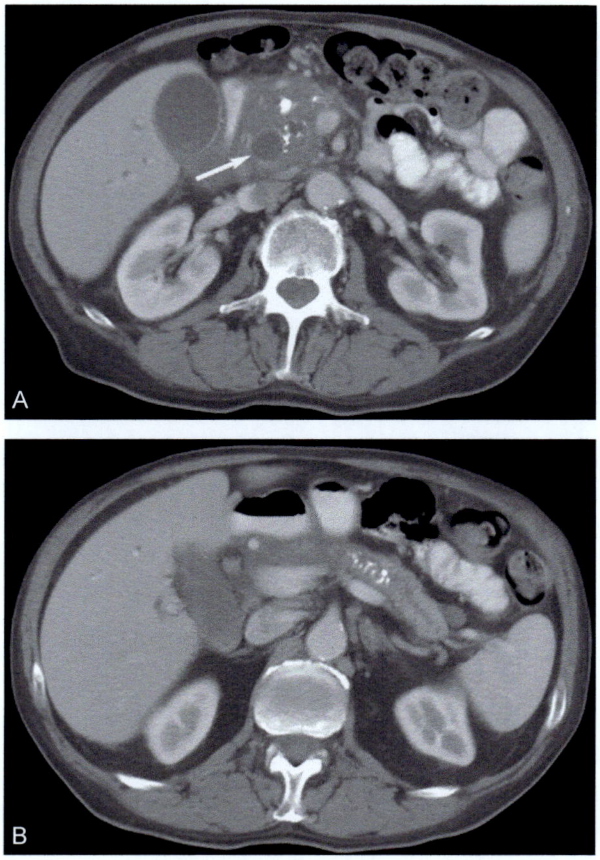

图 50-1　A. 腹部 CT 提示胰头部增大，伴有多发的钙化灶，箭头所示假性囊肿；B. 远端胰腺钙化伴有胰管扩张

■ EUS 伴或不伴促胰液素作用下的功能测试可能有助于慢性胰腺炎早期纤维化的诊断（图 50-2）。EUS 的灵敏度和特异度与慢性胰腺癌的组织学有关，可分别达到 84% 和 100%。此外，当慢性胰腺炎存在恶性病变时，EUS 具有优越性，因为 EUS 引导下穿刺活检是确诊恶性肿瘤最可靠的方法。

■ 外科手术前的胰管成像十分关键，因为所有的狭窄部位和管内结石必须通过手术方式治疗。MRCP 或 ERCP 可清楚地显示胰管的解剖，在有胰管支架时，ERCP 常作为手术前作为内镜治疗手段。

五、外科治疗

当慢性胰腺炎病人出现伤残性腹痛、体重下降和胰管梗阻的症状时，应实施伴 / 不伴胰头切除的胰管空肠侧吻合术。胰腺形态学的特征常与病人预后相关，在有胰头部增大和远端胰管扩张情况时，实施联合胰头部切除的胰管空肠吻合术，病人术后预后可能会最好。

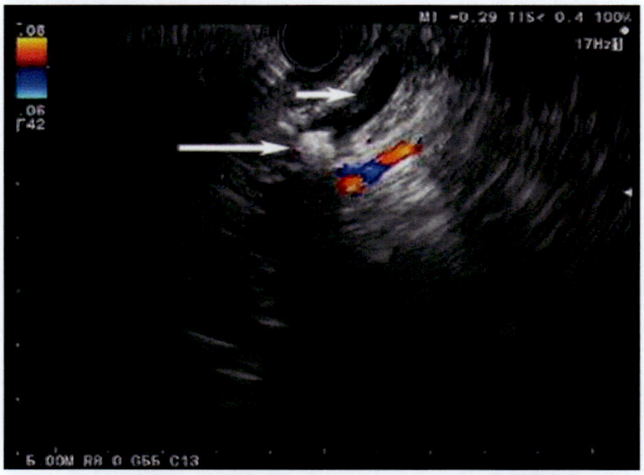

图 50-2　超声内镜显示慢性胰腺炎病人的胰管扩张（短箭头）伴钙化（长箭头）

（一）术前计划

■ 此类病人常经历慢性病程，并缺乏规律性治疗，因而胰头切除和胰管引流术前的彻底评估十分关键。

■ 须戒酒至少 6 个月以上，同时参加戒酒辅导，理想情况下此类病人术前也应该戒烟，但是这对大多数病人比较困难。

■ 必须足够重视慢性胰腺炎病人术前的营养状态，此类病人常伴有严重的营养不良；同时应该考虑到脂溶性维生素的缺乏。如果存在明显的营养不良，术前应放置鼻空肠营养管加强肠内营养并补充胰酶，同时应注意额外补充蛋白也是必须的。通常经过术前 2 ～ 4 周的肠内营养补充，病人即可处于合成代谢的状态。

■ 表 50-1 列出胰管纵向引流的 Frey 术病人的术前准备计划清单。

表 50-1　Frey 术前检查

参数	评估方法
戒酒	参加戒酒辅导
内科及内镜治疗无效	仔细回顾既往病历
实验室检查	血生化、血红蛋白、肝功能、凝血功能、胰腺功能等
胰腺实质内液体积聚或肿瘤病灶的评估	CT 或 MRI
胰管的评估	MRCP 或 ERCP
胆道阻塞的评估	肝功能、胆管造影

（二）体位

病人取仰卧位，此类病人术中常有中等量的出血风险，因此至少建立 2 条大口径的外周静脉通路或一条中心静脉置管，对有合并症的病人同时进行动脉监测。

手术技巧

胰腺暴露

取腹部正中切口以完全暴露上腹部。彻底的腹腔探查后，提起大网膜，将其与横结肠、胰头及胃的起始部分离，显露胰腺；游离结肠肝曲，Kocher 切口广泛游离十二指肠；通常胃后壁与胰腺黏附粘连，必须解剖游离。在胰颈下缘，解剖胃网膜右静脉与周围组织，直至其汇入肠系膜上静脉（superior mesenteric vein，SMV）处；游离远端胃和近端十二指肠，为胰头切除所需范围提供足够暴露。为避免静脉损伤，SMV 胰腺后段通常不做分离解剖。这些操作将充分暴露胰头至胰尾（图 50-3）。

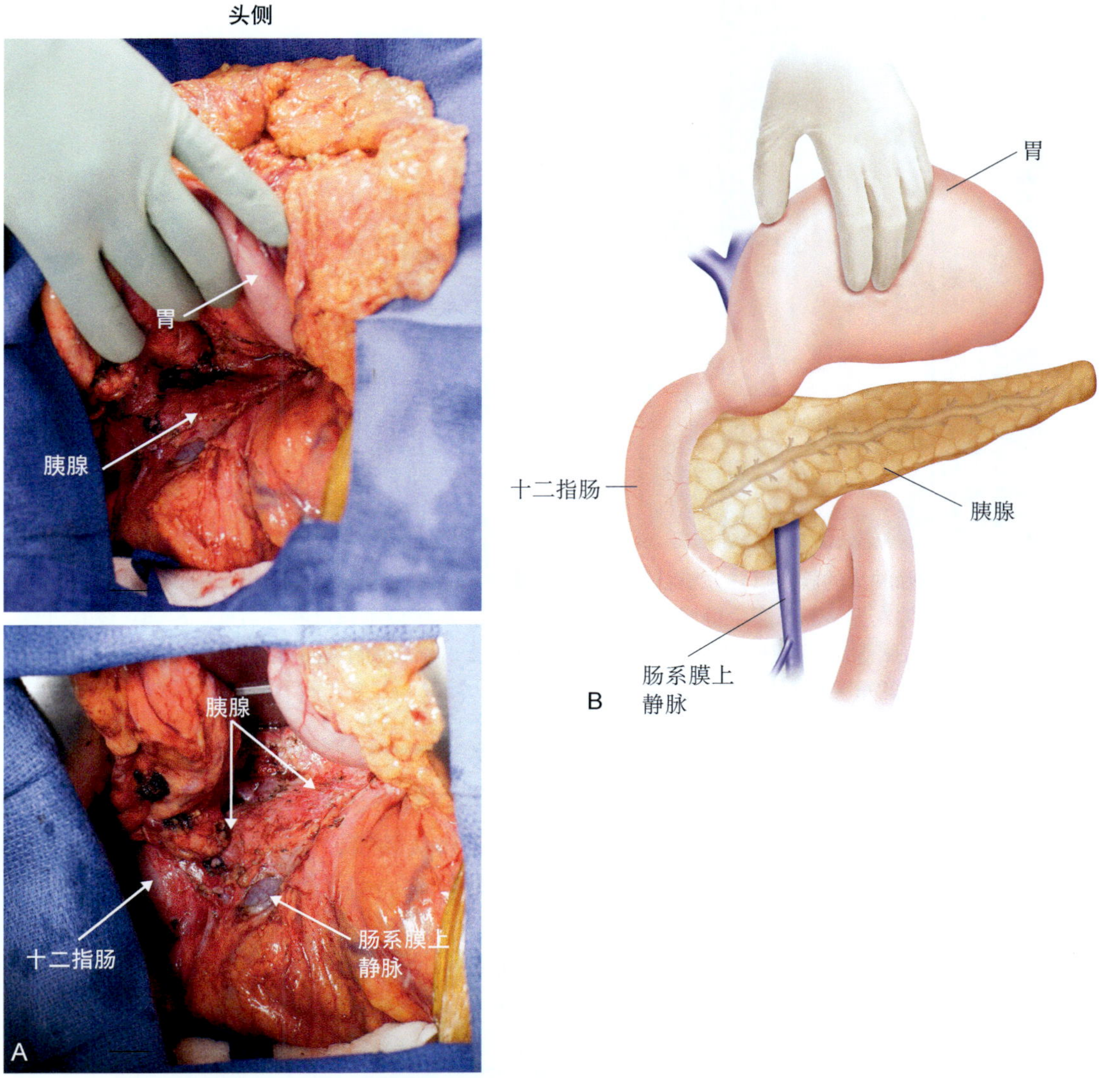

图 50-3　**胰腺的暴露**

A. 将大网膜与横结肠、横结肠系膜分离，将胃后壁与胰腺前面分离，充分游离十二指肠，暴露胰腺；B. 充分暴露十二指肠、胰头、胰体和胰尾，胰腺下缘的肠系膜上静脉和上缘的肝门静脉可作为安全的解剖标志

胰头切除

在胰腺上缘确认胃十二指肠动脉，以 4-0 Prolene 线“8 字形”缝扎。胰头部切除应仔细地有计划地进行以避免损伤 SMV。沿十二指肠壁及胰腺后方，将胰头尽量切除，边缘仅保留 3 ～ 5mm 的胰头组织（图 50-4）。通常胰管在摘除胰头部过程中明显可见，并向远端走行。胰头切除不宜过深，以不超过胰管后壁为好。如果此创面不显而易见，应在胰体部确认胰管，其走行一般紧随胰头近端。胰头部切除过程中很容易出血，需用 5-0 Prolene 线缝扎。应避免术中以电凝处理动脉出血，因为其仅会临时性的封闭血管壁，而不能彻底止血。

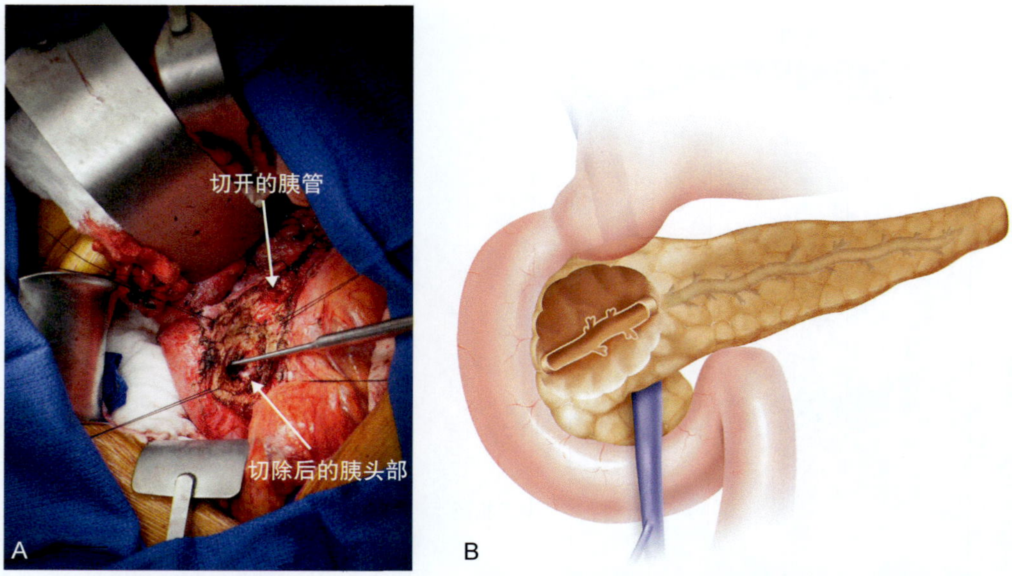

图 50-4　**切除肿大的胰头（注意辨认安全解剖标志：肠系膜上静脉、肝门静脉和胰管的背侧面**
A. 胰头切除的左界为肠系膜上静脉和肝门静脉的右侧，深度应不超过胰管后壁，应通过缝扎进行止血，所有胰腺结石均应清除，用探针确认胰管与十二指肠腔相通；B. 示意图显示胰腺摘除过程中需注意的重要解剖标志

胰管纵向切开

若切除胰头过程中能明确胰管位置，可以向远端插入探针，并以此引导胰管切开。然而，广泛纤维化所致的导管狭窄将不利于胰头部胰管的识别，以及向近侧探查胰管。如果在胰头部不容易辨认胰管，通常可以在肠系膜上静脉左侧辨认胰管，但应注意避免在肠系膜上静脉－脾静脉汇合处上方切开胰管。一旦从胰头远侧辨认出胰管，应该从胰尾部向胰头十二指肠交界处切开（图 50-5）。所有的胰腺结石应取出，除非取石会造成胰腺实质的损伤。

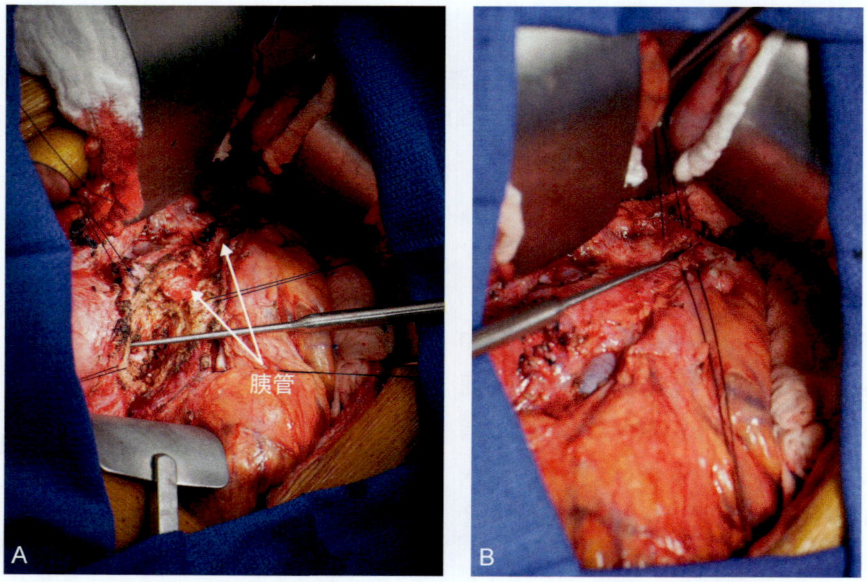

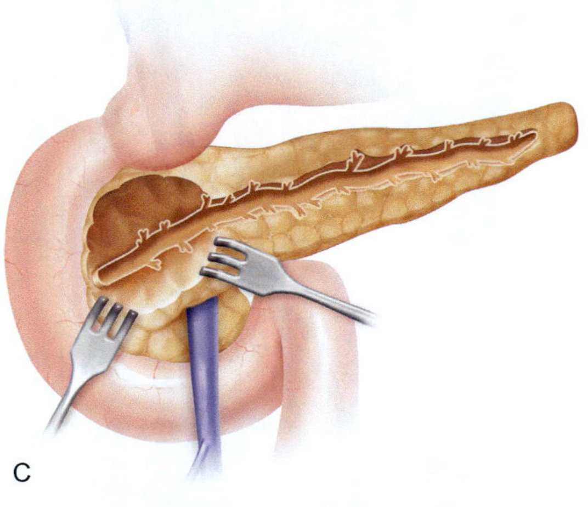

图 50-5 **将胰管从胰头向胰尾切开**

A. 胰头切除后，将探针向胰尾侧插入胰管，沿探针切开胰管；B. 若在胰头部不易辨认胰管，可在肠系膜上静脉左侧找到扩张的胰管，然后从胰尾侧向胰头侧切开胰管；C. 显示从近十二指肠位置至胰尾部将胰管切开

胰腺内胆管括约肌成形术

胆道狭窄病人应进行胰腺内胆管括约肌成形术。首先沿着十二指肠壁，在切除的胰头深部辨认出胆管。术前胆道支架置入有助于该手术操作，在十二指肠受胆道支架压迫部位可触及胰腺内胆管。在胆道支架上方纵向切开胆管，并延伸到胆管进入胰腺部。取出支架，不再次放置。切开胆管后，应用直径不小于 6 ～ 8mm 探针探查胆管，以 6-0 PDS 线将胆管缝合至周围的胰腺实质，充分开放胆管（图 50-6）。

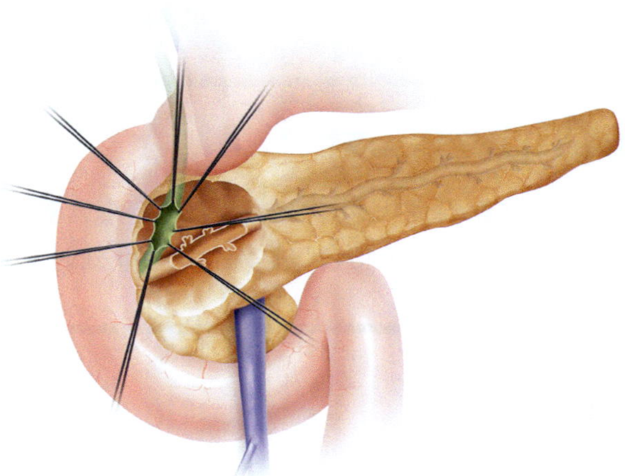

图 50-6 **对于合并胆管狭窄的病人，应进行胰腺内胆管括约肌成形术**

纵行切开胆管，上至胆管进入胰腺处；以 6-0 PDS 线将胆管缝合至周围的胰腺实质，充分开放胆管；应用直径不小于 6 ～ 8mm 探针探查胆管

ROUX-Y 胰管空肠吻合术

首先，在 Treitz 处向远端游离 15 ～ 30cm 的空肠，在肠系膜根部切断该段空肠所属系膜并分离血管弓。将 Roux-Y 肠袢从横结肠后方、结肠中血管右侧提至胰腺水平。从该段空肠末端开始，用 4-0Prolene 缝线双层连续缝合，将空肠沿着胰尾到胰头方向进行胰腺空肠侧侧吻合术（图 50-7）。注意不要缝到胰管上皮，注意控制空肠切开范围。在胰肠吻合口下 40 ～ 50cm 远端进行空肠 - 空肠吻合，以重建肠道连续性。

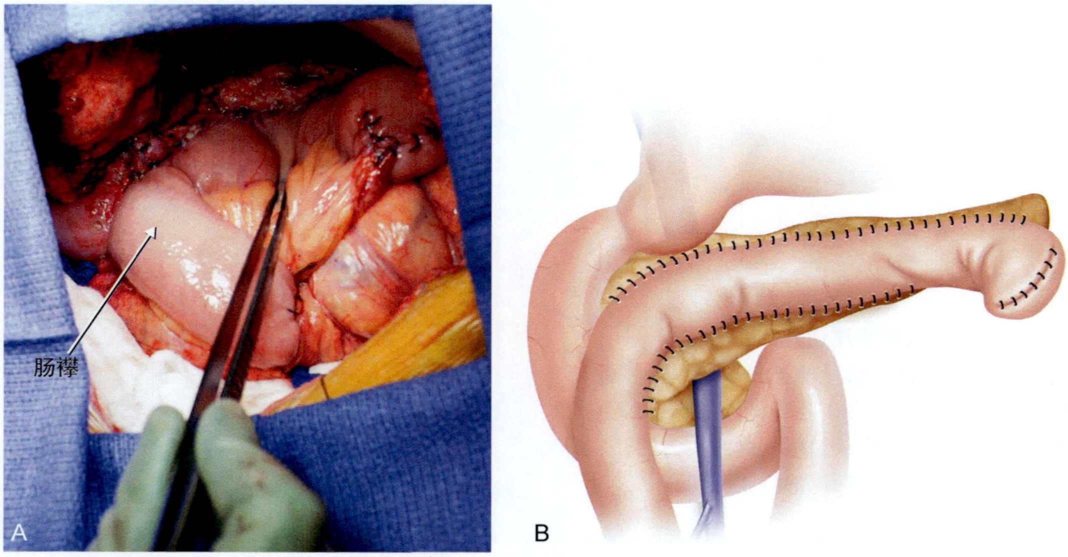

图 50-7 A. 将 Roux-Y 肠袢从横结肠后方、结肠中血管右侧提至胰腺水平，用 4-0 Prolene 缝线双层、连续缝合胰腺和空肠；B. 显示胰腺空肠侧侧吻合术完成的状态

放置空肠造瘘营养管

对营养不良病人适合放置空肠造瘘营养管。在距离空肠 - 空肠吻合口远端约 30cm 处，放置一根红色的橡胶导管或其他类型营养管。将营养管在空肠壁内潜行一段，然后从四个方向分别将营养管与腹壁固定。胰肠吻合口上下方各放一个引流管，逐层关腹。

经验与教训

筛选合适的病人	①戒酒、控制慢性疼痛 ②胰头肿大且胰管扩张的病人的预后较好
胰头切除	①首先结扎胃十二指肠动脉 ②将胰头尽量切除，边缘仅保留 3 ～ 5mm 的组织 ③避免解剖分离肠系膜上静脉 ④缝扎控制出血
胰管切开	胰管切开范围从十二指肠至胰尾
胰腺内胆管括约肌成形术	评估是否存在胆管阻塞；若拟施行胰腺内胆管括约肌成形术，术前应放置胆管支架
胰腺空肠吻合术	控制空肠切开的范围
十二指肠切开	十二指肠具有扩张性，尽管手术需要足够大的切口以暴露术野，但是应该先做小切口，再根据情况将切口延长
关闭十二指肠切口	若无法通过横行缝合将十二指肠切口无张力关闭，可采用纵行缝合关闭切口。若担心十二指肠腔狭窄，可采用胃空肠吻合术
辨认壶腹部	从胆囊管残端插入胆道导管，有助于辨认壶腹部

六、术后护理

因为术后存在出血的风险，病人常规进行心电监护。术后最初的 24 ～ 48 小时需要密切观察出血情况。如果发生出血，CT 动脉造影可以鉴别是胃肠道还是腹腔内出血。如消化道出血则需要手术，而腹腔内出血可经血管栓塞治疗。

通常情况下，胰腺的暴露需要解剖分离长期炎症导致的组织粘连，因此术后可能需大量补液，需要密切监测尿量。

术后早期开始肠内营养是必要的，因为大多数病人存在低蛋白血症和营养不良。

七、预后

一项比较内镜治疗与外科引流手术的随机试验研究证实，胰腺引流术的治疗优于内镜治疗。接受胰腺引流手术的病人可疼痛缓解更明显，而有 47% 最初行内镜治疗的病人，最终仍需要手术治疗。

慢性胰腺炎的手术治疗包括标准或保留幽门的胰十二指肠切除术或引流术(如 Frey 手术)。各种操作的优点至今仍存在争议，但一项前瞻性试验表明，虽然 Frey 手术术后在长期控制疼痛和胰腺功能方面无其明显优势，但其具有更好的短期疗效。

表 50-2 总结了 Frey 手术病人的预后情况。

表 50-2 Frey 手术的预后

指标	发生率（%）
再次手术	8
胰腺外分泌功能障碍	86
胰腺内分泌功能障碍	61
重返工作岗位	42
继续酗酒	21

引自 Strate T, Bachmann K, Busch P, et al. 2008.Resection vs drainage in treatment of chronic pancreatitis: long-term results of a randomized trial.Gastroenterology. 134:1406–1411.

八、并发症

- 术后出血。
- 胰瘘发生率较低。
- 胃排空延迟。
- 表 50-3 总结了 Frey 手术的并发症情况。

表 50-3 Frey 手术的并发症

并发症	发生率（%）
严重并发症	23
胆管狭窄	11
胰瘘	7

来自作者的尚未发表的数据

第 51 章 胰腺假性囊肿内引流术：囊肿 – 胃吻合术及囊肿 – 空肠吻合术

Kenneth K. W. Lee

一、定义

急性胰腺炎常导致胰腺及胰周液体和固体混合物的积聚。尽管过去常统称为胰腺假性囊肿，但 Atlanta 急性胰腺炎分型（2012 修订版）根据发病机制及影像学特点，对几种不同类型的胰腺局部并发症进行了区别。由于治疗方式差别较大，所以深入理解不同类型的胰腺局部并发症非常重要。

- 急性胰周液体积聚（Acute peripancreatic fluid collections,APFCs）（图 51-1）常于急性间质水肿型胰腺炎的病程早期出现。APFCs 没有囊壁，而是局限于胰腺周围的筋膜间隙中。APFCs 通常不需要侵入性操作处理，因为很少发生感染等并发症，常可自行吸收（图 51-2）

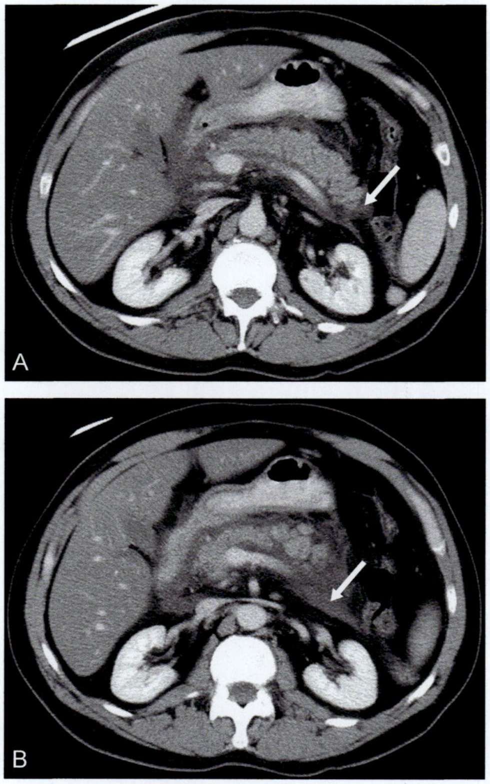

图 51-1　急性胰周液体积聚

A. 胰腺水肿伴胰周少量渗出液积聚；B. 胰周积液向肾前外侧积聚，但仍局限于筋膜之间

- 未自行吸收的 APFCs 常转变为胰腺假性囊肿，并形成一成熟的囊壁。胰腺假性囊肿（图 51-3A）是由于急性、慢性胰腺炎或胰腺外伤累及胰管系统，导致胰腺周围或胰腺内液体积聚，并被炎性纤维组织包裹而形成。与胰腺囊性肿瘤相比，胰腺假性囊肿的囊壁没有真正的上皮细胞，而是由包含组织细胞、巨细胞、肉芽组织及少量嗜酸性粒细胞组成的纤维组织构成。因源于胰管系统损伤，假性囊肿的囊液胰淀粉酶水平较高。Atlanta 急性胰腺炎分型（2012 修订版）强调了假性囊肿与胰腺及胰周组织坏死的区别，其囊液并不含固体成分。磁共振（图 51-3B）及超声有助于辨识 CT 无法发现的固体成分。
- 与 APFCS 和胰腺假性囊肿相比，急性坏死性胰腺炎定义为出现胰腺和（或）胰周组织

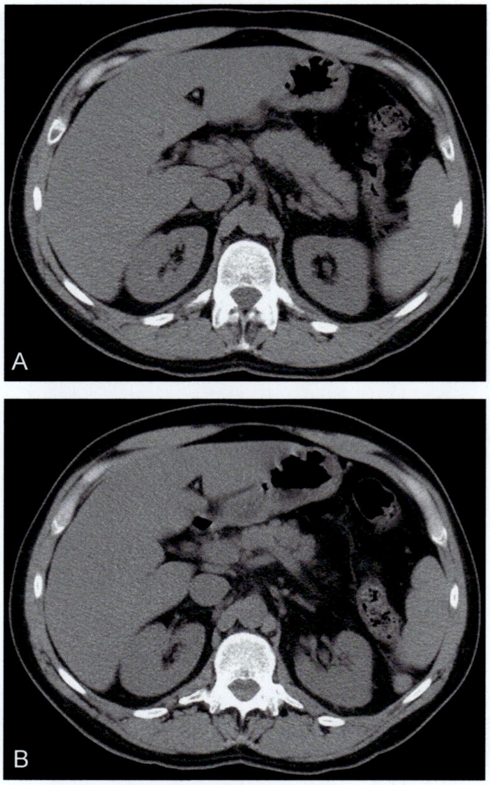

图 51-2　急性胰周液体积聚

3 周后该液体积聚自行吸收

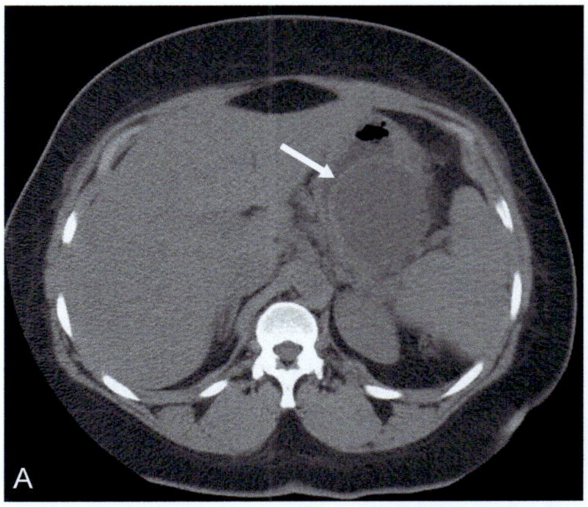

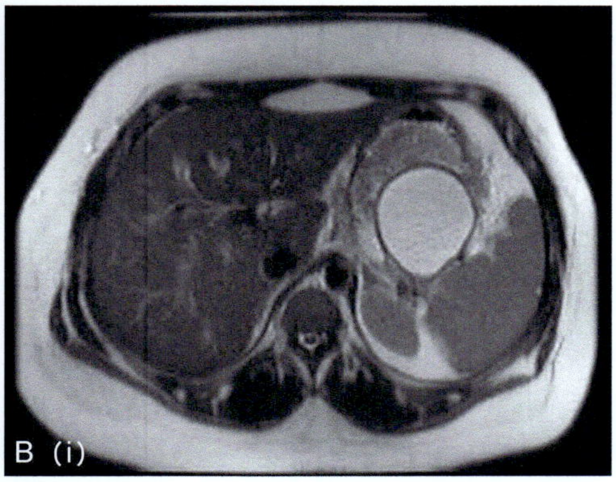

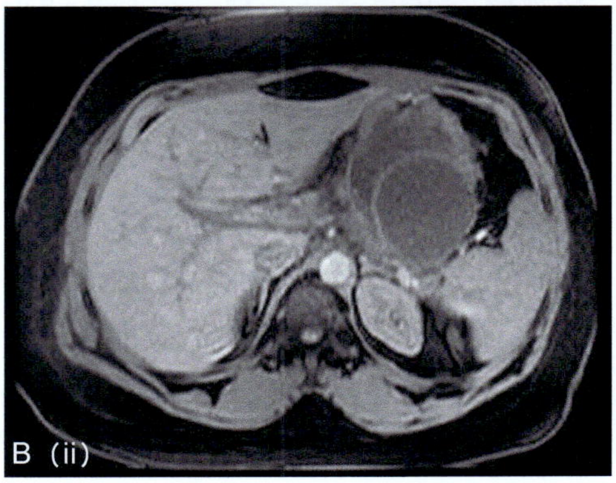

图 51-3　**胰腺假性囊肿**

A. 均质的液体积聚由一层致密囊壁包裹，其内未见血管强化；B. 磁共振显示假性囊肿内无坏死性碎片组织

坏死。急性坏死性胰腺炎早期，坏死组织常称为“急性坏死性积聚”（acute necrotic collection, ANC）（图 51-4）。此时胰腺积聚物常包含胰管内漏出的胰液或液化的坏死组织。ANC 的自然病程各有不同，可自行吸收或持续存在，呈固态或液态，保持无菌状态或并发感染。

■ 坏死性积聚物周围形成的纤维囊壁无法自行吸收，早期并不需要外科清创。与急性坏死性积聚类似，包裹性坏死（walled-off necrosis, WON）（图 51-5）包含固体及液体物质。

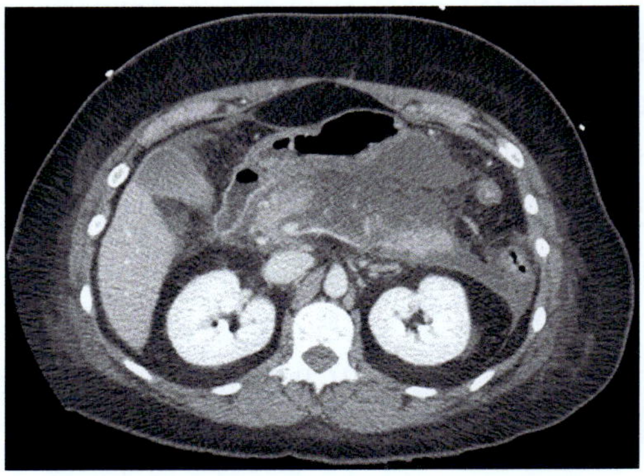

图 51-4　**急性坏死性积聚**

胰腺及胰周坏死组织围绕尚存活的胰腺组织（强化部分）

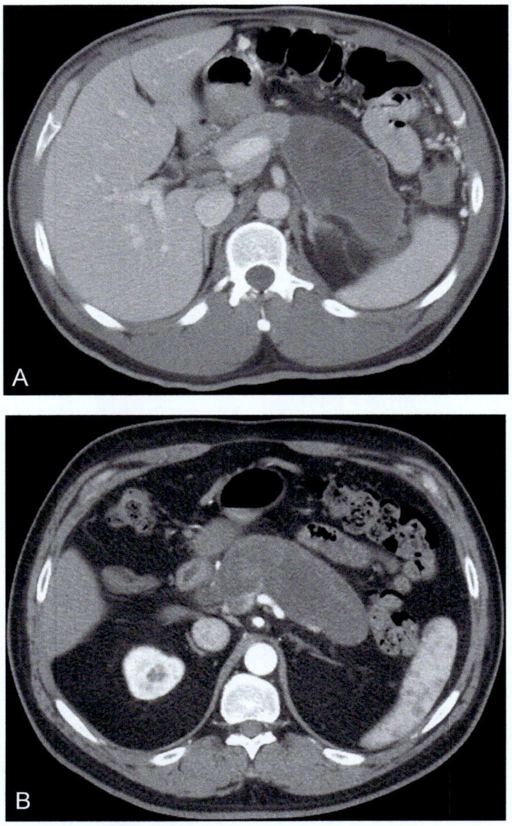

图 51-5　**包裹性坏死**

■ 尽管WON的发病机制及其内容物与胰腺假性囊肿有所不同，但它们的治疗方式相似，特别是怀疑囊腔与胰腺导管系统相通者。

二、鉴别诊断

■ 胰腺假性囊肿。

■ 包裹性坏死。

■ 胰腺囊性肿瘤　囊壁包含真正的上皮细胞层，可与胰腺假性囊肿的纤维性囊壁相区别（见前述）。胰腺囊性肿瘤可分为两类：①胰腺微囊腺瘤（浆液性囊腺瘤）内含有浆液，恶变风险较小，有症状的浆液性囊腺瘤可选择手术切除；②大囊性囊腺瘤（黏液性囊腺瘤）内含有黏液，病理特征为卵巢型基质的存在，有恶变可能，发现后应手术切除。

■ 带有囊变形态的胰腺肿瘤　胰腺癌可存在囊性部分，肿瘤坏死区可发生液化，在影像学检查中表现为囊性；胰腺导管细胞腺癌可引发远近端胰管梗阻，影像学上出现类似于囊肿的特点；胰腺内分泌肿瘤有时也可以囊性成分为主。

■ 胰管内乳头状黏液瘤　可发生于主胰管或胰管分支，影像学表现可类似于单个或多个胰腺囊肿。

■ 其他胰腺良性囊性病变　包括淋巴上皮囊肿及上皮包涵性囊肿。一旦诊断成立，有症状者可选择手术治疗。无卵巢型基质且无恶变迹象的黏液性囊肿也可发生于胰腺组织。这种良性黏液瘤与黏液性囊腺瘤较难鉴别。

三、临床评估

病史及体格检查

■ 详细询问病人是否有急性胰腺炎或胰腺外伤史。若无以上病史，诊断胰腺假性囊肿应慎重，此时应优先考虑胰腺肿瘤。因假性囊肿形成需数周，若急性胰腺炎发作或胰腺外伤距离时间较短，应在能看到确切的成熟囊壁后再考虑此诊断。

■ 询问病史明确胰腺炎病因，并针对病因进行一系列治疗，如胆囊切除术、降脂治疗、戒酒等。

■ 明确由假性囊肿引发的相应症状。这些症状常包含腹痛、腰背痛、腹胀或腹部饱胀感、早饱、恶心、呕吐，或其他消化道梗阻的症状。若出现并发症，如假性囊肿感染、出血或破裂，将出现相应症状（如发热、头晕、腹部弥漫性疼痛）。

■ 病人的病史及身体一般状况决定适合病人的治疗方式。回顾病人既往手术史，重点关注可能影响腹腔镜或开腹胰腺囊肿内引流术的胃肠道手术史及腹部切口。

■ 体格检查时注意是否可触及腹部包块或腹部膨隆，并明确其位置，以便在术前规划中予以注意。检查时也应关注腹壁是否有陈旧手术瘢痕。

四、影像学及其他诊断方法

■ 增强CT及MRI是诊断胰腺囊性病变最可靠的手段。根据影像学图像特点，有助于对多种胰腺囊性病变进行鉴别诊断（见前述）。断层扫描成像还可明确囊肿的囊壁厚度、囊肿与胃及其他腹部解剖结构的毗邻关系，协助制订手术方案。

■ 胰管病变可能会影响胰腺囊性病的治疗方案，磁共振胰胆管造影（magnetic resonance cholangiopancreatography, MRCP）及经内镜逆行胰管造影（endoscopic retrograde pancreatography, ERP）可予以诊断。推荐应用MRCP，因其为无创检查，病人无须镇静，还可以避免有创操作引发胰腺炎和引发与胰管相通的囊肿感染的风险。

■ 若病史及影像学检查并不足以诊断胰腺囊性病变的具体类型，特别是在无法排除囊性肿瘤是否有恶变倾向时，可行经超声内镜检查（endoscopic ultrasound, EUS）。在EUS引导下细针穿刺抽吸囊肿内容物及囊壁，并送生物化学及病理学检查。EUS同时可发现囊内的固态组织并评估囊壁厚度。

■ ERP并非评估胰腺假性囊肿的常规检查方法，但对于无法行MRCP或MRCP诊断存疑的病人，ERP可明确囊肿与胰管的解剖关系。由于存在引发无菌性假性囊肿感染的风险，因此ERP适合预计行手术的病人，而且应在检查后尽快手术治疗。

■ 尽管胰腺假性囊肿与 WON 的发病机制与病理表现不同，但治疗方法类似，因此临床上并非必须将 WON 与假性囊肿相区别。Atlanta 急性胰腺炎分型（2012 修订版）对假性囊肿和 WON 进行了定义，下文的讨论中，笔者仍将胰腺假性囊肿及 WON 统称为“假性囊肿”。

五、外科治疗

（一）手术指征

■ 假性囊肿有症状或假性囊肿不断增大的病人应行手术治疗。

■ 出现并发症的病人应行急诊手术，如囊肿感染、破裂、囊内出血。

■ 囊肿较小、无症状、无增大趋势的假性囊肿出现并发症的风险较小，无须特殊治疗。但体积较大的假性囊肿，即使无症状也应考虑手术治疗。

■ 若无法排除肿瘤的恶变倾向，也应考虑手术治疗。

（二）治疗方案

■ 手术切除假性囊肿。

■ 外引流术　经皮穿刺胰腺假性囊肿外引流术或外科引流术。

■ 内引流术　将假性囊肿与胃肠道连通。

（1）囊肿 - 胃吻合术：将胃后壁与假性囊肿连通，使囊液流入胃腔。可经内镜、外科手术及两者联合的方法实现。囊肿 - 胃吻合术可通过胃前壁切口进入胃内行吻合操作，经小网膜囊将胃后壁与囊肿吻合，也可通过消化内镜在胃内进行吻合操作。

（2）囊肿 - 肠吻合术：是将 Roux 小肠袢与假性囊肿进行吻合。

（3）位于胰头的假性囊肿可与十二指肠降部吻合，即囊肿 - 十二指肠吻合术。

（三）手术方案的选择

■ 对于胰尾部的假性囊肿或 WON，若诊断无法排除胰腺囊性肿瘤，如胰腺黏液性囊腺瘤，则应考虑行远端胰腺切除术进行治疗。鉴于胰十二指肠切除术（Whipple 手术）较高的并发症发生率与死亡率，治疗位于胰头的假性囊肿并不考虑行 Whipple 术。

■ 由于假性囊肿源于胰管系统损伤，WON 通常也与胰管损伤相关，假性囊肿或 WON 外引流（经皮）将导致胰瘘。因此，当病人需要外科治疗时，应首选假性囊肿与胃肠道吻合的内引流术。若假性囊肿囊壁尚未成熟，无法与胃肠道吻合时，可选择外引流术。细针穿刺抽吸大量囊液可暂时缓解病人的症状。若持续增大的假性囊肿发生感染，应置入引流管行外引流。当囊壁成熟的假性囊肿发生破裂、感染等急性并发症时，实施内引流手术的风险较大，也可行外引流术。

■ 囊肿的手术引流主要引流至胃或小肠。与囊肿 - 胃吻合术相比，囊肿 - 空肠吻合术降低了假性囊肿的复发率及围术期出血的风险，但需要游离空肠 Roux 肠袢和肠 - 肠吻合（见下文）。此外，若囊肿 - 胃吻合术后假性囊肿复发，可通过内镜进行治疗。因此，若假性囊肿紧邻胃，可优先选择囊肿 - 胃吻合术，否则应行 Roux-en-Y 式囊肿 - 空肠吻合术。

■ 消化内镜下囊肿 - 胃吻合术尤其适合治疗单纯的假性囊肿（仅包含囊液而无坏死组织）。

■ 开腹及微创手术（腹腔镜或机器人手术）均可用于囊肿 - 胃吻合及 Roux-en-Y 式囊肿 - 空肠吻合。

（四）术前准备

■ 按腹部手术常规进行术前准备。

■ 评估并控制高血压、心肺疾病等合并症。

■ 评估并纠正病人胰腺内、外分泌功能。

■ 纠正病人凝血功能障碍。

■ 术前常规预防性使用抗生素及抗凝药。

■ 营养状况不良者应推迟手术，并补充营养。若情况允许可行肠内营养，但是由于假性囊肿的占位效应，可能会影响服用肠内营养。

（五）体位

■ 开腹或微创手术均采用仰卧位，上肢内收于躯干两侧或外展。

■ 开腹手术时应用腹壁自动拉钩。

手术技巧

手术方式

■ 胃引流术

(1) 经胃囊肿 - 胃吻合术。

(2) 胃外囊肿 - 胃吻合术。

(3) 胃内囊肿 - 胃吻合术。

■ 空肠引流术

Rou-en-Y 囊肿 - 空肠吻合术。

经胃囊肿 – 胃吻合术

■ 开腹经胃囊肿 - 胃吻合术常选择腹部正中切口以便充分暴露。麻醉诱导后触诊病人腹部并结合影像学检查结果，可帮助选择切口位置。

■ 开腹后放置切口保护器，彻底探查腹腔，于胃背侧膨隆处触诊并定位胰腺假性囊肿。若需要，可应用术中超声协助定位（图 51-6）。

■ 应用微创方式进行经胃囊肿 - 胃吻合术时，Trocar 位置应根据假性囊肿的位置及大小决定。总体来说，腹中部放置 1 枚 5mm Trocar，右侧上腹部 2 枚 5mm Trocar，左侧上腹部 2 枚 5mm Trocar。可根据具体情况更换更大直径的 Trocar，方便术中超声探头或切割闭合器的使用。

■ 牵引线固定于胃膨隆区的中央（图 51-7），用电刀于胃前壁沿胃纵轴做一切口（图 51-8）。该切口位于胃大弯与胃小弯中间，方便后续操作关闭该切口。因胃前壁活动度较大，该切口可相对较小。沿胃纵轴切开便于术中根据情况向上或向下延伸胃切口。

■ 隔着胃后壁可触及假性囊肿，其具体位置可通过术中超声进一步确定（图 51-9），也可用细针经胃后壁穿刺囊肿抽吸囊液以确定（图 51-10）。上述方法均可评估假性囊肿与胃的距离。穿刺抽吸出的囊液可送生物化学、微生物学、细胞学及病理学检查。

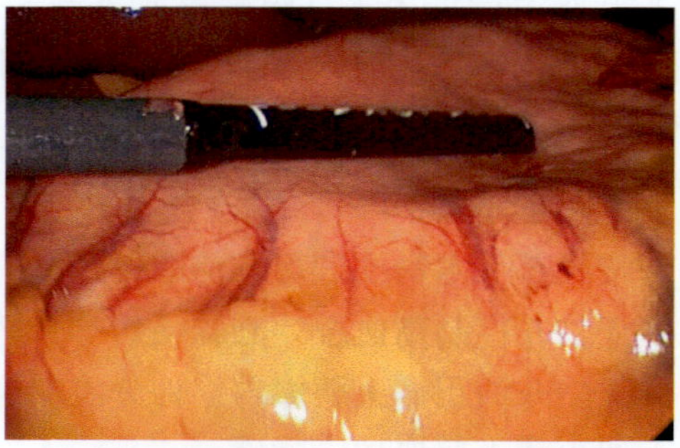

图 51-6 术中超声可帮助定位胰腺假性囊肿位置及确定胃前壁切口位置（腹腔镜囊肿 - 胃吻合术）

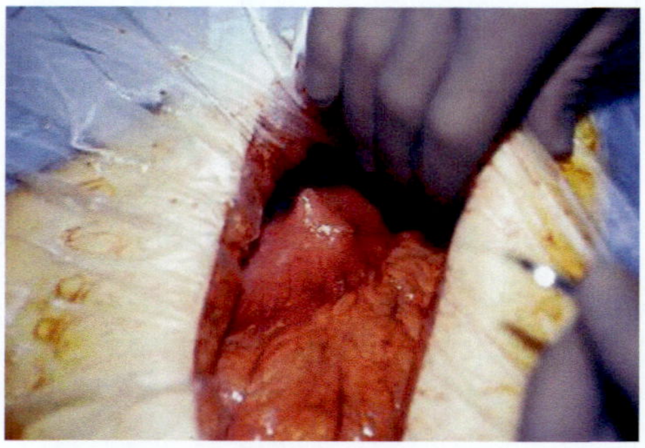

图 51-7 牵引线缝入并悬吊胃前壁，方便切开

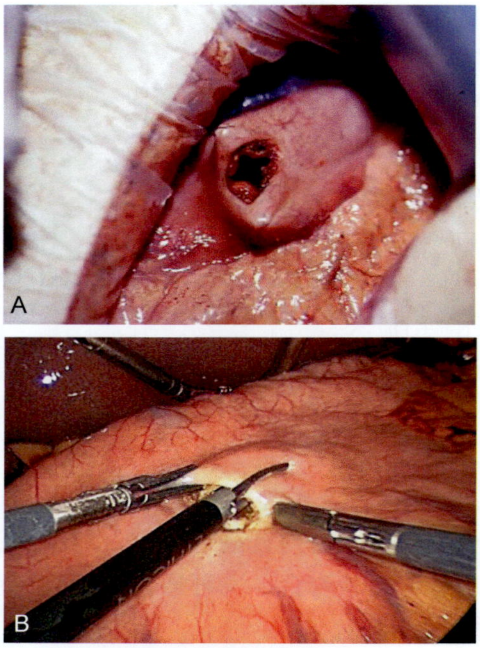

图 51-8 沿胃纵轴的胃前壁切口

A. 开腹囊肿 - 胃吻合术；B. 腹腔镜囊肿 - 胃吻合术

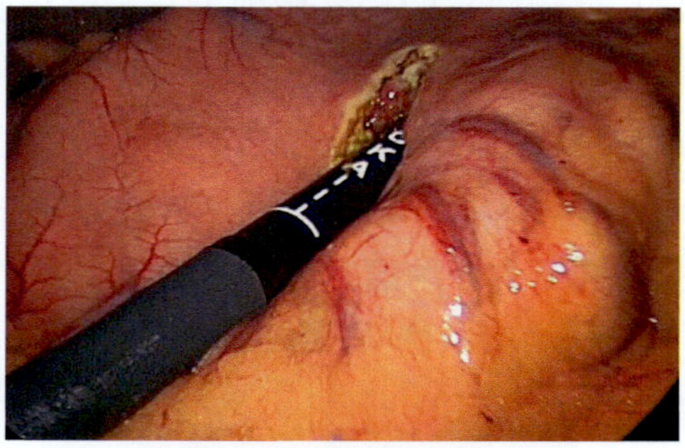

图 51-9 经胃后壁超声检查协助定位囊肿位置，确定囊肿 - 胃切口的位置（腹腔镜囊肿 - 胃吻合术）

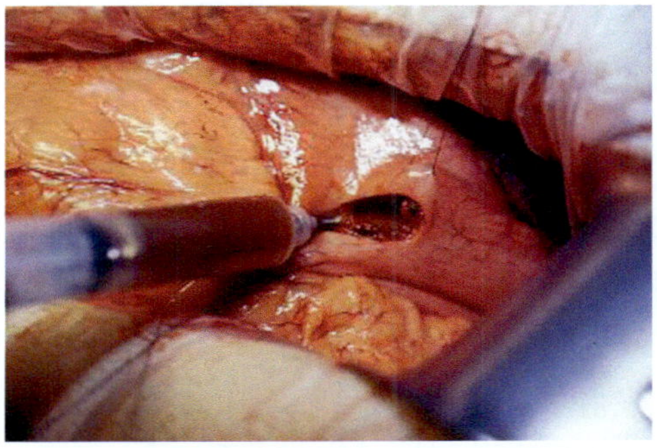

图 51-10　**经胃穿刺抽吸囊液明确囊肿位置，估测囊肿与胃后壁距离，帮助确定囊肿 - 胃切口的位置（开腹囊肿 - 胃吻合术）**

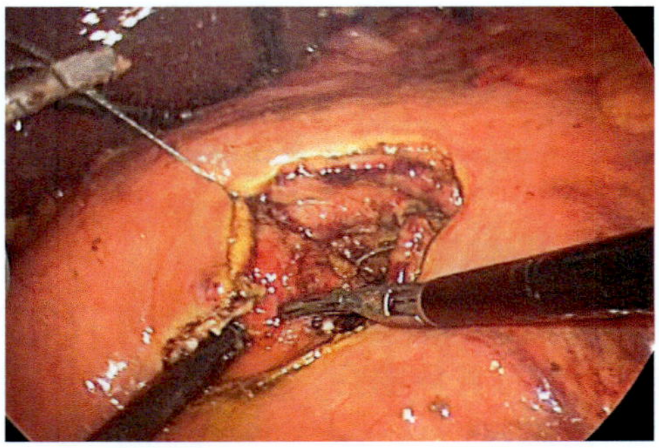

图 51-12　**切除部分囊壁送术中冷冻检查，明确囊壁是否由纤维组织构成。若有上皮细胞覆盖，则诊断为胰腺囊性肿瘤（腹腔镜囊肿 - 胃吻合术）**

- 于拟行吻合的位置用电刀切开胃后壁，并进入囊肿，吸净囊内容物（图 51-11），清除囊内坏死组织。切除部分假性囊肿壁送术中冷冻检查，确定囊壁由纤维组织构成，而无上皮细胞覆盖（图 51-12）。
- 用能量器械（电刀、超声刀等）扩大假性囊肿切口。用手指或术中超声探头伸入囊肿，确定胃后壁与囊肿前壁粘连的范围。囊肿 - 胃切开的长度以≥ 5cm 为宜。探查囊肿腔，打开囊腔内的分隔。
- 沿着胃后壁切口边缘，用 2-0 可吸收缝线将囊壁与胃后壁切口固定一圈（图 51-13）。这些缝线加固了假性囊肿与胃壁的粘连，也促进了囊肿 - 胃吻合口的止血。
- 假性囊肿切开后，也可用直线切割闭合器扩大切口，但仍需要切除部分假性囊肿壁送病理检查。
- 确切止血后，将鼻胃管插入胃内，缝合或用吻合器关闭胃前壁切口。根据切口的位置、走

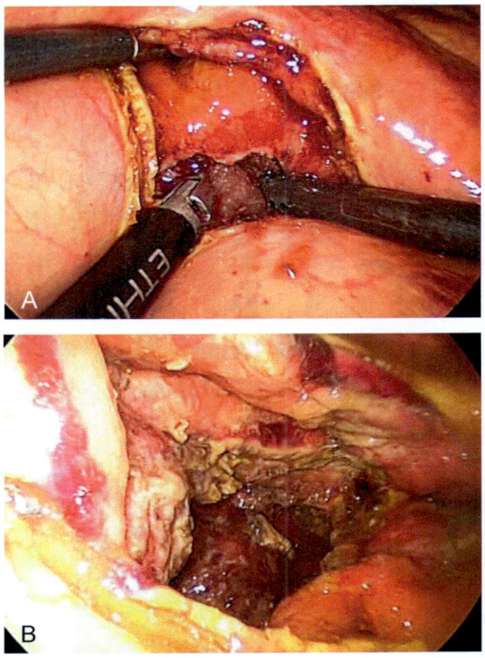

图 51-11　**胃后壁切开后进入囊肿**

A. 切开胰腺假性囊肿；B. 清除坏死组织等内容物

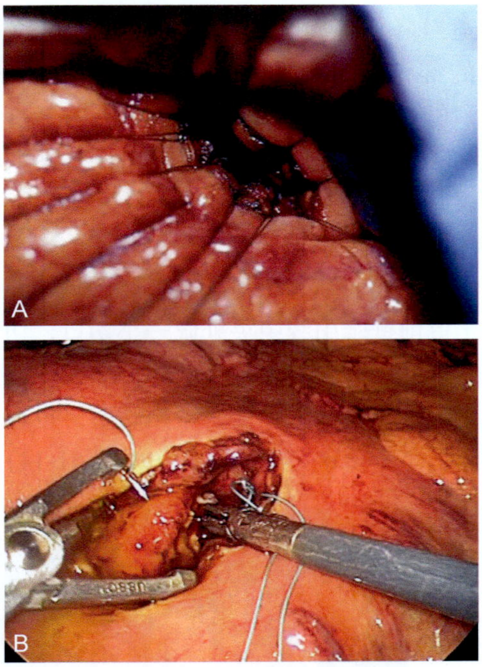

图 51-13　**沿囊肿 - 胃吻合口缝合一周，加强两者附着的同时能有效止血**

A. 开腹囊肿 - 胃吻合术；B. 腹腔镜囊肿 - 胃吻合术

行及胃的大小，决定沿胃纵轴或横轴关闭胃前壁切口。

■ 再次探查腹腔，无异常后逐层关腹，通常不放置腹腔引流管。

胃外囊肿 – 胃吻合术

■ 小网膜囊内胰腺假性囊肿毗邻胃后壁者，可与胃后壁行侧侧吻合，从而避免切开胃前壁进行操作。

■ 打开胃结肠韧带暴露小网膜囊。

■ 寻找胃后壁与假性囊肿前壁紧邻，但并未互相粘连的部位。

■ 于胃后壁及囊肿前壁相对应部位分别取小切口，将直线切割闭合器头端分别插入胃与囊肿腔内进行切割和吻合。为了获得足够大的吻合口，可加用一个钉仓进行吻合。最后用吻合器缝合残余的囊壁 - 胃共同开口。

■ 也可于胃后壁和囊肿前壁做平行切口，手工行囊肿 - 胃吻合术。

■ 开腹或微创均可完成此种囊肿 - 胃吻合术。

■ 此手术方式并不受胃壁和假性囊肿壁粘连范围的限制，可避免切开胃前壁所致的相关并发症。

■ 然而囊肿 - 胃吻合口瘘将导致胃肠内容物漏入腹腔内，形成胃瘘。应于囊肿 - 胃吻合口附近放置引流管。

内镜下经胃囊肿 – 胃吻合术

■ 常规腹腔镜手术方法布置 Trocar，首先在右侧腹部放置 3 枚 5mm Trocar。牵拉胃前壁评估其活动度，并确认其是否能贴近前腹壁，将胃前壁与前腹壁接触的部位作为穿刺部位，此时可适当降低气腹压力。确定胃前壁与前腹壁接触的部位后，在此处的胃壁固定牵引缝线，并将牵引线从此处的腹壁穿出。

■ 自十二指肠 - 空肠连接处向下找到空肠活动度良好的位置。无创肠钳夹闭空肠，防止向胃内注气时出现小肠胀气。

■ 将 12mm Trocar 于预定穿刺部位刺入腹壁。于胃前壁牵引线中央处做一小切口，切开胃壁，然后将 12mm Trocar 经此切口伸入胃腔。牵引线用以牵拉胃前壁，使之紧贴腹壁。也可以用 12mm 袖状 Trocar 完成上述操作（图 51-14）。

■ 经胃壁 Trocar 向胃内充气，然后将腹腔镜伸入胃内进行探查。胃后壁隆起处即胃后方的假性囊肿所在处（图 51-15）。

■ 将消化内镜经口伸入胃腔，提供胃内视野，经胃壁 Trocar 插入腹腔镜操作器械进行后续操作（图 51-16）。

■ 术中超声或细针穿刺抽吸确认胰腺假性囊肿位置，用电钩或其他能量器械在胃后壁做一切口，进入囊腔（图 51-17）。

■ 切除小部分囊肿壁送冷冻病理检查，用切割闭合器或能量器械扩大囊肿 - 胃吻合处，并注意确切止血。囊肿 - 胃吻合术达到了内引流及囊腔坏死组织清除的目的（图 51-18）。小部分残存的坏死组织将通过囊肿 - 胃吻合口排出。置入鼻胃管，拔除经胃壁 Trocar，用吻合器或缝线关闭胃壁切口。移除肠钳，拔除剩余 Trocar。不常规放置腹腔引流管。

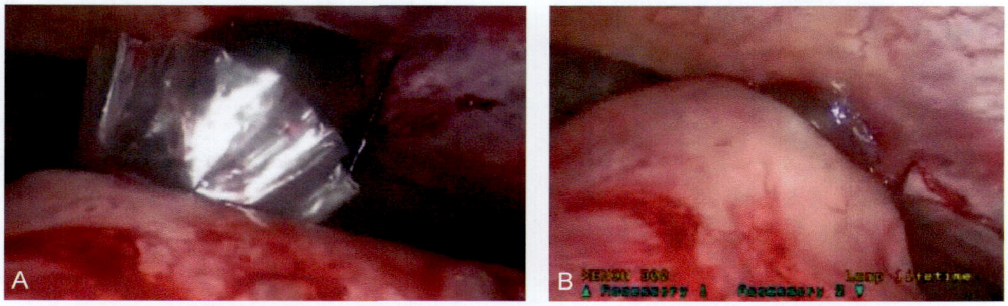

图 51-14 A. 借助牵引线，将 12mm Trocar 插入胃腔；B. 并将胃向腹壁方向牵拉

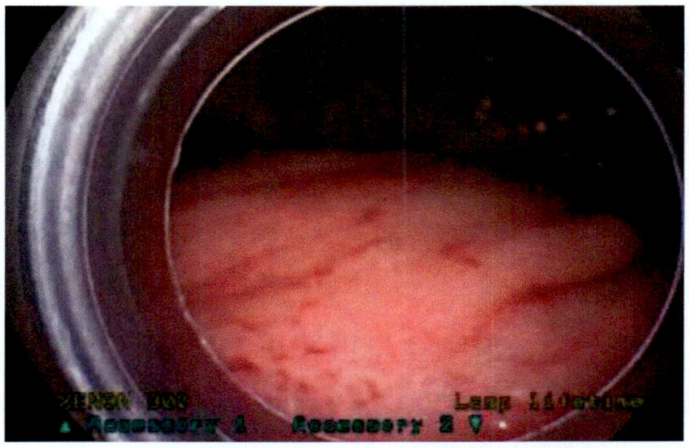

图 51-15　经胃壁 Trocar 置入腹腔镜，可见由胃后方假性囊肿引起的胃后壁隆起

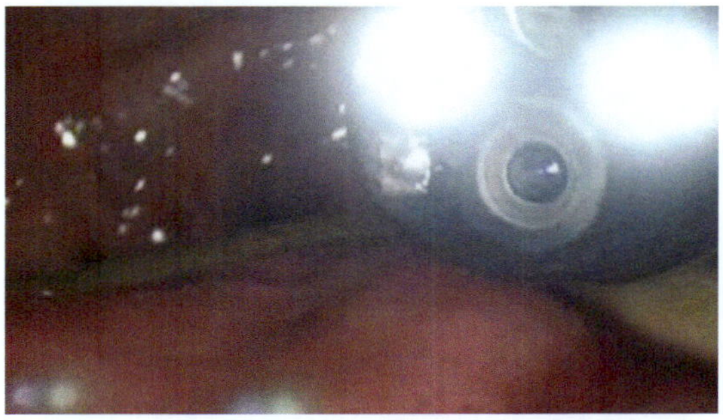

图 51-16　将内镜经口伸入胃腔，可提供胃腔视野，经胃壁 Trocar 置入腹腔镜操作器械

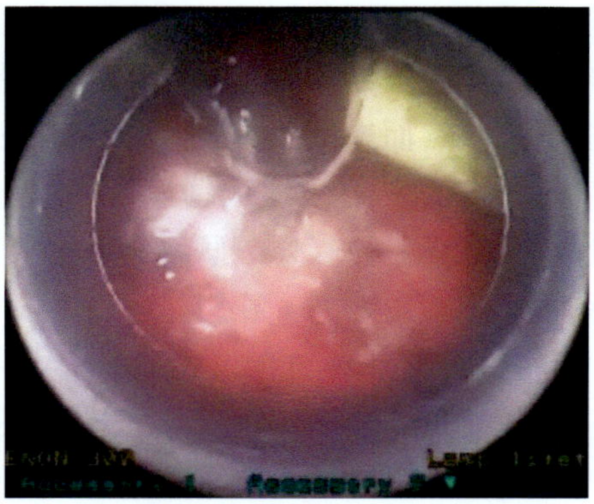

图 51-17　根据胃后壁隆起定位假性囊肿，在胃后壁做切口并向深面解剖进入囊肿腔

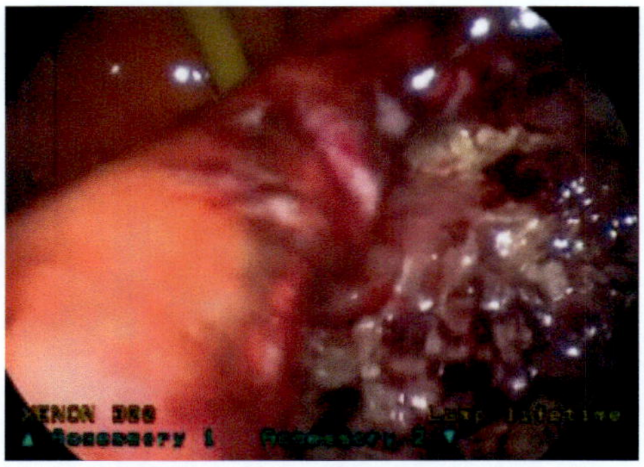

图 51-18　切割闭合器或能量器械扩大囊肿 - 胃后壁切口，完成囊肿坏死组织清除及引流

Roux-en-Y 囊肿 - 空肠吻合术

■ 开腹 Roux-en-Y 囊肿 - 空肠吻合术取腹正中切口，获得良好暴露。麻醉诱导后触诊病人腹部并复习影像学检查结果，帮助选择切口位置。因该手术操作主要位于横结肠系膜水平以下，腹部切口位置可较囊肿 - 胃吻合术稍低。

■ 放置切口保护器，探查腹腔。触诊并定位假性囊肿位置，横结肠系膜隆起处多为囊肿所在部位。

■ 根据假性囊肿的大小及位置，决定微创 Roux-en-Y 囊肿 - 空肠吻合术 Trocar 的布局，其分布总体上较微创囊肿 - 胃吻合术的 Trocar 位置低。该手术 Trocar 布局应兼顾 Roux 空肠袢的制备、囊肿 - 空肠吻合及空肠 - 空肠吻合等操作。

■ 将横结肠向上翻起，暴露横结肠系膜及假性囊肿隆起的部位，细针穿刺抽吸囊液可帮助定位囊肿。若假性囊肿位置不明显，应行术中超声并结合术前影像学结果帮助定位（图 51-19）。超声还可辨别走行于囊肿表面的肠系膜血管，以避免吻合导致其损伤。钝性及锐性松解囊肿与周围结构的粘连（图 51-20）。

■ 暴露囊肿后，制备 Roux 肠袢。与保留食物流出功能的完整空肠袢相比，无食物流出功能的 Roux 肠袢的吻合口瘘发生率较低。自空肠起始段向下追踪，选取一段活动度良好、血管

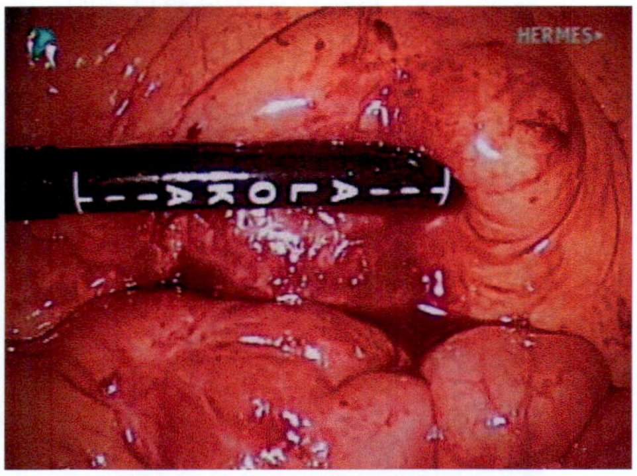

图 51-19　术中超声于横结肠系膜隆起处定位胰腺假性囊肿

弓形态合适的空肠。因囊肿 - 空肠吻合处位于横结肠系膜下方，对 Roux 肠袢的活动度要求并不十分严格，然而有时会出现空肠系膜因先前的胰腺炎发作而发生挛缩或增厚等情况。直线切割闭合器切断空肠，分离肠系膜，确切止血，并确保两断端血供良好（图 51-21）。

■ 可在囊肿 - 空肠吻合完成之前或之后选择缝合、吻合器等方法进行空肠 - 空肠吻合，恢复胃肠道连续性（图 51-22）。吻合时可选择端侧吻合或侧侧吻合的方式。Roux 肠袢长度为 40 ～ 50cm。若病人病史或影像学检查提示病人将来可能还需要进行囊肿 - 空肠吻合术或胆道重建等手术，则应根据情况确定 Roux 肠袢的长度和空肠 - 空肠吻合的位置。完成空肠 - 空肠吻合后，缝合肠系膜缺损，防止内疝形成。

■ 将 Roux 肠袢靠近假性囊肿，进行囊肿 - 空肠侧侧吻合，吻合口长 3 ～ 5cm。与胃外囊肿 - 胃吻合相似，该吻合口可使用吻合器（图 51-23）和（或）缝合（图 51-24）。可根据假性囊肿壁厚度选择吻合方式。

■ 吻合口旁放置引流管，确切止血，拔除 Trocar，关闭切口。

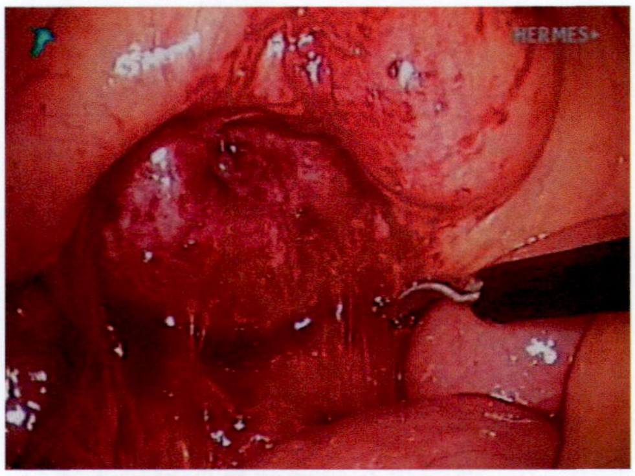

图 51-20 解剖横结肠系膜隆起的部位，显露假性囊肿

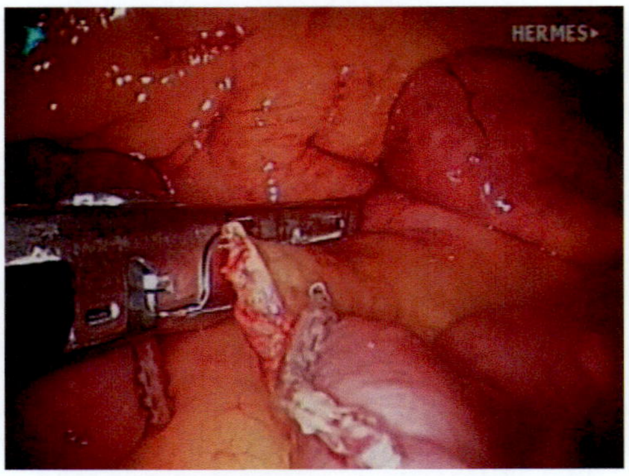

图 51-21 直线切割闭合器切断空肠及其系膜，制备 Roux 肠袢

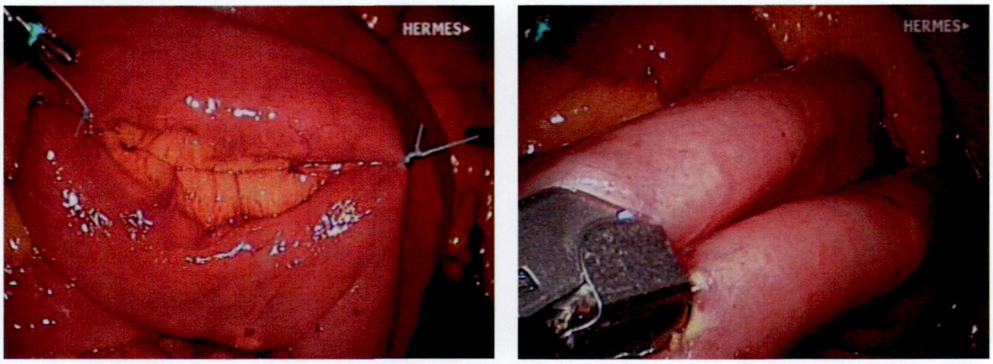

图 51-22 直线切割闭合器行空肠 - 空肠侧侧吻合

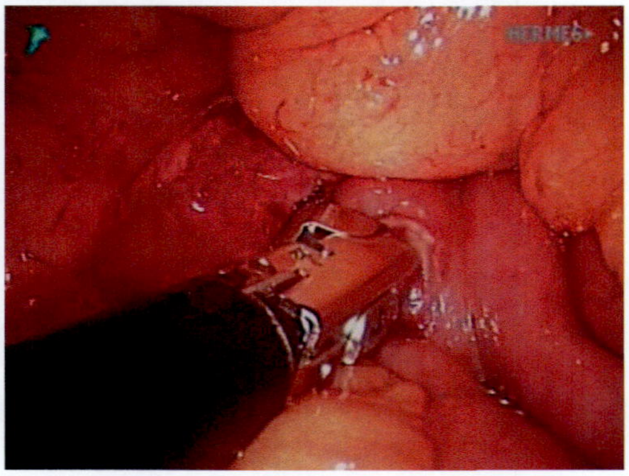

图 51-23 直线切割吻合器行 Roux-en-Y 囊肿 - 空肠侧侧吻合

吻合器头端分别插入 Roux 肠袢（右侧）与假性囊肿腔（左侧）

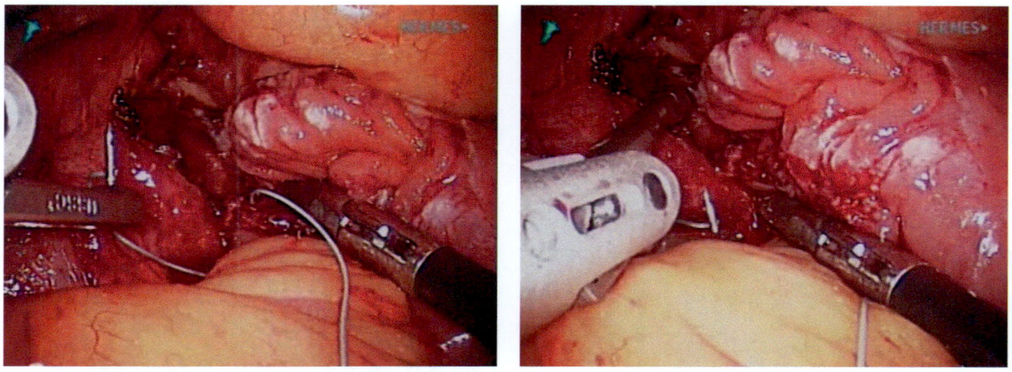

图 51-24　Roux-en-Y 囊肿 - 空肠侧侧吻合（缝合法）
针线穿过 Roux 肠袢（左）后缝入假性囊肿壁（右）

经验与教训

鉴别诊断	应与胰腺囊性肿瘤相鉴别
影像学及其他诊断方法	①高质量的影像学检查能指导治疗。阅片时应明确囊肿的解剖毗邻、囊内是否存在坏死崩解物、囊肿与胰管的关系，依此选择合适的治疗方案 ②警惕“胰管中断综合征”
术前规划	①把握好手术时机。手术目的是使假性囊肿壁充分成熟的同时尽量缩短病人的病程 ②治疗方式取决于假性囊肿与周围组织的解剖关系 囊肿 - 胃吻合术较易实施，但囊肿复发率高 于横结肠系膜处寻找胰腺假性囊肿，实施 Roux-en-Y 囊肿 - 空肠吻合术 手术可通过腹腔镜或消化内镜辅助完成 ③注意假性囊肿毗邻静脉是否存在血栓或曲张
手术	①清除囊内所有坏死组织 ②遇囊肿表面曲张小静脉可予以结扎 ③吻合口处使用连续缝合或锁边缝合可降低术后吻合口出血的风险

六、术后护理

■ 行囊肿 - 胃吻合术的病人常规留置鼻胃管，待胃排空功能恢复后可拔除。

■ 检测腹腔引流液中淀粉酶及脂肪酶含量。若结果阳性，应待无引流液引出后方可拔除。

■ 术后常规应用抗血栓治疗及抗生素，其他无特殊术后治疗。

■ 术后应评估病人由假性囊肿引发的症状是否改善，若相应症状仍持续，应复查 CT 或 MRI。若症状消失，常规术后 3 个月复查 CT 或 MRI，确认假性囊肿是否消失。此后，有新发症状时再进行复查。

■ 若囊肿 - 胃吻合术后症状持续存在，影像学检查提示存在残余的假性囊肿，应在内镜下检查囊肿 - 胃吻合口的通畅性。若存在吻合口狭窄，可再次内镜下进行扩张治疗。同时，残余的囊肿病灶可在内镜下清除、引流。此外，可留置鼻 - 假性囊肿引流管，以供日后冲洗囊腔。

■ 若 Roux-en-Y 囊肿 - 空肠吻合术后症状持续存在，影像学检查发现有残余的假性囊肿，有时需要在内镜下检查囊肿 - 空肠吻合口的通畅性，必要时进行内镜下扩张。但是，Roux-en-Y 吻合使内镜下操作较难实施。遇到此种情况，可以考虑二次手术，若影像学资料提示囊肿 - 空肠吻合口通畅（假性囊肿内有气体影），应暂时观察以期病灶自行吸收，若长时间无法吸收则应考虑二次手术。同时，应仔细评估病人的症状，确认症状是由残余病灶导致，再行进一步手术治疗。

七、并发症

■ 除了术中出血，出血还可能发生于胃前壁切口及各个吻合口。由于胃部血供丰富，且常因胰腺炎和假性囊肿形成导致局部炎症反应，因而囊肿-胃吻合术更易出血。内镜可用于囊肿-胃吻合口的评估和假性囊肿腔内出血的治疗，囊肿内的血液、积聚液和坏死物质可能会影响内镜的检查及治疗，此时应考虑行早期介入血管造影。Roux-en-Y 囊肿-空肠吻合术后出血也应首选血管造影，因为该吻合口出血很难在内镜下检查和治疗。

■ 吻合口及胃前壁切口均可能出现瘘。若胃前壁及肠-肠吻合口出现瘘，处理方式同一般胃肠瘘。对于 Roux-en-Y 囊肿-空肠吻合口瘘，若吻合口处引流管引流通畅，可非手术治疗，也可经皮穿刺置入额外的引流管。因 Roux 肠袢已没有食物流经，其瘘的风险较小，若引流通畅则不需要手术探查。若胃外囊肿-胃吻合口出现瘘，病人应完全禁食。若手术时放置的引流管引流通畅，各种类型的吻合口瘘通常均可自愈。

第 52 章　胰腺坏死组织清除术

Nicholas J. Zyromski

一、定义

在美国，每年有 270 000 例病人因急性胰腺炎入院治疗。其中 10% ～ 15% 的病人会发展成为急性重症胰腺炎，伴有不同程度的胰腺周围软组织和胰腺实质坏死。

坏死性胰腺炎的死亡率约为 20%。

一旦胰周或胰腺出现坏死，可能出现以下结局（图 52-1）：一小部分病人的坏死灶无须处理即可自行吸收；一部分病人可继发感染，此类病人通常需要治疗干预；另外一部分病人的坏死可持续存在。如未出现并发症，则可以不进行干预。但若出现以下症状，则须治疗干预，症状包括腹胀、早饱、全身不适及背痛。这些并发症与坏死的占位效应及机体的免疫应答相关。

二、病史及体格检查

- 了解病人的发病原因。胆源性胰腺炎病人在胰腺坏死组织清除术时应行胆囊切除术并进行胆管造影。相当一部分胰腺炎病人病因不明，目前数据显示很多病人合并有微结石和（或）泥沙样结石。因此，在技术可行和保证安全的前提下，胰腺坏死组织清除时应同时行胆囊切除术。

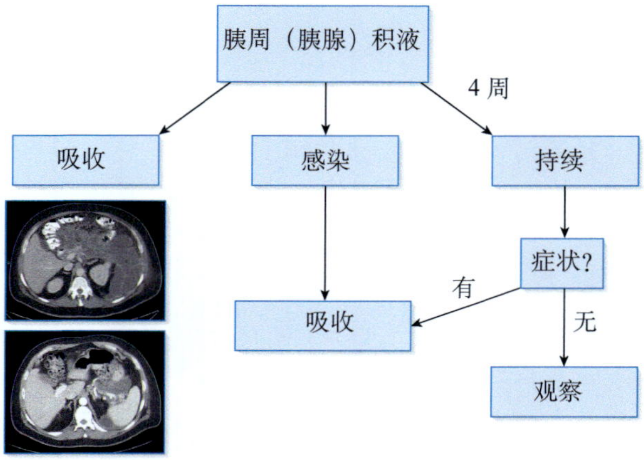

图 52-1　胰腺坏死的转归

- 坏死性胰腺炎病人术前的生理状况有较大差异。一方面，部分病人可能急性起病，并伴有严重的脓毒血症，所以须紧急行胰腺坏死组织清除术，以控制感染症状；另一方面，部分病人可给予口服肠内营养，待生理状况良好后回家休养，然而他们可能仍有较明显的症状。
- 在胰腺坏死组织清除术前应尽量改善病人的营养和身体状况。临床医生应知晓：由于腹膜后的一些坏死组织产生持续的炎症反应，可能无法进行客观的营养评估。肠内营养是较好的选择；对于需要补充热量和蛋白质的病人，肠外营养可能仍有必要。
- 须强调，由于坏死性胰腺炎的异质性，治疗坏死性胰腺炎的方法有多种，但没有一种标准化的治疗能够适用于所有病人。理想情况下，应由有经验的外科医生、消化内镜医生和介入放射科医生组成的多学科团队对病人状况进行评估。由于恢复时间通常需要 6 ～ 12 个月或更长时间，所以应该由一名医生专门负责病人的全程治疗。

三、影像学及其他诊断方法

- 病人在胰腺坏死组织清除术前应行腹腔及盆腔 CT 和 MRI。断层扫描可以协助医生寻找正确的手术入路。
- 诊断须着重评估胰周渗出物中实性物质的量（及与液体的比例），MRI 比 CT 具有更高的精确度。尽管腹部超声可能具有最高的精确度，然而其会受到空腔脏器的干扰。超声内镜（EUS）是一种很好的检查手段，然而其需要镇静且为有创检查。图 52-2 示出了 MRI 和超声图像。
- 经内镜逆行胰管造影术（ERP）在用于确定胰管解剖时具有最高的精确度，尤其有助于判断主胰管是否损伤。由于 ERP 有很大可能造成无菌性坏死区域感染，在完成 ERP 后应在

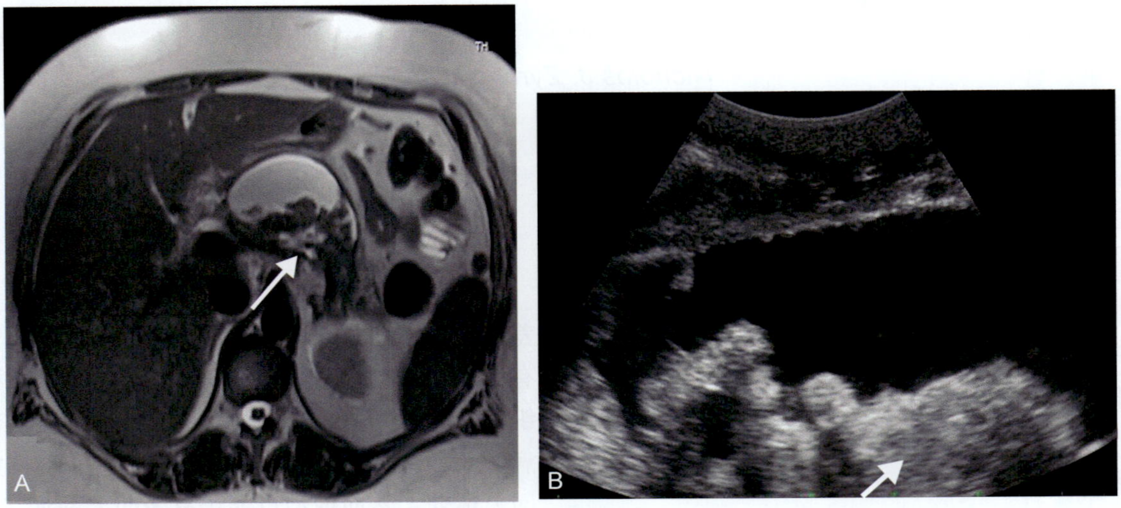

图 52-2 A. MRI 提示胰周渗出物的实性成分和液体成分（箭头）；B. 术中超声提示相同的部位（箭头示实性坏死成分）

短期内行胰腺坏死组织清除术。细针穿刺胰腺和胰周坏死物在诊断感染时具有较高的灵敏度，但在临床上并不常用。

■ 应行胆囊超声检查，明确胆囊结石的性质，从而判断是否需要行胆囊切除术。

■ 不推荐常规应用广谱抗生素进行经验性治疗。仅存在感染证据时，才给予抗生素治疗。

■ 坏死性胰腺炎的病人发生静脉血栓的概率极高（56%），所有病人均应考虑行血管多普勒彩色超声进行筛查。

四、外科治疗

■ 坏死性胰腺炎最重要的特点是病情差异极大，介入或手术方式主要由坏死灶的解剖分布特点、胰腺实质的坏死范围及个体的一般情况决定。

■ 治疗方法包括经皮穿刺引流、经内镜引流术、经皮穿刺和内镜相结合引流、腹膜后入路坏死组织清除术（内镜辅助下腹膜后清除术或经窦道坏死组织清除术）、经胃或者传统的开腹胰腺坏死组织清除引流术。

■ 图 52-3 所示为坏死性胰腺炎的三种典型形式：左图示坏死局限于小网膜囊，可采取手术或内镜的方式，通过胃后入路清除坏死组织；中间图示坏死范围向下扩大至左侧结肠旁沟，建议在腹腔镜辅助下经腹膜后入路清除坏死组织；右图示坏死范围向左右两侧扩大至结肠旁沟和（或）肠系膜根部，常合并胰头坏死，这

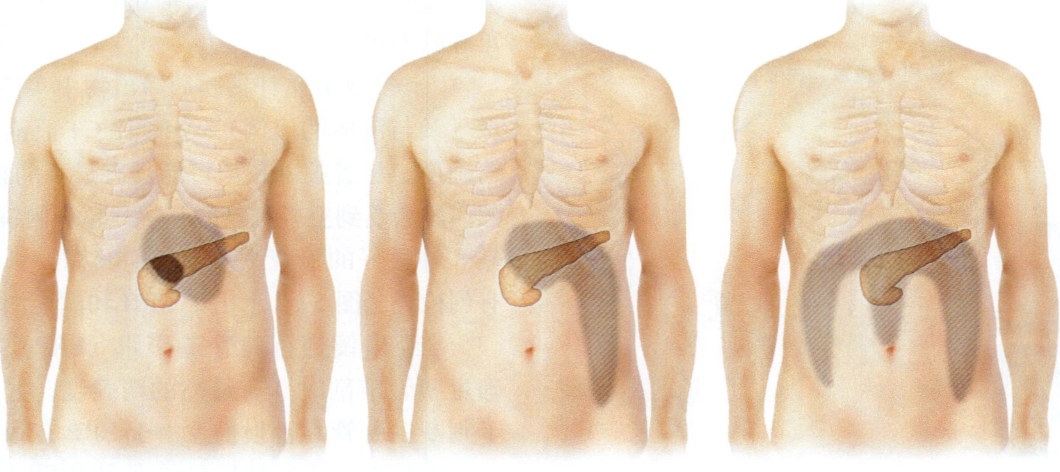

图 52-3 胰腺坏死的分类

类病人最难处理，最佳的处理方式为开腹坏死组织清除术。

■ 外科或内镜治疗的时间应控制在胰腺炎发病 4 周以后。

■ 胰腺坏死组织清除术的手术目的，如表 52-1 所示。

表 52-1　胰腺坏死组织清除术的手术目的

①	尽可能多地清除固体坏死组织
②	通畅引流（外引流或内引流）
③	建立肠内营养
④	在适应证允许的前提下，行胆囊切除术及胆管造影
⑤	进行上述操作时减少对正常生理情况的影响

开腹胰腺坏死组织清除术

（一）暴露

■ 采用双侧肋缘下切口或横切口，充分暴露，提供良好视野。

■ 术中超声能够较好地评估实性坏死组织的量，但是应该在局部操作之前进行。

■ 外科医生应该在术前对病人的断层扫描片进行仔细的阅读，这能够帮助医生选择最佳的手术入路，并且能够提供病人的血管解剖情况。在手术时，应特别注意坏死组织与肠系膜上静脉及肝门静脉的关系。

■ 弥漫性炎症常有一定量的渗出，常造成横结肠系膜后方与胰腺粘连。分离时，应采用钝性与锐性相结合的方式小心分离。

■ 打开胃结肠韧带。由于炎症作用，胃结肠韧带常有挛缩，在分离时应避免误伤胃网膜血管和横结肠肠壁。

■ 小网膜囊的坏死范围常比看起来的更加偏向头侧。

■ 如果坏死沿结肠旁沟向下蔓延，清除坏死组织时可借坏死物的扩散路径进入后腹腔，注意从一侧向中间进行，在清除过程中，需特别注意胰头周围的肠系膜上静脉和肝门静脉（图 52-4）。

■ 在肠系膜上静脉 / 肝门静脉区域进行清除时，如果操作疏忽可能会造成大量出血。由于炎症，静脉血管壁极易受损，此处想在血管近端和远端控制出血难度更大，在极端情况下，可暂时用血管夹阻断肝门和小肠系膜根部，为解剖肠系膜上静脉和肝门静脉争取时间。

■ 游离两侧的结肠曲暴露上腹部的腹膜后组织十分重要。

■ 收集胰周渗出标本，送革兰染色、厌氧菌、需氧菌及真菌检查。

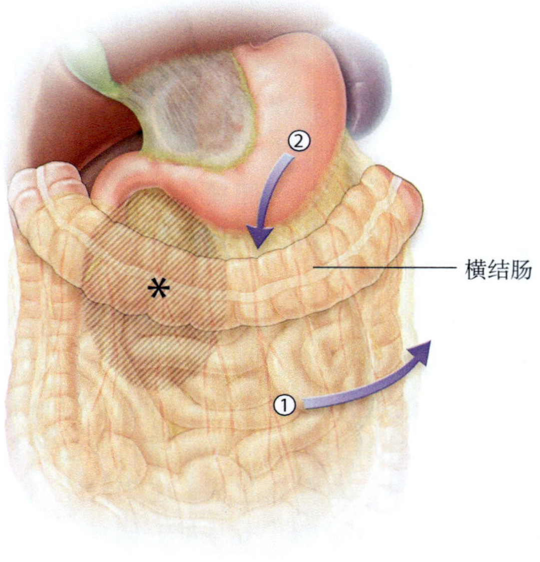

图 52-4　如果坏死侵犯到右侧结肠旁沟，清除坏死组织时注意事项

①在分离胃结肠韧带时，该入路提供了到达后腹膜的安全路径；②注意保护胃网膜血管及避免损伤结肠，星号提示了可能损伤 SMV/PV 的危险区域

（二）坏死组织清除

■ 有经验的外科医生的双手是胰腺坏死组织清除术的最好工具，卵圆钳是首选器械。

■ 操作过程中应当注意仅可清除活动性坏死组织。清除未完全坏死的组织，尤其在主要的静脉血管区域，十分危险。

■ 清除坏死组织应当按顺序从一个区域到另一个区域，如对左侧结肠旁沟进行清除后，用非黏附性的敷料进行充填，然后进行小网膜囊或其他区域的清除。腹膜后腔的渗血是很常见的，但是填塞后，渗血往往可以在短时间内止住。

■ 充分冲洗后腹腔有助于清除较小的坏死灶。

■ 结肠系膜和后腹膜的血管常因坏死灶腐蚀呈骨骼化，质地较脆，容易出血。如血管管壁受损，须将血管进行结扎。这些血管大多已形成血栓（图 52-5）。

（三）胆囊切除术

■ 如果有手术指征，并且病人的身体状况允许时，可以在坏死组织清除术的同时行胆囊切除术。是否行胆囊切除由术者根据术中情况判断，如病人合并败血症且需升压药维持血压，因其出血可能性较大，不建议直接行胆囊切除术。

■ 通常行逆行胆囊切除术。若炎症造成的粘连过于严重，则应推迟行胆囊切除术。但是，如术后数月内不再次行胆囊切除，仍有约 35% 的病人后期可能会再次出现胆囊炎或胰腺炎等症状。

■ 如果病人右上腹因炎症粘连严重时，可以行胆囊次全切除术（图 52-6）。

■ 所有的胆源性胰腺炎病人均应行胆管造影术。在坏死性胰腺炎病人中，进行胆总管探查是十分危险的。在探查之前，主刀医生对于胆道情况的经验性诊断十分重要。因此，需要记录是否存在胆总管结石，以指导下一步治疗。

（四）肠内营养

■ 许多伴有腹膜后坏死灶的病人可合并胃排空障碍和（或）小肠梗阻。因此推荐放置胃空肠营养管（图 52-7）。胃空肠营养管放置简单，具有胃肠减压的作用，而且可以在术后立即将肠内营养液输注至 Treitz 韧带远端的肠道。待病人康复胃空肠营养管可随时拔除。

■ 采用荷包式胃造瘘术（Stamm），在病人前腹壁放置造瘘管。

■ 将胃壁与腹壁用粗线妥善固定，以防胃肠减压管移位。

（五）引流

■ 创面需要充分引流。

■ 建议使用较粗的负压引流管（19mm）进行引流（图 52-8）。理论上三腔引流管更加合适，但是在 ICU 及病房中，引流管的护理较为困难。

■ 如果怀疑胰管损伤并采用外引流的方式，务必待胰瘘愈合后再拔管。

（六）关腹

■ 首先关闭筋膜层。操作者应该密切关注关腹时气道压力峰值。

■ 不可吸收线并不常用，应用可吸收的单丝线采取间断与连续缝合的方式可能更加适合。

■ 开腹胰腺坏死组织清除术后腹壁疝的发生率相当高（42%）。

■ 皮肤层通常行二期缝合。

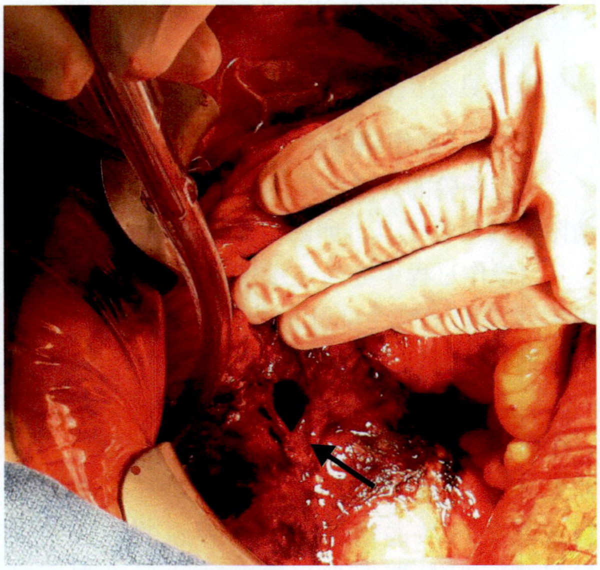

图 52-5 横结肠系膜组织坏死后，横结肠系膜血管右支呈骨骼化（箭头）。图中横结肠被术者向头侧翻起

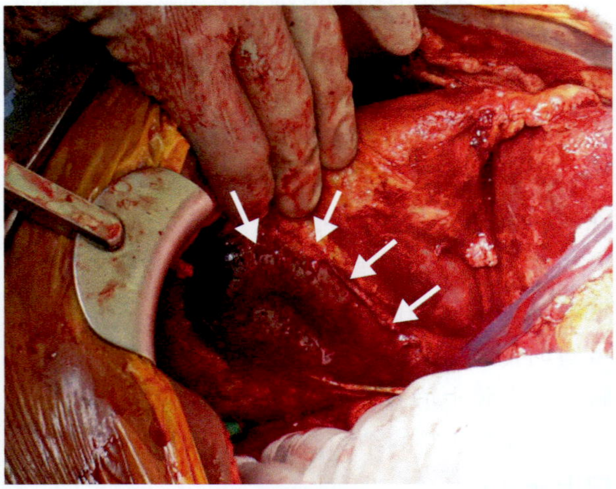

图 52-6 胆源性坏死性胰腺炎病人的胆囊由于炎症与周围组织紧密粘连（箭头）

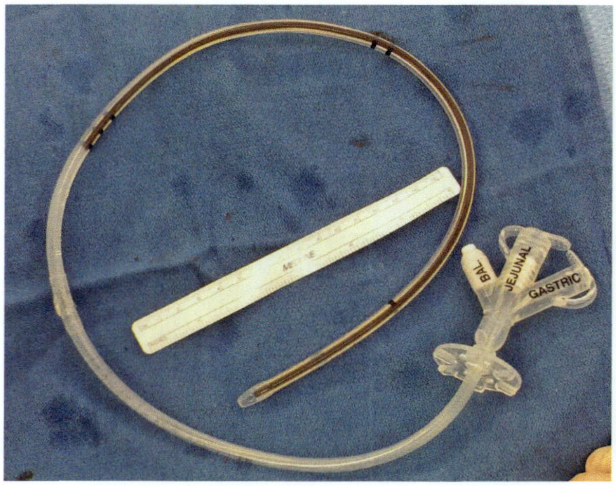

图 52-7 放置胃空肠营养管可超过 Treitz 韧带进行胃肠减压

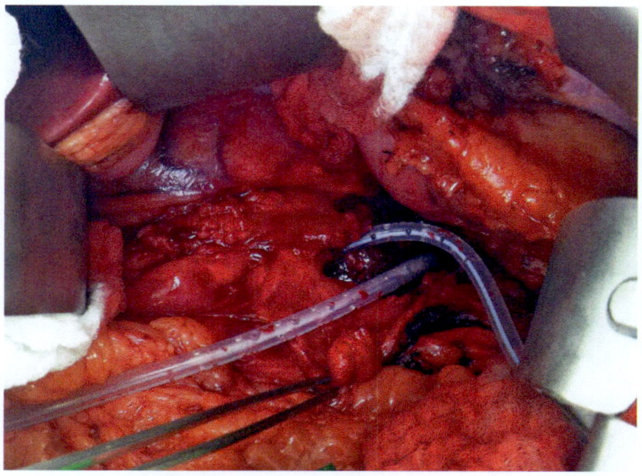

图 52-8 彻底清除坏死组织后将较粗的负压引流管置于创面（图中引流管置于横结肠之上，胃向头侧翻起）

经胃胰腺坏死组织清除术

- 经胃坏死组织清除术可以通过腹腔镜或上腹正中小切口进行（图 52-9）。该术式适用于坏死局限在小网膜，尤其是胰尾离断的病人。该术式不适用于胰腺坏死侵犯肠系膜根部或结肠旁沟的病人。
- 术中超声是关键的辅助技术，特别是坏死组织以固态为主的病人。超声探头应该透过胃的前壁和后壁以帮助定位胃后的坏死病灶并指导切开后胃壁（图 52-10）。
- 外科医生应该注意由于左侧门静脉高压合并的胃壁静脉曲张所造成的胃壁血管出血。
- 腹腔镜手术中，胃后壁留置缝线可帮助牵拉胃后壁及暴露术野（图 52-11）。较大范围的胃后壁切除术应使用电刀或直线切割闭合器进行。用非可吸收线将胃后壁与囊腔缝合有助于止血及维持造口牢固，小心轻柔地将坏死组织清除并行充分灌洗。清除术的原则同开放性手术类似（图 52-12）。
- 胃前壁切口可用缝线缝合或切割闭合器进行吻合（图 52-13）。一般由于胃壁较厚，丝线

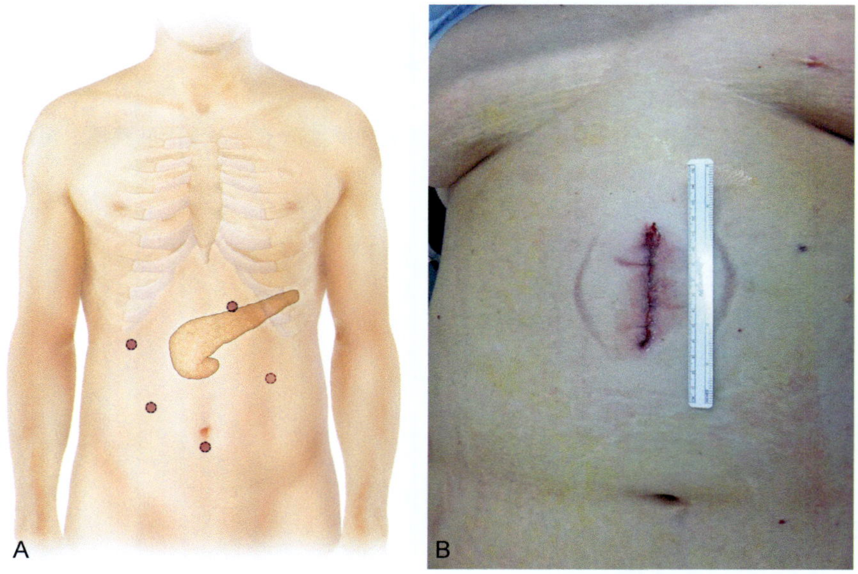

图 52-9 A. 腹腔镜下经胃胰腺坏死组织清除术的穿刺孔位置；B. 小切口经胃行坏死组织清除术后的上腹部一 6cm 手术切口

缝合更加合适。

■ 若需放置胃造瘘管或胃空肠营养管，应使营养管在可视情况下通过十二指肠，再缝合胃前壁。胃造瘘开口应远离胃壁切开处。

■ 经胃胰腺坏死组织清除术后不需放置引流管。

■ 如有手术指征，可行胆管造影或胆囊切除术。

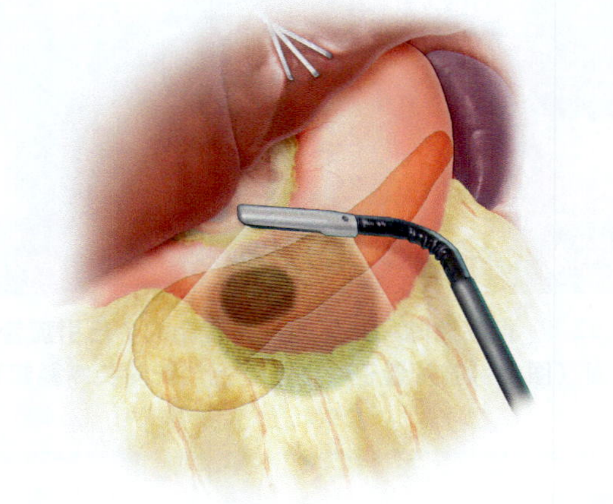

图 52-10 术中超声十分重要，特别是在腹腔镜下坏死组织清除术中

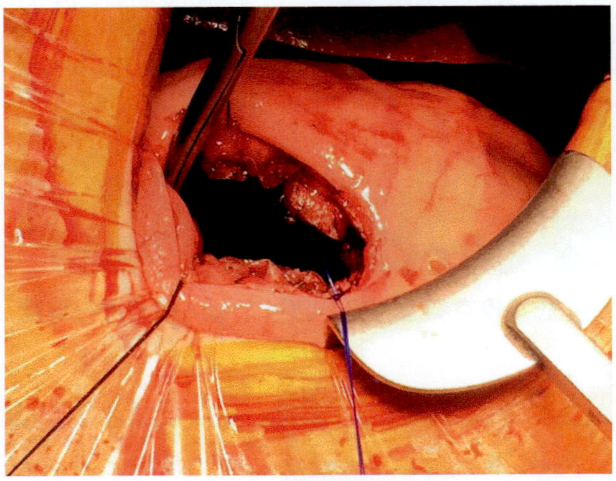

图 52-11 坏死灶、胃后壁吻合术及胃前壁造瘘口，应注意留置缝线位置于胃后壁处

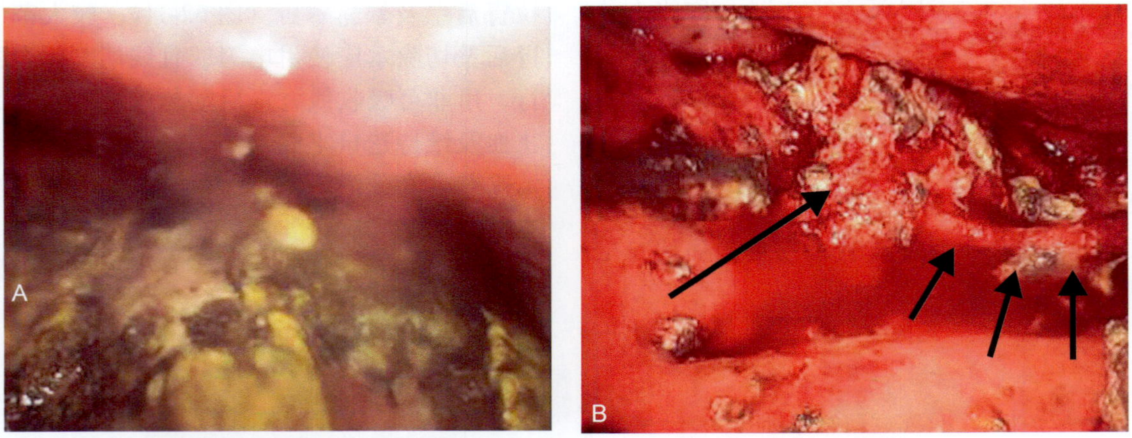

图 52-12 腹腔镜下经胃胰腺坏死组织清除术

A. 镜头在坏死腔内；B. 坏死组织清除术后（长箭头示坏死组织清除术后不连续的胰尾，短箭头示脾动脉）

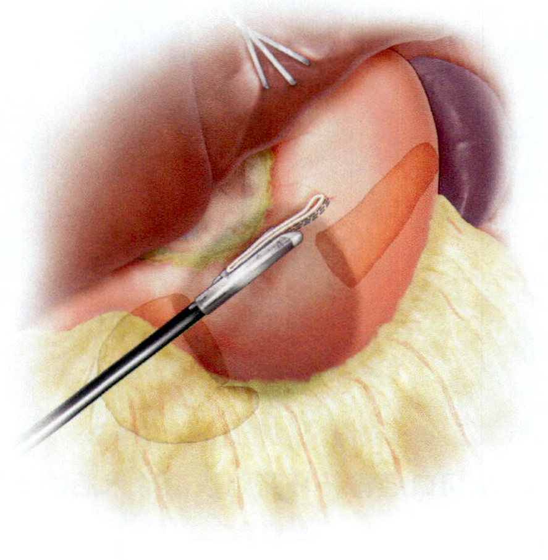

图 52-13 胃的前壁可以通过缝线或直线切割闭合器进行吻合

（联合脾的）远端胰腺切除术

■ 如果胰体大部出现坏死，且胰尾的正常组织很少时，外科医生可以在手术清除时考虑行远端胰腺切除术，应注意该术式仅适用于严格选择后的病例。在这种情况下，由于炎症反应较重及常伴有胃静脉曲张，大部分病例需要联合行脾切除术。

■ 当需要联合脾切除时，可在术前行脾动脉栓塞术。

经验与教训

手术方案规划	①坏死性胰腺炎是一个具有很大异质性的疾病，治疗需要根据病人的一般情况及坏死的位置确定，最佳决策是经多学科联合会诊后拟定治疗意见 ②治疗干预不得早于确诊后的 4 周 ③ 4 周之内，最佳的治疗方案是经皮穿刺引流 ④全病程中都应警惕发生结肠缺血的可能
手术技巧	①如果在 4 周之前被迫进行外科干预（证明或排除结肠缺血），对未成熟的坏死灶来说，全面通畅的引流优于清除病灶 ②对于胰尾因坏死而不连续的病例，经胃行坏死组织清除术较为适合。在特定病例中，可以考虑行联合脾切除的远端胰腺切除术 ③注意隐匿性的假性动脉瘤 ④手工清除坏死组织时，应只处理容易清除的坏死组织 ⑤在胆源性胰腺炎中，若条件允许，可以术中行胆囊切除术和胆管造影术。胆囊切除术的风险较大且术中判断手术范围十分重要
术后护理	如病人未按照预期情况恢复，不必害怕行二次手术。对于难以控制的胰瘘的果断处理十分关键。第一次坏死组织清除术后应当重点排除早期结肠炎的可能

五、术后护理

■ 营养支持对病人术后恢复十分重要。通常需要联合进行肠内、外营养。尽管肠内营养十分关键，但是有很多坏死性胰腺炎和坏死组织清除术后的病人，会出现胃肠道梗阻。此时若快速增加肠内营养量可能不利于病人恢复。

■ 积极的身体康复训练同样十分重要。建议早期制订术后转诊至康复医疗中心的计划。与康复中心的医护人员直接沟通可确保术后护理的连续性。

■ 静脉血栓是坏死性胰腺炎病人的常见并发症。医生应该对病人进行仔细的检查，并定期对病人进行超声筛查。术后如果引流管引流出大量鲜红色血液，应首先考虑假性动脉瘤可能；如果引流管引流出少量血性液体，通常考虑是来自腹膜后的小静脉出血，但是应警惕隐匿性假性动脉瘤的可能，该病是致命的。对于出血病人应该及时行 CT 和 CTA 检查。目前 CTA 仍然是确诊和排除假性动脉瘤的首选检查方法。

■ 当坏死感染得到有效控制后，需要控制抗生素的使用时间。目前抗生素的最佳使用时间尚无公认意见，推荐采用不少于 7 天的抗生素治疗，如果减少抗生素的治疗时间，可能会造成腹膜后感染。值得注意的是，如果腹膜后引流液标本药敏结果是耐药菌和酵母菌，引流液将很难减少，在这些情况下应考虑延长抗生素治疗时间。

■ 应该注意病人术后是否发生胰瘘。可通过观察引流液性状、测定引流液淀粉酶含量诊断胰瘘。

■ 术后可能发生肠外瘘，处理方法与其他疾病引起的肠瘘类似，处理十二指肠瘘十分困难。经皮肝穿刺置管引流将分泌的胆胰液引出，有可能使肠瘘在不进行二次手术的前提下自行闭合。

- 合并轻度胰瘘和（或）辅助性肠内外营养的病人，出院后应早期、经常随访。
- 病人若术后恢复不佳则需尽早行断层扫描。对于难以控制的胰瘘病人，可能需要行经皮肝穿刺引流或二次手术。
- 因术后长期效果不确切，经胃胰腺坏死组织清除术的病人需要接受长期的随访。小部分病人可能会再次出现胰腺炎或腹膜后积液（假性囊肿）（图 52-14）。

六、结果

- 在胰腺专科手术中心，胰腺坏死组织清除术后的死亡率为 5% ～ 10%。尽管死亡率仍然比较高，但相较以前死亡率已经得到了明显的改善，这得益于相关手术方式的改进。对于坏死性胰腺炎的病人，病人和其家属在起病时就需要了解——坏死性胰腺炎是一个长期的问题，即使在良好的医疗和护理条件下，病人完全恢复也需要数月时间。

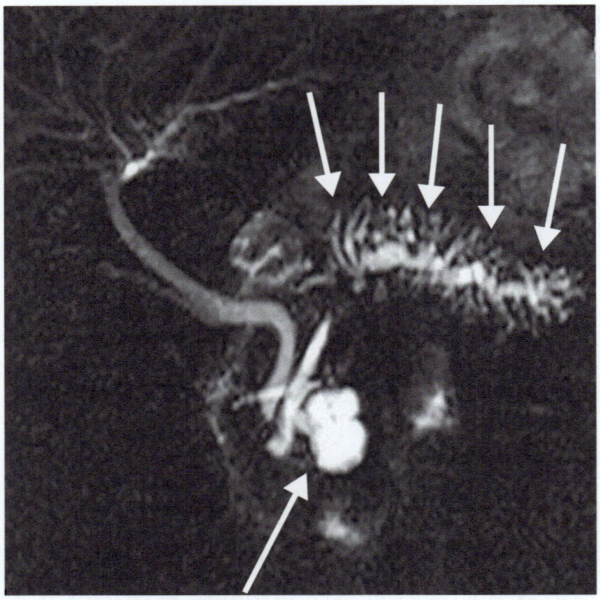

图 52-14 **磁共振成像图**

经胃胰腺坏死组织清除术后 2 年，胰尾部扩张的主胰管及侧支胰管（短箭头）。该病人的胰腺炎病因是分支胰管型的 IPMN（长箭头）

- 坏死性胰腺炎行坏死组织清除术后的长期预后报道较少见。
- 理想的情况是，应由主治医生和（或）胃肠病专家术后对病人进行长期随访，注意关注残余胰腺的外分泌和内分泌功能及病人的消化功能。
- 小部分坏死性胰腺炎的病人的原发病因是 IPMN 或胰腺癌，此类病人的预后一般较差。
- 小部分坏死性胰腺炎的病人病情较重，尽管经过治疗后存活，但由于整体状况较差，很难恢复正常生活，这部分病人给治疗和护理带来了极大的挑战。对于其中的部分病人（如持续制动、持续性的器官衰竭、难以修复的肠瘘的病人），适当的临终关怀可能是最佳选择。
- 极少一部分病人可以进行小肠或多脏器移植。这种情况下，必须与器官移植小组一起进行讨论决策。

七、并发症

胰腺坏死组织清除术的术后并发症与疾病进展及手术具有直接关系，表 52-2 列出了这些相关并发症。

表 52-2 **坏死性胰腺炎的并发症**

短期并发症	长期并发症
胰瘘（主要发生在主胰管损伤的病人）	复发性腹膜后感染 / 积液
结肠缺血	胆道或十二指肠狭窄、梗阻
静脉血栓	内、外分泌功能障碍
肠瘘	慢性疼痛
假性动脉瘤	复发急性胰腺炎
	剩余胰腺可进展为慢性胰腺炎
	腹壁疝

第 53 章 腹腔镜胰腺坏死组织清除术

O. Joe Hines Kathleen Hertzer

一、定义

腹腔镜胰腺坏死组织清除术是一种微创胰腺切除技术，主要应用于急性胰腺炎导致的感染性胰腺坏死病例。除此之外，还可以采用开腹手术和其他微创方法（如经皮穿刺引流和内窥镜引流）行胰腺坏死组织清除术。本章主要讨论腹腔镜下行胰腺坏死组织清除术的相关方法。

二、鉴别诊断

- 急性胰腺炎应与胆绞痛、消化性溃疡、胆囊炎、急性肠系膜缺血、小肠梗阻、脏器穿孔、血管疾病（如腹部大动脉瘤破裂）和腹腔感染相鉴别。
- 对于近期发作的重症急性胰腺炎，通过其特征性的 CT 表现、病史及体格检查，能够有效地将其与无菌性胰腺坏死、胰腺脓肿或胰腺假性囊肿相鉴别。

三、病史及体格检查

- 急性胰腺炎临床症状轻重不一。大部分病例症状较轻且具有自限性，但有 20% 左右的病人会发展为急性重症胰腺炎，而在这部分病人中，又有 30% ～ 70% 会发展为感染性胰腺坏死。
- 急性重症胰腺炎病人有着较高的死亡率和并发症发生率，包括感染、多器官系统功能衰竭和死亡的风险。
- 胰腺坏死后继发感染的原因包括消化道细菌及真菌异位或在重症监护病房行有创监测导致的一过性菌血症细菌定植。
- 急性胰腺炎发病后最早 10 天即可出现感染性胰腺坏死。更常见的情况是急性胰腺炎症状出现后的 3 ～ 6 周发生感染。
- 胰腺炎和胰腺坏死的病人病史和体格检查的特点包括近期发作的急性胰腺炎、持续腹痛、慢性低热、恶心、嗜睡、进食困难。感染性胰腺坏死的病人会出现心动过速、低血压、发热、器官功能不全等腹腔感染的表现。
- 对于无菌性胰腺坏死的病人，推荐采用非手术治疗。对于有症状的无菌性胰腺坏死，有时实际上存在隐匿性感染，因此对于这种情况可以考虑采取外科治疗；对于已经明确存在感染性胰腺坏死的病人，应选择坏死组织清除术或引流术进行治疗。
- 坏死组织清除术可采用开腹坏死组织清除术和多种微创方法，如腹腔镜胰腺坏死组织清除术。微创坏死组织清除术技术上具有可行性，尽管有证据表明进一步的微创技术 [经皮穿刺引流和（或）联合后续的后腹腔坏死组织清除] 能够降低感染坏死性胰腺炎的死亡率，但目前微创技术的成本效益仍不明确。

四、影像学检查和其他诊断方法

- X 线片对于感染性胰腺坏死的诊断并无特异性。超声检查可见胰腺弥漫肿大，呈低回声。超声检查在胰腺炎病因鉴别方面也有重要作用（如胆结石）。
- 当临床上怀疑病人出现急性胰腺炎并发症时，推荐选择增强 CT 等影像学检查。胰腺炎的并发症随病程而变化，在症状出现的 24 ～ 48 小时，胰腺坏死可能难以通过 CT 检查鉴别。轻型急性胰腺炎的病人 CT 显示胰腺增大、水肿、胰周脂肪层模糊、胰腺轮廓消失。
- 在出现胰腺坏死的情况下，行对比增强 CT 能帮助显示低灌注区域和坏死的范围，同时可以对疾病的严重程度进行评估。在坏死组织中观察到气泡是诊断感染的依据（图 53-1）。
- 胰腺炎根据其严重程度可以分为五级（表 53-1）。CT 严重程度评分可以根据平扫 CT 结果或增强 CT 中胰腺坏死组织比例来计算（表

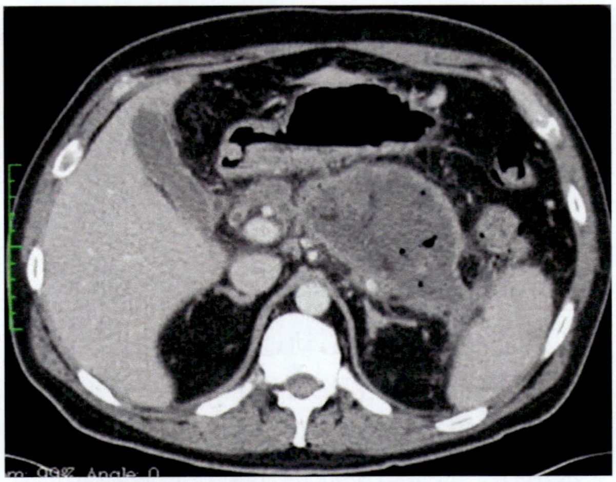

图 53-1 **感染性胰腺坏死**

CT 扫描显示胰腺呈低增强信号，提示坏死，胰腺内可见气泡提示坏死组织细菌感染（此例病人可能是坏死合并胰周蜂窝织炎）

53-2）。CT 下严重程度评分是平扫 CT 评分和坏死评分之和，最高分为 10 分，≥ 6 分提示严重疾病。

表 53-1 **急性胰腺炎 CT 分级系统**

分级	CT 表现	评分
A	正常胰腺	0
B	局部或弥漫性胰腺肿大，器官轮廓不规则	1
C	胰周炎症伴胰腺内部异常	2
D	胰腺内或胰腺外出现积液	3
E	在胰腺或后腹腔出现两个或更多大的气体积聚区	4

表 53-2 **坏死评分**

坏死百分比（%）	评分
0	0
<33	2
33 ～ 50	4
≥ 50	6

■ 如果怀疑感染性胰腺坏死，采用 CT 引导下细针穿刺或坏死组织清除术获得坏死组织行细菌培养后可确诊。

■ 细针穿刺和细菌培养应该在病人出现败血症的临床特征后或病人发病后持续恶化 1 ～ 2 周的情况下再进行。

■ 一般来说，应用亚特兰大分级法将急性胰腺炎分为轻型急性胰腺炎和重症急性胰腺炎。重症急性胰腺炎的标准包括 Ranson 评分≥ 3 分，发病前 48 小时内 APACHE Ⅱ评分≥ 8 分，器官衰竭或局部并发症（胰腺坏死、脓肿或假性囊肿）。在入院 24 小时内，其他疾病严重性的预测指标还包括 C 反应蛋白＞ 120mg/dl，降钙素原＞ 1.8ng/ml，红细胞压积＞ 44。

五、外科治疗

（一）术前准备

■ 如前所述，必须行断层扫描成像以确定坏死范围，判定是否存在感染并制订手术计划。

■ 对于是否预防性应用抗生素的问题目前仍有争议。抗生素的使用应予以限制，仅用于 CT 证实的胰腺坏死的病例，并且在可行的情况下应根据细菌培养及药敏的结果来选用抗生素种类。目前建议的方案是对于确诊为胰腺坏死的病人，可应用亚胺培南或美罗培南，持续用药 2 周。术前抗生素应在切皮前应用。

■ 建立通路，建立大口径的外周或中央静脉通路用于液体复苏、快速输血、血管活性药物输注；留置导尿管和鼻胃管。对于血流动力学不稳定的病人，应考虑利用中央静脉和动脉血管进行生命体征监测。

■ 手术时机，若能在发病 21 天后再行坏死组织清除术，病人预后更好。术前这段时间可以稳定病人的病情，治疗器官衰竭并且降低炎症反应。

（二）体位

腹腔镜胰腺坏死组织清除术的体位包括仰卧位（经腹膜腔入路）和侧卧位（后腹腔入路）。如果病人取仰卧位，皮肤消毒范围包括从乳头到大腿中部的整个区域。

胃 – 结肠后坏死组织清除术（经腹膜腔入路）

第一步

行经腹膜腔入路手术，先在脐周置入穿刺器（图 53-2）。

在 30° 腹腔镜的引导下，在右侧旁正中部位置入两个穿刺器，在左外侧腹部位置入助手用穿刺器，建立气腹后先行腹腔探查。

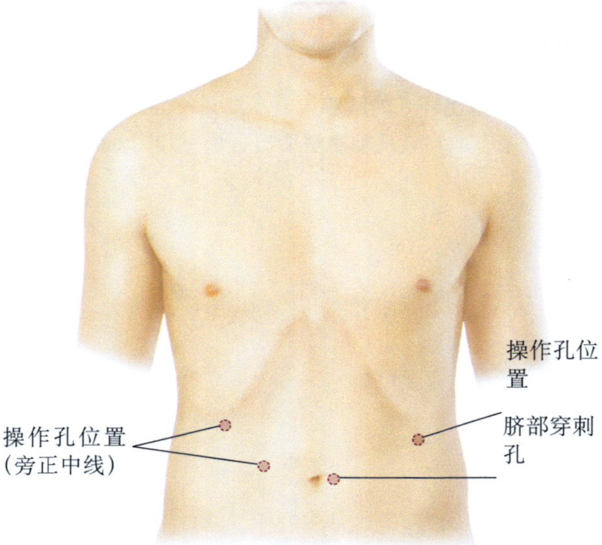

图 53-2 **经腹膜腔入路坏死组织清除术穿刺孔布置**
在旁正中部位放置 2 个或 2 个以上的穿刺器，穿刺器的位置应根据巨大的胰腺坏死部位来确定

第二步

可以通过胃结肠韧带或横结肠系膜到达坏死区域（图 53-3）。如果已放置经皮引流管，可以不移动此管，并将此作为引导来识别坏死组织。用超声刀或双极电凝进行解剖。胰腺左侧的坏死区可以通过游离结肠脾曲达到充分引流。除此之外，如果坏死区域扩展到胰腺上部，还需要沿肝胃韧带打开小网膜囊，进行此操作要小心保护胃左动脉和胃右动脉。

第三步

在直视下，用钳夹器械清除坏死组织（图 53-4，图 53-5），10mm 取石钳往往是最有效的。取出的坏死组织应进行组织学和微生物学检查。

应用术中超声，定位后腹膜坏死组织和辨别大血管解剖结构。

应用冲吸器吸取、冲落坏死的胰腺组织。腹腔镜取物袋有助于进一步取出坏死组织。

将腹腔镜镜头深入到术区探查腹腔，参考术前 CT 能确保所有坏死区域都被清除。通过 Trocar 孔留置双套管，术后通过双套管持续灌洗术区（图 53-6）。

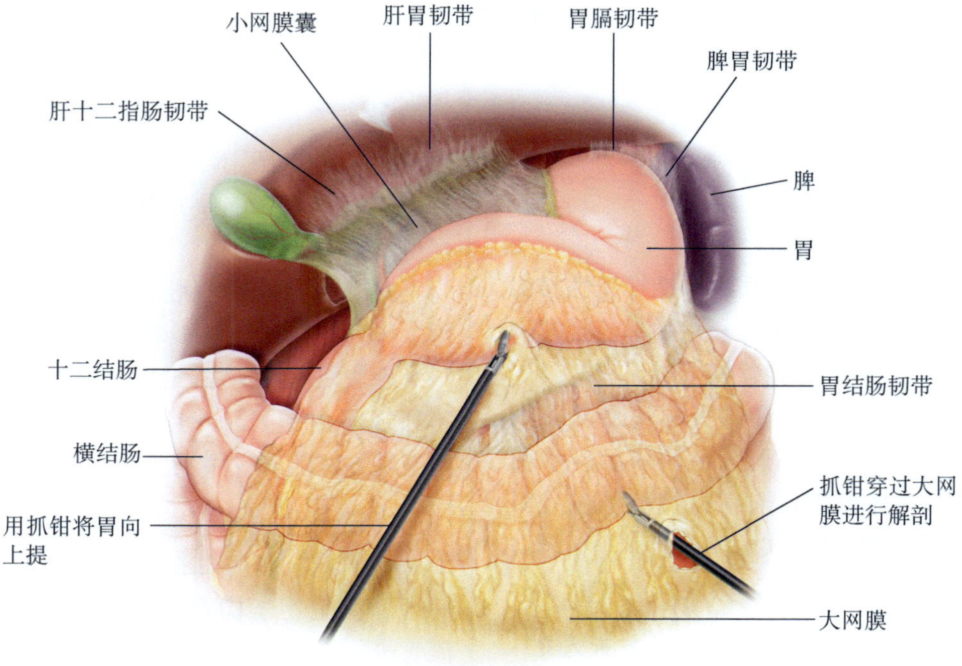

图 53-3 **经腹膜入路手术时，可以通过胃结肠韧带和左侧的结肠系膜显露胰体、胰尾部**

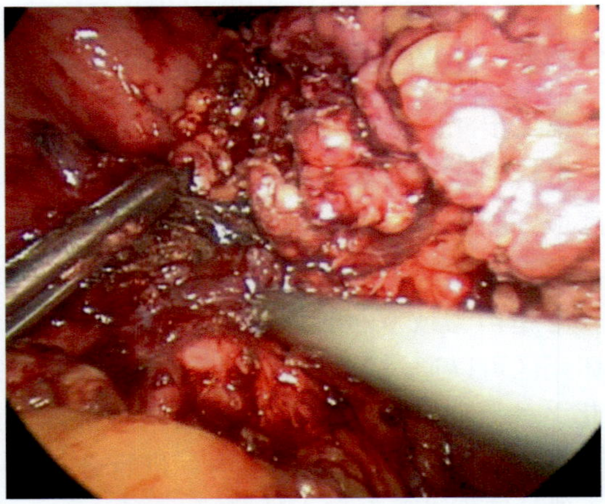

图 53-4 **胰腺坏死组织清除术**
腹腔镜下使用超声刀通过胃结肠韧带到达胰腺。在此病例中，术前已分别在胰头及胰尾积液处置入两根引流管，沿着引流管进入小网膜囊，可以到达引流较差的积液处，引流化脓积液后，用钝头镊子进行坏死组织清除术

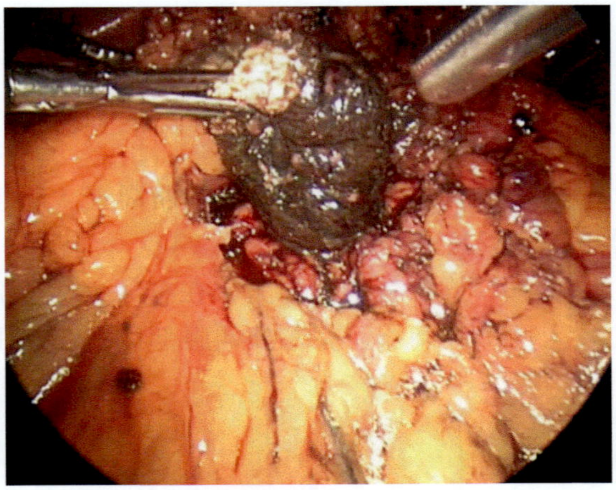

图 53-5 **取出坏死的胰腺**
用腹腔镜下取物袋从前腹壁取出一块直径为 6cm 的坏死胰腺

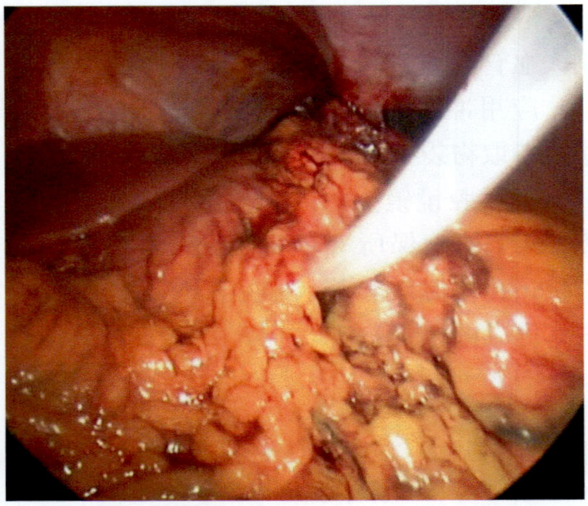

图 53-6 **放置引流**
经过充分的坏死组织清除和冲洗，在胰体、胰尾周围置入一根 Axiom 引流管，由腹壁中部的穿刺孔引出并固定

后腹腔镜坏死组织清除术

第一步

腹膜后坏死组织清除术用于早期坏死性胰腺炎，特别是组织纤维化、炎症和水肿都较轻的阶段。这种方法可以检查胰腺背侧（图 53-7）。

病人取侧卧位，根据胰腺炎坏死最严重的位置，选择从右侧或左侧进入后腹膜腔。术前在介入造影下，将导管置入后腹膜腔积液最多的位置，可以协助此种术式的实施。

第二步

在第 12 肋与髂嵴之间，从侧后方置入 0°腹腔镜，或者沿引流管置入腹腔镜。

选用有角度的硬式胸腔镜，有助于在单孔直视下清除坏死组织。

充气并建立后腹腔操作空间后，左、右肾可以作为寻找胰头和胰尾的解剖标志。

后腹腔镜下，坏死组织清除可能在手术入路和视野上受限，并且可能需要多次治疗，但用这种方法能减少腹腔感染。

第三步

手术剩余步骤如前所述，取出的标本应送病理和微生物学检查。可以通过操作孔置入引流管进行持续灌洗。

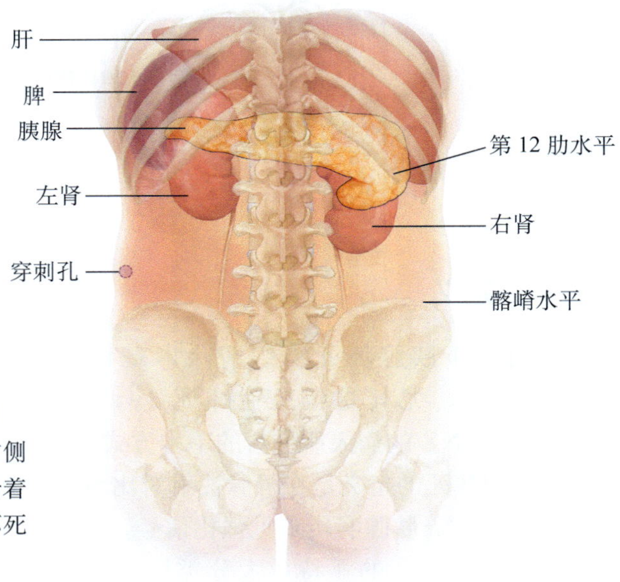

图 53-7　腹膜后胰腺坏死组织清除术的穿刺孔布置和解剖
病人取侧卧位，根据胰腺炎坏死最严重的位置，选择从右侧或左侧进入后腹膜腔。从髂嵴和第 12 肋间的区域，或者沿着引流管，插入镜头。其他辅助穿刺孔的位置取决于胰腺坏死组织的位置

经验与教训

适应证	包括感染性胰腺坏死和有症状的胰腺无菌性坏死
影像学	需要进行对比增强 CT 检查，以制订手术计划
术式选择	①后腹膜入路手术可能不利于坏死组织的彻底清除，但适合后续重复进行治疗 ②经腹膜手术入路可能会导致腹腔污染，并且不利于后续的再次治疗
手术时机	进行手术的理想时机是急性胰腺炎发作后的 3 ～ 4 周
引流放置	①术前放置引流管，有助于对坏死组织进行初始治疗，也能在术中引导解剖操作、辨别坏死组织 ②手术中置入双套管，术后可以进行持续等渗盐水灌洗
复查影像学检查或腹腔镜二次探查的指征	在临床症状恶化或坏死组织清除不全的情况下，应考虑复查影像学检查和（或）二次手术

六、术后护理

■ 是否立即行术后监护取决于术中病人的状态，但是对于坏死性胰腺炎的病人，术后在重症监护室给予密切监护将使其获益。

■ 密切关注血容量、血糖、体温，并给予足够的镇痛措施。

■ 因为术后大量第三腔隙体液流失和转移，部分病人需要在术后 24 ～ 36 小时持续插管。

■ 术后复苏 48 小时后，可以早期积极给予肠内营养。

七、预后

■ 在一项回顾性研究中，后腹腔镜下胰腺坏死组织清除术的手术成功率为 64%，并发症发生率为 47%，死亡率为 14%。最近一项关于后腹腔镜坏死组织清除术（video-assisted retroperitoneal debridement, VARD）安全和有效性的多中心研究显示，后腹腔镜坏死组织清除术安全且有效，但该论文作者并没有说明 VARD 技术优于开腹坏死组织清除术。

■ 目前还没有对开腹和腹腔镜坏死组织清除术进行比较的临床试验研究。

八、并发症

■ 急性并发症包括出血、败血症、急性胰腺炎、胰漏、需反复清除坏死组织、外分泌和内分泌功能不足、肠漏。

■ 长期并发症包括形成胰腺假性囊肿、慢性胰腺炎、肠漏、胰漏和慢性腹痛 / 背痛。

第 54 章 内镜下胰腺坏死组织清除和引流术

Udayakumar Navaneethan　Andres Gelrud

一、定义

■ 内镜下胰腺坏死组织清除术是针对患有胰腺坏死，尤其是包裹性坏死（walled-off necrosis, WON）的病人所进行的手术方式。

■ 胰腺坏死的定义是在静脉注射对比剂后的横断面成像中，胰腺实质未见强化信号。

■ 基于修订后的亚特兰大分类标准，按照胰腺炎确诊后的时程（4 周）及胰腺包膜的存在与否，胰腺坏死可分为急性坏死物积聚和 WON。

■ 急性坏死物积聚是指在急性胰腺炎发病的前 4 周内，出现混合有不同程度的液体和坏死组织的积聚。坏死物质包括胰腺组织和（或）胰周组织的坏死（图 54-1）。

■ WON 是较为稳定的，已形成完整包膜的胰腺坏死组织和（或）胰周坏死组织，WON 通常出现在坏死性胰腺炎发病的 4 周以后（图 54-2）。

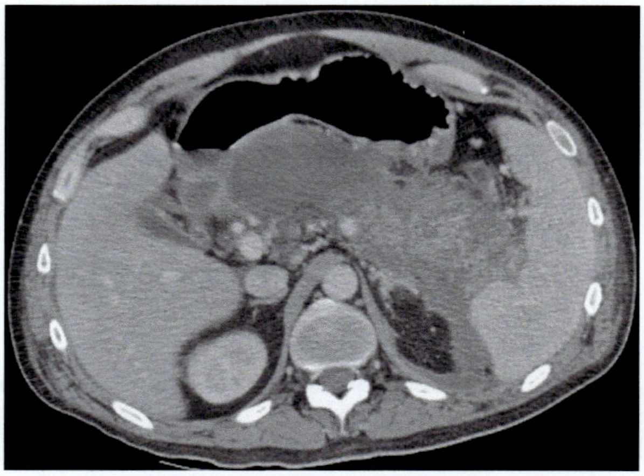

图 54-1　1 例于 1 周前确诊急性坏死性胰腺炎的病人，现伴有持续发热及白细胞升高，CT 图像提示大部分的胰体、胰尾部无强化表现，且没有包膜

二、鉴别诊断

■ 鉴别 WON 与胰腺假性囊肿非常重要。胰腺假性囊肿是指由纤维炎性组织形成的完整囊

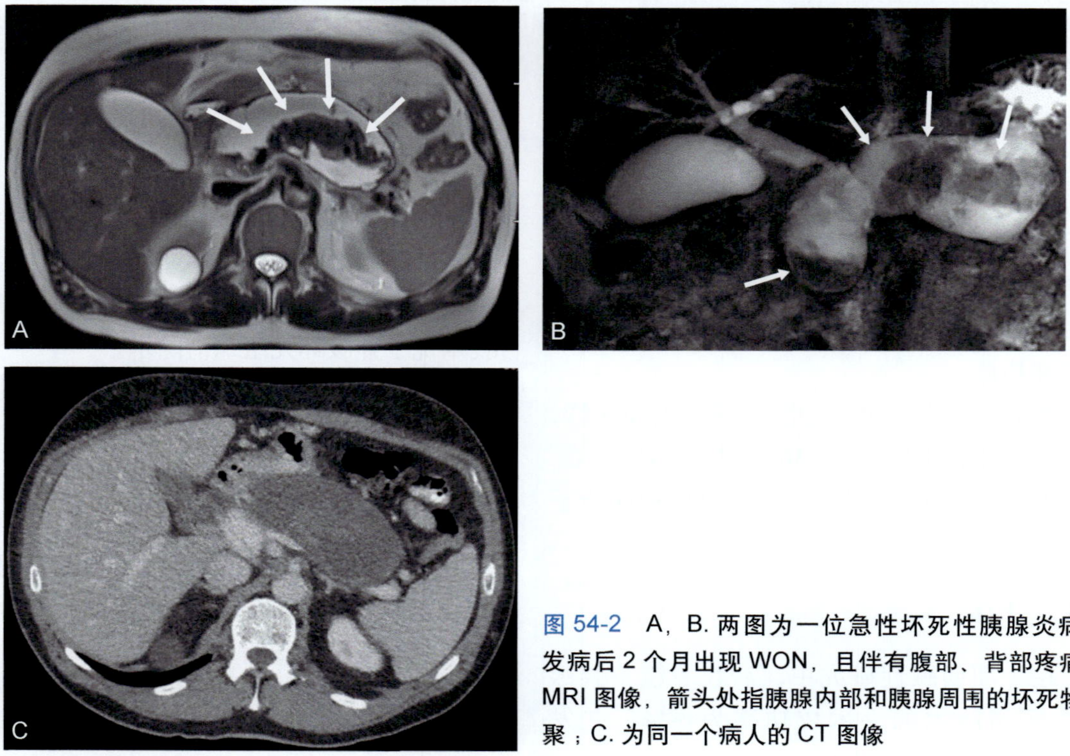

图 54-2　A，B. 两图为一位急性坏死性胰腺炎病人发病后 2 个月出现 WON，且伴有腹部、背部疼痛的 MRI 图像，箭头处指胰腺内部和胰腺周围的坏死物积聚；C. 为同一个病人的 CT 图像

壁包绕的外渗胰液及胰周组织渗液，其中并无固体成分。诊断也往往依赖于这些形态学特征。穿刺抽吸假性囊肿可见囊液的淀粉酶水平升高。主胰管或胰腺内分支胰管的破裂而非坏死通常会导致胰腺假性囊肿。

■ 胰腺的囊性肿瘤，如导管内乳头状黏液瘤（IPMN）或黏液性囊性肿瘤也易与 WON 相混淆。既往的急性胰腺炎病史有助于鉴别两种疾病。在进行引流术前，有时需要进行细针穿刺抽吸活检（fine needle aspiration, FNA）以更好地确定内容物的性质。

三、病史及体格检查

■ 2/3 的坏死性胰腺炎病人在发病初期为胰腺无菌性坏死，此类病人可以进行非手术治疗，无须手术治疗。

■ 对胰腺无菌性坏死的病人进行的干预性操作会增加坏死组织感染的风险，从而导致额外的治疗，并因此增加并发症发生率及死亡率。

■ 只有伴有症状的无菌性胰腺坏死才需要进行引流。胆道系统外的机械性梗阻（伴有转氨酶的升高及胆管的扩张）或胃远端的机械性梗阻（症状表现为恶心、呕吐、腹胀及不能经口进食）；持续的、需镇痛药物抑制疼痛或复发的急性胰腺炎均为引流的指征。

■ 内镜治疗主要针对的是已出现或怀疑有感染性坏死灶，且病情出现恶化的病人。

■ 如果病人条件允许，应等待坏死组织周围形成一个界线清晰的包膜后再行清除。这个过程大概需要 4 周时间。形成 WON 是内镜治疗成功的先决条件。

■ 医生需要明确治疗的目的，应考虑多种治疗手段（如内科治疗、手术治疗、介入放射治疗）以增加成功治疗的概率。强烈建议在行内镜下坏死组织清除术时做好外科手术的准备，防止在内镜下清除坏死组织时发生并发症。

四、影像学检查及其他诊断方法

■ 高分辨率螺旋 CT 可以有效显示急性胰腺炎及其并发症的形态特征，通过 CT 图像可诊出修订后的亚特兰大分类标准所提及的大多数局部并发症。

■ 胰腺坏死的诊断基于病灶区域的影像学特征，其表现为液体和非液体密度混合形成的异质性积聚物，并形成大小不同的腔。

■ WON 可以根据坏死物被界线分明的完整包膜包裹而确诊。

■ CT 并不能很好地从液体中鉴别固体存在的信号，因此区分假性囊肿与坏死的灵敏度较低。

■ MRI 和超声内镜（EUS）从积聚物中检出坏死灶的能力较强，因此诊断 WON 的效果更好。

■ 通过 CT 图像上积聚物中出现气体，可诊断出急性坏死物质积聚（acute necrotic collection ANC）或 WON 中存在感染性坏死灶（图 54-3），此类气体多存在于胰腺坏死区域当中。如果病人伴有持续性器官衰竭、发热及入院 1 周内白细胞升高等症状，都应怀疑有感染性坏死。如果感染性坏死难以明确诊断，可通过 FNA 进行革兰染色和细菌培养来确定。

五、外科治疗

体位

■ 病人的体位取决于病人的一般情况及 WON 的性质。对于无法保持稳定体位的病人，仰卧位会更加安全。

■ 对于坏死物积聚在胰腺后方的病人来说，俯卧位可以更好的利用重力对 WON 进行引流，从而获得更好的疗效。

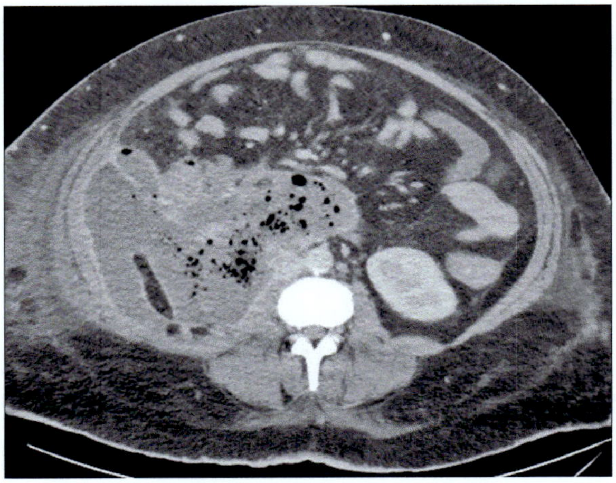

图 54-3　CT 图像可见感染性 WON 病人的的积聚物中有气体存在

手术技巧

早期内镜探查

■ 早期的内镜探查是通过侧视十二指肠镜、胃镜或超声内镜实现的。

■ 为防止误吸，通常使用全身麻醉。

■ 操作过程中，通常使用二氧化碳注入，因为与空气相比，二氧化碳在理论上能将气体栓塞的概率降到最低。

■ 如果病人尚未使用广谱抗生素，应在术前、术后常规应用对胰腺有较好渗透性的抗生素。

超声内镜

■ 当病人存在胃部静脉曲张，或囊腔未挤压胃及十二指肠的情况下，推荐使用超声内镜（endoscopic ultrasound, EUS），超声引导下的内镜引流可有效避免普通内镜下盲穿引流导致的并发症。

■ 在 EUS 的引导下，可以有效确认 WON 病人引流的最佳入路。这对于内镜下未见胃肠道受压隆起部位的病人更有帮助。特别是对于 WON 位于胰尾部或合并有静脉曲张的病人，在 EUS 引导下选择胃或十二指肠肠腔上最佳穿刺部位，可以降低并发症的发生率，提升穿刺成功率。

■ 穿刺时应选择囊壁厚度小于 10mm 处进行。对于未在术中使用 EUS、胃镜或十二指肠镜下未见胃肠道受压隆起部位的病人，最近一次的横断面成像检查可能有助于对穿刺部位的确认。

■ 当穿刺点确定后，经由胃后壁或十二指肠后内侧壁进行穿刺。

■ 在使用 EUS 时，可应用彩色多普勒超声以避免刺入血管。

■ 先用 19 号细针进行穿刺，然后使用针鞘扩张初步穿刺通道（图 54-4）。

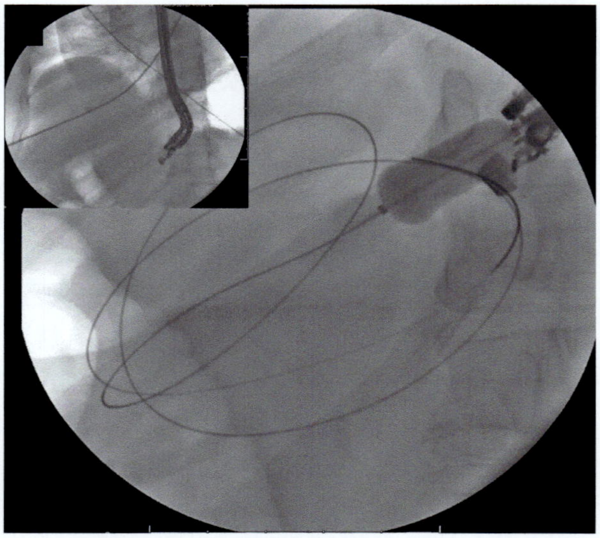

图 54-4 EUS 引导下治疗胰腺假性囊肿及坏死
将导丝插入假性囊肿，并且用球囊扩张假性囊肿 - 胃壁间通道，为置入支架做准备

治疗性十二指肠镜及胃镜的运用

■ 对于镜下明显可见胃肠道受压隆起部位，且不存在静脉曲张的病人，可通过侧视十二指肠镜用针状切开刀切开并进入坏死腔（图 54-5A ～ C）。

■ 从腔内抽出液体后，将液体送检分析（包括淀粉酶、革兰染色和细菌培养）。通过造影引导，向腔内注射对比增强剂，也可以用来确认腔内的位置。

■ 为使直视胃镜可以顺利进入囊腔进行坏死组织清除术，球囊可将通路直径扩张至 15 ～ 20mm（图 54-5C,D）。

■ 在内镜引导下置入标准长度 460cm（0.018 ～ 0.035in）的导丝，导丝应至少在囊肿内形成两圈以减少意外脱出的风险。

■ 建立胃肠道 - 囊腔窦道（图 54-5 D,E）。

■ 应重点强调的是，窦道的直径一定要足够大，以保证内镜顺利地进入囊腔。

■ 通过前视胃镜或十二指肠镜进入囊腔，将腔内固体坏死组织清除。

■ 首先通过内镜将腔内的液体部分吸净，再清除腔内坏死组织（图 54-5 F,G）。

■ 可以使用多种工具对坏死组织进行清除，如圈套器、抓钳、网状圈套器、取石网篮等。

- 在不同的治疗阶段，对于坏死组织的清除程度主要由内镜医生掌握。笔者更倾向于在第一次治疗中尽可能清除坏死组织，以减少治疗次数。内镜操作的目标是显露出囊壁上的新鲜肉芽组织。

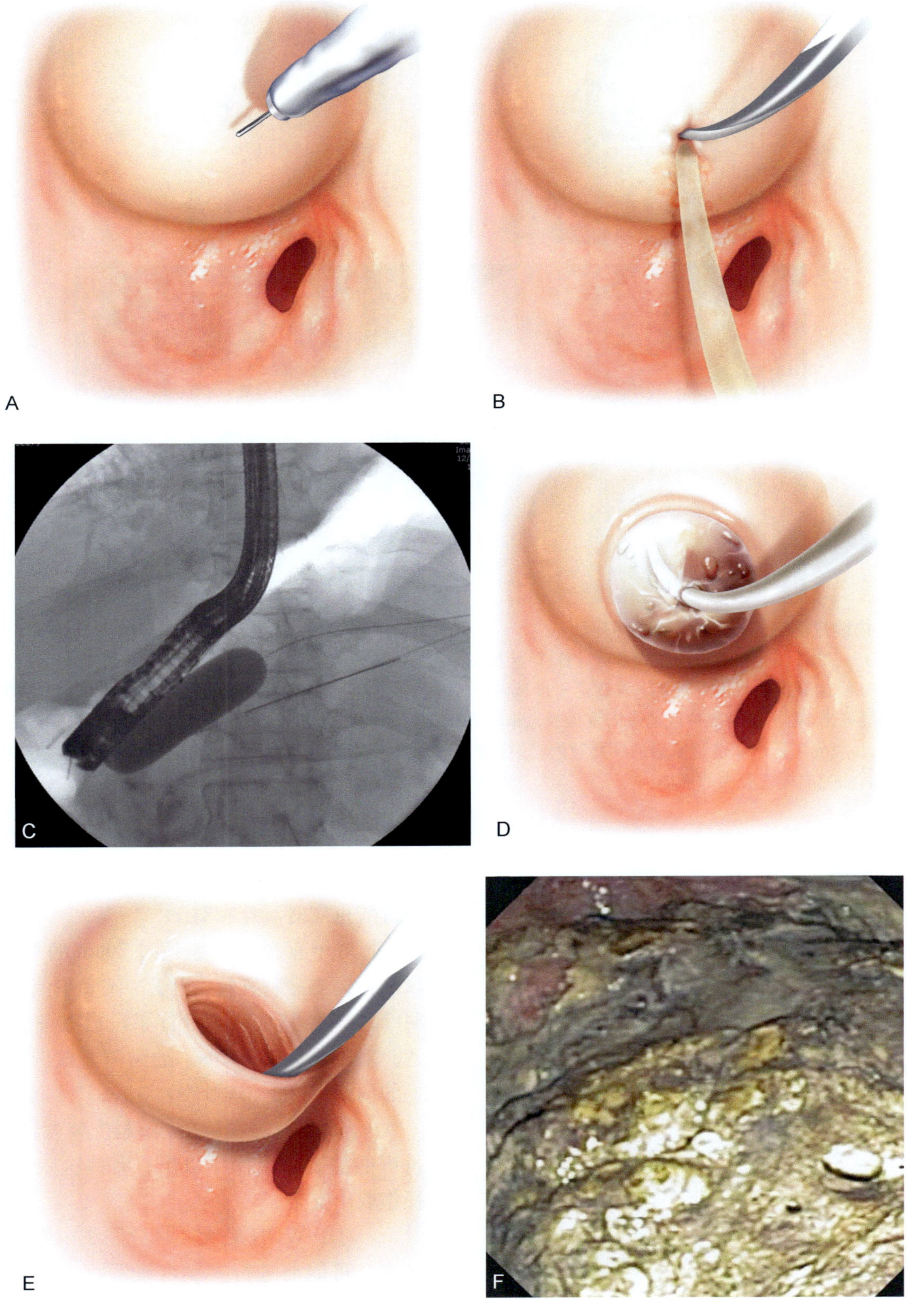

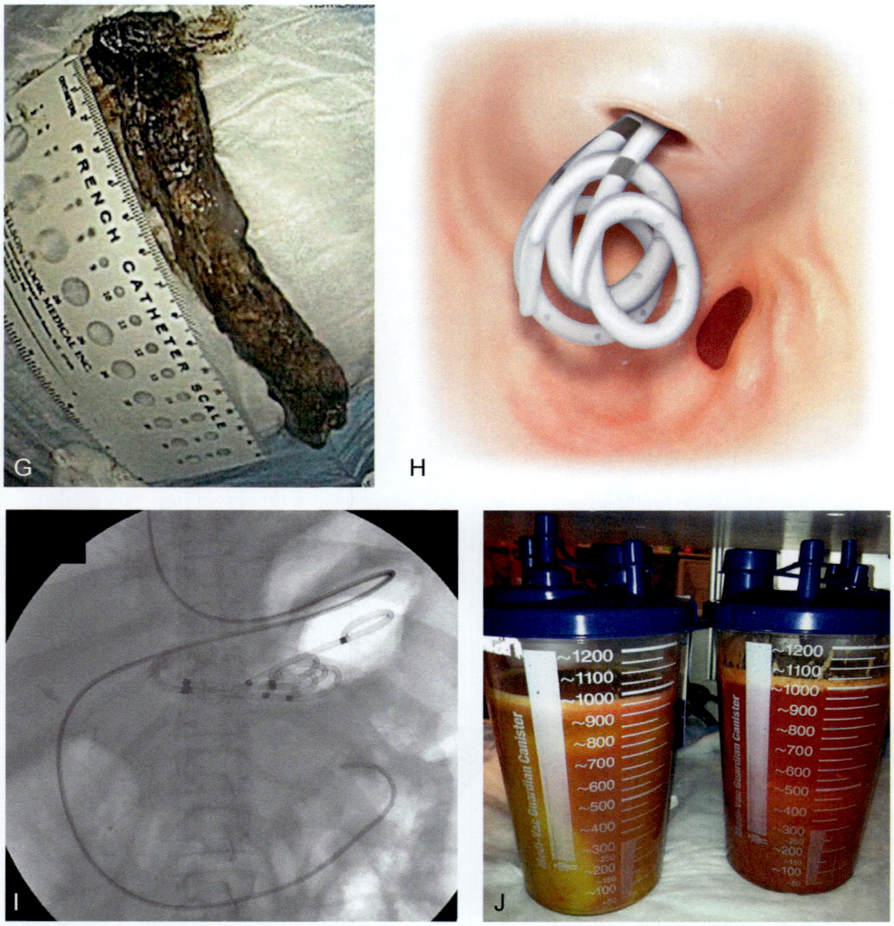

图 54-5 内镜直视下进入假性囊肿及坏死灶

A. 针状切开刀准备切开位于胃后壁隆起处；B. 导丝及引流管置入穿刺点；C. 造影下坏死腔内导丝和球囊；D. 镜下球囊扩张；E. 经球囊扩张后的坏死腔 - 胃窦道；F. 从内镜入路角度观察囊腔，可见大量坏死积聚物；G. 大块坏死组织碎片经内镜取出，而小块的碎片或通过内镜抽吸出来或直接使其流入消化道；H. 置入多个双猪尾支架以保持窦道通畅，便于引流；I. 完成坏死组织清除术后的坏死腔内支架造影图，图中鼻空肠营养管的置入可以保证充足的营养供应；J. 将囊壁刺穿后抽吸出坏死腔内的液体

支架置入术

- 支架置入术在坏死组织清除完成后进行。支架的置入可以保持坏死灶与胃或十二指肠的窦道畅通，使坏死腔中残留的坏死组织液化后及时引流出来。
- 应放置多个 10 号软质双猪尾支架（图 54-5 H,I）。目前，也有医生使用全覆膜 10mm 金属支架以便于后续在坏死腔内进一步治疗。
- 通常在金属支架内放置双猪尾支架，可以防止金属支架移位和闭塞（图 54-6）。
- 只放置一个支架会增加支架闭塞和治疗失败的风险。
- 应保持窦道的持续畅通以方便坏死腔内的液体及残余坏死组织排出，理论上排入坏死腔的胃酸也应对治疗有益。
- 对于直径达到或超过 20cm 的 WON，建议联合经皮穿刺置管，用于冲洗及引流治疗（图 54-7 A,B）。其他联合治疗手段已在前文有所描述。对于较大的 WON，通常需要做进行 1 次以上的内镜治疗。
- 当 WON 被清除后，塑料支架可自行脱落，也可能需要内镜操作取出。有些医院从不人为操作取出支架。
- 对于 WON 较大或坏死组织内容物过多的病人，可能要进行多次内镜治疗，主要包括取出支架及多次清除坏死组织。

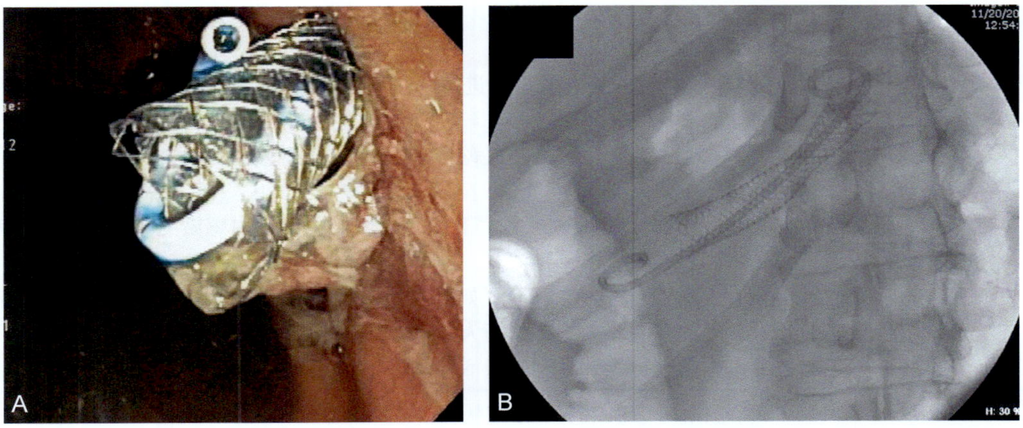

图 54-6　A. 坏死腔 - 胃窦道内置入的全覆膜金属支架和其中的双猪尾支架；B. 造影下坏死腔中金属支架和塑料支架的位置

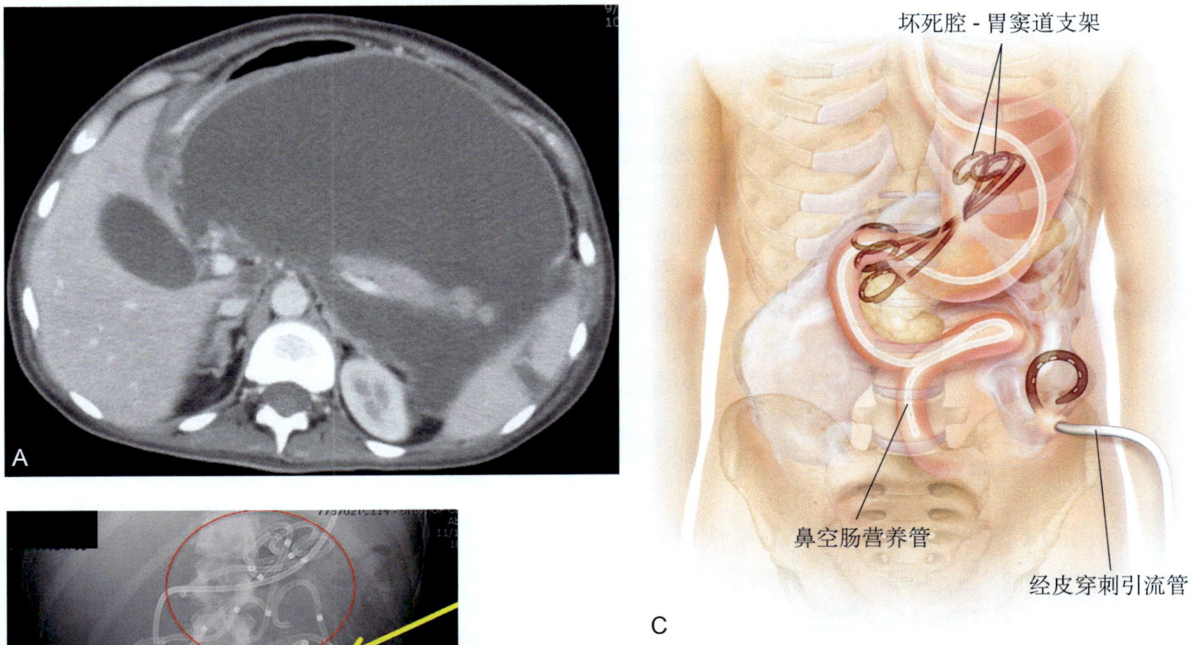

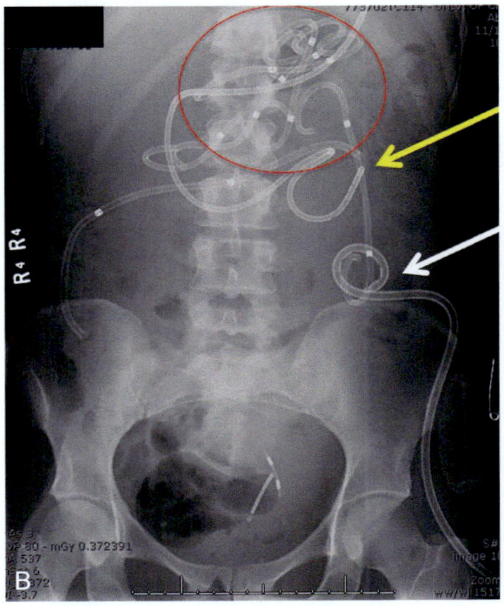

图 54-7　联合经皮穿刺置管

A. 向盆腔延伸的巨大坏死组织灶的 CT 图像；B. 坏死腔 - 胃窦道支架置入（红色椭圆处）术后的腹部 X 线片（黄色箭头处为鼻空肠营养管，其左下方白色箭头处为 12 号经皮穿刺引流管）；C. 为 B 图的示意图解

经验与教训

手术指征	①需要对病人的病史及一般情况进行全面评估后，再决定是否对坏死组织进行手术治疗 ②应进行多学科联合治疗 ③ 2/3 的坏死性胰腺炎病人在发病初期为胰腺无菌性坏死，此类病人可以非手术治疗，无须特殊干预性操作 ④对无菌性胰腺坏死灶进行手术干预，会增加坏死灶内感染的风险。只有当病人出现症状时，才进行手术干预 ⑤ WON 可能与胰腺囊性肿瘤（如导管内乳头状黏液瘤、浆液性囊腺瘤）相混淆。因此只有既往有胰腺炎病史的病人才可诊断 WON，对于有些病人，应在内镜下坏死组织引流术前进行细针穿刺抽吸活检以确诊
术前准备	①对于未使用广谱抗生素治疗的病人，应在术前和术后常规给予抗生素 ②术后继续行抗生素治疗 10 ～ 14 天 ③操作时应使用全身麻醉以防误吸 ④操作时应使用注入 CO_2 扩张消化道
穿刺点的确认	①如果病人在镜下视野内有曲张的血管或未见胃肠道受压隆起部位，应在超声引导下确认穿刺点 ②内镜治疗只适合边界清晰完整的 WON，并且坏死灶最好距离穿刺处胃肠道 1cm 以内
窦道直径	窦道应至少扩张至直径 10mm 以上，以便直视胃镜进入坏死腔。如果需要进行坏死组织清除术，则最好将窦道直径扩大至 15 ～ 20mm
支架置入术	①在将坏死组织清除后，应放置 4 ～ 6 个软质双猪尾支架 ②一些医疗中心在操作时，置入一个直径为 10mm 全覆膜金属支架，并在其内放置一个塑料双猪尾支架，但该方法未经临床研究证实有效
其他治疗手段	①如果 WON 未能有效清除坏死物或坏死物再次积聚，则应考虑胰管离断综合征，需采取额外的治疗措施 ②如果坏死灶较大、病情复杂，则最好同时进行经皮穿刺引流和内镜治疗

六、术后护理

■ 坏死组织清除彻底后，症状将很快缓解。如果症状由囊肿挤压造成，病人苏醒后将立即感到缓解；如果症状由感染引起，恢复速度取决于感染的严重程度。

■ 当坏死组织成功清除后，大多数病人都可以立即开始进清流食，并很快过渡至低脂饮食。

■ 应在初次手术操作 1 个月后行 CT 或 MRI 检查（图 54-8）。

■ 如果 WON 未能有效清除坏死物或坏死物

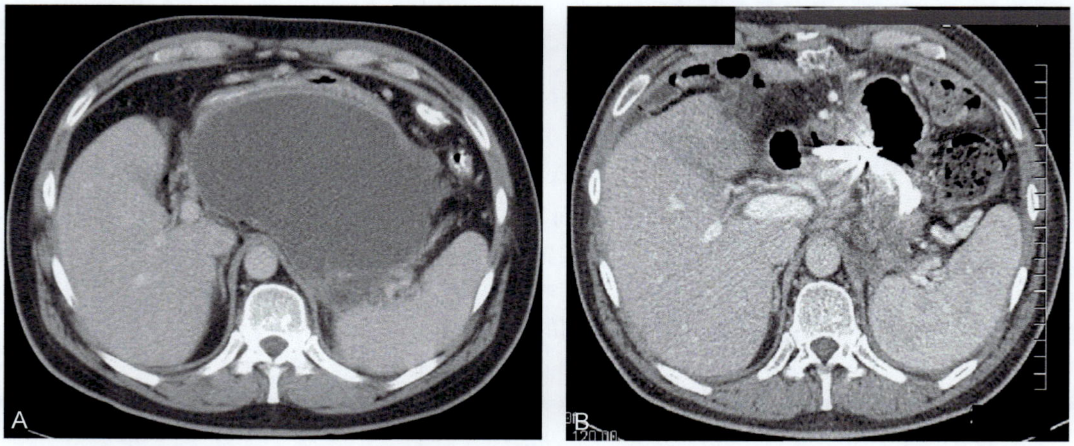

图 54-8 图为患坏死性胰腺炎 6 周后因幽门梗阻就诊病人的 CT 图像

A. CT 图像上可见界线清晰的 WON 挤压胃腔；B. 经胃镜成功进行 WON 坏死组织清除术后 5 周 CT 图像

再次积聚，则应考虑胰管离断综合征。

■ 胰管离断综合征的治疗手段主要包括在内镜逆行胰胆管造影（endoscopic retrograde cholangiopancreatography, ERCP）下，经十二指肠乳头放置支架，支架贯穿或置入坏死腔内；有时需联合经皮穿刺置管引流。此外还可以手术切除离断胰管的远端胰腺部分进行治疗。

七、预后

■ 内镜治疗显示出良好的效果。一项涉及美国六个医疗中心，包含超过 100 例病人的临床研究报道：对于直径中位数为 15cm 的 WON，病人行内镜治疗次数的中位数为 3 次，窦道最大扩张至 18mm。在治疗完成后的 4 个月内，90% WON 病人得到缓解。

■ 欧洲的一项研究也得到类似的结果，该研究包含 90 余例（54% 为感染灶）接受胰腺坏死组织清除术的病人，其中有 60% 的病人既往行经皮或经胃胰腺坏死组织引流术，但效果不佳，结果提示病人行内镜治疗次数的中位数为 6 次，窦道直径需扩至 15 ～ 20mm。有 80% 的病人症状缓解，同时 50% 的病人在治疗后影像学诊断为治愈。

■ 除了上述研究外，一些包含病例数较少的队列研究，同样得出了内镜治疗可使 75% ～ 95% 的 WON 得到缓解的结论。

■ 因此，可以认为在经验丰富的中心，内镜下胰腺坏死组织清除术的总体有效率超过 75%。

八、并发症

■ 内镜治疗 WON 可能引起多种并发症，因此，在内镜引流过程中建议准备多种其他治疗手段进行备选，并做好手术准备。

■ 据文献报道，内镜下穿刺引流术及坏死组织清除术的并发症发生率为 15% ～ 25%。

■ 穿孔导致气腹的发生率约为 5%，并且仅有症状的病人需进一步干预治疗。

■ 笔者个人认为文献中报道的由于治疗过程中的输血、血栓形成及手术导致的出血及死亡病例可能比实际发生的病例少。

■ 内镜治疗只适合边界清晰完整的 WON，且坏死灶最好距离穿刺处胃肠道 1cm 以内。

■ 应使用球囊将窦道缓慢撑开以防止过多 CO_2 进入坏死灶内，使用网篮、软质圈套器等器械时应尽量轻柔，以减少出血和穿孔的风险。

■ 多达 18% 的 WON 病人可能行坏死灶清除术后发生出血。

■ 大多数的出血可以在内镜下完成止血，但有些情况下仍需要介入及手术治疗进行止血。

■ 已经有文献报道气体栓塞导致死亡的病例。

■ 其他类型的并发症包括感染（尤其是坏死组织清除不彻底的情况下，图 54-9）、胰腺炎、误吸、支架的移位及闭塞、麻醉并发症。

■ 做好充分的手术准备，对于避免和有效处理并发症都是十分必要的。

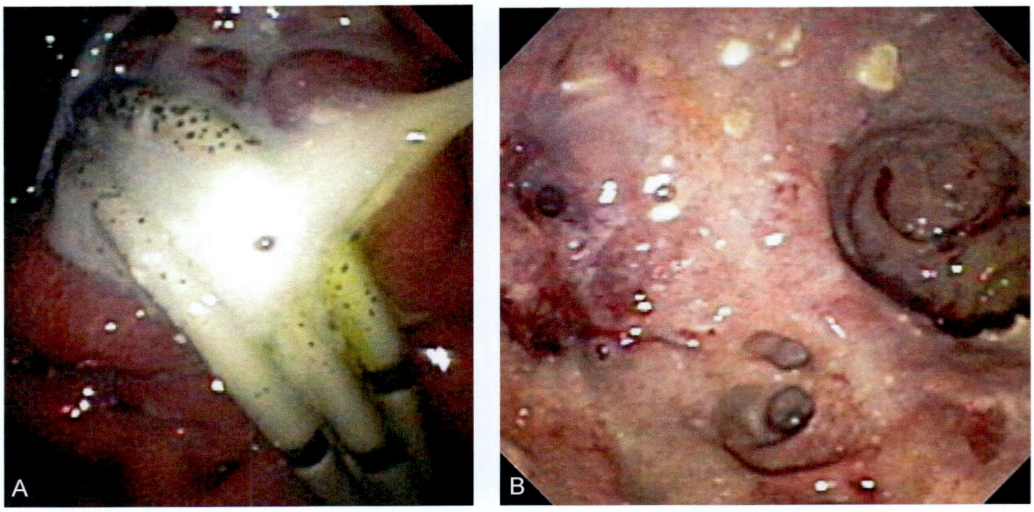

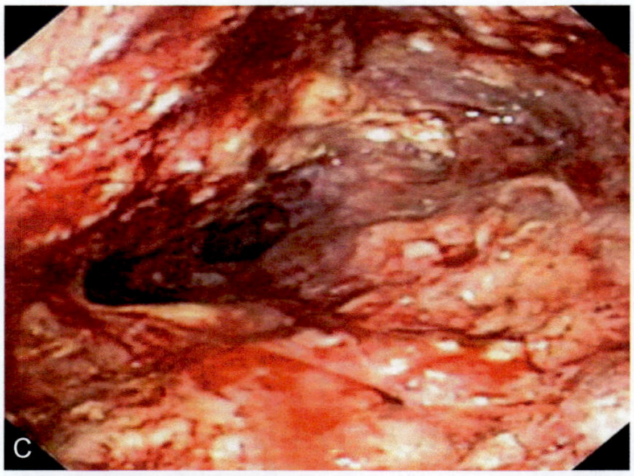

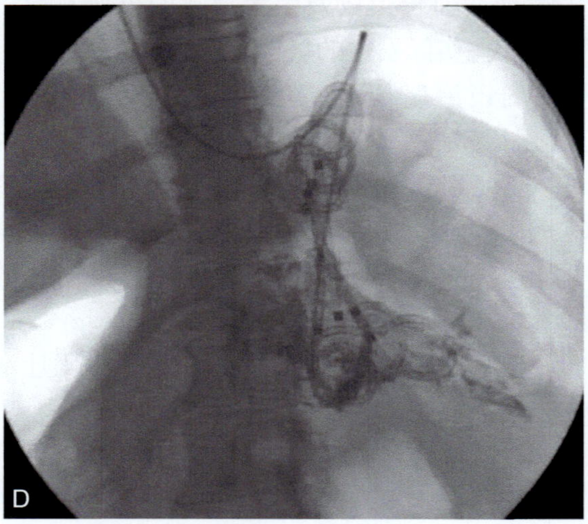

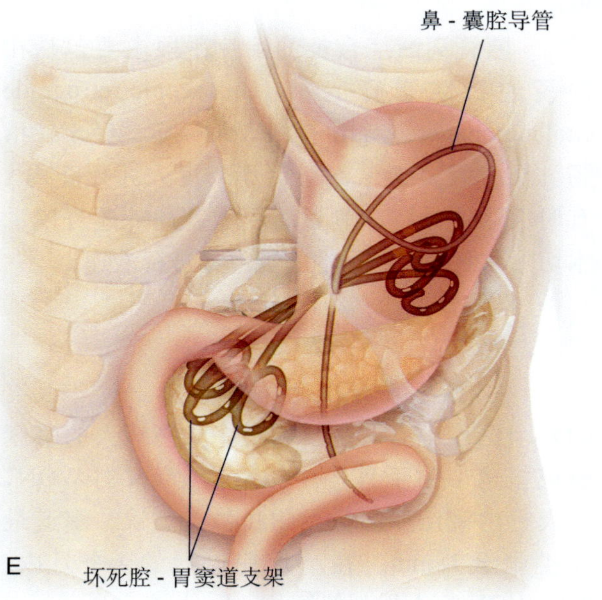

图 54-9 **成功进行坏死组织清除术的病人的典型图像（该病人在完成了一个疗程的抗生素治疗 2 天后，仍有发热和寒战）**
A. 坏死腔 - 胃窦道处引流脓液；B. 再次将内镜镜头置入坏死腔进行进一步引流；C. 反复冲洗和引流后，可看到腔内的新鲜组织及少量渗液；D. 造影可见窦道处的多个支架及方便后续冲洗的鼻 - 囊腔导管；E. D 图的支架示意图

第五部分

脾 外 科

第 55 章　脾切除术（开腹和腹腔镜手术）

Vanessa Cranford　Janeen R. Jordan　Frederick A. Moore

一、定义

脾切除术是指切除脾的外科手术。

二、鉴别诊断

- 外伤性破裂。
- 自身免疫性疾病。
- 红细胞疾病。
- 遗传性疾病。
- 淋巴瘤 / 白血病 / 骨髓增生性疾病。
- 血管疾病。
- 特发性 / 医源性。
- 其他（肥胖、肿瘤、囊肿）。

三、病史及体格检查

- 术前应全面地评估病人的情况，包括详细的既往病史、异常出血和肝衰竭的所有表现和症状、腹痛的病史和体征、用药史、过敏史，出血性疾病、血栓性疾病和癌症的个人和家族史也应详细记录。
- 应对病人进行完整的体格检查，包括是否存在门静脉高压、肝衰竭和脾大的表现。
- 对于脾外伤的病人，由于受伤程度的不同，可存在多种临床表现，包括血流动力学稳定的轻度腹痛、腹膜炎，心血管系统衰竭的出血性休克；血流动力学不稳定可在损伤即刻出现，也可由于迟发型破裂而在损伤数天后出现。
- 血液系统疾病例如白血病可表现为紫癜、鼻衄、牙龈出血、血尿、消化道出血、肌痛及疲劳。当淋巴瘤和骨髓异常增生的病人合并有弥漫性的淋巴结肿大、全血细胞减少、腹痛、脾大、早饱时等全身症状，也可行脾切除术，尽管目前应用较少。
- 患有血红蛋白病和遗传性疾病的病人可能表现为黄疸、腹痛或脾大。这些病人也可能无症状，而是仅有因其他疾病意外发现的异常实验室检查指标。
- 遗传性球形红细胞增多症（hereditary spherocytosis，HS）病人能从脾切除术中获益。由于脾会扣押有缺陷的红细胞（red blood cells，RBCs），75% 的遗传性球形红细胞增多症病人存在脾大。脾切除术能消除或改善中度遗传性球形红细胞增多症病人的贫血，消除重度病人常规输血治疗的需要。这些病人常常在儿童时期就接受脾切除术以缓解症状及骨骼异常和重复输血等长期后遗症。对于轻度遗传性球形红细胞增多症，脾切除术的目的是预防胆红素胆结石（随年龄增长而出现的常见并发症）。在这些病例中，脾切除术应联合胆囊切除术。
- 脾切除术适用于药物治疗无效的或因脾大导致腹痛的血液系统疾病，如特发性血小板减少性紫癜（idiopathic thrombocytopenia，ITP）等。这些病人大多数会转诊到血液科治疗。药物治疗是 ITP 的一线治疗方案，而且大多数病人最初都对糖皮质激素治疗敏感。

然而在一个系列试验中发现，仅有 39% 的经泼尼松治疗的病人达到了完全缓解，而其中仅有 50% 的病人在停止维持治疗 6 个月后仍持续缓解。静脉注射免疫球蛋白也可作为一线治疗方案，在接受该治疗 5 日以内，超过 75% 的病人的血小板计数得到提升，但是这并不是一个长期的治疗方案，静脉注射免疫球蛋白仅适用于并发致命性出血、颅内出血，以及准备进行脾切除术或其他手术的病人。脾切除术适用于接受至少 8 周糖皮质激素治疗且血小板计数低于 30×10^9/L 的伴有症状性血小板减少症病人，脾切除术也适用于治疗结束后复发的病人。

- 脾切除术可通过开腹或腹腔镜方式进行，

手术方式的选择应根据疾病的进程和病人情况的稳定程度。腹腔镜脾切除术的绝对和相对禁忌证见表 55-1。

表 55-1　腹腔镜脾切除术的绝对和相对禁忌证

绝对禁忌证	相对禁忌证
严重的心肺疾病	脾大
肝硬化合并门静脉高压	胃短静脉曲张合并凝血障碍
妊娠	既往腹部手术史

四、影像学检查和其他诊断方法

■ 凡是患有或疑似患有血液系统、自身免疫性或骨髓增生性疾病的病人，均应行血涂片或根据需要进行骨髓穿刺检查。血液病专家应全程参与病人的病情评估和治疗方案的制订。

■ CT 检查是脾疾病理想的影像学检查方法，也是手术方案制订的重要参考。CT 能检测脾大小、脾血管的解剖结构和长度、脾与周围脏器的解剖关系，以及腹腔内副脾的可能位置（图 55-1）。对于病情稳定的脾外伤病人，CT 能准确显示出脾损伤的程度（图 55-2）。

■ 超声检查是适用于检查脾大和门静脉高压的无创性检查方法。在外伤的情况下，创伤重点超声评估法（focused abdominal sonography for trauma，FAST）作为腹腔出血的筛查方法已被广泛接受（图 55-3）。

■ 磁共振成像特别适于评估脾的局灶性病灶，且有助于检测和鉴别诊断脾周和脾肿瘤。

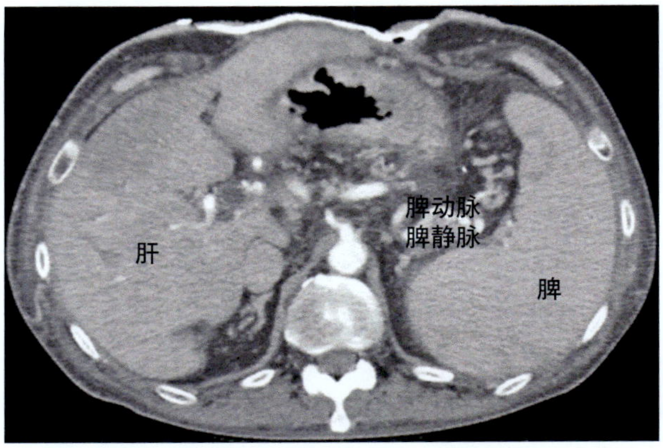

图 55-1　CT 示脾大（脾体积接近肝体积）

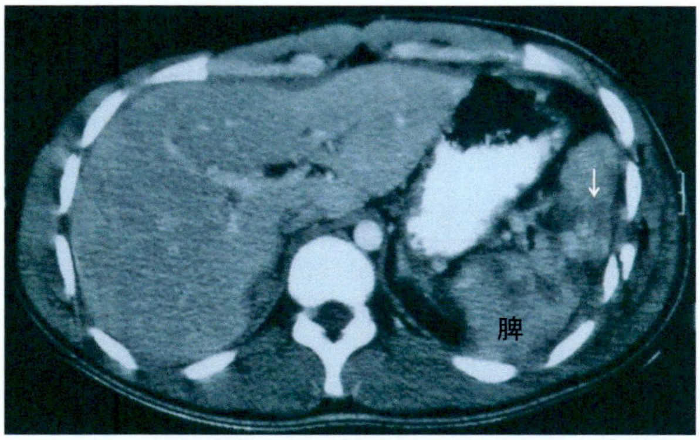

图 55-2　脾外伤的 CT 表现（白色箭头指向一处脾撕裂伤）

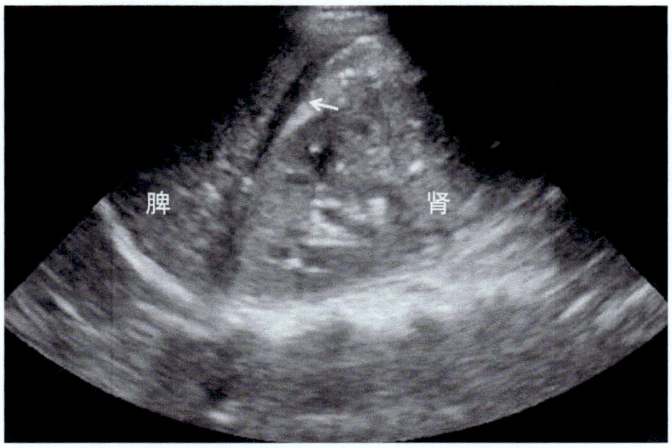

图 55-3　创伤重点超声评估法阳性结果显示腹水（白色箭头示腹水，其可能为外伤性出血的表现）

五、外科治疗

（一）术前准备

■ 患有自身免疫性疾病的病人应延长糖皮质激素的疗程。准备术中注射适量应激剂量的类固醇，术后可迅速减量。

■ 术前备血。若脾切除的目的是治疗血液疾病，则术中输血应在结扎脾动脉后给予。

■ 对于择期手术病人，均应术前接种疫苗以抵抗包膜病原体（B 型流感嗜血杆菌、肺炎链球菌和脑膜炎奈瑟菌），急症手术病人也应接种疫苗。目前，接种疫苗的时间尚有争议，推荐术后 2 ～ 4 周接种，对于外伤病人，由于术后可能不进行复查，因此出院前接种即可。接种疫苗是为了防止脾切除术后凶险感染（overwhelming postsplenectomy infection，OPSI），OPSI 是暴发性的、迅速发展的致死性细菌感染，是脾切除术后最严重的并发症。在脾切除术后的前 2 年内，

OPSI 在成年人和儿童中的发生率分别约为 0.9% 和 5%。目前指南推荐的预防 OPSI 的疫苗使用方案见表 55-2。

表 55-2 **脾切除术后凶险感染的预防指南**

B 型流感嗜血杆菌、肺炎链球菌和脑膜炎奈瑟菌疫苗：择期手术病人术前 2 周接种，非择期手术病人出院时或术后 2 周接种
若病人接受免疫抑制治疗，应在该治疗结束 3 个月后接种疫苗
每 5 年进行一次肺炎双球菌和（或）脑膜炎奈瑟菌疫苗的加强接种
根据 B 型流感嗜血杆菌抗体的滴度评估是否需要加强接种
对于免疫缺陷病人，可检测三种病原体的滴度

■ 应在手术切开皮肤之前 60 分钟内，给予所有病人预防剂量的抗生素，抗生素的抗菌谱应包含表皮菌群。病人麻醉后，置鼻（口）胃管以降低胃内压力、改善手术视野。术后留置胃管 24 ～ 48 小时，预防胃扩张和可能的胃短血管出血。

■ 腹腔镜脾切除术适于绝大多数择期病人，也可选择手辅助腹腔镜或开腹脾切除。腹腔镜脾切除术的中转开腹指征包括无法耐受或无法建立气腹、无法控制的凝血功能障碍或出血、巨脾无法放入标本袋或需要其他额外操作步骤。

■ 对于巨脾或门静脉高压病人，术前通过介入方式进行脾动脉栓塞能降低出血量，有助于手术操作。栓塞脾动脉能降低脾血流灌注，从而使脾体积减小，术中游离脾更加容易。

（二）体位

■ 腹腔镜脾切除术可采用仰卧位或右侧卧位。右侧卧位时，在病人背后放置豆袋或靠垫，从而最大程度暴露肋缘和髂嵴之间区域。也可以弯曲调整手术台以辅助暴露（图 55-4）。

■ 开腹脾切除术大多采用仰卧位，同时病人双上肢外展，行腹正中切口。在外伤病人的剖腹探查术中应用该体位，便于探查整个腹腔以确认有无其他损伤。对于非外伤病人，也可采用左侧肋缘下切口。

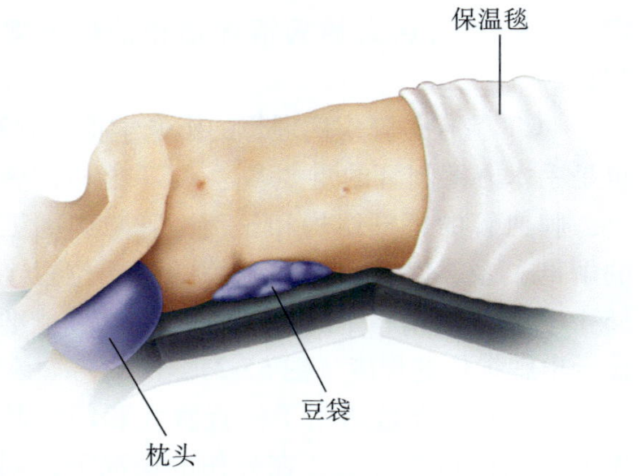

图 55-4 **病人采用右侧卧位**

手术技巧

开腹脾切除术

（一）切开

■ 在开腹前，应确认监护仪和静脉通路已连接，为可能的出血做好准备。动脉管路不是必需的，但仍建议使用。应放置鼻胃管进行胃减压，便于术中显露脾。

■ 气管插管完成后，摆放好病人体位，常规消毒、铺单，行腹正中切口进入腹腔（图 55-5）。如果是单纯的脾切除术未合并其他损伤，行脐上纵行切口即可，如有必要可向下延长。如果可能合并其他腹腔脏器损伤而行剖腹探查术，可行剑突下至耻骨上纵行切口。开腹后迅速吸出腹腔内所有液体及颗粒物（如果存在），放置牵开器协助暴露手术视野。没有牵开器协助充分暴露手术视野，出血的倾向将增加，也会使手术难度增大。

（二）游离

■ 脾位于左上腹的上、后方。为了切除脾，脾周围所有的腹膜和脏器附属物都要切除，包括连接肾的脾肾韧带、连接膈肌的脾膈韧带、连接结肠脾曲的脾结肠韧带，以及包含有胃短血管的胃脾韧带（图 55-6）。

■ 脾的游离依靠牵引力和对抗牵引力的相互作用。术者张开辅助手（通常用大纱布垫）向背侧、中线方向牵拉脾，这将有助于显露脾肾韧带和脾膈韧带。应该确认先游离脾与前腹壁之间的所有韧带，否则游离将无法进行。

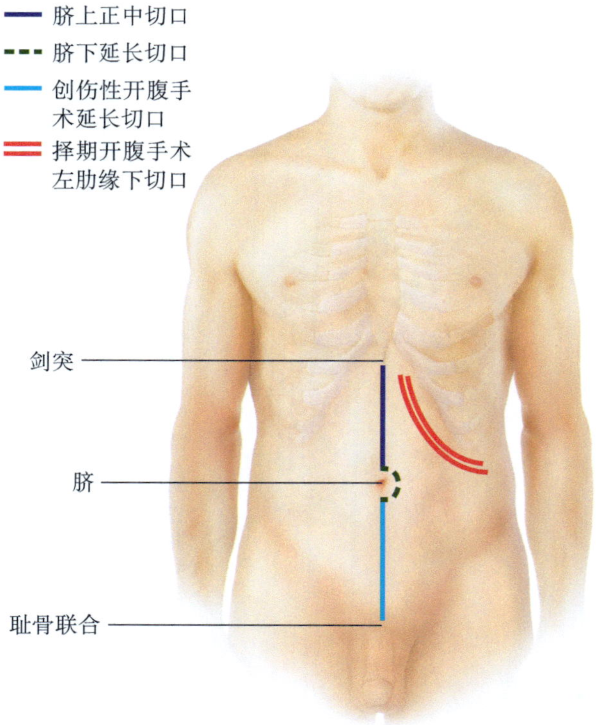

图 55-5 **开腹脾切除术的各种切口类型**

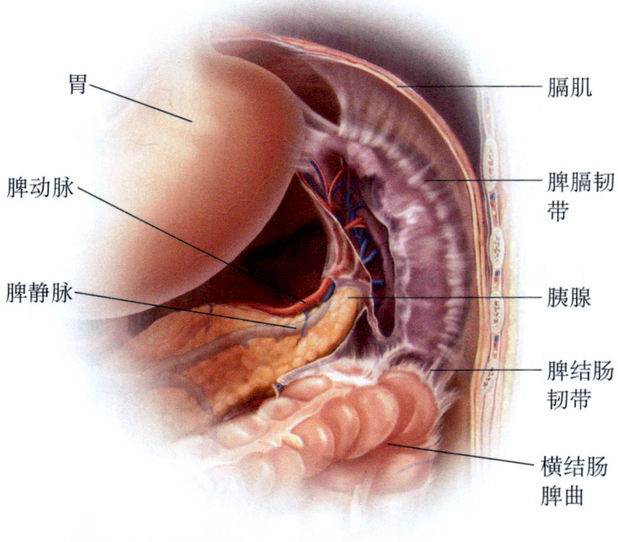

图 55-6 **左上腹部脾的毗邻组织**

▪ 术者向背侧、内侧牵拉脾非常重要，因为人们常倾向于将脾从左上腹提出腹腔，而这可能会导致脾被膜破裂和不必要的出血。

▪ 首先分离脾结肠韧带，游离结肠脾曲后可将结肠和脾分离（图 55-7），该操作最好锐性分离或者用电凝。然后继续向旁边分离脾肾韧带，使脾从肾的 Gerota 筋膜分离。最后向上分离脾膈韧带。应再次强调分离韧带时牵引和对抗牵引的重要性，一助用组织钳提供对抗牵引力，术者继续保持向中线方向牵拉脾。

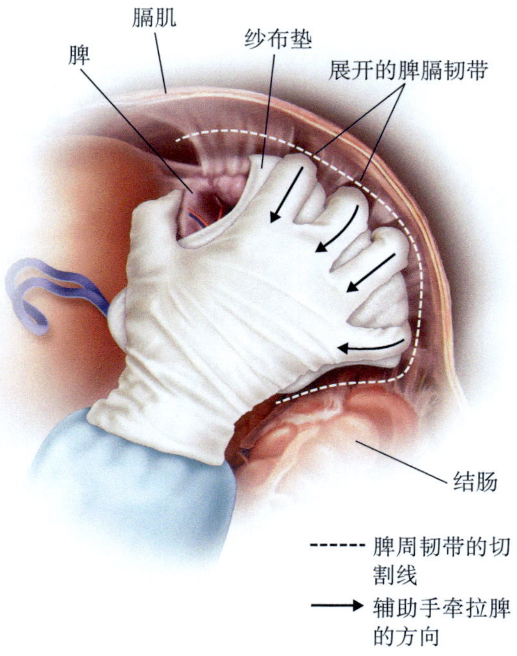

图 55-7 **脾的受力方向和脾周韧带的切割线**

▪ 即使在创伤和出血的情况下，向中间游离脾是获得血管控制的关键。创伤或出血时的手术步骤是一样的，仅仅是手术的速度需要加快。在许多外伤性脾破裂的情况下，脾自身的损伤和血肿已经使脾周围组织分离，剩余的大部分可钝性分离。如果脾大量出血，将很难看清脾胃韧带，这时可进行触摸探查，用手指牵拉和钝性游离脾，然后将纱布垫置于脾后方（图 55-8）。这种方式能钝性解剖脾周韧带，并且有助于向中线方向和前方游离脾。总体来说，这种手术方式需要 5 ～ 10 块纱布垫。

▪ 分类脾周韧带时，应该与脾保持 1 ～ 2cm 的距离，防止损伤脾和其他器官。由于术中从前方游离脾，因此随后就能暴露出脾深层的结缔组织，并行钝性和锐性分离。

▪ 一旦将脾与后腹腔连接的组织分离，就能用手指控制脾门血管从而终止出血，提高术野的可见度。

▪ 随着由外侧向中线方向解剖游离脾，可看见左侧肾上腺，此时需要注意避免触及肾上腺。当解剖出胰尾和脾静脉时，应保持胰尾和脾静脉在术野可见，以保证胰腺不被损伤（图 55-9）。

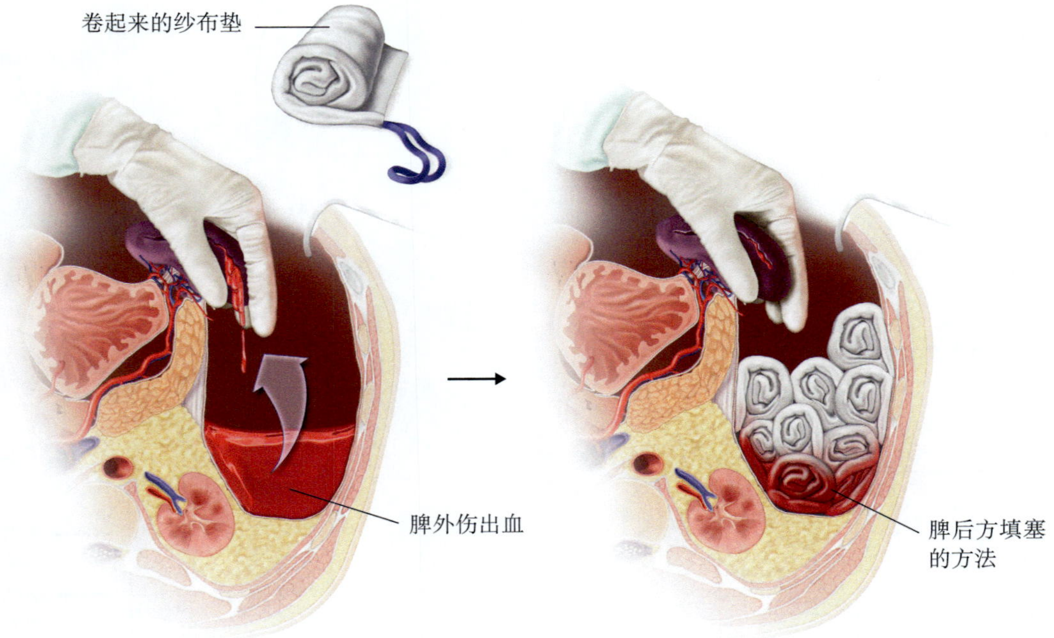

图 55-8 **外伤性脾破裂中快速钝性游离脾并于脾后方置纱布垫**

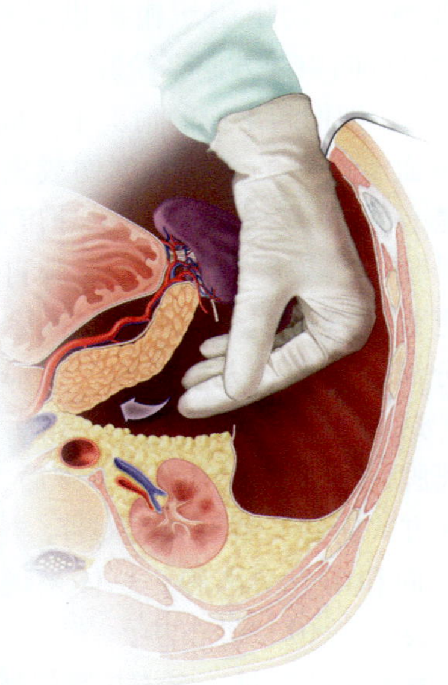

图 55-9 **通过合适的解剖层次向中线方向游离脾**

（三）结扎血管，切除脾

■ 当向中线方向充分游离脾后，就可以开始处理脾血管。轻柔地牵拉脾胃韧带有助于暴露胃短血管（图 55-10）。牵拉脾胃韧带也便于识别胃壁，避免损伤。然后用双极电凝、超声刀离断胃短血管，必要的时候也可以结扎切断（图 55-11）。

■ 在胰腺的上缘可见脾动脉进入脾门。脾动脉和脾静脉需要单独进行解剖分离或整块结扎，可以缝扎（如 0 号丝线）、LigaSure（Valleylab, Boulder, Colorado, CA）或血管切割闭合器进行切断。此时脾已经游离，可以送检病理。

■ 胰尾常常延伸至脾门。在 75% 的病人中，胰尾距离脾门不足 1cm，其中 30% 的病人的胰尾直接与脾门接触。因此，在分离、切断脾血管时必须注意避免损伤胰腺（图 55-12）。

■ 如果使用电凝器械分离血管，则应该在移除脾并彻底止血后，沿着胃大弯缝合胃短血管。应注意缝合位置较高的胃短血管，此处较易遗漏，如基术后出血常需再次手术。

■ 如脾切除是为了处理血液系统疾病，术中应仔细确认是否存在副脾，若遗漏副脾，易导致治疗无效。高达 30% 的病人可发现副脾，副

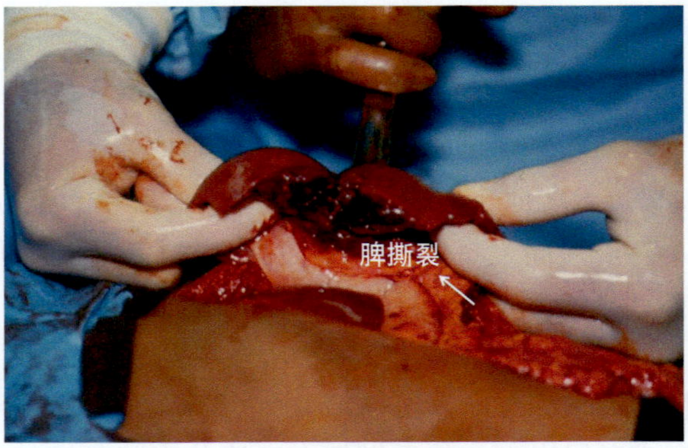

图 55-10 **向中线方向游离脾，暴露包含胃短血管的脾胃韧带（箭头处）**

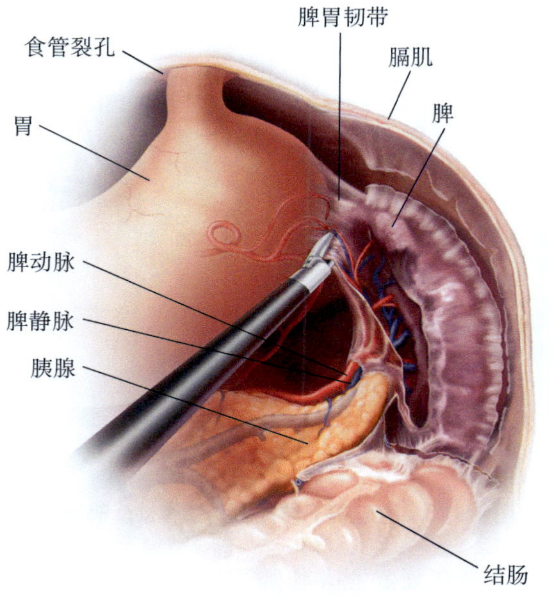

图 55-11 **离断胃短血管**

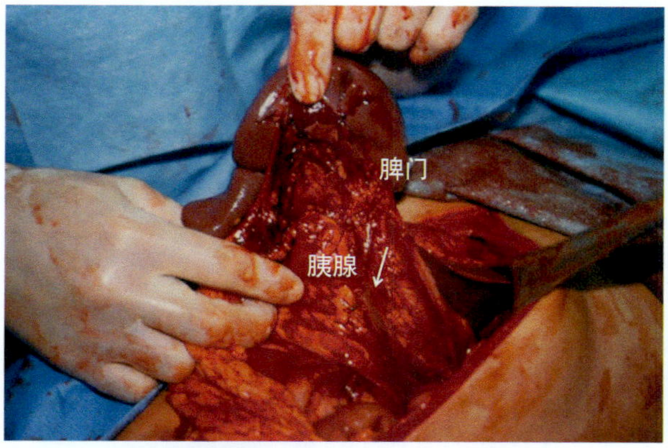

图 55-12 **胰尾邻近脾门部（白色箭头为脾血管）**

脾通常位于脾门、脾肾韧带、大网膜、胰尾周围的后腹腔、脾结肠韧带和小肠系膜。脾切除后必须检查这些区域，如发现脾组织必须一起切除。

（四）关腹

- 切除脾后，必须确保彻底止血。必须取出所有的纱布垫，并仔细检查脾脏床。若胆囊床渗血，可通过选择性电凝、氩气刀或止血药进行止血。
- 彻底止血并检查副脾后，可根据情况冲洗腹腔，然后常规关腹。若非存在或可疑存在胰尾损伤，不需要常规置腹腔引流管。
- 若脾切除术发生在治疗多发伤的损伤控制性手术中，术后腹壁常常保持开放。这样便于进行二次探查手术，以及治疗即将发生的腹腔间隔室综合征。在这种情况下，应该先确保彻底止血，然后将纱布垫置于左上腹腔，在病人凝血功能恢复、充分复苏后再评估病情进行下一步操作。

腹腔镜脾切除术

（一）切开

术者的位置及穿刺器的位置见图 55-13。当气腹建立后，首先进行充分的腹腔探查，查找副脾可能存在的位置是否有副脾，发现副脾均应该切除。

（二）游离

- 腹腔镜下游离脾，病人主要摆放成两种体位：仰卧位和侧卧位。由于侧卧位是腹腔镜脾切除术最常用的体位，因此下文中涉及的手术操作均以侧卧位时为例。
- 手术开始前，首先摆放好显示器位置、建立液路、预防性应用抗生素和气管插管，然后将病人摆放成右侧卧位，用豆袋或适当的垫子支撑头部、肩、颈部和远侧肢体。
- 与开腹脾切除术步骤类似，首先从脾解剖游离结肠脾曲。该步骤可在腹腔镜直视下，用电钩或超声刀锐性分离完成。应注意分离脾结肠韧带时不应牵拉脾，以降低脾被膜撕裂的风险（图 55-14），此时也应用开腹手术时的牵引和对抗牵引手法。

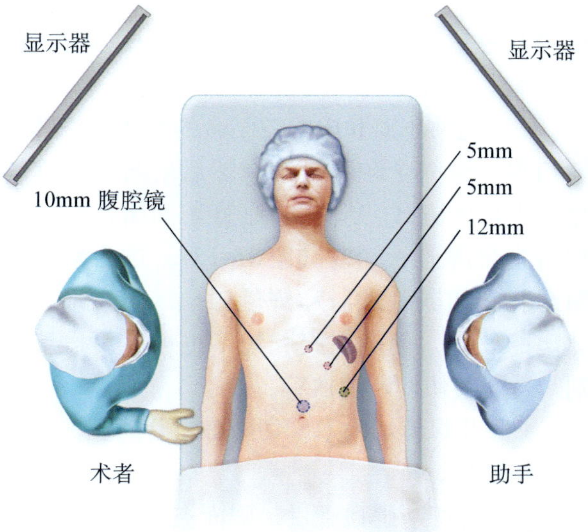

图 55-13 **腹腔镜脾切除术中人员安排和穿刺器的位置（为清楚显示出穿刺器位置，图中病人为仰卧位）**

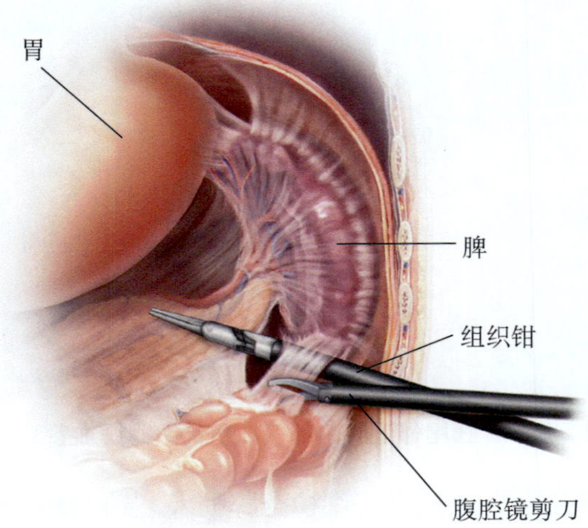

图 55-14 **腹腔镜分离脾结肠韧带**

■ 解剖游离过程从下向上、逆时针方向进行。但是为了在后续操作中更好地显露脾门，此时应保持上方的脾膈韧带完整。

■ 部分韧带与大网膜相连，内含有小血管，可以用电凝将这些小血管分别切断。

■ 当离断脾结肠韧带，并向上方解剖至脾膈韧带后，开始解剖脾门。

（三）结扎血管，切除脾

■ 与开腹脾切除术步骤类似，进入小网膜囊，然后向头侧解剖，显露出脾门的前表面。脾门的后表面应该已经解剖出来。这样就能使术者在分离脾门部血管前，控制任何非预期的出血。

■ 显露出胃短血管和其主要的血管蒂，沿着胃大弯用超声刀或双极电凝切断胃短血管。此时，脾门可以很好的显露。

■ 用钝性分离和电钩相结合的方式，将脾动脉和脾静脉完全游离出来，然后用与开腹脾切除术类似的方式，缝扎或血管切割闭合器（更常用）将脾血管切断（图 55-15）。过去常规分别结扎和切断脾动脉和脾静脉，以防止动、静脉瘘的发生，但是在腹腔镜下也可以用血管切割闭合器整块切断脾血管。

■ 同开腹脾切除术，切断脾血管时应注意避免损伤胰尾。

■ 完全切断脾血管后，脾尚被少部分脾膈韧带悬吊，此时可将这些韧带切断，或者暂时保留以辅助将脾移入标本取物袋。将标本取物袋

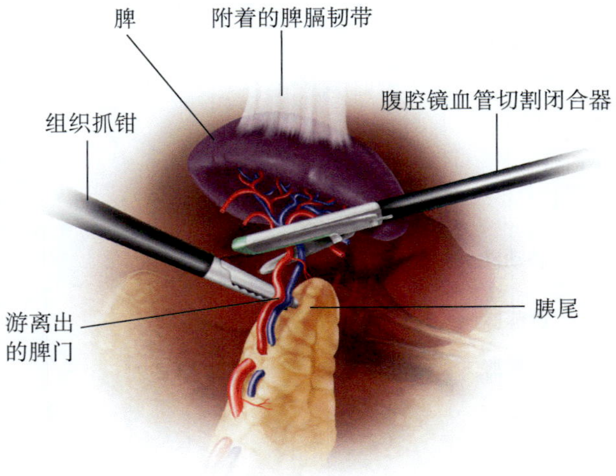

图 55-15 **腹腔镜下结扎、切断脾动、静脉**

从一个穿刺器置入腹腔（通常用左侧孔），把脾移入标本取物袋内，将残余的脾膈韧带切断（若之前未切断），拉紧细绳关闭标本袋口，将标本袋从大的穿刺孔（通常是左侧孔或脐部孔或上腹部孔）取出。有时候需要扩大延长穿刺孔以便取出脾标本。

■ 常需用手指或卵圆钳将脾标本粉碎，然后将破碎的脾组织取出（图 55-16）。由于很少因脾恶性肿瘤行脾切除术，因此这种操作是可行的。虽然脾种植很少发生，但是已有少数手术切口脾种植的报道，因此取出标本时要避免污染。

■ 然后探查腹腔有无出血，关闭气腹，常规缝合穿刺孔。对于 1cm 以上的穿刺孔建膜以防止发生疝。

■ 可视情况放置腹腔引流管。

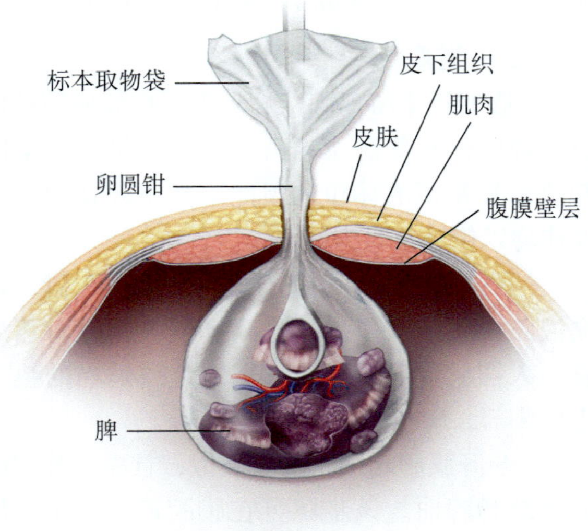

图 55-16 **取出并粉碎脾**

经验与教训

影像学和其他诊断方法	①为了更好地协助诊断和制订术后药物治疗方案，血液学专家的参与非常有必要 ②对于择期脾切除术，腹部 CT 对于术前手术规划非常重要
术前手术规划	①所有的择期脾切除术病人应在术前 2 周注射疫苗 ②脾大和门静脉高压病人可考虑行预防性栓塞 ③术前血型鉴定、交叉配血，备血以便术中使用
手术技巧 - 开腹脾切除术	①对于破裂出血的脾，迅速向中线方向游离脾是最关键的操作步骤 ②游离过程中向背侧、中线方向牵拉脾，以防脾被膜撕裂 ③从外侧向中线方向操作 ④预留 1 ～ 2cm 的脾周韧带防止损伤周围脏器或脾 ⑤结扎脾动、静脉时注意防止损伤胰尾
手术技巧 - 腹腔镜脾切除术	①调整病人体位使髂嵴和肋弓下缘间的空间充分显露非常重要 ②检查整个腹腔有无副脾存在 ③利用重力作用辅助解剖分离
手术技巧 - 关腹	若非存在或可疑存在胰腺损伤、感染或出血，不需要常规置腹腔引流管

六、术后护理

- 大多数腹腔镜脾切除术病人恢复较快，住院时间短。据文献统计，住院时间为 1.5 ～ 6.4 天，绝大多数病人能在 1 周内开始正常工作。
- 开腹脾切除术病人的住院时间、恢复正常饮食的时间相对较长，而且可能需要更多镇痛药物。鉴于大多数行开腹脾切除术的病人存在腹腔镜手术的禁忌，或是在急诊情况下进行手术，较腹腔镜手术恢复缓慢也是正常现象。

七、预后

- 血液疾病的长期治愈率是择期脾切除术病人最重要的预后指标。对于血红蛋白病等疾病，虽然无法治愈，但是脾切除术能够缓解症状。对于其他疾病，脾切除术能缓解脾大引起的疼痛和早期腹胀。
- 特发性血小板减少性紫癜病人行脾切除术后能获得很好的结局，可达到最高的完全缓解率和持续时间，实际上 2/3 的特发性血小板减少性紫癜病人在脾切除后能完全缓解（定义为无须糖皮质激素治疗情况下维持正常血小板计数）。还有 20% 的病人能够部分缓解，此类病人的血小板计数高于 50×10^9/L，持续应用 / 未应用激素治疗。年轻病人的预后也优于老年病人。此外，若脾切除术后第 3 天，病人的血小板计数高于 150×10^9/L，预示着病人的预后较好。
- 遗传性球形红细胞增多症病人的预后也较好。若病人存在色素性胆囊结石，脾切除术同时行胆囊切除术，可使病人将来无须因胆结石再次手术。脾切除术使严重的遗传性球形红细胞增多症病人无须常规输血，然而贫血仍会持续存在。为了补偿溶血性贫血发生的高度红细胞生成，可能导致生长发育迟缓或骨骼改变，对于儿童病人，脾切除术后这些情况可以逆转。

八、并发症

- 出血 4% ～ 16%（最常见）。
- 血栓栓塞事件 / 血栓形成 2% ～ 4%。
- 胰腺损伤。
- 积液。
- 血肿。
- 切口疝。
- 切口裂开。
- 脾切除术后凶险感染。

第56章 脾修补术

Shawn D. Larson　Saleem Islam

一、定义

脾修补术常被翻译为缝补脾。从广义上来讲，脾修补术是以保留脾组织及其部分生理功能为目的的多种手术方式。换而言之，脾修补术包含外伤性脾急诊手术、保脾手术和脾部分切除术。脾部分切除术适用于部分以疾病控制或外伤修复为目的的病例。了解脾修补术各种医疗器械是普外医师的必备技能。

二、鉴别诊断

- 脾外伤　Ⅰ～Ⅳ级（表56-1）。

表56-1　美国创伤外科协会脏器损伤评估：脾

分级	损伤	定义
Ⅰ	血肿	包膜下，面积＜10%
	撕裂	包膜撕裂，累及脾实质＜1cm
Ⅱ	血肿	包膜下，面积10%～50% 实质内，直径＜5cm
	撕裂	包膜撕裂，累及脾实质1～3cm，未累及穿支血管
Ⅲ	血肿	包膜下，面积＞50%或更大；包膜下破裂或脾实质血肿；脾实质血肿＞5cm或更大
	撕裂	累及脾实质＞3cm，或累及穿支血管
Ⅳ	撕裂	节段或脾门血管撕裂造成大量缺血区（＞25%）
Ⅴ	撕裂	完全脾破碎
	血管	脾门损伤造成脾缺血

Ⅴ级脾外伤病人不适合进行脾修补术（详见第55章）。

- 医源性损伤常由于过度牵拉横结肠或胃，或者左上腹腔镜手术操作所引起。
- 血红蛋白病。

(1) 遗传性球形红细胞增多症（hereditary spherocytosis，HS）。

(2) 珠蛋白生成障碍性贫血/镰状细胞贫血。

- 脾囊肿（上皮性或表皮样囊肿）。
- 脾错构瘤。

三、病史及体格检查

- 为评估手术适应证，需进行详细的病史采集，记录腹痛、躯体不适、既往病史及手术史、近期用药和过敏史等信息。尤其是与肝病、出凝血异常和血液制品输注相关的症状。
- 脾外伤病人需遵照美国外科协会创伤高级生命支持指南进行快速评估。血流动力学不稳定是脾修补术的禁忌证。注意病史的全面采集，尤其是外伤相关的病史，这将决定最终的处理是非手术治疗、脾修补还是脾切除术（图56-1）。对于儿科病人，提倡非手术治疗和尽早进行儿外科专科会诊。部分成人低级别脾外伤可选择非手术治疗（表56-2）。

表56-2　脾损伤非手术治疗的适应证与禁忌证

适应证
血流动力学稳定
未合并其他损伤（如颅脑、颜面外伤等）
脾输血量小于2U
CT扫描报告的脾损伤和分级
CT无脾活动性出血
CT未提示合并其他腹腔内损伤
禁忌证
血流动力学不稳定，可能合并腹膜炎
存在腹腔内或腹膜后损伤
无法进行一系列可靠的腹部检查
需要抗凝
无法纠正的凝血异常
需要输血治疗
脾损伤为AAST Ⅴ级

AAST. 美国创伤学会

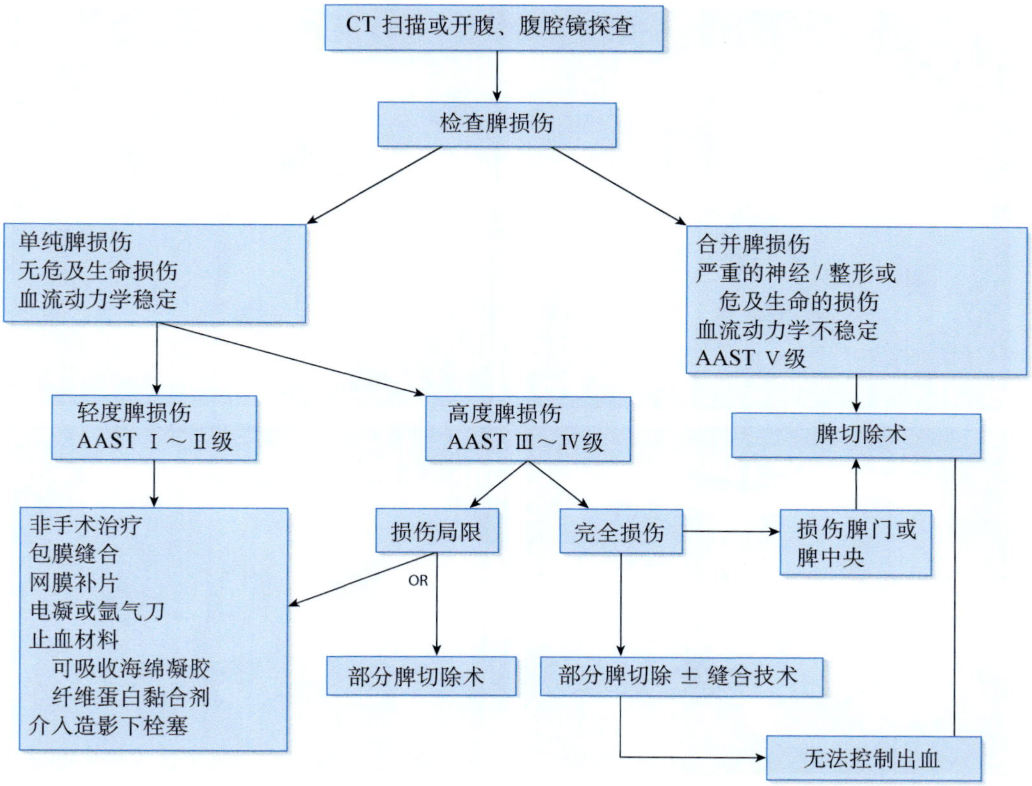

图 56-1 **基于损伤等级的脾损伤处理流程（AAST，美国外科创伤协会）**

■ 血红蛋白病病人多伴实验室检查异常、腹痛、腹部不适、黄疸或脾大等病史，极少数病人完全无症状。血红蛋白病病人异常红细胞常滞留在脾，部分病人可引起脾大。事实上，此类病人可从脾切除术中获益。近来有临床数据支持血红蛋白病病人行脾部分切除术（partial splenectomy，PS），从而避免反复输血和降低脾切除术后暴发性感染的风险。除此之外，行脾部分切除术的镰状细胞贫血病人长期预后更佳。

■ 所有病人须行完整而全面的查体，重点关注是否伴有脾大、门静脉高压、肝衰竭等表现。既往存在手术瘢痕病人酌情选择手术方式。

■ 开腹手术因视野暴露良好而为脾部分切除术首选。开腹可术中改变术式为脾切除术。对于择期手术的脾部分切除术病人可以选择开腹或腹腔镜。腹腔镜脾部分切除术要求术者具备丰富的微创手术经验，笔者建议采用开腹或者腹腔镜辅助的方式进行该手术。

四、影像学检查和其他诊断方法

■ 所有确诊或疑诊的血红蛋白病的病人须经血液科医生专科评估。病人需要完善血涂片和（或）骨髓检查、全血细胞计数和疾病相关的特殊的血液学检测。

■ 所有血流动力学稳定的脾外伤病人需完善 CT 扫描，CT 是术前评估损伤范围和显示血管解剖的极佳方法，CT 扫描推荐用于评估拟行脾切除术病人的脾大小、与邻近脏器的关系和副脾结节（图 56-2）。

■ 超声作为非侵入性的影像学检查可帮助评估备选病人脾大、脾占位和门静脉高压的情况。对于儿童，超声评估还可减少放射性暴露。对于外伤病人，腹部创伤定点超声检查是腹腔内积血或积液筛查的可行方法。对于胆绞痛和合并血红蛋白病的胆石症病人需要行术前超声协助诊治，合并胆石症的病人需考虑同期切除胆囊。

■ MRI 在脾占位中的主要优势是无辐射，MRI 不推荐用于脾损伤的病人。

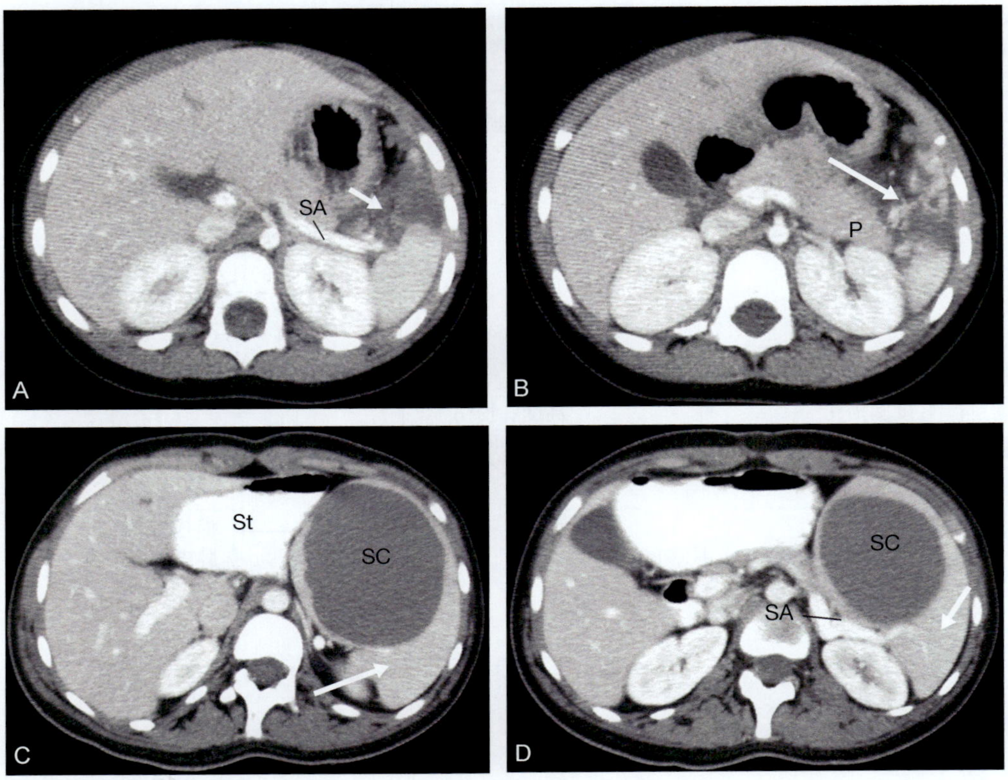

图 56-2 CT 显示的是脾撕裂伤（A，B）和脾囊肿（C，D）

A. CT 显示腹部挫裂伤中单纯性脾损伤（白箭头））伴有腹腔积血；B. CT 显示该脾损伤（白箭头）一直延续到脾下极；C. CT 显示巨大脾囊肿压迫脾实质（白箭头）；D. CT 显示脾囊肿与脾血管的关系，该病人成功施行了腹腔镜下保留正常脾实质的部分脾切除术。加粗白箭头：脾撕裂伤；普通白箭头：正常脾

五、外科治疗

（一）术前准备

■ 拟行脾部分切除的病人须在术前 2 ～ 4 周接种产荚膜微生物相关疫苗（流感嗜血杆菌 B、肺炎链球菌和脑膜炎奈瑟菌））。尽管脾部分切除术理论上可以避免 OPSI 风险，接种疫苗主要是为了术中可能改行脾切除术。对于脾外伤病人若行脾部分切除则应在术后 2 ～ 4 周接种疫苗。新近 OPSI 指南详见第 55 章，表 55-2。

■ 术前备血，术中可输注浓缩红细胞（PRBCs）、血小板及新鲜冷冻血浆（FFP）。

■ 皮肤切开 60 分钟内须使用覆盖皮肤定植菌的抗生素。

■ 须采取适宜的抗血栓措施，包括对大于 12 岁的病人使用序贯挤压的抗血栓装置（sequential compression devices，SCDs），术前常规给予合适的抗血小板药物（如低分子肝素）。

■ 留置鼻胃管有利于麻醉气管插管和术野显露。为避免胃胀，应在术后 24 ～ 48 小时拔除鼻胃管。

■ 脾外伤病人提倡行开腹脾部分切除术。(手术时）用手牵拉压迫脾出血对成功实施脾部分切除术大有裨益。行开腹手术可获得良好的暴露并确保在脾修补术未能成功时改行脾切除术。

■ 在某些条件下，脾部分切除术可在腹腔镜下完成。腹腔镜脾部分切除术需要高超的腹腔镜技术，仅建议熟悉腹腔镜器械的外科医生采用此法。

■ 对于成人脾外伤病人可考虑术前行介入放射脾动脉栓塞术。脾动脉栓塞术在保留残脾、住院时长和死亡率方面的改善促进了非手术治疗的应用。儿童脾外伤极少需要行栓塞，强烈建议拟行脾动脉栓塞的患儿进行儿外科会诊。

（二）体位

■ 对于开腹脾修补术病人建议采取双手伸

展的仰卧位。单纯脾外伤病人采取从剑突下至脐部的上腹正中切口即可提供合适的暴露术野，如需增加暴露范围或探查到存在下腹损伤可向下延伸切口。对于儿科病人左肋下或起始于第 12 肋定点的横切口。

■ 拟行腹腔镜脾修补术的病人可采取双手置于身体两侧的仰卧位，在左侧置入脾垫，帮助增加第 12 肋至髂嵴的间隙。穿刺布孔时取仰卧位，然后将手术台旋转至右侧卧位。手术期间所有受压部位应使用防压疮垫。

脾修补术

（一）切口

根据临床情况脾修补术可采取多种切口。

■ 外伤　开腹采用从剑突至耻骨的腹正中切口，该切口可保证最大程度的暴露。快速探查腹腔各部位及盆腔，定位活动性出血部位，用牵引器帮助暴露以获得最大术野并确定有无其他出血点，所有的腹腔内渗出及漏出物都应迅速评估。另外，开腹探查时优先处理腹部及腹膜后损伤，详见相关章节。

■ 单纯性脾损伤　常用剑突下至脐部的正中切口，如需增加暴露区域，切口可向下延伸。牵引器放置于左上腹帮助显露，进行上腹部腹腔镜操作时发生单纯性脾损伤，根据损伤范围决定是否中转开腹。对于高级别损伤（AAST Ⅲ～Ⅳ级）切口取左上腹距肋弓下缘 3cm（详见第 55 章，图 55-5）。

■ 患儿　与成年病人一样，也可采取腹正中切口。单纯性脾损伤可采用左侧肋下缘切口或横切口，横切口应平第 12 肋并过腹正中以充分暴露脾。

（二）游离

■ 脾位于左上腹偏头背侧。为充分评估脾损伤和成功施行脾修补术，须处理所有脾周腹膜及血管韧带结构以充分游离脾，这些结构包括脾与横膈间的脾膈韧带、脾与结肠脾曲之间的脾结肠韧带、脾肾韧带和脾胃韧带（详见第 55 章，图 55-6）。脾膈韧带和脾肾韧带为少血管区可锐性分离，但脾胃韧带（胃短动脉）和脾结肠韧带内血管走行丰富，须小心分离以维持血流稳态。韧带内血管可采取结扎或用能量器械离断。

■ 首先处理脾结肠韧带，使结肠脾曲与脾游离。术者将左手置于脾后方并将脾向内向前旋转以进一步游离脾（开腹纱垫可获得类似效果）。该步骤可帮助显露脾膈韧带和脾肾韧带，上述韧带处理完后，将脾小心向切口处牵引，小心处理脾胃韧带。脾后方小心置入开腹纱垫帮助游离。

■ 距脾 2 ～ 3cm 处离断韧带避免损伤脾及邻近脏器。

■ 多数病人胰尾延伸至脾门处，游离脾时小心操作避免医源性损伤。充分显露胰尾，尤其是将脾牵引至切口处时，脾动静脉位于胰腺上缘，仔细分离避免损伤。

■ 脾从后腹膜游离后，处理脾门血管可迅速控制出血。以拇指和示指直接压迫脾门血管可控制活动性出血，这样也可帮助全面评估脾损伤范围。

■ 在术中评估损伤范围较小（如包膜撕裂）且显露充分的情况下，不必完全游离脾。除此之外均应完全游离脾。

（三）轻微脾损伤修补（AAST Ⅰ～Ⅱ级）

■ 完全游离脾后，充分探查评估损伤范围（表 56-1 和图 56-1）。如前所述，必要时可压迫脾门控制出血。

■ Ⅰ～Ⅱ级损伤可简单通过以下方式处理。

（1）直接压迫（< 1cm 的包膜撕裂）。

（2）应用止血材料。

①可吸收明胶海绵。

②可吸收氧化再生纤维素。

③纤维蛋白黏合剂。

（3）电凝或氩气刀（argon beam coagulator，ABC）（图 56-3，图 56-7）。

（4）可吸收线缝合包膜（连续或间断缝合）（图 56-3，图 56-8）。对于多数轻微脾损伤，不需要补片缝合。

■ 修补完成后须观察 5 ～ 10 分钟确保出血已控制。如仍有出血，可联合应用前述方式进行修补，修补完成后将脾归位于左上腹。

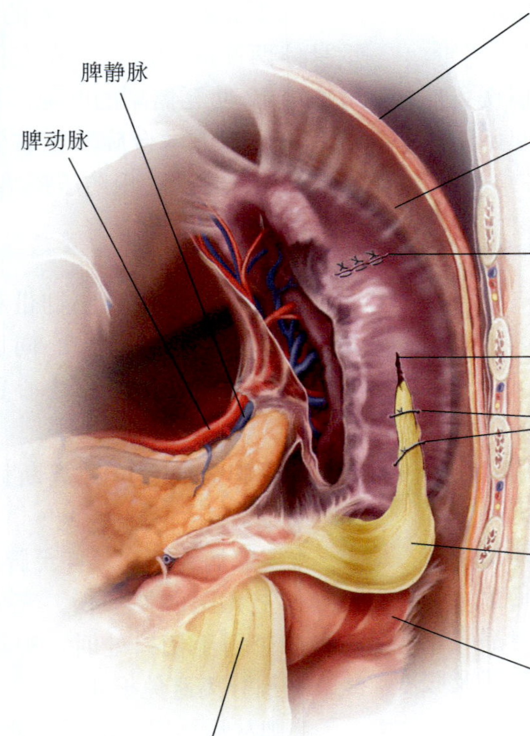

图 56-3 **脾修补术**

(1) 间断缝合脾包膜；(2) 游离部分网膜向上牵拉，缝合脾包膜与周围网膜以固定

(四) 中到重度脾损伤修补 (AAST Ⅲ～Ⅳ级)

- 完全游离脾后，充分探查评估损伤范围。仔细检查脾血供，当能保留≥ 20% 的脾时可考虑脾部分切除 (图 56-1)；当脾动、静脉严重损伤时，首先考虑是否行全脾切除 (详见第 55 章)。如前所述，压迫脾门可有效控制出血。
- 坏死组织需锐性或电凝与健康脾组织分离 (图 56-4)。

(1) 结扎坏死组织内的穿通血管。如果 (拟切除部分) 出现分界线，可用电凝器械切断脾包膜，也可采用直线切割闭合器进行分离 (图 56-5)。

(2) 外科夹可用于交通血管，轻柔挤压脾边缘可帮助控制出血。

(3) 氩气刀可有效止血 (图 56-6)，或在切缘进行褥式缝合。推荐使用垫片防止进一步的损伤 (图 56-7，图 56-8)。

(4) 纱垫加局部止血材料压迫 10 分钟，持续出血则需要增加止血材料和压迫。

(5) 上提横结肠网膜至脾损伤处，将网膜填塞至损伤处以褥式缝合固定网膜，网膜也可用止血材料替代 (图 56-3)。

- 节段损伤可考虑脾部分修补术，在之后的章节将讨论。

(五) AAST Ⅴ级

脾修补术不适用于 AAST Ⅴ级病人，这部分病人需要考虑行脾切除术 (详见第 55 章)。

(六) 关腹

- 完成脾修补后，应仔细检查有无活动性出血，小心将脾归位于左上腹。
- 术者和助手分别仔细检查腹腔，确保所有纱垫均已尽数取出，同时预先清点纱布，吸净腹腔内血块。
- 常规关腹。除非怀疑或存在胰尾损伤，否则不需要在左上腹留置引流。对于腹部外伤，有时可决定暂不关腹术后，以备 24 ～ 48 小时行二次探查。

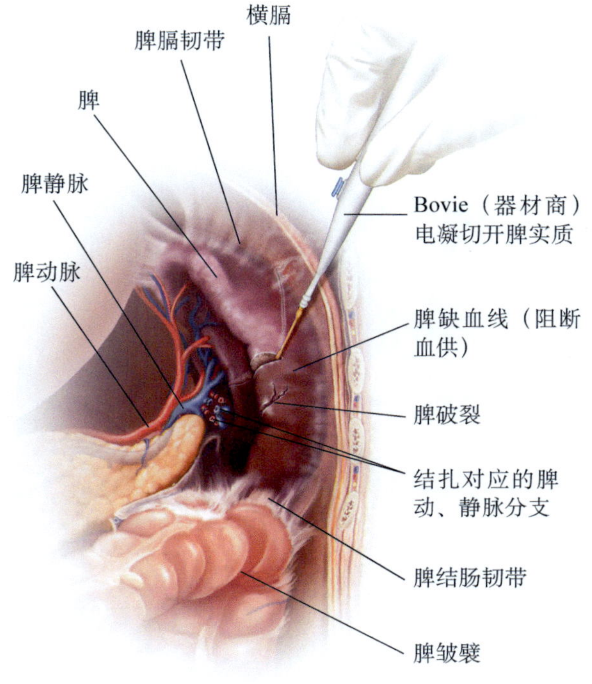

图 56-4 **用电凝分离脾**

脾破裂位于脾下极，游离结扎（损伤处）对应的脾动、静脉分支后出现下极无血管区的缺血线，从缺血线处打开脾包膜，分离脾实质时以示指和拇指捏住脾动静脉以控制出血

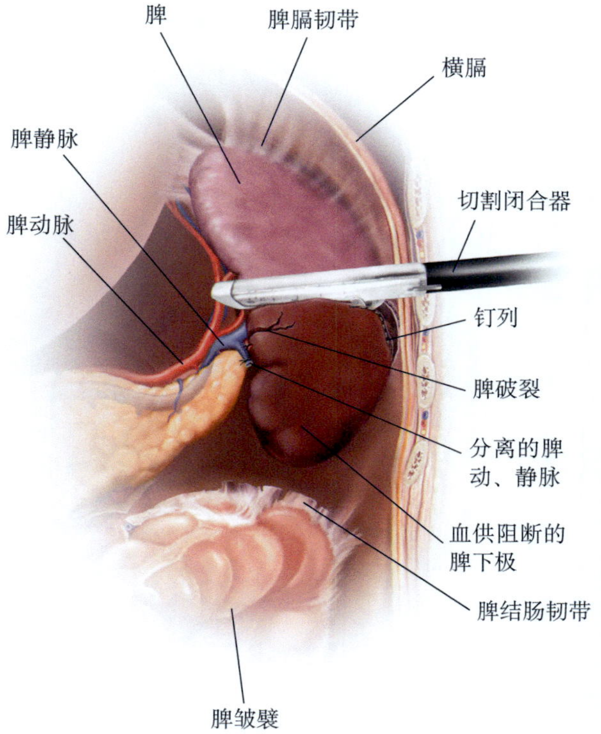

图 56-5 **直线切割闭合器分离脾**

分离、结扎发往脾下极的动、静脉之后，可用多点灼烧的方式标记缺血线为直线切割闭合器做准备，钉仓取决于脾大小，术者以示指和拇指捏住脾动、静脉血管主干直至脾完全分离

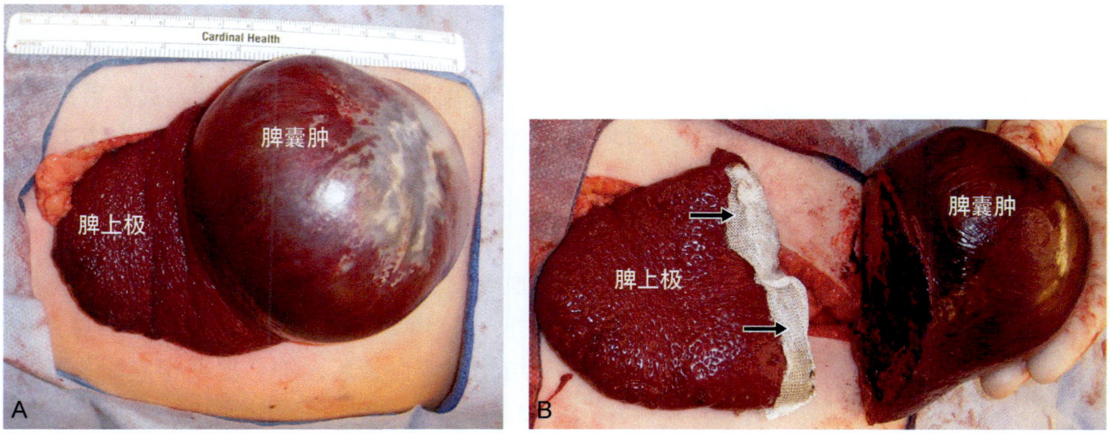

图 56-6 A. 脾下极巨大表皮样囊肿；B. 分离脾实质后，剩余脾血供良好，氩气刀止血后，以可吸收止血材料覆盖创面。箭头：可吸收止血材料

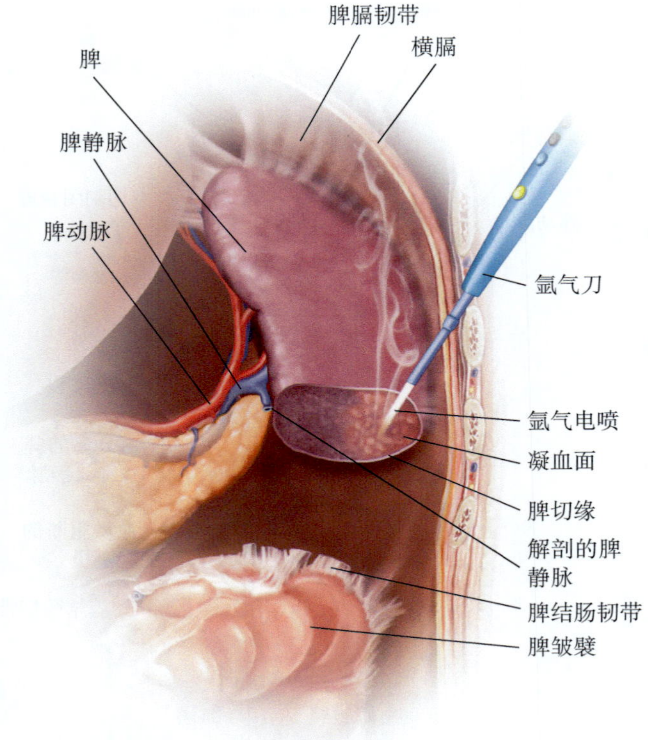

图 56-7 **分离创面以氩气刀止血**

分离结扎脾下极血管，游离脾时离断的脾结肠韧带

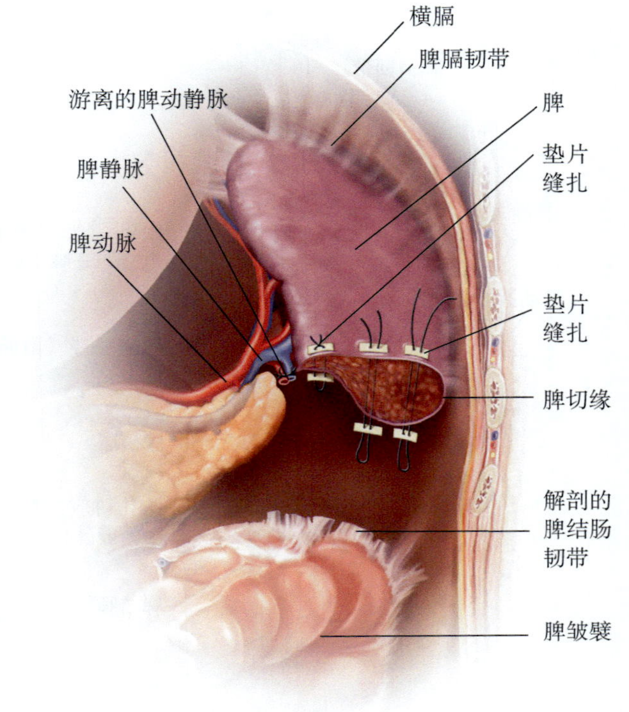

图 56-8 **脾部分切除术中间断水平褥式缝合纱布以止血**

脾下极动、静脉分支已离断，脾下极已切除，缝合接近或几乎接近包膜，纱布缝合是为了防止脾包膜撕裂

脾部分切除术

（一）切口

■ 开腹脾部分切除术的切口决定于病人的年龄与拟施行的手术。

（1）成年病人，取剑突下至脐部的腹正中切口以获得合适术野；对于单纯脾损伤可采用左上腹肋缘下切口。脾大时开腹应特别小心。

（2）患儿采用起自第 12 肋顶点至正中的左上腹横切口较为安全，或者采用左上腹肋缘下切口。

■ 对腹腔镜辅助脾部分修补术病人，布孔方法与腹腔镜脾切除相似。游离脾后，脾部分切除术可采用左上腹横切口或左肋缘下切口。

（二）游离脾

分离脾膈韧带、脾肾韧带、脾结肠韧带和脾胃韧带以游离脾（如前所述）。

■ 对于拟行开腹脾部分切除术病人，如脾修补术部分所述，脾部分切除术游离顺序与开腹脾切除术相似，脾需要完全游离。

■ 腹腔镜辅助脾部分切除术需要与前述游离方法相似。当腹腔镜下完全游离脾后，开腹切口如前所述。脾需完全游离以方便牵拉至切口处。

（三）分离脾

■ 脾完全游离并牵拉至切口处后，解剖脾血管，根据损伤部位，可行脾动、静脉分支结扎（图 56-3），保留脾门处脾动、静脉主要分支，结扎相应血管后，脾会出现相应缺血线（图 56-3 ～图 56-5）。

■ 有效的脾部分切除术，结扎相应血管后需保留 10% ～ 20% 的脾血管以保留剩余脾的生理功能，小心确认剩余脾的血供来自脾动脉分支，剩余脾不应由少数胃短血管供血。

■ 当出现缺血线，可电凝切开脾包膜（图 56-4），可能引起出血。麻醉团队需预先在手术室储备并及时补充血液制品；压迫脾动静脉可有效控制血管（如前所述，用示指和拇指捏住）。

■ 可采用电凝器械或直线切割闭合器分离脾实质（图 56-4，图 56-5），轻柔压迫脾边缘血管以控制出血。

■ 完成脾实质离断及活检后，氩气刀可帮助控制切缘出血，使用氩气刀减少出血后烧灼断面，注意氩气刀压力范围。腹腔镜时，密切监测腹内压力，排气孔可防止腹内压过高。

■ 可吸收的局部止血材料可置于创面并以纱垫加压，压迫 5 分钟后，小心移除纱垫，评估是否仍有出血。氩气刀可帮助控制出血点。

■ 也可采取“脾修补术”部分所述方法，即以可吸收线褥式缝合创面以控制出血（图 56-8）。

■ 当获得满意的止血效果，检查剩余脾的血流。再次强调，保留 10% ～ 20% 的脾组织才能维持其正常生理功能，剩余脾须小心归位于左上腹。

（1）防止剩余脾扭转，可采用脾固定术。小心缝合脾包膜与侧腹壁或后腹膜反折处。固定至少需两点。完成固定后，缝合点应保持最小张力以防止脾撕裂。

（2）根据脾部分切除术的位置，将网膜重新覆盖在脾表面。如前所述，缝合可帮助固定网膜。

■ 对于球形红细胞增多症病人，需寻找是否存在副脾。10% ～ 30% 的病人存在副脾。副脾多位于脾门（75%）处，胰尾部周围（20%），其余多分布在脾动脉、肠系膜或大网膜处。确定副脾位置后，完整移除并小心止血。

■ 合并胆绞痛或术前诊断胆结石病人可行同期胆囊切除术。

（四）关腹

■ 将脾归位于左上腹，仔细检查腹腔确保无纱垫遗漏，关腹前应预先清点纱垫数量。

■ 温盐水冲洗腹腔并洗净，移除腹腔内血块，仔细检查脾确保无微小出血。

■ 常规关闭切口，不需置入引流。如果采用腹腔镜辅助，移除穿刺器后常规关闭穿刺孔。

经验与教训

鉴别	①脾修补术可用于脾损伤（AAST Ⅰ～Ⅳ级） ② AAST Ⅴ级为脾修补术的禁忌证 ③脾部分切除术可被认为是脾修补术的一部分或是多种血红蛋白病（球形红细胞增多症）、脾囊肿或巨脾的治疗方式
图像和其他诊断	①对疑诊为腹外伤血流动力学稳定的病人推荐 CT 扫描 ②拟行手术的血红蛋白病病人术前应进行影像学评估（如血管位置、脾大小等） ③拟行手术的血红蛋白病病人术前推荐超声评估是否有胆囊结石 ④需要血液专科医生对血红蛋白病病人进行诊断和术前准备
术前计划	①拟行脾部分切除术的病人术前 2 周应接种疫苗 ②术中应提供交叉配血及血液制品 ③血红蛋白病病人可考虑给予应激量的激素（结合既往史） ④术中应在手术室内备好（病人的）CT 影像（前述） ⑤留置鼻胃管以胃肠减压
脾修补术	①血流动力学不稳定病人不可行脾修补术 ②评估损伤和进行脾修补术的关键在于充分游离脾 ③游离时从外向内 ④切缘距腹膜 1 ～ 2cm 防止损伤周围脏器 ⑤低级别损伤常用缝合修补 ⑥中度至重度的脾外伤可能需要联合包括脾部分切除术在内的其他手术方式 ⑦做好脾修补术失败时全脾切除术的准备

续表

脾部分切除术	①开腹或腹腔镜均可 ②腹腔镜脾部分切除术要求熟练的微创操作技术和严格筛选病例 ③确认脾动静脉，有效的残脾需有动脉血供 ④剩余脾请勿仅由胃短血管供血 ⑤供血血管结扎后，脾缺血线可帮助确定脾切面 ⑥为保证术后脾生理功能应保留约 30% 的脾 ⑦仔细检查有无副脾存在（如果找到，一并切除） ⑧脾固定术防止剩余脾扭转 ⑨合并胆绞痛或术前诊断胆结石的病人可行同期胆囊切除术
关腹	除非存在或可能存在胰腺损伤，否则不留置引流管

六、术后护理

- 脾修补术病人术后应立即持续监测血流动力学，血流动力学不稳定立即评估是否存在修补处的出血。
- 胃肠功能恢复后可拔除鼻胃管，立即或早期进食均可。
- 关注肺容量，包括呼吸锻炼器、早期活动和疼痛管理。
- 多数行脾修补术病人还合并其他损伤需持续关注。

七、预后

（一）脾修补术

- 对于轻、中度脾损伤推荐非手术治疗，对于 AAST Ⅰ～Ⅲ级病人非手术治疗的保脾率在 81% ～ 91%。
- 脾挫裂伤病人脾切除术为感染相关并发症的独立危险因素。笔者建议拓宽保脾手术的适应证。
- 脾修补术在脾损伤病人中成功率为 86%，需引起注意的是这些结论是基于小样本研究得出。
- 氩气刀可显著提升脾修补术的成功率，氩气刀可应用于各类 / 级别脾损伤中，氩气刀也可应用于腹腔镜手术中。

（二）脾部分切除术

- 脾部分切除术对于儿童球形红细胞增多症病人可改善血液学指标和症状。血红蛋白显著升高，网织红细胞及胆红素下降。
- 脾部分切除术对于遗传性溶血性贫血（如镰状细胞贫血）有助于控制脾功能亢进和脾隔离症引起的症状。经过 4 年的随访，脾部分切除术的病人保留了脾的免疫功能。
- 脾部分切除术是安全的，少数需中转全脾切除术。合并胆绞痛或术前诊断胆结石的患儿可行同期胆囊切除术。

八、并发症

（一）脾修补术

- 出血（最常见）。
- 胰腺损伤 / 胰瘘。
- 肺不张 / 肺炎 / 左侧胸腔积液。
- 腹腔脓肿（3% ～ 13%，多见于留置引流管的病人）。
- 伤口并发症（开腹手术发生率高）

（1）皮下积液。

（2）感染。

（3）伤口裂开。

注意：腹腔多发伤病人并发症发生率更高。

（二）脾部分切除术

- 出血。
- 脾再生。
- 复发（当剩余脾过大）。
- 需行全脾切除术。
- 剩余脾扭转。
- 胰腺损伤 / 胰瘘。
- 伤口并发症（开腹手术发生率高）。